Physiologie, Pharmakologie, Physik und Messtechnik
für die Anästhesie und Intensivmedizin

Roswitha Jehle
Hrsg.

Physiologie, Pharmakologie, Physik und Messtechnik für die Anästhesie und Intensivmedizin

Für die Facharztprüfung, die Zusatz-Weiterbildung und die europäischen Diplome

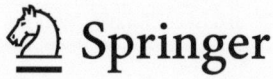

Hrsg.
Roswitha Jehle
Berlin, Deutschland

ISBN 978-3-662-61771-7   ISBN 978-3-662-61772-4 (eBook)
https://doi.org/10.1007/978-3-662-61772-4

Die Deutsche Nationalbibliothek verzeichnet diese Publikation in der Deutschen Nationalbibliografie; detaillierte bibliografische Daten sind im Internet über http://dnb.d-nb.de abrufbar.

© Springer-Verlag GmbH Deutschland, ein Teil von Springer Nature 2023
Das Werk einschließlich aller seiner Teile ist urheberrechtlich geschützt. Jede Verwertung, die nicht ausdrücklich vom Urheberrechtsgesetz zugelassen ist, bedarf der vorherigen Zustimmung des Verlags. Das gilt insbesondere für Vervielfältigungen, Bearbeitungen, Übersetzungen, Mikroverfilmungen und die Einspeicherung und Verarbeitung in elektronischen Systemen.
Die Wiedergabe von allgemein beschreibenden Bezeichnungen, Marken, Unternehmensnamen etc. in diesem Werk bedeutet nicht, dass diese frei durch jedermann benutzt werden dürfen. Die Berechtigung zur Benutzung unterliegt, auch ohne gesonderten Hinweis hierzu, den Regeln des Markenrechts. Die Rechte des jeweiligen Zeicheninhabers sind zu beachten.
Der Verlag, die Autoren und die Herausgeber gehen davon aus, dass die Angaben und Informationen in diesem Werk zum Zeitpunkt der Veröffentlichung vollständig und korrekt sind. Weder der Verlag noch die Autoren oder die Herausgeber übernehmen, ausdrücklich oder implizit, Gewähr für den Inhalt des Werkes, etwaige Fehler oder Äußerungen. Der Verlag bleibt im Hinblick auf geografische Zuordnungen und Gebietsbezeichnungen in veröffentlichten Karten und Institutionsadressen neutral.

Planung: Dr. Anna Krätz

Springer ist ein Imprint der eingetragenen Gesellschaft Springer-Verlag GmbH, DE und ist ein Teil von Springer Nature.
Die Anschrift der Gesellschaft ist: Heidelberger Platz 3, 14197 Berlin, Germany

Vorwort

Noch ein Anästhesie- und Intensivmedizinbuch ... wozu?

Bei der Vorbereitung auf die Facharztprüfungen fällt auf, dass v. a. in der europäischen Facharztprüfungen wie dem EDAIC (früher DESA und davor DEAA) großen Wert auf das Verständnis der Physiologie, Pharmakologie und der verwendeten Verfahren und Methoden gelegt wird: Weniger wichtig als die Kenntnis der neusten Studien und aktueller Diskussionen ist das grundlegende Verständnis täglich angewendeter Verfahren bis in die vorklinischen Fächer der Physik, Physiologie und Biochemie. In der englischsprachigen Literatur gibt es eine Vielzahl von entsprechenden Lehrbüchern zur Physiologie, Pharmakologie oder Physik für Anästhesisten. Umso erstaunter war ich, keine deutschsprachigen Bücher für die „Grundlagenfächer" für Anästhesisten zu finden, v. a. keine knappe Übersicht zur Wiederholung für die Prüfungsvorbereitung.

Dieses Buch ist während der Vorbereitungen für die Facharztprüfungen Anästhesie und Intensivmedizin entstanden. Es soll angehenden Fachärzten kurz und knapp die physiologischen Grundlagen skizzieren, hilfreiche Grafiken zeigen und an die Vorklinik „erinnern" – für ein weiteres Verständnis der Thematik verweisen wir auf die Literatur am Ende der Kapitel.

Darüber hinaus hoffe ich, dass auch klinisch tätige Anästhesisten und Intensivmediziner von unserem Buch profitieren, wenn sich im Alltag die Frage „Wie war das noch?" für eine Methode, Messtechnik, physiologischen oder pharmakologischen Zusammenhängen stellt. Bewusst verzichtet haben wir auf eine Darstellung von Pathologien, der Nennung von Dosierungen oder Applikationsschemata sowie die Diskussion von Studien – dafür gibt es bessere und ausführlichere Literatur. Wir haben jedoch immer wieder versucht, durch Nennung kurzer Beispiele und Hinweise zu erinnern, warum und wo diese oder jene Formel oder physikalische Methode für die Klinik wichtig ist.

Ein solches Buch entsteht nur unter tatkräftiger Mithilfe vieler Köpfe: Vielen Dank an meine Mitautoren, die die anstrengende und zeitraubende Herausforderung angenommen haben und sich mit mir in dieses Projekt gewagt haben und die sich von den Rückschlägen nicht entmutigen ließen! Besonderer Dank geht an Torsten Freund und Christina Czeschick, meine alten Freunde, Informatiker und Mitautoren früherer Lehrbücher, für Eure Korrekturen und wertvollen Tipps v. a. in den „technischen" Kapiteln.

Dank an Marek Humpich für die Chance, im Anästhesie Pocket an unserem ersten Buchprojekt zusammenzuarbeiten und den Weg zu ebnen auch für dieses Buch. Herzlichen Dank für Deine fachliche Kritik und Korrekturen der Kapitel zur Neurologie und Muskulatur und für Deine Milde bei den „anästhesiologischen Vereinfachungen".

Vielen Dank an meinem Lehrer und Freund Prof. Christian Byhahn aus Oldenburg für die stete und motivierende Unterstützung auf meinem beruflichen Weg, die fachlichen Diskussionen, die an vielen Stellen in dieses Buch eingeflossen sind und die großartigen kulinarischen Begegnungen, die unsere Treffen begleiten!

Nicht zuletzt ein Dank an alle Assistenzärzte, Studierende, Praktikanten und Pflegekräfte, die mich durch ihre Fragen immer wieder in die Grundlagen unseres Fachgebiets und der Medizin im Allgemeinen zurückgeführt haben und die Ihr durch Eure Wissbegierde meine Leidenschaft für die Medizin aufrechterhalten habt.

Vielen Dank an den Springer Verlag für die Unterstützung in diesem schwierigen Projekt, für das allzeit geduldige Warten auf die Korrekturen und die fruchtbaren Diskussionen um das Buch. Besonderer Dank geht dabei an Anna Krätz, die immer an das Buch geglaubt und das Projekt unterstützt hat, und an Sirka Nitschmann für Ihr sorgfältiges und fachlich versiertes Lektorat!

Zum Schluss noch die Bitte um Nachsicht: Nicht-männliche Personen sind auch in diesem Buch nur mitgemeint, da eine inklusive Sprache oder auch Darstellung menschlicher Körper („Männchen") leider nicht durchzusetzen war. Ich habe mich bemüht, wo immer möglich neutrale und lesbare Begriffe zu verwenden – so lautete der Titel ursprünglich „… für Anästhesisten und Intensivmediziner". Ich bin weiter überzeugt, dass im Laufe der Zeit sich unsere Sprache den Realitäten (und der weiblichen Mehrheit im Gesundheitswesen!) anpassen wird – für die erste Auflage ist es mir noch nicht gelungen.

Gewidmet ist das Buch allen, von denen ich lernen durfte, allen, die daraus lernen möchten:

> Wird der Schüler nicht besser als der Meister, hat der Meister versagt. (Buddhistisches Sprichwort)

Ich freue mich zahlreiche Kritik und Anregungen zu dieser ersten Auflage!

Roswitha Jehle
Berlin
Januar 2023

Inhaltsverzeichnis

I Grundlagen

1 Daten: Mathematik und Statistik 3
Roswitha Jehle und Christian von Heymann
1.1 Mathematik 4
1.2 Grundlagen der Statistik und Biometrie 10
1.3 Grundlagen der evidenzbasierten Medizin (EBM) 20
1.4 Klassifikation von Erkrankungen 23
 Weiterführende Literatur 24

2 Physik 25
Roswitha Jehle und Christian von Heymann
2.1 SI- und andere Einheiten 27
2.2 Mechanik 28
2.3 Stoffe 31
2.4 Wärme und Temperatur 39
2.5 Elektrizität 42
2.6 Fluss 47
2.7 Wellen, Schall und Licht 51
2.8 Isotopen und Strahlung 55
 Weiterführende Literatur 56

3 Medizintechnik und Beatmungsgeräte 57
Roswitha Jehle
3.1 Biosignalverarbeitung 59
3.2 Messverfahren 62
3.3 Narkose- und Beatmungsgeräte 75
3.4 Bildgebung 84
3.5 Sicherheit und Hygiene 90
 Weiterführende Literatur 95

4 Pharmakologie 97
Christina Anja Wolkowicz und Roswitha Jehle
4.1 Pharmakodynamik 98
4.2 Pharmakokinetik 105
4.3 Interaktionen und Nebenwirkungen 113
4.4 Wichtige Rezeptoren und Liganden 114
 Weiterführende Literatur 118

5 Anästhetika 119
Roswitha Jehle
5.1 Sedativa 120
5.2 Inhalationsanästhetika 123
5.3 Opioide 132

5.4	Nicht-Opioid-Analgetika	139
5.5	Lokalanästhetika	143
	Weiterführende Literatur	147

II Anwendung in den einzelnen Organsystemen

6	**Nervensystem**	151
	Roswitha Jehle	
6.1	Anatomie	152
6.2	Physiologie	167
6.3	Diagnostik und Medizintechnik	175
6.4	Pharmakologie	182
	Weiterführende Literatur	185
7	**Muskulatur**	187
	Roswitha Jehle	
7.1	Anatomie und Physiologie	188
7.2	Diagnostik und Medizintechnik	190
7.3	Pharmakologie	193
	Weiterführende Literatur	196
8	**Herz-Kreislauf-System**	197
	Moriz Benedikt Probst und Roswitha Jehle	
8.1	Anatomie	199
8.2	Physiologie	205
8.3	Diagnostik und Medizintechnik	222
8.4	Pharmakologie	244
	Weiterführende Literatur	249
9	**Lunge**	251
	Roswitha Jehle	
9.1	Anatomie	253
9.2	Physiologie	254
9.3	Diagnostik und Medizintechnik	280
9.4	Pharmakologie	290
	Weiterführende Literatur	292
10	**Niere und Wasserhaushalt**	293
	Roswitha Jehle	
10.1	Niere	294
10.2	Kapillaren	301
10.3	Wasser- und Elektrolythaushalt	302
10.4	Diagnostik und Medizintechnik	307
10.5	Pharmakologie	316
	Weiterführende Literatur	320

11	**Säure-Base-Haushalt**	321
	Roswitha Jehle	
11.1	Anatomie und Physiologie	322
11.2	Diagnostik und Medizintechnik	327
11.3	Pharmakologie	328
	Weiterführende Literatur	329
12	**Gerinnung**	331
	Sonja Engler, Roswitha Jehle und Christian von Heymann	
12.1	Anatomie und Physiologie	332
12.2	Diagnostik	337
12.3	Hemmung der Gerinnung	345
12.4	Substitution der Gerinnung	352
	Weiterführende Literatur	354
13	**Blut und Immunsystem**	355
	Roswitha Jehle und Christian von Heymann	
13.1	Blut	356
13.2	Immunsystem	361
	Weiterführende Literatur	365
14	**Mikrobiologie**	367
	Roswitha Jehle	
14.1	Bakterien	369
14.2	Pilze	378
14.3	Viren	380
14.4	Protozoen	382
14.5	Diagnostik	383
14.6	Pharmakologie: Antibiotika	383
14.7	Pharmakologie: Fungizide, Virostatika und andere	392
	Weiterführende Literatur	395
15	**Endokrinologie**	397
	Roswitha Jehle	
15.1	Hypophyse	398
15.2	Schilddrüse	398
15.3	Regulation des Kalziumstoffwechsels	399
15.4	Nebenniere	400
	Weiterführende Literatur	403
16	**Gastrointestinaltrakt und Leber**	405
	Roswitha Jehle	
16.1	Gastrointestinaltrakt	406
16.2	Leber	415
	Weiterführende Literatur	422

17	**Stoffwechsel und Wärmehaushalt**	423
	Roswitha Jehle	
17.1	**Anatomie und Physiologie**	424
17.2	**Diagnostik und Medizintechnik**	433
17.3	**Pharmakologie der Ernährungstherapie**	436
	Weiterführende Literatur	437

III Weiterführendes

18	**Die Prüfung**	441
	Roswitha Jehle	
18.1	**Strukturierung des Lernstoffs**	442
18.2	**Taktik für die mündliche Prüfung**	442
18.3	**Formeln und Scores**	443

	Serviceteil	447
	Stichwortverzeichnis	449

Grundlagen

Inhaltsverzeichnis

Kapitel 1 Daten: Mathematik und Statistik – 3
Roswitha Jehle und Christian von Heymann

Kapitel 2 Physik – 25
Roswitha Jehle und Christian von Heymann

Kapitel 3 Medizintechnik und Beatmungsgeräte – 57
Roswitha Jehle

Kapitel 4 Pharmakologie – 97
Christina Anja Wolkowicz und Roswitha Jehle

Kapitel 5 Anästhetika – 119
Roswitha Jehle

Daten: Mathematik und Statistik

Roswitha Jehle und Christian von Heymann

Inhaltsverzeichnis

1.1	**Mathematik** – 4	
1.1.1	Zahlen – 4	
1.1.2	Skalen – 4	
1.1.3	Geometrie – 5	
1.1.4	Zusammenhänge – 5	
1.1.5	Exponentialfunktion und Logarithmus – 6	
1.1.6	Kreisfunktion und Sinuswellen – 9	
1.2	**Grundlagen der Statistik und Biometrie** – 10	
1.2.1	Grundbegriffe der Statistik – 10	
1.2.2	Lagemaße und Streuung – 11	
1.2.3	Verteilungsfunktionen – 13	
1.2.4	Zusammenhänge – 14	
1.2.5	Testaufbau – 17	
1.2.6	Testverfahren – 18	
1.2.7	Korrelation – 19	
1.2.8	Regression – 19	
1.3	**Grundlagen der evidenzbasierten Medizin (EBM)** – 20	
1.3.1	Durchführung klinischer Studien – 20	
1.3.2	Evidenz und Evidenzgrade – 21	
1.4	**Klassifikation von Erkrankungen** – 23	
	Weiterführende Literatur – 24	

© Springer-Verlag GmbH Deutschland, ein Teil von Springer Nature 2023
R. Jehle (Hrsg.), *Physiologie, Pharmakologie, Physik und Messtechnik für die Anästhesie und Intensivmedizin*, https://doi.org/10.1007/978-3-662-61772-4_1

1.1 Mathematik

1.1.1 Zahlen

1.1.1.1 Zahlenräume

- **Natürliche Zahlen** $\mathbb{N}$

Alle positiven Zahlen von 1 bis unendlich (∞). $\mathbb{N}_0$ beinhaltet auch 0. Rechenoperationen: Addition, Multiplikation.

- **Ganze Zahlen** $\mathbb{Z}$

Alle positiven und negativen Zahlen von $-\infty$ bis ∞. Rechenoperationen: Addition, Subtraktion, Multiplikation.

- **Rationale Zahlen** $\mathbb{Q}$

Alle Zahlen, die sich als Bruch zweier Zahlen $a:b$ darstellen lassen. Rechenoperationen zusätzlich Divisionen.

- **Relle Zahlen** $\mathbb{R}$

Beinhalten auch die Zahlen, die sich nicht als Bruch zweier natürlicher Zahlen darstellen lassen. Berühmtestes Beispiel Kreiszahl $\pi = 3{,}14159\ldots$ Mit $\mathbb{R}$ ist der gesamte Zahlenstrahl von $-\infty$ bis ∞ abgebildet.

- **Komplexe Zahlen** $\mathbb{C}$

Für einige mathematische Modelle wird neben dem gebräuchlichen Zahlenstrahl von $\mathbb{R}$ eine zweite Ebene benötigt, die durch den imaginären Anteil ι einer Zahl beschrieben wird. Man kann sich ι als einen Kreis vorstellen, der jeden Punkt auf dem Zahlenstrahl begleitet. Definiert wird ι als Lösung der Gleichung $\iota^2 = -1$, d. h. im komplexen Zahlenraum hat jede algebraische Gleichung eine Lösung, auch die Wurzel aus einer negativen Zahl. Komplexe Zahlen werden als $a + b \times \iota$ notiert.

Durch die dreidimensionale Darstellung der komplexen Zahlen entsteht ein **Vektor** (s. u.) über dem Zahlenstrahl, der als $a + b \times \iota$ oder auch als Vektor mit Länge a und Winkel φ beschrieben wird (◘ Abb. 1.1).

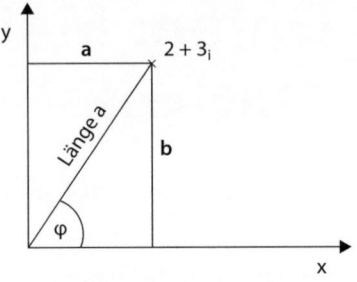

◘ **Abb. 1.1** Komplexe Zahlen a (x-Achse) und $b\iota$ (y-Achse)

1.1.1.2 Zahlensysteme

- **Dezimalzahlen**

Unser bekanntes Zahlensystem von 0–9. Die Zahl 10 wird als Kombination der Ziffern 1 und 0 geschrieben.

- **Binärzahlen**

Das Binärzahlensystem beruht auf zwei Ziffern 0 und 1. Es ist Grundlage der Informatik und sog. **digitaler Werte**, da im Prozessor 1 durch „Strom fließt" und 0 durch „kein Strom fließt" ausgedrückt werden kann. 1 **Bit** ist die Einheit für eine Entscheidung 0 oder 1.

> 1 Byte = 8 Bit

- **Hexadezimalzahlen**

Bestehen aus 16 Ziffern, geschrieben von 0–9 und Buchstaben A–F. Oft in der Informatik zu finden, da es mit 2 Byte $= 2^4$ (16 Bit) ausgedrückt werden können.

1.1.2 Skalen

1.1.2.1 Diskrete vs. stetige Skalen

- **Diskrete Skalen**

Endlich viele oder abzählbare, unendlich viele Werte (*Bsp. Tage, Personen, Zellzahl*). Eine diskrete Skala enthält somit „Lücken".

- **Stetige Skalen**
Endlich oder unendliche viele Werte, aber immer mit unendlich vielen Zwischenschritten – alle reellen Zahlen und Messwerte (*Bsp. Konzentrationen, Monitorwerte wie Frequenzen, Sauerstoffsättigung, Blutdruck*).

1.1.2.2 Merkmale
Merkmale sind untersuchte Eigenschaft, z. B. Geschlecht, Größe, Temperatur. **Merkmalsausprägung** ist dann der konkrete Wert der Eigenschaft, *Bsp. männlich, 180 cm, 20 °C*.

- **Dichotom**
Merkmal mit genau 2 Ausprägungen (ja/nein, 0/1, wahr/falsch).

1.1.2.3 Qualitative vs. quantitative Skalen

- **Qualitative Skalen**
Für beschreibbare Merkmale (keine Rechenoperationen!).
  - **Nominalskala**: Merkmale ohne Abstufung, *Bsp. Klassifikationen wie Farben, Geschlecht*.
  - **Ordinalskala**: Merkmale mit einer Rangfolge, *Bsp. ASA, NYHA-Skala*.

- **Quantitative Skalen oder Kardinalskalen**
Für zähl- oder messbare Merkmale.
  - **Intervallskala**: Die Werte haben eine Rangfolge und gleiche Abstände (Intervalle) untereinander, aber es gibt keinen Nullwert, auf den sich die Werte beziehen. *Bsp. Temperatur in °C: 10 °C ist nicht „halb so kalt" wie 20 °C*. Abbildung von Differenzen und Summen, aber keine Multiplikation oder Division.
  - **Verhältnisskala**: Natürlicher Nullpunkt, dadurch können Verhältnisse berechnet werden (d. h. Multiplikation, Division möglich). *Bsp. Temperatur in Kelvin (K): 200 K enthält doppelt so viel Wärmeenergie wie 100 K*.
  - **Absolutskala**: Verhältnisskala für diskrete Werte, *Bsp. Zellzahl, Personenzahl*.

1.1.3 Geometrie

- **Punkt**
Koordinate in einer Matrix $P(x, y)$. Der Punkt hat selbst keine räumliche Ausdehnung.

- **Gerade**
Menge unendlich vieler Punkte auf einer Bahn. Eine Gerade wird durch 2 Punkte definiert. Ein **Strahl** ist eine Gerade, die in einem Punkt beginnt, aber unendlich weiterläuft.

- **Vektor**
Strecke bestimmter Länge und Richtung (daher als Pfeil notiert). Vektoren können angegeben werden als:
  - Strecke zwischen 2 Punkten (einer Matrix), *Bsp. von A1 bis A6 für einen, senkrecht nach oben zeigenden, Pfeil*. Die Länge (Betrag) muss mit Hilfe des Satzes von Pythagoras berechnet werden. S. ▶ Abschn. 1.1.6.1; Vektor entspricht der Hypothenuse.
  - Länge des Vektors und der Winkel zu einer Achse (s. a. ◘ Abb. 1.1).

Vektoren werden für **gerichtete physikalische Größen** benötigt wie **Kraft**, **Geschwindigkeit** (inkl. der „negativen Geschwindigkeit" = Bremskraft), **Fluss**.

1.1.4 Zusammenhänge

Ein **Zusammenhang** zwischen 2 Zahlen x und y wird durch eine **Funktion** beschrieben.

1.1.4.1 Linearer Zusammenhang: Gerade
Ein linearer Zusammenhang wird durch eine Gerade beschrieben, der einfachste Zusammenhang ist die Gerade $y = x$, sie verläuft durch Nullpunkt (45°-Winkel). Lineare Funktion $a \times x + b$: ◘ Abb. 1.2.

1.1.4.2 Hyperbel: Kehrwertfunktion
Die Hyperbel oder Kehrwertfunktion beschreibt einen inversen („umgekehrten") Zu-

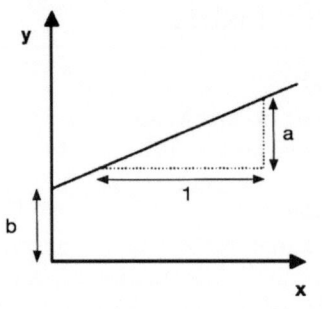

Abb. 1.2 Lineare Funktion $y = a \times x + b$ mit Höhe b und Schiefe a: Für $x = 1$ entspricht die Höhe der Schiefe dem Wert von a

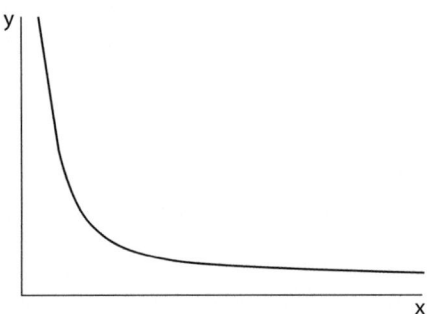

Abb. 1.3 Hyperbole Funktion $y = \frac{k}{x}$

sammenhang (**asymptotische Funktion** an x- und y-Achse; ◘ Abb. 1.3). *Bsp. Verhältnis von Druck und Temperatur der Gasgesetze* (Boyle-Mariotte-Gesetz, ▶ Abschn. 2.3).

1.1.4.3 Parabel: Quadratische Funktion

Eine parabole oder quadratische Funktion ist in ◘ Abb. 1.4 dargestellt.

1.1.4.4 Differentiation und Integration

- **Differenzialrechnung**

Die Steigung eines Graphen durch Anlegen der Tangente im Punkt x berechnet die sog. 1. Ableitung. *Bsp. Das ausgeatmete Volumen (y) pro Zeiteinheit (x) entspricht dem Fluss zu diesem Zeitpunkt.*

- **Integration**

Umgekehrt kann durch die sog. Integration aus dem Fluss (y) pro Zeiteinheit (x) das Volumen bestimmt werden, indem die **Fläche unter der Kurve** (**AUC, area under the curve**) bestimmt wird. *Bsp. Messung des Herzzeitvolumens oder der Atemarbeit.*

1.1.5 Exponentialfunktion und Logarithmus

1.1.5.1 Exponentialfunktion

Bei der Exponentialfunktion nimmt die Änderungsrate von x immer proportional zum Wert von x zu. Das bedeutet, die Ableitungen der Exponentialfunktion sind ebenfalls exponentiell.

- **Variabler Exponent**

$$y = a^x \quad \text{(Basis } a\text{, Exponent } x\text{)}$$

Exponentialfunktionen nähern sich asymptotisch der x-Achse. Für $x = 0$ gilt: $a^0 = 1$. Die Funktion $y = a \times e^{k \times t}$ kreuzt die y-Achse bei a (◘ Abb. 1.5).

- **Euler-Zahl**

$e^1 = 2{,}718\ldots$ (rationale Zahl, Basis der natürlichen Exponentialfunktion).

Die Exponentialfunktion wird für Wachstumsraten als Funktion der Zeit t verwendet,

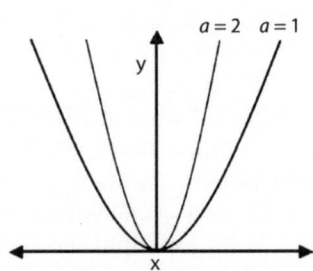

Abb. 1.4 Parabole Funktion $y = a \times x^2$ für $a = 1$ und $a = 2$

---

1 e wird berechnet als unendliche Folge von $\left(1 + \frac{1}{n}\right)^n$, d. h. $e = \lim_{n \to \infty} \left(1 + \frac{1}{n}\right)^n$.

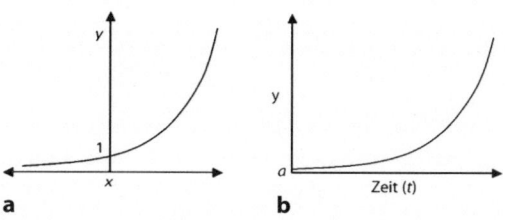

Abb. 1.5 Exponentialfunktion $y = a^x$ bzw. $y = a \times e^{k \times t}$

Sie beginnt daher am Zeitpunkt $t = 0$ mit dem Wert a und wird durch die **Wachstumskonstante** k moduliert (Abb. 1.5b). Bsp. (Initiale) Phase des bakteriellen Wachstums.

1.1.5.2 Auswaschkurven

Auswaschkurven von Medikamenten oder radioaktive Zerfallskurven folgen einer negativen exponentiellen Funktion: $y = a \times e^{-k \times t}$. Die ausgewaschene Menge ist **proportional zur Substanzmenge zum jeweiligen Zeitpunkt**, sie erreicht zumindest theoretisch niemals den Wert 0.

- **Halbwertszeit**

Die Halbwertszeit (**HWZ**) ist die Zeit, nach der die noch vorhandene Menge einer Substanz auf die Hälfte abgefallen ist. Nach 2 HWZ sind noch 25 %, nach 3 HWZ 12,5 % der ursprünglichen Substanz übrig (Abb. 1.6).

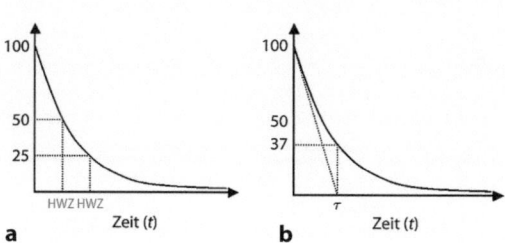

Abb. 1.6 Logarithmische Zerfallskurve, HWZ: Halbwertszeit, τ: Zeitkonstante

- **Zeitkonstante $\tau = 1/k$ (Reziprokwert der Wachstumskonstante k)**

Sie entspricht der Zeit, nach der die Substanz vollständig ausgewaschen wäre, wenn die initiale Änderungsrate beibehalten worden wäre.

Nach einer Zeit von 1τ sind definitionsgemäß immer 63 % einer Substanz ausgewaschen. Die Zeitkonstante τ kann also auch definiert werden als die Zeit, bei der noch 37 % der Ausgangssubstanz vorhanden sind. Nach 2τ sind 87 %, nach 3τ sind 95 % der Substanz ausgewaschen.

- *Zeitkonstante in der Lungenphysiologie:* Produkt von Compliance und Resistance:

$$\tau = C \times R$$

(normal 0,3 s; ▶ Kap. 9).

- *Perfusionsmessungen, Berechnung von Herzzeitvolumen durch die Zeitkonstante:*

$$\tau = \frac{Volumen}{Fluss}$$

kann durch Injektion einer bekannten Volumenmenge der Fluss bestimmt werden (▶ Kap. 8).

1.1.5.3 Natürliches (begrenztes) Wachstum

Die Wachstumsrate in der Natur (Abb. 1.7) nimmt nach initial exponentiellem Wachstum im Verlauf ab und erreicht eine Grenze, die *Sättigung (S)*. Die Wachstumsrate hängt von S ab:

$$B(t) = S \times (1 - e^{-kt})$$

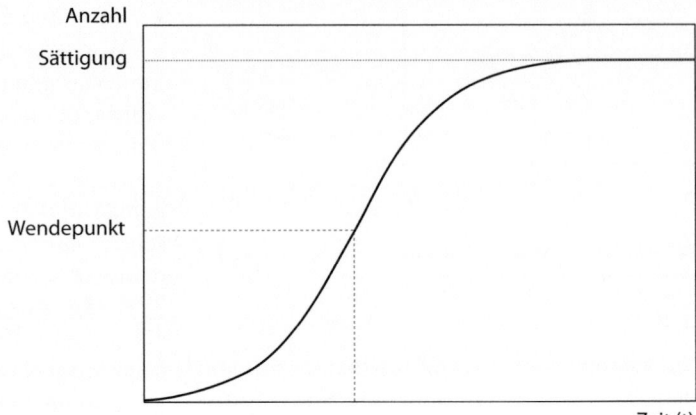

Abb. 1.7 Natürliche Wachstumsfunktion

1.1.5.4 Logarithmische Funktion

- **Logarithmus**

Beschreibt den Exponenten, mit dem die Basis potenziert werden muss, um die gesuchte Zahl zu erhalten („Umkehrfunktion der Potenz"; Abb. 1.8).

Logarithmen sind nur für positive reelle Zahlen definiert. **Basis** kann jede positive Zahl sein, häufige Basiszahlen sind 10, 2 oder die Euler-Zahl e (▶ Abschn. 1.1.5.1).

Dekadischer Logarithmus zur Basis 10: $\log_{10} = \log$

Natürlicher Logarithmus zur Basis e: $\log_e = \ln$

- Logarithmus der eigenen Basis ist 1: $\log 10 = \ln e = 1$
- Logarithmus von 1 ist 0: $\log 1 = \ln 1 = 0$
- $\log(x \times y) = \log(x) + \log(y)$ sowie $\log\left(\frac{x}{y}\right) = \log(x) - \log(y)$
- $\log\left(\frac{1}{x}\right) = -\log(x)$ und $\log(x^n) = n \times \log(x)$

Halblogarithmische Auftragung zur Darstellung exponentieller Prozesse (Abb. 1.9): x-Achse linear, y-Achse logarithmisch. *Bsp. pH-Wert = negativer dekadischer Logarithmus der Wasserstoffionen-Konzentration.*

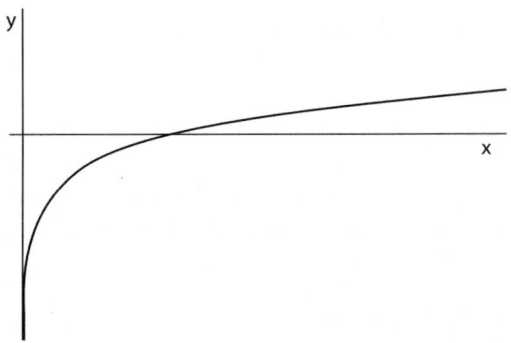

Abb. 1.8 Logarithmische Funktion von $y = \log(x)$

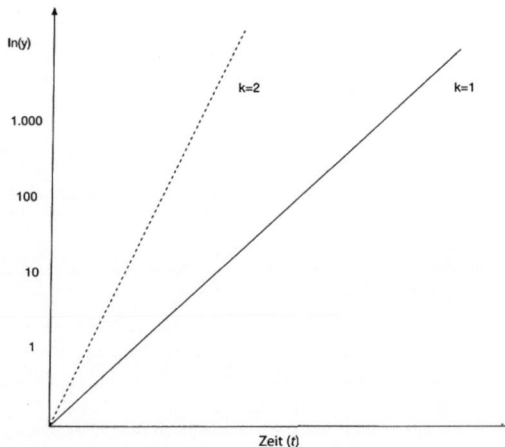

Abb. 1.9 Halblogarithmische Darstellung von $y = e^{kt}$ (für die Zeitkonstanten $k = 1$ und $k = 2$)

1.1.6 Kreisfunktion und Sinuswellen

1.1.6.1 Sinus/Cosinus
◘ Abb. 1.10

- **Sinus**

Gegenkathete durch Hypotenuse im rechtwinkligen Dreieck.

- **Cosinus**

Ankathete durch Hypotenuse. Der $\cos(x)$ beschreibt eine Sinus-Funktion, die um 90° oder den Faktor $\pi/2$ verschoben ist.

1.1.6.2 Einheitskreis
Der Einheitskreis ist ein Kreis mit einem **Radius von 1**, d. h. einer Hypotenuse im rechtwinkligen Dreieck von 1 (◘ Abb. 1.11).

Mit

$$\pi = \frac{\text{Kreisumfang}}{\text{Durchmesser}} = \frac{\text{Kreisumfang}}{2 \times \text{Radius}}$$

ist der **Kreisumfang im Einheitskreis** 2π.

Die jeweiligen Seiten der Gegen- bzw. Ankathete entsprechen dann dem sin bzw. cos des Winkels (◘ Abb. 1.12).

Weiteres zur Wellenlehre ▶ Kap. 2.

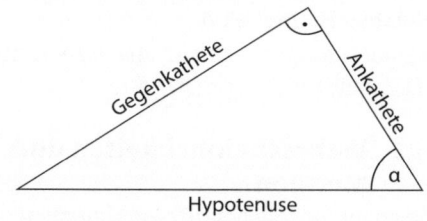

◘ **Abb. 1.10** Definitionen im rechtwinkligen Dreieck zum Winkel α

◘ **Abb. 1.11** Einheitskreis mit rechtwinkligen Dreieck zur Definition von Sinus und Cosinus

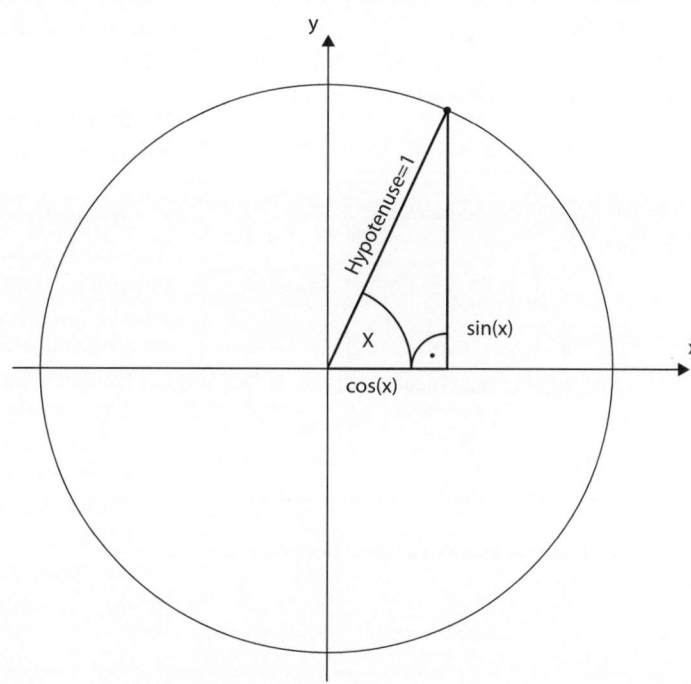

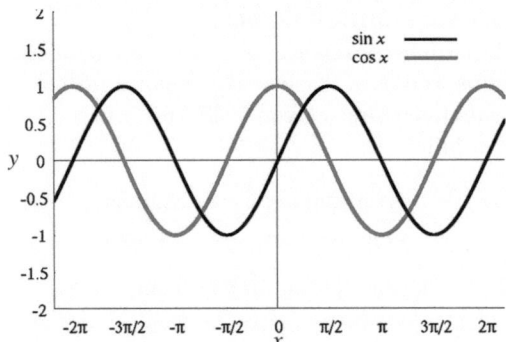

Abb. 1.12 Sinus- bzw. Cosinus-Funktion $y = \sin(x)$ bzw. $y = \cos(x)$

1.2 Grundlagen der Statistik und Biometrie

Abb. 1.13

- **Deskriptive Statistik**

Beschreibung von Daten z. B. in Tabellen und Grafiken, Häufigkeitsberechnungen, Verteilungsfunktionen.

- **Induktive (analytische, inferentielle) Statistik**

Beurteilung der Daten, Suche nach Zusammenhängen, Testverfahren.

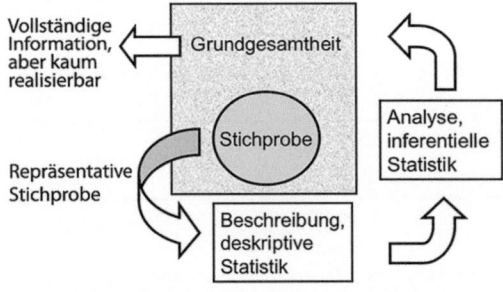

Abb. 1.13 Grundgesamtheit, inferentielle und deskriptive Statistik. (Mit freundlicher Genehmigung aus: Husar P (2010) Biosignalverarbeitung. Springer, Heidelberg Berlin)

1.2.1 Grundbegriffe der Statistik

1.2.1.1 Elemente, Merkmale und Häufigkeiten

Elemente werden in der Statistik auf ihre Eigenschaften oder Merkmale hin untersucht. Die Grundgesamtheit (syn. Population, Kollektiv) ist die Menge aller Elemente. Der **Umfang** N einer Grundgesamtheit entspricht der Anzahl ihrer Elemente (der Gesamtzahl aller Beobachtungen).

- **Absolute Häufigkeit H_a**

Anzahl n der Elemente, die ein bestimmtes Merkmal x haben, $H_a = n(x)$.

- **Relative Häufigkeit h**

Absolute Häufigkeit geteilt alle Beobachtungen (Umfang) N, $h = n(x)/N$.

1.2.1.2 Wahrscheinlichkeiten und Mengen

Wahrscheinlichkeitsbegriffe beschreiben Ereignisse, deren **Ergebnis von vornherein nicht feststeht** und die nicht über einen Zusammenhang (z. B. eine Formel) berechenbar ist, sondern deren Auftreten zufällig (**stochastisch**) sind.

- **Ergebnismenge**

Menge aller möglichen Ereignisse.

- **Wahrscheinlichkeit P für ein Ereignis**

Verhältnis günstiger zu möglicher Ereignisse; entspricht damit der relativen Häufigkeit h, meist als p geschrieben mit $0 \leq p \leq 1$.
  — **Logisches ODER**: Vereinigung ∪ – Addition der Einzelwahrscheinlichkeiten. Bsp. Eine 5 oder 6 zu würfeln, hat die Wahrscheinlichkeit $1/6 + 1/6 = 1/3$.
  — **Logisches UND**: Durchschnittsbildung ∩ – Multiplikation der Einzelwahrscheinlichkeiten. Bsp. Zweimal hintereinander eine 6 zu würfeln, ist $1/6 \times 1/6 = 1/36$.

1.2.1.3 Diagramme

- **Histogramm**

Grafische Darstellungen der Häufigkeitsverteilung (◘ Abb. 1.14), u. a. als:
- **Säulendiagramm**: Fläche des Balkens entspricht der relativen Häufigkeit.
- **Kreisdiagramm** (**Tortendiagramm**): Winkel des Tortenstücks = Häufigkeit bezogen auf 360°.

1.2.1.4 Stichproben

Mit Hilfe einer Stichprobe wird auf Eigenschaften der Grundgesamtheit geschlossen.

- **Erwartungstreue der Stichprobe**

Beschreibt, inwiefern der Erwartungswert der Schätzfunktion mit dem wahren Wert der Grundgesamtheit übereinstimmt.

1.2.2 Lagemaße und Streuung

1.2.2.1 Lagemaße

Das Lagemaß beschreibt die mittlere Lage einer Verteilung (◘ Abb. 1.15).

- **Modus oder Modalwert**

Häufigster Wert – v. a. bei nominal skalierte Werte verwendet.

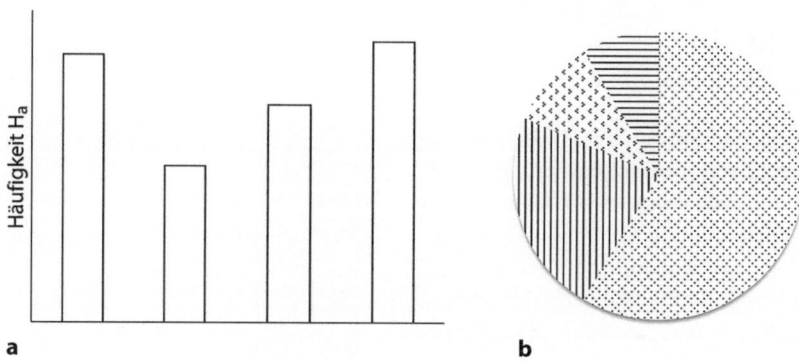

◘ **Abb. 1.14** Histogramm. **a** Säulendiagramm und **b** Tortendiagramm

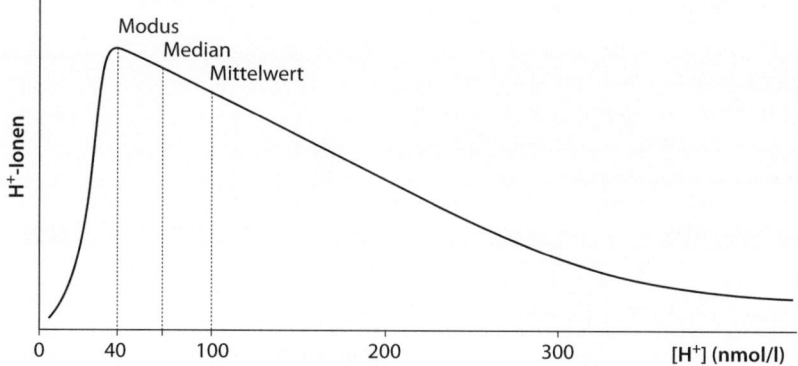

◘ **Abb. 1.15** Modus, Median und Mittelwert am Beispiel der Verteilung der H^+-Ionen-Konzentration im Körper (links-schiefe Verteilung). (Mit freundlicher Genehmigung nach: Dolenska S (2009) Basic Science for Anaesthesists. Cambridge University Press, Cambridge)

- **Median**
Mittlerer Wert einer nach ihren Einzelwerten sortierten Stichprobe, d. h. es gibt die gleiche Anzahl von Werten, die jeweils größer und kleiner als der Median sind (für mindestens ordinal skalierte Werte)[2].

Analog zum Median werden **Quartile** (Viertelung der Verteilung) oder **Perzentile** (Prozentanteile, auch Prozentrang genannt) definiert.

(Arithmetischer) **Mittelwert** (nur für zählbare Werte, d. h. für Kardinalskalen): MW oder $\bar{x}$ ist die Summe aller Einzelwerte geteilt durch die Gesamtzahl aller Werte n.

$$\bar{x} = \frac{1}{n} \times (x_1 + x_2 + \cdots + x_n)$$
$$= \frac{1}{n} \times \sum_{i=1}^{n} x_i$$

Der Mittelwert beschreibt das **Minimum der Summe aller Abweichungsquadrate** der Einzelwerte, er ist insbesondere bei kleiner Gesamtzahl n empfindlich für Ausreißer. *Bsp. Sterbetafeln geben die mittlere Lebenswahrscheinlichkeit an. Der arithmetische Mittelwert wurde früher v. a. von der hohen Kindersterblichkeit (Extremwert) nach unten (d. h. jünger) gezogen wurde. „Wir leben heute alle mehr als 10 Jahre länger" betrachtet nur den Mittelwert – im Median ist die durchschnittliche Lebenszeit um ca. 3 Jahre länger.*

Für Änderungen wie Wachstumsraten o. ä. wird der **logarithmische (oder geometrische) Mittelwert** verwendet: Er ist die n-te Wurzel aus dem Produkt der Einzelwerte.

logarithmische MW:

$$\sqrt[n]{x_1 \times x_2 \times \cdots \times x_n} = \left(\prod_{i=1}^{n} x_1 \right)^{\frac{1}{n}}$$

Für **Indexzahlen** wie Geschwindigkeiten (Länge/Zeit) oder Preis/Stück wird der **harmonische Mittelwert** verwendet: Er ist der Kehrwert des arithmetischen Mittels der Kehrwerte.

harmonischer MW: $\dfrac{n}{\sum_{i=1}^{n} \frac{1}{x_i}}$

1.2.2.2 Box-Whiskers-Plot

Der Box-Whiskers-Plot beschreibt (◘ Abb. 1.16):
- 5- und 95 %-Perzentile als oberer und unterer „Whiskers" (engl. „Schnurrhaar, Schnurrbart"),
- Quartile und Median.

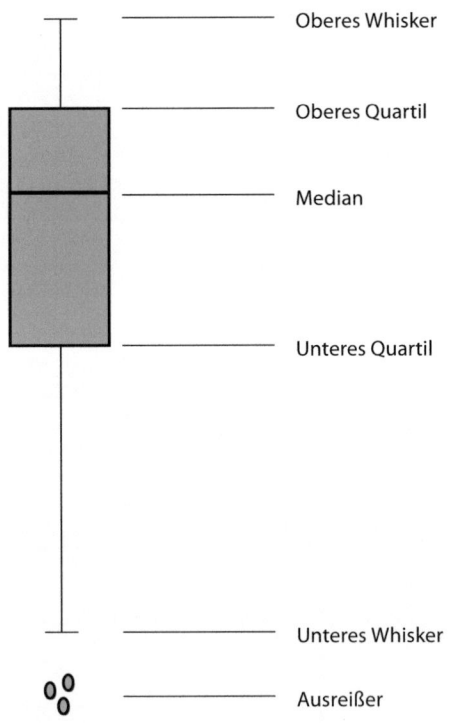

◘ **Abb. 1.16** Box-Whiskers-Plot

---

2 Bei gerader Anzahl von Werten: Median ist der Mittelwert der beiden mittleren Werte.

1.2.2.3 Streuung

Die Streuung beschreibt die Ausdehnung oder Variabilität einer Verteilung.

- **Spannweite**

Maximaler Wert – Minimaler Wert.

- **(Korrigierte) Varianz (VAR oder σ^2)**

Summe der Quadrate des Abstands der Einzelwerte zum Mittelwert geteilt durch die Gesamtzahl $n - 1$.

$$\text{VAR} = \frac{\sum_{i=1}^{n}(x_i - \overline{x})^2}{n - 1}$$

- **Standardabweichung (SD oder σ)**

Wurzel aus Varianz.

$$\text{SD} = \sqrt{\text{VAR}(X)}$$

- **(Empirischer) Varianzkoeffizient v_e**

Standardabweichung im Verhältnis zum Mittelwert.

$$v_e = \frac{\text{SD}}{\text{MW}}$$

Der empirische Koeffizient ist unabhängig von Einheiten und Dimensionen, unabhängig von Einheiten und Dimensionen, nur bei positiven (oder negativen) Werten.

- **Standardfehler**

Standardabweichung geteilt durch die Wurzel der Gesamtanzahl der Messwerte.

$$\text{Standardfehler} = \frac{\text{SD}}{\sqrt{n}}$$

Der Standardfehler ist die **Standardabweichung des Mittelwerts**: Hintergrund ist, dass der Mittelwert weniger Abweichung zeigt, wenn die Gesamtmenge n größer wird. Innerhalb des Intervalls Mittelwert ± 1 Standardfehler liegen rund 2/3 aller Werte.

1.2.3 Verteilungsfunktionen

- **Summenhäufigkeit $H(x)$**

Häufigkeit aller Elemente, die kleiner/gleich sind als ein bestimmter Schwellenwert x:
$H(x) = h(x_i \leq x)$.

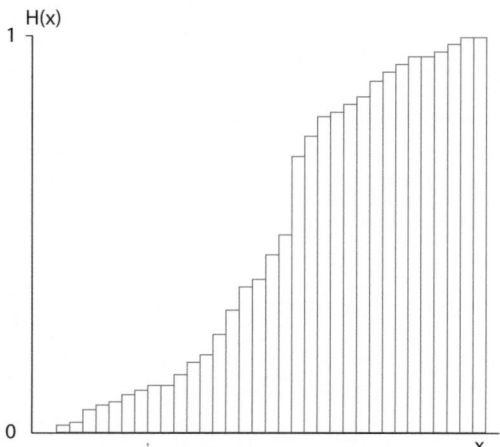

Abb. 1.17 Empirische Verteilungsfunktion: Auftragung der Summenhäufigkeit für jeden x-Wert (analog bei den Wahrscheinlichkeitsverteilungen die aufsummierten Wahrscheinlichkeiten)

D. h. es werden alle Häufigkeiten der Elemente $\leq x$ summiert, meist als relative Summenhäufigkeit mit Werten zwischen 0 und 1 angegeben (geteilt durch den Umfang N, s. o.; **Abb. 1.17**). *Bsp. Sterblichkeit (y-Achse) in unterschiedlichen Altersbereichen, jeweils 5-Jahresintervallen, die auf der x-Achse aufgetragen werden.*

1.2.3.1 Normalverteilung (Gauß-Funktion)

Die Normalverteilung ist die empirische Funktion einer normalverteilten Stichprobe (**Abb. 1.18**): **Typische, symmetrische Glockenform mit Erwartungswert μ = Median = Modalwert = Mittelwert**.

Messwerte z. B. von Laborwerten sind in der Regel um den wahren Wert, den Erwartungswert μ normalverteilt; Normalwerte sind der Bereich von 95 % um den Mittelwert von normalen Individuen (entspricht $\pm 1{,}96\,\sigma$).

- **Standardnormalverteilung**

Erwartungswert $\mu = 0$ und Standardabweichung $\sigma = 1$ → Verwendung für Testverfahren und Konfidenzintervalle.

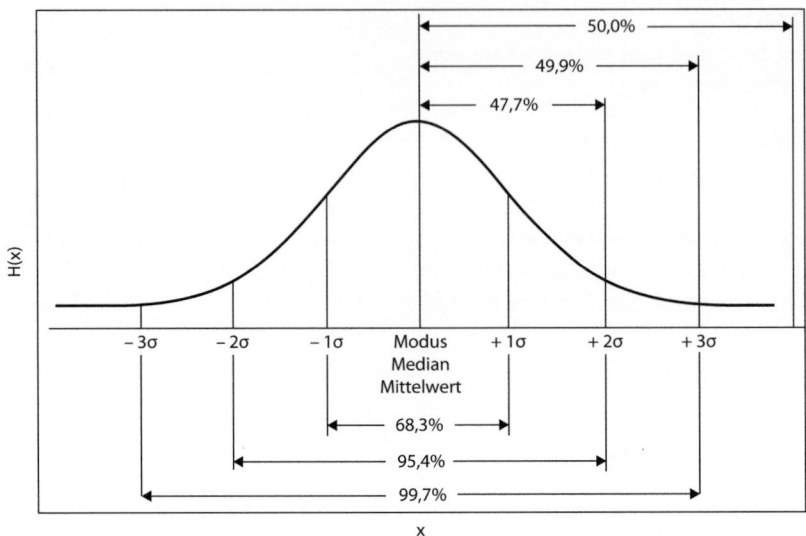

Abb. 1.18 Gauß-Normalverteilung mit den zugehörigen Wahrscheinlichkeiten für ±1, 2, 3 Standardabweichungen (SA) vom Mittelwert

> **Zentraler Grenzwertsatz (zentrales Grenzwerttheorem)**
> Alle Verteilungen von unabhängigen Zufallsvariablen nähern sich einer Gauß-Normalverteilung an, wenn die Stichprobe groß ist oder wiederholt wird.

1.2.4 Zusammenhänge

- **Funktionale Zusammenhänge**

Diese können **durch mathematische Formeln** ausgedrückt werden, sie ermöglichen daher exakte Vorhersagen. *Bsp. Berechnung der Geschwindigkeit als Strecke pro Zeiteinheit.*

- **Stochastische Zusammenhänge**

Diese sind **zufällige Ereignisse**, deren Ergebnis nicht feststeht oder berechenbar ist, sondern auf der Grundlage der Wahrscheinlichkeitsrechnung nur geschätzt werden kann.
Modelle: Mathematische Formeln oder Theoreme, die stochastische Zusammenhänge modellieren.

1.2.4.1 Bland-Altmann-Diagramm (Bland-Altmann-Plot)

Vergleich zweier Messverfahren M1 und M2 zur einfachen optischen Beurteilung als Grafik („Plot") (Abb. 1.19). *Bsp. Vergleich von 2 Methoden zur Messung des Herzzeitvolumens oder von 2 Reagenzien zur Messung eines Laborwertes.*

Alternativ zur Differenz M1 − M2 kann auch das Verhältnis M1/M2 verwendet werden.

1.2.4.2 Kontingenzanalyse, Vierfeldertafel

In den **Kontingenztafel** werden indestens 2 gleichberechtigte, mindestens nominal skalierte Merkmale mit all ihren Ausprägungen gegeneinander aufgetragen.

Sonderfall **Vierfeldertafel** (Tab. 1.1) für Merkmale mit je nur 2 Ausprägungen (Dichotom), z. B. der Vergleich von Erkrankung (erkrankt/gesund) und Testergebnis (positiv/negativ).

◘ **Abb. 1.19** Bland-Altmann-Plot

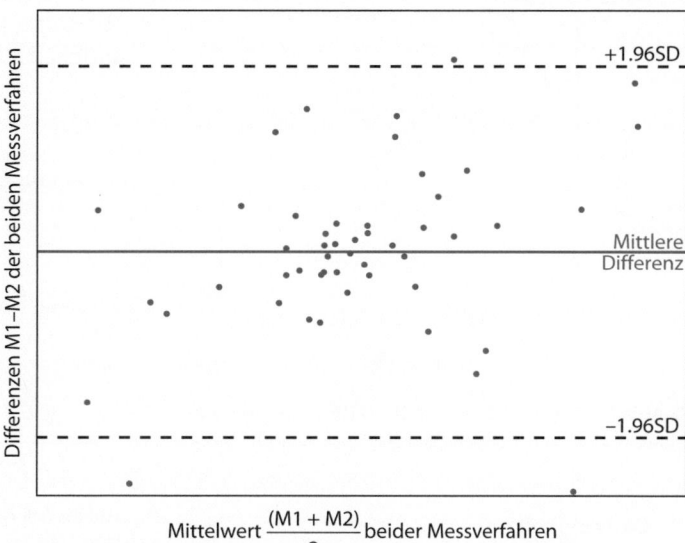

◘ **Tab. 1.1** Vierfeldertafel für Testergebnis zur Detektion krank vs. gesund

	Test positiv	Test negativ
Krank	**Richtig positiv (RP)** krank & Test positiv	**Falsch negativ (FN)** falsch negativer Test
Gesund	**Falsch positiv (FP)** falsch positiver Test	**Richtig negativ (RN)** gesund & Test negativ

1.2.4.3 Sensitivität und Spezifität von Testverfahren

- **Sensitivität**

Wahrscheinlichkeit, dass Erkrankte auch als krank, d. h. als testpositiv, erkannt wird. („Richtig positiv durch alle Erkrankten.")

$$\frac{RP}{RP + FN}$$

- **Spezifität**

Wahrscheinlichkeit, dass Gesunde auch testnegativ sind, d. h. als richtig gesund erkannt wird. („Richtig negativ durch alle Gesunden").

$$\frac{RN}{RN + FP}$$

- **Positiver Vorhersagewert (positiver prädiktiver Wert)**

Anzahl der Erkrankten von allen Testpositiven Patienten. („Richtig positiv durch alle Positiven").

$$\frac{RP}{RP + FP}$$

- **Negativer Vorhersagewert (negativer prädiktiver Wert)**

Anzahl der Gesunden von allen Testnegativen. („Richtig negativ durch alle Negativen").

$$\frac{RN}{RN + FN}$$

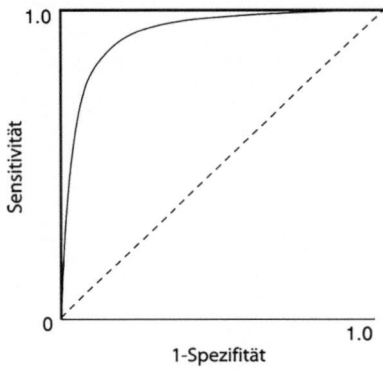

Abb. 1.20 Beispiel für eine ROC-Kurve: gestrichelte Linie AUROC = 0,5, durchgezogene Linie AUROC > 0,8

- **Genauigkeit**
Maß für die Übereinstimmung zwischen Testergebnis und dem wahren Wert

$$\frac{RN + RP}{Gesamtzahl\ (RN + FP + FN + RN)}$$

In einer **Receiver Operating Curve (ROC)** kann die Testgüte visualisiert werden (Abb. 1.20): Es werden alle richtig positiven gegen alle falsch positiven Testergebnisse aufgezeichnet. Die Fläche unter der Kurve (**Area Under the Receiver Operating Curve, AUROC**): zeigt die Testgüte. Dabei bedeutet eine AUROC von 0,5 einen nutzlosen Test, ab 0,8 wird der Test „alltagstauglich" – und 1,0 zeigt den perfekten Test mit nur richtig positiven und nur richtig negativen Ergebnissen.

1.2.4.4 Relatives Risiko, Odds-Ratio und Hazard-Rate

Verdeutlicht werden relatives Risiko, Odds-Ratio und Hazard-Rate anhand eines Beispiels: Bsp. Erkrankung, z. B. Hautkrebs, und Exposition, z. B. schädliche Strahlung (Tab. 1.2).

- Risiko für Erkrankung bei Exposition (entspricht der Sensitivität des Testverfahrens):

$$\frac{a}{a + b}$$

- Risiko für Erkrankung bei Nichtexposition:

$$\frac{c}{c + d}$$

- **Phi-Koeffizient** als Maß für die Korrelation (Zusammenhang) dichotomer Variablen:

$$\frac{a \times d - b \times c}{\sqrt{a \times b \times c \times d}}$$

- **Relatives Risiko (Risk Ratio RR)**
Verhältnis der Wahrscheinlichkeiten für das Risiko einer Erkrankung bei Exposition im Verhältnis zur Erkrankung ohne Exposition:

$$\frac{\frac{a}{a+b}}{\frac{c}{c+d}} = \frac{a \times (c + d)}{c \times (a + b)}$$

Die **Odds** (oder Chance) ist das Verhältnis des Eintretens des Ereignisses und des Nicht-Eintretens, also $\frac{a}{b}$ für die Erkrankung bei Exposition bzw. $\frac{c}{d}$ für die Erkrankung ohne Exposition.

- **Odds-Ratio**
Odds Ratio (OR) ist dann das Verhältnis der beiden Odds:

$$\frac{\frac{a}{b}}{\frac{c}{d}} = \frac{a \times d}{c \times b}$$

Die Odds Ratio ist ein Maß für die Stärke des Zusammenhangs der beiden Merkmale, im Bsp. zeigt eine hohe OR einen starken Zusammenhang zwischen Strahlungsexposition und Hautkrebs an.

Tab. 1.2 Vierfeldertafel zur Exposition und Erkrankung

	Erkrankung	Keine Erkrankung
Exposition	a: exponiert, krank	b: exponiert, gesund
Keine Exposition	c: keine Exposition, krank	d: keine Exposition, gesund

Hazard-Rate

Hazard-Rate ist dagegen ein Maß, das als **Ereignisrate pro Zeiteinheit** verwendet wird, *Bsp. bei der Analyse des Überlebens nach Exposition oder Erkrankung, also um wie viel ist die Erkrankungsrate mit Exposition höher als ohne Exposition.*

Für eine konstante Rate r von Ereignissen und den Beobachtungszeitraum t berechnet sich die Hazard-Rate h logarithmisch:

$$h = 1 - e^{-rt}$$

1.2.5 Testaufbau

1.2.5.1 Hypothesen

Erwartungswert der Population: μ_0, Erwartungswert (Mittelwert) der Stichproben: μ.

Hypothesen
- **Nullhypothese** H_0: 2 Maßnahmen sind gleich effektiv. *Bsp. Vergleich eines neuen Medikaments gegen ein Placebo, Nullhypothese: ein neues Blutdruckmedikament hat die gleiche Wirkung wie das Placebo.*
- **Alternativ- oder Gegenhypothese** H_A beschreibt die Hypothese, die bewiesen werden soll.

Einseitiger Test: Abweichung nur in eine Richtung getestet.
- **Rechtsseitig**: Der alternative (neue) Mittelwert vergrößert sich (*Bsp. längere Überlebenszeit*).
- **Linksseitig**: Mittelwert verringert sich (*Bsp. von oben: Das neue Blutdruckmedikament senkt den Blutdruck stärker als das Placebo*).

Zweiseitiger Test: Abweichungen der Alternativhypothese werden in beide Richtungen untersucht (Vergrößerung und Verkleinerung). *Bsp. Das neue Blutdruckmedikament verändert den Blutdruck stärker als das Placebo (d. h. es kann den Blutdruck auch steigern, um den Test als positiv zu bewerten).*

1.2.5.2 Konfidenzintervall

Konfidenzintervalle

Bereich, in dem der Erwartungswert μ mit einer bestimmten Wahrscheinlichkeit liegt. Diese Wahrscheinlichkeit (meist 90 oder 95 %) wird **Konfidenzniveau** genannt.

Das Konfidenzintervall wird vom Erwartungswert μ, der Varianz s^2 der Stichprobe und dem Konfidenzniveau bestimmt.

Das **Konfidenzintervall** wird **kleiner**, wenn:
- die Irrtumswahrscheinlichkeit α größer wird,
- die Streuung (Varianz s^2) kleiner wird
- oder der Stichprobenumfang n größer wird.

1.2.5.3 Irrtumswahrscheinlichkeit, p-Wert und Fehler

Irrtumswahrscheinlichkeit α

Wahrscheinlichkeitsgrenze, bei der die Nullhypothese verworfen wird.

$$\text{Konfidenzniveau} = 1 - \alpha.$$

p-Wert

Wahrscheinlichkeit dafür, dass man das vorliegende Testergebnis in einer Stichprobe erhält, wenn die Nullhypothese wahr ist.

Meist wird ein p-Wert von 0,05 akzeptiert, d. h. wenn die Wahrscheinlichkeit < 5 % liegt, dass die Nullhypothese wahr ist, wird die Alternativhypothese angenommen.

Zweiseitiger Test: Der Erwartungswert einer Stichprobe liegt mit einer Wahrscheinlichkeit von $\alpha/2$ unterhalb des Konfidenzintervalls und mit von $\alpha/2$ oberhalb (◘ Abb. 1.21).

α-(Alpha)-Fehler, Fehler 1. Art

Wahrscheinlichkeit, dass der Test einen Unterschied feststellt, obwohl es keinen gibt (d. h. Nullhypothese wird abgelehnt, obwohl sie wahr ist). Wird sehr klein gewählt, meist < 5 %.

β-(Beta)-Fehler, Fehler 2. Art

Wahrscheinlichkeit, dass der Test keinen Unterschied feststellt, obwohl es einen gibt (d. h.

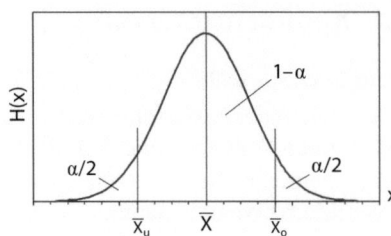

Abb. 1.21 Irrtumswahrscheinlichkeit und Konfidenzniveau bei einem zweiseitigen Test

die Alternativhypothese wird abgelehnt, obwohl sie zutrifft). Wird meist als größerer Fehler zugelassen, z. B. < 20 %.

α- und β-Fehler hängen indirekt proportional zusammen, d. h. wird der α-Fehler sehr klein gewählt, steigt der β-Fehler (insbesondere bei kleinen Stichproben).

- **Teststärke (Power)**

$1 - \beta$-Fehler

Die Poweranalyse bestimmt die Stichprobengröße bei vorgegebenen β-Fehler.

1.2.6 Testverfahren

- **Parametertests** untersuchen Hypothesen über unbekannte Parameter der Grundgesamtheit.
- **Unabhängigkeitstests** untersuchen, ob sich Merkmale gegenseitig beeinflussen.
- **Anpassungstests** untersuchen eine Verteilung in Bezug auf ihre Grundgesamtheit.

1.2.6.1 Parametrische Testverfahren

Voraussetzung: Normalverteilte Grundgesamtheit.

Standardbeispiel: t-Test für normalverteilte Grundgesamtheit und entsprechend großem Stichprobenumfang (beruhend auf der t-Verteilung[3]).

Anwendungen:
- Vergleich einer Stichprobe gegen bekannte Werte der Population.
- Vergleich zweier abhängiger Stichproben (z. B. unterschiedliche Messungen vor und nach Intervention).
- Vergleich unabhängiger Stichproben, unterschiedlicher Populationen.

Mehrere verbundene oder unabhängige Stichproben.

Durchführung:
- **Null- und die Alternativhypothese** aufstellen.
- Mit Hilfe des anzuwendenden Testverfahrens die **Irrtumswahrscheinlichkeit α und die kritische Grenze bestimmen** (meist 5 %).
- **Prüfgrenze aus der Stichprobe** bestimmen und **mit der kritischen Grenze vergleichen**.
- **Entscheidung**, ob Alternativhypothese angenommen oder verworfen wird: Prüfgrenze < p-Wert, wird Nullhypothese abgelehnt.

Bei **zweiseitigen Tests**: zwei Alternativen zur Nullhypothese, somit ist die Hürde zum Erreichen des p-Werts doppelt so hoch wie bei einseitiger Testung.

1.2.6.2 Nichtparametrische (verteilungsfreie) Testverfahren

Für kleine Stichproben und ordinal skalierte Werte, d. h. wenn nicht sicher ist, dass die Grundgesamtheit normalverteilt ist.
- Einzelwerte werden nach Größe sortiert und durch **Rangzahlen** ersetzt.
- Test dadurch robuster gegen Ausreißer, aber weniger sensitiv als parametrische Tests (d. h. die Alternativhypothese wird seltener angenommen).
- Verwendung des Medians (statt des Mittelwerts).

---

[3] Die Schätzfunktion des Stichprobenmittelwertes von normalverteilten Daten ist selbst *nicht* normalverteilt, sondern folgt einer modifizierten Verteilung der sog. Student bzw. t-Verteilung.

Tab. 1.3 Beispiele für Testverfahren

Qualitative Daten	< 10 Stichproben: **Fisher's Exact Test**	> 10 Stichproben: **Chi-Quadrat-Test**
	Parametrisch	*Nichtparametrisch*
Quantitative Daten	**Student's *t*-Test**	**Mann-Whitney *U*-Test** (ungepaart)
Quantitativ, multiple Gruppen	Varianzanalyse (**ANOVA**)	**Kruskal-Wallis-Test** (ungepaart)
Quantitativ, gepaarte Daten	Paired *t*-test/ANOVA	**Wilcoxon-Rangtest**, Friedmann-Test

Nichtparametrische Testverfahren sind:
- **Wilcoxon-Mann-Whitney-Test** (U-Test, Wilcoxon-Rangsummentest): Testet, ob 2 unabhängige Verteilungen aus derselben Grundgesamtheit stammen (analog zum *t*-Test bei normalverteilten Werten).
- **Wilcoxon-Vorzeichen-Rang-Test**: Für abhängige Stichproben, prüft die Symmetrie einer Verteilung (sind oberhalb und unterhalb des Medians gleich viele Werte zu finden?). *Bsp. Vergleich der Zeitdauer einer medizinischen Prozedur mit verschiedenen Sets.*
- **χ^2-(Chi-Quadrat)-Anpassungstest (oder Verteilungstest)**: Untersucht die Art der Verteilung einer Stichprobe, z. B., ob eine Stichprobe aus einer normalverteilten Population stammt. Grundlage des Tests ist die Kontingenztafel.
- **χ^2-(Chi-Quadrat)-Unabhängigkeitstest**: Überprüft, ob Merkmale (2 oder mehr) unabhängig voneinander sind. V. a. für nominalskalierte Merkmale oder klassierte Daten. *Bsp. Hängt die Höhe des Blutdrucks und das Lebensalter voneinander ab?* ◘ Tab. 1.3 zeigt eine Übersicht der Testverfahren.

1.2.7 Korrelation

- **Korrelation**
Beschreibt den Zusammenhang zweier Merkmale X und Y.

Der **Pearson-Korrelationskoeffizient *r*** beschreibt eine **lineare Korrelation**: Er ist die Kovarianz[4] zweier Merkmale X und Y im Verhältnis zu den Varianzen der einzelnen Merkmale, er liegt zwischen -1 und $+1$:

$$\frac{\text{Cov}(X,Y)}{\sqrt{\text{VAR}(X) \times \text{VAR}(Y)}}$$

Eine Korrelation von $+1$ beschreibt einen positiven Zusammenhang, eine von -1 einen negativen. Eine Korrelation von 0 beschreibt einen fehlenden Zusammenhang. Zur Berechnung von *r* muss die Kovarianz bestimmt werden.

1.2.8 Regression

Die lineare Regressionsanalyse beschreibt eine Funktion für den linearen Zusammenhang zweier Merkmale.

Die **Ausgleichs-** oder **Regressionsgerade** $y = a \times x + c$ interpoliert aus Einzelwerten eine Gerade mit dazwischenliegenden Werten. Die Regressionsgerade hat die geringste Summe der Abweichungen (Residuen) zu den einzelnen Datenpaaren (x, y), berechnet als quadratische Abweichung (◘ Abb. 1.22). *Bsp. Kalibrierung von Messgeräten.*

---

4 **Kovarianz**: Zusammenhangsmaß zweier Variablen mit gemeinsamer Wahrscheinlichkeitsverteilung, berechnet aus den Produkten der Abweichungen vom jeweiligen Mittelwert S_{xy} der gemeinsamen Verteilung: $\text{Cov}(X) = \frac{1}{n-1} \times S_{xy}$.

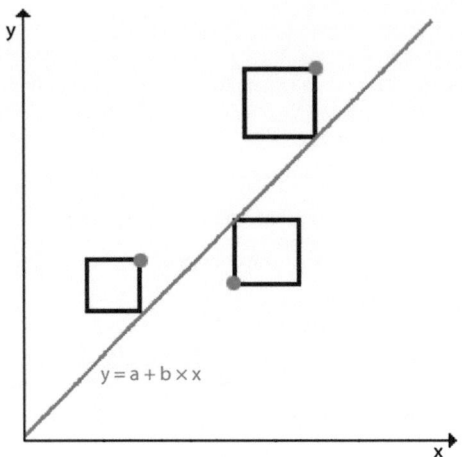

◘ Abb. 1.22 Residuen und Regressionsgerade

1.2.8.1 Bestimmtheitsmaß

Das Bestimmtheitsmaß ist ein Maß für die Güte (Stärke) des Zusammenhangs, d. h. es misst die Größe der Streuung von Y, welche durch X erklärt werden kann (Signifikanztests wie der χ^2-Unabhängigkeitstest dagegen testen nur, ob ein Zusammenhang besteht).

Bestimmtheitsmaß (Determinationskoeffizient) $= r^2$ (Quadrat des Korrelationskoeffizienten), Werte zwischen 0 und 1. Ein Bestimmtheitsmaß von 0,8 bedeutet, dass 80 % der y-Werte durch die Regression erklärt werden, 20 % haben andere Ursachen.

1.2.8.2 Rangkorrelation

Für Zusammenhänge von ordinal skalierten Merkmalen werden statt den Einzelwerten Rangzahlen der nach Größe geordneten Werte verwendet. Der **Rangkorrelationskoeffizient** wird analog zum Korrelationskoeffizienten berechnet. Die Rangkorrelation ist wie die nichtparametrischen Tests robuster gegen Ausreißer, aber auch weniger sensitiv. Analog zum Pearson-Korrelationskoeffizienten nimmt der **Spearman-Korrelationskoeffizient** Werte von -1 bis $+1$ für den Zusammenhang an.

1.3 Grundlagen der evidenzbasierten Medizin (EBM)

EBM bedeutet die **Übersetzung eines klinischen Problems in eine beantwortbare Frage**: Welche Patientengruppe erhält welche Intervention und welche Kontrolle, damit ich welches Outcome untersuchen kann?

1.3.1 Durchführung klinischer Studien

Voraussetzungen:
- Genehmigung der **Ethikkommission**.
- **Aufklärung** der Probanden (informed consent): Getrennt von der Medizinischen Aufklärung!
Freiwillige Teilnahme, Rücktritt jederzeit ohne Angaben von Gründen.
- **Versicherung** für Folgeschäden aus der Studie.
- Ggf. Patientenschiedsstelle.
- **Datenschutzerklärung** (hervorgehoben oder auf einem separaten Blatt) und Prüfung der Datenerhebung und -behandlung durch die zuständige Datenschutzkommission.

Aufklärung enthält:
- Kopfbogen der Einrichtung.
- Name.
- Ggf. Höhe der Aufwandsentschädigung.
- Titel der Studie, Ziele/Zweck, Ablauf.
- Vorteile/Risiken/Alternativen.
- Freiwilligkeit/jederzeit die Möglichkeit zum Zurücktreten.
- Unterschriften mit Datum.

Ethikkommission:
- Zur Zulassung von Studien, auf Antrag, für Studien an Tier und Mensch.
- Besteht aus Mediziner/Naturwissenschaftler, Juristen, Theologen.
- Bei Landesärztekammer und Medizinischen Fakultäten (Deklaration von Helsinki, 1975).

Beispiele für Publikationsstandards (nach Cochrane):
- **CONSORT**: Consolidated Standards of Reporting Trials – Berichte von **nichtrandomisierten Studien**.
- **PRISMA**: Preferred Reporting Items for Systematic Reviews and Meta-Analyses (früher **QUORUM**: Quality of Reporting of Meta-analyses) – Berichte von **systematischen Reviews und Metaanalysen** von RCT.
- **STARD**: Standards for Reporting Studies of Diagnostic Accuracy – Berichte zu **diagnostischen Verfahren**.
- **MOOSE**: Meta-Analysis of observational studies in Epidemiology – Metaanalysen von **Beobachtungsstudien**.
- **STARLITE**: Berichte von **Literatursuchen**.
- **STROBE/STREGA**: Strengthening the Reporting of Observational Studies in Epidemiology – Berichte von **Beobachtungsstudien**.
- **SPIRIT**: Standard **Protokollbestandteile für klinische Studien** (Checkliste).

1.3.1.1 Phasen einer Arzneimittelstudie
◘ Tab. 1.4.

1.3.2 Evidenz und Evidenzgrade

1.3.2.1 Studien
Längsschnittstudien: Studien über einen bestimmten Zeitraum, **Querschnittstudien**: Messung zu einem bestimmten Zeitpunkt.

Prospektiv: Studie mit noch zu erhebenden Daten. **Retrospektiv**: Untersuchung auf Grundlage von vorhandenen Daten.
- **Interventionsstudien**: randomisiert oder nichtrandomisiert.
- **Beobachtungsstudien**:
  - Deskriptive Studien.
  - Analytische Studien:
    - **Kohortenstudien**: Vergleichende Beobachtung zweier Gruppen, die nicht durch die Studie selbst zugeteilt wurden.
    - **Fall-Kontroll-Studien**: Retrospektive Beobachtung, v. a. für epidemiologische Fragen bei seltenen Erkrankungen oder Nebenwirkungen.
    - **Querschnittstudien**.

❯ Goldstandard: Randomisierte, kontrollierte Studie (RCT)

◘ **Tab. 1.4** Phasen der Arzneimittelforschung

Phase	Teilnehmer[a]	Test an/mit	Ziel
0	10–15	Gesunde Probanden, subtherapeutischen Dosen	Pharmakokinetik, Pharmakodynamik
I	20–80	Gesunden Probanden, erste Anwendung	Verträglichkeit und Sicherheit
II	50–200	Erste Patienten	IIa: Therapiekonzept (Proof of Concept) IIb: Dosisfindung
III	20–10.000	Patienten nach Markeinführung: IIIb	Wirksamkeitsnachweis (Pivotal Study)
IV	> 1000	Patienten, Post-Marketing-Untersuchungen von zugelassenen Medikamente	Seltene Nebenwirkungen

[a] Typische Teilnehmerzahlen, abhängig von der gewünschten Power der Studie bzw. einer Fallzahlanalyse

- **Randomisierte, kontrollierte Studie (RCT)**
- **Randomisiert**: Zufällige Zuordnung zu einer Behandlungsgruppe.
- **Kontrolliert**: Vergleich einer Studiengruppe mit einer Kontrollgruppe ohne Intervention bzw. mit einer Kontrollintervention.

Wird die Alternativhypothese in der Studie angenommen, d. h. ist der Behandlungsarm der Kontrollgruppe überlegen, spricht man auch von einer **Superiority RCT**.

Weiter Begriffe der EBM:
- **Doppelblind**: Weder Studienteilnehmer noch Behandler wissen, ob der Teilnehmer in der Studien- oder in der Kontrollgruppe ist.
- **Metaanalyse**: Statistisches Verfahren zur Analyse der Ergebnisse mehrerer Studien (dagegen Review: Diskussion/Wertung des derzeitigen Stands des Wissens) (◘ Abb. 1.23).
- **Crossover-Design**: Wechsel der Studien- und Kontrollgruppe zu Mitte der Studie.
- **Prävalenz**: Anzahl aller Krankheitsfälle in einer Population (Zeitpunkt).
- **Inzidenz**: Anzahl der neu aufgetretenen Krankheitsfälle in einer Population (Zeitraum, z. B. 1 Jahr).

- **Bias** („Abweichung, Verzerrung, Vorurteil")
- **Publikationsbias** (Reporting Bias): Tendenz, dass positive Studien eher veröffentlicht werden als Studien, die kein signifikantes Ergebnis oder negative Ergebnisse haben, werden „wegerklärt".
- **Selektionsbias**: Fehler durch Auswahl entsprechender ProbandInnen (wird verhindert durch Randomisierung und Verblindung).
- **Attrition Bias**: Unklarheit darüber, warum **Teilnehmer aus einer Studiengruppe fallen** (Exklusion oder fehlendes Follow-Up durch Probanden?).
- **Performance Bias**: Probanden, die sich im Behandlungsarm der Studie vermuten, unternehmen **zusätzliche Maßnahmen** (wird verhindert durch Verblindung).
- **Detection Bias**: Untersucher sind nicht „neutral" bei der Datenerhebung, wenn sie die Gruppen kennen (wird verhindert durch Verblindung)

Fragen, die an jede Studie gestellt werden sollten:
- Ist die **Fragestellung** überhaupt **klinisch relevant**?
- **Randomisiert**?
- **Kontrollgruppe**?
- **(Doppelt) Verblindet**?
- **Fallzahl** (ausreichende Power)?

1.3.2.2 Evidenzgrade

Es gibt mehrere unterschiedliche Klassifikationen zur Benennung/Abschätzung der Evidenz einer Empfehlung, z. B. in medizinischen Leitlinien (◘ Tab. 1.5).

Alternative Klassifikation für Therapieempfehlungen:
- I: **Gut gesicherte Empfehlung** (grün)[5].
- IIa: **Sinnvolle**, akzeptierte Maßnahme (weiß).
- IIb: **Optional** anwendbar, Vorteil nachgewiesen (weiß).

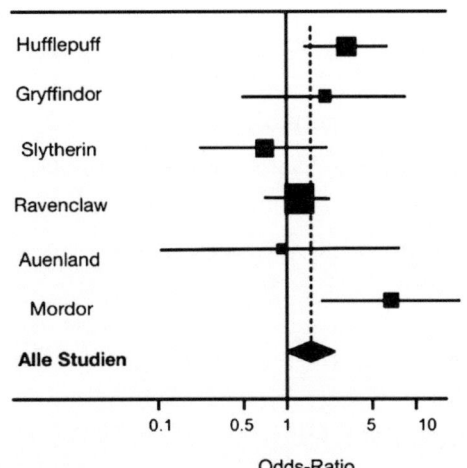

◘ Abb. 1.23 Metaanalyse im Forrest-Plot: Darstellung der Odds-Ratio der einzelnen Studien und des Gesamtergebnisses

[5] Farben, wie sie in der Kurzfassung der Leitlinie zur invasiven Beatmung von Dezember 2017 verwendet wurde.

Tab. 1.5 Evidenzgrade nach dem Oxford Center for Evidence-based Medicine und dem gemeinsamen Bundesausschuss (GbA) der Ärztevertreter und der Krankenkassen (Buchstaben: Empfehlungsgrad, Zahlen: Evidenzgrad)

A	1a	≥ 1 **Metaanalyse** auf Basis hochwertiger RCT
	1b	≥ 1 eine **ausreichend große, methodisch hochwertiger RCT**
	1c	Alles-oder-Nichts-Prinzip: Maximaler Effekt erreicht[a] (z. B. Überleben einer ansonsten tödlichen Erkrankung)
B	2a	≥ 1 hochwertige, nichtrandomisierte **Studie**
	2b	**Studien anderen Typs**, z. B. prospektive vergleichende Kohortenstudien, RCT mit mäßiger Qualität (Follow-Up < 80 %)
	2c	**Outcome-Research-Studien**
	3a	> 1 methodisch hochwertige Studien (**Vergleichs-, Korrelations- oder Fall-Kontroll-Studien**)
	3b	Nur eine der Studien von 3a
C	4	**Fallserien** und andere nicht vergleichende Studien
D	5	Meinungen von **Expertenkommissionen** auf Grundlage klinischer Erfahrung; Konsensuskonferenzen, beschreibende Studien
GPP	–	„Good clinical Practice", z. T. unter D zusammengefasst

[a] Daher gibt es auch keine Kontrollgruppe für die These, dass beim Fallschirmsprung der Fallschirm Leben rettet

- X: **Fraglicher** Nutzen oder Schaden, unbestimmbarer Empfehlungsgrad.
- III: **Nicht indiziert, nicht nützlich, evtl. schädlich** (rot).

Alternativ das **GRADE-System** (Grading of recommendations, assessment, development and evaluation): high, moderate, low, very low.

Kategorien S1 bis S3 der **Leitlinien der AWMF** (Arbeitsgemeinschaft der Wissenschaftlichen Medizinischen Fachgesellschaften):
- S1: Handlungsempfehlungen einer Expertengruppe.
- S2: Formaler Konsens (Konsensuskonferenz, S2k) oder Evidenz durch Literaturrecherche und -bewertung (S2e).
- S3: Evidenz und Konsens durch ein repräsentatives Expertengremium.

1.4 Klassifikation von Erkrankungen

Wichtige Klassifikationen in der Medizin sind:
- ICD (International Classification of Diseases, herausgegeben von der WHO): bekannteste Klassifikation von Erkrankungen. Modifiziert als ICD-10-GM Grundlage der Abrechnung im DRG-System.
- OPS (Operationen- und Prozedurenschlüssel), u. a. für die Abrechnung von Operationen und interventionellen Maßnahmen im DRG-System.
- ATC (Anatomisch-therapeutisch-chemische Klassifikation) von Arzneistoffen, mit mittlerer täglicher Erhaltungsdosis (Defined Daily Dosage, DDD) zum Vergleich von Tagestherapiekosten.

Weiterführende Literatur

Cross M, Plunckett E (2008) Physics, pharmacology and physiology for the anesthetist. Camebridge University Press

Davis P, Kenny G (2003) Basic physics and measurement in anaesthesia. Butterworth-Heinemann (deutsche Bearbeitung erschienen als Parbrook G, Davis P, Parbrook E: Physik und Messtechnik in der Anästhesie (Wiss. Verlag-Ges. 1997))

Dolenska S (2009) Basic science for anaesthesists. Cambridge University Press, Cambridge

Husar P (2010) Biosignalverarbeitung. Springer, Heidelberg Berlin

Jehle R et al (2015) Medizinische Informatik kompakt. DeGruyter

Serie zur Statistik des Deutschen Ärzteblattes (DÄ). https://www.aerzteblatt.de/dae-plus/serie/35/Bewertung-wissenschaftlicher-Publikationen. Zugegriffen: 1. Feb. 2023

Ressourcen und Website der Cochrane Stiftung. http://cochrane.de. Zugegriffen: 1. Feb. 2023

Statistics notes des British Medical Journals (BMJ). https://www.bmj.com/specialties/statistics-notes. Zugegriffen: 1. Feb. 2023

Blog von Daniel Lakens zum P-Wert (Englisch). https://daniellakens.blogspot.de/search?q=Understanding+common+misconceptions+about+p-values+. Zugegriffen: 1. Feb. 2023

Eckstein P (2014) Repetitorium Statistik. Springer Gabler

Physik

Roswitha Jehle und Christian von Heymann

Inhaltsverzeichnis

2.1	**SI- und andere Einheiten** – 27	
2.1.1	Basiseinheiten – 27	
2.1.2	Abgeleitete Einheiten – 27	
2.2	**Mechanik** – 28	
2.2.1	Kraft und Arbeit – 28	
2.2.2	Leistung und Energie – 29	
2.2.3	Druck – 30	
2.3	**Stoffe** – 31	
2.3.1	Stoffeigenschaften – 31	
2.3.2	Gase – 32	
2.3.3	Löslichkeit – 34	
2.3.4	Diffusion und Osmose – 36	
2.3.5	Isomerie – 38	
2.4	**Wärme und Temperatur** – 39	
2.4.1	Wärmeenergie und Temperatur – 39	
2.4.2	Wärmekapazität und latente Wärme – 39	
2.4.3	Thermodynamik – 41	
2.4.4	Feuchtigkeit – 41	
2.5	**Elektrizität** – 42	
2.5.1	Einführung – 42	
2.5.2	Elektrische Bausteine – 44	
2.5.3	Magnetische Felder – 46	

© Springer-Verlag GmbH Deutschland, ein Teil von Springer Nature 2023
R. Jehle (Hrsg.), *Physiologie, Pharmakologie, Physik und Messtechnik für die Anästhesie und Intensivmedizin*, https://doi.org/10.1007/978-3-662-61772-4_2

2.6 Fluss – 47
2.6.1 Laminare Strömungen – 47
2.6.2 Turbulente Strömungen – 49
2.6.3 Spannung – 50

2.7 Wellen, Schall und Licht – 51
2.7.1 Wellen-Lehre – 51
2.7.2 Frequenzspektrum – 51
2.7.3 Interaktionen von Wellen – 53
2.7.4 Besondere Wellen: Licht und Schall – 54

2.8 Isotopen und Strahlung – 55
2.8.1 Atommodell nach Bohr – 55
2.8.2 Arten von Strahlung – 55

Weiterführende Literatur – 56

2.1 SI- und andere Einheiten

SI: Système International d'Unités.

2.1.1 Basiseinheiten

Diese bilden Grundlage für alle anderen physikalischen Einheiten.

Länge	Meter (m)
Masse	Kilogramm (kg)
Zeit	Sekunden (s)
Stromstärke	Ampere (A)
Temperatur	Kelvin (K)
Stoffmenge	Mol (mol)
Lichtstärke	Candela (cd)

2.1.2 Abgeleitete Einheiten

z. B. Druck = $\frac{\text{Kraft}}{\text{Fläche}}$ mit
- Fläche in m^2
- Druck in Pa = N × m^{-2}

Umrechnung von 1 mmHg in SI-Einheiten: 7,5 kPa = 7500 Pa.

2.1.2.1 Spezielle abgeleitete Einheiten

- Frequenz in **Hertz** (Hz) = Anzahl pro Sekunde (s^{-1})
- Kraft in **Newton** (N) = kg × m × s^{-2}
- Druck in **Pascal** (Pa) = kg × m^{-1} × s^{-2}
- Energie, Arbeit in **Joule** (J) = N × m
- Leistung in **Watt** (W) = J × s^{-1}
- Elektrische Ladung in **Coulomb** (C) = A × s
- Spannung in **Volt** (V) = $\frac{W}{A}$
- Widerstand in **Ohm** (Ω) = $\frac{V}{A}$
- Kapazität in **Farad** (F) = $\frac{C}{A}$

2.1.2.2 pH-Wert

Der **pH** ist der negative dekadische Logarithmus der Wasserstoffionen-(H$^+$)-Konzentration:

$$pH = -\log[H^+]$$

Das Verhältnis von saurem und basischem Anteil einer Substanz hängt von derem spezifischem pH-Wert (pK_a) über die sog. **Henderson-Hasselbalch-Gleichung** ab:

$$pH = pK_a + \log \frac{\text{Base}}{\text{Säure}}$$

Andere Schreibweise:

$$pH = pK_a + \log \frac{\text{Ionisierte Form}}{\text{Nichtionisierte Form}}$$

Entspricht der pH-Wert dem pK_a, ist log(Base/Säure) = 0 → Base/Säure = 1, d. h. es liegen gleiche viele Anteile als Säure und als Base vor.

Bei einem pH von 7,1 ist die H$^+$-Ionen-Konzentration bereits verdoppelt (Tab. 2.1)!

Zur Messung des pH-Werts: ▶ Abschn. 11.2.1.1 und Abb. 11.4.

Tab. 2.1 H$^+$-Ionen-Konzentration in Abhängigkeit vom pH-Wert

pH	H$^+$-Ionen Konzentration
9	1 nmol/l
8	10 nmol/l
7,5	31 nmol/l
7,4	40 nmol/l
7,1	80 nmol/l
7	100 nmol/l
6,8	158 nmol/l

2.1.2.3 Präfixe
Einen Überblick über die Präfixe gibt ◻ Tab. 2.2.

- **ppm**

Steht für Parts Per Million, d. h. Anteil von 1 : 1.000.000 (mg/m^3 oder ml/m^3).

2.2 Mechanik

2.2.1 Kraft und Arbeit

2.2.1.1 Kraft

Kraft ändert den Zustand eines Körpers, entweder in Bewegung („Beschleunigung") oder zur Ruhe (Bremskraft = „negative Beschleunigung").

Kraft (F) = Masse (m) × Beschleunigung (v):

$$F = m \times v$$

1 Newton ist **die Kraft, die zur Beschleunigung einer Masse von 1 kg auf 1 m/s** benötigt wird.

$$1\,\text{N} = 1\,\frac{\text{kg} \times \text{m}}{\text{s}^2}$$

◻ **Tab. 2.2** Präfixe für große und kleine Zahlen

Präfix	10^n	Symbol	Dezimal
Exa	10^{18}	E	1.000.000.000.000.000.000
Peta	10^{15}	P	1.000.000.000.000.000
Tera	10^{12}	T	1.000.000.000.000
Giga	10^9	G	1.000.000.000
Mega	10^6	M	1.000.000
Kilo	10^3	K	1000
Hecto	10^2	H	100
Deca	10^1	Da	10
–	10^0	–	1
Deci	10^{-1}	d	0,1
Centi	10^{-2}	c	0,01
Milli	10^{-3}	m	0,001
Micro	10^{-6}	μ	0,000001
Nano	10^{-9}	n	0,000000001
Pico	10^{-12}	f	0,000000000001
Femto	10^{-15}	z	0,000000000000001
Atto	10^{-18}	a	0,000000000000000001

Eine Kraft hat eine Richtung, in die sie wirkt („ist gerichtet"), d. h. sie kann als Vektor dargestellt werden (▶ Kap. 1). *Bsp. **Schwerkraft**: 9,81 m/s, d. h. 1 Newton entspricht einem Gewicht von 102 g.*

2.2.1.2 Arbeit

Arbeit bezeichnet Energie, die auf einen Körper wirkt. Dadurch wird eine Kraft bewegt in Richtung der Kraftwirkung.

Arbeit (W) = Kraft (F) × Weg (a):

$$W = F \times a$$

1 **Joule** ist die Arbeit, die geleistet wird, wenn eine **Kraft von 1 Newton 1 Meter** bewegt wird.

$$1\,J = 1\,N \times m = 1\,\frac{kg \times m^2}{s^2}$$

Elektrische Arbeit: Bei einer Spannung von 1 Volt fließt 1 s lang ein Strom von 1 Ampere:

$$1\,J = 1\,V \times A \times s$$

Kraft × Weg kann auch als Druckänderung (p) × Volumen (V) ausgedrückt werden:

$$F = \Delta p \times V$$

Atemarbeit: Entspricht der Fläche innerhalb der Beatmungskurve (Loop). Atemarbeit der Inspiration bei 6 cmH$_2$O Inspirationsdruck und 500 ml Tidalvolumen: ca. 300 mJ.

Herzarbeit: Analog die Fläche der Druck-Volumen-Kurve des Herzzyklus. Bei einem systolischen Blutdruck von 120 mmHg (= 16 kPa) und einem Schlagvolumen von 70 ml ca. 1 J für die Herzarbeit.

2.2.2 Leistung und Energie

2.2.2.1 Leistung

Leistung, abgekürzt als P^1, ist die „Geschwindigkeit der Arbeit" = Arbeit (W) pro Zeit (t)

$$P = \frac{W}{t}$$

Gemessen in **Watt (W)**: 1 Watt =
- in 1 s wird die Arbeit von 1 J verrichtet.
- in 1 s wird über eine Strecke von 1 m die Kraft von 1 N ausgeübt.
- Stromfluss von 1 Ampere bei einer Spannung von 1 Volt.
- in 1 min wird 1 g Wasser um 14,3 K zu erwärmt.

$$1\,W = 1\,\frac{J}{s} = 1\,\frac{N \times m}{s} = 1\,\frac{kg \times m^2}{s^3}$$
$$= 1\,V \times A$$

Atemleistung: Bei einer Inspirationsarbeit von 300 mJ und einer Atemfrequenz von 14/min beträgt die Atemleistung von 70 mW.

Herzleistung: Bei einer Herzarbeit von 1 J und Herzfrequenz von 60/min erhält man 1 Watt (60 J/min) für die linksventrikuläre Leistung; zusammen mit dem rechten Herzkreislauf (ca. 0,2 Watt) kommt man auf eine Gesamtherzleistung von 1,2 Watt in Ruhe.

*Der **Ruheenergiebedarf** des Menschen beträgt ca. 80 W (Summe aller basalen Stoffwechselvorgänge, ▶ Abschn. 17.1.1).*

2.2.2.2 Energie

Energie ist die Fähigkeit, Arbeit zu verrichten.

Energie wird wie Arbeit in **Joule** gemessen; Arbeit ist die kinetische Form der Energie.
- **Kinetische Energie**: Mechanische Arbeit.
- **Potenzielle Energie**: Höhenenergie.
- **Elektrische Energie**: Strommenge oder Stromarbeit.
- **Thermische Energie**: Wärmeenergie.
- **Chemische Energie**: Energie in chemischen Bindungen.

■ **Energieerhaltungssatz**

Energie geht in einem System nicht verloren, sondern wird immer nur umgewandelt (▶ Abschn. 2.4.3).

---
1 P wird häufig für die Leistung („Power", hier P) verwendet, aber auch für den Druck („pressure", hier p).

1 Joule = Energie (E), um 1 s eine Leistung von 1 Watt zu erbringen, auch
- Eine Masse m von 2 kg auf eine Geschwindigkeit (v) von 1 m/s zu beschleunigen:

$$E = \frac{1}{2}m \times v^2$$

- Einen Körper der Masse m mit einer Gewichtskraft (g) von 1 N (0,102 kg) um die Höhe (h) von 1 m anzuheben:

$$E = m \times g \times h$$

- Bei einer Spannung (U) von 1 Volt einen Strom (I) von 1 Ampere für 1 s fließen zu lassen (▶ Abschn. 2.5):

$$E = U \times I \times t$$

- 1 g Wasser um 0,239 K zu erwärmen.

Physiologischer Brennwert, gemessen in Kilokalorie (kcal): Eine Kalorie ist die Energie, die benötigt wird, um 1 g Wasser von 14,5 auf 15,5 °C zu erwärmen.

$$1 \text{ kcal} = 4,1868 \text{ kJ}$$

Nach der Relativitätstheorie (Albert Einstein) sind Ruheenergie der Materie und ihre Masse über die berühmte Formel verbunden:

$$E = m \times c^2$$

2.2.2.3 Wirkungsgrad
Der Wirkungsgrad beschreibt das Verhältnis von nutzbarer Energie zu zugeführter Energie.
Atemmuskulatur: Wirkungsgrad ca. 10 %, d. h. tatsächliche Energiebedarf der Atmung ist ca. 700 mW (1 % des Gesamtstoffwechsels von 80 W).
Herz: Wirkungsgrad ca. 15 %, d. h. tatsächlicher Energiebedarf ca. 8 W oder 10 % des Gesamtstoffwechsels.

2.2.3 Druck

2.2.3.1 Definitionen
Druck (p) = Kraft (F), die auf eine Fläche (A) wirkt:

$$p = \frac{F}{A}$$

SI-Einheit **Pascal**: $1 \text{ Pa} = 1 \frac{N}{m^2} = 102 \frac{g}{m^2}$

- **Atmosphärischer Druck (auf Meereshöhe) p_{ATM}**

1 bar (oder 1 atm) = 760 mmHg.
Der atmosphärische Druck entsteht durch die Wirkung der Schwerkraft auf die Luftmoleküle, ist daher abhängig von der Dichte der Luft (d. h. von Höhe über dem Meer sowie den Wetterbedingungen, *Bsp. Hochdruck- und Tiefdruckgebiete*).

- **Absoluter Druck**

Summe aus Messdruck + atmosphärischem Druck. *Bsp. Sauerstoffflasche mit 150 bar: Messdruck 150 bar, absoluter Druck 151 bar.*

2.2.3.2 Druck in Flüssigkeiten
Dieser entsteht durch die Schwerkraft der Flüssigkeitsmoleküle.
- Messung in **cmH$_2$O** (Zentimeter Wassersäule): 1 cmH$_2$O = 0,1 kPa.
- Messung in **mmHg** = Millimeter Quecksilbersäule: Quecksilber ist 13,6-mal dichter als Wasser, es wurde daher früher gerne zur Messung von Drücken verwendet (Messung bis 1 bar = 75 cmHg → Quecksilbersäule praktikabler als 10 m Wassersäule).

Messungen von Druck in Wasser- oder Quecksilbersäulen sind temperatur- und gravitationsabhängig, d. h. das obere Ende der Manometerröhre muss offen immer sein (eine geschlossene Röhre misst den absoluten Druck, z. B.

beim Barometer, s. a. ◘ Abb. 3.14).

$$1000\,\text{Pa} = 1\,\text{kPa} = 10{,}2\,\text{cmH}_2\text{O}$$
$$= 7{,}5\,\text{mmHg} \approx 7{,}5\,\text{Torr}$$
$$1\,\text{bar} = 1\,\text{atm} \approx 101\,\text{kPa}$$
$$= 1013\,\text{hPa} = 1013\,\text{cmH}_2\text{O}$$
$$= 100\,\frac{\text{kN}}{\text{m}^2} = 15\,\frac{\text{lb}}{\text{in}^2} \approx 760\,\text{mmHg}$$

Gewicht der Luft: **1,28 g/l** ($\frac{28{,}6\,\text{g}}{22{,}4\,\text{l}}$).

2.2.3.3 Oberflächenspannung

Dies beschreibt den „**Hauteffekt**" an der Oberfläche von Flüssigkeiten, der durch die parallele Ausrichtung der Moleküle an der Oberfläche entsteht.

Oberflächenspannung = Kraft pro Länge in $\frac{\text{N}}{\text{m}}$.

Durch die Oberflächenspannung kommt es auch zur Interaktion zwischen Flüssigkeit und der Wand eines Gefäßes oder einer Kapillare. → Krümmung der Flüssigkeitsoberfläche (◘ Abb. 2.1): **Konkaver Flüssigkeitsspiegel bei Anziehung** zwischen Gefäßwand und Flüssigkeit, **konvex bei Abstoßung**.

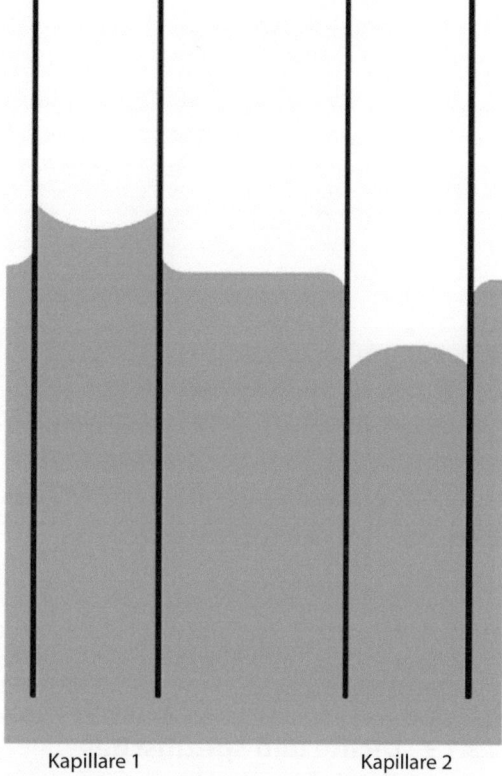

Kapillare 1   Kapillare 2

◘ **Abb. 2.1** Zwei Kapillaren mit Anziehung in der Flüssigkeit (konkaver Flüssigkeitsspiegel, *links*) bzw. Abstoßung (konvexer Flüssigkeitsspiegel, *rechts*)

2.3 Stoffe

2.3.1 Stoffeigenschaften

2.3.1.1 Stoffmenge

Die Stoffmenge (n) entspricht der Anzahl der Atom- oder Molekülteilchen. 1 mol einer Stoffmenge enthält die Anzahl der in der **Avogadro-Konstanten** beschriebenen $6{,}02 \times 10^{23}$ (602 Trilliarden) Teilchen.

2.3.1.2 Aggregatzustände

Stoffe sind aus Atomen oder Moleküle zusammengesetzt. Benachbarte Moleküle sind in ständiger Bewegung/Schwingung (**Brown-Molekularbewegung**), wodurch Anziehungs- und Abstoßungskräfte entstehen. Feststoffe und Flüssigkeiten befinden sich in einer Art Gitter. Bei Temperaturerhöhung verstärken sich die Molekularbewegungen, bis sich die Moleküle auseinanderbewegen und das Gitter verlassen – der Stoff wird zum Gas (◘ Abb. 2.2).

Verdunsten: Übergang von flüssig zu gasförmig unterhalb der Siedetemperatur, **Verdampfen**: oberhalb der Siedetemperatur.

- **Tripelpunkt**

Temperatur, bei der **Feststoff, Flüssigkeit und Dampf im Gleichgewicht** stehen. Der Tripelpunkt von Wasser liegt bei 0,01 °C.

- **Van-der-Waals-Kräfte (vereinfacht)**

Schwache Anziehungskräfte, die durch Ladungsverschiebungen in den Molekülen entstehen; sie sind daher umso stärker, je größer das Molekül ist. *Bsp. Van-der-Waals-Kräfte*

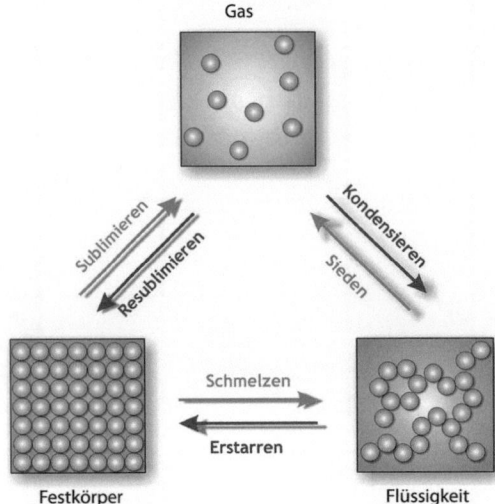

Abb. 2.2 Aggregatzustände und ihre Übergänge

erhöhen die Siedetemperatur bei langkettigen Kohlenwasserstoffverbindungen – und halten Geckos an der Wand.

2.3.1.3 Dichte und spezifisches Gewicht

Dichte (ρ) = Masse (m) pro Volumen (V):

$$\rho = \frac{m}{V}$$

Wasser hat eine Dichte von $1\,\frac{kg}{m^3}$, d. h. 1 l Wasser wiegt 1 kg.

Das **spezifische Gewicht** oder die **Wichte** ist dagegen die Gewichtskraft pro Volumen, gemessen in:

$$\frac{N}{m^3}$$

2.3.1.4 Viskosität und Fluidität

Viskosität ist die Zähflüssigkeit von Flüssigkeiten oder Gasen (hohe Viskosität = dickflüssige Substanz). Sie wird in Poise gemessen:

Für 1 **Poise** wird eine Kraft von 1 N benötigt, um 2 Platten von 1 m² Größe und Abstand von 1 m mit einer Geschwindigkeit von 1 m/s zu verschieben.

$$1\,\text{Poise} = 1\,\frac{N \times s}{m^2} = 1\,Pa \times s$$

Der Kehrwert der Viskosität ist die **Fluidität** = 1/Viskosität.

2.3.2 Gase

2.3.2.1 Gasgesetze

- **Avogadro-Hypothese**

Gleiche Volumina von (idealen) Gasen enthalten bei gleicher Temperatur und Druck die gleiche Anzahl (n) von Molekülen.

1 mol Gas enthält bei Standardbedingungen (s. u.) 22,4 l.

Die Gasgesetze sind:

1. **Boyle[2]-Mariotte Gesetz**: Bei konstanter Temperatur ist der Druck (p) umgekehrt proportional zum Volumen (V) des Gases: $p \times V =$ konstant.
2. **1. Gesetz von Gay-Lussac (Charles[3]-Gesetz)**: Bei konstantem Druck ist Volumen proportional zur Temperatur (T): $\frac{V}{T} =$ konstant.
3. **2. Gesetz von Gay-Lussac (Amontons[4]-Gesetz)**: Bei konstantem Volumen ist der Druck proportional zur Temperatur: $\frac{p}{T} =$ konstant.

Streng genommen gelten die Gasgesetze nur für **ideale Gase**, d. h. für Gase aus unendlich kleinen Molekülen (die Gasmoleküle selbst würden keinen eigenen Raum einnehmen).

Nach dem Gesetz von Boyle-Mariotte kann der Inhalt eines Sauerstofftanks mit 10 l und 150 bar nach $p_1 \times V_1 = p_2 \times V_2$ berechnet werden: $10\,l \times 150\,bar = 1500\,l$ Sauerstoff (bei 1 bar) im Tank.

STPD: Standard Temperature Pressure Dry, d. h. eine Messung bei Standardbedingungen von 0 °C, 101 kPa (760 mmHg) und ohne Wasserdampf.

BTPS: Body Temperature Pressure Saturated, d. h. 37 °C und mit gesättigtem Wasserdampfdruck von 47 mmHg.

---

2 „Heiße Bowle (Boyle) ist temperaturkonstant."
3 „Charles steht unter konstantem Druck."
4 „Monströses Amontons."

Dalton-Gesetz

In einer Mischung von Gasen bleibt der Anteil des einzelnen Gases (der sog. Partialdruck) auch bei geändertem Umgebungsdruck gleich. D. h. jedes Gas in einer Gasmischung hat in einem Behälter den Druck, den es haben würde, wenn es alleine im Behälter wäre, der Gesamtdruck p_{ges} ist die Summe aller Einzeldrücke: $p_{ges} = p_1 + p_2 + \ldots$.

Andersherum: In der Höhe nimmt z. B. bei konstantem Sauerstoffgehalt von 21 % der Sauerstoffpartialdruck ab (*Bsp. alle 5500 Höhenmeter ist der Umgebungsdruck und damit auch der pO_2 halbiert*).

2.3.2.2 Universelle Gasgleichung und Gaskonstante

Zusammenfassung der Gasgesetze im universalen Gasgesetz bzw. der allgemeinen Gasgleichung:

$$\frac{p \times V}{T} = n \times R$$

mit n = Anzahl der Gasmoleküle, R: **universelle Gaskonstante** $= 8{,}314 \frac{J}{mol \times K}$

Durch Umformung der universellen Gasgleichung kann aus der Dichte eines Gases seine Molmasse bestimmt werden:

$$M = \frac{m}{n} = \frac{\rho \times R \times T}{p}$$

mit Masse m (in g)

2.3.2.3 Adiabatische Zustandsänderungen eines Gases

Dies ist die Änderung des Zustands eines Gases, ohne dass Wärme mit der Umgebung ausgetauscht wird.

Durch **Kompression** wird das Gas **erwärmt**, bei **Ausdehnung kühlt** es **ab**.

Durch adiabatische Änderungen kommt z. B. beim Ablassen von Luft aus einer Kompressionsflasche (Druckreduktion) zur Abkühlung des Gases (sog. „**Vereiser**" beim Tauchen, ▶ Kap. 9).

2.3.2.4 Kritische und pseudokritische Temperatur

- **Kritische Temperatur**

Temperatur, unterhalb der ein Gas verflüssigt werden kann.

Oberhalb der kritischen Temperatur liegt die Substanz (auch unter Druck) immer als **Gas** vor, **darunter** als **Dampf** (d. h. sowohl in flüssiger als auch in gasförmiger Form). *Bsp. Dämpfe bei Raumtemperatur sind Lachgas (kritische Temperatur 36,5 °C), Kohlendioxid (kritische Temperatur 31 °C), Halothan und Äther.*

- **Kritischer Druck**

Ist analog dazu der Dampfdruck bei der kritischen Temperatur.

Im **Phasendiagramm** (◘ Abb. 2.3) werden die Aggregatszustände sowie kritische Temperatur und Druck in Abhängigkeit von Druck und Temperatur aufgetragen.

- **Isotherme**

Druck-Volumen-Kurven bei verschiedenen, definierten Temperaturen („Iso-therm = gleiche Temperatur"; ◘ Abb. 2.4). *Bsp. Lachgas mit kritischer Temperatur 36,5 °C: Oberhalb davon liegt Lachgas als Gas vor und folgt der*

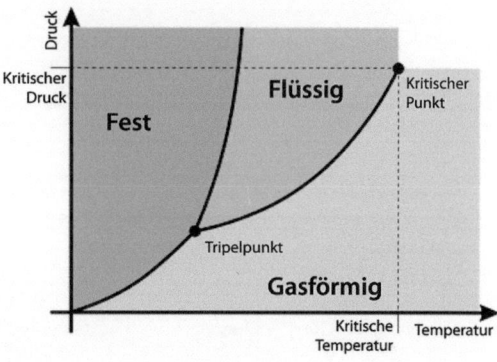

◘ **Abb. 2.3** Phasendiagramm

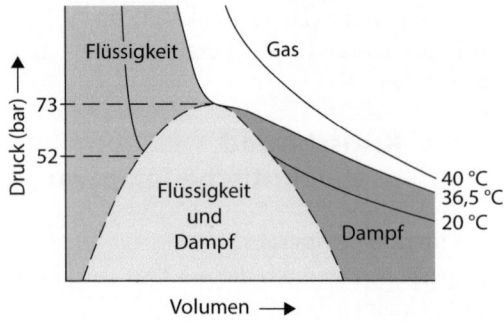

Abb. 2.4 Isotherme von 40, 36,5 und 20 °C für Lachgas

reziproken Beziehung des Gasgesetzes $p = \frac{1}{V}$. Bei 20 °C dagegen ist bei 52 bar aller Dampf flüssig, die Druck-Volumen-Kurve wird gerade (Flüssigkeiten sind unter Druck nicht komprimierbar).

Analog zu den Isothermen können von **Isobare** (gleicher Druck) oder **Isochore** (gleiches Volumen) dargestellt werden.

- **Pseudokritische Temperatur**

Kritische Temperatur für eine Gasmischung, d. h. die Temperatur, bei der sich das Gemisch in seine Bestandteile trennt.

2.3.2.5 Aufbewahrung und wichtige Kennzahlen von Gasen

Gase werden in farbigen Flaschen aufbewahrt, medizinische Gase in der Regel in weißen Flaschen (Mantel) mit farbiger Schulter (sowie dem vorgeschriebenen Gefahrgutaufkleber). Leider gibt es weiterhin ein Mix unterschiedlicher Normen und Farben (Industrie-/Medizingase, DIN/EU, internationale Standards; ◘ Tab. 2.3).

2.3.2.6 Pin-Index Safety System

Das Pin-Index Safety System umfasst unterschiedliche Konnektoren für jedes Gas, um falsche Anschlüsse von Gasflaschen verhindern (◘ Abb. 2.5).

2.3.3 Löslichkeit

2.3.3.1 Sättigungsdampfdruck

Der Sättigungsdampfdruck (**SVP**) ist der Partialdruck eines Gases über seiner Flüssigkeit, wenn **Gas und Flüssigkeit im Gleichgewicht** stehen.

Am **Siedepunkt** ist Sättigungsdampfdruck = Atmosphärendruck.

◘ **Tab. 2.3** Medizinische Gase und ihre Aufbewahrung

	EU/DIN: Schulterfarbe	Alte Flaschenfarbe	Bemerkungen
Sauerstoff (O_2)	Weiß	Blau	Alu-/Stahl-/Composite-Zylinder, 2,5/5/10 l zum Transport oder in größeren Zylindern, meist 200 bar. Eigengewicht 1,43 g/l
Luft	Weiß/schwarz	Blau	Alu-/Stahl-/Composite-Zylinder. Atemschutz: 2–9 l (meist gelbe/rote Flaschen); Taucher: 10–15 l u. mehr, meist 200 bar. Eigengewicht 1,28 g/l
Lachgas (N_2O)	Blau	Grau, weiß	Dampfdruck bei 20 °C bei 51 bar → in der Flasche zu ca. 75 % flüssig, Flaschendruck < 50 bar! 1,97 g/l (1,5-fach schwerer als Luft)
(50 % N_2O, 50 % O_2)	Weiß/blau	Blau	(Handelsnamen Entonox, Livopan, MEOPA)
Kohlendioxid (CO_2)	Grau	Grau, weiß	Steigrohrflaschen ohne Druckminderer, Befüllung als Flüssigkeit nach Masse. 1,96 g/l (1,5-fach schwerer als Luft)

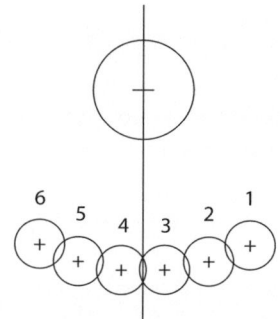

Abb. 2.5 PIN-Index Safety System für medizinische Gase

Der Sättigungsdampfdruck ist
- unabhängig vom Umgebungsdruck,
- abhängig von der Temperatur,
- eher von der Flüchtigkeit als vom Molekulargewicht abhängig.

2.3.3.2 Löslichkeit

Dies ist die Stoffmenge (mol oder Gasvolumen), die sich in einem Liter Lösungsmittel löst.

Die Löslichkeit eines Gases in einer Flüssigkeit hängt ab von
- dem **Gas** selbst,
- **Partialdruck** des Gases,
- Temperatur,
- der **Flüssigkeit**, in der das Gas gelöst ist.

- **Gesetz nach Henry**

Gelöste Gasmenge in einer Flüssigkeit ist **proportional zum Gasdruck** (Partialdruck) des Gases über der Flüssigkeit. *Bsp. Beim Taucher wird unter Wasser (d. h. erhöhtem Druck) vermehrt Stickstoff aus der Atemluft im Gewebe gelöst, beim Auftauchen wieder freigesetzt, bei zu schnellem Auftauchen ggf. als Bläschen (Dekompressionskrankheit, ▶ Kap. 9).*

2.3.3.3 Löslichkeits- und Verteilungskoeffizienten

- **Bunsen-Löslichkeits-(Absorptions-) Koeffizient**

Gelöste Volumen in **einer** Flüssigkeit bei einem Partialdruck von 1 atm und STD.

- **Ostwald-Lösungskoeffizient**

Gelöste Gasvolumen bei bekannter Temperatur und Druck (daher unabhängig vom Druck definiert, z. B. für Inhalationsanästhetika).

- **Verteilungskoeffizient**

Verteilung einer Substanz **zweier** nichtmischbarer Phasen (z. B. Blut-Gas- oder Öl-Gas-Verteilungskoeffizienten von Inhalationsanästhetika).

Der Verteilungskoeffizient wird temperaturabhängig angegeben. Er hängt von der Reihenfolge ab (Blut-Gas ist anders als Gas-Blut).

Ein hoher **Blut-Gas-Verteilungskoeffizient** (z. B. Äther 12; Halothan 2,3; dagegen Lachgas 0,47) bedeutet eine langsame Sättigung von Blut und Gewebe und somit langsamer Wirkungseintritt und schlechte Steuerbarkeit (▶ Abschn. 5.2.1). *Bsp. Verteilungskoeffizient in Öl für die Anästhesie: Fettlöslichere Anästhetika haben eine größere Wirkstärke* (**Meyer-Overton-Regel**; ▶ Abschn. 5.2.1).

2.3.3.4 Eigenschaften von Lösungen

- **Azeotrop**

Dies ist ein Flüssigkeitsgemisch, das im gleichen Verhältnis verdampft wie die Komponenten, die in der Lösung vorhanden sind. *Bsp. Äther und Halothan im Verhältnis 1 : 2; Wasser und Alkohol im Verhältnis 4 : 96 (96 %-iger Alkohol → durch Destillation kann Alkohol nicht über 96 % konzentriert werden).*

Kolligative Eigenschaften einer Lösung: Durch eine Lösung wird der
- Dampfdruck ↓,
- Siedepunkt ↑,
- Gefrierpunkt ↓.

- **Raoult-Gesetz**

Die **Verminderung des Dampfdrucks** einer Lösung ist proportional zur gelösten Stoffmenge (Konzentration). *Bsp. 1 mol einer gelösten Substanz erniedrigt den Gefrierpunkt um 1,86 °C (z. B. Salzstreuung bei Eis im Winter).*

2.3.4 Diffusion und Osmose

2.3.4.1 Konzentration

- **Konzentration = Molarität, Löslichkeit (c)**

Anzahl der Teilchen (= Stoffmenge Mol[5]) eines Stoffs, die in einem bestimmten Volumen (z. B. 1 l) einer Lösung gelöst sind (mol/l):

$$c = \frac{n}{V}$$

Die veraltete (aber in der Medizin nicht auszurottenden) Einheit **Val** (Grammäquivalent) wurde durch Multiplikation der Stoffmenge (in Mol) mit der **Wertigkeit** z berechnet:

$$n_{val} = n_{mol} \times z$$

Die Wertigkeit entspricht der Ionenladung, die Konzentration in Val damit der Anzahl der Ionenladungen in einem Volumen (z. B. in mval/l). Bsp. **Kalium (K$^+$)** und **Natrium (Na$^+$)** haben die Wertigkeit 1, die Konzentration in mmol/l ist gleich der in mval/l. **Magnesium (Mg^{2+})** und **Calcium (Ca^{2+})** haben eine Ionenladung und damit Wertigkeit von 2, die in mval/l ist doppelt so hoch (20 mmol **Ca^{2+}** entsprechen 40 mval).

- **Äquivalentkonzentration c_{eq}**

Durch Diffusion von *Bsp. NaCl in Lösung entstehen aus 1 mol NaCl je 1 mol Na- und 1 mol Cl-Ionen, NaCl hat daher eine Wertigkeit von 2; die Lösung von 1 mol/l NaCl hat eine Äquivalenzkonzentration von 2 mol/l.* Früher wurde für die Äquivalenzkonzentration die (ebenfalls veraltete Einheit) **Normalität** verwendet: *Bsp. eine 1 normale (1 N) Lösung beschreibt eine Lösung von 1 Val/l.*

2.3.4.2 Diffusion

Diffusion ist der Ausgleich von Konzentrationsgefällen.

- **Fick[6]-Diffusionsgesetz**

Diffusionsgeschwindigkeit (J) ist proportional zum Konzentrationsgradienten (Δc) und zur Membranfläche (A) sowie umgekehrt proportional zur Membrandicke (d).

$$J = \frac{A \times D \times \Delta c}{d}$$

D: **Diffusionskoeffizient** (Diffusionskonstante, Diffusivität), stoffspezifisch für diffundierende Molekül und Diffusionsmedium (Luft, Wasser, Blut, etc.).

Gase: Der Konzentrationsgradient entspricht der Partialdruckdifferenz.

- **Graham-Diffusionsgesetz**

Die Diffusionsgeschwindigkeit ist ungefähr indirekt proportional zur Wurzel des Molekulargewichts $R \sim \frac{1}{\sqrt{MW}}$. Bsp. Lachgas hat eine höhere Löslichkeit und diffundiert schneller in einen abgeschlossenen, luftgefüllten Hohlraum als der Stickstoff aus der Luft herausdiffundiert (▶ Abschn. 5.2.2.1) – die Folge ist eine Druckerhöhung im Hohlraum (z. B. Anstieg des Cuffdrucks während der Lachgasnarkose).

2.3.4.3 Osmolarität und Osmolalität

Osmolarität und Osmolalität beschreiben die Menge an osmotisch aktiven Teilchen. 1 Osmol (osmol) ist die Stoffmenge der Avogadro-Konstante von $6{,}02 \times 10^{23}$ Teilchen.

- **Osmolarität**

Stoffmenge in osmol, gelöst in 1 Liter Flüssigkeit [osmol/l].

- **Osmolalität**

Stoffmenge in osmol, gelöst in 1 Kilogramm Flüssigkeit [osmol/kg].

1 osm erzeugt Druck von 101 kPa in 22,4 l bei 0 °C, Messung mittels Gefrierpunktserniedrigung (Kryoskopie, ▶ Abschn. 3.2.7).

Bei der Lösung von 1 mol NaCl dissoziieren **Na**- und **Cl**-Ionen – aus 1 mol NaCl-

---

5   Name der Stoffeinheit ist Mol (engl. mole), das Einheitensymbol mol – analog zur Einheit Kilometer und zum Einheitssymbol km.

6   Das Fick-Prinzip wird dagegen zur Bestimmung des Flusses, z. B. des Herzminutenvolumens, verwendet.

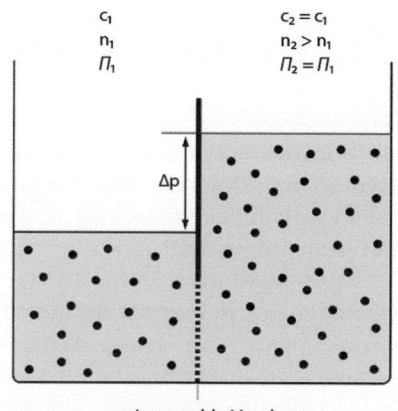

Abb. 2.6 Osmose an einer semipermeablen Membran: höhere Zahl von Teilchen auf der rechten Seite. Durch Verschiebung des Lösungsmittels, z. B. Wasser, werden die Konzentrationen und der osmotische Druck auf beiden Seiten der Membran ausgeglichen, es kommt aber zu einer Druckdifferenz Δp des hydrostatischen Drucks. c_1, c_2: Konzentration. n_1, n_2: Anzahl der gelösten Teilchen. Π_1, Π_2: osmotischer Druck

Teilchen entstehen in Lösung von 2 mol, die Lösung hat eine Osmolarität von 2 osmol/l. *Bsp. Plasma hat 300 mosm/l oder 290 mosmol/kg. Die Osmolarität entsteht v. a. durch Elektrolyte, nur 1 mosm/l durch Serumproteine. Anwendung im Erythrozytenresistenztest: Normale Erythrozyten platzen bei 200 mosm/l.*

2.3.4.4 Semipermeable Membran und Osmose

- **Osmose**

Beschreibt die Diffusion von Lösungsmitteln durch eine semipermeable („halbdurchlässige") Membran (Abb. 2.6).

- **Semipermeable Membran**

Dies ist eine für große Moleküle undurchlässig Membran, kleine Moleküle wie das Lösungsmittel können frei passieren.

Die Diffusionsgeschwindigkeit durch eine Membran hängt ab von:
- Konzentrationsgradienten,
- Löslichkeit,
- Membranzusammensetzung, -fläche, -dicke,
- Molekülgröße.

Bsp. CO_2 ist in Wasser 38-mal löslicher als O_2, der Austausch von CO_2 in der pulmonalen Kapillare ist daher viel schneller als die Aufnahme von O_2 (Hypoxie entsteht vor Hyperkapnie). Volatile Anästhetika diffundieren ähnlich schnell wie CO_2.

Die Durchlässigkeit einer Membran für einen gelösten Stoff kann mit dem **Reflexionskoeffizienten** σ mit Werten zwischen 0 (frei durchlässig) und 1 (undurchlässig) beschrieben werden.

Permeabilität (P) = Diffusionskoeffizient (D) durch Dicke (d) der Membran.

2.3.4.5 Osmotischer Druck

Osmotischer Druck (Π) ist die Summe der Molaritäten der gelösten Bestandteile.

Eine Stoffmenge von 1 osmol (oder 1 mol) in 22,4 l Lösung hat bei 0 °C einen osmotischen Druck von 101 kPa. *Bsp. Der osmotische Druck des gesamten Blutplasma 745 kPa oder 550 mmHg.*

Analog zum universellen Gasgesetz (▶ Abschn. 2.3.2) gilt für den osmotischen Druck:

Gesetz nach van't Hoff:

$$\Pi = \frac{n}{V} \times R \times T = c \times R \times T$$

n Zahl der gelösten Teilchen, V Volumen, c Konzentration, R allgemeine Gaskonstante, T Temperatur

2.3.4.6 Onkotischer (Kolloidosmotischer) Druck

Durch große, osmotisch wirksame Moleküle (Kolloide), die auf einer Seite der Membran vorhanden sind, entsteht ein Konzentrationsgefälle und somit ein Druck, der sog. **onkotische** oder **kolloidosmotische Druck (KOD)**.

- **Kolloidosmotischer Druck (KOD)**

Druck, der durch die Lösung von Makromolekülen ausgeht, im Serum durch Plasmaproteine, zu 80 % durch **Albumin**. *Bsp. intravasale onkotische Druck: In der Kapillare ca. 26 mmHg (3,5 kPa), im Interstitium 5 mmHg. Der physiologische KOD beträgt 20–28 mmHg (lageabhängig). Bei einem Abfall des intravasalen KOD unter 15 mmHg (2 kPa) kommt zu Ödemen.*

Alle Zellmembranen sind semipermeable Membranen, sie sind die Basis des Lebens – Reizwahrnehmung und Weiterleitung/Verarbeitung im Nervensystem wird dadurch möglich, und auch in der Niere spielen osmotische Prozesse eine wichtige Rolle (▶ Kap. 6 und 10).

2.3.5 Isomerie

◘ Abb. 2.7.

- **Isomerie**

Moleküle mit gleicher Atomformel haben einen **unterschiedlichen strukturellen Aufbau** – und dadurch unter Umständen unterschiedliche Wirkungen am Rezeptor.

- **Strukturelle Isomere, Tautomere**

Gleiche chemische Formel, aber unterschiedliche Bindung der Atome. *Bsp. Ethanol (CH_3–CH_2–OH) und Dimethylether CH_3–O–CH_3 – beide haben die Summenformel C_2H_5OH.*

- **Stereoisomere**

Gleiche Summenformel und gleiche Struktur (Anordnung der Moleküle und Bindungen), aber **unterschiedliche räumliche (3-dimensionale) Anordnung der Moleküle**.
- **Konstitutionsisomere**: Drehung der Einfachbindung (z. B. durch thermische Energie/Erwärmen) führt zu unterschiedlicher geometrischer Konstitution. Keine medizinische Bedeutung, da die Konstitutionsisomere nicht zu trennen sind und ineinander übergehen.
- **Konfigurationsisomere**: Enantiomere und Diastereomere, sie können ohne Bruch der chemischen Bindung nicht ineinander übergehen.

- **Enantiomere**

Moleküle, die wie **Bild und Spiegelbild** zueinanderstehen. Sie haben keine Symmetrieebene innerhalb des Moleküls.

Enantiomere können unterschiedliche chemische und physikalische Eigenschaften haben. **Enantiopure** enthalten nur ein einziges Enantiomer, **Razemate** eine Mischung von Enantiomeren zu gleichen Anteilen.

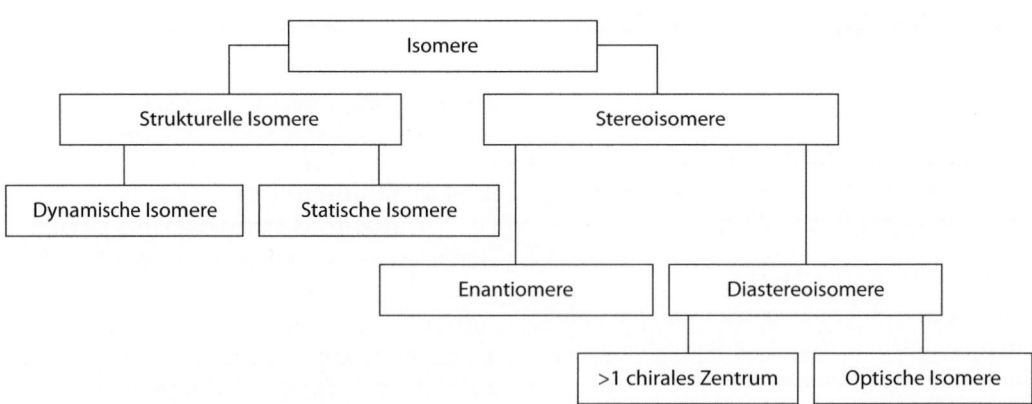

◘ **Abb. 2.7** Einteilung der Isomerie

- **Diastereoisomere**

Dies sind alle anderen Konfigurationsisomere, die keine Enantiomere sind. Sie haben **mehr als 2 spiegelbildliche Konfigurationen**, auch sie haben unterschiedliche chemische und physikalische Eigenschaften.

- **Chirales Zentrum**

Zentrales Atom, das an 4 verschiedene Gruppen gebunden ist. Das chirale Zentrum besteht in der Biochemie meist aus einem Kohlenstoff-(C)- oder Stickstoff-(N)-Atom, es wird oft mit einem Sternchen markiert dargestellt. Moleküle mit zwei oder mehr chiralen Zentren sind nach Definition Diastereoisomere.

- **Optische Isomere**

Diese rotieren polarisiertes Licht in verschiedene Richtungen, so entstehen die Ausdrücke von links- (l, −) und rechts (d, +)-drehenden Molekülen. Bsp. *Levo-Dopa, Levofloxacin, L-Thyroxin (alle linksdrehend); Dextrose, Dexketoprofen (rechtsdrehend)*.

Davon zu unterscheiden ist die Schreibweise D bzw. L, die auf die Orientierung der atomaren Struktur von Zucker und Aminosäuremolekülen Bezug nimmt, also eine strukturelle Definition ist und nichts über die optischen Eigenschaften des Moleküls aussagt.

Heute wird zunehmend die **Cahn-Ingold-Prelog-(CIP)-Nomenklatur** oder **R/S-Nomenklatur** (für Rectus und Sinister) verwendet: Die Moleküle am chiralen Zentrum werden nach aufsteigender Molekülgröße nummeriert und um das chirale Zentrum gruppiert. Dreht man das kleinste vom Betrachter weg und liegen die weiteren Moleküle im Uhrzeigersinn, spricht man von einer R-Konfiguration, gegen den Uhrzeigersinn von einer S-Konfiguration. *Bsp. Esketamin, Esomerazol.*
◘ Abb. 2.8 zeigt die beiden Enantiomere der Milchsäure in der Keilstrich-Projektion.

2.4 Wärme und Temperatur

2.4.1 Wärmeenergie und Temperatur

Die **Temperatur** einer Substanz bestimmt, ob Wärmeenergie aus der Umgebung aufgenommen oder an sie abgegeben wird.

Wärme(energie) ist die **kinetische Energie der Moleküle**: Bei steigender Temperatur wird die (durchschnittliche) Bewegung der Moleküle größer, es kommt zur Änderung der Aggregatszustände von fest zu flüssig zu gasförmig.

SI-Einheit der Temperatur: **1 Kelvin** (K) = 1/273,15 des Tripelpunkts von Wasser.

Der Abstand von Kelvin und Celsius ist gleich, d. h. eine Erhöhung um 1 K ist auch eine um 1 °C; es gilt: 273,15 K = 0 °C.

2.4.2 Wärmekapazität und latente Wärme

2.4.2.1 Wärmekapazität

- **Spezifische Wärmekapazität (Spezifische Wärme)**

Wärmemenge (Energie), die benötigt wird, um eine Menge von 1 kg einer Substanz um 1 Kelvin zu erwärmen:

$$\frac{J}{kg \times K}$$

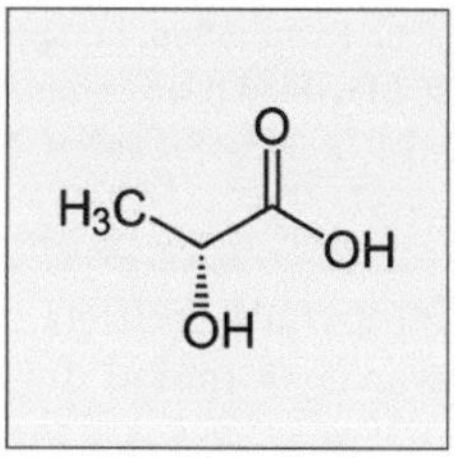

D(−)- oder (R)-Milchsäure   L(+)- oder (S)-Milchsäure

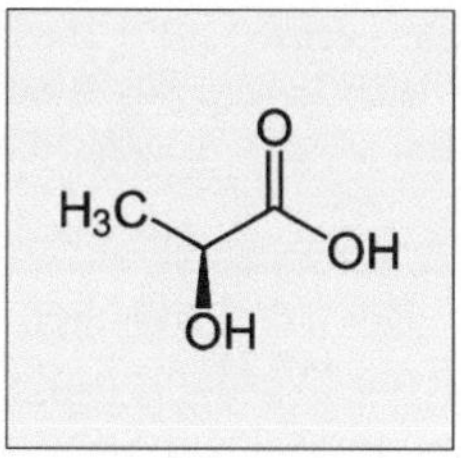

◘ **Abb. 2.8** Steroisomerie der **a** D(−) und **b** L(+)-Milchsäure (linksdrehende D- und rechtsdrehende L-Milchsäure) in der Keilstrich-Projektion

- **Wärmekapazität**

Energie, die benötigt wird, um ein Objekt um 1 K zu erwärmen. Sie ist das Produkt von Masse und spezifischer Wärmekapazität. Die spezifische Wärmekapazität des Menschen beträgt $3{,}5\,\frac{kJ}{kg\times°C}$ oder $245\,\frac{kJ}{°C}$ für einen normalen Erwachsenen. *Bsp. bei normaler Atmung bei Raumtemperatur beträgt die Wärmeenergie ca. 2 W für die Erwärmung der Atemluft von 20 auf 34 °C in der Trachea:* Der Wärmeverlust wird berechnet als Produkt aus Fluss, spezifische Wärmekapazität und Temperaturanstieg, d. h.

$$\text{AMV} \times 1{,}2\,\frac{J}{l \times °C} \times 14\,°C = 118\,\frac{J}{\min}$$
$$= 1{,}96\,\text{Watt}.$$

2.4.2.2 Latente Wärme

Der Übergang der Aggregatzustände erfordert die Zufuhr von Energie, sodass nicht jede Zufuhr von Wärmeenergie auch zu einer Erhöhung der Temperatur führt.

Latente Wärme ist die **Energie**, die nötig ist, um den **Zustand eines Stoffes zu ändern** (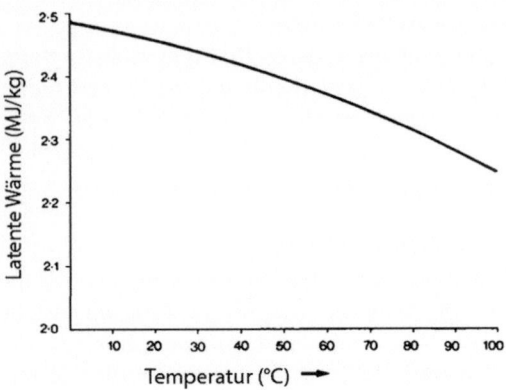 Abb. 2.9).

Die latente Wärme wird daher auch **Verdampfungs-** oder **Verdunstungs-**, **Kondensations-** oder **Schmelzwärme** genannt. Sie ist temperaturabhängig. *Bsp. Die Energie, um Wasser zu verdampfen, beträgt bei 100 °C 2,26 MJ/kg, bei 37 °C 2,42 MJ/kg und bei 0 °C nur 0,33 MJ/kg (334 kJ/kg).*

Die Sättigung der Atemluft mit 47 mmHg (6,27 kPa) Wasserdampfdruck, d. h. 34 mg Wasser pro Liter Gas, erfordert bei einem Atemminutenvolumen von 7 l/min das Verdampfen von 238 g Wasser pro min. Multipliziert mit 2,42 MJ/kg ergibt sich eine Verdampfungswärme von 576 J/min oder 9,6 Watt. Zusammen mit der spezifischen Wärme der eingeatmeten Luft von 2 Watt ergibt sich ein Gesamtwärmeverlust der Atmung von 12 Watt oder 15 % des Ruheenergiebedarfs von 80 Watt.

◘ **Abb. 2.9** Latente Wärme von Wasser in Abhängigkeit von der Umgebungstemperatur

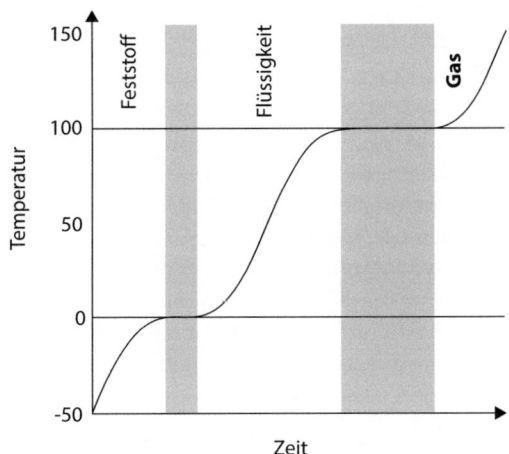

◘ **Abb. 2.10** Wärmekurve für Wasser (grau für die Phasenübergänge: der Phasenübergang von fest zu flüssig benötigt weniger Energie und ist daher schneller als der von flüssig zu gasförmig). (Mit freundlicher Genehmigung nach: aprentas (2017) Thermische Kennzahlen. In: aprentas (eds) Laborpraxis Band 2: Messmethoden. Springer, Cham. ▶ https://doi.org/10.1007/978-3-0348-0968-9_5)

Bei der kritischen Temperatur beträgt die latente (Verdampfungs)wärme 0, da bei dieser Temperatur die Substanz immer von der Flüssigkeit in den dampfförmigen Zustand wechselt (◘ Abb. 2.10).

2.4.3 Thermodynamik

2.4.3.1 Entropie und Enthalpie

Entropie beschreibt die in einem System vorhandene Energie.

Die im System vorhandene Energie kann als **Wärme** (thermische Energie) vorliegen oder im Stoff in Form von „*Ordnung*" gebunden sein: Für den Übergang zwischen den Aggregatszuständen wird Energie benötigt – die Wärmeenergie des Systems nimmt ab, aber die Entropie bleibt durch die „höhere Ordnung" des Feststoffs gleich.

Enthalpie H ist die Summe aus innerer Energie (E) und der Volumenarbeit (d. h. Druck p × Volumen V):

$$H = E + p \times V$$ (gemessen in Joule).

Bei konstantem Druck ist die Enthalpie die **Reaktionswärme**. Ist Enthalpie negativ, so wird bei einer chemischen Reaktion Energie abgegeben, ist Enthalpie positiv, wird Energie aufgenommen (benötigt).

- **Drei Sätze der Thermodynamik**
1. **Satz der Thermodynamik „Energieerhaltungssatz":** Energie geht in einem abgeschlossenen System nicht verloren (d. h. Entropie kann nicht reduziert werden).
2. **Satz der Thermodynamik:** Mechanische, chemische oder elektrische Energie kann in Wärmeenergie umgewandelt werden, umgekehrt ist das aber nicht verlustfrei möglich[7].
   Das heißt, es gibt kein Perpetuum mobile, da es bei Bewegung immer zu irreversiblen Reibungsverlusten (Wärme, die nicht zurückverwandelt werden kann) kommt.
3. **Satz der Thermodynamik (Nernst-Wärmesatz):** Die Entropie eines Systems geht zum absoluten Nullpunkt (0 Kelvin) hin ebenfalls gegen 0.

Mithilfe der Quantenmechanik folgt daraus, dass kein System bis zum absoluten Nullpunkt abgekühlt werden kann.

2.4.4 Feuchtigkeit

2.4.4.1 Einheiten der Feuchte

Absolute Feuchte: Wasserdampfgehalt in einem bestimmten Volumen [mg/l].

Relative Feuchte: Aktueller Wasserdampfgehalt im Verhältnis zum maximalen Wasserdampfgehalt bei der aktuellen Temperatur, meist in %.

Bei konstantem Volumen und Temperatur gilt:

$$\text{Relative Feuchte} = \frac{\text{Dampfdruck}}{\text{Sättigungsdampfdruck}}$$

Der maximale Wasserdampfgehalt (100 %-ige Feuchtigkeit) in der Luft ist temperaturabhängig: bei 0 °C liegt er bei 8 mg/l, bei 20 °C liegt er bei 17 mg/l, bei 37 °C bei 44 mg/l (◘ Abb. 2.11). *Bsp. Im OP liegt die Feuchtigkeit bei ca. 60 % – trockenere Atmosphäre erhöht die Explosionsgefahr, eine zu feuchte Atmosphäre ist dagegen unangenehm (tropische Hitze).*

- **Taupunkt**

Temperatur, bei der die relative Feuchtigkeit 100 % überschreitet und Wasser als Flüssigkeit aus der Luft bzw. dem Gas austritt.

Hygroskopisches Material zieht Feuchtigkeit aus einer Gasatmosphäre (*Bsp. HME-Filter, der die Feuchtigkeit aus der Ausatemluft zieht und so u. a. das Beatmungsgerät vor der Feuchtigkeit schützt*).

---

[7] Rudolf Clausius: „Es gibt keine Zustandsänderung, deren einziges Ergebnis die Übertragung von Wärme von einem Körper niederer auf einen Körper höherer Temperatur ist."

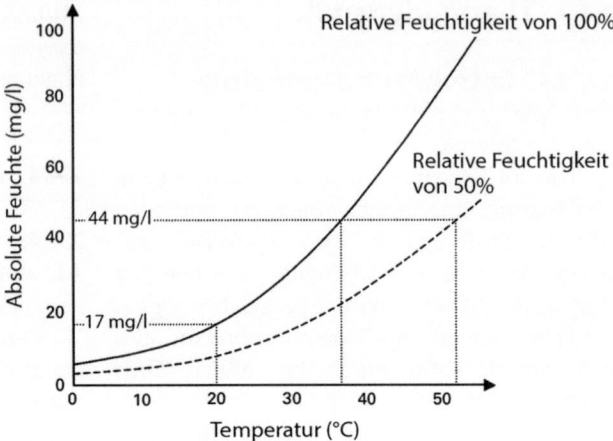

Abb. 2.11 100%- und 50%-ige Feuchtigkeit von Wasser

2.5 Elektrizität

2.5.1 Einführung

2.5.1.1 Elektrizität und elektrisches Potenzial

- **Elektrische Spannung (U) oder Elektrische Potenzial**

Elektrische Spannung entsteht durch Elektronenüberschuss auf einer Seite einer Membran (z. B. durch die chemische Reaktion in einer Batterie oder an der Zellmembran), gemessen in **Volt** (V). 1 V ist dabei die Potenzialdifferenz, die ein Strom von 1 A erzeugt, wenn der Energieverbrauch 1 W beträgt:

$$1V = 1\frac{W}{A} = 1\frac{kg \times m^2}{A \times s^3} = 1\frac{N \times m}{A \times s}$$

Das elektrische Potenzial **entspricht der gerichteten Kraft**, die das elektrische Feld auf die Ladungsträger (z. B. die Elektronen) ausübt.

Der Aufbau eines elektrischen Potenzials ist ein **energieabhängiger Prozess**, es entsteht potenzielle (elektrische) Energie. Bsp. *Die Spannungen im EKG liegen unter 10 mV, im EEG zwischen 5–100 µV. Batterien haben Spannungen zwischen 1 und 24 V, im Stromnetz liegt 230 V an.*

- **Elektrischer Strom**

Durch Verbindung der Membran mit einem elektrischen Leiter (z. B. einem Stromkabel oder dem elektrisch leitenden Extrazellulärraum durch Öffnen einer Membranpore) entsteht ein Elektronenfluss oder elektrischer Strom.

— Anode: positiv geladener Pol.
— Kathode: negativ geladener Pol.

> **Merkhilfe**: Ka-min – Kathode ist minus

D. h. die negativ geladenen Elektroden sammeln sich an der Kathode.

- **Statische Elektrizität**

Auflagung von Materialien durch **Reibung** (z. B. beim Bernstein, griechisch élektron).

2.5.1.2 Stromstärke, Spannung, Leistung und Energie

- **Stromstärke (I)**

Eine Stromstärke von 1 **Ampere** (A) beschreibt den Fluss von $6{,}24 \times 10^{18}$ Elektronen in 1 s. Die Stromstärke ist eine der 7 Basiseinheiten im SI-Einheitensystem (▶ Abschn. 2.1.1). *Bsp. Durch Glühbirnen fließen bis zu 0,5 A, in Haushaltgeräte 2–10 A und* im Blitz bis 100.000 A. Ab 10 mA kommt es zu Muskelverkrampfungen, ab 25–50 mA kann es zu Herzrhythmusstörungen kommen.

- **Stromdichte**

Dies ist der **Stromfluss pro Flächeneinheit** – je höher die Stromdichte, des hoher die Verbrennungsgefahr (▶ Abschn. 3.5.1).

- **Elektrische Leistung (P)**

Dies ist das Produkt von Spannung (U) und Stromstärke (I), gemessen in Watt (W).

$$P = U \times I$$

Da Leistung definiert ist **Energie pro Zeit**, gilt:

- **Elektrische Energie (E)**

Diese ist das Produkt aus elektrischer Leistung (P) und Zeit (t), gemessen in Joule (J).

$$E = P \times t = U \times I \times t = Q \times U$$

Die elektrische Energie ist somit auch das **Produkt aus Ladung Q und Spannung U**: 1 J = 1 VAs.

2.5.1.3 Gleichstrom und Wechselstrom

- **Gleichstrom (direct current, DC)**

Dies ist ein gleichmäßiger (steter) Strom von Elektronen in eine Richtung. Gleichstrom entsteht an Thermoelementen und in Batterien.

- **Wechselstrom (alternating current, AC)**

Dieser ändert die Flussrichtung in regelmäßigen Abständen (z. B. sinusförmig), der Strom fließt dabei teilweise in entgegengesetzte Richtung.

Die mittlere Elektronenbewegung und damit der effektive Stromfluss läuft auch beim Wechselstrom in Richtung des Spannungsgefälles! Wechselstrom kann leicht erzeugt, transformiert und über große Strecken weitergeleitet werden, er hat sich daher im **Stromnetz** durchgesetzt. *Wechselstrom hat bei einem Stromschlag aber eine höhere Gefahr von Kammerflimmern.*

Schädigung durch Strom ist abhängig von der Applikation des Stroms sowie dem Strom per se: *Die Wechselstromfrequenz des Haushaltsstroms (50 Hz) ist die tödlichste Stromfrequenz, bei Frequenzen > 50 Hz kommt es zu Verbrennungen.*

- **Effektivwert U_eff (Root Mean Square, RMS)**

Dieser beschreibt die effektiv wirksame Spannung eines Wechselstroms; dadurch ist ein Vergleich mit Gleichstrom möglich. Der Effektivwert beim Haushaltsstrom in Europa liegt bei 230 V und einer Wechselstromfrequenz von 50 Hz, die maximale Spannung (Scheitelspannung U_m) liegt dagegen bei 325 V.

$$U_\text{eff} = \frac{U_\text{m}}{\sqrt{2}}$$

Analog wird die **effektive Stromstärke** I_eff berechnet:

$$I_\text{eff} = \frac{I_\text{m}}{\sqrt{2}}$$

Die **mittlere Leistung** P_m wird aus dagegen aus der Scheitelspannung berechnet:

$$P = \frac{U_\text{m}^2}{2R}$$

Netzspannung 220 Volt (UK: 240 Volt, Nordamerika 110 Volt). *Braunes Kabel: Phase, Blaues Kabel: Neutralelektrode, Gelb-grün: Erdung.*

2.5.1.4 Leiter, Isolatoren und Halbleiter

- **Leiter**

Diese können Elektronen von einem Atom auf das andere übertragen und so elektrischen Strom leiten. Leiter sind Stoffe, deren äußere Elektroden nur leicht gebunden sind und dadurch weitergeleitet werden können – Metalle, aber auch Kohlenstoff oder elektrolythaltige Flüssigkeiten.

- **Isolatoren**
Sie leiten keinen elektrischen Strom (enthalten nur fest gebundene Elektronen).

- **Halbleiter**
Sie können unter bestimmten Umständen (Licht, Wärme oder entsprechend hohe Spannung) elektrischen Strom leiten. Halbleiter werden in **Thermistoren** (Wärme als Energiequelle für die Elektronenbewegung und damit den Strom, ▶ Kap. 17) sowie in **Fotodetektoren** (Strahlung als Energiequelle, die den Elektronentransport auslöst) sowie **Transistoren** oder **Dioden** verwendet.

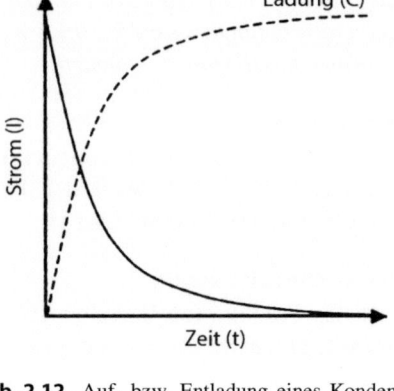

◻ **Abb. 2.12** Auf- bzw. Entladung eines Kondensators im Gleichstromkreis

2.5.2 Elektrische Bausteine

2.5.2.1 Kapazität und Kondensatoren

- **Elektrische Ladung (Q)**
1 **Coulomb** (C) ist die elektrische Ladung, die in 1 s durch einen Leiter mit einem Strom von 1 A fließt:

$$1\,C = 1\,A \times s.$$

1 C entspricht somit einer Ladung von $6{,}24 \times 10^{18}$ Elektronen (▶ Abschn. 2.5.1).

- **Kondensator**
Ein Kondensator besteht aus 2 Platten, welche elektrische Ladung speichern können, und die durch eine Isolationsschicht (z. B. Luft) getrennt sind.

- **Elektrische Kapazität**
Diese misst die Fähigkeit eines Kondensators, elektrische Ladung zu speichern: 1 Farad (F) speichert dabei eine Ladung von 1 Coloumb nach Aufladung mit 1 Volt.

$$1\,F = 1\,\frac{C}{V} = 1\,A \times sV.$$

Anders: Ein Kondensator mit einer Kapazität von 1 F wird durch einen Strom von 1 A über 1 s auf eine Spannung von 1 V aufgeladen (◻ Abb. 2.12).

Kondensatoren leiten Wechselstrom (◻ Abb. 2.13), wobei **Ströme mit hohen Frequenzen** leichter passieren.

◻ **Abb. 2.13** Kondensator im Wechselstromkreis bei **a** niedriger und bei **b** hoher Frequenz

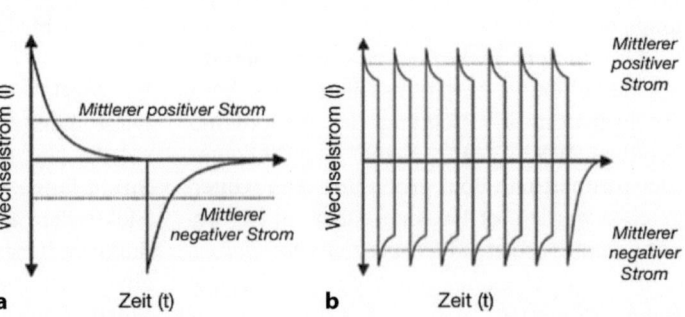

> **Merkhilfe**: Cliff – Capacitors act as low frequency filters

Bsp. Der Defibrillator ist ein Kondensator (▶ Abschn. 8.3.3).

2.5.2.2 Widerstand

- **Elektrischer Widerstand (R)**

Dieser wirkt dem Stromfluss in einem Leiter entgegen, er wird nach dem **Ohm-Gesetz** definiert als Spannungsabfall (U) bezogen auf die Stromstärke (I):

$$R = \frac{U}{I}$$

1 **Ohm** (Ω) ist dabei der Widerstand, der einen Strom von 1 A bei einer Spannung von 1 V fließen lässt.

> **Merkhilfe**: URI: $U = R \times I$

Widerstände sind wichtige Bestandteile vieler Messverfahren, *Bsp. in der Temperaturmessung, da der elektrische Widerstand temperaturabhängig ist, oder bei der Messung der Dehnung/in Druckwandlern, da der Widerstand mit der Länge steigt.*

Hintereinandergeschaltete Widerstände (Reihenschaltung, Serienschaltung; ◘ Abb. 2.14) addieren ihren Widerstand (**Kirchhoff-Maschenregel**). Der Gesamtwiderstand einer Parallelschaltung ist dagegen geringer als der kleinste Einzelwiderstand.

Bsp. Der Widerstand des menschlichen Körpers liegt (abhängig von der Hautfeuchtigkeit sowie Schuhwerk) zwischen 1 kΩ bis 100 MΩ (▶ Abschn. 3.5.1).

Im englischen Sprachgebrauch wird z. T. zwischen Widerstand im Gleichstromkreis (**Resistance**) und Widerstand im Wechselstromkreis (**Reactance**) unterschieden.

2.5.2.3 Wheatstone-Brücke

Die **Wheatstone-Brücke** dient der **Messung von Widerständen** und besteht aus einem elektrischen Kreis mit Spannungsquelle U, Strommesser I und 4 Widerständen (◘ Abb. 2.15).

R_1 und R_2 sind dabei die Referenz, R_3 der zu messende Widerstand, der an einem Messgerät angeschlossen ist (Dehnung, Tem-

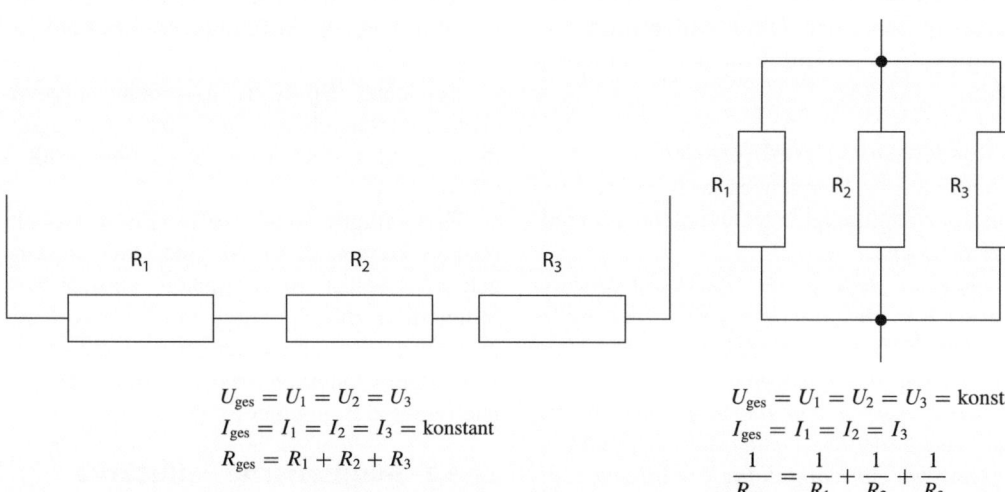

a
$U_{ges} = U_1 = U_2 = U_3$
$I_{ges} = I_1 = I_2 = I_3 =$ konstant
$R_{ges} = R_1 + R_2 + R_3$

b
$U_{ges} = U_1 = U_2 = U_3 =$ konstant
$I_{ges} = I_1 = I_2 = I_3$
$\frac{1}{R_{ges}} = \frac{1}{R_1} + \frac{1}{R_2} + \frac{1}{R_3}$

◘ **Abb. 2.14** Schaltung von Widerständen. **a** Serienschaltung und **b** Parallelschaltung

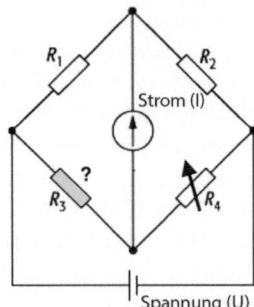

Abb. 2.15 Aufbau einer Wheatstone-Brücke zur Messung des Widerstands R_3 (Erklärung s. Text)

peratur o. ä.). R_4 ist ein variabler Widerstand, der so eingestellt wird, dass im Stromkreis kein Strom fließt. Durch $\frac{R_1}{R_2} = \frac{R_3}{R_4}$ kann der unbekannte Widerstand R_3 bestimmt werden.

2.5.2.4 Impedanz und Induktion

- **Impedanz**

Auch **Wechselstromwiderstand** genannt, Verhältnis von elektrischer Spannung zur aufgenommenen Stromstärke, also die Summe aller Widerstände (Resistance und Reactance), in Abhängigkeit von der Stromfrequenz.

Als Widerstand wird die Impedanz in **Ohm** (Ω) gemessen, aber als komplexe Zahl des Spektrums (▶ Abschn. 1.1.1): Der **reale Teil** beschreibt dabei den **Ohm-Widerstand**, der **komplexe Teil** den **Induktor** oder **Kondensator**.

- **Kondensator im Wechselstrom**

Ströme höherer Frequenzen werden im Kondensator eher durchgeleitet als solche mit niedriger Frequenz.

Impedanz tritt an der Haut auf und erschwert die Messung von EKG oder EEG-Strömen. Sie ist niedriger (!) bei feuchter Haut (galvanische Hautreaktion).

Bsp. Die elektrische Impedanztomographie (EIT) verwendet unterschiedliche Impedanzen des Gewebes zur Darstellung von Inhomogenitäten (Atelektasen etc.) in der Lunge.

Eine hohe Eingangsimpedanz des Messgerätverstärkers vergrößert das Messsignal.

- **Induktoren**

Dies sind **Bauteile, die dem Stromfluss entgegenstehen**. Sie lassen Wechselströme mit niedriger Frequenz leichter passieren als solche mit hoher Frequenz. Induktoren werden zur elektrischen Abschirmung verwendet, da sie (im Gegensatz zum Kondensator) die hohen Frequenzen aus dem Stromnetz filtern.

2.5.2.5 Verbindung unterschiedlicher Metalle

- **Seebeck-Effekt**

An der Verbindung zweier unterschiedlicher Metalle entsteht Spannung, *Bsp. Temperaturmessung* (▶ Kap. 17).

- **Peltier-Effekt**

Absorption von Hitze an der Verbindung zweier unterschiedlicher Metalle, wenn Spannung angelegt wird, *Bsp. Osmometer* (▶ Abschn. 3.2.7).

2.5.3 Magnetische Felder

2.5.3.1 Magnetismus

Beim **Magnetismus** wird durch einen stromführenden Leiter auf einen anderen stromführenden Leiter eine elektrische Kraft ausgeübt. Der Wirkbereich wird **magnetisches Feld** genannt.

Bei einer **Spule** (d. h. einem aufgewickelten elektrischen Leiter) ist das magnetische Feld im Kern der Spule am größten (◘ Abb. 2.16).

Ferromagnetische Stoffe (Eisen, Cobalt, Nickel) können durch Magnetfelder angezogen oder selbst zu Magneten werden. Das Magnetfeld entsteht durch viele kleine Ströme, die im Eisenmagneten spontan entstehen. Außerdem verstärken sie die Stärke eines Magnetfeldes z. B. in einer Spule.

2.5.3.2 Magnetische Feldstärke

Diese wird auch magnetische Erregung genannt: Sie ist eine vektorielle Kraft mit bestimmter Stärke und definierter Richtung, die

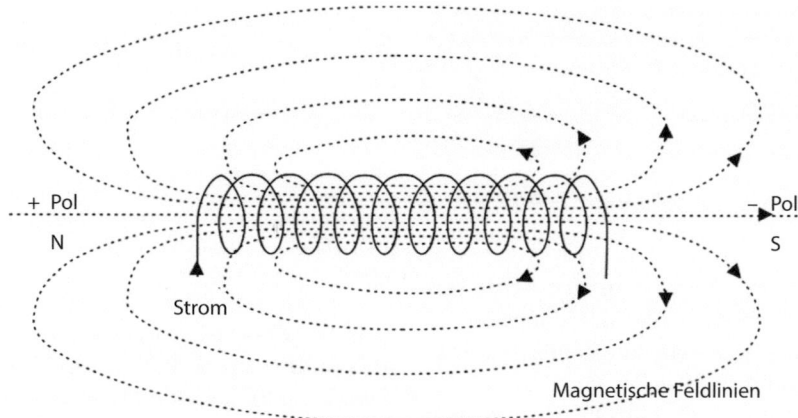

◘ **Abb. 2.16** Elektrische Spule mit Nordpol N und Südpol S

an einem Punkt im magnetischen Feld herrscht (gemessen in Ampere pro Meter).

2.5.3.3 Magnetischer Fluss

Das ist die **Spannung, welche durch einen magnetischen Widerstand fließt** (analog zum elektrischen Fluss). 1 **Weber** (Wb) ist dabei der magnetische Fluss, der in einer einfachen Schleife von 1 Volt erzeugt wird, wenn dieser innerhalb 1 s auf 0 abfällt.

$$1\,\text{Wb} = 1\,\text{kg}\,\text{m}^2\,\text{A}^{-1}\,\text{A}\,\text{s}^2 = 1\,\text{V}\,\text{s}$$

- **Magnetische Flussdichte (magnetische Induktion)**

Magnetische Fluss, der durch eine bestimmte Fläche läuft. 1 **Tesla** (T) ist dabei die Flussdichte, die 1 Weber auf einer Fläche von $1\,\text{m}^2$ erzeugt.

$$1\,\text{T} = 1\,\frac{\text{Wb}}{\text{m}^2}$$

Bsp. Das Magnetfeld der Erde hat eine Flussdichte von ca. 45–60 µT, moderne Magnetresonanztomografen (MRT) erreichen dagegen mehrere Tesla (► Abschn. 3.4.5).

2.5.3.4 Magnetische Induktoren

Magnetische Induktoren sind Drahtspulen, z. B. in elektrischen Geräten, die ein magnetisches Feld erzeugen, welches dann elektrischen Strom in anderen Stromleitern erzeugen kann. Dadurch entstehen Störungen, sog. **Interferenzen** (*Bsp. Störung der Ableitung von EKG-Strömen in der Nähe von Wechselspannungen*). Die Interferenz mit Umgebungssignalen nennt man auch **Rauschen**.

2.6 Fluss

Analog zum Stromfluss gilt für Flüssigkeiten, z. B. im Herz-Kreislauf-System:

Fluss (I) = Stoffmenge (Q), die pro Zeiteinheit (t) an einem Punkt fließt:

$$I = \frac{Q}{t}$$

Der Fluss ist > 0, wenn eine Druckdifferenz Δp zwischen den Enden einer Röhre herrscht (entspricht der Spannungsdifferenz U im Stromkreislauf).

2.6.1 Laminare Strömungen

Ein **laminarer Fluss** ist ein **Fluss steter Geschwindigkeit ohne Wirbel oder Turbulenzen** (◘ Abb. 2.17) → an glatten Röhren bei niedriger Geschwindigkeit (*Bsp. Strömungen in den Bronchien und kleinen Atemwege*).

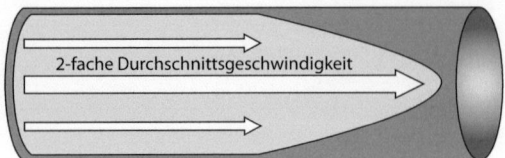

Abb. 2.17 Laminäre Strömungen

Der laminare Fluss ist **in der Mitte des Rohres am höchsten** (ca. das doppelte des mittleren Flusses), er wird zur Röhrenwand hin langsamer und beträgt an der Wand 0.

Laminare Flüsse sind **direkt proportional zum Fluss** und nur **abhängig vom Widerstand R**, der analog zum Ohm-Gesetz definiert ist (◘ Abb. 2.18) als

Widerstand (R) = Druckdifferenz (Δp) durch Fluss (I):

$$R = \frac{\Delta p}{I}$$

Bsp. Vaskuläre Widerstand (systemisch als SVR, pulmonal als PVR): Druckdifferenz geteilt durch Herzzeitvolumen (▶ Abschn. 8.2.3).

Die gebräuchliche Einheit in der Medizin ist 1 dyn:

$$1\,\text{mmHg} \times \frac{\text{min}}{\text{l}} = 80\,\frac{\text{dyn} \times \text{s}}{\text{cm}^{-5}}$$

$$= 7.999{,}320\,\frac{\text{N} \times \text{s}}{\text{m}^5}$$

$$\text{oder}\ 7.999{,}320\,\frac{\text{Pa} \times \text{s}}{\text{m}^3}$$

D. h. für die Berechnung von Kreislaufwiderständen (z. B. $SVR = \frac{MAP - ZVD}{HZV}$) in den klinisch üblichen Einheiten werden diese mit 80 multipliziert.

Flussgeschwindigkeit laminarer Strömungen (**Gesetz nach Hagen-Poiseuille**):

$$I = \frac{\pi \times \Delta p \times r^4}{8 \times \eta \times l} = \frac{\pi \times \Delta p \times d^4}{128 \times \eta \times l}$$

Kreiszahl $\pi = 3{,}14\ldots$, Δp Druckdifferenz, r Radius bzw. d Durchmesser, l Länge der Röhre, η Viskosität der Flüssigkeit

D. h. der **Fluss ist proportional zum Druckgefälle und zur 4. Potenz des Radius**. Er ist dagegen indirekt proportional zur Länge und zur Viskosität. Da steigende Temperatur zu sinkender Viskosität η führt, steigt der **Fluss proportional zur Temperatur**. *Bsp. Verminderter Blutfluss durch erniedrigte Temperatur (z. B. in den Akren), im Alter (niedriger Fluss), durch Rauchen oder hohen Hämoglobin-/Fibrinogengehalt (hohe Viskosität).*

Der Radius bzw. der Durchmesser geht mit der 4-fachen Potenz in die Hagen-Poiseuille-Formel ein, d. h. eine geringe Änderung (z. B. Innendurchmesser einer venösen Kanüle oder Tubus) führt zu einer deutlichen Änderung des Blut- bzw. Atemgasflusses (▶ Abschn. 10.4.4).

2.6.1.1 Bernoulli- und Coanda-Effekt

■ **Bernoulli-Effekt**

Nach dem Energieerhaltungssatz ist die **Gesamtenergie als Summe kinetischer und potenzieller Energie konstant**. An Engstellen einer Röhre, wo sich die Flussgeschwindigkeit erhöht (Erhöhung der kinetischen Energie), kommt es dadurch zu einem Druckabfall (kompensatorischer Abfall der potenziellen Energie), teilweise sogar unter den atmo-

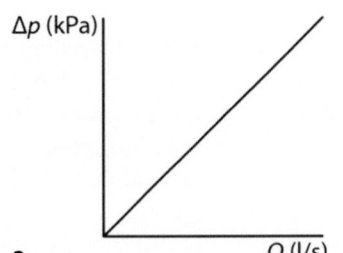

◘ **Abb. 2.18** Linearer Zusammenhang zwischen Druck (Δp) und Fluss (Q), links, bzw. konstanter Widerstand (R) bei laminaren Strömungen, rechts

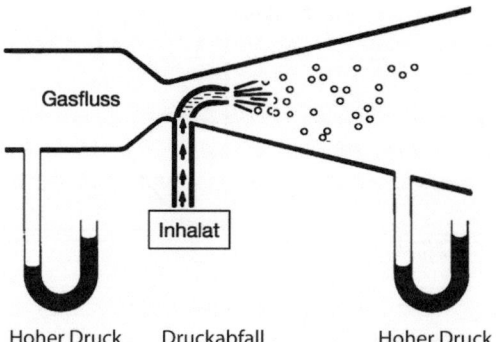

Abb. 2.19 Bernoulli-Effekt an der Venturi-Düse

sphärischen Druck (Abb. 2.19). Bsp. In der **Venturi-Düse** und bei der **Jet-Ventilation** wird dieser Druckabfall verwendet, um an einer Engstelle Luft (Jet) oder Flüssigkeit (Vernebler) anzusaugen, das Verdünnungsverhältnis ist dabei das Verhältnis von mitgerissenem Fluss zum treibenden Fluss (Gasfluss).

- **Coanda-Effekt**

Dieser Effekt bezeichnet die **Tendenz des Flusses, an einer konvexen Oberfläche zu verbleiben**, statt sich in Richtung der ursprünglichen Strömungsrichtung weiter zu bewegen (Abb. 2.20). Dadurch kann der Fluss z. B. an Abzweigungen von Bronchiolen oder bei Koronararterien der Fluss an einer Wandseite haften bleiben und es kommt zu Fehlverteilungen.

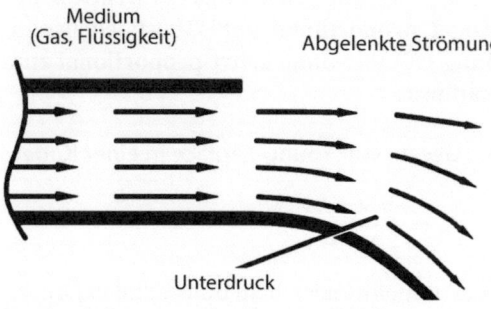

Abb. 2.20 Coanda-Effekt

2.6.2 Turbulente Strömungen

Engstellen in einem Gefäßsystem führen zu einer Erhöhung der Flussgeschwindigkeit, da durch die Engstelle die gleiche Stoffmenge pro Zeit fließen muss, d. h. der Fluss nimmt nach Hagen-Poiseuille mit der 4. Potenz zu. Durch die erhöhte Geschwindigkeit Wirbelbildung und Übergang in **turbulente Strömung** (Abb. 2.21).

Turbulente Strömungen verursachen Strömungsgeräusche und sind so die Grundlage der pulmonalen Auskultation (auch des vesikulären Atemgeräuschs!).

Die **Flussgeschwindigkeit turbulenter Strömungen** ist nicht mehr proportional zur Druckdifferenz (Hagen-Poiseuille-Gesetz gilt nicht mehr), sondern proportional zur Wurzel des Drucks, oder: $P \sim F^2$.

Der Widerstand bei turbulenten Strömungen ist nicht konstant, sondern hängt u. a. von der Viskosität und der Dichte ab, ein einfacher Zusammenhang besteht nicht (Abb. 2.22).

- **Reynold-Zahl**

Sie ist das Maß für den Beginn turbulenter Strömungen.

$$\text{Reynold-Zahl} = \frac{I \times \rho \times d}{\eta}$$

ρ Dichte, η Viskosität, d Durchmesser der Röhre, I (lineare) Flussgeschwindigkeit

Ab einer **Reynold-Zahl > 2000** (2100) beginnen turbulente Strömungen. Aber an Öffnungen, rechtwinkligen Verzweigungen o. ä. kann

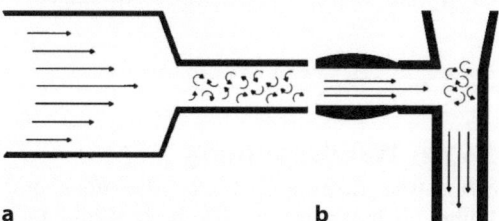

Abb. 2.21 Turbulente Strömung bei **a** Verengung bzw. an **b** Abzweigungen

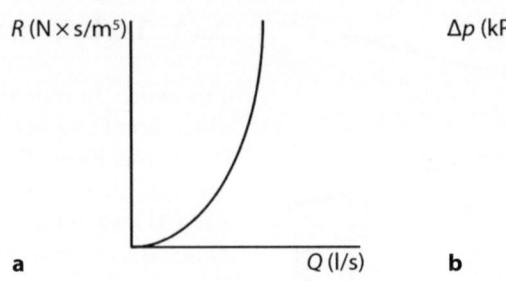

Abb. 2.22 Zusammenhang zwischen **a** Druck (Δp) und Fluss (Q) bzw. **b** zwischen Widerstand (R) und Fluss bei turbulenten Strömungen

die Flussgeschwindigkeit lokal erhöht sein und turbulenten Strömungen schon früher auftreten. *Bsp. Durch Erwärmen des Atemgases sinkt die Dichte und damit die Reynold'sche Zahl – erwärmte Atemluft hat somit eine geringere Neigung zu Turbulenzen und einen verringerten Atemwegswiderstand. Lachgas hingegen erhöht die Atemgasdichte und damit die Wahrscheinlichkeit für turbulente Strömungen.*

2.6.3 Spannung

2.6.3.1 Compliance und Elastance

Compliance (C) ist ein **Maß für die Dehnbarkeit**: Sie ist die Volumenänderung (ΔV), die von einer bestimmen Druckänderung (Δp) verursacht wird.

$$C = \frac{\Delta V}{\Delta p}$$

Bsp. Die Compliance des venösen Systems ist 200-fach höher als die des arteriellen Systems – eine Volumenzunahme führt nur sehr langsam zu einem Druckanstieg (venöse Gefäße als „Kapazitätsgefäße" des Körpers).

Der **Kehrwert der Compliance** ist die **Elastance** (Volumenelastizitätskoeffizient) E:

$$E = \frac{1}{C} = \frac{\Delta p}{\Delta V}$$

2.6.3.2 Wandspannung

Spannung („stress"): Kraft, die über eine Länge einer Wand wird (Einheit: N/m). Diese Spannung erzeugt einen **transmuralen Druck**, d. h. eine Druckdifferenz zwischen „innen und außen" über der Wand. *Bsp. Gefäße und Bronchien werden im Körper durch ein exaktes Gleichgewicht zwischen transmuralem Druck und Spannung mit Hilfe von elastischem Gewebe und glatter Muskulatur offengehalten.*

- **Gesetz von Young-Laplace im Zylinder**

Die **Wandspannung** (T) in einem Zylinder ist **proportional zum transmuralen Druck** (p) und zum **Gefäßradius** (r), und **umgekehrt proportional zur Wanddicke** (d):

$$T = \frac{p \times r}{d}$$

Nach dem Gesetz von Laplace kann ein erhöhter transmuraler Druck durch Vergrößerung der Wanddicke d reduziert werden (*Bsp. linksventrikuläre Hypertrophie bei arterieller Hypertonie*).

2.6.3.3 Wandspannung in kugelförmigen Gebilden

Für kugelförmige Gebilde ist der **Druck in der Kugel proportional zur Oberflächenspannung** (K) und **umgekehrt proportional zum Radius** (r).

- **Gesetz von Young-Laplace in einer Kugel**

$$K = \frac{p \times r}{2d}$$

oder aufgelöst nach dem transmuralen Druck:

$$p = \frac{K \times 2d}{r}$$

d. h. **je kleiner Radius, desto größer ist der Druck**. In den Alveolen verhindert der Surfactant den alveolären Kollaps, da er die Oberflächenspannung bei Ausdehnung erhöht und beim Verkleinern in der Exspiration um ca. das 10-fache vermindert. *Bei der (Überdruck)beatmung haben dagegen bereits überblähte Alveolen mit großem Radius einen geringeren Druck und werden bei der Beatmung noch weiter überbläht, wohingegen Alveolen mit kleinem Radius und hohem Druck nicht eröffnet werden. Auch beim Aufblasen eines Luftballons: die ersten Hübe sind durch den hohen „Eröffnungsdruck" schwierig, mit steigender Luftballongröße wird es leichter.*

2.7 Wellen, Schall und Licht

2.7.1 Wellen-Lehre

- **Wellenlänge (λ)**

Diese beschreibt den Abstand zwischen zwei Wellengipfeln oder -tälern. Für $y = \sin(x)$ die Wellenlänge 360° oder 2π (1 Wellenzyklus).

- **Periode (T)**

Die Periode entspricht der Zeit, die eine Wellenlänge (1 Wellenzyklus) benötigt (◘ Abb. 2.23).

- **Phase (φ)**

Dies ist der Winkel der Sinuswelle, d. h. die aktuelle Position im periodischen Vorgang. Die **Phasenverschiebung** ($\Delta\varphi$) beschreibt die Verschiebung auf der Zeitachse (x-Achse; ◘ Abb. 2.23).

- **Amplitude (A)**

Das ist die maximale Auslenkung der Sinuswelle (entspricht der Lautstärke beim Schall oder der Helligkeit beim Licht; ◘ Abb. 2.23).

- **Frequenz (f)**

Diese gibt die Anzahl der Wellenlängen pro Sekunde, gemessen in Hertz (Hz) an: $T = \frac{1}{f}$.

Kreisfrequenz (ω): $\omega = \frac{2\pi}{T}$.
Wellengeschwindigkeit = Frequenz (f) × Wellenlänge (λ).

D. h. bei konstanter Geschwindigkeit der Welle ist die **Wellenlänge umso kürzer, umso höher die Frequenz** ist. Die **Wellenenergie** hängt von der Frequenz ab: **Je höher die Frequenz, desto größer die Wellenenergie.**

Bsp. Wellengeschwindigkeit für Schall in der Luft bei 330 m/s, für Licht und elektromagnetische Wellen bei 1 Planck = 299.792.458 m/s, d. h. Licht hat die höhere Wellenlänge und Energie im Vergleich zum Schall.

Jede Wellenform (EKG, EEG etc.) kann als Kombination von Sinuswellen verschiedener Frequenzen und Amplituden beschrieben werden.

2.7.2 Frequenzspektrum

◘ Abb. 2.24.

Frequenzspektrum gängiger Wellen, von Licht und Strahlen:

◘ **Abb. 2.23** Sinuswelle und ihre Definitionen: A: Amplitude. T: Periode. $\Delta\varphi$ Phasenverschiebung

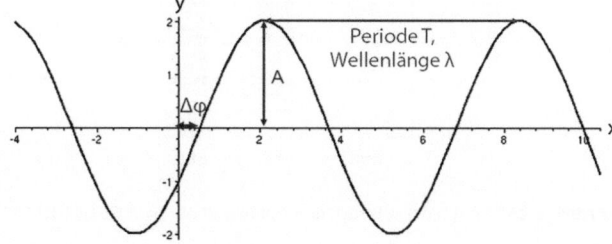

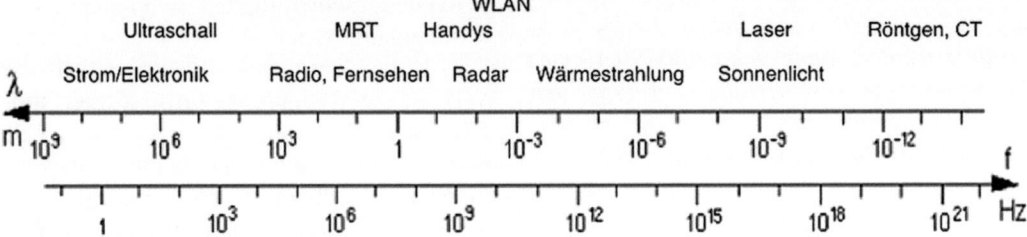

Abb. 2.24 Frequenzspektrum

	Wellenlänge
Radiowellen	$1–10^4$ m
Mikrowellen	$10^{-1}–10^{-3}$ m
Infrarotes Licht	$10^{-4}–10^{-6}$ m
Sichtbares Licht	$4 \times 10^{-7}–7 \times 10^{-7}$ m
Ultraviolette Strahlung	$10^{-7}–10^{-8}$ m
Röntgenstrahlung	$10^{-8}–10^{-12}$ m
Gamma-Strahlen	$10^{-12}–10^{-15}$ m

Bis zu 1 GHz (Radiowellen) wird die Wellenenergie als Frequenz angegeben, für Licht als Wellenlänge in μm oder Nm, bei Röntgen- und γ-Strahlung als Energie in Elektronenvolt (eV).

Die „Wellen" der Physiologie wie EKG, EEG, EMG liegen alle im Niederfrequenzbereich unter 1000 Hz (Abb. 2.25).

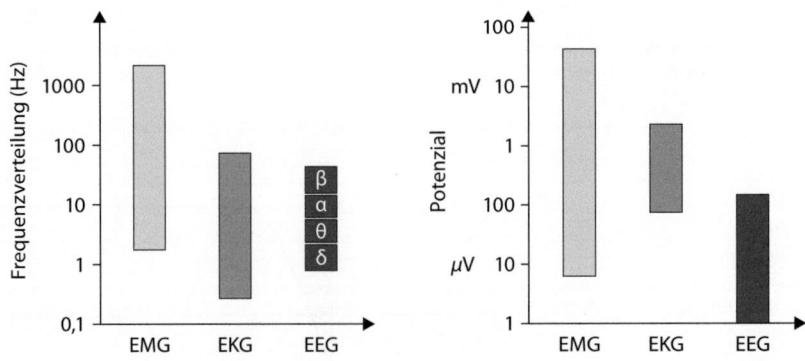

Abb. 2.25 Frequenzspektrum und Potenzialhöhe von EEG, EKG und EMG

2.7.3 Interaktionen von Wellen

2.7.3.1 Doppler-Effekt

Der Doppler-Effekt gibt die Veränderung der Wellenlänge und damit der Frequenz eines Signals an, wenn sich der Abstand zur Signalquelle ändert. *Bsp. Pfeifsignal der Eisenbahn: Bewegt sich das Signal auf den Empfänger zu, wird die Wellenlänge des Tons kürzer, die Frequenz und damit der Ton höher – bei Entfernung gilt des Tons vom Empfänger gilt das Gegenteil* (◘ Abb. 2.26).

- **Sonografie („Ultraschall")**

Bsp. Messung der Geschwindigkeit von Erythrozyten und damit des Blutflusses („Dopplern" von Gefäßen, d. h. Messung der Flussgeschwindigkeit. Messung fetaler Herztöne).
Doppler-Shift:

$$\Delta f = f - f_0$$

Die **Blutflussgeschwindigkeit** wird aus dem **Doppler-Shift** Δf berechnet: Liegt die Geschwindigkeitsänderung zwischen Sender und Empfänger v maximal 7 % unter oder über der Schallgeschwindigkeit c, so ist die Änderung $\Delta f / f_0 = v/c$. *Bsp. Die Schallgeschwindigkeit im Blut liegt bei 1483 m/s, die Blutgeschwindigkeit liegt mit 100 m/s im 7 %-Bereich.*

Blutflussgeschwindigkeit v

$$= \frac{c \times \Delta f}{2 f_0 \times \cos(\theta)}$$

c Schallgeschwindigkeit, Δf Doppler-Shift, f_0 Ausgangsfrequenz, θ Winkel zwischen Ultraschallsonde und Messung

Aus $\cos(90°) = 0$ folgt, dass die Geschwindigkeit des Blutflusses bei einem Winkel von 90° nicht messbar ist, die Messung ist am besten, wenn der $\cos(\theta) = 1$ ist, d. h. wenn der Winkel $\theta = 0$ ist. In der Regel wird ein Winkel bis 60° akzeptiert, dann beträgt der Messfehler 9 % (6 % bei einem Winkel von 45°).

2.7.3.2 Interferenz

Dies ist die Änderung der Wellenamplitude bei der **Überlagerung von 2 oder mehr Wellen**. Bei gleicher Frequenz und Amplitude kommt es zu einer Verdopplung der Frequenz, bei einer Phasenverschiebung von 180° (π) entsteht eine Nulllinie (Auslöschung).

Interferenzfilter können Wellenlängen bestimmter Phasenverschiebungen herausfiltern: so filtern Regentropfen, die Regenbogenfarben aus dem Sonnenlicht heraus. *Bsp. Bestimmung der Substanz und deren Konzentration von organischen Substanzen in der Hochleistungsflüssigkeitschromatographie (HPLC) oder im Refraktometer zur Messung von Narkosegasen.*

2.7.3.3 Absorption

Die ist die **Aufnahme einer Welle durch ein einzelnes Teilchen**. Werden Gasmoleküle angeregt, so entsteht eine für den Stoff charakteristische Welle, die zur Detektion von Gasen und Gasgemischen verwendet wird. *Bsp. 1 s ist definiert als ein Vielfaches der Frequenz, die durch angeregte Cäsium^{33}-Atome emittiert wird.*

2.7.3.4 Lambert-Beer-Gesetz

Das Lambert-Beer-Gesetz beschreibt die Abnahme der Intensität einer Strahlung beim Durchgang durch ein absorbierendes Medium.

◘ **Abb. 2.26** Doppler-Effekt: „Stauchung" der Wellen des Signals auf den Empfänger zu bzw. „Dehnung" bei erhöhtem Abstand des Signals

Beer-Gesetz: Die Absorption von Licht in einem Medium ist proportional zu der Konzentration (c) im Medium.

Lambert-Gesetz: Die Absorption von Licht in einem Medium ist proportional zur durchlaufenen Strecke.

Lambert-Beer-Gesetz: negativ exponentielle Abnahme der Lichtabsorption, abhängig von der Streckenlänge (Schichtdicke d) und der Konzentration (c).

$$I = I_0 \times e^{-(dc\beta)}$$

I_0 bzw. I Intensität des einfallenden bzw. emittierten Lichts, β Extinktions- oder Absorptionskoeffizient bei der Wellenlänge λ (z. T. auch als ε_λ bezeichnet)

Daraus folgt für die Absorption (◘ Abb. 2.27):

$$\text{Absorption } \log\left(\frac{I_0}{I}\right) = d \times \beta \times c$$

Bsp. *Pulsoxymetrie (Konzentration c und β konstant und werden vernachlässigt, somit entspricht die Variation der Schichtdicke (d) dem arteriellen Puls), Messung von Narkosegaskonzentrationen (Infrarotmessung von CO_2 oder Lachgas), Analyse von Stoffgemischen in der Chromatographie. In der **Computertomographie** wird die Absorption der Röntgenstrahlung zur Konstruktion des CT-Bildes verwendet.*

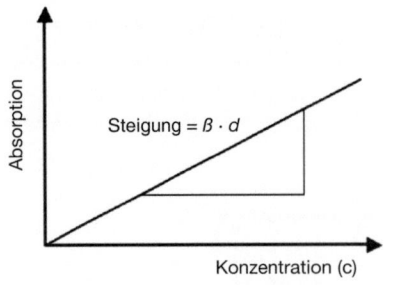

◘ **Abb. 2.27** Abhängigkeit der Absorption $\log(I_0/I)$ von der Konzentration

2.7.4 Besondere Wellen: Licht und Schall

2.7.4.1 Licht

Licht zeigt neben Teilcheneigenschaften (den **Photonen**) auch Eigenschaften einer elektromagnetischen Welle.
- **Blau:** Kurze Wellenlänge, hohe Frequenz und hohe Energie.
- **Rot:** Niedrigere Frequenz, längere Wellenlänge, weniger Energie.

- **Laser (Light Amplification by Stimulated Emission of Radiation)**

Ein Laser ist eine intensive, parallele Lichtstrahlung mit sehr engem Frequenzbereich (sichtbares oder nichtsichtbares Licht). Die sehr hohe, gebündelte Energie des Laserstrahls kann Gewebe koagulieren (▶ Abschn. 3.2.2).

2.7.4.2 Schall

Als **Schall** wird die Druckwelle bezeichnet, durch die periodische Dichtschwankungen im Medium (z. B. Luft) entstehen.

Hörbarer Schall liegt zwischen 15 Hz und 20 kHz (Kinder bis 40 kHz), darunter spricht man von **Infraschall**, darüber von **Ultraschall** (medizinischer Ultraschall 1–20(–40) MHz).
- **Schallgeschwindigkeit**: 330 m/s in Luft, 1540 m/s in Wasser, 1483 m/s im Blut, 3500 m/s im Knochen, dabei bleibt die Frequenz beim Übergang von einem Medium in ein anderes konstant (d. h. Wellenlänge und Geschwindigkeit ändern sich).
- **Tonhöhe**: Abhängig von der Frequenz (*Bsp. 20 Hz Bass, 440 Hz Kammerton a′*).
- **Ton**: Sinusschwingung einer Frequenz.
- **Klang**: Ist die Kombination mehrerer Frequenzen (harmonisch, im Gegensatz zum dissonanten Geräusch oder Rauschen).
- **Schalldruck**: Welle der Schallausbreitung.
- **Schalldruckamplitude**: Entspricht der Amplitude der Welle.
- **Schalldruckpegel** L: Verhältnis von Schalldruckamplitude zu Bezugswert p_0, dimensionslose Zahl, angegeben in Dezi-

bel SPL (dB SPL).

$$L = 20 \times \log \frac{p_{\text{eff}}}{p_0}$$

p_0 ist dabei die menschliche Hörgrenze von 2×10^{-5} Pa. Druckamplituden von ≥ 20 Pa werden als schmerzhaft empfunden.
- **Lautstärkepegel**: Physiologisches Empfinden des Schalls, die von der Frequenz des Schalls abhängig ist, gemessen in Phon (1 Phon = 1 dB SPL bei 1000 Hz).
- **Akustische Impedanz**: Analog zur elektrischen Impedanz ein Maß für den Widerstand, der einer Schallwellenausbreitung entgegensteht. So ist die Impedanz von Wasser 3000-mal größer als Luft, wodurch ein größerer Teil der Schallenergie „isoliert" wird.

2.8 Isotopen und Strahlung

2.8.1 Atommodell nach Bohr

- **Materie**

Sie entsteht durch chemische Bindung verbundene Atome.

- **Atome (Atommodell nach Bohr)**

Diese bestehen aus einem zentralen Kern aus positiv geladenen Protonen und Neutronen, umgeben von negativ geladenen Elektronen (◘ Abb. 2.28).

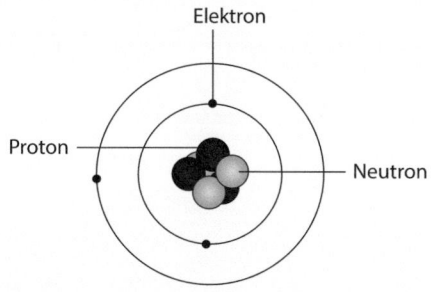

◘ **Abb. 2.28** Atommodell nach Bohr

- **Protonen**

Ihre Anzahl bestimmt die Art des Atoms und entspricht der Ordnungszahl im Periodensystem. *Bsp. 1 Proton: Wasserstoff, 6 Protonen: Kohlenstoff.*

- **Neutronen**

Sie stabilisieren den Kern. *Bsp. Kohlenstoff: 6 Protonen + 6 Neutronen = Masse 12. $^{12}_{6}C$*

- **Isotope eines Elements**

Unterschiedliche Anzahl von Neutronen bei gleicher Anzahl von Protonen. *Bsp. $^{1}_{1}H$ Wasserstoff, $^{2}_{1}H$ Deuterium (Wasserstoff mit 1 Neutron) und $^{3}_{1}H$ Tritum (Wasserstoff mit 2 Protonen).*

2.8.1.1 Molekulargewicht

- **Atommasse**

Sie ergibt sich aus der Summe der Protonen und Neutronen eines Atoms, gemessen in Dalton (Da): 1 **Dalton** (Da) = 1/12 der Masse von Kohlenstoff ^{12}C. *Bsp. Wasserstoff H: 1 Da, Kohlenstoff C: 12 Da, Sauerstoff O: 16 Da.*

Schreibweise:

$^{\text{Atommasse}}_{\text{Ordungszahl}}$ Element, z. B. $^{12}_{6}C$

- **Molekulargewicht (auch molekulare Masse oder Molekülmasse)**

Es wird aus der Summe der Atommassen aller Atome eines Moleküls gebildet.

- **Molare Masse (Molmasse, Molgewicht)**

Diese entspricht dem Gewicht von 1 mol eines Stoffes.

In der Einheit g/mol entspricht die molare Masse dem Molekulargewicht; ein 1 mol ^{12}C hat demnach ein Gewicht von 12 g.

2.8.2 Arten von Strahlung

Es wird **nichtionisierende Strahlung** (Licht, UV, Infrarot) von **ionisierender Strahlung** unterschieden.

Ionisierende Strahlungen sind:
- **α-Strahlung**: Freisetzung eines α-Teilchens, d. h. eines Heliummoleküls bestehend aus 2 Protonen und 2 Neutronen = $^4_2$He. *Bsp. Polonium.*
- **β-Strahlung**: Freisetzung eines Elektrons. *Bsp. Iod-131.*
- **γ-Strahlung**: Freisetzung von γ-Strahlung = elektromagnetische Welle hoher Frequenz und Energie. *Bsp. Röntgenstrahlung: γ-Strahlung, die durch eine das Auftreffen eines Elektrodenstrahls auf eine Kathode erzeugt werden.*

α- und β-Strahlung werden **vollständig von der Umgebung absorbiert**, z. B. von der Wand eines Behälters. Sie führen daher nur nach Inkorporation zu Schäden.

γ-Strahlung wirkt dagegen über weite Strecken und dringt durch die Haut in tiefere Gewebe. Durch γ-Strahlen werden Elektronen aus einer Edelgashülle gestoßen und erzeugen einen Strom, der z. B. im **Geigerzähler** gemessen wird. Schädigung entsteht direkt an der DNA bzw. Zellmembran oder indirekt durch radikale Sauerstoffmoleküle. Die Schädigung kann dosisabhängig sein, wie z. B. die Blutbildschädigung, oder stochastisch wie bei der Tumorentstehung.
- 1 **Gray** (Gy) = Absorption von 1 J von 1 kg Materie.
- 1 **Sievert** (Sv): Dosisäquivalenzen, die je nach Strahlung unterschiedlich sind. (γ: 1 Gy = 1 Sv; α: 1 Gy = 20 Sv).

2.8.2.1 Isotope

- **Radioisotope**

Instabile Isotope zerfallen spontan und emittieren dabei radioaktive Strahlung. Zerfällt dabei ein Neutron in ein Proton und ein Elektron (das freigesetzt wird), steigt die Zahl der Protonen, ein anderes Element (höherer Ordnungszahl entsteht). *Bsp. Messung von Volumina (z. B. des Extrazellulärvolumens) oder zur Flussmessung mit Hilfe von Radioisotopen.*

- **Metastabile Isotope**

Diese zerfallen nach einer bestimmten Halbwertszeit, der Zerfallsprozess ist negativ exponenziell (▶ Abschn. 1.1.5).
- 1 **Becquerel** (bq): Durchschnittlich 1 Kernzerfall/s
- 1 **Curie** (CI): $3{,}7 \times 10^{10}$ Zerfälle/s

Weiterführende Literatur

Cross M, Plunckett E (2008) Physics, pharmacology and physiology for the anesthetist. Camebridge Univ Press

Dolenska S (2006) Basic science for anaesthetists. Camebridge Univ Press

Kalsi A, Balani N (2016) Physics for the anaesthesia VIVA. Camebridge Univ Press

Davis P, Kenny G (1995) Basic physics and measurement in anaesthesia. Butterworth-Heinemann (deutsche Bearbeitung erschienen als Parbrook G, Davis P, Parbrook E: Physik und Messtechnik in der Anästhesie (Wiss. Verlags-Ges. 1997))

Grund-Wissen (2001) http://www.grund-wissen.de (Online-Material über Mathematik und Physik eines Physiklehrers aus Augsburg), Zugegriffen: 1. Feb. 2023

Medizintechnik und Beatmungsgeräte

Roswitha Jehle

Inhaltsverzeichnis

3.1 Biosignalverarbeitung – 59
3.1.1 Grundlagen – 59
3.1.2 Resonanz und Dämpfung – 59
3.1.3 Biosignalverarbeitung – 60
3.1.4 Signaltransformation und Filter – 61
3.1.5 Filter – 62

3.2 Messverfahren – 62
3.2.1 Messgenauigkeit – 62
3.2.2 Licht: Spektrophotometrie, Fiberoptik und Laser – 64
3.2.3 Strom: Messung und Anwendung – 65
3.2.4 Druck – 67
3.2.5 Fluss – 68
3.2.6 Gase – 70
3.2.7 Flüssigkeiten – 71
3.2.8 Feuchtigkeit – 72
3.2.9 Temperaturmessung – 73

3.3 Narkose- und Beatmungsgeräte – 75
3.3.1 Einteilungen – 75
3.3.2 Sauerstoffapplikation – 75
3.3.3 Nichtrückatmungssysteme und T-Stück-Systeme – 76
3.3.4 Narkosegeräte – 79
3.3.5 Beatmungsmodi – 81
3.3.6 Vapor (Verdampfer) – 82
3.3.7 Kohlendioxidabsorption (Atemkalk) – 83

© Springer-Verlag GmbH Deutschland, ein Teil von Springer Nature 2023
R. Jehle (Hrsg.), *Physiologie, Pharmakologie, Physik und Messtechnik für die Anästhesie und Intensivmedizin*, https://doi.org/10.1007/978-3-662-61772-4_3

3.3.8	Absaugung	– 83
3.3.9	Befeuchtung und Verneblung	– 83

3.4 Bildgebung – 84

3.4.1	Bildverarbeitung	– 84
3.4.2	Röntgen	– 85
3.4.3	Sonografie (Sono, Echo)	– 85
3.4.4	Computertomografie (CT)	– 88
3.4.5	Magnetresonanztomografie (MRT)	– 89

3.5 Sicherheit und Hygiene – 90

3.5.1	Strom und technische Sicherheit	– 90
3.5.2	Medizinprodukte	– 92
3.5.3	Hygiene	– 93
3.5.4	Intensivstation	– 94

Weiterführende Literatur – 95

3.1 Biosignalverarbeitung

3.1.1 Grundlagen

3.1.1.1 Signale

- **Signal**

Signale sind veränderliche physikalische Größen, die der Übertragung von Nachrichten dienen kann.
- **Endogene Signale**: spontan ausgesendet (*Bsp. EEG, EKG*).
- **Exogene Signale**: Ausendung nach Stimulation (*Bsp. Pulsoxymetrie*).

Signalträger können **Wellen** sein (Licht und andere elektromagnetische Wellen, Schall), aber auch Druck, Spannung, elektrischer Strom.
- **Deterministische Signale**: Folgen einer Funktion, sind also berechenbar (vorherbestimmbar).
- **Stochastische Signale**: (zumindest teilweise) Zufällige Verteilung der Signale.
- **Periodische Signale**: Wiederholung in einem bestimmten Zeitraum.

Darüber hinaus können Signale begrenzt oder unbegrenzt sein.

Signale können in **Nutzsignale** und **Störsignale** (Rauschen) unterschieden werden.

3.1.1.2 Information

- **Informationsgehalt**

Er entspricht der Mindestanzahl von Bits, die zur Übertragung einer Nachricht benötigt werden, sie entspricht dem kürzest möglichen Code für die Übermittlung der Nachricht.

- **Redundanz**

Sie gibt den Informationsgehalt im Vergleich zur Länge der Nachricht (Codelänge) wieder, gemessen als logarithmisches Verhältnis von Codelänge zur Information.

$$\text{Redundanz} = \lg\left(\frac{\text{Codelänge}}{\text{Information}}\right)$$

Wenn Codelänge = Information ist, ist die Redundanz 0 (Mindestanzahl der Codelänge/Bits). Niedrige Redundanz benötigt wenig Speicher, ist aber dafür sehr fehleranfällig (kein Teil/Bit darf verloren gehen). *Bsp. Mensch: Redundanz 10–14, im genetischen Code 7–10, Computersystem 0–4.*

3.1.2 Resonanz und Dämpfung

3.1.2.1 Resonanz

Diese ist die **Eigenfrequenz** (oder **natürliche Frequenz**: ◘ Abb. 3.1) eines Systems: Frequenz, die das System annimmt, wenn es durch Energiezufuhr von außen in Schwingung versetzt wird. Liegt die Frequenz dieser Energiezufuhr nahe der Eigenfrequenz des Systems, wird die eigene Schwingung verstärkt, es kommt zur Resonanz.

- **Resonanz**

Verstärktes Mitschwingen eines schwingungsfähigen Systems. Das Gegenteil der Resonanz wird Dämpfung genannt.

Die Eigenfrequenz des Systems heißt auch **Resonanzfrequenz**, sie ist die sog. 1. Determinante eines Messsystems.

Die Energie kann durch Resonanz so sehr verstärkt werden, dass Gebäuden einstürzen, wenn sie von außen mit ihrer Eigenfrequenz angeregt werden. Resonanz dient aber auch

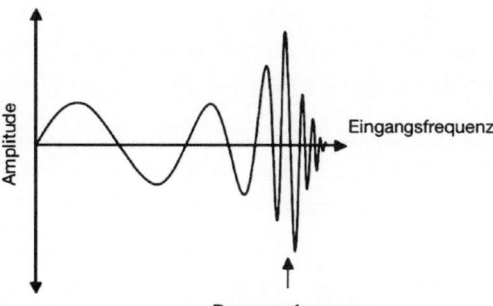

◘ **Abb. 3.1** Resonanzfrequenz: Die Eingangsfrequenz wird zunehmend erhöht. Bei Erreichen der Resonanzfrequenz zeigt die Amplitude des schwingenden Systems zum Maximalwert (und fällt danach wieder ab)

dem **Empfang von Radiowellen**: durch Einstellen der Frequenz elektrischer Schwingkreise des Empfängers wird dieser zur Resonanz gebracht und so ein klarer Empfang möglich.

- **Vibration**

Resonanzschwingung, bei der der schwingende Körper plastisch deformiert wird. *Bsp. Vibrationen mit 3–30 Hz werden in der Physiotherapie zur Schleimlösung der Atemwege genutzt.*

3.1.2.2 Dämpfung

Diese bezeichnet die Abnahme der Amplitude eines schwingungsfähigen Systems. *Bsp. Abschirmung elektromagnetischer Wellen (Lichtreflexion, Absorption, Strahlenschutz durch Bleischürzen) oder von Schallwellen.*

$$\text{Dämpfung} = \frac{\text{Eingangsstärke}}{\text{Ausgangsstärke}}$$

Dämpfung ist indirekt proportional zu der Zeit, welche das System zum Erreichen von Gleichgewichtsbedingungen benötigt (Abb. 3.2).

- **Dämpfung = 0**: Kurve schwingt unendlich um einen neuen Messwert (Messung unmöglich).
- **Unterdämpfung = 0–0,3**: Oszillation im Messsystem, dadurch Überschätzung der Messung („Schleuderzacke"), Resonanz.
- **Kritische Dämpfung = 1**: Dämpfung, bei der Änderungen der Werte sofort (ohne Zeitverzögerung) übertragen werden, d. h. die schnellste Messung ohne Überschießen oder Oszillieren.
- **Dämpfung > 1**: erreicht den neuen Wert sehr spät/gar nicht.
- **Optimale Dämpfung = 0,64**. Bei einer optimalen Dämpfung kommt es zu 1 bis 2 Oszillationen nach Wertänderungen.

Dämpfung ist die sog. 2. Determinante eines Messsystems.

- **Fast-Flush-Test im arteriellen Drucksystem**

Abrupter Druckanstieg durch das Spülen des Katheters (Öffnen der Druckbeutelflüssigkeit, an der 250–300 mmHg anliegen) mit anschließendem abruptem Stopp des Flusses. Abb. 3.2 zeigt den Druckkurvenverlauf mit optimaler bzw. Unter- oder Überdämpfung. Optimal ist ein negativer, gefolgt von einem positiven, etwas schwächeren Ausschlag.

3.1.3 Biosignalverarbeitung

Die Biosignalverarbeitung umfasst die Erhebung und Interpretation von Biosignalen (Abb. 3.3).

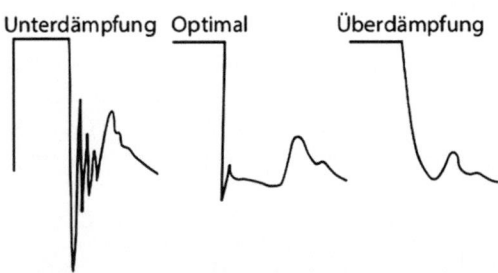

Abb. 3.2 Optimale Dämpfung sowie Unter- und Überdämpfung am Beispiel des Fast-Flush-Tests einer arteriellen Druckkurve. (Mit freundlicher Genehmigung aus: Heck M, Fresenius M, Busch C (2017) Repetitorium Anästhesiologie, 8. Aufl. Springer, Heidelberg Berlin)

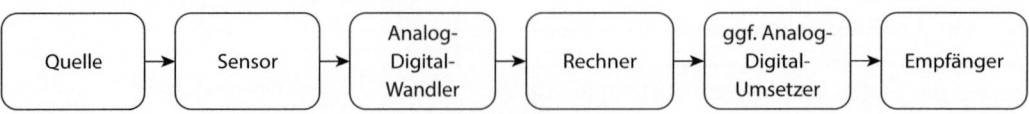

Abb. 3.3 Schematischer Ablauf der Biosignalverarbeitung

- **Wandler**
Gerät, das ein Signal einer Energieform (z. B. mechanische Energie eines Drucks) in eine andere (z. B. elektrischen Strom) umwandelt.

3.1.3.1 Analog-Digital-Wandler (ADU)

Ein Analog-Digital-Wandler (ADU) wandelt ein analoges Signal in ein digitales um.
Wichtige Kennzeichen des ADU sind:
- **Abtastung**: Erfassung des Signals in bestimmten Zeitabständen, d. h. diskret (▶ Abschn. 1.1.2).
  Abtastrate: Frequenz, in Abtastungen pro Sekunde (Hz). Für eine präzise Ableitung sollte es 8- bis 10-fach über der Signalfrequenz liegen. *Bsp. EKG: Eigenfrequenzen bis > 10 Hz → Abtastfrequenz > 100 Hz.*
- **Quantisierung**: Zuordnung des Signalwertes, z. B. der Spannung, zu einem Wert. Der Quantisierer bestimmt das Ein- und Ausgangsverhalten (Spannungsbereich, niedrigst- und höchstwertiges Signal).
- **Binäre Codierung**: Umwandlung in eine Binärzahl (▶ Abschn. 1.1.1).

3.1.4 Signaltransformation und Filter

Bei der Biosignalverarbeitung im ADU-Wandler werden Biosignale immer transformiert, da ein stetiges natürliches Signal in ein diskretes abgetastet wird.

Andere Transformationen sind:
- **Lineare Transformation**: Verstärkung und Verschiebung (Multiplikation, Division, Phasenverschiebung).
- **Logarithmische Transformation**: Wandlung in eine logarithmische Skala, *Bsp. Messung der Wasserstoffionenkonzentration als pH-Wert, Schallstärke in Dezibel (db).*
- **Exponenzielle Transformation**.

3.1.4.1 Fourier-Transformation

Jede periodische Funktion kann als Summe von Sinuswellen dargestellt werden (▶ Kap. 2). Mit Hilfe der **Fourier-Transformation** wird das Spektrum (also die Frequenzen) dieser Sinuswellen dargestellt, die Berechnung erfolgt unter Verwendung der komplexen Zahlen. Es erfolgt eine eineindeutige, umkehrbare Umwandlung des Zeitbereichs in einen Frequenzbereich.

3.1.4.2 Fehler durch Transformationen von Signalen

- **Lattenzauneffekt**: Verlust von Details im Spektrum (◘ Abb. 3.4: zu geringe Frequenz der Fourier-Transformation, Information geht verloren).
- **Leck-Effekt**: Beobachtungsperiode stimmt nicht mit der Signalperiode überein. Der Leck-Effekt ist nicht ganz vermeidbar, da Beobachtungszeiträume endlich sind

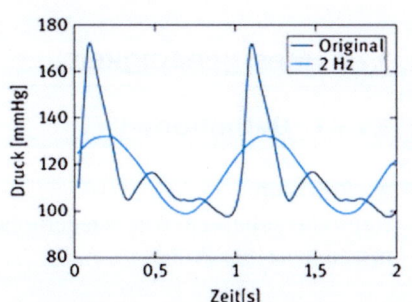
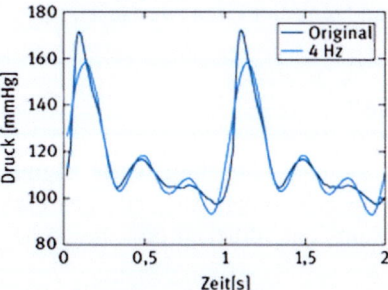

◘ **Abb. 3.4** Vergleich von 2 Abtastfrequenzen bei der Erfassung einer arteriellen Druckkurve. (Mit freundlicher Genehmigung aus: Jehle R, Czeschick JC, Freund T, Wellnhofer E (2015) Medizinische Informatik kompakt. DeGruyter, Berlin)

(*Bsp. intermittierendes Vorhofflimmern, das in manchen 24-Stunden-EKG verborgen bleibt*).

Um ein Signal zu rekonstruieren, muss die Abtastfrequenz mehr als doppelt so hoch sein wie die höchste Frequenz im Ausgangssignal, der sog. **Nyquist-Limit**:

$$f_{abstast} > 2 \times f_{signal}$$

3.1.4.3 Rauschen

Rauschen beschreibt ein zufällig verteiltes Störsignal.

Rauschen wird in dB als Verhältnis von Signal zum Rauschen gemessen:

$$\text{Signal to Noise Ratio (sNR)} = \frac{\text{Signal}}{\text{Rauschen}} (\text{dB})$$

- **Weißes Rauschen**: zufälliges Störsignal mit konstanter Dichte (Intensität) über das gesamte Spektrum.
- **Farbiges Rauschen**: Intensität des Rauschens ist frequenzabhängig. *Bsp. Störung des EKG-Signals durch eine 50 Hz-Wechselstromspannung.*

Rauschen kann reduziert werden durch:
- **Abschirmung** (wirkt als Filter für hohe Frequenzen).
- **Verstärkung** und **Digitalisierung** möglichst unmittelbar am Sensor.
- **Mittelung**: Da Rauschen ein zufälliges Signal ist, kann es herausgerechnet werden, wenn das Signal mehrfach aufgenommen wird – das zufällige Rauschen nähert sich dann 0 an (zentraler Grenzwertsatz).

3.1.5 Filter

Filter sind Systeme, die **eingehende Signale verändern**, z. B. indem sie Teile des Frequenzspektrums unterdrücken oder hervorheben.

Filter können **analog** oder **digital** (d. h. Berechnungen mittels einer Software nach Signalumwandlung) sein.

Filter können verstärken (Gain-Funktion) oder frequenzabhängig Phasen verschieben.

Filter haben einen
- **Durchlassbereich**: Spektrum, in dem das Signal ungehindert passieren kann.
- **Toleranzbereich**: Spektrum, das teilweise den Filter passieren kann.
- **Sperrbereich**: Spektrum, das nicht durchgelassen wird.

Es gibt die verschiedensten Filterarten, so können hohe (**Hochpassfilter**) bzw. niedrige (**Tiefpassfilter**) Frequenzen oder eine Bandbreite (**Bandpassfilter**, **Bandsperrfilter**) blockiert werden, aber auch Wertebereiche durch mathematische Korrekturen umliegender Werte verändern (Medianfilter, Gauß-Filter, Kantenfilter).

Die **3 dB-Grenzfrequenz** beschreibt dabei die Frequenz, bei der das Ausgangsignal auf $\frac{1}{\sqrt{2}}$ (ungefähr 0,7 oder 70 %) abgefallen ist – bei Bandpass- und Bandsperrfiltern gibt es entsprechend eine obere und eine untere 3 dB-Grenzfrequenz[1].

3.2 Messverfahren

- **Unspezifische Messungen**: z. B. Dichte, Viskosität, Wärmeleitfähigkeit, Löslichkeit, Refraktionsindex.
- **Stoffspezifische Messungen**: Massenspektrometrie (beeinflusst durch Feuchtigkeit), UV-Strahlung, Infrarotstrahlung, paramagnetische Messungen.

3.2.1 Messgenauigkeit

3.2.1.1 Definitionen

- Präzision

Reproduzierbarkeit von wiederholten Ergebnissen aus einer Probe.

---

[1] -3 dB (Dezibel), da $\log \frac{1}{\sqrt{2}} = \log(0{,}7) = -3$ dB.

Kapitel 3 · Medizintechnik und Beatmungsgeräte

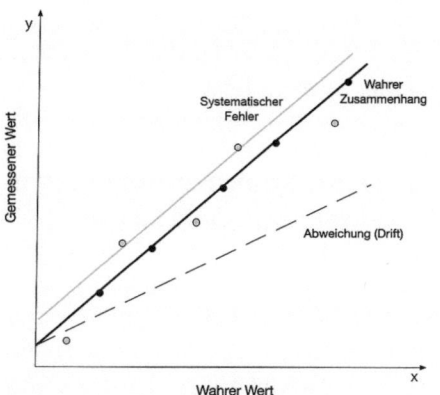

Abb. 3.5 Präzision und Genauigkeit (Erläuterung im Text)

- **Genauigkeit (Accuracy)**

Abweichung (Differenz) des Ergebnisses vom wahren Wert der Probe.

Den Unterschied zwischen Präzision und Genauigkeit zeigt ◘ Abb. 3.5.
- Die schwarze Linie zeigt einen linearen Zusammenhang.
- Die schwarzen Messpunkte zeigen eine genaue und präzise Messung dieses Zusammenhangs.
- Die grauen Messpunkte sind genau (liegen nahe schwarze Linie), aber nicht präzise (nicht reproduzierbar), da sie nicht auf der Linie liegen.
- Wenn allerdings die hellgraue Linie den wahren Zusammenhang darstellt, wären die schwarzen Messpunkte zwar präzise, aber ungenau (*Bsp. Blutdruckwerte bei nicht korrekt „genullter" Blutdruckkurve*).
- Die gestrichelte Linie zeigt einen systematischen Fehler mit Abweichung (Drift).

3.2.1.2 Systematische Fehler

- **Abweichung (Drift)**

Diese bezeichnet eine **feste Abweichung** vom wahren Wert durch systematische Fehler, z. B. durch verschobenen Nullpunkt oder falsche Kalibration der Geräte (schwarze Messpunkte und gestrichelte Linie in ◘ Abb. 3.5). *Bsp. „Nullen" der arteriellen Druckkurve korrigiert die Abweichung vom Nullpunkt.*

Weitere systematische Fehler: Falsche Beschriftung/Probenverwechslung, Bedienungsfehler von Gerät oder Software.

- **Nichtlinearität**

Dies ist ein systematischer Fehler bei Verwendung einer linearen Berechnung für nichtlineare Zusammenhänge (◘ Abb. 3.6).

- **Hysteresis**

Diese schreibt die Abweichung, deren Höhe vom Ausgangswert abhängt (◘ Abb. 3.6). *Bsp. Aufnahme von Narkosegasen, Druck-Volumen-Kurve der Lunge.*

3.2.1.3 Statistische Fehler

Unpräzise Messungen entstehen im Gegensatz zum systematischen Fehler durch **statistische Fehler** (d. h. stochastisch, zufällig). Sie können daher nur mit statischen Methoden behoben werden, z. B. durch häufige Wiederholungen, wodurch die Abweichungen vom wahren Wert geringer werden (▶ Abschn. 1.2.3).

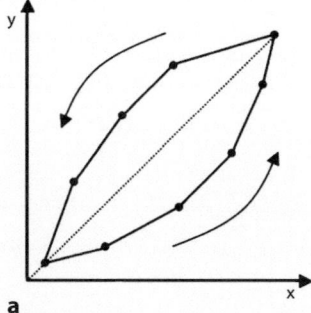
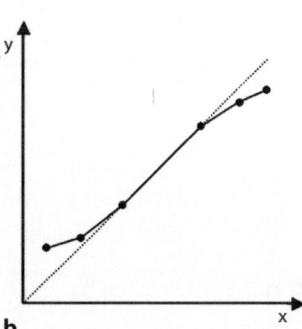

Abb. 3.6 Systematische Fehler. **a** Hysteresis und **b** Nichtlinearität

3.2.1.4 Physikalische Messungen und Kalibration

- **Eichung**

Diese erfolgt ausschließlich durch das Eichamt!

- **Kalibration**

Hierfür werden bekannte Messpunkte (*Bsp. CO_2-Kalibrationsküvette mit 0 und 40 mmHg*) verwendet, dadurch erfolgt die Kontrolle der zugehörigen x-Werte (Stromspannung, Absorption etc.). Für eine lineare Kurve benötigt man mindestens 2 Messwerten.

3.2.1.5 Einheiten

1 **Charrière** (Charr, Ch) = 1 French (Fr) = 1/3 mm. In der Regel für den Außendurchmesser verwendet, der Innendurchmesser wird meist in mm angegeben.

Gauge (American Wire Gauge) gibt an, wie oft ein Draht dünner gezogen werden muss, bevor man den vorliegenden Durchmesser erhält. D. h. je größer die Einheit Gauge, desto kleiner ist der Durchmesser. 1 Gauge = 7,3 mm, 18-Gauge-Kanüle mit Außendurchmesser 1,2 mm (3,6 Charrière) – der **Zusammenhang ist nicht linear**!

3.2.2 Licht: Spektrophotometrie, Fiberoptik und Laser

Licht, das durch Medien dringt, wird konzentrationsabhängig abgeschwächt (*Spektrophotometrie, Konzentrationsbestimmung*) oder an Grenzflächen gespiegelt wird (*Fiberoptik*).

3.2.2.1 Fiberoptik

Hierunter werden lose zusammengefasste, biegsame Glasfasern, die Licht leiten, wodurch eine hohe Lichtstärke („helles Bild") erreicht wird, verstanden (◘ Abb. 3.7). Im Gegensatz zur starren Optik ist es so möglich „um die Ecke" zu sehen. *Bsp. Endoskop, Bronchoskop.*

3.2.2.2 Laser

Das ist eine intensive, parallele Lichtstrahlung mit sehr engem Frequenzbereich, sog. **monochromatisches Licht** (▶ Abschn. 2.7). Das Laserlicht entsteht im **Lasermedium**, einem Stoff, in dem besonders viele Photonen entstehen (*Bsp. CO_2, Argon*; ◘ Abb. 3.8). Durch 2 parallel angeordnete Spiegel werden die Photonen immer wieder durch das Lasermedium geschickt, es entsteht ein Lichtstrahl hoher Intensität und damit Energie, der durch einen Schlitz in einem der Spiegel als Laserstrahl

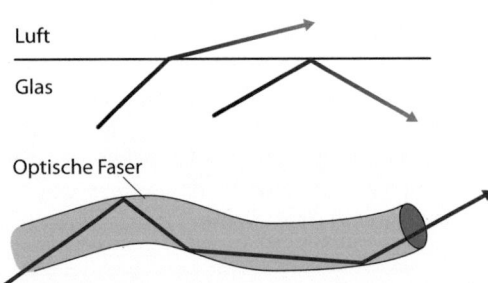

◘ **Abb. 3.7** Fiberoptik

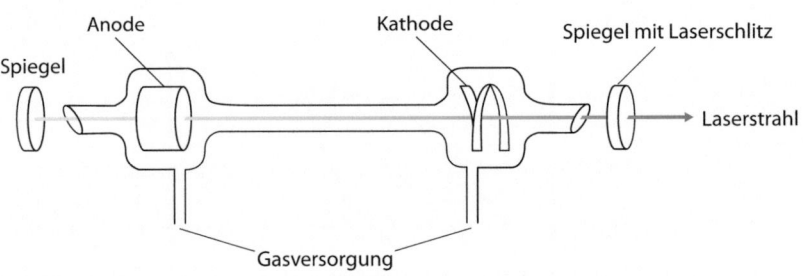

◘ **Abb. 3.8** Laser: Aufbau

Tab. 3.1 Risikobewertung von Lasern	
Klasse	Risiken
1	Sicher
1M	Schäden nach optischer Vergrößerung möglich
2	Sichtbares Licht (400–700 nm), maximal 1 mW, durch Blinkreflex abzuwehren
2M	Schäden denkbar, wenn durch ein optisches Instrument betrachtet
3R	Maximal 5 mW. Vorsichtiger Umgang
3B	Schäden bei direkter Exposition am Auge, Augenschutz! Bis 500 mW
4	Schäden für Auge oder Haut, Entflammen von brennbarem Material, > 0,5 W

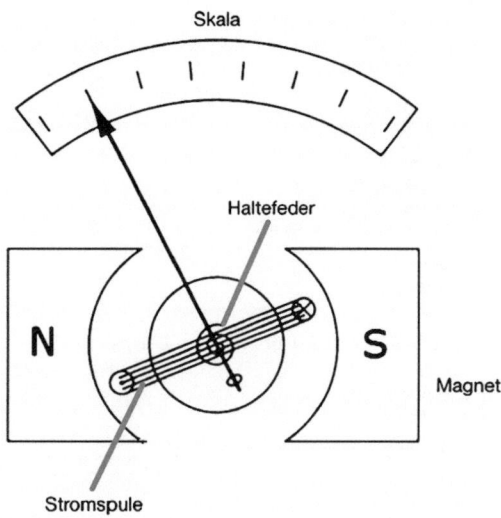

Abb. 3.9 Galvanometer

entweicht[2]. *Bsp. zahlreiche Anwendungen, wie Messtechnik, CD/DVD, Glasfaserkabel, Koagulation von Gewebe.*

Medizinische Laser: meist Risikoklasse 3 oder 4 (**Tab. 3.1**). Sie erfordern entsprechende Vorkehrungen: *Bsp. Augenschutz, Reduktion der F_iO_2 bei Laserung an den Atemwegen!*

3.2.3 Strom: Messung und Anwendung

3.2.3.1 Galvanometer

Die SI-Einheit **Ampere** (A) entspricht dem Fluss von $6{,}24 \times 10^{18}$ Elektronen pro Sekunde. Der Stromfluss wird durch das magnetische Feld gemessen, das entsteht, wenn elektrischer Strom durch eine Spule fließt, ▶ Abschn. 2.5.3; **Abb. 3.9**. Die Stärke des magnetischen Feldes hängt dabei von der Stromstärke ab. Die in der Spule angebrachte Magnetnadel wird ausgelenkt und diese Auslenkung auf einer Skala sichtbar (*Bsp. bei früheren Messgeräten und Musikverstärker*). Alternativ es wird ein Spiegel auf der Nadel

---

2 A. Einstein bezeichnete 1917 (damals nur theoretisch) die stimulierte Emission als Gegenstück zur Absorption von Licht.

angebracht, der einen Lichtstrahl entsprechend ablenkt (Spiegelgalvanometer). *Bsp. bei (älteren) EKG-Geräten wird die Magnetnadel über Thermopapier geführt und so das EKG ausgedruckt.*

Andersherum entsteht ein elektrisches Potenzial, wenn sich ein Leiter durch das Magnetfeld bewegt. Dieses Potenzial kann genutzt werden, um den Fluss von elektrischen Leitern (*Bsp. den Blutfluss*) zu messen.

3.2.3.2 Reduktion von elektrischer Störstrahlung

- **Isolierte Kabel** in Form eines **Faraday-Käfig**: Externe Interferenzen fließen nach außen ab (*Bsp. Blitzschlag am Auto*).
- **Twisted-Pair-Kabel**: Zwei ineinander verdrillte Kabel leiten Signale als gleiches und als gegenteiliges Signal → Störungen betreffen beide Kabel gleichermaßen und werden durch Subtraktion aus dem Signal heraus gerechnet (**Abb. 3.10**).

3.2.3.3 Diathermie (Elektrokauter)

Diathermie ist die Abgabe von Wärme ans Gewebe mithilfe von hochfrequenten (300 kHz

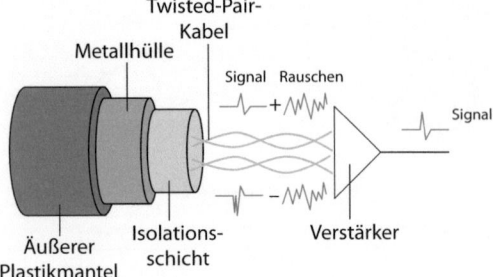

◘ **Abb. 3.10** Twisted-Pair-Kabel am Beispiel EKG

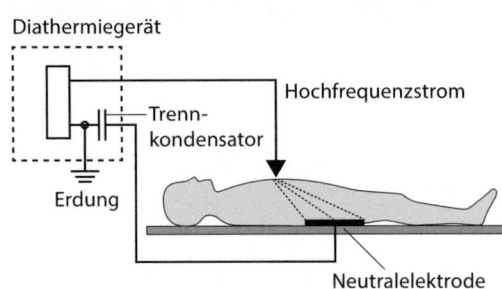

◘ **Abb. 3.11** Anwendung der Diathermie am Patienten. Der Trennkondensator zwischen Diathermiegerät und Neutralelektrode erdet diese und schützt den Patienten vor einem Spannungsunfall mit der 50-Hz-Netzspannung

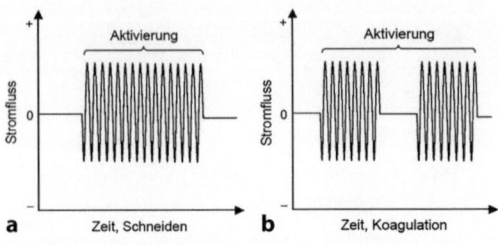

◘ **Abb. 3.12** Stromfluss der Diathermie **a** beim Schneiden und **b** beim Koagulieren

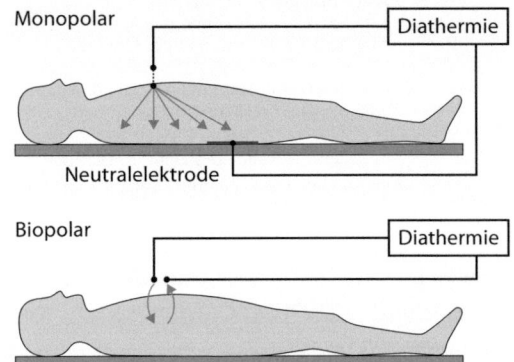

◘ **Abb. 3.13** Mono- und bipolarer Kauter

bis 4 MHz, Energie von 50–500 Watt) elektrischen Strom. Die Diathermie beruht auf der Applikation einer hohen Stromdichte (und damit Energie) auf einer kleinen Fläche (◘ Abb. 3.11).

Durch Verbrennung des Gewebes werden auch zuführende Gefäße verbrannt, Schnitt und Blutstillung erfolgt in einem Schritt. Beim **Schneiden** wird ein kontinuierlicher, hochfrequenter Wechselstrom abgegeben, beim **Koagulieren** intermittierend (gepulst), sodass die Energie bei der Koagulation niedriger ist und das Gewebe v. a. denaturiert (und nicht verdampft) wird (◘ Abb. 3.12).

— **Monopolare Kauter** (häufigste Technik) lassen den Strom über eine großflächige Neutralelektrode abfließen → geringe Stromdichte im Körper, keine Verbrennungen. Wird nur wenig Strom benötigt (*Bsp. Zahnmedizin, Dermatologie*), kann die Neutralelektrode weggelassen werden. Der Strom fließt dann nur durch das Gewebe zurück ins Gerät (◘ Abb. 3.13).

— Beim **bipolaren Kauter** fließt der Strom durch die Spitze des Geräts, z. B. einer Pinzette. Dadurch wird weniger Leistung zur Koagulation benötigt, aber v. a. wird nur das Gewebe zwischen den Pinzettenspitzen koaguliert (*Bsp. präzise Arbeiten in der Neuro-/Mikrochirurgie*) und es kommt zu weniger Interaktionen mit EKG (Schrittmacher, AICD; ◘ Abb. 3.13).

Risiken:

— **Verbrennungen**, insbesondere bei nicht korrekt sitzender Neutralelektrode (höhere Stromdichte an der kleineren Elektrode, Ionisierung der Luft zwischen Haut und Elektrode) oder wenn PatientInnen feucht liegt und dadurch der Hautwiderstand sinkt (*Bsp. Desinfektionsmittel, leckende Infusion, Schweiß*).

— **Interaktionen mit dem Monitoring**.

Kapitel 3 · Medizintechnik und Beatmungsgeräte

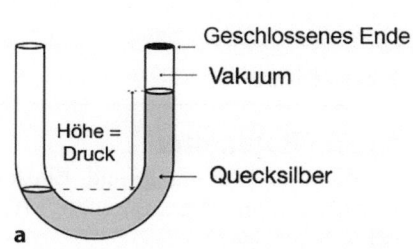 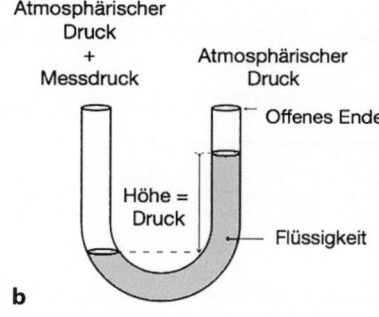

Abb. 3.14 Barometer **a** und Manometer **b** im Vergleich

- **Fehlfunktion von Schrittmachern/AICD** bis zur Defibrillation, Myokardschädigung → bipolare Kauter, wann immer möglich!

Vorsichtsmaßnahmen:
- Guter Kontakt der Neutralelektrode.
- Inbetriebnahme der Diathermie erst nach Kontakt zum Gewebe.
- Ausreichender Abstand von Elektroden (EKG u. a.) vom OP-Gebiet.

3.2.4 Druck

3.2.4.1 Definitionen
Bei der Messung von Drücken wird der Hochdruckbereich > 1 bar vom Niedrigdruckbereich (< 1 bar) unterschieden.

- **Anaeroide Messung**

Dies ist die Messung von Drücken ohne den Einsatz von Flüssigkeiten, die Messung erfolgt in einer evakuierten Messkammer (0–5 mbar Restdruck).

- **Barometer**

Messung des atmosphärischen Drucks, System nach außen hin geschlossen (Vakuum; Abb. 3.14a).

- **Manometer**

Messung des Drucks ober-/unterhalb des atmosphärischen Drucks, System nach außen hin geöffnet, sodass der atmosphärische Druck rausgerechnet wird (Abb. 3.14b).

3.2.4.2 U-Rohr-Manometer
Abb. 3.14b

3.2.4.3 Bourdon-Manometer (Rohrfeder-Manometer)
Beim Bourdon-Manometer erfolgt die anaeroide Messung nicht in einem flüssigkeitsgefüllten U-Rohr, sondern mit Hilfe einer gespannten Feder, v. a. für Druckmessungen im Hochdruckbereich.

Das Prinzip des Bourdon-Manometers kann bei gleichbleibendem Druck auch für Temperaturmessungen verwendet werden (Abb. 3.15).

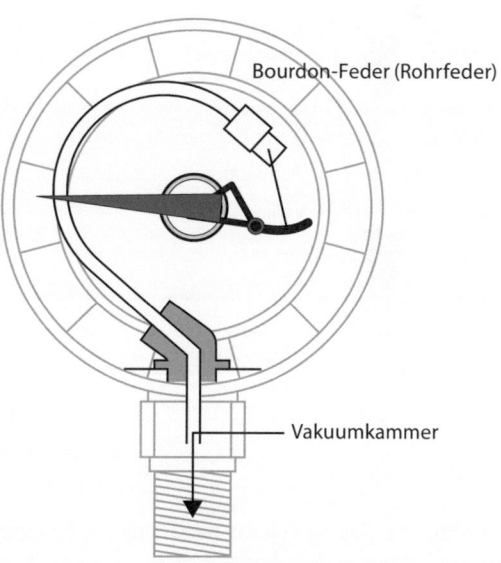

Abb. 3.15 Bourdon-Manometer

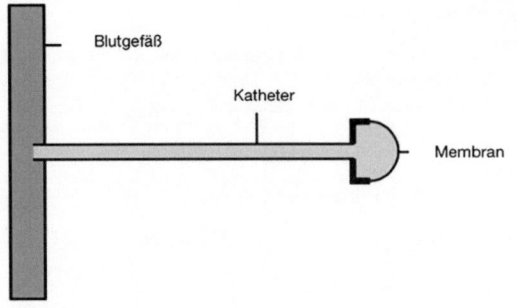

Abb. 3.16 Elektromanometer

Bei Druck wird die Rohrfeder (Bourdon-Feder) gespannt (aufgebogen), die Stärke des Drucks wird durch den Zeiger auf der Skala angezeigt. *Bsp. Druckanzeige auf Gasflaschen.*

3.2.4.4 Elektromanometer
Hier erfolgt die Umwandlung eines Drucks über eine Membran in ein elektrisches Signal (*Bsp. invasive Blutdruckmessung*; Abb. 3.16).

3.2.5 Fluss

3.2.5.1 Rotameter
Es dient der Messung und Einstellung der Gasflüsse am Narkosegeräte (O_2, N_2O) (Abb. 3.17).

Funktionsweise: Anhebung eines Zylinders (Bobbin) oder einer Kugel in einer Röhre durch den Gasfluss bei variabler Öffnung. Es herrscht ein konstanter Druck, der den Schwimmer anhebt.

Ablesung: Erfolgt an der **Oberkante des Zylinders** bzw. in der **Mitte bei Kugeln**!

Im Rotameter treten sowohl turbulente als auch laminare Strömungen auf, die Dichte und Viskosität des Gases beeinflussen die Eichung:

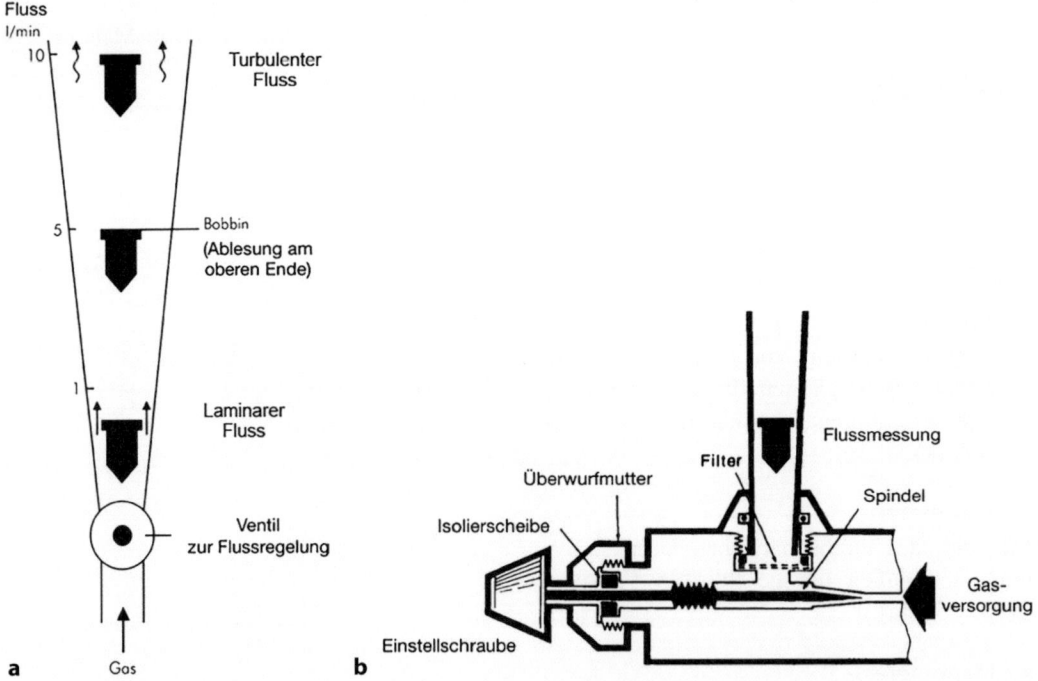

Abb. 3.17 Rotameter **a** und Nadelventil **b**. (Mit freundlicher Genehmigung mod. nach: Davies P (1995) Basic Physics and Measurement in Anaesthesia)

- **Niedriger Fluss**: Fluss abhängig von Viskosität.
- **Hoher Fluss**: Fluss abhängig von Dichte. (*Bsp. Cyclopropan hat die gleiche Dichte wie CO_2, aber 60 % der Viskosität: Fehler 18 % bei hohem Fluss, aber 100 % bei niedrigem Fluss*)

Nachteil: Schwimmer kann „steckenbleiben", durch Reibung oder durch elektrostatische Aufladung des Zylinders an der Wand der Messröhre.

Messgenauigkeit 5 %, bei Verwendung von 2 Röhren (je für hohe und für niedrige Flüsse) 2,5 %. *Bei Narkosegeräten mit Lachgas besteht eine Verbindung zwischen Sauerstoff- und Lachgasventil, sodass eine F_iO_2 von 25 % nicht unterschritten werden kann.*

Im **Nadelventil** herrscht ein linearer Fluss, der daher nur vom Durchmesser des Kanals abhängt. Es wird neben dem Flowmeter des Narkosegeräts auch in Gasflaschen verwendet.

3.2.5.2 Wright-Spirometer (Wright-Spitzenflussmessgerät, Peak-Flowmeter)

Es dient der Messung des Flusses (**Anemometer**, „Windmesser").

Das Ausatemgas wird gegen ein Flügelrad und durch einen Ausatemspalt geleitet (◘ Abb. 3.18). Die Breite des Ausatemspaltes vergrößert sich mit zunehmendem Gasfluss (ähnlich dem Rotameter), der Druck ist somit konstant. Die Rotation des Flügelrades wird über eine Feder auf einer Skala angezeigt, bei maximalem Fluss wird der Flügel durch eine Arretierung festgehalten (Manuelle Nullstellung nach der Messung notwendig).

Spitzenfluss in der Ausatmung von 400–500 l/min (Messung bis 1000 l/min möglich).

Wird der Gasfluss über die Zeit integriert, erhält man ein Volumen (Tidalvolumen V_t bzw. bei Messung über eine Minute das Atemminutenvolumen).

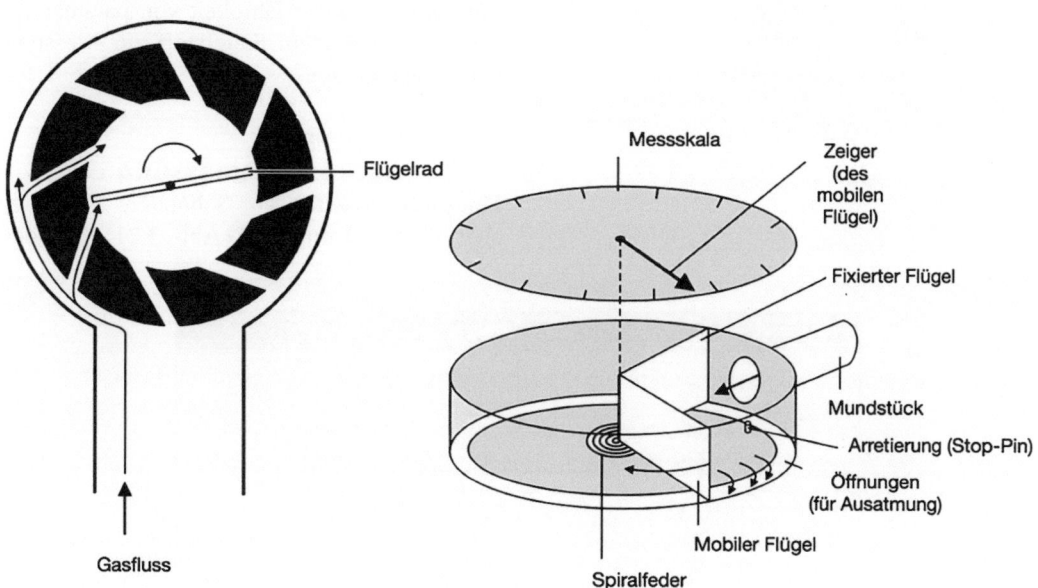

◘ **Abb. 3.18** Wright-Spirometer mit Flügelrad und unilateraler Flussrichtung (Ansicht von oben und von der Seite)

3.2.6 Gase

3.2.6.1 O$_2$-Messung: Galvanische Brennstoffzelle

Die galvanische Zelle dient der Messung von Sauerstoffkonzentrationen in Gasgemischen (◘ Abb. 3.19).

Aufbau und Funktionsweise: **Bleikathode** und **Goldanode**, die in einer **Kaliumhydroxid-(KOH)-Lauge** schwimmen. Durch eine für Sauerstoff permeable Membran dringt Sauerstoff in die KOH-Lösung ein, der an der Goldkathode Elektronen entzieht, dabei entstehen weitere OH$^-$-Ionen. An der Bleielektrode reagiert Blei mit Hydroxid zu Wasser und Elektronen, es fließt ein Strom: $2\,Pb + 4\,OH^- = PbO + H_2O + 2\,e^-$.

Die Brennstoffzelle benötigt keine Stromzufuhr, da sie selbst Strom erzeugt (daher der Name); sie muss aber ausgetauscht werden, wenn die Bleianode verbraucht ist. *Bsp. inspiratorische O$_2$-Messung am Narkosegerät.*

3.2.6.2 O$_2$-Messung: Paramagnetische Sauerstoffmessung

Sauerstoff hat, im Gegensatz zu den meisten anderen Gasen, **paramagnetische Eigenschaften**, d. h. im Magnetfeld werden die O$_2$-Moleküle parallel ausgerichtet. 2 im Magnetfeld angebrachte, mit Stickstoff gefüllter Glaskugeln werden durch diese Ausrichtung gedreht, diese Drehung wird über die Auslenkung eines Lichtstrahls über einen Spiegel gemessen (◘ Abb. 3.20).

Statt der Photozelle kann auch die Änderung der Wärmeleitfähigkeit von paramagnetisch ausgerichtetem Sauerstoff zur Messung verwendet werden.

3.2.6.3 CO$_2$- und Narkosegasmessung

Hauptstromverfahren: Schnellere Messung, aber höherer Totraum (◘ Abb. 3.21). Kohlen-

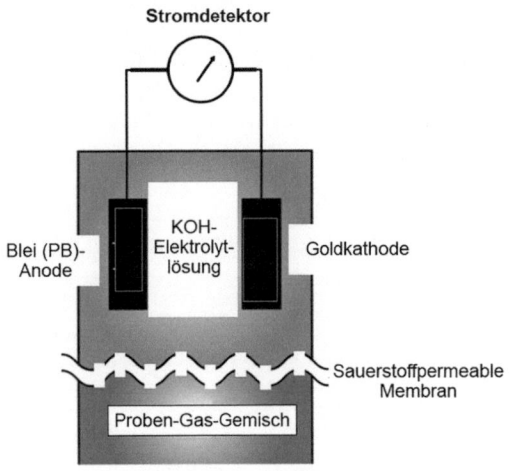

◘ **Abb. 3.19** Sauerstoff-Brennstoffzelle (Galvanische Zelle)

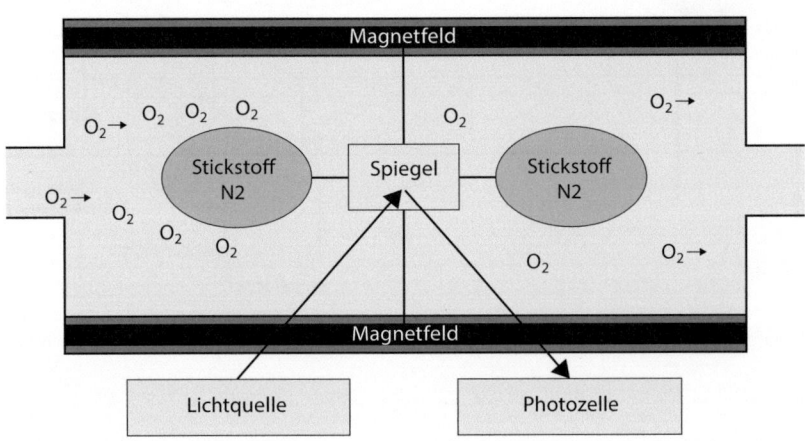

◘ **Abb. 3.20** Paramagnetische Sauerstoffmessung

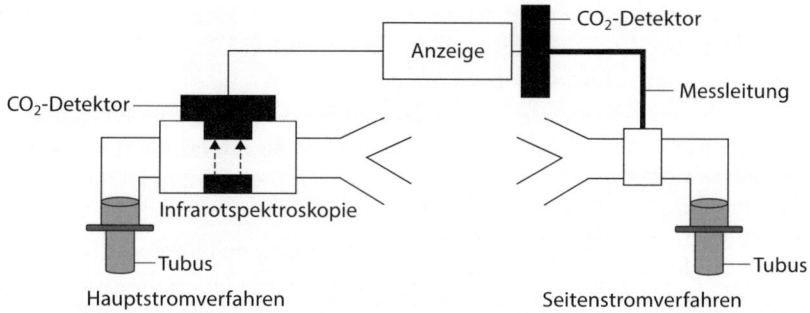

Abb. 3.21 CO_2-Messung im Haupt und im Nebenstromverfahren

dioxid wird am Intensivrespirator meist im Hauptstromverfahren gemessen: Dabei liegt der CO_2-Detektor („Küvette") im exspiratorischen Schenkel des Atemschlauchsystems.

Nebenstromverfahren (Abb. 3.21): Ein Teil des Gasflusses wird in das Messgerät (Detektor) umgeleitet (60 oder 200 ml/min, d. h. zulässig ab > 5 kg: Bei kleinen Kindern das Verhältnis CO_2-Messung im Nebenstromverfahren zum gesamten Atemminutenvolumen relativ hoch.) Nachteil der Messung im Nebenstromverfahren: Latenz der Messung, Fehlmessung bei Verstopfung oder Abknicken des Schlauchs Absaugvolumen.

Kohlendioxid und Narkosegase werden in der **Infrarotabsorptionsspektroskopie** gemessen (Abb. 3.22): Infrarotes Licht wird von den Gasen in unterschiedlicher, charakteristischer Form absorbiert (4-μm-Bereich für CO_2 und N_2O, 8- bis 9-μm-Bereich für Narkosegase). Für jedes Gas werden unterschiedliche Lichtfrequenzen verwendet.

3.2.7 Flüssigkeiten

3.2.7.1 Tropfenzähler

Das Volumen eines Tropfens in der Infusion hängt ab von:
- **Dichte und Oberflächenspannung** der Flüssigkeit,
- Größe und Form der **Röhre**,
- **Flussgeschwindigkeit**.

Klassisches Tropfenzählerrädchen: keine Messung! Nur sehr grobe Orientierung der Flussangaben, wenn überhaupt nur als Abschätzung verwendbar.

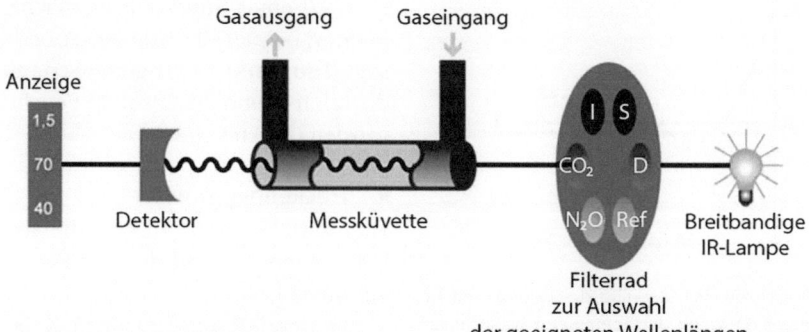

Abb. 3.22 Messung von Kohlendioxid (CO_2) und Narkosegasen in der Infrarotabsorptionsspektroskopie. *I* Isofluran, *S* Sevofluran, *D* Desfluran, N_2O Lachgas, *Ref* Referenz. (Mit freundl. Genehmigung nach: Kramme R (2016) Medizintechnik. Springer, Heidelberg Berlin)

Genauer: Photometrische Messung der applizierten Tropfen bzw. aktives Pumpen der Infusion (*Bsp. Infusomat, Perfusor, Injektomat*).

3.2.7.2 Coulter-Zähler
Er dient der Bestimmung der Anzahl von Partikeln in einer elektrisch leitfähigen Flüssigkeit.

Messprinzip: Änderung der Leitfähigkeit bei Durchgang durch eine Filteröffnung ist proportional zum Partikelvolumen. *Bsp. Zellzahl (Blutbild)*.

3.2.7.3 Osmometer
Es misst die Osmolarität (▶ Abschn. 2.3.4) einer Lösung (◘ Abb. 3.23).
- Zunächst **schnelle Kühlung** der zu messenden Lösung auf 0 °C.
- **Supercooling**: dann weitere, langsame Abkühlung auf −7 °C. Die Lösung bleibt flüssig.
- Anschließender **mechanischer Reiz** verfestigt die Lösung.
- Darauffolgende Erwärmen der Lösung und Messung der Schmelzwärme, die proportional der Osmolarität der Lösung ist.

Die **Gefrierpunktserniedrigung** (**Kryoskopie**) beträgt 1,86 °C/kg Lösung; *Bsp. Plasma friert bei −0,54 °C bei 270–310 mosm/l*.

Die Abkühlung von 0 auf −7 °C nutzt die Absorption von Hitze an der Verbindung zweier Metalle im sog. **Peltier-Effekt** (▶ Abschn. 2.5.3).

$$\text{Berechnete Osmolalität} = 1{,}86 \times [\text{Na}^+] + [\text{Harnstoff}] + [\text{Glukose}] + 9$$

- **Osmotische Lücke**

Diese gibt die Differenz zwischen berechneter und gemessener Osmolarität wieder.

Normal < 10–20 mmol/l. *Bsp. Eine vergrößerte osmotische Lücke weist auf unberücksichtigte gelöste Substanzen hin, z. B. Laktat, Ketone, Medikamente, Alkohol etc.*

3.2.8 Feuchtigkeit

3.2.8.1 Hygrometer: Messung der Feuchte

- **Haar-Hygrometer**

Messung der relativen Feuchte (Feuchte bei aktueller Temperatur). Ein Haar im Messgerät wird mit zunehmender Feuchte länger, in einem Bereich von 30–90 % Feuchte ist die Messung ausreichend genau (◘ Abb. 3.24a).

- **Regnault-Hygrometer**

Messung der Temperaturänderung einer Ätherlösung. Die zu messende Probe wird durch Äther in einem Silberrohr geleitet und dadurch abgekühlt, die Feuchtigkeit kondensiert auf einer Silberrohroberfläche. Die Temperatur, bei der die Kondensation beginnt, der sog. **Taupunkt**, wird gemessen, aus ihr kann die relative und die absolute Feuchte bestimmt werden (◘ Abb. 3.24b).

- **Trockenhygrometer**

Hier wird Feuchtigkeit über die Verdunstungskälte gemessen und die jeweilige Temperatur verglichen.

Weitere Messmethoden sind die Änderung elektrischer Leitfähigkeit durch die Feuchte, Massenspektrometer oder durch Lichtabsorption.

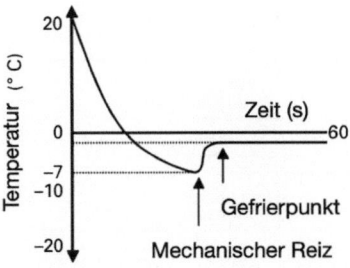

◘ **Abb. 3.23** Prinzip der Messung der Osmolarität im Osmometer durch Messung der Temperatur nach Supercooling und mechanischem Reiz. (Mit freundl. Genehmigung nach: Cross M, Plunckett E (2008) Physics, Pharmacology and Physiology for the Anesthetist. Camebridge University Press)

Kapitel 3 · Medizintechnik und Beatmungsgeräte

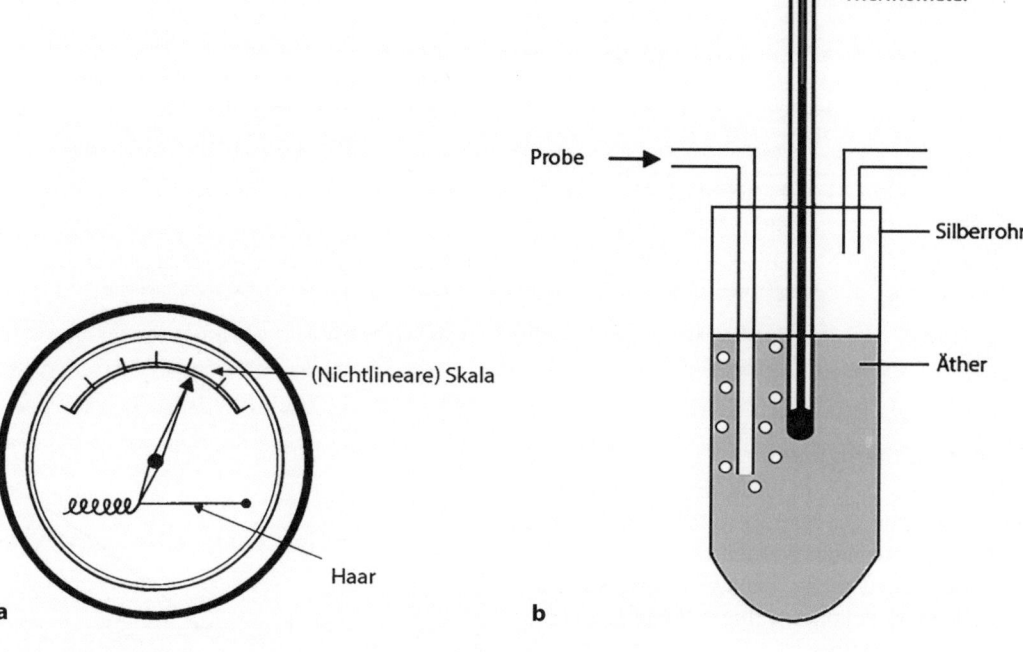

Abb. 3.24 Hygrometer. **a** Haar-Hygrometer und **b** Regnault-Hygrometer

3.2.9 Temperaturmessung

Arten und Eigenschaften verschiedener **Thermometer** sind in ◘ Tab. 3.2 aufgeführt.

3.2.9.1 Flüssigkeitsthermometer

- **Quecksilberthermometer**

Knick am unteren Ende der Quecksilbersäule, sodass nach dem Abkühlen das Quecksilber nicht zurückfließt. Das Thermometer zeigt so die Maximaltemperatur an (◘ Abb. 3.25).
— Nachteil: langsam, erst nach 2–3 min wird die Umgebungstemperatur angezeigt. Bruchrisiko mit Vergiftungsgefahr durch Quecksilber.

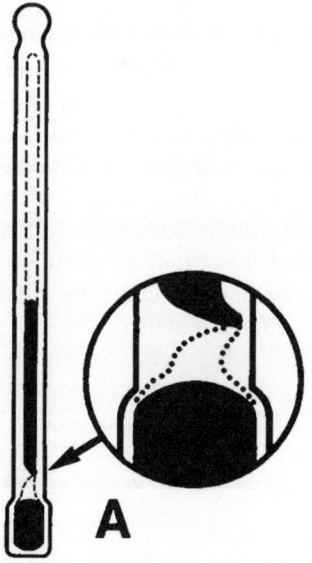

Abb. 3.25 Quecksilberthermometer

◻ **Tab. 3.2** Arten und Eigenschaften verschiedener Thermometer

Quecksilber	10–350 °C (Feststoff unter −39 °C)
Alkohol	−100 bis 50 °C (Siedepunkt 78,5 °C)
Bimetall	−80 bis 550 °C, Widerstandsthermometer, 2 Metalle, elektrische Messung
Thermistor	Je nach Bauart bis 700 °C, Widerstandsthermometer, Halbleiter, elektrische Messung
Bourdon-Thermometer	−147 bis 700 °C, Druckänderungen in Abhängigkeit von der Temperatur (analog Bourdon-Manometer)
Flüssigkristallthermometer	Unterschiedliche Messbereiche, Phospholipidkristalle, die unter Temperatureinfluss weiter/enger werden und so Licht anderer Wellenlängen emittieren → Farbverschiebung
Infrarotthermometer	−50 bis 5000 °C, misst die Wellenlänge der ausgesandten thermischen Strahlung (z. T. auch Pyrometer genannt)

- **Alkoholthermometer**

Alternative zum Quecksilberthermometer, kann bis zur Siedetemperatur von Alkohol (78,5 °C) verwendet werden.
— Nachteil: weniger genau, da die Ausdehnung von Alkohol weniger linear ist als die von Quecksilber.

3.2.9.2 Elektrische Thermometer

- **Bimetallthermometer (Thermoelement)**

Messung der Zunahme der Länge bzw. des elektrischen Widerstands (und damit der Spannungsänderung, Seebeck-Effekt, ▶ Abschn. 2.5.2; ◻ Abb. 3.26) mit zunehmender Temperatur. Metallarten: Messing/rostfreier Stahl, Kupfer/Konstantan (55 % Kupfer, 44 % Nickel, 1 % Mangan), da diese eine fast lineare Spannungsdifferenz in Abhängigkeit von der Temperatur zeigen.
— Nachteil: Geringe Spannung (0,04–0,06 mV/°C), Referenztemperatur notwendig (separate Messung oder Vergleich mit konstanter Temperatur), empfindliche Messung, langsame Reaktionszeit.

- **Thermistor**

Im diesen dagegen wird der (nichtlineare!) Abfall (!) des Widerstands im Halbleiter mit zunehmender Temperatur gemessen (◻ Abb. 3.27).

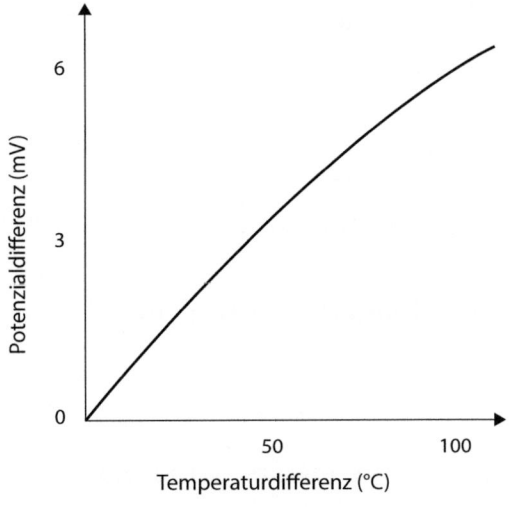

◻ **Abb. 3.26** Potenzialdifferenz und Temperatur im Thermoelement

— Vorteil: schneller Reaktion auf Temperaturänderungen.
— Nachteil: Kalibrationsfehler durch nichtlinearen Zusammenhang, kürzere Lebensdauer.

- **Thermostat**

Dies ist ein Schalter, der sich bei einer bestimmten Temperatur schließt oder öffnet.

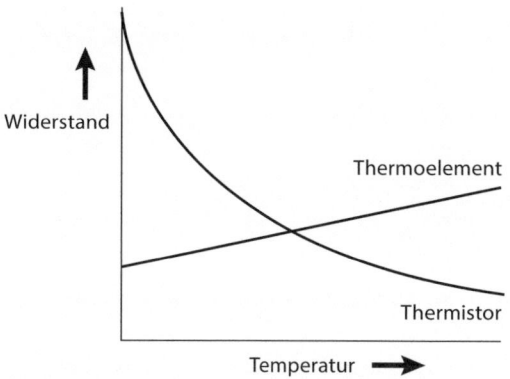

Abb. 3.27 Widerstand in Abhängigkeit von der Temperatur im Thermistor und im Thermoelement

3.2.9.3 Bourdon-Thermometer
Temperaturänderungen werden über Druckänderungen gemessen, da eine Änderung der Temperatur nach dem 3. Gasgesetz von Gay-Lussac (▶ Abschn. 2.3.2.1) eine Druckänderung zur Folge hat, analoge Messung wie beim Bourdon-Manometer.

3.3 Narkose- und Beatmungsgeräte

3.3.1 Einteilungen[3]

3.3.1.1 Nichtrückatemsysteme
Offene Systeme: Luftwege **offen zur Raumluft** (Träger des Gasfluss), keine Rückatmung, keine Schläuche, Ventile oder Reservoirs, dadurch auch kein Atemwegswiderstand. *Bsp. Schimmelbuschmaske.*

Halboffene Systeme: Einatmung über ein Narkosesystem, Ausatmung in die Umgebung → geringe Atemwegswiderstände, aber hoher Sauerstoffverbrauch. *Bsp. Ambu-Beutel.*

3.3.1.2 Rückatemsysteme
Dies sind Kreissysteme, bei denen ein Teil der ausgeatmeten Luft zurück zur Patientin geht. Kreissysteme enthalten daher einen CO_2-Absorber → Frischgasverbrauch $< 3\,l/min$.

Halbgeschlossene Systeme: Sowohl **Einatmung als auch Ausatmung erfolgt im Beatmungssystem**, ein Teil des Atemgases wird aber an die Umgebung abgegeben (*Bsp. Intensivrespirator*) bzw. in diese abgesaugt (*Bsp. Narkosegerät*).

Geschlossene System: **Keine Abgabe von Atemgasen in die Umgebung**, nur Zufuhr des verbrauchten Sauerstoffs (3–4 ml/kg/min) und evtl. Leckage.

3.3.2 Sauerstoffapplikation

Diese erfolgt im offenen System (◻ Tab. 3.3).

Während der Spontanatmung eines Erwachsenen beträgt der maximale Fluss in der Inspiration $> 30\,l/min$, d. h. mit einer normalen O_2-Maske (sog. **Hudson-Typ**) kann auch bei einem O_2-Fluss von $15\,l/min$ keine F_iO_2 1,0 erreicht werden.

Die **Venturi-Maske** nutzt dabei den Bernoulli-Effekt zur Applikation von Sauerstoff (▶ Kap. 2). Die Größe der Düsenöffnung bestimmt dabei das (feste) Verhältnis von mitgerissenem Fluss (Luft) zum treibenden Fluss (Sauerstoff), dadurch ist eine fixe F_iO_2 über den gesamten Atemzyklus gewährleistet, der Fluss muss dabei höher sein als der inspiratorische Fluss (s. o., nur so kann die fixe Sauerstoffkonzentration gewährleistet werden).

Bsp. 25% F_iO_2 durch 2 l Sauerstoff + 38 l Luft (mit F_iO_2 21 %): Berechnung 2 l Sauerstoff + 38 l Luft × 0,21 = 10 l Sauerstoff auf 40 l Gesamtfluss.

---

[3] Die Einteilung und Definition halbgeschlossen/halboffen ist nicht einheitlich, z. T. wird als Unterscheidung der Frischgasfluss (größer/kleiner als das Atemminutenvolumen) verwendet. Die vorgestellte Einteilung ist unseres Erachtens sowohl logisch und pragmatisch.

Tab. 3.3 Arten der O_2-Applikation

	Typ	F_iO_2	Anmerkung
Nasenbrille/-schlauch	Variable O_2-Konzentration	0,21–0,3	O_2-Gabe schwer kalkulierbar, aber gute Toleranz Applikation auch bei Mundatmung (Venturi-Effekt! durch die Nase)
Gesichtsmaske	Variable O_2-Konzentration	0,21–0,5	Öffnungen für Ausatemgas, Erhöhen den Totraum
Gesichtsmaske mit Reservoir und Ventil	Variable O_2-Konzentration, hohe F_iO_2	0,21–0,8	Hohe F_iO_2 durch Reservoir und Ventil (nur Ausatemluft geht durch seitliche Löcher)
Venturi-Gesichtsmaske	Fixe O_2-Konzentration	0,24–0,6	Farbkodierte Düsen für verschiedene F_iO_2. Niedriger Totraum, keine Rückatmung, hoher O_2-Fluss (Austrocknung) *Farbkodierung*: *blau = 0,24; weiß = 0,28; orange = 0,31; gelb = 0,35; rot = 0,40; grün = 0,60*
Venturi-T-Stück	Fixe O_2-Konzentration	0,24–0,6	Für Larynxmaske oder endotrachealen Tubus

3.3.3 Nichtrückatmungssysteme und T-Stück-Systeme

Einfache Beatmungssysteme bestehen aus einem **Beutel**, einer **Frischgaszufuhr** und einer **Beatmungsmaske**, die mit dem Beutel verbunden ist. Evtl. ist ein APL-Ventil (= Adjustable pressure limiting valve) für den endexspiratorischen Druck („PEEP-Ventil") ins System eingelassen. Die Füllung des Beutels ist dabei vom Frischgasfluss abhängig. Im **Ambu-Beutel** sind Ventile eingelassen, die Inspiration (über das System) von der Exspiration (in die Umgebung) trennen (◘ Abb. 3.28).

3.3.3.1 T-Stück-Systeme

Durch das **T-Stück wird Ein- und Ausatemweg voneinander getrennt**. Im Vergleich zum Beatmungsbeutel kann der Spitzendruck und

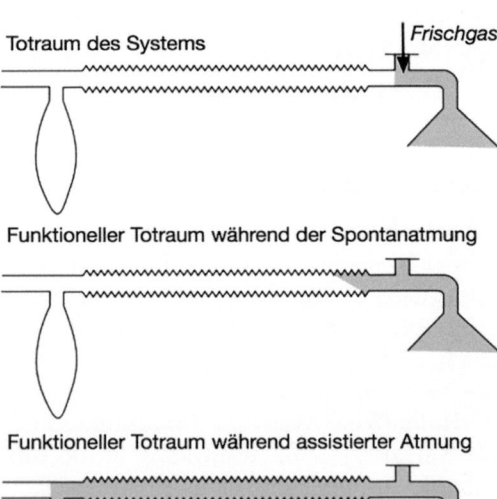

◘ **Abb. 3.29** T-Stück-Systeme und ihr Totraum. (Mit freundl. Genehmigung nach: Lin T, Smith T, Pinnock C (2008) Fundamentals in Anaesthesia. Cambridge University Press)

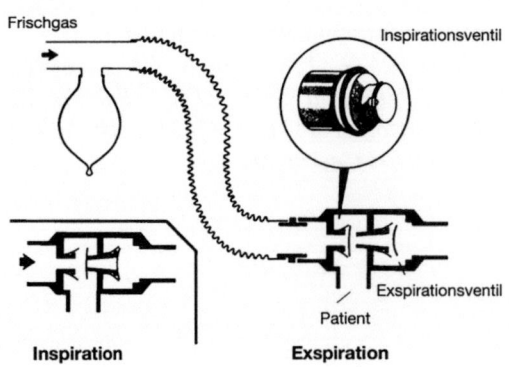

◘ **Abb. 3.28** Ambu-E-Ventil

das Tidalvolumen besser kontrolliert werden, da eine Beatmung mit verlängerter Inspiration möglich ist.

Die einfachste Version des T-Stück-System (nach Ayre, in Deutschland als **Kuhn-System** bekannt) enthält in der Ausatmung einen breiten Schenkel mit geringem Atemwegswiderstand, an dem die Patienten atmen (Kapazität des Schenkels ungefähr gleich dem Tidalvolumen): Im exspiratorischen Schenkel liegt eine Mischung aus Ausatemgas und Frischgas. Der **Frischgasfluss muss mindestens 2- bis 2,5-fache des Atemminutenvolumens** betragen, darunter kommt es zu einer Rückatmung der Ausatemluft (Gefahr der Hyperkapnie). Der Totraum der Systeme hängt im Weiteren von der Atmung ab (Spontanatmung, assistierte oder kontrollierte Beatmung; ◘ Abb. 3.29).

— Vorteil: keine Ventile, dadurch niedriger Atemwegswiderstand.
— Nachteil: hoher Frischgasfluss während der Spontanatmung.

Koaxial-T-Stück: Gaszufuhr über einen Schenkel im T-Stück, dadurch kompaktere Bauweise (Bain, Penlon). Der Nachteil ist allerdings, dass Brüche im inneren Schlauch unerkannt bleiben können.

Demand-Ventile sind **inspiratorische Ventile mit geringem Widerstand**, die den Gasfluss nur bei aktiver Einatmung öffnen. *Bsp. Sie werden bei Atemgeräten von Tauchern und der Feuerwehr, aber auch für Entonox-Applikation verwendet.*

3.3.3.2 Mapleson-Klassifikation für halboffene Beatmungssysteme

Dies ist eine Einteilung der halboffenen Narkosesysteme mit Ventil, die auf einem Cycling von Inspiration zu Exspiration beruht und immer wieder für Verwirrung sorgt (aber v. a. in internationalen Examina gerne gefragt wird; ◘ Tab. 3.4, ◘ Abb. 3.30).

3.3.3.3 Kreissysteme

Im Kreissystem ist **Atemkalk** eingelassen, welcher Kohlendioxid absorbiert, dadurch kann die (decarboxylierte) Ausatemluft wieder eingeatmet werden (◘ Abb. 3.31).

— Vorteil: Reduktion der Frischgasflüsse, dadurch weniger Wärmeverlust und geringe-

◘ **Tab. 3.4** Übersicht über Kreissysteme

Typ	Frischgas	Charakteristika
Magill (Mapelson A)	Patientfern	Reservoirbeutel, Ventil. v. a. für Spontanatmung. geringer Frischgasfluss ausreichend (70–80 % des AMV), ab 25 kg
Lack (Mapelson A)	Patientfern	Magill-System mit koaxialer Inspiration. Höherer Widerstand
Mapelson B	Patientnah	(Selten verwendet)
Water (Mapelson C)	Patientnah	Häufigstes halboffenes System, Frischgasfluss $\geq 15\,l/min$ (Gefahr des Rebreathings)
Bain (Mapelson D)	Patientnah	Koaxiales System mit Reservoirbeutel und Ventil → effizienter bei kontrollierter Beatmung als Magill-System
Ayre-T-Stück (Mapelson E)	Patientnah	Einfachstes T-Stück-System ohne Ventile, kein Beutel
Jackson-Rees-Modifikation (Mapelson F)	Patientnah	Ayre-T-Stück-System mit Reservoirbeutel, keine Ventile → Kinderanästhesie
Humphrey (Mapelson ADE)	–	Mapleson A für Spontanatmung und D/E für kontrollierte Beatmung

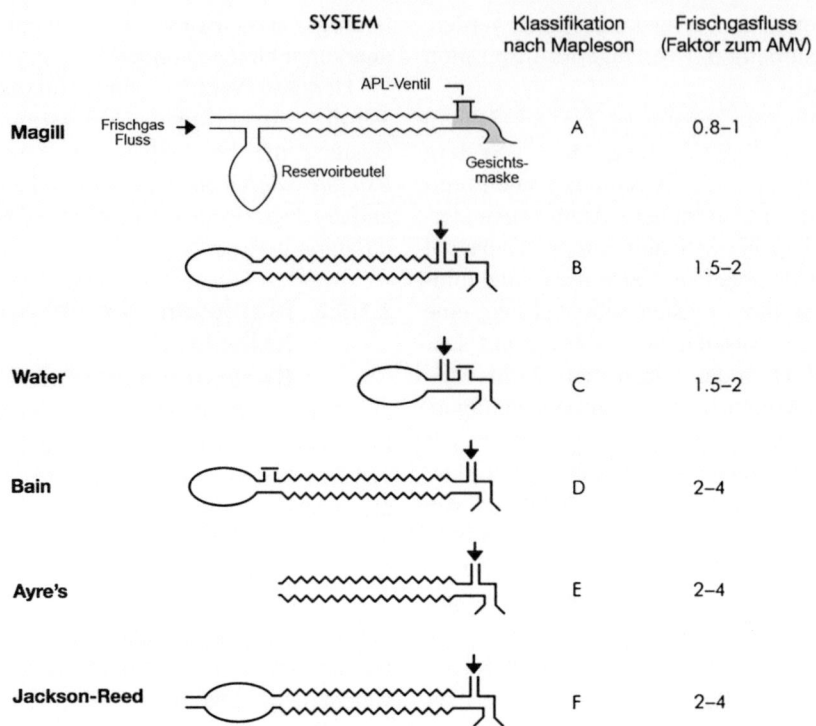

Abb. 3.30 Einteilung nach Mapleson (*grau* Totraum). *AMV* Atemminutenvolumen. (Mit freundl. Genehmigung nach: Lin T, Smith T, Pinnock C (2008) Fundamentals in Anaesthesia. Cambridge University Press)

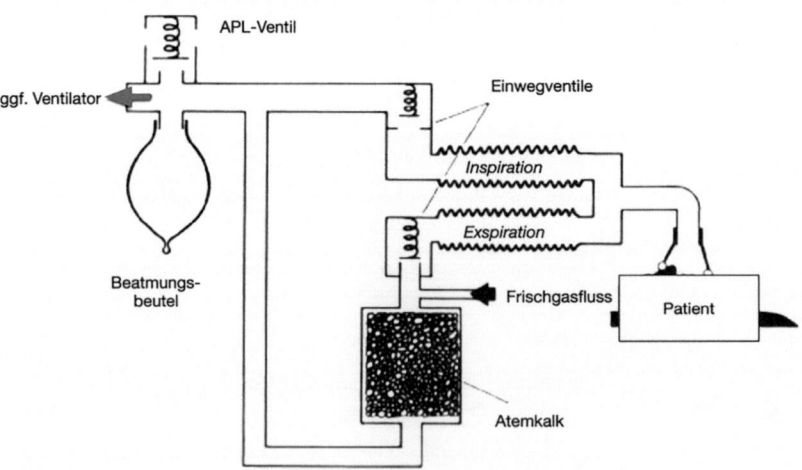

Abb. 3.31 Kreissystem

re Kosten sowie geringere Umweltkontamination bei Narkosen.
- Nachteil: Überwachung der Gaskonzentrationen notwendig. Atemwegswiderstände bei der Spontanatmung steigen v. a. durch die Ventile (Öffnungsdruck bei turbulenten Drücken bis 5 cmH$_2$O, der von PatientInnen überwunden werden muss).

3.3.4 Narkosegeräte

- **Narkosebeatmung**: Kurzfristige Beatmung, Schwerpunkt auf kontrollierten Beatmungsmuster, Applikation und Messung von Narkosegasen, geringe Gasflüsse (sparsamer!) mit Absorption von Kohlendioxid.
- **Intensivbeatmung**: Auch langfristige Beatmung kritisch Kranker, komplexe Beatmungsmuster, Unterstützung der Eigenatmung, Atemtherapie/NIV und Inhalation, Befeuchtung. Meist keine CO_2-Absorption oder Absaugung!

Bestandteile eines Narkosegeräts sind (◘ Abb. 3.32):
- Patientennahes **Y-Stück**, inspiratorischer und exspiratorischer Beatmungsschlauch.
- **Beatmungsbeutel**, APL-Ventil (Überdruckventil), Umschaltventil manuelle Beatmung.
- Beatmungsgerät, Beatmungsbalg.
- **Hochdruckventile**: Reduktion des Zuleitungsdrucks von 5 auf 1,5 bar im Gerät.
- **Niederdruckventile**: Von 1,5 auf 0,2 bar, in- und exspiratorisches Atemgaslenkung.
- O_2-**Flush**: mindestens 25 l/min.
- **Vapor**.

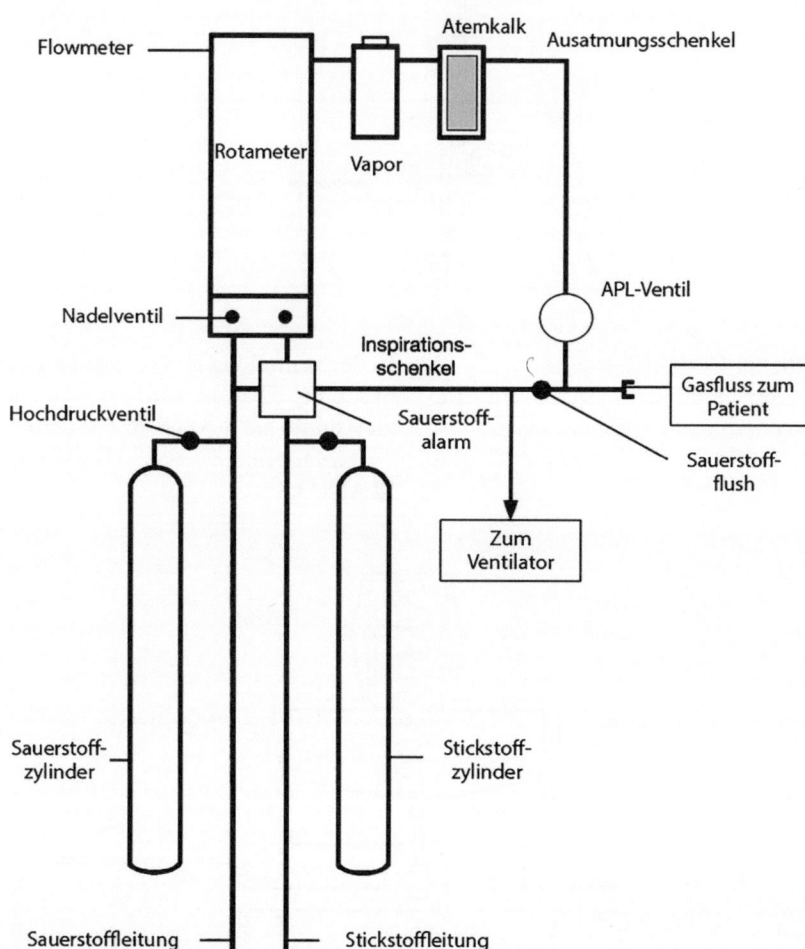

◘ **Abb. 3.32** Narkosegerät

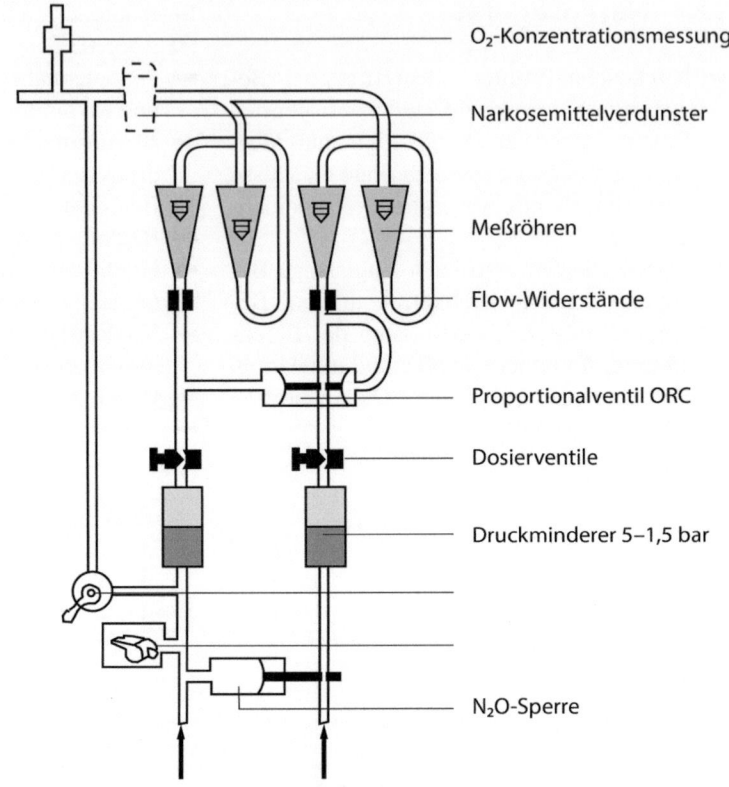

Abb. 3.33 Dosiereinheit von Narkosegeräten. (Mit freundl. Genehmigung der Fa. Dräger Medical, Lübeck)

- **Atemkalk** zur CO_2-Absorption.
- **Alarme** für erhöhten Druck im Beatmungssystem und Diskonnektion.

In der zentralen Gasversorgung liegt der Gasdruck bei 5 bar, es wird über Hochdruckreduzierventile auf 1,5 bar für das Gerät reduziert.

Grundprinzip von Narkosegeräten in ◘ Abb. 3.33.

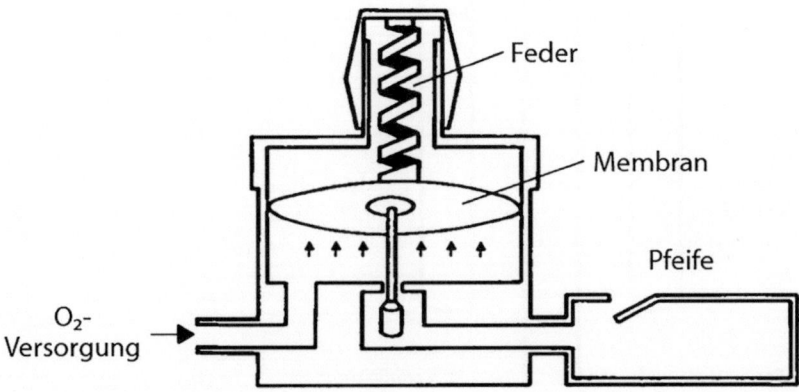

Abb. 3.34 Sauerstoffalarm. (Mit freundlicher Genehmigung nach: Davies P (1995) Basic Physics and Measurement in Anaesthesia. Butterworth-Heinemann, Elsevier, Oxford)

Kapitel 3 · Medizintechnik und Beatmungsgeräte

3.3.4.1 Sauerstoffalarm

Durch den Anschluss an die O_2-Versorgung mit entsprechendem Druck wird im Beatmungsgerät eine Feder nach oben gehalten. Fällt der Druck durch Abfall der O_2-Versorgung, fällt die Feder und eine Pfeife wird geöffnet, die den charakteristischen Ton erzeugt (◘ Abb. 3.34). Der **O_2-Alarm funktioniert mechanisch ohne Strom**, wird aber auch erst durch erneuten Druckaufbau in der O_2-Versorgung ausgeschaltet.

3.3.4.2 Check vor Benutzung von Narkosegeräten

- Ambu-Beutel oder andere (Not)beatmung bei Ausfall des Geräts?
- Absaugung, funktionsfähig?
- Strom, Akku?
- Sauerstoff korrekt angeschlossen und messbar?

3.3.5 Beatmungsmodi

Unterscheidung der Beatmungsmodi von Narkose- und Intensivbeatmungsgeräten nach (◘ Tab. 3.5):
- Volumen- (**VCV**) vs. druckkontrollierte (**PCV**) Beatmung.
- Kontrollierte vs. assistierte Beatmung.
- **Cycling** = wie wechselt das Beatmungsgerät von Inspiration auf Exspiration: Time- vs. Volume-Cycling.
- **Druckregulierte, volumenkontrollierte Beatmung (PRVC, „Auto-Flow")**: Druckkontrollierte Beatmung, aber Einstellung eines festen Zugvolumens.

- **Airway Pressure Release Ventilation (APRV)**: Beatmung mit 2 Drucklevel, aber verlängerte Inspirationszeit bis $> 4\,s$ und aktive Ausatmung (Exspirationsunterstützung). Time-cycled, Time-triggered, drucklimitiert (hoher mittlerer Atemwegsdruck, gutes Recruitment).

Wichtige Begriffe:
- **Nichtinvasive Ventilation (NIV)**, vs. IV: invasive Ventilation.
- **Positive endexspiratory Pressure PEEP**: Überdruck auch in der Ausatmung.
  PEEP = $PEEP_e$ (externer PEEP) + $PEEP_i$ (intrinsicher PEEP).
- **Continuous Mandatory Ventilation CMV**: Vollständig kontrollierte Beatmung (keine Aussage über Volumen- oder Druckkontrollierte Beatmung).
- **Intermittent positive pressure ventilation IPPV**: Meist mit volumenkontrollierter Beatmung gleichgesetzt, aber (historisch) kein PEEP.
- **Biphasic Positive Airway Pressure BiPAP = DuoPAP = BiLevel**: Beatmung auf 2 verschiedenen Druckniveaus.
- **Volumenkontrollierte Beatmung VCV**: Konstanter Atemgasfluss, bis das eingestellte AZV erreicht ist, ggf. inspiratorischer Pause. Linearer Druckanstieg.
- **Druckkontrollierte Beatmung PCV**: Variabler Atemgasfluss (dadurch konstanter Druck); time-cycled.
- **Pressure-Supported Ventilation PSV**: Flow-cycled, d. h. wenn der inspiratorische Spitzendruck am Ende der Inspiration abnimmt, stellt das Gerät auf Exspiration um.
- **Assisted Spontaneous Breathing ASB**: Unterstützte Spontanatmung, d. h. der

◘ **Tab. 3.5** Unterscheidung verschiedener Beatmungsparameter. (Nach S3-Leitlinie)

	Zielparameter	Inspiratorischer Gasfluss	Auswirkung auf die Atemwege
VCV	Tidalvolumen	Konstant	Inspirationsdruck
PCV	Inspirationsdruck	Dezelerierend	Tidalvolumen
PRVC	Tidalvolumen	Dezelerierend	Inspirationsdruck

spontane Atemzug wird vom Gerät erkannt und mit einer Druckapplikation unterstützt.
- **Synchronized intermittent mandatory ventilation SIMV**: Volumenkontrollierte Beatmung mit festen AZV und Mindest-AF, dazwischen Spontanatmung möglich. Ggf. ASB für spontane Atemzüge. Geschwindigkeit des AZV hängt vom inspiratorischen Fluss (30–60 l/min): Dieser muss ausreichend sein, um das AZV zu erreichen, sollte aber niedrig bleiben, um eine heterogene Ventilation von Alveolen mit unterschiedlicher Zeitkonstante zu verhindern und den Spitzendruck zu reduzieren.
- **Hochfrequenzbeatmung**: Beatmung mit Frequenzen von 300/min (100–9000/min, 3–15 Hz) mit sehr niedrigen Tidalvolumina von 1–3 ml/kg, hohem (!) Δp bis > 60 cmH$_2$O und aktiver Exspiration. **CAVE**: CO_2-Retention!

3.3.6 Vapor (Verdampfer)

Mit Ausnahme von Desfluran liegen volatile Anästhetika (▶ Abschn. 5.2) bei Raumtemperatur als Flüssigkeit vor. Sie haben einen hohen Dampfdruck und damit eine hohe Sättigungskonzentration (*Bsp. Isofluran: 31 % bei Raumtemperatur*). Im **Vapor** (Verdampfer; ◘ Abb. 3.35) wird die inspiratorische Konzentration auf eine klinisch verträgliche Dosis verdünnt.

Prinzip der **Boyle-(Mariot-)Flasche/-Verdampfer**: gleichmäßiger Druck und dadurch gleichmäßiger Fluss aus einem luftdicht geschlossenen Behälter.

Über ein Kontrollrad wird das Verhältnis des Gases im Bypasskanal zum Gas, das durch die Flasche strömt, gesteuert und so die Konzentration reguliert. Durch die Lamellenkonstruktion in der Flasche ist die Konzentration weniger vom Fluss abhängig, als wenn der Gasfluss direkt über das Narkosemittel strömen würde. Eine Isolation sorgt für eine konstante Temperatur im Vapor, heutige Vaporen haben eine temperaturgesteuerte Klappe.

Die **abgegebene Menge hängt von der Temperatur und vom Luftdruck ab** (▶ Abschn. 2.3.2): Der Sättigungsdampfdruck ist aber unabhängig vom Umgebungsdruck. Bei fallenden oder steigenden Umgebungsdrücken (Narkosen in großer Höhe bzw. in der Überdruckkammer) wird daher entsprechend weniger (bzw. mehr) Narkosegas aus dem Verdampfer abgegeben. Insgesamt ist **das Aufteilungsverhältnis Fluss im Bypass zu Fluss durch die Flasche unverändert**, dadurch wird derselbe Partialdruck abgegeben. Die Anästhesietiefe ist vom Partialdruck abhängig, der **Vapor** funktioniert daher **unabhängig vom Umgebungsdruck**.

Alternativ kann das Narkosegas auch über eine Düse eingespritzt werden: Dabei ist die abgegebene Konzentration unabhängig vom Gasfluss: Bei steigendem Fluss steigt auch das

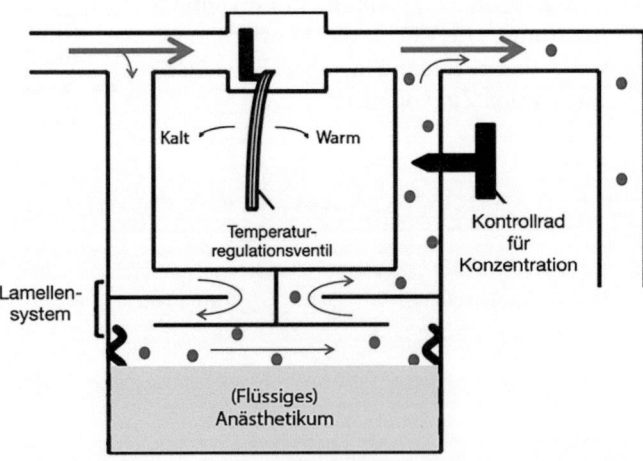

◘ **Abb. 3.35** Verdampfer

Druckgefälle an der Düse und die abgegebene Konzentration bleibt gleich.

Besondere Vaporen sind die **Desfluranvaporen**: Der Siedepunkt von Desfluran liegt bei ca. 23 °C. Der Vapor wird daher erwärmt, um eine konstante Gasabgabe zu erreichen.

Der **Verdampfer liegt immer zwischen dem Rotameterblock und dem O_2-Flush**, damit ein O_2-Flush nicht durch den Verdampfer strömt!

3.3.7 Kohlendioxidabsorption (Atemkalk)

Atemkalk bindet irreversibel Kohlendioxid (CO_2): 100 g binden 26 g Kohlendioxid.

Frischgasflusszufuhr und Vapor liegen hinter dem Absorber, sodass die Feuchtigkeit nicht in den Vapor gelangt.
- **Natriumhydroxid (Soda Lime)**: 4 % Natriumhydroxid (NaOH), 15 % gebundenes Wasser und 81 % Calciumhydroxid ($Ca(OH)_2$).
- **Bariumhydroxid (Baralime)**: 20 % Bariumhydroxid-Octahydrate ($Ba(OH)_2 \times H_2O$), 80 % Calciumhydroxid ($Ca(OH)_2$).

- **Chemische Reaktion Soda Lime**
- $CO_2 + H_2O \rightarrow H_2CO_3$
- $2\,NaOH + H_2CO_3 \rightarrow Na_2CO_3 + 2\,H_2O +$ Wärme
- $Na_2CO_3 + Ca(OH)_2 \rightarrow CaCO_3 + 2\,NaOH +$ Wärme

D. h. nur $Ca(OH)_2$ wird bei der Reaktion verbraucht, und es entstehen pro mol CO_2 2 mol Wasser und Wärme. NaOH (bzw. BaOH im Baralime) dagegen werden reaktiviert. Trockener Atemkalk reagiert mit volatilen Anästhetika (▶ Abschn. 5.2.2).

- **Porengröße**

Bei **kleiner Porengröße** des Atemkalks gibt es eine **größere Absorptionsfläche** für Kohlendioxid, es entsteht aber auch **erhöhter Atemwegswiderstand** im Gasfluss. Die übliche **Größe ist 4/8**, d. h. der Atemkalk passt durch ein Sieb mit 4 Öffnungen pro Inch, aber nicht durch ein Sieb mit 8 Öffnungen pro Inch.

Dazu gibt es im Atemkalk einen **Farbindikator**, der umschlägt, wenn der Atemkalk verbraucht ist.

3.3.8 Absaugung

3.3.8.1 Narkosegasabsaugung

Bei offenen Absaugsystemen ist der Sog offen zur Umgebung. Diese Systeme sind wenig effektiv und kontaminieren die Umgebung. Heute werden daher geschlossene Systeme verwendet. Ein Überleitungssystem beschreibt dabei ein Schlauchsystem von mindestens 30 mm Durchmesser zur Ableitung von Narkosegasen. Bei Anschluss an eine zentrale Wandversorgung muss der Saugschlauch Leckageöffnungen haben, sodass das Narkosegerät nicht leergesaugt wird.

Darüber hinaus sollte für eine effiziente Belüftung des OP-Saals, z. B. mit 15-fachem Luftaustausch pro Stunde, gesorgt werden.

3.3.9 Befeuchtung und Verneblung

- **Heat and Moisture Exchanger (HME-Filter)**

Mit Wasser gesättigtes Ausatemgas kühlt an einer Membran aus hygroskopischem (wasserabweisenden) Material ab, dort kondensiert das Wasser an der Membran. Bei der Einatmung wird Atemgas angewärmt und durch die kondensierte Feuchtigkeit an die Einatemluft abgegeben. Insgesamt entspricht das Prinzip des HME-Filters der Befeuchtung durch die Nase.

Effektivität 25 g/m^3 (70 %; ◘ Abb. 3.36), abhängig von der Umgebungstemperatur (schlechtere Befeuchtung bei hoher Temperatur), geringer bei hohem Atemminutenvolumen. Gefahr der Sekretablagerung.

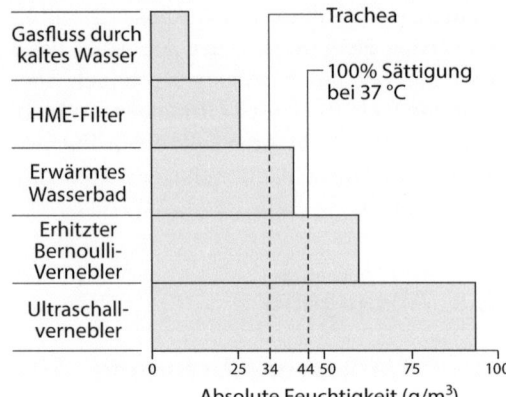

Abb. 3.36 Effektivität von Befeuchtern

- **Wasserbadverdampfer**

Einatemgas strömt durch das Wasserbad, zum Ausgleich der Verdampfungswärme wird das Wasserbad selbst erhitzt. Effektivität im physiologischen Bereich (95 %; **Abb. 3.36**).

- **Kaskadenbefeuchter**

Gas strömt durch eine perforierte Membran, erzeugt Schaum und somit eine große Oberfläche zur Gasbefeuchtung → effektive Befeuchtung.

- **Hochtemperaturbefeuchter**

Verdampfung von Wasser bei ca. 100 °C.

- **Vernebler (Ultraschall, Venturi u. a.)**

Verdampfung durch Ultraschallstimulation bzw. durch den Bernoulli-Effekt in der Venturi-Düse (▶ Abschn. 2.6.1) → Sehr effektive Befeuchtung. *Bsp. Im Vernebler liegt die ideale Tröpfchengröße zwischen 5–10 µm: ist sie kleiner, gelangt die Feuchtigkeit zu weit in die Alveolen, ist sie zu groß, bleiben sie in der Tracheal hängen.*

- **Problem aller Befeuchter**

Kondensation und Ansammlung von Wasser im (kühleren) Schlauchsystem mit Kontaminationsgefahr. Eine **Wasserfalle**, die mindestens so groß wie der Befeuchter sein muss, sammelt das Wasser und verhindert, dass es in die Atemwege gedrückt wird.

3.4 Bildgebung

3.4.1 Bildverarbeitung

3.4.1.1 Physiologogische Bildverarbeitung

- **Weber-Fechner-Gesetz**

Helligkeitsempfindung des menschlichen Auges ist proportional zum Logarithmus der Lichtintensität.

— **Rezeption**: neuronale Reizaufnahme.
— **Perzeption**: konkrete Reizwahrnehmung (z. B. des aufgenommenen Bildes).

3.4.1.2 Raster- und Vektorgrafiken

- **Rastergrafik**

Es handelt sich um in einer Matrix (d. h. zeilen- und spaltenweise) angeordnete Bildpunkte. Die Matrix wird auch als **Bitmap** bezeichnet.

Nachteile: Auflösung des Bildes ist von der Detailgenauigkeit der Matrix abhängig, Rastergrafiken brauchen relativ viel Speicherplatz, die Darstellung von schrägen Linien wird immer zu einem treppenartigen Verlauf verzerrt. *Bsp. Klassische Monitore, (analoge und digitale) Fotografien und Filme.*

- **Pixel (Picture Element)**

Dies ist ein konkreter Bildpunkt an einer Stelle (x, y) der Matrix.

- **Vektorgrafik**

Umwandlung von geometrischen Figuren in Vielecke (Polygone), deren mathematische Funktion stufenlos berechnet werden können. Durch Vektorgrafiken sind unendliche Vergrößerungen/Verkleinerungen möglich. Nachteil ist die schwierige Darstellung von Flächen. *Bsp. Moderne Straßenkarten auf Smartphones (geringerer Speicherbedarf, sehr schnelles, stufenloses Zoomen). Auch PDF-Dateien liegen in Vektorgrafikformat vor.*

3.4.1.3 Farbräume

- **Additiv**: Summe aller Farben ist weiß; je mehr Farben, desto heller wird das Bild. *Bsp. RGB: Rot Grün Blau (Monitore).*
- **Subtraktiv**: Summe aller Farben ist schwarz; je mehr Farben, desto dunkler wird das Bild. *Bsp. CMY: Cyan Magenta Yellow (Wasserfarbkasten, Drucker).*

3.4.1.4 Bildverarbeitung

Verarbeitung von Bildern (Signal mit hoher Redundanz) in Signale niedrigerer Redundanz sowie Kompression, Speicherung und Übertragung im Netzwerk. Bei der Bildverarbeitung erfolgt:
- **Diskretisierung** in die Rastermatrix.
- **Quantisierung**: Zuordnung der Helligkeit oder Leuchtdichte zu einem Zahlenwert, meist von 0–255.
- **Binarisierung**: z. B. 256 mögliche Werte pro Bildpunkt = 8 Bit.

Fehler in der Bildverarbeitung:
- **Rauschen** (s. o.).
- **Mangelnder Kontrast**: maximaler Grauwert < 255, minimaler Wert > 0.
- **Bildunschärfe**: durch mangelnden Fokus oder Filter.

Durch **Kompression** wird der Speicherbedarf des Bildes verringert, aber v. a. ist die Übertragung komprimierter Bilder im Netzwerk deutlich schneller.
- **Verlustfreie Kompression**: Es wird nur redundante Informationen entfernt, Rückumwandlung exakt möglich (*Bsp. GIF, ZIP, PDF*).
- **Verlustbehaftete Kompression**: Kompression z. B. mit Hilfe der Fourier-Transformation, Rückumwandlung ins Originalbild nicht garantiert (*Bsp. JPEG*).

3.4.2 Röntgen

Die (unterschiedliche) Absorption von **Röntgenstrahlung (γ-Strahlung)** ist die Grundlage der Röntgenbilder.

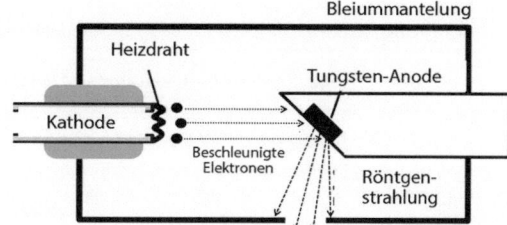

Abb. 3.37 Aufbau einer Röntgenröhre: Die Röntgenstrahlung entsteht durch Abbremsen der Elektronen an der Anode (kinetische Energie, die nach der Kollision frei wird). (Mit freundl. Genehmigung aus: Kalsi A, Balani N (2016) Physics for the Anaesthesia VIVA. Camebridge University Press)

Röntgenstrahlung entsteht, wenn Elektroden aus einer Kathode beschleunigt werden und auf eine Anode (meist aus Tungsten) treffen (Abb. 3.37). Durch eine Schildabschirmung aus Blei wird der Röntgenstrahl in eine Richtung gelenkt.

3.4.2.1 Digitale Subtraktionsangiografie (DSA)

Dies ist eine Gefäßdarstellung, bei der das Leerbild (die „Maske" ohne Gefäßdarstellung) von dem Kontrastmittelbild (Gefäßdarstellung) digital abgezogen (subtrahiert) wird.

Es entsteht eine detaillierte Darstellung kontrastmittelgefüllter Gefäße ohne störende Umgebung.

Angiografie auch im CT oder MRT (mit Kontrastmittel) möglich – aber mit geringerer Detailgenauigkeit als bei der intraarteriellen Kontrastmittelgabe.

3.4.3 Sonografie (Sono, Echo)

Die sonografischen Bilder entstehen durch die unterschiedliche Reflexion und Schallabschwächung in Geweben und Grenzflächen. Die Frequenz der Schallwellen liegt im Bereich von 2–20 (z. T. bis 40) Hz (Abb. 3.38 und Tab. 3.6).

◘ **Tab. 3.6** Ultraschall in verschiedenen Geweben. (Mod. nach Smith Fundamentals in Anaesthesia)

Gewebe	Schallgeschwindigkeit (m/s)	Dichte (kg/m³)	Impedanz (kg/m² × s)
Gas	330	1,3	0,0004
Fett	1470	970	1,43
Blut	1570	1020	1,53
Muskel	1568	1040	1,63
Knochen	4080	1700	6,12

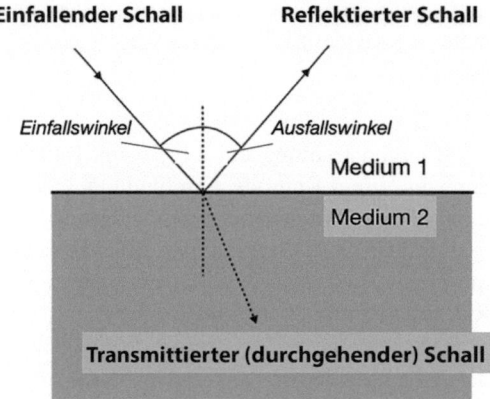

◘ **Abb. 3.38** Reflexion bzw. Transmission von Ultraschall an Grenzflächen

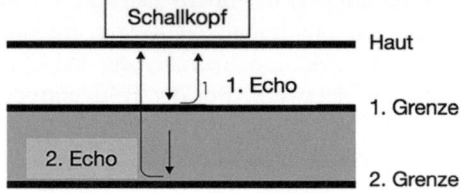

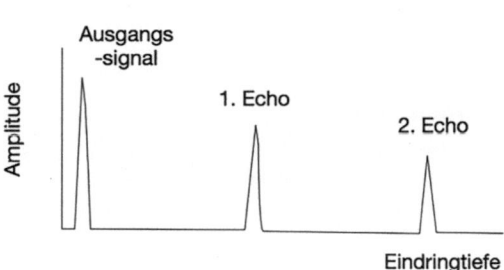

◘ **Abb. 3.39** Ultraschall: A-Mode

Vielfältige Anwendungen: *Bsp. Gefäße, Abdomen/innere Organe, Thorax, Herz, Punktionen von Gefäßen und Nerven. Schnell verfügbare, nichtinvasive, bettseitige Untersuchung.*

Die Messung in der Ultraschallsonde erfolgt über **piezoelektrische Kristalle** (PZT-5), d. h. Kristalle, die auf die Druckänderung durch Schallwellen mit der Abgabe von Elektronen und damit Strom reagieren.
- **Echoarm**: wenig Ultraschallreflexe, „dunkles" Bild.
- **Echoreich**: viele Ultraschallreflexe, helles Bild.

3.4.3.1 A-Mode
Amplitude Mode Scan, erste Form der Ultraschalluntersuchung (◘ Abb. 3.39). Darstellung der Eindringtiefe (x-Achse) und der Echostärke (y-Achse).

3.4.3.2 B-Mode
Brightness Mode, Darstellung des typischen zweidimensionalen Ultraschallbilds. Das Bild wird aus verschiedenen Strahlen zusammengesetzt („Kombination von vielen A-Modes"), bis zu 100 Bilder pro Sekunde (◘ Abb. 3.40).

3.4.3.3 M-Mode
Time Motion, Auftragung eines 1-dimensonalen Ultraschallsignals gegen Zeit mit ca. 1000–5000 Hz (◘ Abb. 3.41). Gute Darstellung von bewegten Organen, v. a. in der Echokardiografie zur Beurteilung von Herzklappen.

Weitere Entwicklungen sind der dreidimensionale (3D-)Ultraschall und der 4D-

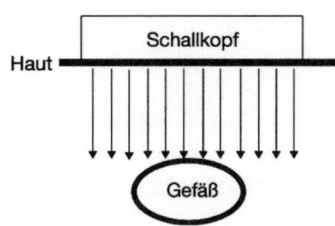

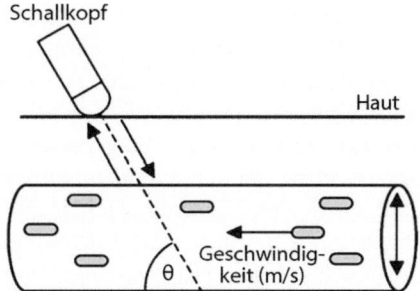

◘ **Abb. 3.42** Dopplereffekt zur Blutflussmessung: Das Vorzeichen der Formel zeigt die Richtung des Blutflusses

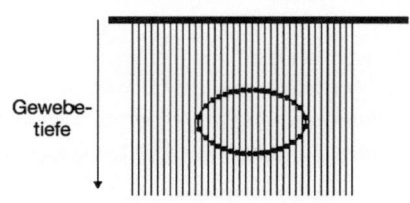

◘ **Abb. 3.40** Ultraschall: B-Mode

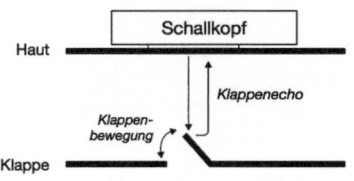

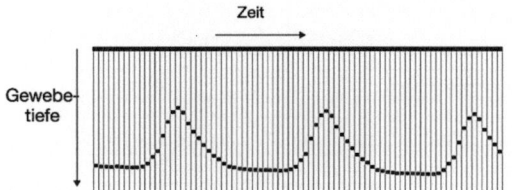

◘ **Abb. 3.41** Ultraschall: M-Mode

Ultraschall als 3D-Ultraschall mit zusätzlicher zeitlicher Darstellung.

3.4.3.4 Doppler: Flussmessungen im Ultraschall

Nutzung des **Doppler-Effekts** (▶ Abschn. 2.7.3) zur Messung von Flussgeschwindigkeiten (◘ Abb. 3.42).
- **D-Mode:**
  - **Continuous-Wave-Doppler** (**CW-Doppler**): Sender und Empfänger arbeiten gleichzeitig und kontinuierlich. Messung hoher Geschwindigkeiten, aber keine Bestimmung der Gewebetiefe.
  - **Pulsed-Wave-Doppler** (**PW-Doppler**): Messung der Geschwindigkeit an einem bestimmten Ort („Gate"). Geschwindigkeit kann nur bis zu einer bestimmten Grenze gemessen werden, darüber hinaus Artefakte (Alias-Effekt).
- **Farbdoppler** (**F-Mode**): Kodierung der Strömungsgeschwindigkeiten auf eine Farbskala mit blau/rot für Geschwindigkeit von/zum Schallkopf[4] und grün für Turbulenzen.
- **Duplex**: Kombination von **B-Mode** und **PW-Doppler**.
- **Gewebedoppler**: Darstellung von Gewebegeschwindigkeiten v. a. des Myokards, d. h. deutlich geringe Geschwindigkeiten → Aussage über Elastizität und Kontraktilität des Herzmuskelgewebes.

3.4.3.5 Artefakte im Ultraschall

- **Speckle-Rauschen**: Interferenz der Ultraschallwellen, dadurch „Schneegestöber" von hellen und dunklen Flecken auf dem Bild.
- **Schallschatten/Schallauslöschung**: Fehlendes Bild hinter stark Reflektierenden Geweben wie Knochen oder Gallensteinen.

---

4 Normalerweise: rot zum Schallkopf, blau vom Schallkopf weg – die Richtung kann am Gerät aber in den Einstellungen geändert werden!

- **Schallverstärkung**: Gegenteil der Schallauslöschung, verstärkte Darstellung von Geweben hinter einer echoarmen Struktur (Flüssigkeiten, Zysten).
- **Lateral Shadowing**: Wegspiegel von Randstrahlen an kreisrunden Objekten, dadurch Schallauslöschung am Rand des Objektes, z. T. auch Mehrfachreflexion mit Spielartefakten (*Bsp. Kometenschweifartefakt, Taschenlampenphänomen beim Lungenödem als sog. „B-Linie"*).
- **Reverberationen**: Totalreflexion von Schallwellen an der Luftgrenze, verwendet bei der Diagnose eines Pneumothorax (*Bsp. „A-Linien"*).
- **Wiederholungsecho** von Gefäßen: eine als Art „Fata-morgana"-Darstellung eines Gefäßes in der Tiefe.

3.4.4 Computertomografie (CT)

3.4.4.1 Grundlagen

Im CT entstehen radiologische Schnittbilder (Tomografie) für verschiedene Ebenen des Körpers im Detektorring („CT-Röhre", Gantry). Daraus werden im Rechner (Computer) die sehr hochauflösenden CT-Bilder konstruiert. Heute sind mehrere Detektorringe hintereinandergeschaltet (bessere Untersuchungs-

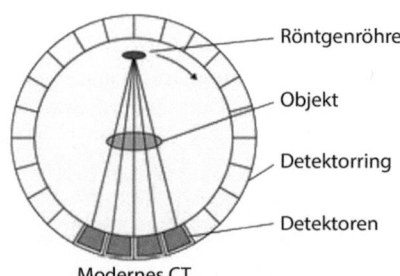

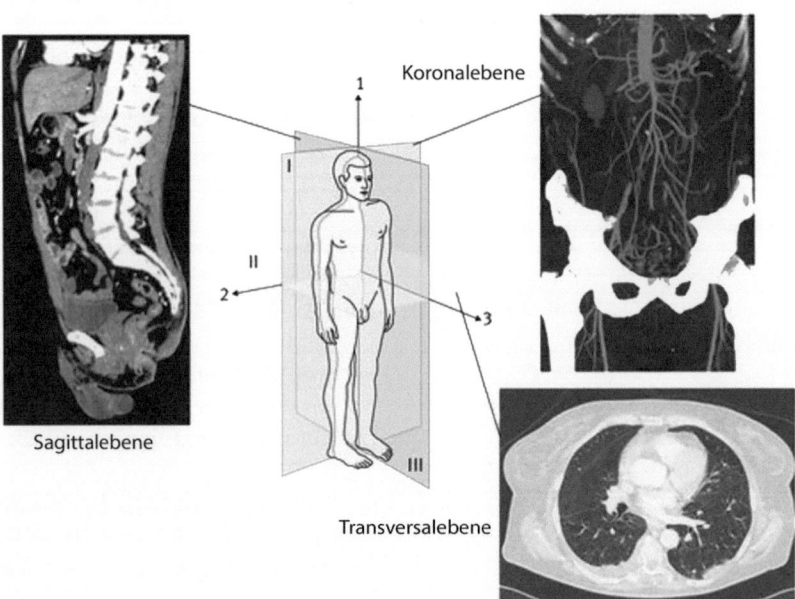

Abb. 3.43 Funktionsweise und Ergebnis eines CT. (Mit freundl. Genehmigung aus: Jehle R, Czeschick JC, Freund T, Wellnhofer E (2015) Medizinische Informatik kompakt. DeGruyter)

qualität und -zeiten), inzwischen sind 256-Zeiler und mehr verfügbar (🅾 Abb. 3.43).
- **Pitch** (Tischvorschub): bei niedrigem Tischvorschub ist die Auflösung besser, dafür aber auch die Strahlenbelastung höher.
- **Computed Tomography Dose Index (CTDI)**: Messgröße der Strahlenbelastung im CT (miliGray), sie ist auf einen runden Körper mit 32 cm Durchmesser normiert.
- **Dosis-Längen-Produkt (DLP)**: CTDI × Länge des Untersuchungsvolumens (Einheit miliGray × cm), Maß für die gesamte Strahlenbelastung der CT-Untersuchung.

Streustrahlung im CT tritt nach vorne und nach hinten aus, d. h. die Abschirmung ist neben der Gantry am besten.

3.4.5 Magnetresonanztomografie (MRT)

3.4.5.1 Grundlagen
Die Schnittbilder entstehen analog zum CT in einer 360°-Röhre. Grundlage der Schnittbilder ist dabei nicht Röntgenstrahlung sondern, sog. **Kernspinresonanz** im starken Magnetfeld und in elektromagnetischer Wechselfelder (Radiofrequenzbereich, keine ionisierende Röntgenstrahlung!). Weitere Begriffe: Kernspintomografie (engl. NMR), MRI oder MR.

Sehr vereinfacht werden im MRT Atomkerne (v. a. Protonen) des Körpers in einem starken magnetischen Feld ausgerichtet und im hochfrequenten Wechselfeld angeregt, sodass sie ausgelenkt werden und rotieren (Kernspin). Nach dem Abschalten des Wechselfelds fallen die Atomkerne wieder in den Grundzustand im Magnetfeld (Relaxierung), sie geben mit charakteristischer Verzögerung ein Signal ab, das dargestellt wird. Ähnlich wie im CT entsteht das Schnittbild am Rechner durch Zusammensetzung der einzelnen Schnittebenen.

Unterschiedliche Bilder entstehen durch verschiedene Protonendichte (Wassergehalt) sowie die unterschiedlichen Relaxationszeiten verschiedener Gewebe.

Time Weighting beschreibt
- T1: (Longitudinale) Relaxation der Atome nach dem magnetischen Vektor → wasserreiche Strukturen dunkel.
- T2: (Transversale) Relaxation, d. h. Verlust der Rotationsphase beim Zurückfallen in den Grundzustand → wasserreiche Strukturen weiß.

3.4.5.2 Gefahren
Medizinische MRT haben **Flussdichten von 1–16 Tesla** (letztere für Forschungsgeräte) und ziehen in dieses alle Arten von ferromagnetischen Objekten: Gaszylinder, Transporttragen, Feuerlöscher, Schmuck und Brillen, aber auch Injektionsnadeln. Schrittmacher, Implantate, Clips, Stents, Herzklappen oder Tattoos (!) können problematisch sein. Patienten tragen daher MRT-taugliche Kleidung.

Es werden folgende Materialien unterschieden:
- **MRT-sicher**: kann überall im MRT verwendet werden.
- **bedingt MRT-sicher**: bei bestimmten Magnetfeldstärken oder in bestimmtem Abstand, z. B. 5 Gauß = 0,5 mT geeignet.
- **nicht MRT-geeignet**.

MRT-fähiges Monitoring besteht aus Kabeln und Elektroden, die nach dem Prinzip des **Faraday-Käfigs abgeschirmt** sind, da es sonst zu Verbrennung durch das elektromagnetische Wechselfeld kommt. Pulsoxymetrie wird über fiberoptische Kabel übertragen.

Weitere Gefahren und Probleme: Lärm (bis 85 dB), Hypothermie bei langen Untersuchungszeiten, Löschung von magnetischen Datenspeichern (PC, Handy, Bankkarten).

Um den möglichst widerstandsfreien Stromfluss im Magnetfeld zu erreichen, wird es mit flüssigem Helium auf $-270\,°C$ gekühlt – bei einer Notabschaltung (sog. Quench) entweicht dieses nach außen, das MRT ist danach für mehrere Wochen nicht mehr funktionsfähig!

3.4.5.3 Prinzipien der Diagnostik, Indikationen

Hochauflösende Bilder v. a. von Weichteilen (Knochen sind dagegen im CT besser darstellbar!). Indikationen sind auch intrakranielle Untersuchungen bei Kindern, da die Blutbildung im Schädelknochen durch die Röntgenstrahlung geschädigt wird (messbar erhöhtes Leukämierisiko nach CT-Untersuchungen von Kleinkindern!). Auch ist die Beurteilung des Hirnstamms oder eines Epiduralabszesses nur im MRT suffizient möglich.

3.5 Sicherheit und Hygiene

3.5.1 Strom und technische Sicherheit

Wie unter Gleichstrom und Wechselstrom (▶ Abschn. 2.5.1) beschrieben, hängt die Gefahr von Strom auch von der Stromfrequenz ab und ist bei der üblichen Netzspannung von 50 Hz am höchsten. ◘ Abb. 3.44 zeigt den Zusammenhang von Stromstärke und Frequenz für Muskelkontraktion bzw. Stromwahrnehmung.

- **Wahrnehmung** ab 1 mA,
- **Schmerz** ab 5 mA,
- **Muskelspasmen** und Tetanie ab 15 mA,
- **Atemstillstand** ab 50 mA,
- **Kammerflimmern** ab 50–100 mA,
- **Asystolie** ab 5 A.

Trockene Haut hat die **höchste Impedanz und den höchsten Widerstand** im Körper gegen Stromfluss (Widerstand 100 kΩ), feuchte Haut leitet dagegen Strom bis zu zehnmal mehr (Widerstand bis 1 MΩ).

3.5.1.1 Antistatische Schuhe

Schutz vor Kriechströmen v. a. durch **antistatische OP-Schuhe** mit einem Widerstand zwischen 75 kΩ und 10 MΩ[5] → hoher Widerstand, der einen Stromfluss durch den menschlichen Körper (**Makroschock**, „Stromschlag") verhindert, aber niedrig genug ist, elektrische Aufladungen abzuleiten. Durch diese Schuhe entstehen bei normaler Netzspannung Ströme von maximal 1 mA (leichtes Kribbeln),

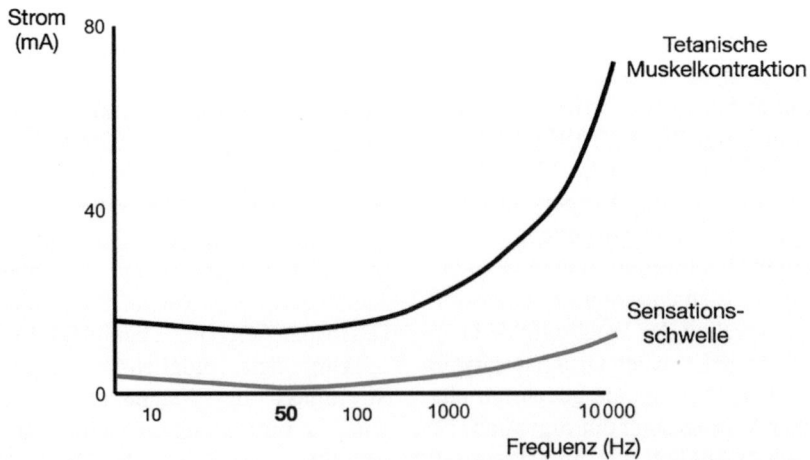

◘ **Abb. 3.44** Grenzlinien für Muskelkontraktion bzw. für die Wahrnehmung von elektrischen Strom in Abhängigkeit von der Frequenz und von der Stromstärke

---

5 Private „Plastikschuhe" diverser Marken bieten nicht immer diesen Widerstand und damit den erforderlichen Schutz, sie sind daher zu Recht nicht für den OP zugelassen!

bei fehlenden Schuhen und guter Ableitung in die Erde z. B. durch eine Pfütze aus Elektrolytlösung können Ströme über 20 mA entstehen, mit Muskelverkrampfung und Gefahr der Herzrhythmusstörungen.

3.5.1.2 Klassifikation von Elektrogeräten

Diese erfolgt in Deutschland nach VDE (Verband der Elektroindustrie), international nach IEC 601 (International Electrotechnical Commission Standard):
- **Schutzklasse 1**: Sämtliche Geräteteile (z. B. Metallgehäuse) sind geerdet, bei Stromfluss schmilzt eine Sicherung und unterbricht den Stromkreis.
- **Schutzklasse 2**: Alle zugänglichen Teile sind zweifach/verstärkt isoliert, dadurch keine Erdung erforderlich.
- **Equipotenziale Geräte** (engl. **Common Earth**): Elektrische Geräte und die leitende Oberfläche (z. B. Wasserrohre) haben eine gemeinsame Erdung und dadurch das gleiche elektrische Potenzial → es kann kein Stromfluss entstehen.
- **Kleinspannungsgeräte, Schutzklasse 3**: Geräte mit niedriger Spannung bis 24 V Gleichstrom, *Bsp. batteriebetriebene TOF-Geräte oder Transformatoren im Perfusor*, dadurch geringes Risiko von Stromunfällen (kein Makroschock).

Eine andere Einteilung ist die nach Anwendung der Geräte:
- **Typ B (Body)**: Kann direkt am Körper angewendet werden, aber nicht am Herzen, maximale Leckage 100 µA.
- **Typ BF (Body, Floating)**: Enthält zusätzlich eine erdungsfreie oder fließende Schaltung (engl. Floating Circuit) und ist dadurch sicherer.
- **Typ CF (Cardiac, Floating)**: Kann am Herzen angewendet werden und hat immer eine erdungsfreie Schaltung (ZVK, PAK, ösophageale Temperatursonden), maximale Leckage 50 µA.

3.5.1.3 Gefahren durch Strom

Jedes Gerät und jede Steckdose im OP enthält daher einen **Nullleiter** oder **Erdung**, wodurch Strom abfließt.

Geräte der **Schutzklasse 1** können einen Stromfluss durch den Körper erzeugen, wenn die Erdung defekt ist oder Kontakt zu einer weiteren Erdung (*Bsp. Infusionsständer, OP-Tisch/-Lampe*) besteht. Passiert der Stromfluss das Myokard, kann es zum Kammerflimmern kommen. Dabei hängt es vom Anteil des Stroms durch das Myokard bzw. die Stromdichte über dem Herzen und der Phase des Herzzyklus ab, ob Kammerflimmern ausgelöst wird. **Mikroschock** bezeichnet einen **Strom ab 100–150 µA** (Potenziale von weniger als 1 Volt), der direkt im Körperinneren wirkt (◘ Abb. 3.45). *Bsp. Mikroschocks können durch einen defekten Katheter entstehen und dadurch Kammerflimmern auslösen.*

Zusammenfassend hängt die Schädigung durch Strom ab von:
- **Stromdichte**, d. h. Stromstärke pro Fläche.
- **Wechselstrom** > Gleichstrom (ca. 4- bis 5-faches Risiko).
- **Frequenz**.
- **Patienteneigene Faktoren**: Gesundheitszustand, Alter, Implantate.
- **Stromweg** durch den Körper (v. a. Hand-Brust/Brust-Rücken und Hand-Fuß, weniger Hand-Hand).
- **Einwirkdauer** des Stroms.
- **Größe des Kontakts** und dessen Leitfähigkeit.
- **Schrittspannung**: Günstig ist kleinflächiger Kontakt zum Boden mit geschlossenen Beinen (keine Potenzialdifferenz und somit kein Strom zwischen den Beinen).

Stationäre Überwachung bei Hochspannungsunfällen ab 500 V, Bewusstlosigkeit oder Arrhythmien/EKG-Veränderungen.

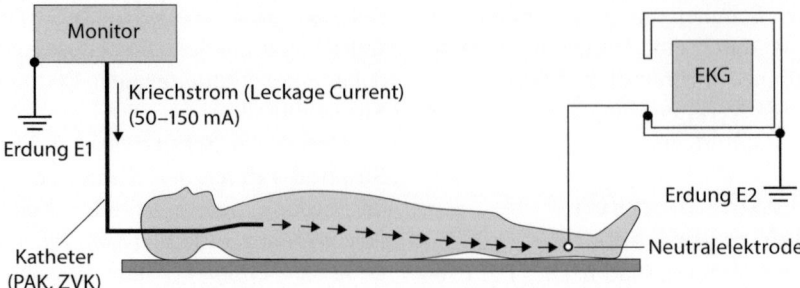

Abb. 3.45 Mikroschock: Liegt die Spannung an der Erdung des Monitors (E1) über dem des EKG (E2), entsteht ein Kriechstrom (Leakage Current) vom Monitor zum EKG. (Mit freundl. Genehmigung nach: Lin T, Smith T, Pinnock C (2008) Fundamentals in Anaesthesia. Cambridge University Press)

3.5.2 Medizinprodukte

3.5.2.1 Definition

Medizinprodukte sind zur Anwendung am Menschen bestimmte Produkte zur Behandlung (inkl. Erkennen, Überwachen, Lindern) von:
- **Krankheiten**,
- **Verletzungen** oder **Behinderungen**,
- um den **anatomischen Aufbau oder einen physiologischen Vorgang zu untersuchen**, ersetzen oder zu verändern
- bzw. die der **Empfängnisregelung** dienen.

Dazu zählen Implantate, Produkte zur Injektion, Infusion, Transfusion und Dialyse, Instrumente, Software, Katheter, Röntgengeräte, Kondome, Labordiagnostika, Mittel zur Reinigung, Desinfektion, Sterilisation sowie In-vitro-Diagnostika u. v. a. Medizinprodukte wirken v. a. physikalisch, im Gegensatz zu Arzneimitteln, die pharmakologisch oder immunologisch wirken.

Das Medizinproduktedurchführungsgesetz (MPDG) setzt die neue europäische Medizinprodukteverordnung (Medical Device Regulation, MDR, EU 2017/745) von 2017 in nationales Recht um und ist seit 2021 gültig. Das MPDG wurde mit dem Medizinprodukte-EU-Anpassungsgesetz (MPEUAnpG) 2020 eingeführt. Das MPDG ersetzt das Medizinproduktegesetz (MPG), das die Richtlinien über aktive implantierbare medizinische Geräte (90/385/EWG) und über Medizinprodukte (93/42/EWG) geregelt hat. Die alte Verordnung über In-vitro- Diagnostika (98/79/EG) geht ab 2022 in die neue Verordnung über In-Vitro Diagnostic Medical Devices Regulation – (IVDR) über.

Wichtige Gesetze und Verordnungen zu Medizinprodukten sind (◘ Abb. 3.46, ◘ Tab. 3.7):
- **Medizinproduktebetreiberverordnung (MPBV)**: regelt u. a. die Pflicht zur Bestellung eines Beauftragten für die Medizinproduktesicherheit.
- **Medizinprodukteverordnung (MPV)**: Regelt u. a. die Konformitätsbewertung und die Klassifizierung von Medizinprodukten.
- **DIMDI-Verordnung (DIMDIV)**: regelt die datenbankgestützten Informationssysteme.
- **Medizinprodukte-Sicherheitsplan-Verordnung**.
- **Verordnung über klinische Prüfung von Medizinprodukten (MPKPV)**.

Für die Einteilung spielt ebenfalls eine Rolle:
- **Dauer der Anwendung**: bis 60 min, bis 30 Tage, > 30 Tage.
- **Invasivität**: invasiv, chirurgisch invasiv, implantierbar.
- **Ort** der Anwendung.
- **Wiederverwendung**?
- Verwendung **biologischer Materialien** (*Bsp. „Schweineklappe"*).
- **Patientenumgebung** nach DIN 60601: **1,5 m rund um die Patienten und 2,5 m Höhe**.

Kapitel 3 · Medizintechnik und Beatmungsgeräte

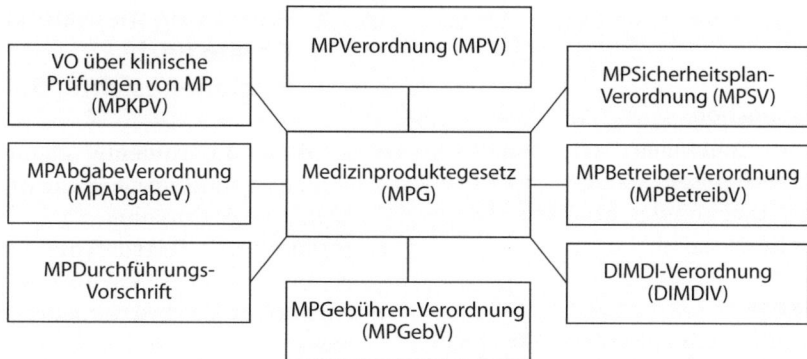

Abb. 3.46 Medizinproduktegesetz und zugehörige Verordnungen. (Mit freundl. Genehmigung des Bundesgesundheitsministeriums; ▶ https://www.bundesgesundheitsministerium.de/fileadmin/Dateien/3_Downloads/M/Medizinprodukte/151203_7a__PosterNr.5b_8__dt.pdf)

Tab. 3.7 Einteilung der Medizinprodukte nach Risikoklassen

Klasse	Risiko	Bespiele
III	Sehr hoch	Implantate, Stents, Herzkatheter
II B	Hoch	≥ 30 d, Narkose-, Dialyse- und Röntgengeräte, Infusionspumpen
II A	Mittel	≤ 30 d, Ultraschallgeräte, Röntgenfilme, Einmalspritzen, Tuben
I	Gering	≤ 60 min, Verbandmaterial, Medizinische Apps, Thermometer, Instrumente

Auch bei **In-Vitro-Diagnostika** werden sehr hohe Risiken, *Bsp. beim HIV-Test oder der Blutgruppenbestimmung*, von hohem Risiko (*Bsp. Blutzucker, Trisomie 21*), von Produkten der Eigenanwendung (*Bsp. Schwangerschaftstest*) sowie von übrigen Tests unterschieden.

Anforderungen an Medizinprodukte:
- **Sicherheit, Leistungsfähigkeit, Design, Produktion** (analog zur Wirksamkeit, Unbedenklichkeit von Arzneimitteln).
- **Konformitätsbewertung** abhängig von der Risikoklasse (analog zur Arzneimittelzulassung). Die Kriterien werden vom **Bundesinstitut für Arzneimittel und Medizinprodukte (BfArM)** erstellt.
- **Meldepflicht** bei Vorkommnissen an das BfArM bzw. ans **Paul-Ehrlich-Institut (PEI)**, Abteilung Sicherheit von Arzneimitteln und Medizinprodukten.

3.5.2.2 Konformitätsbewertung und CE-Zertifizierung

Analog zu den Verfahren zur Arzneimittelzulassung mit den Wirksamkeitsstudien gibt es für Medizinprodukte das Verfahren der **CE-Zertifizierung**: Sog. benannte Stellen, neutrale Prüfstellen für Produkt- und Qualitätssicherheit, führen die Zertifizierung anhand der Konformitätsbewertung des BfArM durch, das Medizinprodukt ist dann EU-weit zugelassen und erhält das CE-Kennzeichen.

3.5.3 Hygiene

3.5.3.1 Hygieneverfahren

- Reinigung

Physikalische Entfernung von Fremdmaterial, **Reduktion von Keimen** mittels z. B. Detergenzien, Enzymlösungen, Waschmaschinen,

Ultraschallbad, niedrigtemperiertem Dampfbad.

- **Dekontamination**

Physikalische Entfernung von infektiösem Material (**mechanisch** mittels Waschens, Schrubbens). Darauf folgt dann eine Desinfektion oder Sterilisation.

- **Desinfektion**

Reduktion aller pathogenen Keime (nichtsporenbildende Organismen).
- **Thermal/Dampf**: feuchte Hitze bei 70–100 °C → materialschonend.
- **Pasteurisierung**: 30 min bei 60–100 °C.
- **Chemisch**: 2 % Glutaraldehyd für 20 min (bei längerer Einwirkung auch Sterilisation), 6–7,5 %, Wasserstoffperoxid (H_2O_2) für 30 min, Alkohol 60–80 %, Povidon-Jod (10 %), Chlorhexidin 0,5–5 % (soll in 70 %-iger Alkohollösung dem Povidon-Jod überlegen sein), Formaldehyd, Hypochlorite, Phenol.
Alkohol ist bakterizid, fugizid, viruzid, hilft aber nicht gegen Sporen (z. B. Clostridium difficile) und wird bei Norovirus nicht empfohlen. Manche Alkoholgele können nach 10 Anwendungen wirkungslos werden!

- **Sterilisation**

Entfernung aller Mikroorganismen (inkl. Viren, Pilze, Sporen, aber nicht Prionen).
- **Autoklavieren**, Dampfsterilisation: Feuchte Hitze unter Druck.
- **Trockene Hitze** bei 150–180 °C für 30–120 min → v. a. für nichtwässrige Flüssigkeiten oder halbfeste Stoffe.
- **Ethylenoxidgas**: 20–60 °C für 2–24 Stunden → nicht für Beatmungsgeräte/-equipment (Ethylenoxid ist toxisch) oder Glutaraldehyd 2 % über längere Zeit (Desinfektion).
- **Bestrahlung** mit radioaktiver γ-Strahlung.
- **Gas-Plasma-Sterilisation**: Ionisiertes Gas, z. B. Wasserstoffperoxid.

3.5.3.2 Einteilung medizinischer Geräte nach Hygienegesichtspunkten

- **Kritische Instrumente**: chirurgische Instrumente, Implantate, Katheter, Spritzen/Nadeln → Sterilisation.
- **Halbkritische Instrumente**: Laryngoskope, Endoskope → Desinfektion.
- **Nichtkritische Instrumente**: Blutdruckmanschette, Monitoring → Reinigung.

3.5.4 Intensivstation

3.5.4.1 Nosokomiale Infektionen

Eine Kolonisation mit pathogenen Erregern besteht bei > 80 % der Intensivpatienten, 20 % der nosokomialen Infektionen treten auf der Intensivstation auf.
Risikofaktoren sind:
- **Krankenhausgröße**: Maximalversorger, Schwerpunktkrankenhäuser.
- **Personalschlüssel**.
- Mangelnde **Händedesinfektion** vor und nach Betreten/Verlassen der Station, Patientenkontakt, invasive Maßnahmen, „reinen" Tätigkeiten, Kontakt mit Patientenumgebung[6].

Wichtige Hygienemaßnahmen:
- Schutzhandschuhe, Schutzkleidung, Mund-Nasen-Schutz, Augenschutz.
- Standardisierte Aufbereitung von Medizinprodukten.
- Flächendesinfektion der Umgebung, Bett, Wäsche.
- Sichere Injektionstechnik.
- Husten/Niesen.
- *Ggf. Reduktion nosokomialer Infektionen durch tägliche Waschung mit chlorhexidinhaltiger Waschlotion?*

---

[6] Es wird geschätzt, dass sich durch bessere Händehygiene 40 % aller im Krankenhaus erworbenen Infektionen verhindern lassen. Problembereiche sind Daumen, Handrücken, Fingerspitzen, Fingerzwischenräume.

3.5.4.2 Unerwünschte Ereignisse in der Intensivmedizin

Insgesamt ca. 40 unerwünschte Ereignisse auf 100 Patiententage.

1. **Katheter, Zugänge, Drainagen** (15/100 Patiententagen).
2. **Medikationsfehler** (10/100 Patiententagen): Administration = Verschreibung.
3. **Geräteversagen** (9/100 Patiententagen): Infusionsversagen.
4. **Atemwegsprobleme** (3/100 Patiententagen).
5. **Fehlfunktion Beatmungsgeräte** (2/100 aller beatmeten Patienten).
6. **Unangemessene Alarmausschaltung** (1/100 Patiententagen).

3.5.4.3 Medizinethische Standards der (Intensiv)therapie[7]

- **Autonomy**, **Autonomie**: Respekt des Patientenwillens und seiner Entscheidungen.
- **Beneficence**: Zum Wohl der Patienten und des Teams beitragen. Der Nutzen durchgeführter Maßnahmen überwiegt die Risiken.
- **Non-maleficience** oder **Primum nil nocere**: Therapie und Maßnahmen dürfen nicht schaden.
- **Justice** (**Gerechtigkeit**): Gleiche Behandlung aller, gerechte Verteilung von Ressourcen und Aufgaben.

3.5.4.4 Minimalstandard des Monitorings

- EKG,
- Pulsoxymetrie,
- Blutdruckmessung,
- Kapnografie für beatmete Patienten.

Weiterführende Literatur

Cross M, Plunckett E (2008) Physics, pharmacology and physiology for the anesthetist. Camebridge Univ Press
Kalsi A, Balani N (2016) Physics for the anaesthesia VIVA. Camebridge Univ Press
Kramme R (2016) Medizintechnik. Springer (Nachschlagwerk zur Medizintechnik)
Davis P, Kenny G (1995) Basic physics and measurement in anaesthesia. Butterworth-Heinemann (deutsche Bearbeitung erschienen als Parbrook G, Davis P, Parbrook E: Physik und Messtechnik in der Anästhesie (Wiss. Verlag-Ges. 1997))
Lin T, Smith T, Pinnock C (2008) Fundamentals in anaesthesia. Camebridge Univ Press
Husar P (2010) Biosignalverarbeitung. Springer
Aston D, Rivers A, Dharmadasa A (2014) Equipment in anaesthesia and critical care – a complete guide for the FRCA. Scion
Heck M, Fresenius M, Busch C (2017) Repetitorium Anästhesiologie. Springer
Bundesministerium für Gesundheit https://www.bundesgesundheitsministerium.de/themen/gesundheitswesen/medizinprodukte.html. Zugegriffen: 1. Apr. 2019
https://siga-fsia.ch/files/Ausbildung/Abschlussarbeiten/Systematik_Beatmungsgeraete_A._Coers_2005.pdf. Zugegriffen: 1. Apr. 2019
Klinger B, Schmucker P (2003) Verstehe Deinen Narkoseapparat. Anasthesiol Intensivmed 44:6008–6617

---

[7] Angepasst nach den Philosophen Tom Beauchamp und Jim Childress. – ggf. prüfungsrelevant (!)

Pharmakologie

Christina Anja Wolkowicz und Roswitha Jehle

Inhaltsverzeichnis

4.1 Pharmakodynamik – 98
4.1.1 Enzymkinetik – 98
4.1.2 Wirkstoff-Rezeptor-Interaktionen – 99
4.1.3 Wirkung von Arzneimitteln – 100
4.1.4 Interaktion von Arzneimitteln – 104

4.2 Pharmakokinetik – 105
4.2.1 Liberation (Freisetzung) – 105
4.2.2 Absorption (Aufnahme) – 105
4.2.3 Distribution (Verteilung) – 107
4.2.4 Metabolisierung (Verstoffwechselung) – 107
4.2.5 Exkretion (Ausscheidung) – 108
4.2.6 Kompartimentmodelle – 108
4.2.7 Clearance und Halbwertszeit – 111

4.3 Interaktionen und Nebenwirkungen – 113
4.3.1 Nebenwirkungen – 113
4.3.2 Interaktionen – 114

4.4 Wichtige Rezeptoren und Liganden – 114
4.4.1 Acetylcholin (ACh) – 114
4.4.2 Serotonin – 115
4.4.3 Histamin – 115
4.4.4 Monoaminooxidase (MAO) – 115
4.4.5 Phosphodiesterasen (PDE) und Adenosin – 116
4.4.6 Prostaglandine, Leukotriene, Thromboxane – 117

Weiterführende Literatur – 118

© Springer-Verlag GmbH Deutschland, ein Teil von Springer Nature 2023
R. Jehle (Hrsg.), *Physiologie, Pharmakologie, Physik und Messtechnik für die Anästhesie und Intensivmedizin*, https://doi.org/10.1007/978-3-662-61772-4_4

4.1 Pharmakodynamik

- **Pharmakodynamik**

Reaktionen des Wirkstoffs auf molekularer Ebene. → „Was der Stoff im Körper macht".

> **Merkhilfe**: D in Dynamik und engl. Drug

4.1.1 Enzymkinetik

4.1.1.1 Enzyme

Biologischer **Katalysator**, der die Geschwindigkeit einer biochemischen Reaktion erhöht, ohne bei der Reaktion selbst verbraucht zu werden.

4.1.1.2 Reaktionsgeschwindigkeit

- **Reaktionsgeschwindigkeit-Temperatur-(RGT)-Regel, Van't-Hoff-Regel**

Nach der Van't-Hoff-Regel (RGT) verdoppelt bis verdreifacht sich bei Temperaturerhöhung von 10 °C die Reaktionsgeschwindigkeit. Die Regel dient nur einer ungefähren Abschätzung, da sie v. a. bei großen Temperaturdifferenzen ungenau ist.

- **Reaktion 0. Ordnung**

Die Reaktionsgeschwindigkeit ist unabhängig von der Konzentration der Substanzen immer konstant. *Bsp. Gesättigte Enzymreaktionen wie der enzymatische Abbau von Alkohol in der Leber (0,1–0,15 Promille/h), Phenytoin in höheren Dosierungen.*

- **Reaktionen 1. Ordnung**

Die Reaktionsgeschwindigkeit ist proportional zur Konzentration der Ausgangsstoffe, exponentieller Prozess. *Bsp. Eliminierung der meisten Pharmaka, radioaktiver Zerfall.*

- **Reaktionen 2. Ordnung**

Die Reaktionsgeschwindigkeit ist abhängig von den Konzentrationen der Ausgangsstoffe,

d. h. zwei Substanzen reagieren zu ein oder mehreren Produkten. Häufigste Kinetik von biochemischen Reaktionen in flüssigen oder festen Medien.

4.1.1.3 Michaelis-Menton-Gleichung

Reaktionsgeschwindigkeit V in Abhängigkeit von der Substratkonzentration [S] (V_{max}: Maximalgeschwindigkeit, K_m: Michaelis-Konstante; ◘ Abb. 4.1)

$$V = \frac{V_{max} \times [S]}{K_m + [S]}$$

Michaelis-Konstante K_m bezeichnet die Substratkonzentration, bei der die Reaktionsgeschwindigkeit die Hälfe der maximalen Geschwindigkeit beträgt (also bei $V = 1/2 V_{max}$). (Vgl. ED_{50} in der Dosis-Antwort-Kurve).

Für sehr niedrige Substratkonzentrationen [S] gilt:

$$V \approx \frac{V_{max} \times [S]}{K_m},$$

d. h. die Reaktionsgeschwindigkeit ist proportional zur Substratkonzentration (annähernd **Reaktion 1. Ordnung**, gestrichelte Linie in ◘ Abb. 4.1).

Ist die Substratkonzentrationen [S] sehr hoch, ist die Reaktionsgeschwindigkeit $V \approx$

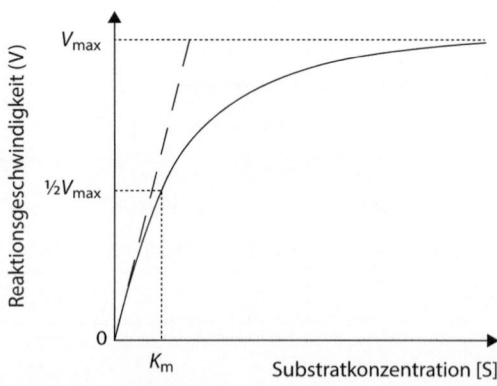

◘ **Abb. 4.1** Reaktionsgeschwindigkeit nach Michaelis-Menton, V_{max}: maximale Reaktionsgeschwindigkeit, weitere Erklärung s. Text

Kapitel 4 · Pharmakologie

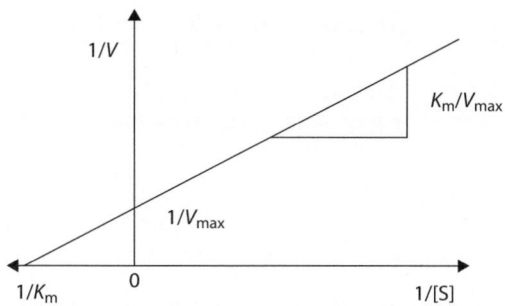

Abb. 4.2 Lineweaver-Burke-Transformation der Michaelis-Menton-Gleichung

V_{max}, die Reaktion nähert sich einer Reaktion 0. Ordnung d. h. sie wird unabhängig von der Substratkonzentration.

4.1.1.4 Lineweaver-Burke-Transformation

Durch Umwandlung entsteht aus der Michaelis-Menton-Gleichung (Abb. 4.2):

$$\frac{1}{V} = \frac{K_m}{V_{max}} \times \frac{1}{[S]} + \frac{1}{V_{max}}$$

Die Gerade der Form $y = a \times x + b$ mit $y = 1/V$, $a = K_m/V_{max}$, x als $1/[S]$ und b als $1/V_{max}$.

4.1.2 Wirkstoff-Rezeptor-Interaktionen

4.1.2.1 Grundbegriffe

- **Ligand**

Chemischer Botenstoff, der an einem Rezeptor bindet.
— Endogene (körpereigene) Liganden: Hormone, Neurotransmitter, Antikörper.
— Exogene Liganden: Toxine, Arzneimittel (Pharmaka), Antigene.

Bsp. Acetylcholin am nikotinergen und muskarinergen Acetylcholinrezeptor, GABA am GABA-Rezeptor, Serotonin am 5-HT3-Rezeptor.

- **Rezeptoren**

Membranständige oder intrazelluläre Proteinstrukturen, die nach Bindung eines Liganden eine Wirkung hervorrufen.

Rezeptoren können **Ionenkanäle** sein (z. B. Hemmung von **Na**-Kanälen durch Lokalanästhetika) oder ihre Wirkung über **Enzyme** oder **Second Messenger** weitergeben (Abb. 4.3).

- **Second Messenger**

Intrazelluläre Mediatoren, die die Veränderung des membranständigen Rezeptors über eine

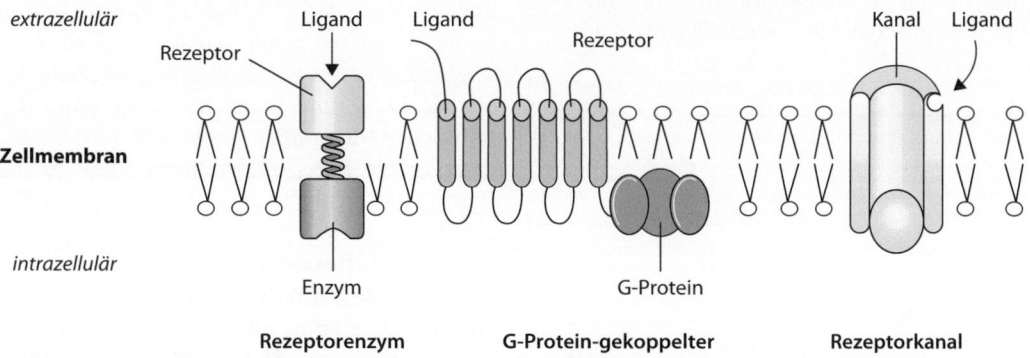

Abb. 4.3 Rezeptorentypen

Signalkaskade weitergeben. Wichtige intrazelluläre Messenger sind:
- **cAMP**: cyclisches AMP, Bildung aus **ATP** (Aktivierung der Adenylatcyclase durch G-Protein), Abbau durch **Phosphodiesterasen**.
- **cGMP**: cyclisches GMP, Bildung aus GTP (Guanylylcyclasen).
- **IP$_3$**: Inositol-1,4,5-triphosphat, wird aus Phospholipiden der Zellmembran gebildet. Dabei entsteht Diacylglycerol (DAG), das **Kalzium** freisetzt und die Proteinkinase C aktiviert.
- **Kalzium**: meist am Ende der Signalkette (s. o.), am Ryanodin-Rezeptor (sarkoplasmatisches Retikulum der Muskulatur) auch direkt.
- **Stickstoffmonoxid (NO)**: glatte Gefäßmuskulatur.

4.1.2.2 Dissoziationskonstante K_D

Die **Dissoziationskonstante** $K_D = K_b/K_f$ in mmol/l ist das Maß für die Tendenz des Wirkstoffs vom Rezeptor zu dissoziieren. Im Gleichgewicht gilt:

$$K_D = [P] \times \frac{[R]}{[PR]}$$

Sind 50 % des Wirkstoffs am Rezeptor gebunden und 50 % frei, so gilt: $K_D = [P]$. Es folgt: **Dissoziationskonstante K_D** ist die Konzentration, bei der 50 % des Wirkstoffs frei und 50 % am Rezeptor gebunden sind (Abb. 4.4).

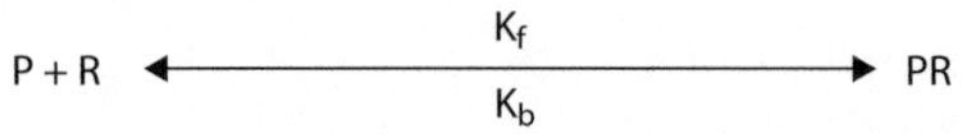

$$P + R \xrightleftharpoons[K_b]{K_f} PR$$

Abb. 4.4 Wirkstoff-Rezeptor-Interaktion. P: Pharmakon, R: Rezeptor, K_f: Vorwärtsreaktion, K_b: Rückwärtsreaktion.

Im Gleichgewicht gilt:

$$K_f \times [P] \times [R] = K_b\, [PR]$$

4.1.3 Wirkung von Arzneimitteln

4.1.3.1 Affinität, Intrinsische Aktivität, und Potenz

- **Affinität**

Maß für die Bindung einer Substanz (eines Wirkstoffs) an einen Rezeptor.

- **Affinitätskonstante K_A**

Diese ist mit K_f/K_b der reziproke Wert von K_D ($= 1/K_A$), sie ist ein Maß für die Stärke der Wirkstoff-Rezeptor-Bindung (Einheit: 1/mmol).

- **Intrinsische Aktivität (engl. Efficacy)**

Maß für die Wirkung nach Bindung des Wirkstoffs („Wie wirksam ist das Arzneimittel, wenn es am Rezeptor gebunden hat?").

- **Potenz**

Konzentration des Wirkstoffs, die benötigt wird, um einen maximalen Effekt zu erreichen („Wieviel µg/mg/g eines Arzneimittels brauche ich für seine Wirkung?").

- **Mittlere effektive Konzentration (EC$_{50}$)**

Wirkstoffkonzentration, bei dem die halbe maximale Wirkung (halbe Potenz) erreicht ist.

Ersetzt man in Abb. 4.5a die y-Achse durch den Anteil der maximalen Wirkung (statt dem Anteil der besetzten Rezeptoren) und trägt auf der x-Achse die Konzentration in mg/ml auf, so erhält man die EC$_{50}$ statt der K_D als Kurve der Dosis-Wirkungs-Beziehung.

Die EC$_{50}$ wird meist im Labor unter definierten Bedingungen gemessen, in der Medizin ist die ED$_{50}$ das verbreite Maß für die Potenz.

- **Mittlere effektive Dosis (ED$_{50}$)**

Dosis des Wirkstoffs, die benötigt wird, um bei 50 % der Population eine Wirkung zu erzielen.

Ersetzt man in Abb. 4.5a die y-Achse durch den Anteil der Population, die eine Reaktion zeigt, so erhält man die ED$_{50}$ statt der K_D (Abb. 4.5a).

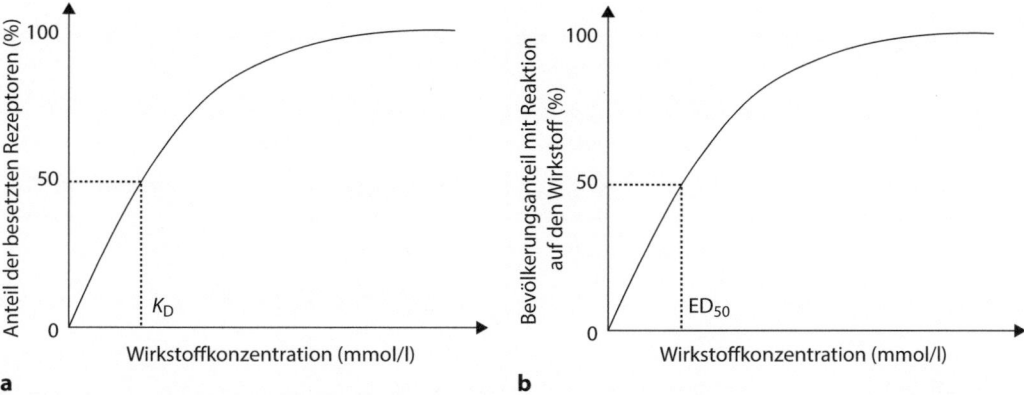

Abb. 4.5 Affinität a bzw. Dosis-Wirkungs-Beziehung b. K_D: Dissoziationskonstante, ED_{50}: Mittlere effektive Dosis

Die **ED_{95}** (Abb. 4.6) beschreibt die Dosis, bei der bei 95 % eine Wirkung zu sehen ist. Meist wird die Dosis in der Dosis-Wirkungs-Beziehung logarithmisch aufgetragen.

- **Mittlere letale Dosis (LD_{50})**

Analog zur ED_{50} die Dosis, die für 50 % der Population letal ist.

Therapeutische Breite = Verhältnis der mittleren effektiven Dosis ED_{50} zur mittleren letalen Dosis (LD_{50}); z. T. auch **therapeutischer Quotient** genannt:

$$\text{therapeutische Breite} = \frac{ED_{50}}{LD_{50}}$$

Der **therapeutische Index** ist insofern ein besseres Maß für die Toxizität eines Wirkstoffs, da er mit den Extremwerten ED_{95} und LD_5 realistischere Dosierungen verwendet:

$$\text{therapeutischer Index} = \frac{ED_{95}}{LD_5}$$

4.1.3.2 Agonisten und Antagonisten

- **Agonist**

Substanz, die bei Bindung an den Rezeptor eine **physiologische Wirkung** (intrinsische Aktivität) hervorruft. *Bsp. Opioide am µ-Opiatrezeptor (Wirkung wie endogene Endorphine).*

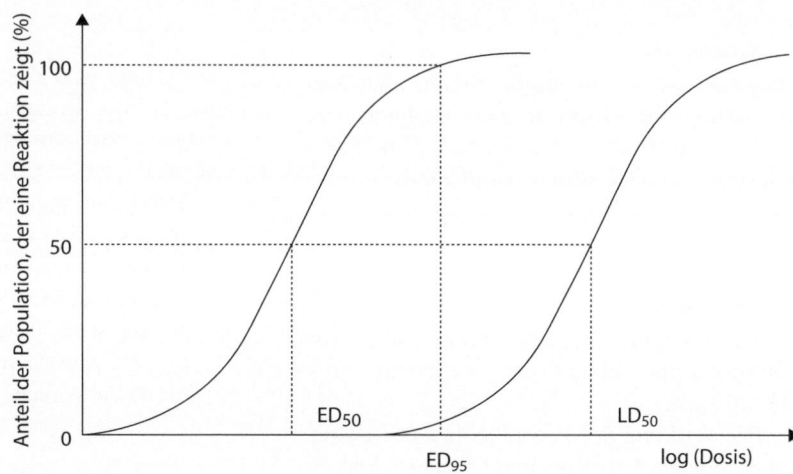

Abb. 4.6 Dosis-Wirkungs-Kurve mit ED_{50}, ED_{95} und LD_{50} (Text)

◘ Abb. 4.7 Dosis-Wirkungs-Kurve von Agonisten (A) und Partialagonisten (B, C): B ist Partialagonist mit höherer Potenz als A, C hat eine niedrigere Potenz als A und B

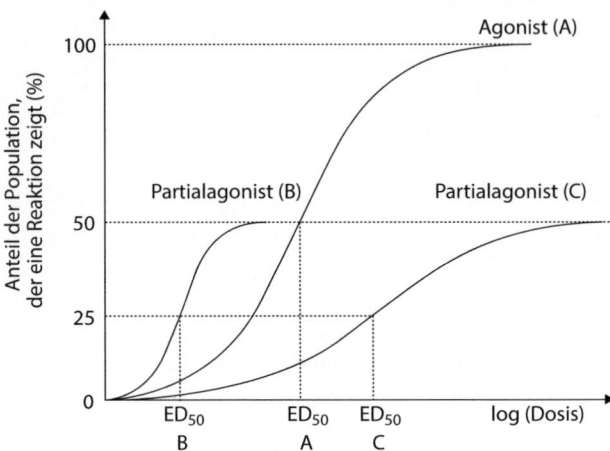

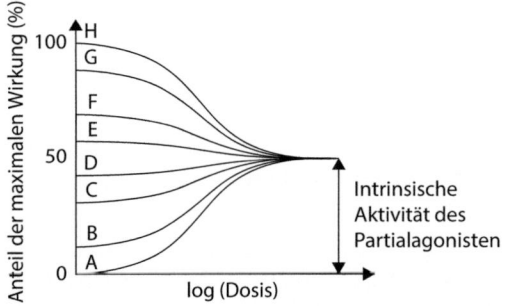

◘ Abb. 4.8 Wirkung von Partialagonisten am Rezeptor in Abhängigkeit verschiedener Konzentrationen eines Agonisten (A bis H in aufsteigenden Konzentrationen). (Mit freundl. Genehmigung nach: Cross M, Plunckett E (2008) Physics, Pharmacology and Physiology for the Anesthetist. Cambridge University Press)

- **Antagonist**

Substanz, die am Rezeptor bindet, aber **keine intrinsische Aktivität** zeigt. Dadurch wird die Wirkung eines Agonisten reduziert (Partialantagonist) oder aufhebt (vollständiger Antagonist). *Bsp. β-Blocker am $β_2$-Katecholaminrezeptor.*

- **Partialagonist**

Substanz, die am Rezeptor bindet, aber **nur submaximale intrinsische Aktivität** zeigt (◘ Abb. 4.7).

Die Wirkung des Partialagonisten ist kann dabei je nach Ausgangslage (Anwesenheit eines Agonisten) die physiologische (= Agonist) oder eine gegenteilige (= Antagonist) Wirkung (◘ Abb. 4.7). Die Dosiserhöhung eines Partialagonisten führt nicht zur Steigerung der Wirkung (begrenzte Wirkung, sog. **Ceiling-Effekt**) (◘ Abb. 4.8). *Bsp. Buprenorphin am μ-Opiatrezeptor.*

4.1.3.3 Kompetitive und Nichtkompetitive Hemmung

- **Kompetitiver Antagonist**

Bindet am Rezeptor an derselben Stelle wie der Agonist und blockiert so dessen Wirkung (◘ Abb. 4.9). Die Bindung des Antagonisten kann reversibel oder irreversibel sein.

> Gern gefragt wird Pharmakodynamik (Potenz, Agonist, Partialagonist, kompetitiver Antagonist etc.) am Beispiel des Opiatrezeptors:
> - Potenz: Sufentanil ist ca. 10-mal potenter als Fentanyl und 1000-mal potenter als Morphin: 1 μg Sufentanil wirken wie 10 μg Fentanyl und wie 1 mg Morphin.
> - Die Wirkstärke dagegen ist dagegen bei den drei genannten Substanzen gleich (maximale Wirkung am Opiatrezeptor).

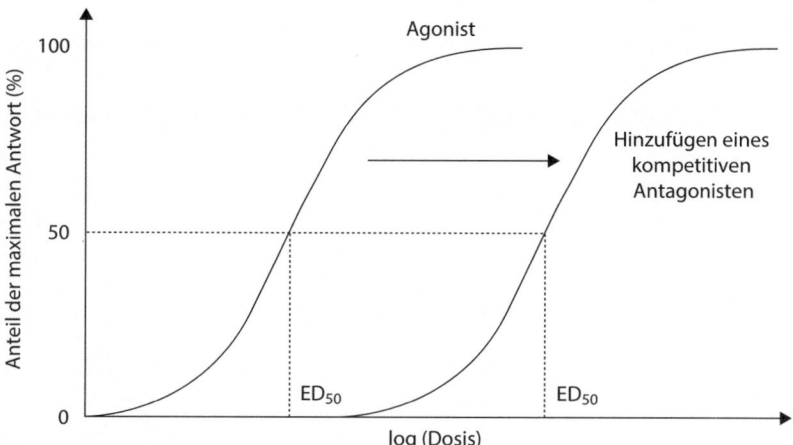

Abb. 4.9 Dosis-Wirkungs-Kurve bei Gabe eines reversiblen, kompetitiven Antagonisten: Durch Erhöhung der Dosis des Agonisten kann eine maximale Wirkung erreicht werden

- Partialagonisten: Buprenorphin (nach alleiniger Gabe agonistisch, in Kombination mit Agonisten antagonistische Wirkung; Ceiling-Effekt. Dazu hohe Rezeptoraffinität, durch Naloxon kaum zu antagonisieren).
- Kompetitiver Antagonist: z. B. Naloxon.

- **Nichtkompetitiver Antagonist**

Bindung an den Rezeptor an einer anderen Bindungsstelle (sog. allosterische Bindungsstelle), d. h. die Konfiguration des Rezeptors wird verändert, ohne den Agonisten zu verdrängen.

Bei Gabe eines nichtkompetitiven Antagonisten kann der Agonist weiter am Rezeptor binden, die Wirkung ist modifiziert (gehemmt oder verstärkt; Abb. 4.10). Wird die Wirkung des Agonisten verstärkt, spricht man auch von **allosterischen Modulatoren**. *Bsp. Benzodiazepine erhöhen die Wirkung von GABA am GABAA-Rezeptor.*

- **Reversibler Antagonist**

Bei reversibler Hemmung wird die Wirkung des kompetitiven Antagonisten durch Erhöhung des Agonisten abgeschwächt. *Bsp. Nichtdepolarisierende Muskelrelaxantien am Acetylcholinrezeptor, Verdrängung durch erhöhte*

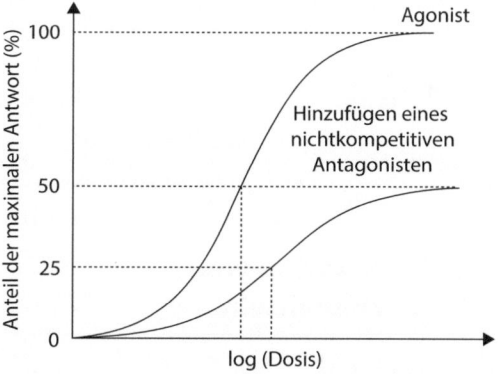

Abb. 4.10 Dosis-Wirkungs-Kurve bei Gabe eines nichtkompetitiven Antagonisten

Acetylcholinkonzentration (Gabe von Acetylcholinesterasehemmern zur Antagonisierung von Muskelrelaxanzien).

- **Irreversible Antagonisten**

Diese können im Gegensatz dazu nicht durch eine Erhöhung der Konzentration des Agonisten abgeschwächt werden (Abb. 4.11). *Bsp. Irreversible Hemmung der Cyclooxygenase durch Acetylsalicylsäure.*

- **Dosisrate**

Faktor, um den die Dosis eines Agonisten in Anwesenheit eines Antagonisten (Inhibitoren) erhöht werden muss, um den gleichen Effekt

Abb. 4.11 Dosis-Wirkungs-Kurve bei Hinzufügen eines irreversiblen, kompetitiven Antagonisten in niedriger (B) und in hoher Dosierung (C): In hoher Dosierung kann keine maximale Wirkung mehr erreicht werden

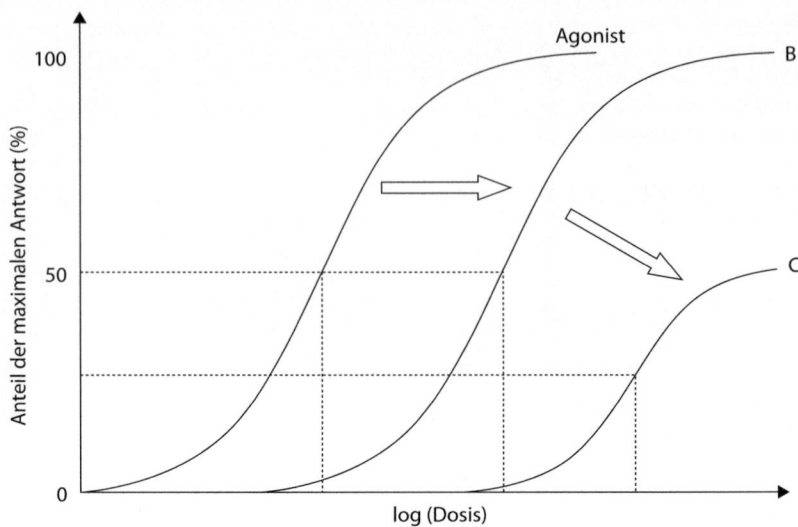

zu erzielen.

$$\text{Dosisrate} = \frac{\text{Dosis mit Antagonist}}{\text{Dosis ohne Antagonist}}$$

4.1.4 Interaktion von Arzneimitteln

- **Synergismus**

Kombination zweier Arzneimittel führt zu einer gegenseitig verstärkten Wirkung.
- **Summation** (engl. „additive effect"): Zwei Arzneimittel haben eigenen Wirkung unabhängig voneinander, d. h. sie addieren sich, wenn sie kombiniert werden. *Bsp. Kombination von volatilen Anästhetika (z. B. Sevofluran und Desfluran).*
- **Potenzierung** (im engl. z. T. mit Synergismus gleichgesetzt): überadditiver Effekt, d. h. die Wirkung zweier Arzneimittel ist stärker als ihre summierten Einzelwirkungen; z. T. wird darunter auch verstanden, dass ein Wirkstoff die Wirkung eines Arzneimittels verstärkt, aber selbst keine eigene Wirkung hat. *Bsp. Opiatwirkung wird durch die Gabe eines zentralen α_2-Agonisten (Clonidin) verstärkt*

- **Isobologramm**

Grafische Darstellung der Menge der Substanz B, die gegeben werden muss, um bei steigender Konzentration von A den Effekt konstant zu halten (Abb. 4.12).

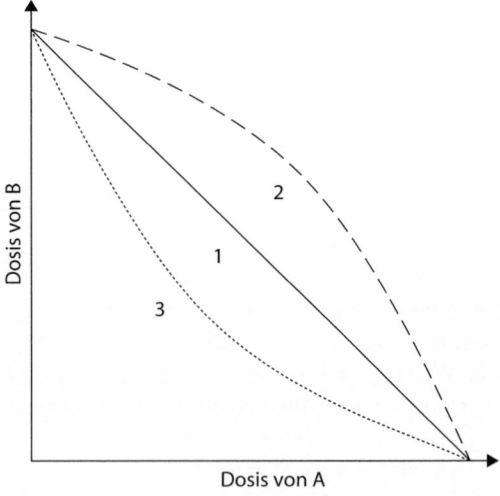

Abb. 4.12 Isobologramm der Wirkung zweier Pharmaka: 1: additive Wirkung (*durchgezogene Linie*), 2: Hemmung von B durch A (*gestrichelte Linie*). 3: Synergismus (*gepunktete Linie*)

4.2 Pharmakokinetik

- **Pharmakokinetik**
Umgang des Organismus mit einer Substanz: Resorption, Distribution, Metabolisierung und Exkretion. → „Was macht der Organismus mit dem Stoff?"

Merkhilfe: K in Kinetik und Körper

Einteilung „LADME":
- **L**iberation – Freisetzung des Wirkstoffs.
- **A**bsorption – Aufnahme in die Blutbahn.
- **D**istribution – Verteilung im Organismus.
- **M**etabolisierung – Verstoffwechslung, Abbau.
- **E**xkretion – Ausscheidung.

Pharmakologische Kenngrößen sind:
- **Bioverfügbarkeit**,
- **Verteilungsvolumen**,
- **(Plasma)clearance**,
- **Plasmahalbwertszeit**.

4.2.1 Liberation (Freisetzung)

Abhängig vom Ort der Verteilung, den chemischen Eigenschaften (Stabilität, Lipidlöslichkeit, Säurefestigkeit), durch Zusatzstoffe u. a. (Galenik) modifizierbar.
- Oral, rektal: Zerfall oder das Zersetzen von Kapseln, Tabletten, Suppositorien etc. vor der Resorption.
- Transdermal: Freisetzung aus der wirkstoffhaltigen Matrix des Pflasters.
- Intrakutan, subkutan und intramuskulär applizierte Substanzen werden ebenfalls verzögert freigesetzt.

4.2.2 Absorption (Aufnahme)

- Klassische Applikationswege: intravenös, oral, subkutan, inhalativ, in der Anästhesie noch epidural (peridural) und intrathekal (spinal), transdermal.
- Weitere Applikationswege: nasal (Nasenzerstäuber MAD® z. B. für Ketamin, Midazolam), sublingual, rektal (z. T. noch in der Kinderanästhesie), intramuskulär, intrakutan.

Nasal, sublinguale und rektale Applikationen umgehen dabei den Pfortaderkreislauf.

4.2.2.1 Transport durch die Zellmembran

- **Passive Diffusion** (lipidlösliche Wirkstoffe),
- **Ionenkanäle**,
- erleichterte Diffusion durch **membrangebundene Transportproteine** (Glukose-Aufnahme),
- **aktiver Transport** (Energieabhängig, z. B. über die **Na-K-ATPase**, P-Glykoprotein),
- **Pinozytose**: Invagination des Zielmoleküls in die Zellmembran und Aufnahme in die Zelle in einer Vakuole.

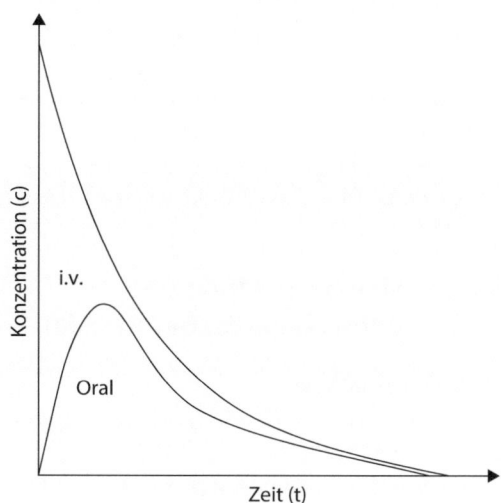

Abb. 4.13 Konzentration nach intravenöse und nach oraler Gabe. Orale Bioverfügbarkeit = $AUC_{oral}/AUC_{intravenös}$

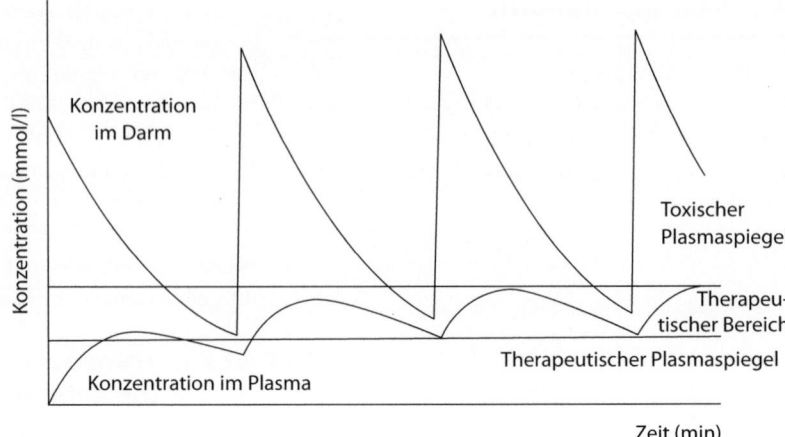

Abb. 4.14 Konzentration im Darm und im Plasma nach wiederholter oraler Gabe eines Wirkstoffs. Die Extraktionsrate ist der Anteil der Substanz, der mit jedem Durchfluss von einem Organ aus dem Blut aufgenommen (extrahiert) wird

4.2.2.2 Bioverfügbarkeit

Anteil des Wirkstoffs nach oraler Gabe, welcher im Vergleich zur intravenösen Gabe die systemische Zirkulation erreicht. Die Bioverfügbarkeit kann auch als Fläche unter der Kurve (Area under the Curve, AUC) von oraler und intravenöser Gabe dargestellt werden (Abb. 4.13).

Sie hängt u. a. ab von
- pharmazeutischer Zubereitung (magensäureresistente Kapseln),
- physikochemischen Interaktionen (*Tetracyclinabsorption durch Kalzium gehemmt*),
- Patientenfaktoren (*Malabsorptionssyndrome u. Ä.*),
- pharmakokinetischen Interaktionen, insbesondere First-Pass-Effekt in der Leber (Abb. 4.14).

4.2.2.3 First-Pass-Effekt und enterohepatischer Kreislauf

- **First-Pass-Effekt**

Über den Darm resorbierte Substanzen gelangen über die Pfortader in die Leber und werden dort z. T. schon metabolisiert, sie werden also „im ersten Durchlauf" schon entfernt.

- **Enterohepatischer Kreislauf**

Zirkulation bestimmter Substanze zwischen Absorption im Darm, ggf. Metabolisierung in der Leber und Ausscheidung über die Galle in den Darm, ggf. Spaltung durch Darmbakterien und Re-Absorption. „Gegenteil des First-Pass-Effekt". Bsp. *Gallensäuren, Vitamin B_{12}, Digitoxin, Rifampicin, Carbamazepin, Barbiturate, trizyklische Antidepressiva.*

4.2.2.4 Hysterese

Ähnlich der Hysterese in der Messtechnik, die die verzögerte Messung eines Wertes (▶ Abschn. 3.2.1) beschreibt, ist die Hysterese in der Pharmakologie das verzögerte Auftreten einer Arzneimittelwirkung: Die Konzentration im Plasma ist höher als am Wirkort. Ursachen der Hysterese sind u. a. Ionisierungsvorgän-

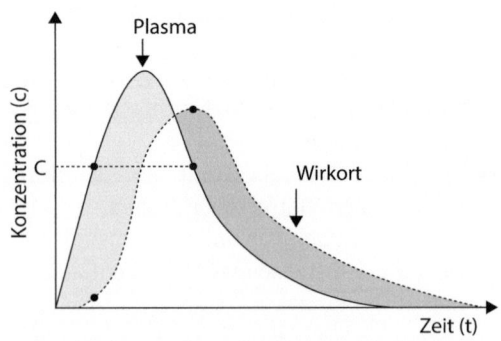

Abb. 4.15 Hysterese bei oraler Gabe: Schnelle Anflutung im Plasma (*durchgezogene Linie*), verzögert am Wirkort (*gestrichelte Linie*). Die Konzentration C tritt am Wirkort erst verzögert auf, sie erreicht das Maximum erst, wenn die Plasmakonzentration schon wieder fällt

ge, Lipidlöslichkeit, Konzentrationsgradienten (○ Abb. 4.15).

4.2.3 Distribution (Verteilung)

4.2.3.1 Verteilungsvolumen
Das Verteilungsvolumen ist das Volumen, in dem Wirkstoff gemessen an der Plasmakonzentration verteilt wird; das Verteilungsvolumen ist ein virtueller (gedachter) Raum.

$$\text{Verteilungsvolumen VD in [l]} = \frac{\text{verabreichte Menge}}{\text{Plasmakonzentration } C_0}$$

Die Plasmakonzentration C_0, d. h. die Konzentration im Plasma zum Zeitpunkt 0, ist nicht messbar, sie kann aber durch halblogarithmische Auftragung der Konzentration abgeschätzt werden (○ Abb. 4.16).

Das Verteilungsvolumen hängt ab von:
- **Plasmaproteinbindung**: Bei hoher Bindung (klinisch relevant: > 80–90 %) niedriges Verteilungsvolumen (Wirkstoff wird „im Plasma gehalten", da nur nicht an Protein gebundener Wirkstoff in die Zelle aufgenommen wird).
  Bei niedriger Plasmaproteinbindung/Hypoproteinämie (v. a. Hypoalbuminämie) erhöhter Anteil des Wirkstoffs im Plasma, d. h. Wirkverstärkung und schnellere Umverteilung. Albumin bindet neutrale/saure Stoffe (2 Hauptbindungsstellen für Warfarin und Diazepam), Globuline (v. a. saures α_1-Glykoprotein) binden basische Stoffe.
- **Lipophilie**: Hydrophile Wirkstoffe (z. B. Muskelrelaxanzien) haben ein Verteilungsvolumen, das dem Extrazellulärraum entspricht;
  lipophile Wirkstoffe werden dagegen rasch ins Gewebe aufgenommen und haben eine niedrige Plasmakonzentration und somit ein hohes Verteilungsvolumen (Benzodiazepine, Barbiturate, Propofol).

Ein hohes Verteilungsvolumen erfordert hohe initiale Dosis, da der Wirkstoff rasch umverteilt wird („aus dem Plasma verschwindet").

4.2.4 Metabolisierung (Verstoffwechselung)

25–50 % der Arzneimittel werden unverändert vom Körper ausgeschieden, der Rest wird durch Metabolisierung (Biotransformation, Verstoffwechselung, Arzneimittelabbau) chemisch modifiziert, zumeist mit Zunahme der Hydrophilie (Wasserlöslichkeit).

4.2.4.1 Phase-I-Reaktion
Diese entspricht der N-Dealkylierung.
- Oxidation, v. a. Oxidoreduktasen des Cytochrom-P_{450}-Systems in der Leber (s. u.),
- Reduktion,
- Hydrolyse,
- Desalkylierung.

4.2.4.2 Phase-II-Reaktion

- Glukuronidierung: Bindung an Glucoronsäure (*Bsp. Morphin, Propofol*),

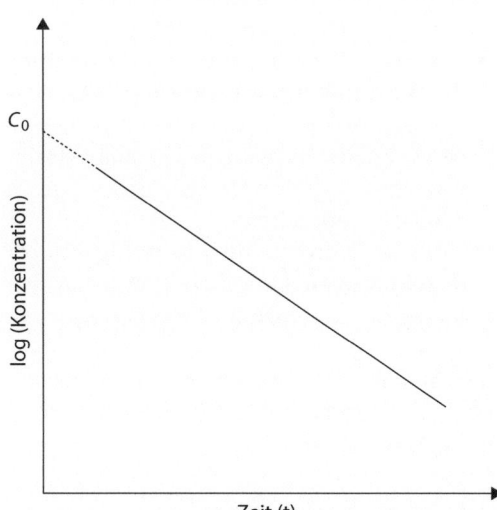

○ **Abb. 4.16** Abschätzung der Plasmakonzentration C_0 und damit des Verteilungsvolumens in der halblogarithmischen Darstellung

- **Sulfatierung**: Bindung an Sulfatrest (*Bsp. Propofol*),
- **Acetylierung**: Bindung an Acetyl-Gruppe (*Bsp. Isoniazid, Sulfonamide*),
- **Methylierung**: Bindung an eine Methylgruppe (*Bsp. Noradrenalin*).

4.2.4.3 Abbau im Plasma

- **Pseudocholinesterase** (Butyrylcholinesterase), unspezifisch im Gegensatz zur Acetylcholinesterase: Esterspaltung (*Bsp. Acetylsalicylsäure, Mivacurium, Succinylcholin*).
  Geringere Aktivität bei Schwangeren und Neugeborenen, Interaktion mit diversen Medikamenten und Zytostatika.
- **Unspezifische (Plasma)esterasen** unabhängig von der Leber- und Nierenfunktion (*Bsp. Remifentanil*).
- **Hofmann-Eliminierung**: Spontanzerfall, pH-Wert und temperaturabhängig (*Bsp. Atracurium, Cisatracurium*).

4.2.5 Exkretion (Ausscheidung)

Diese erfolgt v. a. über Niere und Leber (Galle) bzw. bei volatilen Anästhetika über die Lunge.

4.2.5.1 Elimination

Elimination bezeichnet die Entfernung des Wirkstoffs aus dem Plasma – durch Verteilung, Metabolisierung oder Ausscheidung.

$$\text{Elimination} = \text{Konzentration } C \times \text{Clearance (in mg/min)}$$

$$\text{Elimination} = \text{Verteilungsvolumen } V_D \times \text{Eliminationskonstante } K_{elim}$$

- **Elimination 1. Ordnung**: Eliminationsrate hängt von der Konzentration des Wirkstoffs ab → exponentieller Abbau (vgl. Reaktion 1. Ordnung in ▶ Abschn. 4.1.1).
- **Elimination 0. Ordnung**: Eliminationsrate unabhängig von der Konzentration des Wirkstoffs → konstanter Abbau (vgl. Reaktion 1. Ordnung in ▶ Abschn. 4.1.1).

Dagegen **Ausscheidung**: Entfernung des Wirkstoffs aus dem Körper.

4.2.6 Kompartimentmodelle

Zur Aufnahme, Metabolisierung und Distribution eines Wirkstoffs gibt es verschiedene Kompartimentmodelle. Ein Kompartiment stellt dabei einen Teil des Körpers dar, z. B. das Plasma, die Alveolen oder das Effektororgan.

4.2.6.1 1-Kompartiment-Modell

Sehr vereinfachtes Modell, kein physiologisches Korrelat (◘ Abb. 4.17).

Im 1-Kompartiment-Modell kann die Startdosis LD und die Infusionsrate IR berechnet werden, die benötigt werden, um ein konstante Plasmakonzentration C zu erreichen:

Startdosis (Loading Dose, LD) = Verteilungsvolumen V_D × Plasmakonzentration C (ggf. geteilt durch die Bioverfügbarkeit bei oralen Arzneimitteln).

Infusionsrate IR = Erhaltungsdosis/Zeit = Clearance × Plasmakonzentration C.

4.2.6.2 2-Kompartiment-Modell

Verwendet zur vereinfachten Abbildung von Plasma und Effektororgan (◘ Abb. 4.18).
- **α-Phase**: Bolusinjektion und **Abnahme der Plasmakonzentration** durch Umverteilung aus stark durchbluteten Geweben (Verteilungsvolumen V_{D1} und α-Halbwertszeit $t_{1/2}α$, s. u. zur Clearance und zu den Halbwertszeiten).
- **β-Phase**: **Umverteilung in weniger stark durchbluteten Geweben** (Verteilungsvolumen V_{D2} und β-Halbwertszeit $t_{1/2}β$).

Die Eliminationskurve ist eine Kombination von zwei logarithmischen Eliminationskurven, sie folgte der Formel:

$$C_t = A \times e^{-αt} + B \times e^{-βt}$$

4.2.6.3 3-Kompartiment-Model

Da am Häufigsten verwendete Modell, da es ausreichend genau und überschaubar komplex

Kapitel 4 · Pharmakologie

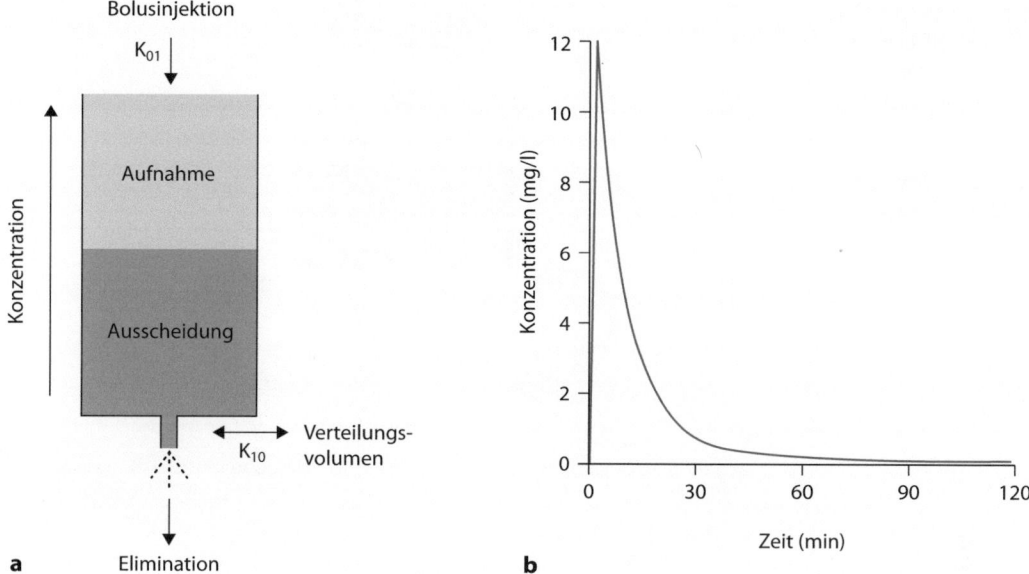

Abb. 4.17 1-Kompartimentmodell mit den Eliminationskonstante K01 und K10. (Mit freundl. Genehmigung nach: Tonner P, Hein L (2011) Pharmakotherapie in der Anästhesie und Intensivmedizin. Springer, Heidelberg Berlin)

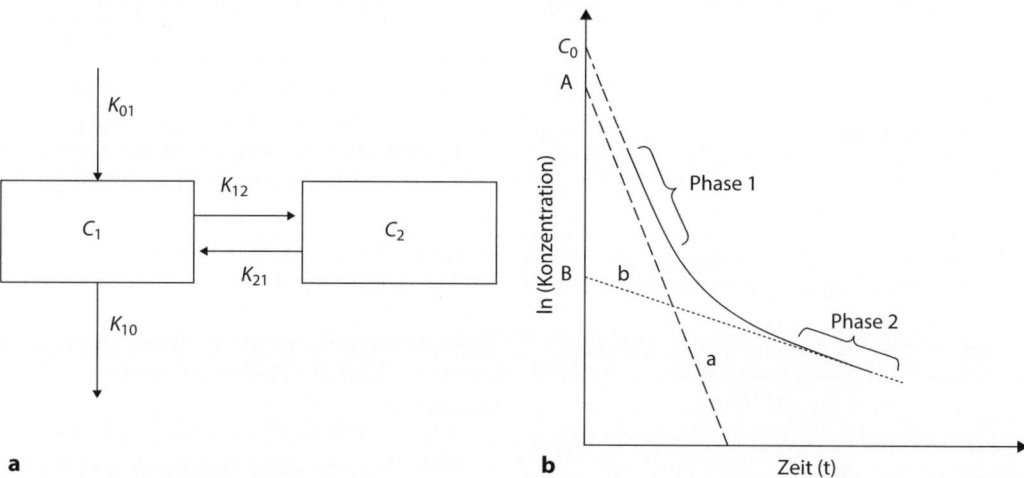

Abb. 4.18 2-Kompartimentmodell mit **a** Eliminationskonstante K_{01} und K_{10} sowie Verteilungskonstanten K_{12} und K_{21}. **b** Eliminationskurve des 2-Kompartiment-Modells mit Ausgangskonzentration $C_0 = A + B$ (logarithmische Darstellung!)

ist. Mamináres Modell, d. h. es gibt ein **zentrales Kompartiment**, die anderen (beiden) liefern zu, d. h. die Elimination erfolgt über das zentrale Kompartiment Cz (◘ Abb. 4.19).

Die Eliminationskurve ist die Kombination dreier logarithmischer Eliminationsprozesse mit der Formel:

$$C_t = A \times e^{-\alpha t} + B \times e^{-\beta t} + C \times e^{-\gamma t}$$

Es kommt gegenüber dem 2-Kompartiment-Modell die γ-Phase als 3. Phase mit der γ-Halbwertszeit hinzu (◘ Abb. 4.20).

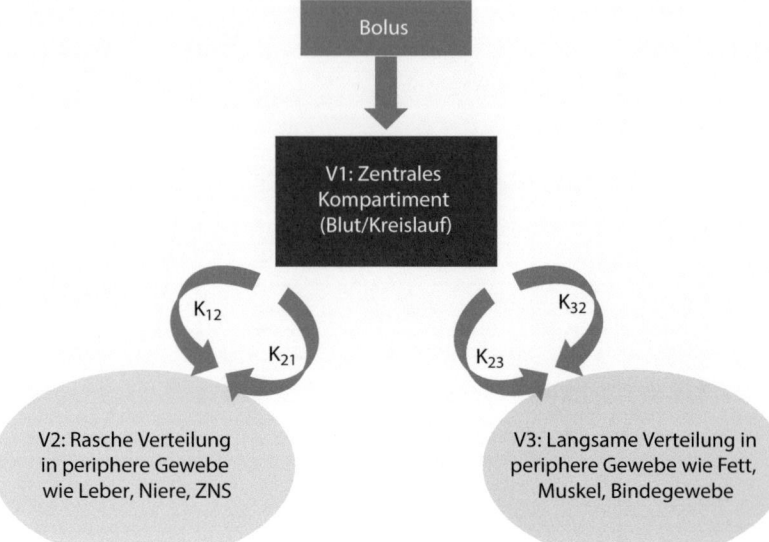

Abb. 4.19 3-Kompartiment-Modell. (Mit freundl. Genehmigung nach: Farag E, Argalious M, Tetzlaff J et al. (2018) Basic Science for Anesthesia. Springer, Heidelberg Berlin)

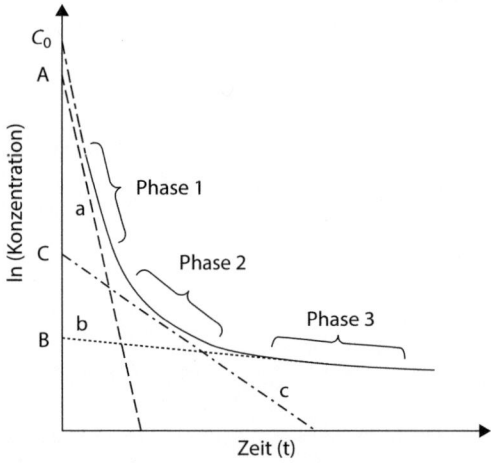

Abb. 4.20 Eliminationskurve eines 3-Kompartiment-Modells, $C_0 = A + B + C$

3-Kompartiment-Modelle beschreiben eine schnelle Aufnahme in ein zentrales Kompartiment (z. B. Plasma), die schnelle Verteilung in ein weiteres Kompartiment (z. B. ZNS) und die langsame Umverteilung in das dritte (z. B. Muskulatur, klassisches Beispiel *Thiopental*). Es kommt über die ganze Zeit zur Umverteilung aus dem zentralen Kompartiment in die peripheren und umgekehrt, die Elimination erfolgt nur aus dem zentralen Kompartiment. So können langsame Kompartimente als Reservoir für das zentrale Kompartiment dienen, die Elimination wird länger, je länger die Zufuhr erfolgt ist und die langsamen Kompartimente gefüllt hat.

Gern gefragt wird der „Klassiker" Thiopental, z. T. mit einem 4. Kompartiment (Blut, ZNS, Muskulatur, Fett; Abb. 4.21).

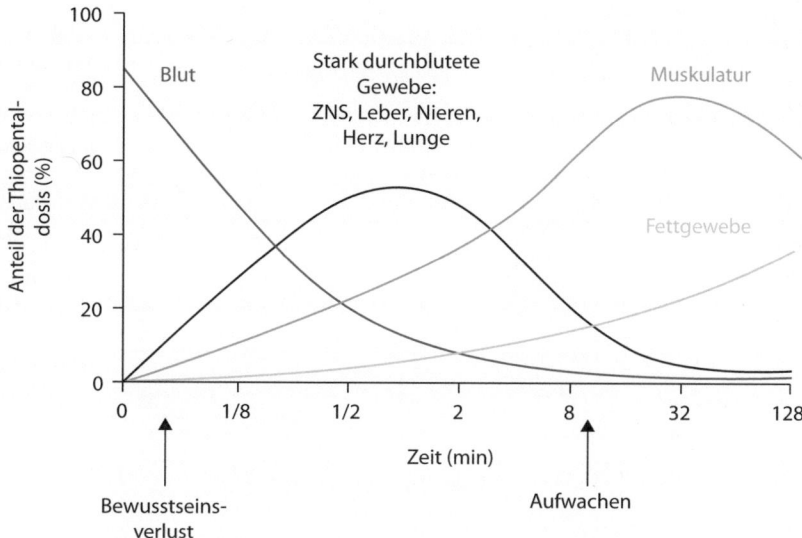

Abb. 4.21 Verteilung eines Thiopentalbolus über die Zeit. (Mit freundl. Genehmigung aus: Tonner P, Hein L (2011) Pharmakotherapie in der Anästhesie und Intensivmedizin. Springer, Heidelberg Berlin)

4.2.7 Clearance und Halbwertszeit

4.2.7.1 (Plasma)clearance

Plasmaclearance ist das Plasmavolumen, von dem pro Zeiteinheit der Wirkstoff entfernt wird. Anders ausgedrückt

$$\text{Clearance} = \frac{\text{Dosis}}{\text{AUC}} \text{ oder}$$
$$= \text{Fluss} \times \text{Extraktionsrate}.$$

4.2.7.2 Halbwertszeiten (engl. Half Life)

Halbwertszeit ist die Zeit, die benötigt wird, um die Wirkstoffkonzentration zu halbieren.

Im 1-Kompartiment-Modell wird die Halbwertszeit berechnet aus:

$$\ln(2) \times \frac{\text{VD}}{\text{Clearance}} \approx 0{,}7 \times \frac{\text{VD}}{\text{Clearance}}.$$

Faustformel der Halbwertszeiten (HWZ) – verbleibender Anteil des Wirkstoffs nach:
- 1 HWZ: 50 %,
- 2 HWZ: 75 %,
- 3 HWZ: 88 %,
- 4 HWZ: 94 %,
- 5 HWZ: 97 %.

(d. h. der erste Abfall ist immer der schnellste, jede weitere Halbierung dauert immer länger).

Die **Plasmahalbwertszeit** $t_{1/2}$ beschreibt die Verteilung des Wirkstoffs im Plasma:

$$\text{Plasmahalbwertszeit } t_{1/2} = \frac{\text{Plasma}}{\text{Verteilungshalbwertszeit}}$$

Die **Eliminationshalbwertszeit** beschreibt die Elimination des Pharmakons (s. a. Auswaschkurven):

$$\text{Eliminationshalbwertszeit} = \frac{\text{Gewebe}}{\text{Eliminationshalbwertszeit}}$$

Die α-, β- und ggf. γ-Halbwertszeiten beschreiben dagegen die einzelnen Halbwertszeiten im 2- bzw. 3-Kompartimentmodell mit α für eine schnelle Verteilungshalbwertszeit, β für eine langsame und γ für die metabolische Halbwertszeit.

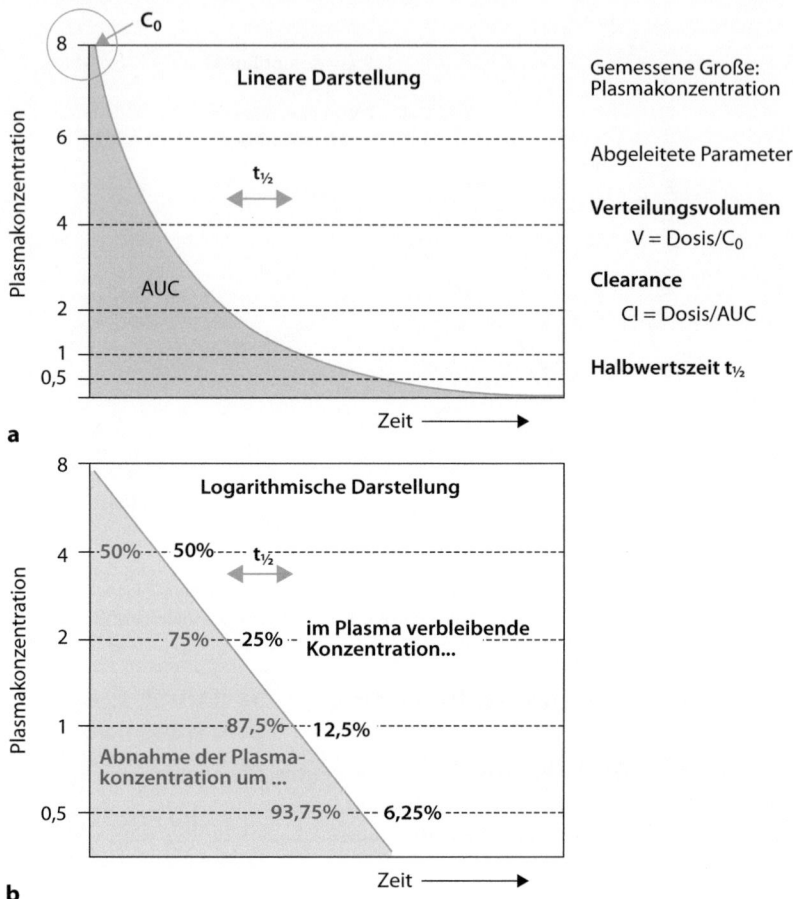

Abb. 4.22 Zusammenfassung der pharmakokinetischen Kenndaten. (Mit freundl. Genehmigung aus: Tonner P, Hein L (2011) Pharmakotherapie in der Anästhesie und Intensivmedizin. Springer, Heidelberg Berlin)

Abb. 4.22 zeigt die Zusammenfassung wichtiger pharmakokinetsicher Kenndaten.

4.2.7.3 Kontextsensitive Halbwertszeit

Diesen Anstieg der Halbwertszeit mit zunehmender Infusionsdauer/Applikationszeit beschreibt die kontextsensitive Halbwertszeit (Context Sensitive Half Time, CSHT).

Die kontextsensitive Halbwertszeit ist die Zeit, die eine Plasmakonzentration braucht, um nach Infusionsstopp (einer Infusion mit Steady-State-Plasmakonzentration, der „Kontext") auf die Hälfte zu fallen[1]. Bsp. Klassische Beispiele für einen hohen Anstieg der kontext- sensitiven Halbwertszeit sind Fentanyl (CSHT 250 min nach 6 h mit sigmoidem Anstieg) und Thiopental (rascher Anstieg der CSHT 50 min nach 30 min, 150 min nach 8 h). Eine geringe Beeinflussung der Infusionsdauer zeigt dagegen Remifentanil (CSHT konstant 4–14 min; ◻ Abb. 4.23). Intermittierende Profile zeigen Propofol (CSHT 40 min nach 8 h) und Alfentanil (CSHT 50 min nach 2 h, danach kein weiterer Anstieg mehr). Sufentanil liegt nach 8 h bei 50 min.

4.2.7.4 Konzentrationsabfallzeit (engl. Decrement Time)

Zeit, die die Plasmakonzentration braucht, um auf einen bestimmten Anteil (%) von Ausgangswert zu fallen, wenn eine Infusi-

---

1 Z. T. existieren andere, leicht abweichende Definition der kontextsensitiven Halbwertszeit.

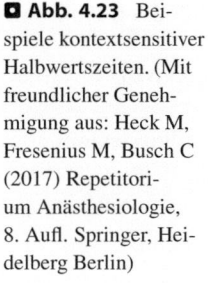

◘ **Abb. 4.23** Beispiele kontextsensitiver Halbwertszeiten. (Mit freundlicher Genehmigung aus: Heck M, Fresenius M, Busch C (2017) Repetitorium Anästhesiologie, 8. Aufl. Springer, Heidelberg Berlin)

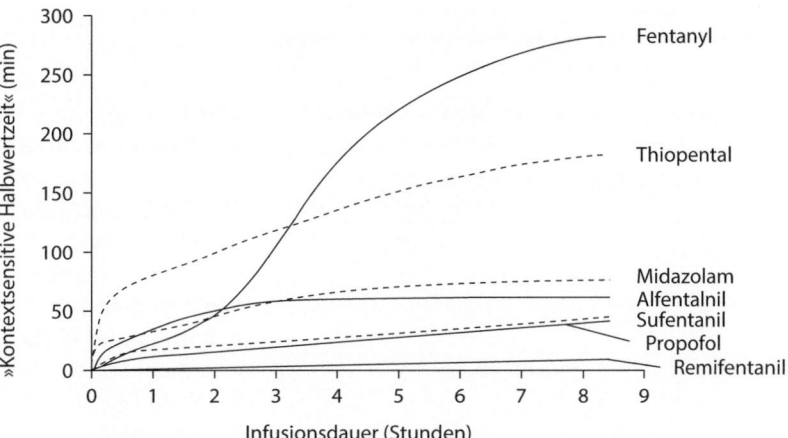

on mit Steady-State-Plasmakonzentration beendet wird. Die kontextsensitive Halbwertszeit ist der Konzentrationsabfallzeit für 50 %.

Für die **Target-Controlled Infusion (TCI)** mit Propofol wird die Plasmakonzentration aus Verteilungsvolumen V und Körpergewicht (Lean Body Mass) abgeschätzt, dazu sind verschiedene Modelle hinterlegt, z. B. das auf einem 3-Kompartiment-Modell beruhende Marsh-Schnider-Modell. Als Konzentrationsabfallzeit wird oft 1,2 µg/ml verwendet, da diese Konzentration als Aufwachschwelle gilt.

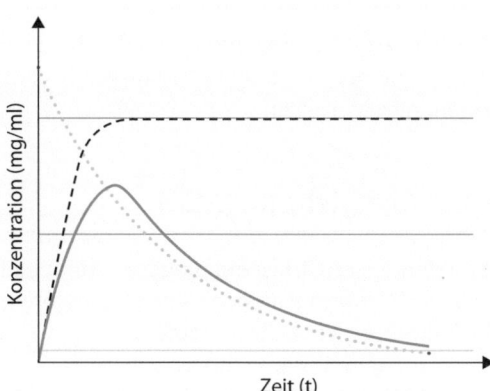

◘ **Abb. 4.24** Kombination von Aufnahme (*gestrichelt*) und Elimination (*gepunktet*) zur Bateman-Funktion (*durchgezogene Linie*)

4.2.7.5 Bateman-Funktion

Die Bateman-Funktion ist eine vereinfachte mathematische Funktion zur Kombination von Aufnahme (Invasion) und Elimination eines Wirkstoffs. Sie verwendet ein 1-Kompartiment-Modell und kombiniert die beiden exponentiellen Funktionen Aufnahme und Elimination. Analog zur Eliminationshalbwertszeit benötigt eine kontinuierliche Gabe 5 Halbwertszeiten, bis ein Steady State erreicht wird (◘ Abb. 4.24).

4.3 Interaktionen und Nebenwirkungen

4.3.1 Nebenwirkungen

- **Nebenwirkung (Adverse Drug Reaction)**

Wirkung eines Wirkstoffs, die nicht therapeutisch, diagnostisch oder prophylaktisch ist (◘ Tab. 4.1)[2].

- **Anaphylaxie**

Meist IgE-vermittelte, allergische Reaktion (▶ Abschn. 13.2.2).

- **Anaphylaktoide Reaktion**

Nicht-IgE-vermittelt, aber klinische Wirkung wie bei der Anaphylaxie.

---

2 Vereinfachte, aber pragmatische Definition.

Tab. 4.1 Einteilung der Arzneimittelnebenwirkungen. (Mod. nach WHO)

Gruppe 1	Dosisabhängig, auch Typ A genannt (z. B. Sedierung bei Opiaten)
Gruppe 2	Nichtdosisabhängig, auch Typ B genannt (z. B. Allergien, anaphylaktoide Reaktionen)
Gruppe 3	Dosis- und zeitabhängig
Gruppe 4	Zeitabhängig
Gruppe 5	Reaktionen bei Entzug
Gruppe 6	Therapieversagen

4.3.2 Interaktionen

4.3.2.1 Beispiele für (anästhesiologisch relevante) genetische Variabilität

- **Schnell- vs. Langsamacetylierer (Rapid bzw. Poor Metabolizer):** *Bsp. Codein mit geringer Wirkung bei Ultra-Rapid-Metabolizern (Kindern), geringe Metabolisierung bei Neonaten, hohen Alter,*
- **CYP-Polymorphismen,**
- **G6P-Dehydrogenasemangel,**
- **Atypische Cholinesterasen** (*Bsp. verlängerte Wirkung von Succinylcholin und Mivacurium*), Cholinesterasemangel.

4.3.2.2 Cytochrom-P_{450}-System

Das **Cytochrom-P_{450}-System** umfasst Hämproteine, die für die Metabolisierung (Oxidation) vieler Arzneimittel und dadurch vielfältige Interaktionen verantwortlich sind.

Wichtige Untergruppen und Stoffe, die sie metabolisieren, sind:
- **CYP3A4**: Diazepam, Midazolam, Fentanyl, Alfentanil, Lidocain, Vecuronium, Clarithromycin, Azol-Antimykotika.
- **CYP2D6**: Codein, Flecainid, Metoprolol, Cimetidin, Propofol.
- **CYP2C19**: Losartan, Diazepam, Phenytoin, Omeprazol, Clopidogrel.
- **CYP2E1**: Sevofluran, Halothan, Isofluran, Paracetamol.
- **CYP2C9**: Propofol, Parecoxib, Losartan, Warfarin.
- **CYP1A2**: Ciprofloxacin, Fluvoxamin.

Wichtige **Induktoren** hepatischer mikrosomaler Enzyme sind:
- Alkohol, Rauchen,
- Rifampicin,
- Barbiturate (Phenobarbital, Thiopental),
- Antiepileptika (Phenytoin, Carbamazepin),
- Johanniskraut,
- Omeprazol,
- Glukokortikoide,

Wichtige **Inhibitoren** hepatischer mikrosomaler Enzyme sind:
- Metronidazol, Isoniazid,
- Cimetidin,
- Amiodaron,
- Verapamil,
- Fluoxetin,
- HIV-Proteasehemmer,
- Grapefruitsaft.

4.4 Wichtige Rezeptoren und Liganden

Organspezifische Rezeptoren und Liganden werden in den jeweiligen organspezifischen Kapiteln beschrieben.

4.4.1 Acetylcholin (ACh)

Acetylcholin (ACh) ist ein biogenes Amin und wirkt als Neurotransmitter an den Rezeptoren:
- **Nikotinerger ACh-Rezeptor**:
  - 1. Neuron Sympathikus,
  - 1. Neuron Parasympathikus,
  - motorische Endplatte („Muskelrezeptor"),
  - 2. Neuron Sympathikus: Schweißdrüsen, Nebenniere,
  - sympathische Innervation der Gefäße.

- **Muskarinerger ACh-Rezeptor**:
  - 2. Neuron Parasympathikus: Speichel-, Tränen-, Magendrüsen, glatte Muskulatur, Herzmuskel,
  - ZNS (Nucleus Basalis Meynert, Formatio reticularis → Gedächtnis/M. Alzheimer, Lernen)

4.4.1.1 Anticholinergika

Kompetitive Hemmung der muskarinergen Rezeptoren am 2. Neuron des Parasympathikus.
- **Atropin**: Passiert die Blut-Hirn-Schranke → zentral-anticholinerge Nebenwirkungen.
- **Glykopyrrolat**: Geringere kardiovaskuläre Wirkung als Atropin, keine zentralanticholinergen Wirkungen. Hemmung der Speichelproduktion.

- **Zentrales anticholinerges Syndrom (ZAS)**
Bsp. Durch Hemmung zentraler Acetylcholinrezeptoren ausgelöstes hyperthermes Syndrom (warme, trockene Haut, Magen-Darm-Atonie, Harnverhalt, Tachykardie; Verwirrtheit/Delir, große weite Pupillen, Myoklonie), Nebenwirkung von Anästhetika und zentral wirksamen Anticholinergika wie Atropin.

4.4.1.2 Cholinesterasehemmer

Indirekte Parasympathomimetika durch Hemmung der Acetylcholinesterase (AChE), Konzentration von Acetylcholin im synaptischen Spalt steigt, prä- und postsynaptische Wirkung. Cholinesterasehemmer bewirken:
- Antagonisierung kompetitiver Muskelrelaxanzien.
- Stimulation des Parasympathikus, z. B. bei Vergiftungen.
- Myasthenia gravis u. a.

Cholinesterasehemmer sind:
- **Edrophonium**: (Elektrostatische) Anlagerung an die AChE, v. a. präsynaptisch, schwach muskarinerg, schnelle, aber schwache Wirkung.
- **Neostigmin**: Irreversible Hemmung, kürzeste Halbwertszeit, 50 % renal eliminiert.
- **Pyridostigmin**: Irreversible Hemmung, Wirkung v. a. postsynaptisch. 75 % renal eliminiert.
- **Physostigmin**: Irreversible Hemmung, Indolalkaloid aus dem Samen der Kalabarbohne. 75 % renal eliminiert.
- **Antidementiva**: Donepezil, Rivastigmin u. a. wirken durch Hemmung der AChE.
- **Organophosphate**: Endogene Acetylcholinvergiftung.

Direkte Parasympathomimetika wirken wie Acetylcholin direkt am Rezeptor (Carbachol, Pilocarpin).

4.4.2 Serotonin

Serotonin ist Neurotransmitter im Neokortex, limbischen System und Magen-Darm-Trakt.
Serotoninrezeptor = 5HT-Rezeptor von 5-Hydroxytyramin für Serotonin (◘ Tab. 4.2).

4.4.3 Histamin

Histamin ist ein Gewebshormon und u. a. wichtiger Mediator von Entzündungsreaktionen; drei unterschiedliche Histaminrezeptoren werden beschrieben (◘ Tab. 4.3).

4.4.4 Monoaminooxidase (MAO)

Mitochondriales Enzym (äußere Mitochondrienmembran) → Abbau der endogenen Monoamine Adrenalin, Noradrenalin, Dopamin sowie exogener Amine (Tyramin aus Käse) (◘ Tab. 4.4).

Tab. 4.2 Serotoninrezeptoren

Rezeptor	Wirkung/Regulation	Agonist	Antagonisten
5-HT$_{1a}$	Anxiolyse. Lernen, Körpertemperatur und Blutdruck	Partialagonisten → Antidepressiva Agonist u. a. Urapidil	–
5-HT$_{1b, d}$	Migräne	Ergotamin, Triptane	–
5-HT$_{2a}$	Thrombozyten/Blutgerinnung	–	–
	ZNS: Halluzinogen, Angst	LSD, Meskalin	Atypische Antipsychotika (Clozapin), Antidepressiva
5-HT$_3$	(Ligandengesteuerter Kanal), Antiemesis	Opioide	Sertone (Ondanserton)
5-HT$_4$	ACh-Freisetzung (GI-Trakt)	Cisaprid → Gastrokinese, kardiale Nebenwirkungen (QT)	–

Tab. 4.3 Histaminrezeptoren

Rezeptor	Wirkung/Regulation	Antagonisten
H$_1$	~ Cholinerge Rezeptoren: Erregung im ZNS, Emesis; Darmmotilität, Bronchokonstriktion	Cetirizin
H$_2$	~ β-Rezeptor: Bronchodilatation, Erweiterung der Koronarien, HF ↑	–
–	Belegzellen Magen: Magensäureproduktion ↑	H$_2$-Blocker: Cimetidn, Ranitidin
H$_3$	Präsynaptisch: Hunger/Durst, Körpertemperatur, Blutdruck	–

Tab. 4.4 Monoaminooxidaseunterformen

MAO-Unterform	Vorkommen	Wirkstoff
MAO-A	V. a. periphere sympathische Nerven sowie Thrombozyten, GI-Trakt	Moclobemid (MAO-A-Hemmer)
MAO-B	V. a. ZNS (Dopamin!)	Selegilin (MAO-B-Hemmer)
MAO-A und B	(Irreversibele Hemmung, nicht selektiv)	Tranylcypromin, Phenelzin

4.4.5 Phosphodiesterasen (PDE) und Adenosin

4.4.5.1 Phosphodiesterasen

Hydrolase, die die Second Messenger „cAMP" und „cGMP" zu „AMP" bzw. „GMP" spalten, insgesamt (mindestens) 11 Unterformen (Tab. 4.5).

Phosphodiesterase 1 und 2 sind unspezifisch.

- Antagonisten
- **Methylxanthine** (Theophyllin, Theobromin): hemmen die Phosphodiesterasen unspezifisch.
- **Dipyridamol**: hemmt die Phosphodiesterase durch Hemmung der Adenosinaufnahme in Thrombozyten und wirkt dadurch hemmend auf die Thrombozytenaggregation.

Kapitel 4 · Pharmakologie

Tab. 4.5 Ausgewählte Phosphodiesteraseunterformen

PDE_3	Hemmung: verminderter Abbau von (v. a.) cAMP → intrazelluläres Ca ↑ → Inotropie, Vasodilatation	**Amrinon** (zusätzlich NO-Freisetzung), **Milrinon**, **Enoximon**
PDE_4	Hemmung: verminderter Abbau von cAMP und cGMP → Bronchodilatation	**Roflumilast**, Apremilast, Cilomast
PDE_5	Hemmung: verminderter Abbau von (ausschließlich) cGMP → NO ↑ → (V. a. pulmonale) Vasodilatation, bei erektiler Dysfunktion	**Sildenafil**, Tadalafil, Vardenafil

4.4.5.2 Adenosin

Nukleosid → purinerge Rezeptoren, Bestandteil von ATP, ADP, AMP.

Blockade der Ausschüttung von Neurotransmittern wie Dopamin, ACh, Noradrenalin. Im Hypothalamus Schlafinduktion. Zwei Typen sind bekannt:
- **A1** an Sinusknoten, AV-Knoten: Hyperpolarisation von K-Kanälen → AV-Überleitungszeit verlängert (Blockade der Überleitung für einige Sekunden).
- **A2**: Relaxierung peripherer Gefäße (außer Lebervenen, Nierenarteriolen), RR ↓, cGMP-vermittelt.

Bsp. Adenosin kann supraventrikuläre Tachykardien auslösen und wird durch Aufnahme in die Erythrozyten abgebaut.

- **Antagonisten**

Methylxanthine, Dipyridamol: ▶ Abschn. 4.4.5.1.

4.4.6 Prostaglandine, Leukotriene, Thromboxane

Eikosanoide, abgeleitet von der Arachidonsäure. Wirkung G-Protein-vermittelt, Abbau in der Lunge. Transmitter zur Schmerzvermittlung, Entzündungsmediatoren, Fieber, Blutgerinnung.

Es werden unterschieden (Tab. 4.6):
- **Serie-1-Prostaglandine**: überwiegend antiinflammatorisch.

Tab. 4.6 Prostaglandintypen

Prostaglandin	Ort	Wirkung
Prostaglandin D_2	Mastzellen	Vasodilatation, hemmt Thrombozytenaggregation, Bronchokonstriktion
Prostaglandin E_1	Blutgefäße	Vasodilatation, hemmt Thrombozytenaggregation → Analogon Alprostadil, Misprostol
Prostaglandin E_2	Gefäße	Antagonist zu PGF_2: Fieber, Vasodilatation (Lunge, Niere), hemmt Thrombozytenaggregation, Bronchodilatation
Prostaglandin F2α	Gefäße von Ovar Uterus, Lunge	Uterus- und Bronchokonstriktion → Antagonist von PGD_2, PGE_2
Prostaglandin I_2 (Prostazyklin)	Endothelzellen	Vasodilatation (Lunge, Niere), hemmt Thrombozytenaggregation, Bronchodilatation → Iloprost
Leukotriene (LTB_4, LTC_4)	Mastzellen, Granulozyten, Makrophagen	Chemotaxie von Leukozyten, Bronchokonstriktion (LTC_4) → Glukokortikoide
Thromboxan A_2	Thrombozyten	Vasokonstriktion, Thrombozytenaggregation

- **Serie-2-Prostaglandine**: inflammatorisch, Synthese aus Arachidonsäure durch Cyclooxygenasen (PGD_2, PGE_2, PGF_2, Thromboxan) → NSAID, v. a. Acetylsalicylsäure.
- **Serie-3-Prostaglandine**: antiinflammatorisch, reduzieren die Entstehung von Serie-2-Prostaglandinen.

Mehrere Prostaglandin-E-Rezeptoren sind bekannt:
- **EP_1**: Schmerzverstärkung, Kontraktion glatter Muskulatur des GIT-Trakts (Magen), Bronchial-/GIT-Kontraktion.
- **EP_2**: Muskelrelaxation an Gefäßen, Hyperämie bei Entzündung.
- **EP_3**: Fieber, Magensäureproduktion ↓, Magenschleim ↑ → PGE_2-Analogon Sulproston.
- **EP_4**: Hält den Ductus arteriosus Botalli pränatal offen.

Weiterführende Literatur

Cross M, Plunckett E (2008) Physics, pharmacology and physiology for the anesthetist. Camebridge University Press

Tonner P, Hein L (2011) Pharmakotherapie in der Anästhesie und Intensivmedizin. Springer, Heidelberg Berlin

Fresenius M, Heck M, Zink W (2014) Repetitorium Intensivmedizin. Springer, Heidelberg Berlin

Flood P, Shafer S, Rothmell JP (2014) Stoelting's handbook of pharmacology and physiology in anaesthetic practice. Wolters Kluwer

Peck T, Hill S (2014) Pharmacology for anaesthesia and intensive care. Camebridge University Press

Farag E, Argalious M, Tetzlaff J et al (2018) Basic science in anaesthesia. Springer, Heidelberg Berlin

https://www.arzneimitteltherapie.de/heftarchiv/2016/12/muskelrelaxanzien-in-der-anasthesie-und-intensivmedizin.html. Zugegriffen: 1. Feb. 2023

Anästhetika

Roswitha Jehle

Inhaltsverzeichnis

5.1 Sedativa – 120
5.1.1 Einleitungshypnotika (i. v.-Hypnotika) – 120
5.1.2 GABA-Agonisten – 122
5.1.3 Zentrale α_2-Agonisten – 123

5.2 Inhalationsanästhetika – 123
5.2.1 Einführung – 123
5.2.2 Inhalationsanästhetika im Einzelnen – 129

5.3 Opioide – 132
5.3.1 Opiatrezeptoren – 133
5.3.2 Opiatagonisten – 134
5.3.3 Opiatagonisten/-antagonisten – 137
5.3.4 Antagonisten – 138

5.4 Nicht-Opioid-Analgetika – 139
5.4.1 Saure Nicht-Opioid-Analgetika – 140
5.4.2 Nichtsaure Nicht-Opioid-Analgetika – 141
5.4.3 Koanalgetika – 143

5.5 Lokalanästhetika – 143
5.5.1 Pharmakologie der Lokalanästhetika – 143
5.5.2 Wirkstoffe – 146

Weiterführende Literatur – 147

© Springer-Verlag GmbH Deutschland, ein Teil von Springer Nature 2023
R. Jehle (Hrsg.), *Physiologie, Pharmakologie, Physik und Messtechnik für die Anästhesie und Intensivmedizin*, https://doi.org/10.1007/978-3-662-61772-4_5

Tab. 5.1 Anästhesierelevante Rezeptoren des Nervensystems

Ligand/Rezeptor	Ort	Zelluläre Wirkung	Klinische Wirkung
$GABA_A$	ZNS, RM	Erhöhte Cl-Leitfähigkeit, Hyperpolarisation	Sedierung/Hypnose, Anxiolyse, Amnesie. Endogene Liganden β-Carboline
Glycin	RM, Hirnstamm	Erhöhte Cl-Leitfähigkeit, Hyperpolarisation	Inhibition spinaler Reflexe. Dazu Glycin-Bindungsstelle am GABA-Rezeptor
Nikotinerge Acetylcholinrezeptoren	–	Modulation der Freisetzung von Neurotransmittern	Gedächtnis, Schmerzwahrnehmung, autonomes Nervensystem
Serotonin ($5-HT_3$-Rezeptor)	ZNS, RM	Hemmung von K-Leakage-Strömen	Übelkeit/Erbrechen/Schwindel, Schmerz, Wachheit
Glutamat (NMDA)	ZNS, RM	Schnelle exzitatorische Neurotransmitter	Wahrnehmung, Lernen, Gedächtnis, Schmerz. Endogene Liganden: Glutamat, Aspartat

- **Einführung**

Anästhesierelevante Rezeptoren des Nervensystems sind in ◘ Tab. 5.1 aufgeführt.

5.1 Sedativa

5.1.1 Einleitungshypnotika (i. v.-Hypnotika)

Eigenschaften eines **idealen Einleitungshypnotikums**:

— Kreislaufstabil, keine kardiovaskulären Nebenwirkungen,
— schneller Wirkeintritt,
— keine Kumulation,
— organunabhängige Ausscheidung (unabhängig von Leber-/Nierenfunktion),
— zerebraler Blutfluss und Sauerstoffbedarfs ↓,
— kein PONV,
— kein unangenehmer Geschmack, keine schmerzhafte Injektion,

Tab. 5.2 Intravenöse Hypnotika

Wirkstoff	Wirkung	Clearance (ml/kg/min)	Eliminationshalbwertszeit	Wirkverlust bzw. Abbau
Thiopental	$GABA_A$	3,5	6–15 h	Umverteilung! Leber (CYP)
Propofol	$GABA_A$	30–60	1–12 h	Umverteilung, Leber: Glukuronidierung und Sulfatierung, Ausscheidung Niere
Ketamin	NMDA	17	2–3 h	P_{450}: Demethyliert zu Norketamin, R-Ketamin hydroxyliert, abhängig von der Leberdurchblutung!
S-Ketamin	NMDA	33	2–3,5 h	
Etomidat	$GABA_A$	10–20	1–4 h	Unspezifische hepatische und Plasmaesterasen, abhängig von der Leberdurchblutung!
Midazolam	$GABA_A$	7,5	2,5 h	Dealkylierung/Dehydrylierung, Glukuronidierung, Ausscheidung Niere
Diazepam	$GABA_A$	0,4	32 h	
Lormetazepam	$GABA_A$	k. A.	9 h	

k. A. keine Angabe

- günstige Herstellung, stabile Lagerung,
- keine Allergien/Histaminfreisetzung,
- keine organbezogenen Nebenwirkungen wie Krämpfe.

Einen Überblick über die i. v.-Hypnotika gibt ◘ Tab. 5.2.

- **Faustformel Verteilungsvolumen**
Alle i. v.-Hypnotika 2–3 l/kg mit Ausnahme von Propofol mit 4 l/kg (z. T. noch höher angegeben).

> **Tipp für die Prüfung**: Bei Prüfungsfragen nach dem idealen Medikament der Gruppe X: Bekannte Nebenwirkung von Stoffen der Gruppe X aufzählen und verneinen: „Kein/keine …"

5.1.1.1 Thiopental
Sulphurbarbiturat.
Pharma:
- Plasmaproteinbindung 85–90 %.
- Wasserlöslich, aber alkalische Lösung → nach Injektion sofort 60 % lipidlöslich → **schwere Nekrosen bei intraarterieller Injektion**.
- Starke Umverteilung Blut – Hirn – Muskulatur – Fettgewebe (s. ▶ Abschn. 4.2.5, ◘ Abb. 4.21), wird unter kontinuierlicher Gabe zur Pharmakokinetik 0. Ordnung.
- Schnelle Wirkung nach 10–20 s, Wirkdauer eines Bolus 3–10 min.

Wichtige (Neben)wirkungen:
- **Kontraindikation: Akute hepatische Porphyrie!**
- Atem- und Kreislauf ↓ (MAP, HZV), reaktive **Tachykardie**.
- Zerebraler Gefäßwiderstand ↑, dadurch zerebralen Blutfluss (CBF) ↓, O_2-Bedarf ↓ und ICP ↓ → **Burst Suppression**.
- **Immunsuppression**.
- **Histaminfreisetzung**, anaphylaktoide Reaktion.

5.1.1.2 Propofol
Phenolderivat (Alkylphenol): 2,6-Diisopropylphenol.
Pharma:
- Hohe Proteinbindung (98 %).
- Clearance höher als die Leberdurchblutung → extrahepatische Clearance durch **First-Pass-Effekt der Lunge** → keine Kumulation bei Leberinsuffizienz.
- pK_a 11, d. h. keine Dissoziation im Serum (pH 7,4) und **komplett lipidlöslich**.
- **Fettgehalt: 0,1 g Fett/ml!**
- Verteilungsvolumen 4 l/kg (lipidlöslich) oder im Gleichgewicht 400–700 l.

Wichtige (Neben)wirkungen:
- Atem- und Kreislauf ↓ (MAP, HZV und HF), Venodilatation.
- Zerebraler Gefäßwiderstand ↑, dadurch CBF ↓, O_2-Bedarf ↓, ICP ↓.
- Antiemetisch.
- Injektionsschmerz.
- Bakterielle Kontamination (keine Infusion > 12 h).
- **Propofolinfusionssyndrom** (PRIS): Metabolische Laktatazidose, Rhabdomyolyse, Leberverfettung, vermutlich durch Hemmung der β-Oxidation freier Fettsäuren. Insbes. bei Langzeitanwendung >7 d[1] und 4 mg/kg/h.

5.1.1.3 Etomidat
Imidazolester (carboxyliertes Imidazolderivat).
Pharma:
- Abbau durch Plasmaesterasen, Leber: Hydrolyse (Clearance ca. 5-mal der von Thiopental).
- Wasserlöslich, pH 3,4; enthält Propylenglykol zur Stabilisierung.
- Abbau abhängig von der **Leberdurchblutung**.

Wichtige (Neben)wirkungen:
- **Kontraindikationen: Porphyrie und Nebennierenrindeninsuffizienz**

---

[1] Je nach Literatur auch nach 48 h möglich.

Cave: Schock, Trauma (Hinweis auf klinisch relevante Nebennierensuppression!).
- Geringe Atem- und Kreislaufdepression!
- Zerebraler Gefäßwiderstand ↑, dadurch CBF ↓, O_2-Bedarf ↓, ICP ↓.
- **Krampfäquivalente** im EEG, Myoklonien.
- Reversible Hemmung der 11-β-Hydroxylase → **Kortisolsynthese für 4–6(–24) h reduziert**.

5.1.1.4 Ketamin
Phenzyclidinderivat.

Nichtkompetitive Hemmung am N-Methyl-D-Aspartat-(NMDA)-Rezeptor, aber auch monoaminerg (zentrale Sympathikusaktivierung), muskarinerg (parasympathisch: Speichelfluss!), Na-Kanäle (lokalanästhetische Wirkung), Opioidrezeptor (Schmerzmodulation) „Dirty Drug".

→ **Dissoziative Bewusstlosigkeit**.

Pharma:
- Abbau abhängig von der **Leberdurchblutung**, aktive Metabolite.
- pH 3,5–5,5.
- Proteinbindung nur ca. 25 %.

Wichtige (Neben)wirkungen:
- **Sympathikomimetisch** (MAP ↑, HF ↑, HZV ↑ und **myokardialer O_2-Verbrauch ↑**), Atemwegswiderstand ↓.
- Zerebralen Gefäßwiderstand ↓ → **CBF ↑, zerebraler O_2-Bedarf ↑, ICP ↑**.
- Schleimsekretion!
- Psychomimetische Nebenwirkungen („Horrortrips").

• **S-Ketamin**
Kürzere Aufwachzeit, weniger psychomimetische Nebenwirkungen, keine Bronchodilatation (klinische Relevanz z. T. umstritten).

5.1.2 GABA-Agonisten

5.1.2.1 Benzodiazepine
Wirkung: Modulation am $GABA_A$-Rezeptor (allosterische Liganden an der α-Untereinheit).

- Anxiolytisch,
- sedierend bis hypnotisch,
- antikonvulsiv,
- zentral muskelrelaxierend,
- anterograde Amnesie,
- ggf. Euphorie/Stimmungsaufhellung.
- keine analgetische Wirkung!

Wichtige (Neben)wirkungen:
- Geringe Atem- und Kreislaufdepression,
- leicht reduziert sind: CBF, O_2-Bedarf und ICP.

• **Midazolam**
Proteinbindung 94 %. Aktiver Metabolit Hydroxymidazolam.

Interaktion mit Cimetidin, Metoprolol, Valproat, Erythromycin, Isoniazid, Ketoconazol, Propanolol.

Reduzierte Wirkung durch Theophyllin und Rifampicin.

• **Lormetazepam**
N-Methyl-Derivat von Lorazepam, hohe anxiolytische Wirkung.

Altersunabhängige Glukuronidierung.

• **Diazepam**
Proteinbindung 98 %.

5.1.2.2 γ-Hydroxybuttersäure (GHB)
GABA-Analogon (kein Benzodiazepin), Wirkung am **GHB-Rezeptor** und Partialagonist am GABA-Rezeptor.

Pharma:
- HWZ 30–40 min, Wirkdauer 1–2 h (individuell sehr unterschiedlich).
- Abbau: Alkoholdehydrogenase (ADH) oder Aldehyddehydrogenasen (ALDH) in der Leber.

Wichtige (Neben)wirkungen:
- Sedierung/Hypnose, Anxiolyse, Analgesie, Sympathikolyse.
- **Kreislaufstabil**, ggf. systolischer Blutdruck ↑, MAP ↑ und HZV ↑.

- Zerebraler Blutfluss ↓, ICP ↓ → Hirnödem ↓.
- Myoklonien, **prokonvulsiv**!
- Missbrauch als Partydroge **Liquid Ecstasy** und als KO-Tropfen → emotionsverstärkend, aphrodisierend.
- **Missbrauch im Bodybuilding**, da Wachstumshormone stimuliert werden.
- Hoher Na-Gehalt!

5.1.3 Zentrale α_2-Agonisten

Agonist **zentraler, postsynaptischer α_2-Adrenorezeptoren** (Nucleus tractus solitarii).

Agonist **peripherer präsynpatischer α_2-Rezeptoren** → Noradrenalinfreisetzung ↓.

Imidazolbindung in der rostralen, ventrolateralen Medulla (Blutdruck ↓) und renal (**Na-Ausscheidung**).

Wichtige (Neben)wirkungen:
- Sedierung/Hypnose, Anxiolyse, Analgesie, **zentrale Sympathikolyse**. Kreislaufdepression (MAP ↓, HZV ↓), ausgeprägte **Bradykardie**.
- Zerebraler Blutfluss ↓, ICP ↓, aber keine tiefe Sedierung.
- Geringe Atemdepression.
- **ADH**-Sekretion ↓ → Hemmung der tubulären **Na-Rückresorption**.
- ANP-Freisetzung → Hemmung von Aldosteron und Renin, **Na-Ausscheidung** ↑.

5.1.3.1 Clonidin

$\alpha_2 : \alpha_1$-Agonismus 1 : 200.

Elimination 20–30 % hepatisch, 65 % renal, HWZ 9–12 h.

Nebenwirkung: initial Stimulation von postsynaptischen α_1-Rezeptoren mit Hypertonie, dann Hypotension.

5.1.3.2 Dexmedetomidin

$\alpha_2 : \alpha_1$-Agonismus 1 : 2000, d. h. ca. 10-fach selektiver als Clonidin.

Proteinbindung 94 %.

Halbwertzeit von 4 min; bis 250 min nach 8-h-Infusion durch ansteigende kontextsensitive HWZ, Abbau CYP2B6, Ausscheidung über die Niere.

5.2 Inhalationsanästhetika

Synonym: **Narkosegase**.

Untergruppe „volatile Anästhetika": Halothan, Enfluran, Isofluran, Sevofluran, Desfluran.

5.2.1 Einführung

Eigenschaften eines idealen Inhalationsanästhetikums:
- Kreislaufstabil, keine kardiovaskulären Nebenwirkungen,
- schneller Wirkeintritt, rasches An- und Abfluten, gute und temperaturunabhängige Dosierung,
- kein unangenehmer Geruch, keine Schleimhautreizung,
- keine Reaktion mit Plastikschläuchen oder Atemkalk, chemische Stabilität (lagerungsstabil), nicht entzündlich oder explosiv, nicht umweltschädlich,
- keine Metabolisierung, keine toxische, mutagene oder teratogene Wirkung,
- zerebraler Blutfluss und O_2-Bedarf ↓,
- kein PONV, **keine maligne Hyperthermie**,
- günstige Herstellung, stabile Lagerung.

Wirkung: Auch nach über 150 Jahren der Anwendung ist der **genaue Wirkmechanismus der volatilen Anästhetika unklar**, diskutiert wurde die Einlagerung in die Zellmembran (Meyer-Overton-Hypothese in ▶ Abschn. 5.2.1.3) und dadurch Stimulation am $GABA_A$-Rezeptor, am NMDA-Rezeptor bei Xenon sowie spinale muskelrelaxierende Effekte durch Glycinrezeptoren bei volatilen Anästhetika, weitere Ionen-Kanäle werden diskutiert (2P-K-Kanäle).

> **Tipp für die Prüfung**: Beliebte Prüfungsfragen nach dem **idealen Medikament** der Gruppe X: Bekannte Nebenwirkung von Stoffen der Gruppe X aufzählen und verneinen: „Kein/keine …" analog zur Frage nach dem idealen Hypnotikum (▶ Abschn. 5.1.1).

5.2.1.1 Narkosestadien nach Guedel

Auftreten v. a. bei der Äthernarkose, in der modernen balancierten Anästhesie außerhalb von Prüfungssituationen kaum noch zu erkennen (◘ Tab. 5.3).

5.2.1.2 Minimale alveoläre Konzentration (MAC)

Bei einem MAC (auch MAC_{50}) von 1,0 zeigen bei einer standardisierten chirurgischen Prozedur (z. B. Hautschnitt) 50 % der Patienten eine Reaktion (z. B. Bewegung).

Der **MAC ist altersabhängig**, er steigt vom Neugeborenen- bis zum Maximum im Säuglingsalter an. Ab dem Kleinkindalter nimmt der MAC ca. 6 % für alle 10 Jahre ab.

- MAC↑: Sepsis/Fieber, Katecholamine (MAO-Hemmer, Kokain/Amphetamine, trizyklische Antidepressiva), Alkoholabusus und Rauchen.
- MAC↓: Schwangerschaft, Hypotonie/Schock (RRsys < 40 mmHg), Anämie, Hypothermie, Hypoxie (paO_2 < 38 mmHg), α_2-Agonisten, Ca-Kanalblocker, Lithium, Hypo-Na, Benzodiazepine (Prämedikation!), Alkohol. Ggf. Hypothyreose?
- Kein Einfluss auf den MAC: Geschlecht, Narkosedauer (!), K- oder CO_2-Veränderungen.

Medikamente können MAC erhöhen oder erniedrigen, letzteres insbesondere die Kombination mit Opiaten oder Lachgas.

Weitere MAC-Definitionen:
- MAC_{95}: Keine Schmerzreaktion bei 95 % der Patienten. Der MAC_{95} liegt meist bei 30 % höher als der MAC (d. h. enge therapeutische Breite des Inhalationsanästhetikums, bei 1,3 MAC keine Reaktion auf Schmerzreiz bei 95 % aller Patienten).
- $MAC_{Intubation}$: Keine Abwehrbewegungen bei endotrachealer Intubation – **der Wert liegt etwa 30–50 % höher als der MAC!**
- MAC_{awake}: Augenöffnen bei 50 % der Patienten (ca. 0,3–0,5 MAC).
- MAC_{BAR} („block of adrenergic response"): Keine sympathische Reaktion auf Schmerzreiz (ca. 50 % höher als der MAC).

Bei (spätestens) 2–3 MAC kommt es zum Atemstillstand, bei 3–5 MAC zum Herzstillstand.

MAC verschiedener Inhalationsanästhetika: ◘ Tab. 5.4.

◘ **Tab. 5.3** Narkosestadien nach Guedel

Stadium		Pupillen	Atmung	Sonstiges
1	Analgesie, Amnesie	Eng	Regelmäßig	Bewusstsein erhalten, Analgesie
2	Exzitation	Erweitert	Unregelmäßig	**Cave** Laryngospasmus, Erbrechen bei Manipulationen
3	Toleranz (Planum 1–3)	Von Miosis (3–1) bis Mydriasis (3–3)	Regelmäßig bis Bradypnoe	Chirurgische Toleranz
4	Asphyxie, Paralyse	Maximale Mydriasis	Apnoe, Hypotonie bis Schock	–

Kapitel 5 · Anästhetika

◘ **Tab. 5.4** MAC verschiedener Inhalationsanästhetika

	MAC	MAC_{awake}	MAC in 65 % N_2O
Halothan	0,75 %	0,4 %	0,3 %
Enfluran	1,7 %	0,6 %	0,6 %
Isofluran	1,2 %	0,6 %	0,5 %
Sevofluran	2,0 %	0,7 %	1,1 %
Desfluran	6,6 %	2,5 %	2,8 %
Methoxyfluran	0,25 %	–	–
Lachgas	105 %	63 %	–
Xenon	70 %	33 %	–

5.2.1.3 Fettlöslichkeit und anästhetische Wirkung

- **Meyer-Overton-Hypothese**

Früher: Meyer-Overton-Regel[2]: Hypothese, dass die **anästhetische Potenz eines Narkosegases von dessen Lipidlöslichkeit abhängt**.

Die Potenz wird zumeist als MAC gemessen. Die Meyer-Overton-Hypothese gilt darüber hinaus auch für **Lokalanästhetika** (▶ Abschn. 5.5).

Die Lipidlöslichkeit wird dabei als Löslichkeit in Öl als Öl-Gas-Löslichkeitskoeffizient gemessen (◘ Abb. 5.1): So hat Lachgas eine Löslichkeit von 1,4 (MAC 105 %), Äther von 65 und Halothan von 224 (MAC 0,75 %). Am besten korreliert dabei die Löslichkeit in Olivenöl (Octanol-Gas-Verteilungskoeffizient).

5.2.1.4 Verteilungskoeffizienten

Neben dem genannten Öl-Gas-Löslichkeitskoeffizient gibt es weitere, verwendete Verteilungskoeffizienten (◘ Tab. 5.5):

- **Blut-Gas-Verteilungskoeffizient**: Wieviel Vol-% eines Gases wird bei einer alveolären Konzentration von 1 % im Blut gelöst (Äquilibrium und gleicher Partialdruck).

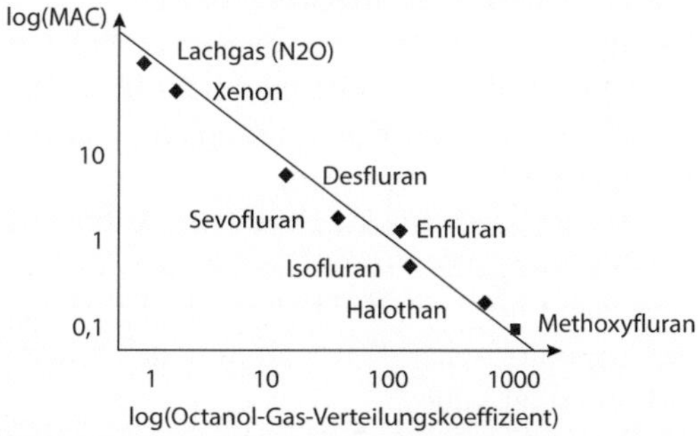

◘ **Abb. 5.1** Meyer-Overton-Hypothese: Abhängigkeit des MAC vom Öl-Gas-Koeffizienten bei verschiedenen Narkosegasen

Niedriger Blut-Gas-Verteilungskoeffizient beschreibt eine geringe Löslichkeit und somit **rasches An- und Abfluten** (Desfluran, Xenon, Lachgas). Folge davon ist der Konzentrationseffekt (▶ Abschn. 5.2.1.5).

- **Gehirn-Blut-Verteilungskoeffizient**: Analog für die Aufnahme ins Gehirn aus dem Blut.
- **Fett-Blut-Verteilungskoeffizient**: Analog zur Aufnahme ins Fettgewebe aus dem Blut.

Hoher Fett-Blut-Verteilungskoeffizient bedeutet eine **hohe Speicherung und Rückresorption** ins zentrale Kompartiment.

---

[2] Es gibt Ausnahmen zu der Regel, sodass es besser ist, von der Meyer-Overton-Hypothese zu sprechen.

◘ **Tab. 5.5** Verteilungskoeffizienten volatiler Anästhetika bei 37 °C in absteigender Anflutungsgeschwindigkeit

	Blut-Gas-Verteilungskoeffizienten	Gehirn-Blut-Verteilungskoeffizienten	Fett-Blut-Verteilungskoeffizienten	Gummi
Halothan	2,54	2,9 (+0,5)	51–57	195
Enfluran	1,6	1,4 (+0,2)	36	74
Isofluran	1,4	2,6 (+1,2)	45–50	43–49
Sevofluran	0,7	1,7 (+1)	48	23–29
Lachgas	0,47	1,1 (+0,6)	2,3	–
Desfluran	0,42	1,3 (+0,9)	27	10–19
Xenon	0,14	–	–	–

5.2.1.5 Konzentrationseffekt

Hierrunter wird der unproportional höherer Anstieg des alveolären Partialdrucks bei höheren inspiratorischen Konzentrationen, v. a. von Lachgas (N₂O), verstanden.

Anders ausgedrückt: Durch die Aufnahme des Narkosegases strömt Gas aus der inspiratorischen Luft nach, dadurch rasche Erhöhung der inspiratorischen Konzentration des Inhalationsanästhetikums.

Bsp.: Lachgas ist 20-mal löslicher in Blut als Stickstoff, d. h. Lachgas diffundiert schneller aus der Alveole ins Blut als Stickstoff in die Alveole. Das alveoläre Volumen nimmt daher ab und zieht daher Lachgas nach, das in der Alveole „konzentriert" wird.

Dieser Effekt ist besonders bei wenig löslichen Narkosegasen ausgeprägt, am geringsten beim Halothan – klinisch spielt er bei den geringen Dosierungen der modernen volatilen Anästhetika keine Rolle (◘ Abb. 5.2).

5.2.1.6 Second-Gas-Effekt

Als Folge des Konzentrationseffekts von Lachgas tritt der **Second-Gas-Effekt** auf:

Die **Aufnahme** eines inhalativen Narkosegases ist **umso schneller**, wenn **Lachgas als Trägergas** verwendet wird.

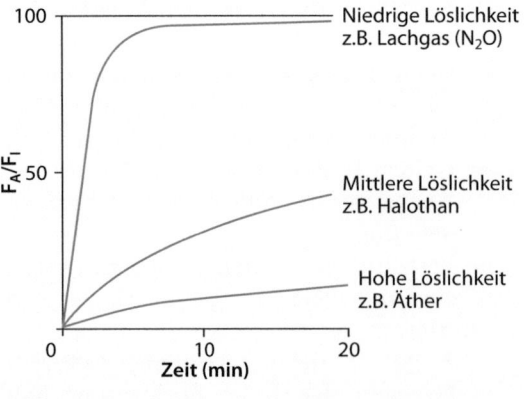 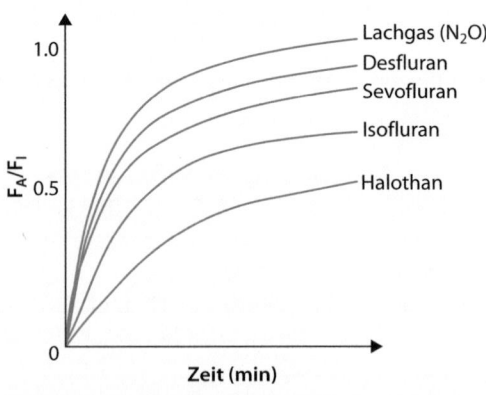

◘ **Abb. 5.2** Konzentrationseffekt: Der Anteil der alveolären Konzentration an der inspiratorischen Konzentration (F_A/F_i) nimmt über die Zeit deutlich zu. **a** Vergleich der F_A/F_i bei niedriger, mittlerer und hoher Löslichkeit. **b** Vergleich aktueller volatiler Anästhetika und Lachgas mit Halothan. (Mit freundl. Genehmigung nach: Tonner T, Hein L (2011) Pharmakotherapie in der Anästhesie und Intensivmedizin. Springer, Heidelberg)

5.2.1.7 Nebenwirkungen und Kontraindikationen

Wichtige (Neben)wirkungen aller volatilen Anästhetika:
- **Hypoxisch-pulmonalen Vasokonstriktion** (Euler-Liljestrand-Reflex), mukoziliären Clearance ↓.
- **Uterusrelaxation** in höheren Dosierungen.
- **Myokardsensibilisierung** für Katecholamine: Halothan ≫ Enfluran > Isofluran > Desfluran.
- Negativ inotrop, **Vasodilatation**, in höheren Dosierungen QT-Zeit-Verlängerung.
- **ICP ↑**, v. a. bei vorbestehendem Hirndruck.
- **Bronchodilatation**.
- **Keine/kaum Analgesie**, geringe zentral Muskelrelaxation.
- Umweltbelastung (FCKW → Schädigung der Ozonschicht), v. a. Lachgas, Halothan.

Wichtige Kontraindikation:
- Maligne Hyperthermie.
- **Erhöhter Hirndruck** (insbesondere > 1 MAC).

Charakteristika:
- Alveoläre Aufnahme und Elimination, **geringe Metabolisierung**.
- **Keine Plasmaproteinbindung**, Transport in physikalischer Lösung.
- **Wirkung abhängig vom Partialdruck im Hirngewebe**.

5.2.1.8 Aufnahme volatiler Anästhetika

Die Aufnahme volatiler Anästhetika wird durch die Anflutung (hohe Konzentration und AMV) und Transferrate (Alveole → Blut und Blut → Gehirn) beeinflusst.

D. h. durch (◘ Abb. 5.3):
- **Herzzeitvolumen** (HZV), v. a. bei den älteren Inhalationsanästhetika: Bei hohem HZV langsamere Aufnahme (!), bei HZV ↓ → Aufnahme ↑.
- **Atemminutenvolumen** (AMV): Bei niedrigem AMV/alveolärer Ventilation An-/Abfluten verlangsamt, bei AMV ↑ → Aufnahme ↑.

◘ **Abb. 5.3** Einfluss auf die Aufnahme volatiler Anästhetika

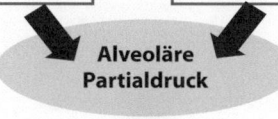

- **Funktionelle Residualkapazität** (FRC): Bei hoher FRC Aufnahme verlängert (Reservoireffekt).
- **Recht-Links-Shunt**: An-/Abfluten ↓ („Blut geht an der Lunge vorbei").
- **Links-Rechts-Shunt**: An-/Abfluten ↑.
- **Blut-Gas-Koeffizient**: Bei niedrigem Blut-Gas-Koeffizient rasches An-/Abfluten (s. o.). Analog bei niedrigem Hb/HK und fettreicher Nahrung: Das Blut enthält weniger Zellen und damit weniger fettreiche Membranen.
- **Hoher Frischgasfluss** → Schnelles An-/Abfluten.
- **Im Gewebe**: Durchblutung ↑ → An-/Abflutung ↑, ebenso durch hohe Partialdruckdifferenz (Konzentrationsgefälle).
- **Zerebraler Blutfluss** (CBF): CBF ↑ → gute Aufnahme ins Gehirn und schnelles An-/Abfluten.

5.2.1.9 Spezifische Eigenschaften

Physikalische und pharmakodynamische Daten von Anästhetika: ◘ Tab. 5.6.

Der Dampfdruck ist umgekehrt proportional zur Wirksamkeit (Ferguson-Regel).

Wichtige **Metaboliten** sind:
- **Trifluoressigsäure** (TFA), entsteht durch oxidative Metabolisierung → schwere Leberzellnekrosen, ggf. Antikörperbildung gegen Hepatozyten mit Autoimmunhepatitis.
- **Compound A–E**: Reaktion von Sevofluran mit den starken Basen des CO_2-Atemkalks. Compound A kann in der Niere zu potenziell nephrotoxischen Metaboliten lysiert werden.
- **Flusssäure**: Sevofluran kann in Glasflaschen oder bei Metallkontakt in trockenem Milieu Flusssäure bilden → Lagerung mit Wasser oder in Aluminiumflaschen.
- **Kohlenmonoxid** (CO): Isofluran, Enfluran und Desfluran können mit ihrer CHF_2-Gruppe bei trockenem Atemkalk CO bilden, Gefahr von toxischen CO–Hb-Konzentrationen (besonders bei natrium- und bariumhydroxidhaltigem Atemkalk).
- **Treibhauseffekt**: Alle Inhalationsanästhetika (außer Xenon) haben einen Treibhauseffekt, Sevofluran mit einem Treibhauspotential (Global Warming Potential, GWP) von 130 den geringsten Wert, Lachgas 265, Isofluran 510 und Desfluran 2540 (CO_2: 1).

- **Arbeitsplatzbelastung**

Die Arbeitsplatzbelastung durch volatile Anästhetika ist durch moderne Absaugungen deutlich reduziert. Sie ist im Aufwachraum

◘ **Tab. 5.6** Physikalische und pharmakodynamische Daten von Anästhetika

	Struktur	Metabolisierung	Metabolit	Siedepunkt	Dampfdruck (20 °C)
Halothan	3F, Cl, Br	10–20 %	Br-Cl-DiF-Ethylene, TFA	57 °C	244 mmHg
Enfluran	5F, Cl	5–7 %	TFA	57 °C	172 mmHg
Isofluran	5F, Cl	0,2 %	TFA	49 °C	240 mmHg
Sevofluran	7F	3–5 %	Fluorid, Compound A	59 °C	160 mmHg
Desfluran	6F	0,02 %	CO, TFA	23 °C	669 mmHg
Methoxyfluran	2F, 2Cl	50 %	Fluorid	105 °C	23 mmHg
Lachgas	N_2O	–	–	−89 °C	–
Xenon	Xe	–	–	107 °C	–

TFA Trifluoressigsäure; *CO* Kohlenmonoxid

am höchsten, wenn Narkosegase in geringen Dosierungen abgeatmet und nicht abgesaugt werden. Die **maximale Arbeitsplatzkonzentration** (MAK) regelt die Exposition: Er liegt bei 100 ppm für N_2O, 5 ppm für Halothan, 20 ppm für Enfluran und 10 ppm für Isofluran (teilweise leicht abweichend in anderen europäischen Ländern). Sevofluran und Desfluran haben keine MAK-Werte. Das Konzept soll durch den **Arbeitsplatzgrenzwert** (AGW), einer zeitlich gewichteten durchschnittlichen Konzentration (Exposition für 40-h-Woche, 8 h/d, Überschreitung bis 4-fache MAK für 15 min) abgelöst werden. Halothan gilt darüber hinaus als teratogen.

5.2.2 Inhalationsanästhetika im Einzelnen

5.2.2.1 Halothan

Alkanverbindung (als einziges volatiles Anästhetikum), C_2F_3BrClH (◘ Abb. 5.4a), Substituenten Fluor, Brom, Chlor.

Hohe Metabolisierung bis 20 % in der Leber zu TFA sowie Cytochrom P_{450} (Enzyminduktion!). Zerfällt bei Kontakt mit trockenem Atemkalk → potenziell nephrotoxische Metabolite. Zerfällt unter Lichteinfluss, Lösung von Gummi und Plastik.

Wichtige (Neben)wirkungen:
- **Analgesie** (als einziges volatiles Anästhetikum).
- Bronchodilatation.
- Geringe Muskelrelaxation.
- **Uterusrelaxation** > 0,8 MAC.
- **Halothanhepatitis** (Tage bis Wochen nach Exposition).
- **Sensibilisierung gegen (endogene und exogene) Katecholamine** mit Herzrhythmusstörungen, negativ ino- und chronotrop.
- Sehr **träges An- und Abfluten**, schlecht steuerbar, ausgeprägte Exzitation.

Kontraindikationen: **Lebererkrankungen**, **Halothannarkose** innerhalb der letzten 3 Monaten.

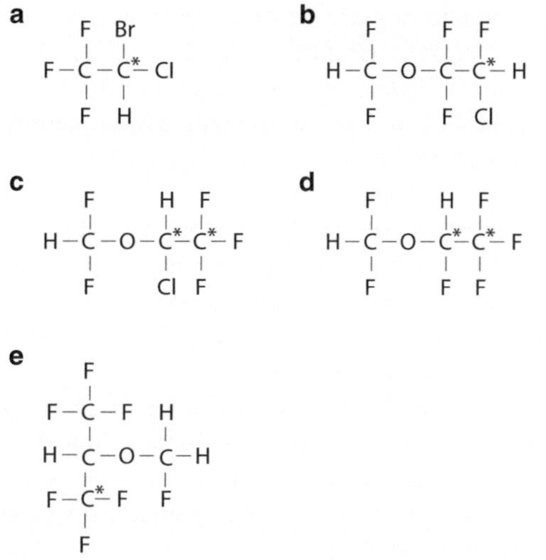

◘ **Abb. 5.4** Strukturformeln von volatilen Anästhetika. **a** Halothan (asymmetrisches Zentrum C*), **b** Enfluran, **c** Isofluran, **d** Desfluran, **e** Sevofluran

Widersprüchliche Empfehlungen bei **akuter intermittierender Porphyrie**. Keine Lokalanästhesie mit Adrenalin > 1 µg/kg!

5.2.2.2 Enfluran

Fluorierter Methylethyläther, $C_3H_2ClF_5O$ (◘ Abb. 5.4b), Strukturisomer vom Isofluran. Heute nicht mehr verwendet.

Metabolisierung 3–5 %, v. a. Fluoride.

Wichtige (Neben)wirkungen:
- Bronchodilatation.
- **Epileptiforme Aktionspotenziale** bei 3–5 Vol-%.
- (Leicht) negativ inotrop.

Kontraindikationen: Epilepsie, Porphyrie.

5.2.2.3 Isofluran

Fluorierter Methyl-Ethyl-Äther, $C_3H_2ClF_5O$ (◘ Abb. 5.4c), Strukturisomer vom Enfluran. Geringe Metabolisierung 0,2 % zu TFA. Geringe CO-Bildung mit trockenem Atemkalk.

Wichtige (Neben)wirkungen:
- Initial **atemwegsreizend**, im Verlauf Bronchodilatation.
- Muskel- und Uterusrelaxation.

- **Stark negativ inotrop**. Fraglich kardioprotektiv (früher vermuteter „Coronarysteal"-Effekt nicht nachgewiesen).
- Fraglicher Leberzellschaden, nicht nephrotoxisch.

Kontraindikation: Z. n. Halothanhepatitis.

Nutzung zur inhalativen Sedierung auf der Intensivstation (Anaconda-System).

5.2.2.4 Sevofluran

Fluorierter Methyliopropyläther, $C_4H_3F_7O$[3] (◘ Abb. 5.4e), einziges volatiles Anästhetikum ohne chirales Zentrum.

„Angenehmer" Geruch, geeignet zur **inhalativen Einleitung**.

3–5 % Metabolisierung in der Leber via Cytochrom P_{4502E1} zu **Hexafluoroisopropanol** und **Fluorid** → Nebenwirkung Fluornephritis, dazu Entstehung von **Compound A–E** sowie Methanol und Ameisensäure, besonders bei hoher Temperatur bzw. hohem CO_2-Gehalt, Low-Flow-Narkosen (Deutschland: keine Begrenzung des Frischgasflusses bei Sevofluran), Bariumhydroxidatemkalk; potenziell nephrotoxisch.

Wichtige (Neben)wirkungen:
- **Leberfunktionsstörungen** ohne Hepatitis.
- **Senkung der Krampfschwelle**.
- (Fraglich) **postoperative Agitation** (Delir beim Aufwachen, Emergency Delir).

Unklare Empfehlung bei akuter intermittierender Porphyrie (wahrscheinlich bei Porphyrie verwendbar), keine TFA-Bildung ⇒ kann nach Halothan-Hepatitis verwendet werden.

Wird ebenfalls zur inhalativen Sedierung auf der Intensivstation verwendet.

5.2.2.5 Desfluran

Fluorierter Methyl-Ethyl-Äther, $C_3H_2F_6O$ (◘ Abb. 5.4d) – Austausch von Chlor mit Fluor am Isofluranmolekül.

Geringste Metabolisierung (nach Xenon) mit 0,02–0,1 % zu TFA, kein Verdacht auf Nephrotoxizität. CO-Bildung bei trockenem Atemkalk.

Niedriger Siedepunkt, d. h. bei Raumtemperatur um den Siedepunkt von 23 °C schon Beginn der Verdampfung → **Spezieller Verdampfer** (Vapor), Injektionsverdampfer oder spezielle Heizung (kein Bypassverdampfer wie bei den anderen volatilen Anästhetika; ▶ Abschn. 3.3.6).

Wichtige (Neben)wirkungen:
- **Schnellstes An- und Abfluten** der volatilen Anästhetika, sehr gute Steuerbarkeit.
- **Stechender Geruch** mit Irritation der Atemwege.
- **Sympathikusstimulation**, Tachykardie/Hypertonie bei schneller Anflutung (**Rule of 24**: Vaporeinstellung × Frischgasfluss < 24).
- Steigerung des Hirndrucks.

Kontraindikation: Z. n. Halothanhepatitis (keine Kontraindikation sind: Leberzirrhose, Leberfunktionsstörung → sehr gut geeignet bei geringer Metabolisierung!).

Sicher bei akuter intermittierender Porphyrie.

5.2.2.6 Methoxyfluran

Hohe Metabolisierung (50 %!) → **Dichloracetat** (DCAA) und **Fluoridionen** mit nephrotoxischer Wirkung, daher keine Anwendung als Narkosegas.

Extrem hohe Lipidlöslichkeit (deutlich über Halothan), fast nicht steuerbar!

Indikation: „Pfeife" („*green whistle*") zur **präklinischen Schmerztherapie**, Wirkdauer für einige Minuten nach Applikation.

Wichtige (Neben)wirkungen:
- **Sehr gute Analgesie**, hohe Potenz: MAC 0,25 %, Schmerztherapie 0,16 %.

Kontraindikationen: Nierenerkrankungen, Diabetes mellitus.

Wechselwirkungen mit: Tetrazyklinen, nephrotoxischen Medikamenten, Enzyminduktoren (?).

---

[3] Sevo-fluran für 7 Fluoratome.

5.2.2.7 Lachgas

N_2O (N=N=O), Stickoxydul.

Siedepunkt deutlich < 0 °C (−89 °C), daher **gasförmig**. Kritische Temperatur 36,5 °C; kritischer Druck 73 bar → in der **Gasflasche unter Druck flüssig** (aber: Messung des Füllungszustands durch Gewicht, da der Druck in der Flasche nicht mit dem Inhalt des Gas-Flüssigkeits-Gemisch korreliert).

Farb- und geruchlos (teils als leicht süßlich beschrieben), keine Atemwegsreizung, keine Metabolisierung.

Wichtige (Neben)wirkungen:
- **Gute Analgesie** (Opiatrezeptor) bei geringer hypnotischer Wirkung, N_2O von 70 % reduziert den Bedarf an volatilen Anästhetika (d. h. den MAC) um ca. 30 %.
- **Sehr schnelles An- und Abfluten**, Gefahr der **Diffusionshypoxie** (Lachgasdiffusion unten).
- **Niedrigstes Potenzial für maligne Hyperthermie** (MH) (außer Xenon, das als MH-sicher gilt), bleibt aber kontraindiziert.
- Schwach **sympathikomimetisch** (Blutdruck ±/↑), pulmonale und periphere Vasokonstriktion, erweiterte Pupillen.
- Erhöhung des ICP und des PAP.
- Übelkeit/Erbrechen (geringer als volatile Anästhetika?).
- **Inaktivierung von Vitamin B_{12}** → Verminderung von Methionin und Folsäure (Protein- und DNA-Synthese), Anstieg des Homocysteinspiegels im Plasma.
- **Knochenmarksdepression** bei längerer Anwendung.

Kontraindikationen: **Luftgefüllte Räume** (Pneumothorax, Mediastinalemphysem, Pneumenzephalon, unbehandelter Ileus, Mittelohreingriffe, Vitrektomie mit Gasfüllung). Kardiochirurgie. B_{12}-Mangel, Leukopenie.

Sicher bei akuter intermittierender Porphyrie.

Mischung von Lachgas und Sauerstoff (Verhältnis 1 : 1 oder je 50 %) z. B. als **Entonox**, **Livopan**, **MEOPA**: Flaschendruck 137 bar, 75 % Füllung. **Cave** bei niedriger Temperatur < −5,5 °C: Trennung des Gasgemisches!

- **Lachgasdiffusion**

Vergrößerung luftgefüllter Räume durch Lachgas, da Luft schneller als Lachgas an- und abflutet (Tab. 5.5) Verteilungskoeffizienten volatiler Anästhetika bei 37 °C in absteigender Anflutungsgeschwindigkeit.

Konzentrationseffekt in ▶ Abschn. 5.2.1): Bei einer inspiratorischen Lachgaskonzentration (F_iN_2O) von 50 % ist der Volumeneffekt bei 100 %, bei einer F_iN_2O von 80 % bei 400 %.

$$\text{Volumensteigerung} = \frac{F_iN_2O}{1 - F_iN_2O}$$

→ Cuffdruckmessung bzw. -überwachung!

5.2.2.8 Xenon

Edelgas (Xe), farb- und geruchlos, inert, d. h. keine Reaktion mit anderen Stoffen, keine Metabolisierung.

Gewinnung aus der Atmosphärenluft (normal: < 0,01 ppm[4]) unter hohen Kosten!

Wichtige (Neben)wirkungen:
- **Stärkste Analgesie** der Inhalationsanästhetika (Wirkung am NMDA-Rezeptor).
- **Exzellente Steuerbarkeit**, schnellstes An- und Abfluten aller Inhalationsanästhetika.
- **Geringe Rate von postoperativem kognitiven Defizit** (POCD).
- Keine Auslösung einer malignen Hyperthermie, sicher bei akuter hepatischer Porphyrie.
- **Hohe hämodynamische Stabilität**, aber auch häufig Blutdruckanstiege und -abfall beschrieben.
- **Hohe Dichte und Viskosität** → ggf. erhöhte Beatmungsdrück und intrinsischer PEEP.
- Häufig **Übelkeit und Erbrechen**!
- Diffusion luftgefüllte Räume, **Diffusionshypoxie** möglich (▶ Abschn. 5.2.2.7).
- **Erhöhung der Erythropoetinproduktion** → Missbrauch im Doping?

---

[4] Seltenstes nicht radioaktives Element der Erde.

Kontraindikationen: COPD und Asthma bronchiale (relativ). **Luftgefüllte Räume** wie bei Lachgas (▶ Abschn. 5.2.2.7). Erhöhter Hirndruck.

5.3 Opioide

Begrifflichkeit:
- **Opiate** nennt man nur die natürlichen Extrakte aus dem Schlafmohn (u. a. Codein, Morphin), die Wirkung am Opiatrezeptor haben.
- **Opioide** sind synthetisch hergestellte Substanzen, die eine morphinähnliche Wirkung haben.
- **Endorphine** sind körpereigene Opioide.

Eigenschaften von Opioiden:
- **Schwache Basen** (pK_a Morphin 8,0), nur (der kleinere) Anteil der freien Base ist lipophil.
- **Transport durch die Blut-Hirn-Schranke abhängig von der Lipophilie**, d. h. erleichtert bei hohem Verteilungsvolumen.
- (Meist) **relevante Plasmaproteinbindung** > 80 %[5]!

Der Wirkbeginn der Opioide ist abhängig von der Lipidlöslichkeit und der Plasmaproteinbindung.

Abbau durch **oxidative Dealkylierung** und **Glukuronidierung** in der Leber, Ausscheidung der Metabolite renal.

Tab. 5.7 Opiatagonisten

	Eliminations-HWZ (h)	Lipidlöslichkeit (Octan./H_2O)	Clearance (ml/kg/min)	Verteilungs-Vol. (l/kg)	Analgetische Potenz
Stark wirksame Opioide					
Morphin	1,7–3,3	1,5	15	3,3	1
Alfentanil	1,5	128	6	0,9	40
Fentanyl	3,4	816	15	4	100
Sufentanil	2,6	1727	13	1,7	1000
Remifentanil	4–14 min	18	35	0,3	100
Piritramid	Kontextsensitiv	–	–	–	0,7–1
Oxycodon	4–6	–	–	–	0,7–1,8
Hydromorphon	2,6	–	–	–	6–7,5
Methadon	15–60	–	–	–	–
Schwach wirksame Opioide					
Pethidin	3–4,4	39	12	3,5	0,1–0,2
Codein	–	–	–	–	0,08
Tilidin	3–5	–	–	–	0,18
Tramadol	–	–	–	–	–

---

[5] Zur besseren Übersichtlichkeit sind daher bei den Einzelstoffen nur Plasmaproteinbindungen < 80 % genannt.

Metabolisierung via **CYP3A4**: Alfentanil, Fentanyl, Tramadol, Buprenorphin, Tilidin, Codein, Methadon und Oxycodon.

Die **analgetische Potenz** wird als Relation zum (Vielfaches von) Morphin angegeben (◘ Tab. 5.7).

5.3.1 Opiatrezeptoren

Alle Opiatrezeptoren sind **G-Protein-gekoppelte Rezeptoren** und **hemmen die Adenylatcyclase** → Ca-Einstrom ↓, K-Ausstrom ↑, zelluläre Hyperpolarisation.

Verteilung der Rezeptoren:
- **Kortex**: $\kappa > \delta > \mu$.
- **Striatum**: $\sigma > \kappa > \mu$.
- **Hirnstamm**: $\mu > \delta > \kappa$.
- **Spinal**: $\mu > \delta > \kappa$.

Darüber hinaus finden sich Opiatrezeptoren im **Thalamus**, im **limbischen System** und an **peripheren sensorischen Neuronen**.

Weitere Opiatrezeptoren sind in Erforschung (ε-Rezeptor, Orphan-Rezeptor oder ORL, „opioid receptor like").

Wichtige (Neben)wirkungen aller Opioide:
- **Zerebraler Blutfluss** ±, **Cave**: Opioide können aber über pCO_2-Erhöhung den Hirndruck steigern!
- **Vagolytisch/Sympathikomimetisch**: Tachykardie, Mundtrockenheit, Geschmacksveränderung.
- **Wechselwirkung MAO-Hemmer/selektive Serotoninwiederaufnahmehemmer (SSRI)**: fragliche Serotoninwirkung, v. a. für Fentanyl, **Tramadol**, **Pethidin** → **Serotoninsyndrom** ist Kontraindikation für (diese) Opioide!
- **Peridurale Gabe** ohne nachgewiesenen Vorteil zur i. v.-Gabe (Blutkonzentration von Morphin, Fentanyl und Sufentanil entspricht einer i. m.-Gabe), aber additive Wirkung zur Lokalanästhesie.
- **Nebenwirkungen periduraler und intrathekaler Gabe** (Atemdepression, Übelkeit/Erbrechen, Pruritus, Harnretention) **steigen mit der Lipophilie**.
- **Toleranzentwicklung/Entzug** (genauer Mechanismus ungeklärt).
- **Opiatinduzierte Hyperalgesie**: Sensitivierung von Nozizeptoren mit Abnahme der Schmerzschwelle.
- **3- bis 5-fache interindividuelle Variabilität** der Opioidwirkung (und damit auch der Opioiddosis!). Keine Korrelation der Plasmakonzentration von endogenen Opioiden und Schmerzempfindung!

5.3.1.1 μ-Rezeptor

Vorkommen v. a. im Thalamus, Hirnstamm.

„mü": μ_1: ZNS, präsynaptisch, μ_2: peripher, postsynpatisch.

Bindet die meisten gebräuchlichen Opioide. Agonist: **Endorphin**. Endorphin entsteht aus Proopioimelanocortin (POMC), aus dem auch Melanotropin (MSH) entsteht.[6]

- **Supraspinale Analgesie**: Aktivierung absteigender hemmender Bahnen, Hemmung Thalamus/thalamocorticale Bahnen.
- **Atemdepression**: CO_2-Empfindlichkeit in der Medulla oblongata ↓.
- **Bradykardie**: Aktivierung des dorsalen Vaguskerns.
- **Sedierung**, **Euphorie/Dysphorie**, **Anxiolyse**: Hemmung der Formatio reticularis und des Locus coeruleus, Aktivierung Area tegmentalis ventralis (dopaminerge Neuronen).
- **Juckreiz**: Histaminfreisetzung; (v. a. bei intrathekaler und periduraler Gabe), zentral induziert (genauer Mechanismus unklar)
- **Übelkeit/Erbrechen**, im Weiteren Antiemesis (!): Stimulation bzw. Hemmung der **Area postrema**, dopaminagonistische Wirkung → serotoninvermittelte Übelkeit.
- **Obstipation/Harnverhalt**: Stimulation des Plexus myentricus der Darmwand bzw. des Blasensphinkters → Tonus der glatten Muskultur ↑.

---

6 Hier wird (ein) Mechanismus der vermeintlichen Schmerzempfindlichkeit bzw. des hohen Opioidbedarfs der rothaarigen PatientInnen mit genetischer Melanotropin-Variation vermutet („mind the redheads"), ein Nachweis konnte aber bislang nicht erbracht werden.

- **Muskelrigidität** (Stamm und Extremitäten), besonders beim Anfluten → ggf. Schwierigkeiten bei der Beatmung: via zentrale Dopamin- und GABA-Hemmung?
- **Hypothalamus**: Hemmung von Gonadotropin Releasing Hormons (GRH) und Corticotropin Releasing Faktors (CRH), dadurch LH ↓ (Libido-/Potenzstörungen, Menstruationsbeschwerden); ACTH und Kortisol ↓; Vasopressin und ADH ↑ (SIADH, Hypo-Na und Hypo-K); verzögerte Insulin-Glukagon-Antwort (Hypoglykämien), im weiteren auch Prolaktin ↑.
- **Wehenhemmung**: Uterusempfindlichkeit ↓ auf Oxytocin.
- Physische Abhängigkeit.

5.3.1.2 κ-Rezeptor

„kappa". Thalamus, Hinterhorn, Rückenmark, Formatio reticularis. Rezeptor vieler Agonisten-Antagonisten. Agonisten: **Dynorphin** (aus Prodynorphin).
- **Spinale Analgesie**: Hemmung aszendierender spinothalamischer Neurone.
- **Atem- und Kreislaufdepression**: wie μ-Rezeptoren, geringer ausgeprägt.
- **Sedierung**: wie μ-Rezeptoren.
- **Miosis**: Aktivierung des parasympathischen **Nucleus Edinger Westphal**.
- Pulmonale Hypertonie.

5.3.1.3 δ-Rezeptor

„delta". Limbische System, Cortex, Hypothalamus, Rückenmark. Keine gebräuchlichen Wirkstoffe. Agonisten: **Enkephalin** (aus Proenkephalin), das auch am μ-Rezeptor bindet.
- **Spinale Analgesie**: wie κ-Rezeptor.
- **Atemdepression**: wie μ-Rezeptoren.

5.3.1.4 σ-Rezeptor

„sigma". Der σ-Rezeptor wird nach neuerer Einteilung nicht mehr den Opiatrezeptoren zugeordnet!
- Psychomimetisch.
- Antitussiv (nicht durch Naloxon zu hemmen, endogene Opioide binden nicht am δ-Rezeptor).

5.3.2 Opiatagonisten

Wirkung v. a. am μ-Rezeptor, kaum κ-, fast keine δ-Wirkung (Tab. 5.7). Referenzsubstanz **Morphin**.

5.3.2.1 Morphin

Pharmakologie:
- Wenig fettlöslich, **geringe Proteinbindung** (35 %).
- Abbau: N-Dealkylierung in der Leber, Glukuronidierung zu Morpin-3-Glukoronat (inaktiv) und aktiven Metaboliten **Morphin-6-Glukuronat** (hohe Wirkstärke und Wirkdauer).
- Renale Elimination, bei **Niereninsuffizienz kann Morphin-6-Glukuronat akkumulieren**.
- Kann nach Ausscheidung über die Galle im Darm hydrolisiert werden → **Remorphinisierung** (enterohepatischer Kreislauf).
- Hoher First-Pass-Effekt, geringe Bioverfügbarkeit 20–30 %.

Wichtige (Neben)wirkungen:
- Mastzellaktivierung (nicht IgE-vermittelt).
- **Histaminfreisetzung** → PAP ↓, MAP ↓.

Immunsuppression (in vitro/Tiermodell), klinisch relevant?
  Peridurale Gabe: Analgesie für 12–24 h.
- Wenig fettlöslich → nur 2–3 % in Liquor, **starke kraniale Ausbreitung** → biphasische Atemdepression auch nach 6–24 h möglich!
- Aber: Atemdepression ↓, Übelkeit/Erbrechen im vgl. zur intrathekalen Gabe.
- Rostraler Transport bei spinaler Morphinapplikation.

Diamorphin: Prodrug → **Morphin**.
  Der **Bromptoncocktail** als Schmerztherapie enthält (enthielt …) **Kokain**, **Morphin** oder Heroin, **Ethanol** (Gin), und Neuroleptika wie **Chlorpromazin** (gegen Übelkeit).

5.3.2.2 Fentanyl
Anilinopiperidin.
Pharmakologie:
- Abbau via **CYP3A4**.
- **Hoher First-Pass-Effekt** durch Elimination (75 %) in der Lunge.
- **Hohe kontextsensitive Halbwertszeit** durch Sättigung der Elimination des Abbaus in der Lunge.
- Transport zu 40 % an Erythrozyten.

Kontraindikation: MAO-Hemmer/SSRI/SNRI (**Serotoninsyndrom**).

5.3.2.3 Sufentanil
Pharmakologie:
- **Hoher First-Pass-Effekt** durch Elimination (60 %) in der Lunge.
- Abbau via **CYP3A4** sowie Dealkylierung und O-Demethylierung in der Leber.

Wichtige (Neben)wirkungen:
- Höhere κ-Aktivität → Sedierung ↑.
- Hohe Lipophilie, daher rasche peridurale Wirkung, späte Atemdepression (fast) ausgeschlossen.

Kontraindikation: hepatische Porphyrie (fraglich sicher?).

5.3.2.4 Alfentanil
Pharmakologie:
- Abbau via **CYP3A4**.
- Wenig fettlöslich, hoher nichtionisierter Anteil (89 %) bei pH 7,4 → sehr schneller Wirkeintritt.

Kontraindikation: hepatische Porphyrie (fraglich sicher?).

5.3.2.5 Remifentanil
Ester (im Gegensatz zu allen anderen Opioiden).
Pharmakologie:
- Nichtionisierter Anteil 58 % bei pH 7,4 → sehr schneller Wirkeintritt.
- Enthält **Glycin** als Stabilisator (exzitatorischer Neurotransmitter) → keine peridurale oder intrathekale Injektion!
- **Abbau durch unspezifische Plasma-/Gewebeesterasen**, unabhängig von Alter, Gewicht, Leber-/Nierenfunktion.

Wichtige (Neben)wirkungen:
- Ausgeprägte Bradykardie und Hypotonie.

5.3.2.6 Piritramid
Pharmakologie:
- **Hohe kontextsensitive Halbwertszeit** (schon ab 2 h länger als Alfentanil, Sufentanil und Fentanyl).

Wichtige (Neben)wirkungen:
- Geringe Spasmogenität, weniger Übelkeit/Erbrechen und Hypotonie als Morphin.
- Hypnotischere Wirkung, weniger euphorisierend als Morphin.

Kontraindikation: hepatische Porphyrie sowie Nebennierenrindeninsuffizienz.

5.3.2.7 Oxycodon
Pharmakologie:
- Abbau via **CYP2D6**: inaktives Noroxycodon und **aktiver Metabolit Oxymorphon** (hohe analgetische Wirksamkeit, aber sehr geringer Anteil). **Poor Metabolizer** mit reduzierter analgetischer Wirkung.
- Orale Bioverfügbarkeit 70 %, in Kombination mit Naloxon (z. B. Targin nur zu 2 % resorbiert → v. a. antiobstipative Wirkung, Thoraxrigidität. Maximaldosis 40 mg Naloxon/d p. o. = 80/40 mg Targin!).
- Unterschiedliche Angaben zur analgetischen Wirkung (0,7–1,8) – da aber im Vergleich zum Morphin **weniger aktive Metaboliten** entstehen, entspricht die Tagesdosis Oxycodon der von Morphin.

Wichtige (Neben)wirkungen:
- Euphorie, **hohes Suchtpotenzial**.

Kontraindikation: (mittel)schwere Leberinsuffizienz, erhöhte Spiegel bei Niereninsuffizienz.

5.3.2.8 Hydromorphon
Pharmakologie:
- Ähnliche Struktur wie Morphin, Codein, Dihydrocodein.
- Abbau durch Glukurondierung, keine aktiven Metabolite.
- Orale Bioverfügbarkeit 25–50 %, sehr geringe Plasmaproteinbindung 5–10 %.
- Kein Ceiling-Effekt (→ Palliativmedizin, chronische Schmerztherapie).

Wichtige (Neben)wirkungen:
- Weniger Euphorie, größere Sedierung als Morphin.

Kontraindikation: MAO-Hemmer/SSRI/SNRI (Serotoninsyndrom).

5.3.2.9 Methadon (und Levo-Methadon)
Pharmakologie:
- Racemat:
  - Dextromethadon: potentes Antitussivum, keine analgetische Potenz.
  - Levomethadon: Analgesie, Bioverfügbarkeit ca. 50 %, Inaktivierung via **CYP3A4**.

Wichtige (Neben)wirkungen:
- **QT-Zeit-Verlängerung**!
- Schlafstörungen, Hyperhidrose, sexuelle Störungen.
- > 60 mg/d: Andere Opioide haben keinen euphorisierenden Effekt mehr.

Kontraindikation: MAO-Hemmer/SSRI/SNRI (Serotoninsyndrom) sowie Antiarrhythmika Klasse I und III.

5.3.2.10 Pethidin
Atropinderivat, Schwach wirksames Opioid, „Dirty Drug".
Pharmakologie:
- Abbau via **CYP3A4, aktiver Metabolit Norpethidin** (halbe analgetische Potenz, aber Risiko von Krampfanfällen, Halluzinationen, Myoklonien, Hypo-Na), renale Ausscheidung und Kumulation bei Niereninsuffizienz.

- **Hoher First-Pass-Effekt** durch Elimination (65 %) in der **Lunge**.
- Plasmaproteinbindung v. a. an α-Glykoprotein.
- **Anticholinerge Nebenwirkungen**: Tachykardie, **blockiert Adrenorezeptoren**: Orthostase, **hemmt neuronale Serotoninwiederaufnahme**.

Wichtige (Neben)wirkungen:
- Spasmen an der glatten Muskulatur ↓ im vgl. zu anderen Opioiden (Vorteil bei Koliken?).
- **Mastzellaktivierung** (nicht IgE-vermittelt).
- **Anti-Shivering** (via κ und $α_2$-Rezeptoren), aber weniger effektiv als Clonidin.
- **QT-Zeit-Verlängerung**.

Kontraindikation: MAO-Hemmer/SSRI/SNRI sowie Epileptiker.

5.3.2.11 Tramadol
Pharmakologie:
- Schwacher μ-Agonist (Rezeptoraffinität 1/6000), analgetische Potenz 0,1–0,2.
- Abbau via **CYP2D6, aktiver Metabolit O-Desmethyltramadol** mit hoher Affinität zu μ-Rezeptor (aber sehr geringer analgetischen Wirksamkeit von 0,05–0,07). Genetische Variabilität mit reduzierter (Poor Metabolizer) oder erhöhter (Rapid Metabolizer) analgetischer Wirkung.
- Orale Bioverfügbarkeit 70 %, geringe Plasmaproteinbindung (10–20 %).
- Razemat aus **(+)-Tramadol** → Opiode, monoaminerge Wirkung und **(−)-Tramadol** → Noradrenalin-Reuptake-Hemmung, „Dirty Drug".
- Unterliegt in Deutschland nicht dem Betäubungsmittelgesetz (BtMG), was die Verbreitung trotz ungünstigen Wirkungs-/Nebenwirkungsprofil erklärt.

Wichtige (Neben)wirkungen:
- Leichte **antidepressive und anxiolytische** Wirkung.
- Fraglich lokalanästhetische Wirkung.

Kapitel 5 · Anästhetika

- **Übelkeit/Erbrechen** (Serotoninnebenwirkung!).
- Noradrenerge und serotinerge Nebenwirkung – keine Sedierung, eher **Aktivierung, weniger Atemdepression, weniger Obstipation**.
- Große (genetische) **Varietät der Wirkung**, ca. **30 % Non-Responder**.

Kontraindikation: MAO-Hemmer/SSRI/SNRI (Serotoninsyndrom).

5.3.2.12 Codein
Alkyliertes Morphin (Methylmorphin).
Pharmakologie:
- Hohe orale Bioverfügbarkeit.
- Wirkung erst nach Aktivierung durch **CYP2D6**, Sättigung bei ca. 400 mg/d.
- **Genetische Variabilität** der Wirkung durch CYP2D6-Variabilität: 5–8 % haben keine oder schnelle Wirkung!
- BtM-pflichtig ab 100 mg/Einheit.

Wichtige (Neben)wirkungen:
- Geringe analgetische Potenz (über aktiven Metaboliten Morphin!), Maximum bei ca. 60 mg/d.
- Sehr geringe Atemdepression.
- Histaminfreisetzung und Hypotonie.

5.3.2.13 Tilidin
Pharmakologie:
- Orale Bioverfügbarkeit nur 6 %, Plasmaproteinbindung 25–30 %.
- Fixe Kombination mit Naloxon (z. B. Valeron) gegen i. v.-Missbrauch.

- Prodrug: hepatische Metabolisierung (**CYP3A4**) zu **Nortilidin** und **Bisnortilidin** (verminderte Wirkung bei Leberinsuffizienz).
- BtM-pflichtig als Tropfen.

Kontraindikation: Opiatabusus (relativ hohe Naloxondosierung), Gefahr von Entzugssymptomen, akute hepatische Porphyrie.

5.3.3 Opiatagonisten/-antagonisten

Wirkung v. a. am κ-Rezeptoragonisten, μ-Wirkung partiell agonistisch bis antagonistisch (◘ Tab. 5.8).

Keine Gabe eines Agonist-Antagonisten nach Gabe eines Agonisten: der Agonist-Antagonist kann die Wirkung des Agonisten aufheben (kompetitive Hemmung) und die analgetische Wirkung reduzieren.

5.3.3.1 Pentazocin
In Deutschland nicht mehr im Handel.
Pharmakologie:
- Razemat.
- **Ceiling-Effekt** ab 50 mg (**Cave**: iatrogener Opiatentzug).
- Orale Bioverfügbarkeit 20 %, keine s. c./i. m.-Gabe (Gewebereizung).

Wichtige (Neben)wirkungen:
- Starke Sedierung, psychomimetisch/dyphorisierend.

◘ **Tab. 5.8** Opiat-Agonisten-Antagonisten

Stoff	Rezeptor	Sonstiges	Analgetische Potenz
Pentazocin	Partieller μ-Antagonist	Nach μ-Agonist und hohe Dosen → Schmerz möglich	0,3–0,6
Nalbuphin	μ-Partialagonist/-antagonist, κ- u. δ-Antagonist	Hohe Affinität zu μ und κ, geringe zu δ	1 (0,25 von Naloxon)
Buprenorphin	μ-Partialagonist, κ- u. δ-Antagonist	Höchster Rezeptoraffinität, starke Bindung (schwierige Antagonisierung)	25–30

- **Plasmakatecholamine** ↑ → HF ↑ und RR ↑.
- Geringere Spasmogenität als Morphin, Pethidin oder Fentanyl.

Kontraindikation: Akute hepatische Porphyrie, Opiatabusus, MAO-Hemmer, pulmonale oder systemische Hypertonie/KHK.

5.3.3.2 Nalbuphin
Pharmakologie:
- Geringe Plasmaproteinbindung 35 %.
- **Ceiling-Effekt** für Atemdepression (30 mg i. v.) und Analgesie (50 mg).
- Hepatische Metabolisierung.
- Nicht BtM-pflichtig.

Wichtige (Neben)wirkungen:
- Nach alleiniger Gabe agonistische Wirkung (µ-**Partialagonist**), können aber einen **Agonisten vom Rezeptor verdrängen** und dessen Wirkung z. T. aufheben/Maximaleffekt verringern.
  → **Antagonisierung opioidinduzierter Atemdepression bei erhaltener Analgesie!**
- Dysphorie.

Kontraindikation: µ-Agonisten.

5.3.3.3 Buprenorphin
Pharmakologie:
- Abbau via **CYP3A4, aktiver Metabolit Norbuprenorphin** (geringe analgetische Potenz), hemmt selbst CYP3A4!
- Ausscheidung zu 2/3 unverändert über die Galle und 10 % renal → **Dosisanpassung bei Leberinsuffizienz**.

- Sehr variable HWZ 3–44 h (enterohepatischer Kreislauf, Verteilungsräume etc.).
- Hohe Lipohilie.
- **Hoher First-Pass-Effekt**, Bioverfügbarkeit sublingual 55 %.
- Hohe Affinität zum µ-Rezeptor → lange Wirkung, **Antagonisierung mit Naloxon praktisch nicht möglich**.
- **Partialagonist mit Ceiling-Effekt** für Analgesie, aber auch für Nebenwirkungen wie Atemdepression.

Wichtige (Neben)wirkungen:
- Opiatabhängigkeit → Entzugsgefahr!
- Weniger Juckreiz, Obstipation, Übelkeit/Erbrechen sowie Sedierung (durch κ-Antagonismus) als Morphin.
- **Lungenödem**!

Kontraindikation: MAO-Hemmer/SSRI/SNRI (**Serotoninsyndrom**).

5.3.4 Antagonisten

Meist µ-Antagonisten, unterschiedliche Wirkung auf κ und δ (◘ Tab. 5.9).

5.3.4.1 Naloxon
Pharmakologie:
- Kompetitive Hemmung.
- Große therapeutische Breite, keine Intoxikation bekannt (aber Auslösung von akutem Opiatentzug!).
- **Sehr geringe orale Bioverfügbarkeit** (2 %), Plasmaproteinbindung 35 %.
- Hepatische Metabolisierung und renale Ausscheidung.

◘ **Tab. 5.9** Opiatantagonisten

Stoff	Rezeptor	Sonstiges
Naloxon	µ-, κ-, δ-Antagonist	Hohe Rezeptoraffinität
Methylnaltrexon	Reiner µ-Antagonist	Nur periphere Wirkung

Wichtige (Neben)wirkungen:
- Wirkdauer 30 min, dadurch evtl. Rebound-Effekt bei Opioidantagonisierung.
- Allergische Reaktionen beschrieben.
- **Lungenödem**.
- **Epileptische Anfälle**.
- **Herzinsuffizienz**.

Kontraindikation: Hypertonie, KHK/Herzinsuffizienz, fixierte pulmonale Hypertonie.

5.3.4.2 Methylnaltrexon
Pharmakologie:
- Derivat von Naltrexon, **nur periphere Wirkung (überwindet die Blut-Hirn-Schranke nicht)**.

Wichtige (Neben)wirkungen:
- Abdominelle Schmerzen, Diarrhö, Flatulenz, Schwindel.

Kontraindikation: Akutes Abdomen/mechanischer Ileus.

5.4 Nicht-Opioid-Analgetika

- **Cyclooxygenase**

Cyclooxygenasen (COX) oxydieren Phospholipase A_2 zu Arachidonsäure zu (◘ Abb. 5.5):
- **Prostaglandine**,
- **Prostacyclin**,
- **Thromboxan A_2**,
- **Leukotriene**.

Nichtsteroidale Antiphlogistika (oder Antirheumatika, engl. non-steroidal anti-inflammatory drugs, **NSAID**), **Coxibe** und auch **Glukokortikosteroide** wirken über Hemmung der **Cyclooxygenase** (COX) → **Prostagland-**

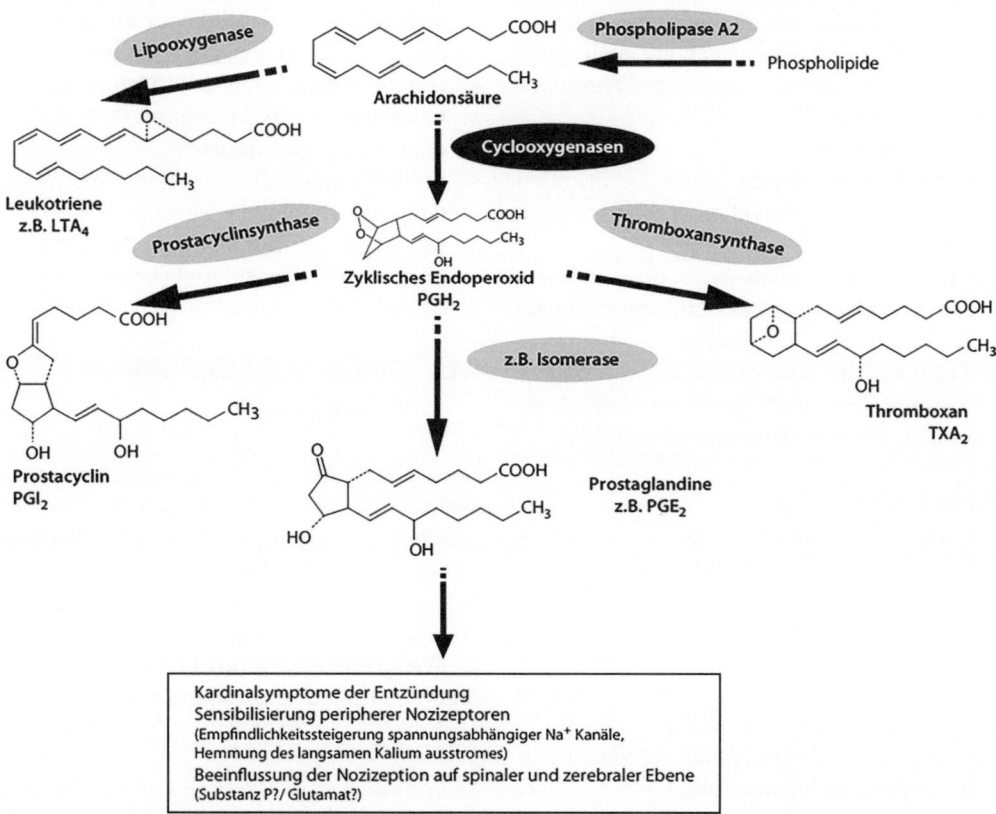

◘ **Abb. 5.5** Prostaglandinsynthese. (Mit freundl. Genehmigung aus: Tonner P, Hein L (2011) Pharmakotherapie in der Anästhesie und Intensivmedizin. Springer, Heidelberg Berlin)

◘ **Tab. 5.10** COX-Selektivität verschiedener Nicht-Opioid-Analgetika

	COX-2 : COX-1	Relative Gefahr von GI-Blutungen
Etoricoxib	106	–
Celecoxib	7,6	–
Diclofenac	3,0	2,3
Indometacin	0,4	8,0
Naproxen	–	7,0
Ibuprofen	0,2	1
Piroxicam	0,98	9,0
Acetylsalicylsäure	–	4,8

insynthese ↓ (sowie von Prostacyclin und Thromboxan).

Ggf. **Leukotriene** ↑ (ebenfalls aus Arachidonsäure) – Mechanismus des schmerzmittelinduzierten Asthma bronchiale → Kontraindikation für die gesamte Gruppe (Coxibe wahrscheinlich sicher). Entstehung auch durch Lipoxygenase (LOX) in der Lunge, Thrombozyten, Leukozyten.

COX-Subtypen:
- **COX-1**: Vorkommen stationär in allen Geweben (Endothelzellen, Thrombozyten, Nierentubuli).
- **COX-2**: Expression v. a. im Rahmen von Entzündungsprozessen, ansonsten im ZNS; Niere, Gefäßendothel.
- **COX-3**: Variante von COX-1, höhere Hemmbarkeit durch Paracetamol und Metamizol, klinische Relevanz aber unklar.

Prostaglandine (PG):
- **Magen-Darm-Trakt** (COX-1, z. T. COX-2 → PGE_2, PGI_2): Gastrale Säuresekretion ↓, Schleimproduktion ↑ und Schleimhautdurchblutung ↑ → zytoprotektiv. ◘ Tab. 5.10 zeigt allerdings, dass die COX-2-Selektivität nicht vollständig das GI-Blutungsrisiko erklärt.
- **Niere** (COX-2): Hemmung des Na/H_2O-Resorption im Sammelrohr, GFR ↓.
- **Thrombozyten** (COX-2 → Prostacyclin): **Thrombozytenaggregation ↓, Vasodilatation.**
- **Thrombozyten** (COX-1 → Thromboxan): **Thrombozytenaggregation ↑, Vasokonstriktion** → Bei selektiver COX-2-Hemmung Thrombozytenaggregation ↑!
- **Osteoblasten** (COX-2?): **Hemmung von heterotopen Ossifikationen** (z. B. bei Endoprothetikoperationen)?
- **Schwangerschaft**: Hemmung der Wehentätigkeit, vorzeitiger Verschluss des Ductus arteriosus Botalli → Kontraindikation > 32. SSW, postpartal (Uterusatonie!).

5.4.1 Saure Nicht-Opioid-Analgetika

Kontraindikationen: Schwangerschaft (3. Trimenon), gastrointestinales Ulkus, chronisch entzündliche Darmerkrankungen, Niereninsuffizienz (GFR < 30 ml/min), höhergradige Herzinsuffizienz, KHK (erhöhtes Risiko für Myokardinfarkt, Schlaganfall).

Wechselwirkung mit Glukokortikoiden: deutlich erhöhtes gastrointestinales Blutungsrisiko.

5.4.1.1 Saure nichtsteroidale Antiphlogistika (NSAID)

Kompetitive Hemmung der Cyclooxygenase.

pK_a-Wert < 5 und **hohe Eiweißbindung**, dadurch Anreicherung im sauren Gewebe (antiinflammatorisch, aber auch Magenschleimhaut, Niere).
- Erhöht die Wirkung von: Digitalis, Barbiturate, Lithium.
- Vermindert die Wirkung von: Schleifendiuretika, Antihypertensiva (v. a. ACE-Hemmer).

Ibuprofen
Arylpropionsäurederivat.
Pharmakologie:
- Sehr hohe Plasmaproteinbindung > 99 %.
- Metabolisierung (Leber) und renale Ausscheidung.

Diclofenac
Arylessigsäurederivat.
Pharmakologie:
- Sehr hohe Plasmaproteinbindung > 99 %.
- **Variabler First-Pass-Effekt** in der Leber → Bioverfügbarkeit 50 %.
- Hydroxylierung in der Leber (Cytochrom P_{450}), Ausscheidung 2/3 renal.

Wichtige (Neben)wirkungen:
- (Meist reversibler) **Transaminasenanstieg**.

Weitere NSAID

- **Naproxen**: Arylpropionsäurederivat.
- **Ketoprofen**: Arylpropionsäurederivat.
- **Indometacin**: Indolessigsäurederivat.
- **Piroxicam**: Oxicam.

5.4.1.2 Acetylsalicylsäure (ASS)

Acetylsalicylsäurederivat, ebenfalls pK_a < 5 und Anreicherung im sauren Gewebe.
Pharmakologie:
- Kovalente Bindung an das katalytische Zentrum, v. a. COX-1 → **irreversible Hemmung**.
- Metabolit **Salicylsäure** mit verlängerter Halbwertszeit, Akkumulation bei wiederholter Gabe.
- **Renale Ausscheidung der Salicylsäure** (abhängig vom Urin-pH), Rest metabolisiert in der Leber.
- Wechselwirkung wie NSAID (► Abschn. 5.4.1.1), dazu orale Antidiabetika ↑, Methotrexat ↑, Sufonamide ↑ und verminderte Wirkung von Spironolacton ↓.

Wichtige (Neben)wirkungen:
- **Thrombozytenaggregationshemmung** für die Lebensdauer des Thrombozyten (7–10 Tage).
- **Reye-Syndrom**: V. a. bei Kindern mit Virusinfekt nach ASS-Gabe, Schädigung der Mitochondrien (genauer Mechanismus unklar) → akute Enzephalitis und Leberschädigung.

Kontraindikation: Blutungsneigung, GI-Blutung/Ulzera, 3. Trimenon, schwere Leber-/Nierenschädigung, (1./2. Trimenon).

5.4.2 Nichtsaure Nicht-Opioid-Analgetika

pK_a-Wert > 5, dadurch gleichmäßigere Verteilung im Organismus.

Relativ hohe Konzentration im ZNS → **antipyretisch** (fiebersenkend), aber weniger antiphlogistisch (weniger entzündungshemmend).

Wirkung über die COX-3 wird diskutiert.

Deutlich **reduzierte Hemmung der Thrombozytenaggregation**.

5.4.2.1 Paracetamol
Anilinderivat.
Pharmakologie:
- Wirkmechanismus noch nicht geklärt, Hemmung der Prostaglandinsynthese im ZNS, dazu Einfluss auf Substanz P, NMDA-Rezeptoren, serotinerge, opioiderge Wirkung?

- Resorption nach oraler Gabe im Dünndarm, sehr schwankende Resorption bei rektaler Gabe.
- **Verzögerter Wirkeintritt** auch nach i. v.-Gabe (Maximum nach 120 min).
- **Abbau in der Leber** (Sulfat, Glukoron) via **CYP450**, renale Ausscheidung.
- Metabolit **N-Acetyl-P-Benzochinon-Imin** (**NAPQI**), hepatotoxisch (v. a. bei CYP2E1-Induktoren, Glutathionmangel) → glutathionabhängiger Abbau.

Wichtige (Neben)wirkungen:
- **Keine gastrointestinalen oder nephrotoxischen Effekte nachgewiesen.**
- **Kein vorzeitiger Ductus-arteriosus-Botalli-Verschluss.**

Kontraindikation: Glutathionmangel (Alkoholkonsum, Mangelernährung) oder Enzyminduktoren (Barbiturate, Carbamazepin), schwere Leber-/Niereninsuffizienz.

5.4.2.2 Metamizol

Pyrazinolonderivat. Eines der am häufigsten verschriebene(n) Medikament(e) in Deutschland!
Pharmakologie:
- Wirkung durch den Metaboliten **4-Monomethyl-Aminoantipyrin** (**MAA**), entsteht enzymunabhängig in der Darmmukosa, im Plasma verzögert und mit niedrigerem Spitzenspiegel (!).
- Wirkmechanismus unklar. **Hemmung der Prostaglandinsynthese** im ZNS, dazu direkte Muskelrelaxation an der glatten Muskulatur (Vorteil bei Kolikschmerz?).
- **Ausscheidung renal**, bei chronischer Niereninsuffizienz bilär mit fast unveränderter Kinetik (!).
- Wechselwirkung mit **Cyclosporin** (Abnahme des Plasmaspiegels!).

Wichtige (Neben)wirkungen:
- **Blutdruckabfall** (Relaxation der glatten Gefäßmuskulatur), v. a. bei rascher Applikation.
- Gastroskopisch gastrointestinalen Effekte nachweisbar, aber weniger als bei NSAID.
- Akutes Nierenversagen beschrieben, sehr selten (Interstitielle Nephritis).
- **Agranulozytose**: Unklare Inzidenz (1 : 1.000.000, für Schweden auch 1 : 1400 beschrieben), nach kurzer Anwendung und bis 5 Tage danach. Behandlung mit **Granulozyten-Kolonie-stimulierenden Faktor** (G-**CSF**). Aufklärung über seltene, aber schwerwiegende Nebenwirkung!
- **Anaphylaktoide Reaktion**.

Kontraindikation: Störung des hämatopoetischen Systems, **Glukose-6-Phosphat-Dehydrogenasemangel**, akute intermittierende hepatische Porphyrie, 3. Trimenon (Verschluss Ductus arteriosus Botalli).

5.4.2.3 Coxibe (COX-2-Hemmer)

Selektive(re) Hemmung der COX-2. pK_a-Wert > 5, relativ hohe Konzentrationen im ZNS.
Pharmakologie:
- Abbau über **CYP450**.
- Wechselwirkungen: Diuretika ↓, Anthypertensiva ↓, Antikoagulanzien ↑, Antidepressiva ↑, Neuroleptika ↑, Antiarrhythmika ↑, Methotrexat ↑, Lithium ↑.

Wichtige (Neben)wirkungen:
- Risiko für GI-Blutungen ↓.
- Kardiovaskuläre Mortalität ↑↑. Strenge Risiko-Nutzen-Abwägung bei kardiovaskulären Risikofaktoren!
- Risiko der **Niereninsuffizienz bei Angiotensin-II-/ACE-Hemmern**.

Kontraindikation: KHK, pAVK oder zerbrovaskuläre Erkrankung, aktive GI-Blutung/Ulcera, schwere Leberfunktionsstörungen, 3. Trimenon. Wirkstoffe:
- **Parecoxib**: Aktivierung zu **Valdecoxib**. Abbau zu 20 % direkt glukoronidiert.
- **Etoricoxib**: Gute orale Bioverfügbarkeit, lange Halbwertszeit (Einmalgabe).
- **Celecoxib**: Geringe Bioverfügbarkeit 40 %, Metabolisierung **CYP2C9** (geneti-

scher Variabilität mit 1 % Poor Metabolizer → verlängerte Halbwertszeit).

Die Zulassung von Rofecoxib, Lumiracoxib und Valdecoxib wurde nach vermehrten kardiovaskulären Ereignissen entzogen.

5.4.3 Koanalgetika

Zur Schmerztherapie können additiv eingesetzt werden:
- **Antiepileptika**: Gabapentin, Carbamazepin, Pregabalin → neuropathische Schmerzen.
- **Trizyklische Antidepressiva**: Amitriptylin, Doxepin, Clomipramin → Schmerzbewältigung, neuropathischer Schmerz.
- **Muskelrelaxanzien**: Baclofen → Spastik, krampfartige Schmerzen.
- **Clonidin**: Additiver Effekt auf die Schmerzwahrnehmung, Wirkungsverlängerung von Opioiden (?).
- **Glukokortikoide**: z. B. Dexamethason → antiemetisch, antiphlogistisch (rheumatische Schmerzen), antiödematös (zerebrale, perineurale oder hepatische Metastasen mit Ödem).
- **Bisphosphonate, Calcitonin** → Knochenmetasen (Hemmung der Osteoklasten).
- **Lokalanästhetika** → Nervenblockaden oder systemische Applikation von Lidocain bei akutem Abdomen oder Pankreatitis.

5.5 Lokalanästhetika

5.5.1 Pharmakologie der Lokalanästhetika

Reversible Blockade von spannungskontrollierten Na-Kanälen aus dem Zellinneren heraus → Aktionspotenziale (und damit Reize) werden nicht weitergeleitet. Lokalanästhetika diffundieren als ungeladene (nichtionisierte) Base in die Zelle und werden im Zellinneren (= saures Milieu) ionisiert.

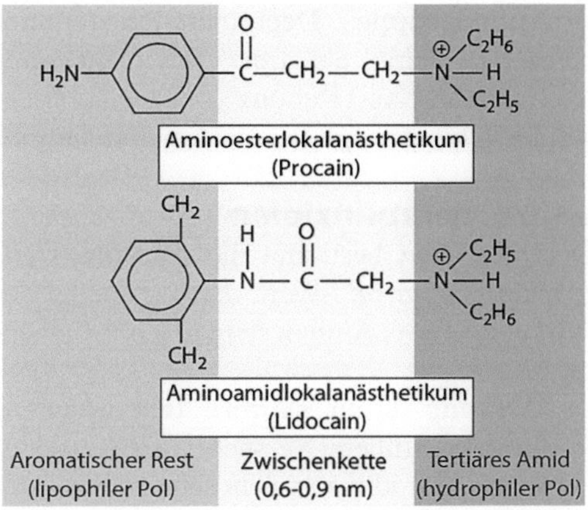

Abb. 5.6 Aminoester- und Aminoamidlokalanästhetika. (Mit freundl. Genehmigung aus: Tonner P, Hein L (2011) Pharmakotherapie in der Anästhesie und Intensivmedizin. Springer, Heidelberg Berlin)

5.5.1.1 Physikochemische Eigenschaften

Unterscheidung (Abb. 5.6):
- **Aminoamide NH–CO–CH_2**: Meisten der gebräuchlichen Lokalanästhetika.

> **Merkhilfe**: Weiteres „i" im Namen vor der Endung „-cain" (Lidocain, Prilocain etc.)

- **Aminoester CO–CH_2–CH_2**: rascher Abbau durch Plasmacholinesterasen → selten systemisch toxisch. Entstehung von Para-aminobenzoesäure (Allergien!).

Außer Lidocain sind alle Lokalanästhetika **chirale Substanzen** mit höherer Halbwertszeit der (S)-Form und höherer Kardiotoxizität der (R)-Form. Geringe Plasmahalbwertszeit, dadurch keine Diffusion durch die Plazenta.

Die Eigenschaften der Lokalanästhetika werden bestimmt durch:
- **Aromatischen Rest** → **Lipophilie**. Je größer der Alkylrest (Kohlenstoffkette) am aromatischen Ring, desto größer die **lokalanästhetische Potenz** (**Wirkstärke**), aber auch die Kardiotoxizität.

- **Aminogruppe**: Deprotoniertes tertiäres (NH₃) Amin als freie Base, quartäres (NH₄) als Salz (Kation).
- **Zwischengruppe** (Ester-/Amidbindung).

5.5.1.2 Wirkprinzipien

Der **pK_a-Wert** bestimmt die **Anschlagszeit**: je niedriger der pK_a-Wert, desto schneller der Wirkeintritt (Bei Aminoester tendenziell höherer pK_a-Wert).
- **Wirkung ↓ im saurere (entzündeten) Gewebe** (früherer Versuch, NaHCO₃ zuzusetzen, war klinisch nicht sehr erfolgreich).
- **pK_a-Wert ↓ bei Temperatur ↓** → schlechtere Wirkung bei Hypothermie (Lokalanästhetika vor Applikation anwärmen!).

Die **Plasmaproteinbindung** bestimmt Wirkdauer und die **lokalanästhetische Potenz**. Als Basen binden die Lokalanästhetika v. a. an saures a₁-Glykoprotein → Akutphase-Protein (**Cave** Fieber etc. → variabler Anteil freier Lokalanästhetika). Die Proteinbindung ist darüber hinaus abhängig vom pH-Wert und der Temperatur.

Je **lipidlöslicher** ein Lokalanästhetikum (d. h. je höher das Verteilungsvolumen ist), desto **potenter die lokalanästhetische Wirkung** und somit auch die ZNS-Toxizität; *Bsp. Applikation von 20 % Lipidlösung bei Intoxikation mit Lokalanästhetika → Reduktion der Serumkonzentration des Lokalanästhetikums.* Die Lokalanästhetika akkumulieren in der fetthaltigen Myelinschicht der Nerven.

A. Die **Wirkdauer** von Lokalanästhetika ist abhängig von der Proteinbindung,

B. die **Wirkstärke (Potenz)** von Lipidlöslichkeit (Meyer-Overton-Hypothese in ▶ Abschn. 5.2.1.3),

C. der **pK_a-Wert** bestimmt die Anschlagszeit.

Höhe der Plasmaspiegel in Abhängigkeit vom Injektionsort (absteigende Reihenfolge):
1. Intravasal,
2. peritonsillär, intrapleural
3. interkostal,
4. tracheal/Bronchien,
5. kaudal,
6. peridural,
7. Plexus (brachialis > femoralis, ischiadikus),
8. subkutan,
9. spinal,
10. intraartikulär.

5.5.1.3 Metabolisierung

Der **Abbau der Amide** erfolgt in der **Leber** (Glukuronidierung, v. a. CYP3A4, CYP2D6, CYP1A2), 5–20 % werden unverändert renal ausgeschieden (Ausscheidung ↑, je saurer der Urin). Die **metabolische Clearance** entspricht der hepatischen Clearance, es gilt:

Prilocain > Etidocain > Lidocain > Mepicain > Ropivacain > **Bupivacain**.

Ester werden **durch Plasmaesterasen gespalten**, die Plasmahalbwertszeit liegt bei ca. 1 min. Bei atypischer Plasmacholinesterase (genetische Variante), auch bei Neugeborenen, verlängerte Wirkung.

Wie ◘ Tab. 5.11 zeigt, ist das **Verhältnis von Verteilungsvolumen/Clearance** für die Aminoamide **konstant** (Clearance ca. 1/100 des Verteilungsvolumens). Bei repetitiver Gabe **Gefahr der Kumulation**.

5.5.1.4 Pharmakodynamik

Lokale Injektion → Ausbreitung von außen nach innen im Nerven → äußere, **stammnahe Faszikel zuerst blockiert** → Ausbreitung (meist) von **proximal nach distal**.

- **Differenzialblock**

Sensorische Blockade bei erhaltener Motorik, Reihenfolge: Sympathikus (Vasomotorik) – Schmerz – Temperatur – Berührung – Druck – Motorik.

Vorstellung: „Dickere" motorische Fasern werden erst bei höheren Dosierungen von Lokalanästhetika blockiert, dünnere Schmerz- und sensorische Fasern früher (*Bsp. Walking Epidural in der Geburtshilfe*).

Es wird vermutet, dass **lipidlöslichere Lokalanästhetika** durch verstärkte Diffusion auch eine **höhere Rate von motorischen Blo-**

◘ **Tab. 5.11** Kenndaten von Lokalanästhetika. (Mit freundl. Genehmigung nach Tonner/Hein)

	Relative Potenz	Relative Toxizität	pK_a	Proteinbindung (%)	Verteilungsvolumen bzw. Lipidlöslichkeit (Heptan)	Clearance (l/min)
Aminoester						
Procain	1	1	9,05	6 %	k. A. bzw. 0,02	k. A.
Aminoamide						
Lidocain	4	k. A.	7,9	64 %	91 bzw. 2,1	0,95
Prilocain	4	2	7,9	45 %	230 bzw. 0,9	2,37
Mepivacain	4	2,3	7,8	77 %	84 bzw. 0,8	0,8
Ropivacain	16	k. A.	8,1	94 %	47 bzw. 6,1	0,44
Bupivacain	16	8	8,1	96 %	73 bzw. 20,5	0,58
Articain	k. A.	1,5	7,8	95 %	k. A.	k. A.

ckaden haben (Vergleich Ropivacain und Bupivacain).

Zu unterscheiden ist der **Wedensky-Block**: Einzelreize wie Nadelstiche werden nicht weitergeleitet, eine Serie von Reizen (wie der Hautschnitt) jedoch schon.

Wichtige (Neben)wirkungen:
- **Sympathikolyse**: negativ inotrop, direkte **Vasodilatation** (in höheren Konzentrationen, in **niedrigen Konzentrationen Vasokonstriktion**). Geringer ausgeprägt bei Kokain und Ropivacain!
- **Systemische Toxizität** durch Blockade zentraler und kardialer Na-Kanäle. Zugabe von Adrenalin erhöht die kardiale Toxizität!
- **Lokale Zyototoxizität** (Nerven- und Gewebsschädigung), v. a. 2-Chlorprocain, Lidocain, Etidocain (2- bis 3,5-faches Risiko im Vergleich zum Procain). Höher bei Aminoestern und bei Zusatz von Adrenalin oder NaHCO$_3$.
- **Methämoglobinämie** (**MetHb**) v. a. durch Prilocain, aber auch Lidocain: Oxydation des Eisenmoleküls von Hämoglobin → O$_2$-Bindung gehemmt. **Cave** Glukose-6-Phosphat-Dehydrogenase-Mangel, Hämoglobinopathien, Sulfonamide, Antimalariamittel.

Wirkung und systemische **Toxizität** sind abhängig von:
- **Durchblutung** des Applikationsorts.
- **Lebensalter**: reduzierte Metabolisierung bei Neugeborenen oder im Alter, dazu verstärkte Wirkung im Alter.
- **a$_1$-Glykoprotein-Spiegel** (▶ Abschn. 5.5.1).
- **Leberinsuffizienz** (bei Niereninsuffizienz Eliminationshalbwertszeiten fast unverändert).
- **Herzinsuffizienz**: reduzierte Metabolisierung und Exkretion, verminderte Organperfusion (Abtransport).
- **Schwangerschaft**: HZV ↑, reduzierte Plasmaproteinbindung → Aufnahme ins Plasma, toxische Plasmaspiegel. Des Weiteren kardiale Empfindlichkeit ↑, Krampfschwelle ↓.
- **Azidose**: Intrazelluläre Akkumulation (Ion Trapping) der Lokalanästhetika.
- **Hyperkapnie**: durch Azidose, dazu zerebrale Durchblutung ↑ und Akkumulation im ZNS.
- **Hypoxie**: durch metabolische Azidose?

5.5.2 Wirkstoffe

5.5.2.1 Lidocain
Pharmakologie:
- **Abbau: Dealkylierung**, dann **Hydrolyse** und **Hydroxylierung**.
- **Metabolismus abhängig von der Leberdurchblutung** (*Bsp. Verwendung im MEG-X-Test*).

Wichtige (Neben)wirkungen:
- **Klasse-I-Antiarrhythmikum**: Blockade von ventrikulären Erregungszentren.
- **Zerebrale Vasokonstriktion**.
- **Wechselwirkungen mit Enzyminduktoren**, wie Barbiturate, Phenytoin, Carbamazepin, Rifampicin.
- Orale Kontrazeptiva erhöhen die freie Fraktion von Lidocain im Blut.
- Verstärkte Wirkung von Muskelrelaxanzien.
- Höhere Rate von **transienten neurologischen Syndromen bei Spinalanästhesie** → keine spinale Applikation!

5.5.2.2 Prilocain
Pharmakologie:
- **Abbau**: in der Leber **Hydroxylierung** und **Hydrolyse**, zusätzlich in Lunge und Niere.
- Geringe Plasmaproteinbindung 40–50 %.

Wichtige (Neben)wirkungen:
- **MetHb-Bildung** durch Abbauprodukt **o-Toluidin**.
- Geringe systemische Toxizität (u. a. durch hohes Verteilungsvolumen!) → **i. v.-Anästhesie**.
- **Cave**: andere **Met-Hb-Bildner**, wie Sulfonamide, Antimalariamittel, Nitrite.

- **EMLA-Creme**
EMLA: Eutektische Mischung von Lokalanästhetika aus 2,5 % Lidocain und 2,5 % Prilocain. Schmelzpunkt 18 °C. **Cave**: Gefahr von MetHb-Bildung durch Prilocain bei Säuglingen durch unreife Enzyme zur Reduktion von MetHb.

5.5.2.3 Bupivacain
Butylgruppe (C4) am aromatischen Rest.
Pharmakologie:
- **Abbau** durch **Dealkylierung** in der Leber.

Wichtige (Neben)wirkungen:
- **Stark lipophil** → **kardiotoxisch**, langsame Aufnahme und Elimination aus der Zelle (sog. „**slow in slow out**"-Charakteristik). **Keine i. v.-Anästhesie**!
- Wechselwirkung mit MAO-Hemmern, β-Blockern, Isoniazid, Chloramphenicol (Metabolisierung ↓), Barbituraten (Metabolisierung ↑).

- **Hyperbares Bupivacain**
Nutzung zur Spinalanästhesie, enthält 80 mg/ml Dextrose.

- **Levo-Bupivacain**
Isomer (S)-Bupivacain → weniger kardiotoxische Nebenwirkungen? Ansonsten gleiche pharmakologischen Kenndaten wie Bupivacain.

5.5.2.4 Ropivacain
Propylgruppe (C3) am aromatischen Rest. Isomer!
Pharmakologie:
- **Abbau**: in der Leber **Hydroxylierung (CYP1A2)** bzw. **Dealkylierung (CYP3A4)**.

Wichtige (Neben)wirkungen:
- Gering lipophil → **Differenzialblock** mit 0,2 % Ropivacain (meist) möglich.
- **Geringe systemische Toxizität**, große Spanne vom Auftreten zentralnervöser und kardialer Symptome.
- **Transienten neurologischen Syndromen bei Spinalanästhesie** beschrieben (Inzidenz?).
- **Wechselwirkung mit CYP1A2-Hemmern** → Metabolisierung ↓.

5.5.2.5 Mepivacain
Methylgruppe (CH$_3$) am aromatischen Rest.
Pharmakologie:

- **Abbau**: Hydroxylierung in der Leber (abhängig von der Leberdurchblutung).

Wichtige (Neben)wirkungen:
- Höhere Rate von **transienten neurologischen Syndromen bei Spinalanästhesie** → keine spinale Applikation!

5.5.2.6 Procain
Wichtige (Neben)wirkungen:
- Hohes **allergisches Potenzial** (Ester → **Paraminobenzoesäure**), daher kaum noch verwendet.
- Reduziert die Wirkung von Sulfonamiden.
- **Physostigmin** verstärkt Procainwirkung.

5.5.2.7 Kokain
Nicht mehr als Lokalanästhetikum verwendet!
Wichtige (Neben)wirkungen:
- **Sympathikomimetisch**: Wiederaufnahme von Dopamin und Noradrenalin in Nervenzellen gehemmt „Dirty Drug".

- **Ventrikuläre Arrhythmie, Hypertonie, Gefäßspasmen** bis zur Angina pectoris und Myokardinfarkt (keine echte KHK).
- ZNS: Psychomimetisch, Krämpfe.
- Abhängigkeit (v. a. psychisch, eher kein letaler Entzug).

Weiterführende Literatur

Tonner P, Hein L (2011) Pharmakotherapie in der Anästhesie und Intensivmedizin. Springer

Peck T, Hill S (2014) Pharmacology for anaesthesia and intensive care. Camebridge Univ Press

Farag E, Argalious M, Tetzlaff J et al (2018) Basic science in anaesthesia. Springer

Stoelting R, Hillier S (2006) Pharmacology & physiology in anesthetic practice. Lippincott

S1-Leitlinie Prävention und Therapie der systemischen Lokalanästhetikaintoxikation (LAST). AWMF-Registernummer 001-044 (2019)

Anwendung in den einzelnen Organsystemen

Inhaltsverzeichnis

Kapitel 6 **Nervensystem – 151**
Roswitha Jehle

Kapitel 7 **Muskulatur – 187**
Roswitha Jehle

Kapitel 8 **Herz-Kreislauf-System – 197**
Moriz Benedikt Probst und Roswitha Jehle

Kapitel 9 **Lunge – 251**
Roswitha Jehle

Kapitel 10 **Niere und Wasserhaushalt – 293**
Roswitha Jehle

Kapitel 11 **Säure-Base-Haushalt – 321**
Roswitha Jehle

Kapitel 12 **Gerinnung – 331**
Sonja Engler, Roswitha Jehle und Christian von

Kapitel 15 Endokrinologie – 397
Roswitha Jehle

Kapitel 16 Gastrointestinaltrakt und Leber – 405
Roswitha Jehle

Kapitel 17 Stoffwechsel und Wärmehaushalt – 423
Roswitha Jehle

Nervensystem

Roswitha Jehle

Inhaltsverzeichnis

6.1 Anatomie – 152
6.1.1 Gehirn – 152
6.1.2 Wirbelsäule und Rückenmark – 157
6.1.3 Vegetatives Nervensystem – 160
6.1.4 Periphere Nervensystem (PNS) – 162

6.2 Physiologie – 167
6.2.1 Erregungsbildung und -weiterleitung – 167
6.2.2 Liquor – 170
6.2.3 Zerebrale Drücke und Durchblutung – 171
6.2.4 Schmerz – 174

6.3 Diagnostik und Medizintechnik – 175
6.3.1 Klinik und Scores – 175
6.3.2 EEG und Narkosetiefenmessung – 177
6.3.3 Strom an Nerven und Muskeln – 178
6.3.4 Zerebrale Druckmessung – 178
6.3.5 Liquordiagnosik – 180
6.3.6 Hirntod – 181

6.4 Pharmakologie – 182
6.4.1 Antiepileptika – 182
6.4.2 Antidepressiva – 182
6.4.3 Antipsychotika (Neuroleptika) – 183
6.4.4 Hirndrucktherapie – 185

Weiterführende Literatur – 185

© Springer-Verlag GmbH Deutschland, ein Teil von Springer Nature 2023
R. Jehle (Hrsg.), *Physiologie, Pharmakologie, Physik und Messtechnik für die Anästhesie und Intensivmedizin*, https://doi.org/10.1007/978-3-662-61772-4_6

6.1 Anatomie

Das **zentrale Nervensystem** (ZNS) umfasst **Gehirn und Rückenmark**.

6.1.1 Gehirn

- Vorderhirn = Endhirn (**Telencephalon** mit den beiden Großhirnhemisphären) sowie das Zwischenhirn (**Diencephalon**, mit **Thalamus** und **Hypothalamus**),
- Mittelhirn (**Mesencephalon**),
- Hinterhirn: Hirnstamm (**Myelencephalon** = Pons, Medulla oblongata) und Kleinhirn (**Zerebellum**).

6.1.1.1 Großhirn (Endhirn, Telencephalon)

Die äußere Großhirnrinde (Cortex cerebri) kann unterteilt werden in (◘ Abb. 6.1):

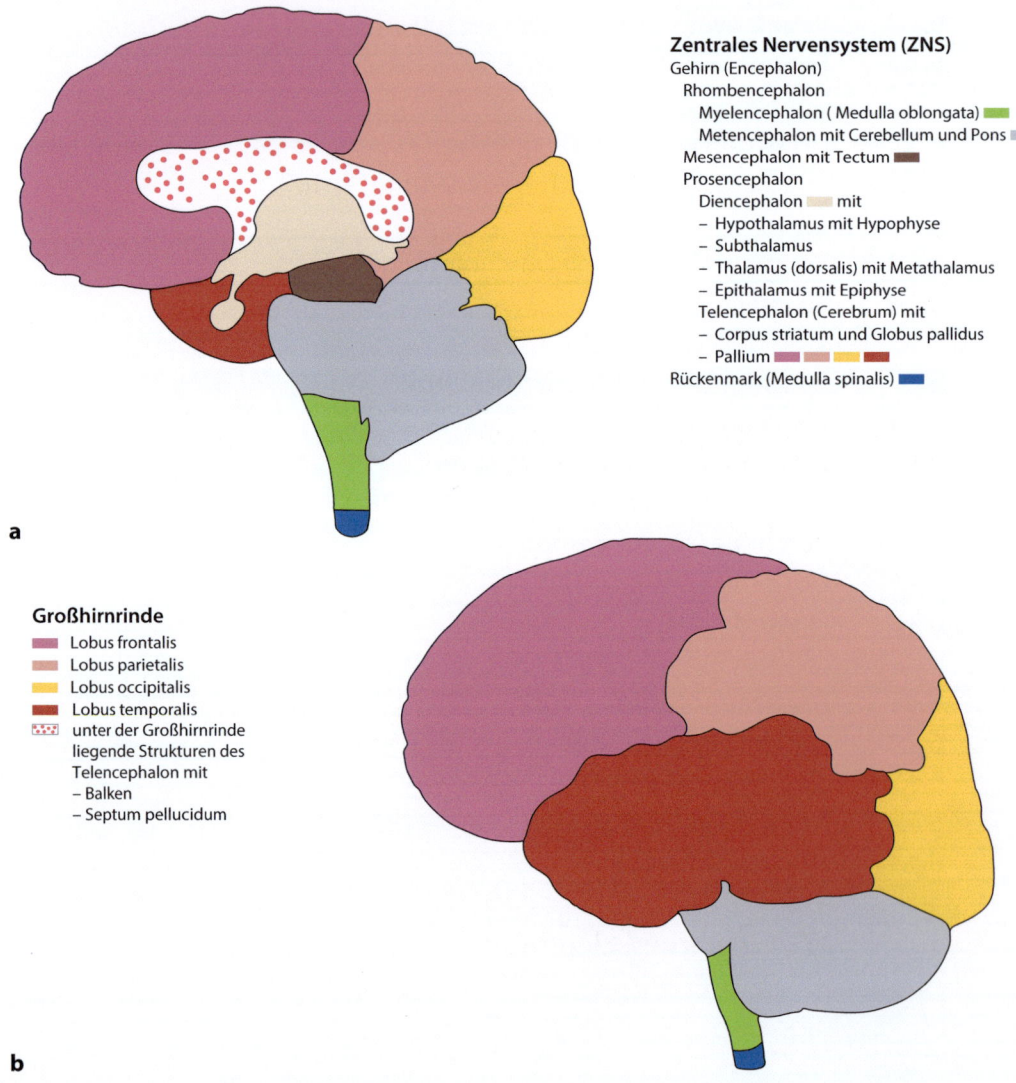

◘ **Abb. 6.1** Gliederung des Gehirns. **a** Ansicht von medial, **b** Ansicht von links-lateral (Mit freundlicher Genehmigung aus: Tillmann BN (2016) Atlas der Anatomie des Menschen. Springer, Heidelberg Berlin)

- Frontallappen (Lobus frontalis, Area 4, 6, 8, 44/45),
- Parietallappen (Lobus parietalis, Area 1, 2, 3, 39/40),
- Okzipitallappen (Lobus occipitalis, Area 17, 18, 19),
- Temporallappen (Lobus temporalis, Area 22, 41/42) mit Amygdala.

Darüber hinaus gehören zum Großhirn u. a. **Gyrus cinguli/Balken** (Corpus callosum), **Claustrum**, **Hippocampus**, **Gyrus dentatus**, **Capsula interna** sowie Riechhirn, Bulbus olfactorius.

Die beiden Seitenventrikel (1. und 2. bzw. linker und rechter Ventrikel) liegen im Bereich des Endhirns.

- **Limbisches System**

Funktionelle Einheit des Gehirns (nicht: anatomisch!): *U. a. Emotionen, Triebverhalten, Schmerzkontrolle/-wahrnehmung (Endorphinausschüttung)*:
- **Hippocampus**,
- **Fornix**,
- **Corpus mamillare**,
- **Gyrus cinguli**,
- **Amygdala** (Corpus amygdaloideum),
- **Gyrus parahippocampalis**,
- **Septum pellucidum**.

6.1.1.2 Zwischenhirn (Diencephalon)

Lage zwischen den beiden Hirnhälften und dem Mittelhirn.
- **Thalamus**,
- **Subthalamus**: Nucleus subthalamus, **Pallidum** (auch Thalamus ventralis, Teil des extrapyramidalmotorischen Systems, EPMS),
- **Pulvinar**,
- **Metathalamus** (Corpus genuculatum mediale: Hörbahn, Corpus genuculatum laterale: Sehbahn),
- **Hypothalamus**,
- Epithalamus mit Area praetectalis (→ konsensuelle Pupillenreaktion),
- **Epiphyse** – dorsal des Thalamus am 3. Ventrikel.

Der **3. Ventrikel** liegt im Bereich des Zwischenhirns.

6.1.1.3 Basalganglien (Stammganglien)

Dies sind die Groß- und Zwischenhirnkernen im Groß- und Zwischenhirn → motorische, kognitive und limbische Regulation (*U. a. Affekt, Antrieb, Planen, Erwartungen, motorische Selektion*).

Anatomisch zähen zu den Basalganglien (◘ Abb. 6.2):
- **Nucleus caudatus** (Teil des EPMS),
- **Nucleus lentiformis** (Teil des EPMS) mit
  - **Putamen** und
  - **Pallidum** mit **Nucleus basalis Meinert** (Teil des EMPS).

Nucleus caudatus und Putamen werden als **Striatum** zusammengefasst, sie sind die Eingangsstation der Basalganglien.

Funktionell (Teil des EPMS) werden zu den Basalganglien gerechnet:
- **Substantia nigra** (Mesencephalon),
- **Nucleus subthalamicus** (Diencephalon),
- **Nucleus accumbens**.

6.1.1.4 Kleinhirn – Zerebellum

- **Archizerebellum**: Lobus flocculonodularis, Nucleus globosus, Nucleus emboliformis.
- **Paleocerebellum**: Vermis, Nucleus fastigii.
- **Neocerebellum**: Hemisphaerium cerebelli, Nucleus dentatus.

6.1.1.5 Hirnstamm

- **Hirnstamm**

Unterhalb des Zwischenhirns liegenden Anteile, außer dem Kleinhirn. Funktionell für vegetative Regulation wie Atemregulation, Kreislauf, Temperatur.

Es umfasst das **Mittelhirn** (Mesencephalon) und **Rautenhirn** (Rhombencephalon).

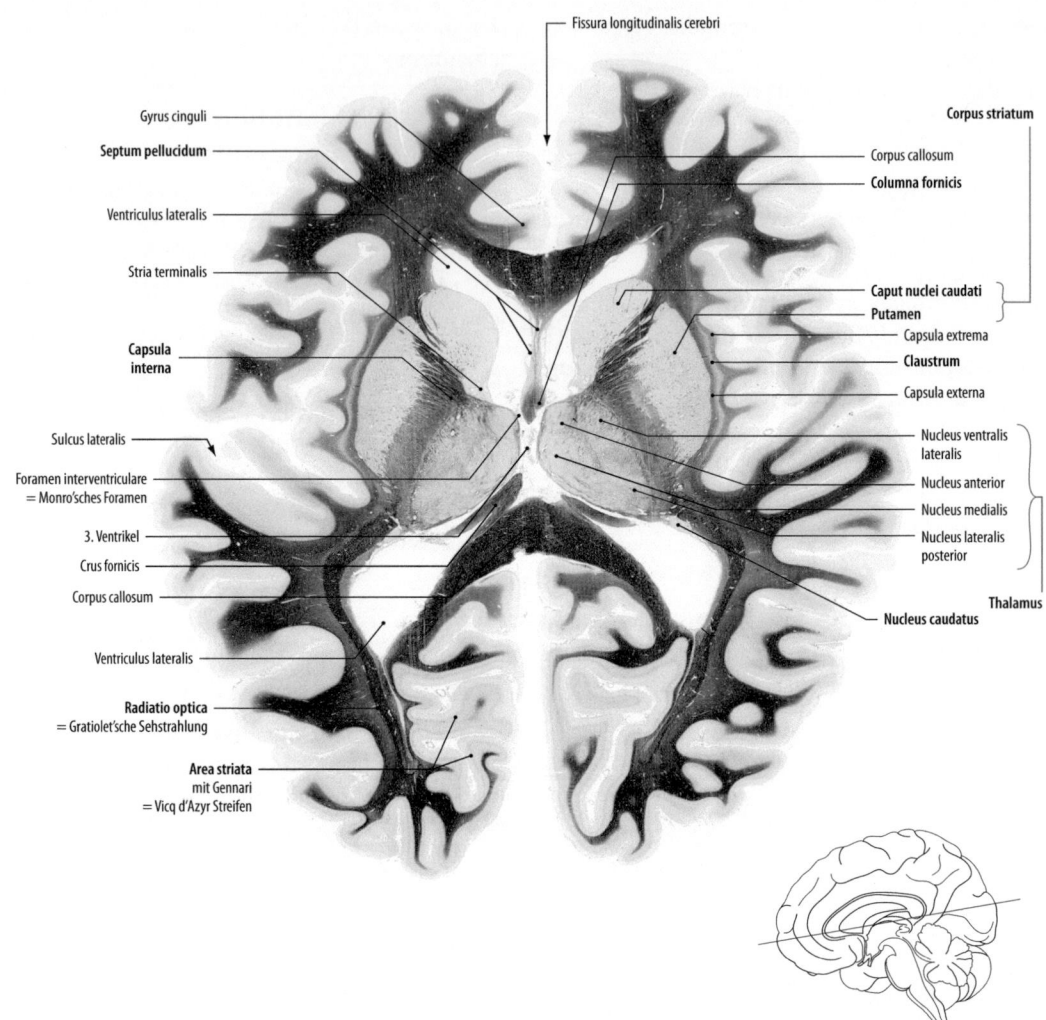

Abb. 6.2 Histologischer Frontalschnitt im Bereich der Sehnervenkreuzung, Markscheidenfärbung nach Heidenhain-Wölcke. (Mit freundlicher Genehmigung aus: Tillmann BN (2016) Atlas der Anatomie des Menschen. Springer, Heidelberg Berlin)

- **Mittelhirn – Mesencephalon**

Funktionell wichtig für Augenmuskeln und EPMS.
- **Tectum (Vierhügelplatte)**: Colliculi superior → Sehbahn, Colliculi inferior → Hörbahn,
- **Substantia nigra, Nucleus ruber** (Teil des EPMS),
- **Formatio reticularis**,
- absteigende Bahnen aus der Capsula interna inkl. **Pyramidenbahn** (Tractus corticospinalis und corticonuclearis).

Im Bereich des Mesenzephalons liegt das **Aquädukt** (Aquaeductus mesencephali Sylvii) sowie die **A. basilaris**.

- **Rautenhirn – Rhombenzephalon**
- **Pons** (Tegmentum pontis): Hirnnervenkerne III, IV, V, VI, VII und **Edinger-Westphal** sowie motorische Hirnnervenkerne (Nuclei pontis).
- **Medulla oblongata** mit Olivenkernen (motorisches Zentrum), Pyramidenbahn und Tegmentum myelencephali (Hirnnervenkerne V, VI, VII, VIII, X, XI, XII).
- **Tegmentum**: Dorsaler Bereich des Hirnstamm („Haube"), grenzt ventral an den inneren Liquorraum, bestehend aus Tegmentum pontis, Tegmentum mesencephali und Tegmentum myelencephali.

Zwischen Pons und Kleinhirn liegt der **4. Ventrikel** mit der **Rautengrupe** (Fossa rhomboidea). Das Areal um den 3. und 4. Ventrikel wird **zirkumventrikuläres Organ** genannt: Dort ist die Blut-Hirn-Schranke unterbrochen. Sie enthält u. a. die **Neurohypophyse**, die Eminentia mediana (→ Abgabe von Neuropeptiden), die Glandula pinealis (→ Melatoninsekretion) und die **Area postrema** (→ **Brechzentrum**, zusammen mit dem Nucleus tractus solitarii).

- **Formatio reticularis**
- **Aufsteigendes retikulären Aktivierungssystems** (ARAS): Projektionen zum Hypothalamus (→ zirkadiane Hormonsekretion), Thalamus (und von dort in Großhirnrinde), Corpus geniculatum laterale. GABA-erger Wirkort der Anästhetika.
- Die Formatio reticularis macht den Großteil des Tegmentum aus, sie ist eine netzartige Struktur mit diversen Kerngebieten, die im gesamten Hirnstamm verteilt sind und bis zum Rückenmark ziehen. Sie besteht aus:
  - **Schmerzwahrnehmung** mit Verschaltung in Raphekerne, Locus (Nucleus) coeruleus und periaquäduktalem Grau,
  - **Kreislauf-/Atemzentrum**,
  - **Brechzentrum**: Verbindungen zur Area postrema, Nucleus tractus solitarii,
  - (EPMS mit Kleinhirn, Nucleus ruber, Substantia nigra),
  - pontine Kontrolle der Miktion.
  - **Emotionen**: mesolimbische Bahn zum Nucleus accumbens.

Regulation von Übelkeit/Erbrechen: Bei PONV → Stimulation der Chemorezeptoren-triggerzone (keine Separation durch die Blut-Hirn-Schranke!) am Boden des 4. Ventrikels → Weiterleitung an das Brechzentrum in der Area postrema und dem Nucleus tractus solitarii. Das Brechzentrum erhält Verbindungen aus dem Gleichgewichtssinn (Nucleus vestibularis), von den okulären Bahnen, aus dem Kleinhirn, der Großhirnrinde (Geruch, psychische Faktoren) und dem N. vagus (Magen-Darm-Trakt). Relevante Rezeptoren: Dopamin (D2); Serotonin (5HT3); Histamin (H1); Acetylcholin (muskarinerg) sowie Substanz P (NK1). Efferenzen aktivieren die glatte und quergestreifte Muskulatur des Rachens, Ösophagus und Magens.

6.1.1.6 Hirnnerven
◘ Tab. 6.1

6.1.1.7 Pupillen
Die Pupillenweite wird reguliert über: Netzhaut (Retina) → N. opticus (Chiasma opticus) → **Area praetectalis**:
- **Sympathisch** (β-Rezeptoren): Ganglion cervicale superius, Centrum ciliospinale (C8–Th2) → M. dilatator pupillae. *Bsp. Erweiterung der Pupille, dazu Lidöffnung, bei Ausfall Horner-Syndrom mit Miosis, Ptosis und Pseudoenophtalmus.*
- **Parasympathisch** (Acetylcholin): Nucleus Edinger-Westphal (Hirnstamm) → M. sphincter pupillae. *Bsp. Verengung. Hypoxieempfindlicher als das sympathische Halsmark → bei Hypoxie weite Pupillen. Durch Atropin Hemmung der M. sphincter pupillae → Weitstellung, intraokuläre Druck unverändert.*

6.1.1.8 Blutversorgung des Gehirns
Die Gefäße zur Blutversorgung des Gehirns sind:

◘ **Tab. 6.1** Hirnnerven

Nr.	Name	Zielort	Funktion
I	N. olfactorius	Riechnerv	Sensorisch
II	N. opticus	Netzhaut	Sensorisch
III	N. oculomotorius	Augenbewegung, Lidheber, Iris	Somatomotorisch und vegetativ (parasympathisch)
IV	N. trochlearis	M. obliquus superior des Auges. Bilaterale Versorgung. Tritt als einziger Hirnnerv dorsal des Hirnstamms aus. Peripheres Motoneuron kreuzt noch mal vor Verlassen des Hirnstamms	Somatomotorisch
V	N. trigeminus	Sensibel im Gesichtsbereich: – N. ophtalmicus (Äste zur Dura mater, Tränendrüse, Konjunktven) – N. maxillaris (harter und weicher Gaumen) – N. mandibularis (Kaumuskulatur)	Sensibel und viszeromotorisch
VI	N. abducens	M. abducens (lateraler Augenmuskel)	Somatomotorisch
VII	N. facialis	Mimik, Geschmack vordere 2/3 Zunge, alle Drüsen außer der Parotis. M. stapedius. Motorisch beidseitige Versorgung → einseitiger Ausfall führt zu schwacher, oft beidseitiger Symptomatik, eher keine Spastik	Viszeromotorisch, vegetativ (parasympathisch) und sensorisch
VIII	N. vestibulocochlearis	Gleichgewichtsorgan, Hörschnecke	Sensorisch
IX	N. glossopharyngeus	Zunge (hinteres 1/3), Rachenmuskulatur (Schlucken), Parotis	Sensorisch, sensibel, viszeromotorisch, vegetativ (parasympathisch)
X	N. vagus	Parasympathikus	Sensorisch, sensibel, viszeromotorisch, vegetativ (parasympathisch)
XI	N. accessorius	(Aus Rückenmark) → M. trapezius, M. sternocleidomastoideus	Somatomotorisch
XII	N. hypoglossus	Zungenbewegung (motorischer Kern nur kontralateral)	Somatomotorisch

- **A. carotis**: Teilung Höhe Schildknorpel (C4) in **A. carotis interna und externa**. *(Akuter) Karotisverschluss führt zu kontralateraler Lähmung und ggf. Sprachstörungen bei der dominanten Hirnhälfte.*
- **A. vertebralis**. *Ein einseitiger Vertebralisverschluss zeigt durch die Kollateralisierung meist eine geringere Klinik, evtl. Übelkeit/Schwindel, Störungen von Gang, Sehen, Bewusstsein.*
- Beide Arterien sind durch die **Basalarterie** und den **Circulus arteriosus cerebri** (**Wilisi**; ◘ Abb. 6.3) verbunden. *Bsp. der Circulus arteriosus Willisi ist der Hauptort von Aneurysmen und den aneurysmatischen Subarachnoidalblutungen: 30–35% liegen an der A. cerebri anterior (ACA); 30–35% A. carotis interna (ACI) und A communicans posterior (ACP); 20% A. cerebri media (ACM); 5% Bifurkation der A. basilaris, 8% an sonstigen Stellen.*

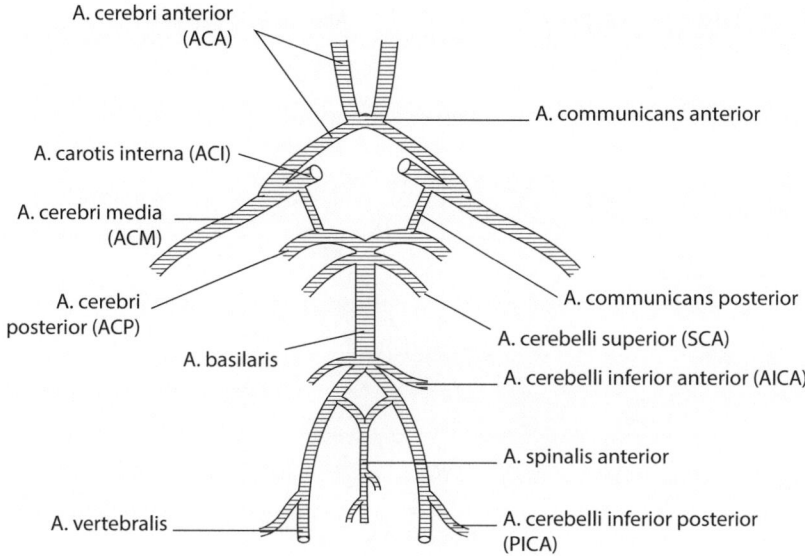

Abb. 6.3 Circulus Arteriosus Willisi

6.1.2 Wirbelsäule und Rückenmark

6.1.2.1 Anatomie und Funktion

- **Anatomie**

Länge ca. 45 cm, von der Medulla oblongata bis zum Conus medullaris (endet Höhe L1/L2, Neugeborene L3).
Querschnitt (**Abb. 6.4**):
- **Zentralkanal** (Canalis centralis).
- **Graue Substanz** mit dem breiteren **Vorderhorn** und dem schmaleren **Hinterhorn** sowie ggf. einem Seitenhorn (sympathikolumbal).
- **Weiße Substanz** mit **Vorderstrang** (Funiculus anterior), **Seitenstrang** (Funiculus lateralis) und **Hinterstrang** (Funiculus posterior).

- **Motorische Funktionen**
- **Motorische Vorderhornzellen**.
- **Tractus corticospinalis lateralis**: absteigend, **Pyramidenbahn**, kreuzen in der Medulla oblongata auf die Gegenseite.
- **Tractus corticospinalis anterior**: absteigend, kreuzen auf Höhe des Rückenmarks.
- **Tractus spinocerebellaris**: aufsteigend, Propriorezeptoren zum Kleinhirn (motorische Regulaion).

- **Sensible Funktionen**
- **Hinterhornzellen** mit u. a. Substantia gelatinosa, Nucleus proprius, Nucleus dorsalis Stilling-Clarke.
- **Tractus spinothalamicus** lateralis: aufsteigend, **Schmerz- und Temperatur**, kreuzen in der Mittellinie.
- **Tractus spinothalamicus anterior**: aufsteigend, Berührung, dumpfer Schmerz, ungekreuzt.
- **Vorderstrang**: aufsteigend, Fasciculus cuneatus und gracilis (ungekreuzt, Propriorezeptoren und Tiefensinn).

- **Sympathisch**
- **Seitenhornzellen** im thorakalen und lumbalen Rückenmark (**Abb. 6.5**).

- **Querschnittssyndrom**

Prüfungstipp: Eine Querschnittssymptomatik unterhalb von Th6 führt zu einer

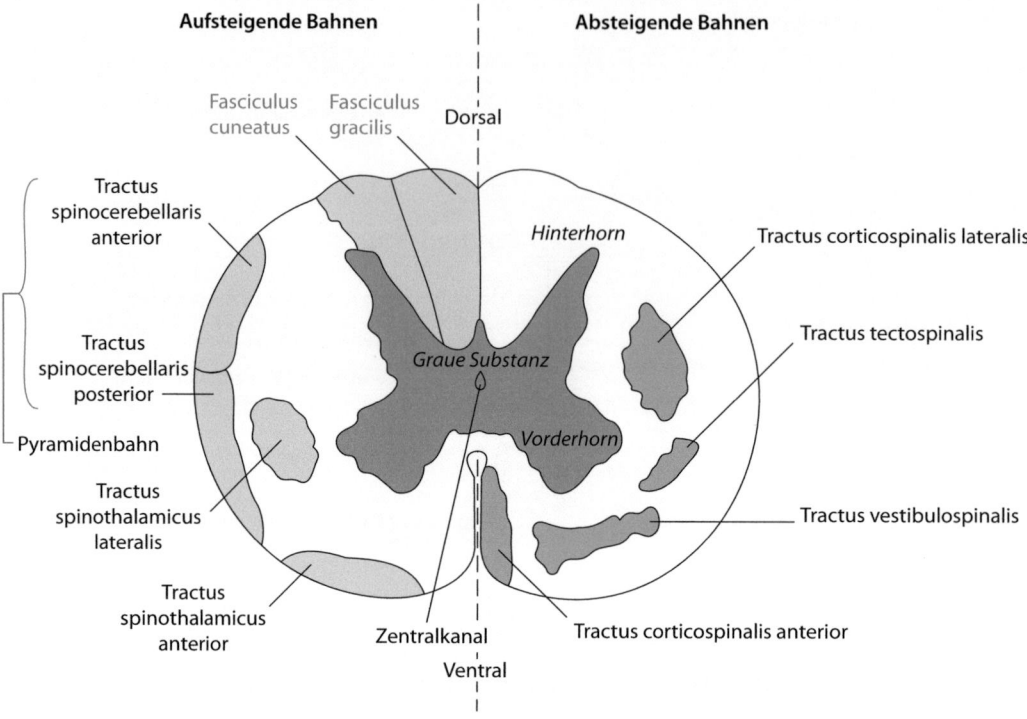

Abb. 6.4 Querschnitt durchs Rückenmark mit den auf- und absteigenden Bahnen

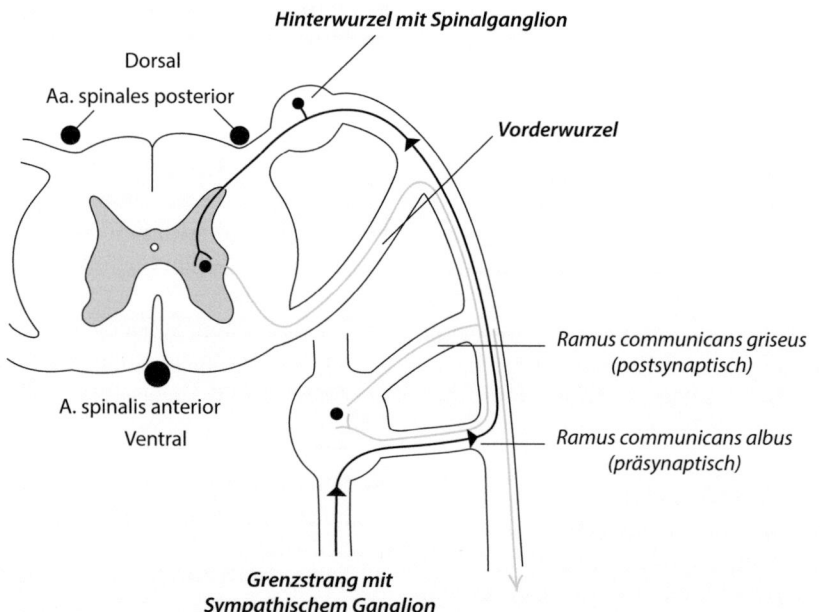

Abb. 6.5 Spinalnerv und sympathischer Grenzstrang. Dargestellt sind die letzten Efferenzen der motorischen Bahn in den Vorderhornzellen (via Spinalganglion) und des Sympathikus im sympathischen Grenzstrang mit den Rami communicantes

autonomen Dysreflexie mit Hypertonie auf Stimuli wie z. B. Operationen an der unteren Extremität (inkl. Harnblase/Darm!). Es kommt zur Vasokonstriktion unterhalb der Läsion, und zu einer Vasodilatation und Flush oberhalb der Läsion sowie zu einer (reaktiven) Bradykardie.

Prüfungsfrage: Brown-Séquard-Syndrom (halbseitiges Querschnittssyndrom): Kontralateral spastische Lähmung, Hemmung der Schmerz- und Temperaturwahrnehmung, Berührung. Ipsilaterale Lähmung, Vibrations- und Positions-(Tiefen)sinn. Betroffenes Segment: ipsilaterale, schlaffe Lähmung.

6.1.2.2 Spinalnerven und Dermatome

31 paarige **Spinalnerven** (Abb. 6.6): zervikal C1–8, thorakal Th1–12, lumbal L1–5, sakral S1–5, coccygeal.

Wichtige **Landmarken** der **Dermatome** sind (Abb. 6.6):
- Hinterhaupt C2, Schulter C4, Mittelfinger C7,
- Brustwarzen Th4, Nabel Th10,
- Leiste L1, ventrales Knie L3, Großzeh L5,
- Kleinzehe S1, Anus S5.

6.1.2.3 Blutversorgung der Wirbelsäule

Arterielle Versorgung: Abb. 6.7. **Cave**: Keine Anastomosen, Gefährdung bei Ischämie!
- **A. spinalis anterior** aus den beiden A. vertebralis (unpaar!).
- **Aa. radiculares**: unterschiedliche Anzahl, meist 3–6 größere Gefäße. Die sog. **A. Adamkiewiez** geht zwischen Th9–L2 ab (ca. 85 %), sie versorgt untere 2/3 der Wirbelsäule.

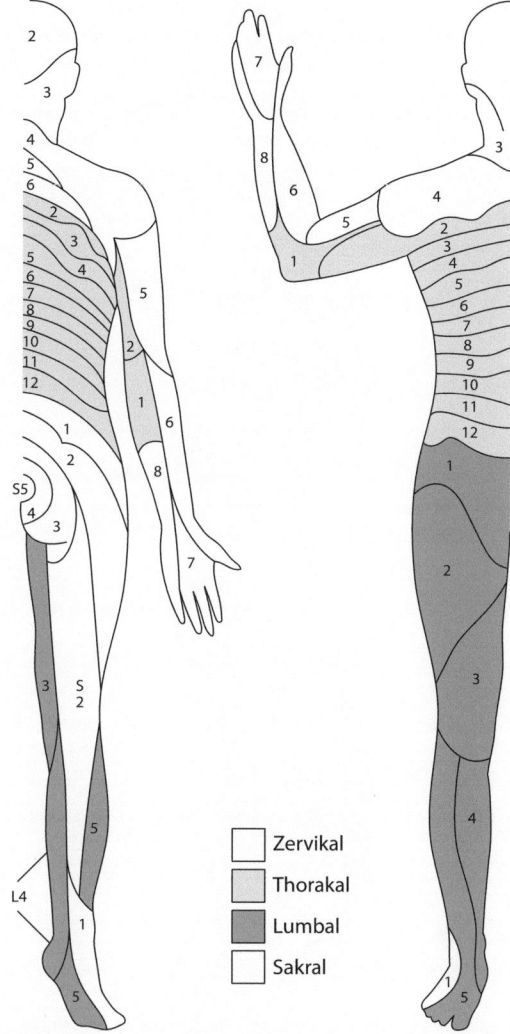

Abb. 6.6 Dermatome

- **Aa. spinales posterior** aus der A. vertebralis (paarig), selten A. cerebelli inferior posterior. Zuflüsse aus den Rami spinalis.

6.1.2.4 Meningen und Zwischenräume

Meningen und Zwischenräume von außen nach innen:
- **Epiduralraum**: Nur spinal vom Foramen magnum bis zum Hiatus sacralis, fast dreieckige Form mit Ausdehnung bis zu den

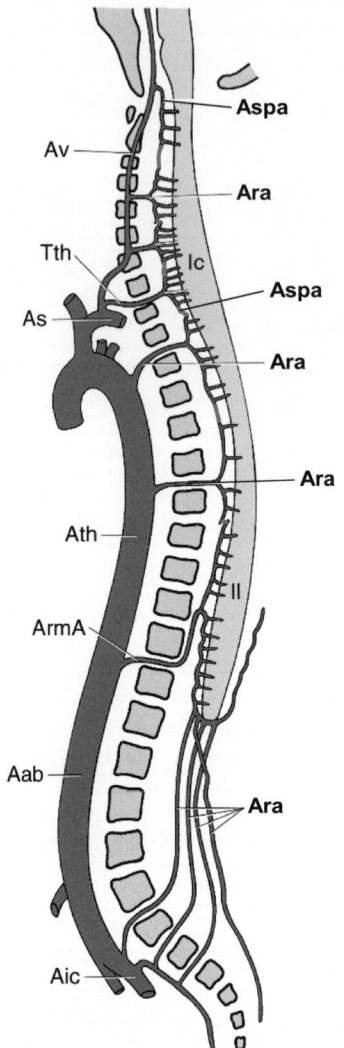

Abb. 6.7 Arterielle Versorgung des Rückenmarks. Aab = Aorta abdominalis; Aic = A. iliaca communis; Ara = A. radicularis anterior; ArmA = A. radicularis magna Adamkiewicz; As = A. subclavia; Asc = A. sulci (sulcocommissuralis); Aspa = A. spinalis anterior; Aspp = A. spinalis posterior; Ath = Aorta thoracica; Av = A. vertebralis; Ic = Intumescentia cervicalis; Il = Intumescentia lumbalis; Tth = Truncus thyreocervicalis; Vc = Vasocorona medullaris (Corona vasorum) (Mit freundlicher Genehmigung aus: Zilles K, Tillmann BN (2010) Anatomie. Springer, Heidelberg Berlin)

Spinalganglia (an den Foramina intervertebralia zur Seite hin offen). Posteriorer Spalt von 1 mm zervikal bis ca. 6 mm lumbal. Enthält Fett, Lymphgefäße, Arterien und Venen (klappenloser Bateson-Venenplexus).

- **Dura mater**: Ausdehnung bis sakral (variabel, L5–S3).
- **Subduralraum**: Theoretischer Raum, da die Arachnoidea normalerweise eng der Dura mater anliegt.
- **Arachnoidea** (mater): Dünne, zarte Membran, die spinal den Nervenwurzeln folgt.
- **Subarachnoidalraum**: Enthält den Liquor (cerebrospinal fluid, CSF).
- **Pia mater**: Dem Nervengewebe aufliegend.

Prüfungsfrage: Welche Strukturen passieren Sie bei der Spinalanästhesie?

Einstich in der **Tuffier-Line** (gedachte Verbindung zwischen Beckenkämmen, „Intercristae-Linie"), die bei L3/4 die Wirbelsäule kreuzt. Passage durch Haut, Subkutis, Ligamentum (Lig.) supraspinale, Lig. flavum → peridurales Fett (mit Lymphozyten und Venen) → Dura mater. Nadel parallel zum Lig. interspinale. Die Sympathische Blockade kann bis zu 6 Segmente über sensiblen Block liegen und bis zu 8 über dem motorischen.

6.1.3 Vegetatives Nervensystem

Einen Überblick gibt **Tab. 6.2**.

6.1.3.1 Sympathikus

Th1–L2, Ganglien rückenmarksnah (Grenzstrang). Präganglionär N. communicantes albi, postganglionär N. communicantes grisei (ziehen mit den Spinalnerven zum Endorgan):

Merkhilfe: **G**riseus **g**eht mit (… den Spinalnerven zum Endorgan).

◘ **Tab. 6.2** Periphere sympathische und parasympathische Wirkungen

Organ	Sympathikus	Parasympathikus
Auge	Pupillendilatation	Pupillenkonstriktion, Akkommodation
Tränendrüse	Vasokonstriktion	Sekretomotorik
Herz	HF ↑, Überleitung ↑, Kraft ↑, Erregbarkeit ↑ (positiv ino-, bathmo-, chrono- und lusitrop)	HF ↓, Überleitung ↓, Kraft ↓, Erregbarkeit ↓ (negativ ino-, chronotrop)
Lunge	Bronchodilatation	Bronchokonstriktion, Sekretomotorik (Schleimdrüsen)
Haut	Vasokonstriktion, Pilo-Erektion (Haare aufrichten), Sekretomotorik (Schweißdrüsen)	–
Speicheldrüsen	Vasokonstriktion	Sekretomotorik
Muskulatur des Magen-Darm-Trakts	Peristaltik ↓	Peristaltik ↑, Sphinkterrelaxation
Magensäuresekretion	–	Sekretomotorik ↑
Pankreas	–	Sekretomotorik ↑
Leber	Glykogenolyse	–
Nebenniere	Sekretomotorik	–
Blase	Detrusor ↓, Sphinkter ↑	Detrusor ↑, Sphinkter ↓
Uterus	Uteruskontraktion, Vasokonstriktion	Vasodilatation

- Hals/Nacken TH1–2.
- Obere Extremität Th2–7.
- Thorakalorgane Th1–4.
- Abdominalorgane Th4–L2.
- Untere Extremität Th11–L2.

Sympathische Ganglien:
- **Ganglion cervicale superior** C1–C4: A. carotis interna und externa, Auge/Tränendrüse, submandibulär, kardialer Plexus.
- **Ganglion cervicale medius** C5–6: A. thyroidea inferior, kardialer Plexus.
- **Ganglion cervicale inferior** C7–8: A. vertebralis, kardialer Plexus, in 80 % fusioniert zum Ganglion stellatum.
- **Ganglia thoracica** (meist 12 Stück): Aorta, N. splanchnici major (Th5–9), minor (Th10–11), imus (Th12) → Aorta, kardialer, pulmonaler, ösophagealer Plexus.
- **Ganglia lumbales** (meist 4 Stück): N. splanchnici lumbales (L1–2) → u. a. Aorta, hypogastrischer Plexus.
- **Ganglia sacrales** (4 Stück): N. splanchnici sacrales.

- **Ganglion stellatum**
Verschmelzung des Ganglion cervicale inferior und Ganglion thoracicum Th1 (teilweise auch Th2) → *Bsp. Blockade bei Schmerzen oder Vasospasmen der oberen Extremität.*
Lage:
- Paravertebral,
- anterior des Processus transversus C7 (Landmarke) und der 1. Rippe,
- unterhalb und lateral des Krikoid,
- hinter (!) der A. vertebralis,
- lateral und posterior des M. sternocledomastoideus und der A. carotis, V. jugularis interna, N. vagus.

> **Prüfungsfrage**: Fehlpunktionsmöglichkeiten/Komplikationen bei Ganglion-stellatum-Blockade:
> A. carotis, V. jugularis, A. vertebralis, A. subclavia, subarachnoidal, epidural, Plexus brachialis, Pneumothorax, Hämatom mit Schluckstörung oder respiratorischer Insuffizienz; Heiserkeit (N. recurrens); Verletzung des Ösophagus (Mediastinitis).
> Erfolg bei Erwärmung der Haut des betroffenen Arms und Horner-Syndrom mit Ptosis, Meiosis, Pseudoenophtalmus, verstopfte Nase und Anhidrosis des Hals/Nacken/Gesicht.

- **Plexus coeliacus**

Höhe Th12/L1, größter sympatischer Plexus, Lage hinter Pankreas und Magen, Versorgung u. a. von Darm, Pankreas, Magen, Leber, Viszera. Zugänge aus den thorakalen N. splanchnici sowie aus dem rechten N. vagus. Verbindungen zum aortalen Plexus.

6.1.3.2 Parasympathikus

- **Parasympathikus**

Hirnnerven (III, VI, IX und X) sowie von S2–4. Ganglien organnah.

N. vagus (X) versorgt viszeralen Organe bis zum **Cannon-Böhm-Punkt** am distalen Drittel des Colon transversus. Rechter N. vagus → Sinusknoten. Linker N. vagus → AV-Knoten.

Dazu parasympathische N. splanchnici pelvici (S2–4).

6.1.4 Periphere Nervensystem (PNS)

6.1.4.1 Plexus cervicalis

Die Anatomie wird in ◘ Abb. 6.8 dargestellt.
Bsp. Thrombarteriektomie der A. carotis kann zur Blockade von C1–3 führen.

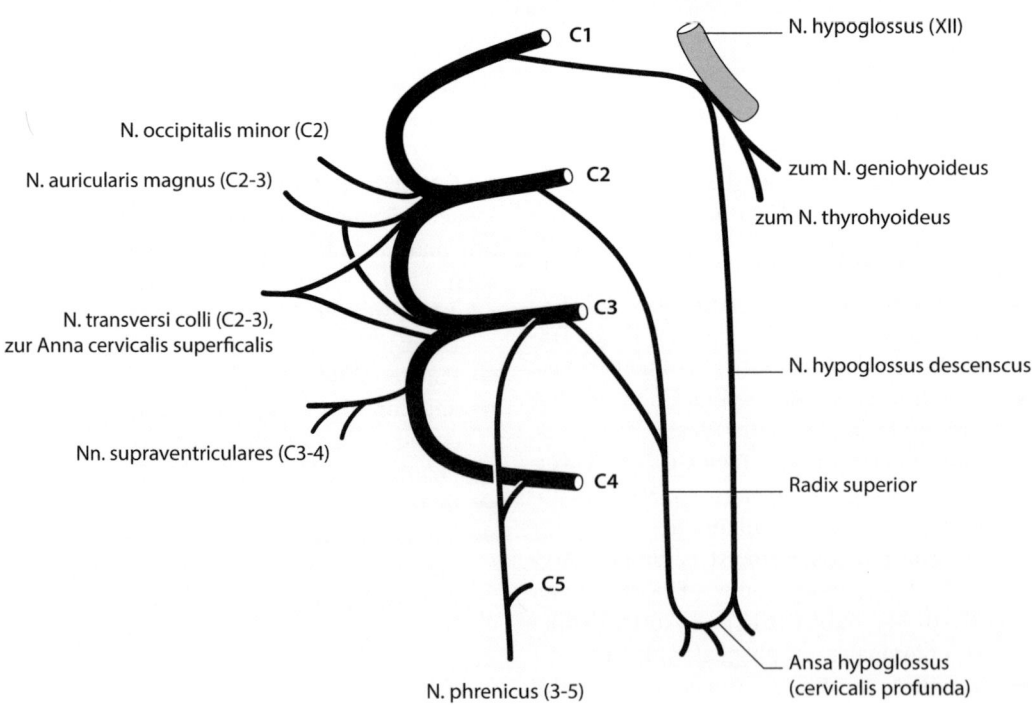

◘ **Abb. 6.8** Plexus cervicalis

6.1.4.2 Nerven der oberen Extremität

Aus den **3 Trunci** (superior C5–6, medius C6 und inferior C8–Th1) entstehen durch Abgabe von vorderen und hinteren Anteilen die **3 Fasciculi** (◘ Abb. 6.9):

— **Fasciculus lateralis**: Vordere Anteile der Truncus superior und medius → N. musculocutaneus und N. medianus.

> — **Merkhilfe**: LaMM (Lateralis → medianus, musculocutaneus)

— **Fasciculus medialis**: Vorderer Anteil des Truncus inferior → N. medianus, N. ulnaris, Nn. cutaneus brachii und antebrachii medialis.

> — **Merkhilfe**: Mmuca (Medialis → medianus, ulnaris, cutaneus brachii & antebrachii)

— **Fasciculus posterior**: Hinterer Anteil der Trunci superior, medius, inferior → N. axillaris, N. radialis.

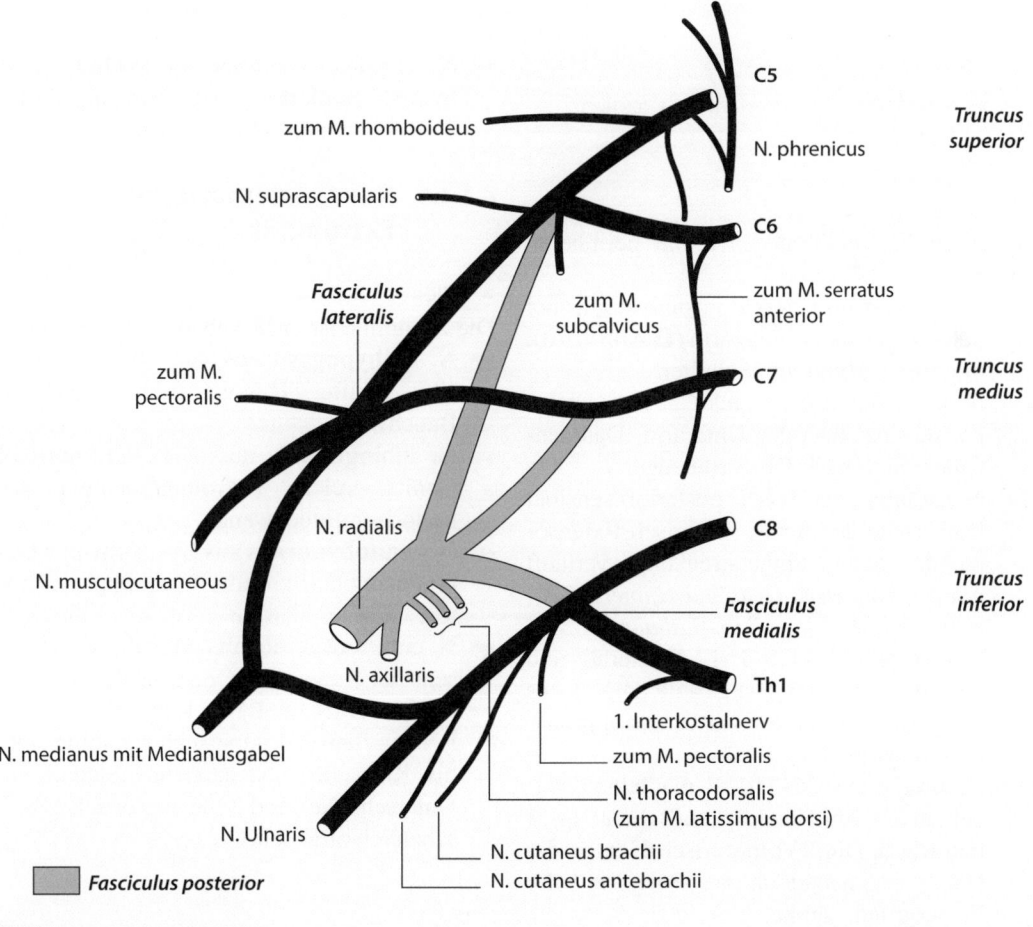

◘ **Abb. 6.9** Plexus brachialis

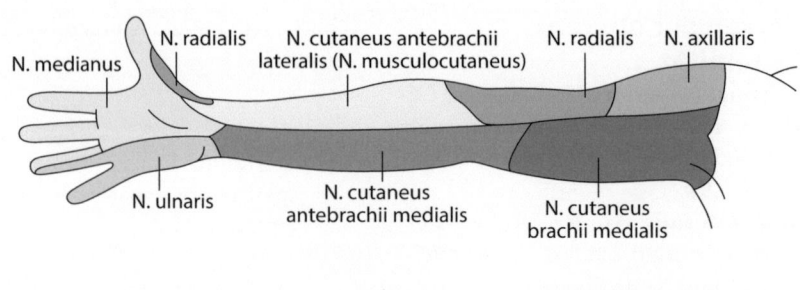
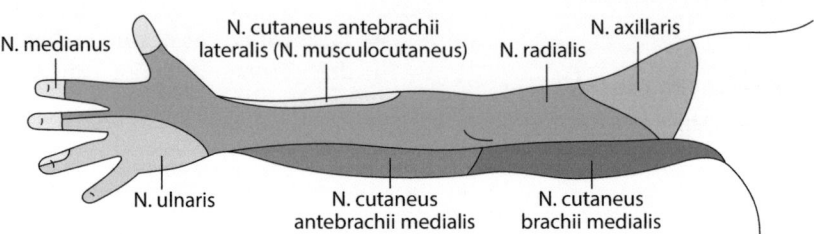

◘ **Abb. 6.10** Sensible Versorgung des Arms. (Mit freundlicher Genehmigung nach: Birnbaum J, Albrecht R (2013) Ultraschallgestützte Regionalanästhesie. Springer, Heidelberg Berlin)

— **Merkhilfe**: Par (Posterior → axillaris, radialis)

Aus den Fasciculi entstehen die peripheren Nerven.
— **N. axillaris** aus C5–6, F. posterior: sensibel Schulter, teilweise Oberarm (◘ Abb. 6.10); motorisch Abduktion Schulter.
— **N. musculocutaneus** aus C5–7, F. lateralis: sensibel lateraler Unterarm, Daumenballen; motorisch Oberarmbeuger.
— **N. radialis** aus C5–8, F. posterior: sensibel Dorsalseite des Arms; motorisch Extensoren des Arms, Fingerstreckung. Verläuft um den Humerus. (*Bsp. bei Humerusfraktur Gefahr der N. radialis-Lähmung*).
— **N. medianus** aus C6–Th12, F. lateralis und medialis: sensibel Beugeseite Dig. I bis Hälfte Dig. IV; motorisch Unterarmpronation, Beugung Dig. I–III.
— **N. ulnaris** aus C8–Th1, F. medialis: sensibel ulnarer Teil Handrücken/Ballen Dig. V und Hälfte Dig. IV; motorisch Flexion der Hand, Daumenadduktion, Beugung aller Fingergrundgelenke.
— **N. cutaneus antebrachii medialis und brachii medialis** aus C8, F. medialis: Medialseite Oberarm bzw. Unterarm.

6.1.4.3 Nerven der unteren Extremität

- **Plexus lumbalis**

Die Anatomie ist in ◘ Abb. 6.11 dargestellt.
— **N. iliohypogastricus** aus Th12–L1: sensible Hüfte, Hypogastrium; motorisch Bauchwand.
— **N. ilioinguinalis** aus Th12–L1: sensibel Genitalbereich (Skrotum/Schamlippen); motorisch Bauchwand.
— **N. genitofemoralis** aus L1–2: sensibel Genitalbereich (Skrotum/Schamlippen); motorisch M. cremaster.
— **N. cutaneus femoralis lateralis** aus L2–3: sensibel Außenseite Oberschenkel.
— **N. femoralis** aus L1–4, Lage lateral in der Leiste: Sensibel Oberschenkelvorderseite bis Knie, über N. saphenus Medialseite Unterschenkel und Fuß; motorisch Oberschenkelvorderseite.

Kapitel 6 · Nervensystem

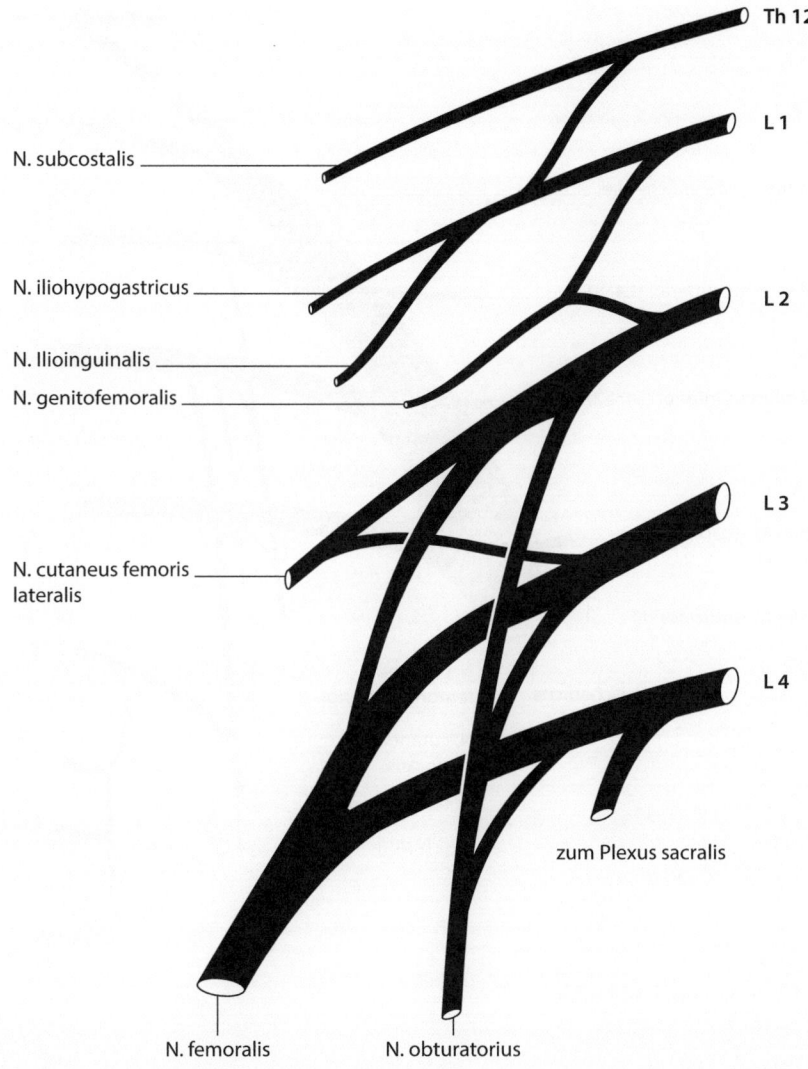

◘ **Abb. 6.11** Plexus lumbalis (TH12–L4)

- **Merkhilfe** N. femoralis: IVAN für innen Vene, Arterie, Nerv.

*Bsp. **Meralgia paraesthetica (Bernhardt-Roth-Syndrom**): Kompression im Bereich des Leistenbandes.*

- **N. obturatorius** aus L2–4: Harnblasenseitenwand (TUR-Blase an der Seitenwand); motorisch Adduktoren.

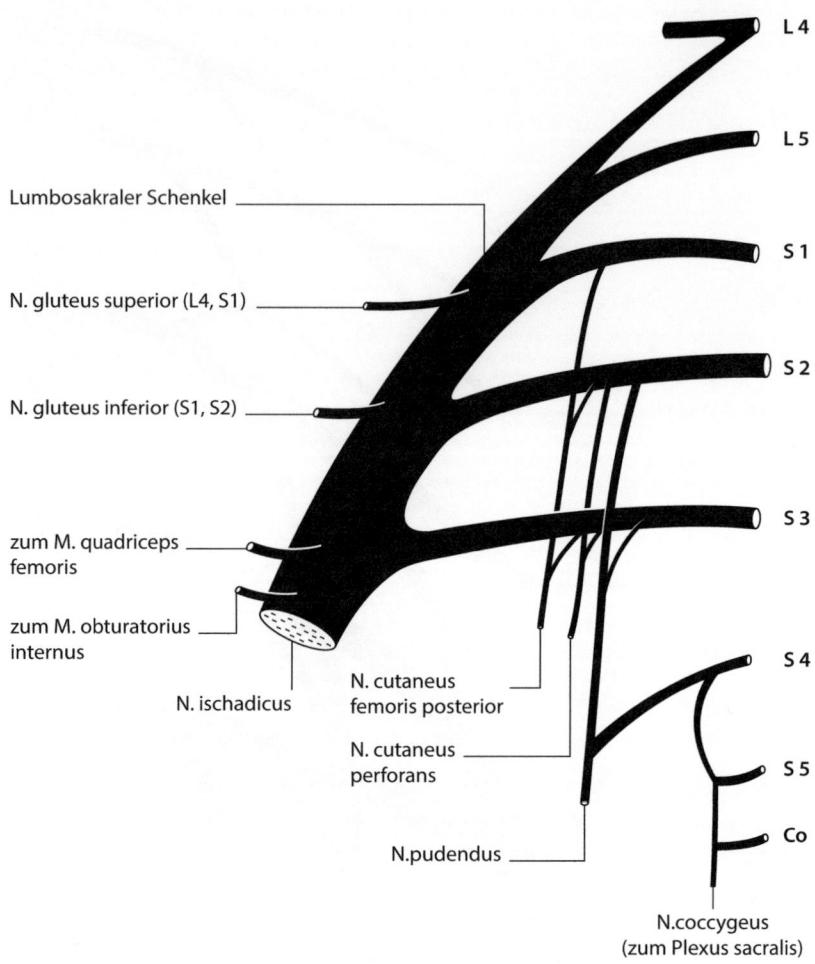

Abb. 6.12 Plexus sacralis (L4/5 bis S3/4)

- **Plexus sacralis**

Die Anatomie ist in ◘ Abb. 6.12 dargestellt.
— **N. ischiadicus** aus L4–S3: sensibel Unterschenkel (◘ Abb. 6.13), Aufteilung in/über der Fossa poplitea in:
  – **N. fibularis**: motorisch ventral/lateral Unterschenkel,
  – **N. tibialis** aus L4–S3: sensibel Fußsohle; motorisch dorsale Muskulatur Ober-/Unterschenkel, Fußsohle.
— **N. cutaneus femoralis posterior** S1–3: sensible Oberschenkelrückseite.
— **N. pudendus** aus S3–4: sensibel Genitalbereich/After, motorisch Beckenboden.

- **Fußblock**

2 tiefe, 3 oberflächliche, sensible Nerven.
— **N. peroneus profundus** aus L4–S2: tief, Lage medial der A. dorsalis pedis – Bereich zwischen Großzehe und 2. Zehe.

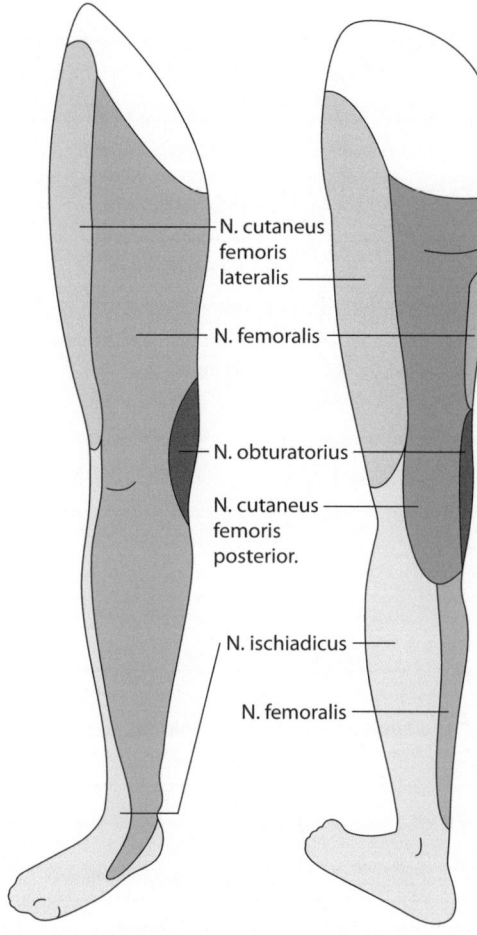

Abb. 6.13 Sensible Versorgung des Beins (Mit freundlicher Genehmigung nach: Birnbaum J, Albrecht R (2013) Ultraschallgestützte Regionalanästhesie. Springer, Heidelberg Berlin)

- **N. tibialis**: tief, verläuft mit der A. tibialis → 2/3 der Fußsohle.
- **N. suralis**: oberflächlich, Endast des N. tibialis → lateral/Sprunggelenk, Ferse.
- **N. saphenus** aus L1–L4, d. h. aus dem lumbalen Plexus: Oberflächlich → mediales Sprunggelenk.
- **N. peronaeus superficialis** (L4–S2): oberflächlich → Fußrücken.

6.1.4.4 Sonstige

Interkostalnerven, subkostale Lage, von kranial nach kaudal (◘ Abb. 6.14):
- **Rippe**,
- **Interkostalvene**,
- **Interkostalarterie**: anteriore Interkostalarterie aus der A. thoracica interna (A. mammaria), Anastomose zur posterioren Interkostalarterie (aus Aorta bzw. den A. intercostalis suprema).
- **N. subcostalis**: Ramus anterior der thorakalen Spinalnerven, motorisch/sensibel.

> **Merkhilfe**: VAN: von oben nach unten → Vene, Arterie, Nerv

Lage der Gefäße zwischen internen und transversen Interkostalmuskeln.

6.2 Physiologie

6.2.1 Erregungsbildung und -weiterleitung

6.2.1.1 Membranpotenzial

- **Ruhemembranpotenzial**

Potenzialdifferenz ohne Stimulation, normal $-70\,mV$ (-60 bis $-90\,mV$), v. a. **Kalium**diffusionspotenzial. Das Ruhemembranpotenzial ist abhängig von der Konzentration geladener Ionen, deren relativer Membranpermeabilität und von Ionenpumpen, die energieabhängig einen Konzentrationsgradienten aufrechterhalten.

- **Aktionspotenzial**

Depolarisation einer erregbaren Zelle als Antwort auf einen Reiz.

- **(Gibbs)-Donnan-Effekt**

beschreibt die Ionenverteilung und ggf. Diffusion entlang der semipermeablen Membran bis zum Äquivalenzpotenzial. Dieses wird nach

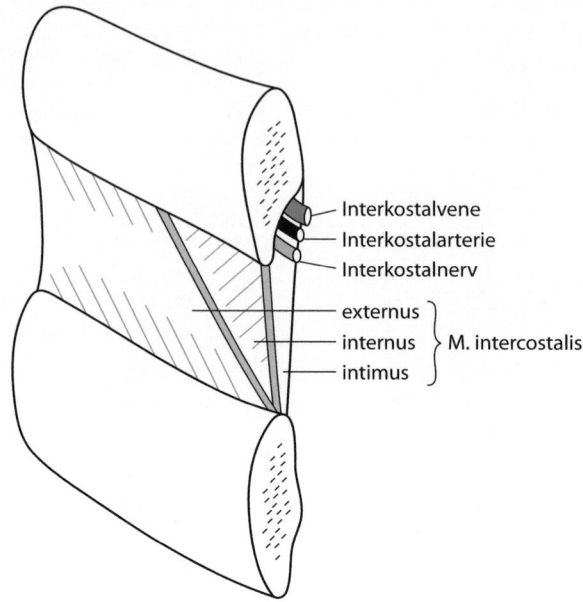

Abb. 6.14 Interkostalraum

der **Nernst-Gleichung** berechnet:

Ruhemembranpotenzial:

$$E_{RMP} = \frac{R \times T}{z \times F} \times \ln\left(\frac{C_{EZR}}{C_{IZR}}\right)$$

$$\approx -61\,\text{mV} \times \ln\left(\frac{C_{EZR}}{C_{IZR}}\right)$$

R Universale Gaskonstante, T Temperatur in Kelvin (K), z Wertigkeit, F Faraday-Konstante, C_{EZR} Konzentrationen extrazellulär, C_{IZR} Konzentration intrazellulär

Es liegt für **Chlorid (Cl)** bei -70 mV, **Natrium (Na)** $+61$ mV, **Kalium (K)** -97 mV, d. h. das **Äquivalenzpotenzial** von Kalium liegt unter dem Ruhemembranpotenzial, das von Natrium etwas darüber.

C_{EZR} und C_{IZR} ist die Summe der intrazellulären Ionen, jeweils multipliziert mit ihrer Permeabilität.

6.2.1.2 Aktionspotenzial

- **Schwellenpotenzial**

Membranpotenzial, das überschritten werden muss, um einen Reiz weiterzuleiten (Abb. 6.15).

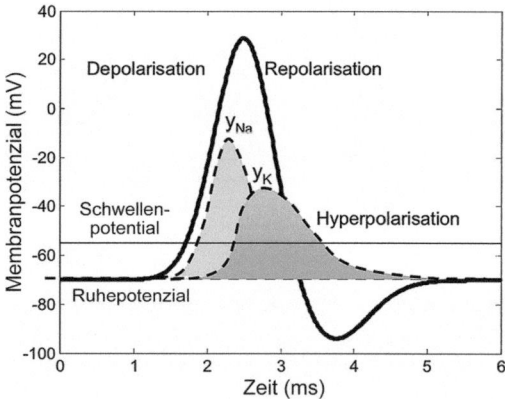

Abb. 6.15 Aktionspotenzial mit Ruhemembranpotenzial -70 mV, Schwellenpotenzial -55 mV, Erklärung s. Text. (Mit freundlicher Genehmigung aus: Husar P (2010) Biosignalverarbeitung. Springer, Heidelberg Berlin)

- **Absolute Refraktärzeit**

Keine weitere Reaktion durch einen Stimulus möglich. Dauer vom Beginn des Aktionspotenzials bis zum 1. Drittel der Repolarisation, Phase der erhöhten Natriumleitfähigkeit.

- **Relative Refraktärzeit**
Reaktion durch einen größeren Stimulus („supranormaler Reiz") möglich. Dauer von Ende der absoluten Refraktärzeit bis zum Erreichen des Ruhemembranpotenzials, Phase der erhöhten K-Leitfähigkeit.

Aktionspotenzial:
1. **Initiationsphase** bis zum Schwellenpotenzial (−55 mV).
2. **Schneller Anstieg durch Na-Einstrom** via spannungeladene Na-Kanäle (+30 mV).
3. **Schnelle Repolarisation durch K-Ausstrom**: Schluss der Na-Kanäle und Öffnung der K-Kanäle.
4. **Repolarisation mit Hyperpolarisation** („Overshoot") durch das Nachhängen der **Na-K-ATPase**, die schließlich das Ruhemembranpotenzial wiederherstellt.

V. a. **Kalium (K)** ist für Höhe des Ruhemembranpotenzials verantwortlich und damit auch dessen Amplitude, **Kalzium und Magnesium** bestimmen die Lage der Schwelle:

Konzentrationsgradient ↓ bei **Hyperkaliämie**, Blockade der **Na-K-ATPase** → Potenzialdifferenz ↓, Membran wird eher depolarisiert. Das Membranpotenzial ist dagegen unbeeinflusst durch Natriumveränderungen.

6.2.1.3 Neuron

Das Neuron ist der Grundbaustein des zentralen und peripheren Nervensystems (◘ Abb. 6.16).

Bei Nervenerregung wird ein Aktionspotenzial ausgelöst, dass über die Depolarisation der Zellmembran an der Nervenfaser (Axon, Dendrit) weitergeleitet wird. Durch Isolation von Nervenfasern mit **Myelin** „springen" die Aktionspotenziale entlang der Nervenfaser (◘ Tab. 6.3), statt sie durch Depolarisation der gesamten Membran entlangzulaufen. Die Nervenleitgeschwindigkeit steigt dadurch deutlich: Die Nervenleitgeschwindigkeit myelinisierter Nervenfasern ist direkt proportional zum Durchmesser, bei nichtmyelinisierten zur Wurzel des Durchmessers (◘ Abb. 6.17 und ◘ Tab. 6.3).

$$\text{Erregbarkeit} = \frac{[K]}{[Ca] \times [Mg]}$$

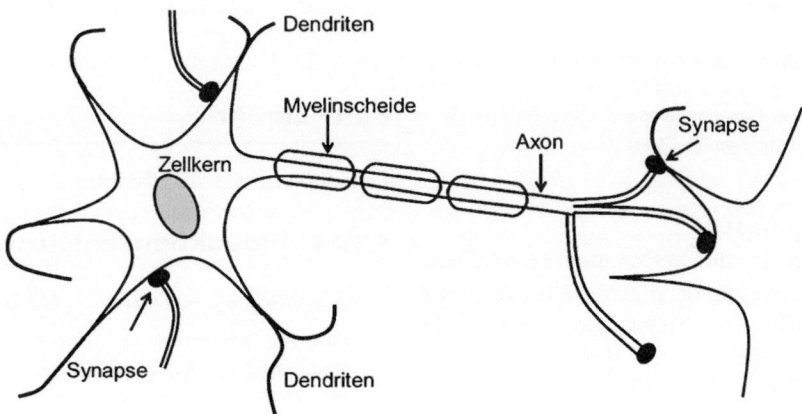

◘ **Abb. 6.16** Neuron. (Mit freundlicher Genehmigung aus: Husar P (2010) Biosignalverarbeitung. Springer, Heidelberg Berlin)

◘ **Tab. 6.3** Nervenfasertypen (Einteilung nach Erlanger und Gasser)

Fasertyp	Funktion	Durchmesser	Leitgeschwindigkeit
Aα	Propiozeption, Motorische Fasern	10–20 μm	100 m/s
Aβ	Berührung, Druck	5–10 μm	50 m/s
Aγ	Motorische Muskelspindel	2–5 μm	25 m/s
Aδ	Schmerz, Temperatur, Berührung	2–5 μm	25 m/s
B (autonom)	Präganglionär autonom	3 μm	10 m/s
C	Schmerz, Temperatur	1 μm	1 m/s
C (sympathisch)	Postganglionär	1 μm	1 m/s

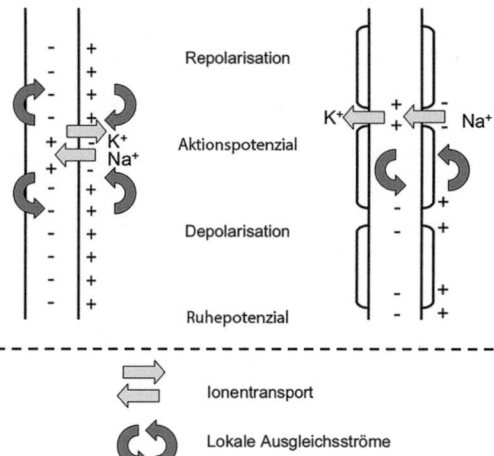

◘ **Abb. 6.17** Vergleich der Aktionspotenzialsausbreitung von myelinisierten und nichtmyelinisierten Nervenfasern. (Mit freundlicher Genehmigung aus: Husar P (2010) Biosignalverarbeitung. Springer, Heidelberg Berlin)

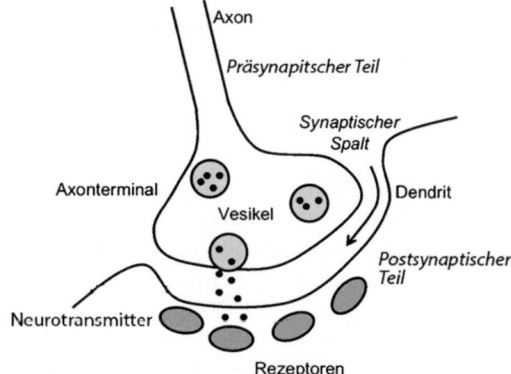

◘ **Abb. 6.18** Synapse. (Mit freundlicher Genehmigung aus: Husar P (2010) Biosignalverarbeitung. Springer, Heidelberg Berlin)

6.2.1.4 Synapse

Die Synapse ist die Verbindung zweier Nervenzellen bzw. einer Nervenzelle zu einer anderen Zelle. Die Signalübertraung erfolgt dabei durch Transmitter, z. B. GABA, Acetylcholin (ACh), NMDA, Noradrenalin, Opiate (◘ Abb. 6.18, s. a. ► Abschn. 4.4). Die motorische Endplatte (► Kap. 7) ist eine Synapse einer Nervenverbindung von einer Nervenzelle auf eine Muskelzelle.

6.2.2 Liquor

Gesamtvolumen ca. 150 ml.

6.2.2.1 Produktion und Absorption

- Produktion zu 50–70 % in den **Plexus choroideus laterales** (I. und II. Ventrikel), Rest in den Ependymzellen des III. und IV. Ventrikels, ca. 500 ml pro Tag (15–30 ml/h).
- Liquorproduktion natriumabhängig, d. h. Liquorproduktion ↓ durch reduzierte Natriumsekretion (Schleifendiuretika, Carboan-

6.2.3 Zerebrale Drücke und Durchblutung

6.2.3.1 Intrakranieller Druck (ICP)

Durch die harte Schädelkalotte wird das Volumen des Schädelinneren konstant gehalten: Normal 80–85 % Gehirn, 10 % Liquor und 5–10 % intravasales Blut.

- **Monroe-Kelly-Doktrin**

Erhöhung eines der intrakraniellen Volumenanteile muss durch Reduktion eines anderen kompensiert werden oder resultiert in einem raschen Anstieg des intrakraniellen Drucks (◘ Abb. 6.21).

Bei ICP-Erhöhung sinkt erst das venöse Blutvolumen, dann das Volumen des Liquors und zuletzt das arterielle Blutvolumen.

6.2.3.2 Regulation der zerebralen Durchblutung

- **Zerebraler Perfusionsdruck**

$$CPP = MAD - (ICP + ZVD)$$

CPP: zerebraler Perfusionsdruck, MAD: mittlerer arterieller Druck, ICP: intrakranieller Druck, ZVD: zentralvenöser Druck (z. T. weggelassen, da vernachlässigbar klein)

Bsp. Um einen zerebralen Perfusionsdruck aufrecht zu erhalten, wird bei Erhöhung des intrakraniellen Drucks der MAD ebenfalls angehoben.

Nach dem **Ohm-Gesetz** lässt sich der Blutfluss berechnen aus:

- **Zerebraler Blutfluss**

$$CBF = \frac{CPP}{CVR}$$

CBF: zerebraler Blutfluss, CPP: zerebraler Perfusionsdruck, CVR: zerebrovaskulärer Widerstand

Der CBF beträgt normalerweise 15 % des Herzzeitvolumens oder 40–50 ml/100 g/min (kritischer Wert 18 ml/100 g/min).

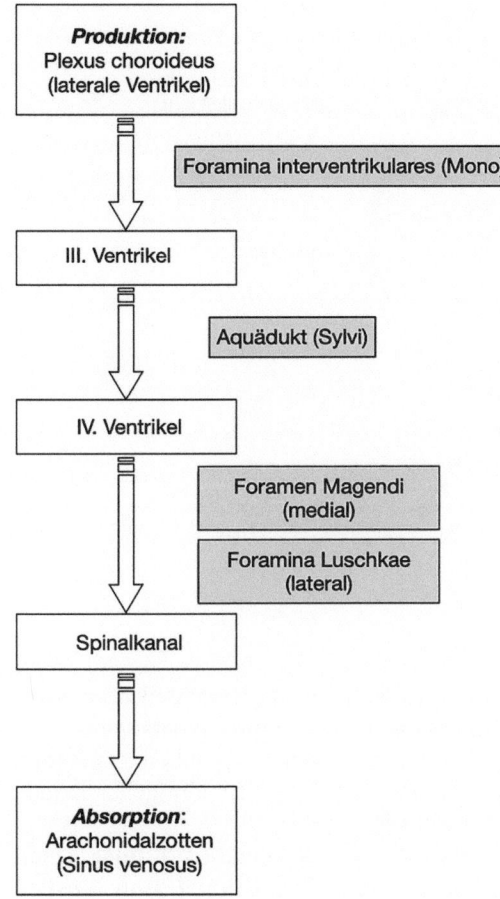

◘ **Abb. 6.19** Liquorzirkulation

hydrasehemmer, Kortikosteroide, Spironolactone) sowie Vasokonstriktion.
- Ca. 25 ml Liquor im Spinalraum.
- **Resorption ca. 80 % in den zerebralen Archnoidalvili** in den Sinus venosus cerebrales. 20 % in den spinalen Archnoidalvili oder als Lymphdrainage.
- Eröffnungsdruck ca. 6–10 cmH$_2$O im Liegen lumbal (zerebral dann subatmosphärisch!), 20–40 cmH$_2$O im Sitzen.
- Die Liquorzirkulation und die Liquorräume werden in ◘ Abb. 6.19 und ◘ Abb. 6.20 dargestellt.

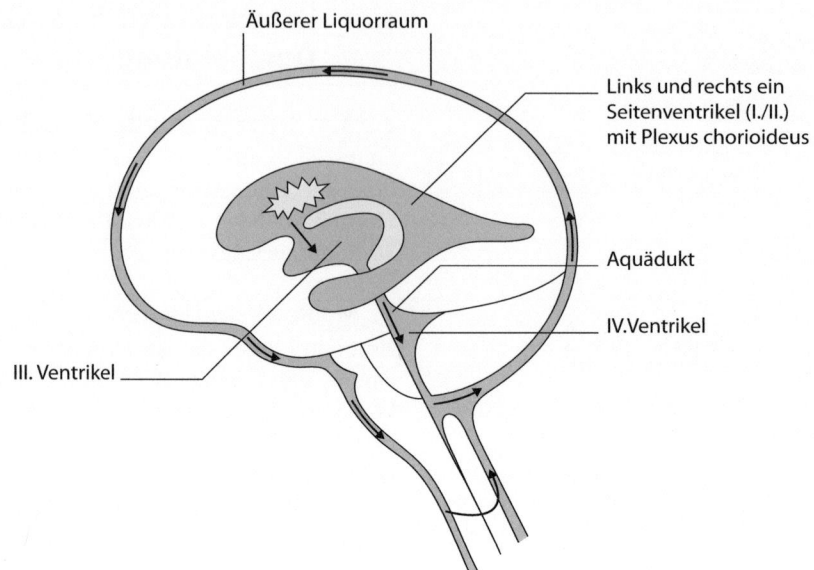

Abb. 6.20 Liquorräume und -zirkulation

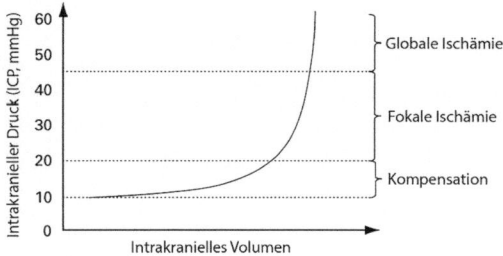

Abb. 6.21 Intrakranielle Compliance als Beziehung von Volumen und ICP

Zwischen einem MAD von 50–150 mmHg (ggf. höher verschoben bei arterieller Hypertonie) wird der CBF konstant gehalten durch die sog. **zerebrale Autoregulation** (Abb. 6.22). **Cave**: Autoregulation funktioniert nur im intakten Hirngewebe und bei intakter Gefäßwand! Ansonsten ist der CBF direkt abhängig vom MAD.

Störung der Autoregulation u. a. durch Hypo-/Hypertension, Hypoxie, Hyperkapnie, zerebrale Ischämie und Vasospasmen, Traumata, Krampf und volatile Anästhetika.

ICP ↑ durch volatile Anästhetika, Lachgas, Succinylcholin, Ketamin, Hyperkapnie, Azidose, Hypoxie, venöse Abflussbehinderung (Koptieflage, ZVD, intraabdomineller Druck, Überdruckbeatmung).

Anstieg von Kohlendioxid über einen weiten Bereich proportional zum Anstieg des zerebralen Blutflusses: Wird pCO_2 verdoppelt, verdoppelt sich auch der CBF, wird der pCO_2 halbiert, halbiert sich auch der CBF. Bei chronischer Hyperkapnie bleibt diese Reaktion erhalten, allerdings auf höherem Niveau (Abb. 6.23). *Bsp. (Kurzfristige!) Hyperventilation zur Reduktion des zerebralen Blutflusses bei ICP-Erhöhung.*

Sauerstoff hat bei Werten von paO_2 > 8 kPa (60 mmHg) hat keinen Einfluss auf die zerebrale Durchblutung, < 8 kPa (60 mmHg) steigt der zerebrale Blutfluss allerdings stark an bis zum Maximum von ca. 100 ml/g/min bei paO_2 ≤ 5 kPa (35 mmHg) → Erhaltung der Sauerstoffversorgung des Gehirns unter Hypoxie.

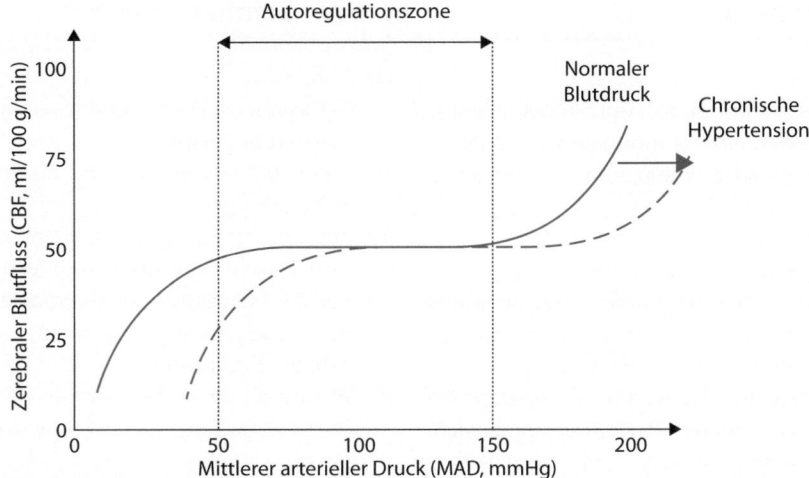

Abb. 6.22 Zerebrale Autoregulation

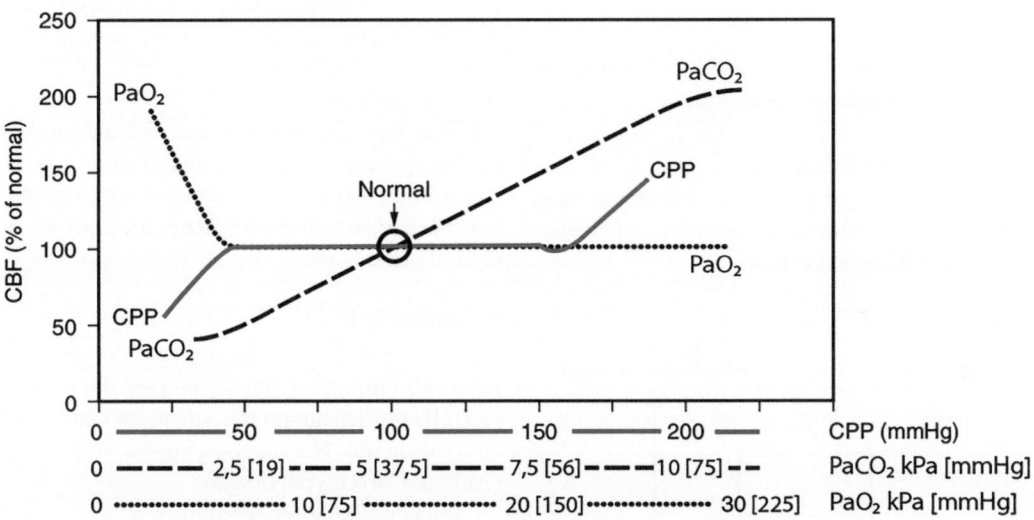

Abb. 6.23 Einfluss von CPP, paO₂ und pCO₂ auf den zerebralen Blutfluss (CBF)

6.2.3.3 Sauerstoffverbrauch des Gehirns

40 % des Sauerstoffverbrauchs des Gehirns ist durch den Grundstoffwechsel bedingt, 60 % durch neuronale Aktivität.

- **Hypothermie**

Pro °C Temperaturabfall sinkt der Hirnstoffwechsel um 5 %, bis er bei ca. 12–17 °C so sistiert, dass keine Hirndurchblutung mehr erfolgt.

Alle intravenösen (und geringer ausgeprägt auch volatilen) Anästhetika senken den Sauerstoffverbrauch im Gehirn, Ketamin und Lachgas steigern ihn dagegen!

6.2.4 Schmerz

- **Schmerz**

Schmerz ist definiert als eine unangenehme sensorische und/oder emotionale Empfindung, die mit akuter oder potenzieller Gewebsschädigung einhergeht[1].
Wichtige Begriffe:
- **Nozizeption**: Schmerzwahrnehmung.
- **Allodynie**: Schmerzhafte Wahrnehmung einer normalerweise nicht schmerzhaften Empfindung (z. B. von Berührungen).
- **Hyperalgesie**: Verstärkte Schmerzwahrnehmung. Primäre Hyperalgesie entsteht in der schmerzhaften Zone von Verletzungen, Sekundäre Hyperalgesie entsteht durch Veränderungen der Schmerzwahrnehmung im ZNS (Neuroplastizität, Remodeling).
- **Hyperpathie**: Schmerzwahrnehmung bei ansonsten gestörter Sensibiltät.

- **Chronischer Schmerz**

Schmerz, der auch nach Entfernen des schmerzhaften Stimulus verbleibt oder über 3−6(−12) Monate besteht.

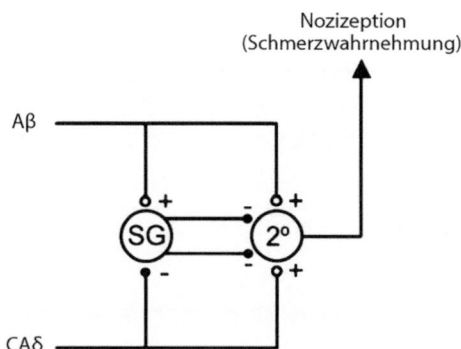

Abb. 6.24 Schmerzwahrnehmung (Nozizeption) und -hemmung: Schmerzleitung über Aδ und C-Fasern und inhibitorische Aβ-Faser-Efferenzen. Substantia gelatinosa (SG) und weitere Interneurone (2°)

6.2.4.1 Schmerzfasern

Schmerzfasern und Weiterleitung (◘ Abb. 6.24):
- **C-Fasern** → Hinterhorn: Lamina II/III der Substantia gelatinosa.
- **Aδ-Fasern** → Hinterhorn: Lamina I/V der Substantia gelatinosa.
- Zum 2. Neuron im Rückenmark, kreuzt zum **Tractus spinothalamicus lateralis**.
- Zum 3. Neuron in der **Formatio reticularis, periaquäduktales Grau, Locus coeruleus, Thalamus**.
- Weiterleitung zur **Hirnrinde**: Postzentraler Gyrus Area I und Sylvi-Fissur Area II.

Die **Gate-Control-Theorie** postuliert, dass inhibitorische Neurone der Substantia gelatinosa die Schmerzwahrnehmung über Aβ-Fasern unterdrücken können, darüber hinaus erfolgt Modulation im Thalamus → Nutzung im TENS (▶ Abschn. 6.3.3).

Wichtige Transmitter der Schmerzwahrnehmung und -hemmung sind GABA, Acetylcholin, NMDA, Noradrenalin und Opiate, darüber hinaus spielen Entzündungsprozesse (COX!) eine Rolle.

- **Substanz P**

Diese ist ein 11-Aminosäurenpeptid, das am Neurokininrezeptor bindet und in der Lamina II, III des Rückenmarks sowie im Darm und an peripheren Nervenendigungen vorkommt (Abbau: Carboxypeptidase).
Wirkung (kalziumabhängig):
- Glatte Muskulatur im Verdauungstrakt ↑.
- Starke Vasodilatation (100-mal stärker als Bradykinin).

Capsacain fördert Substanz-P-Ausschüttung, **Opioide** hemmen Substanz-P über Verhinderung des Kalziumeinstroms in die Zelle.

---

[1] Es existieren wohl so viele Definitionen von Schmerz wie Schmerzformen. Die hier angegebene ist relativ weit verbreitet, wenn auch schon älter.

6.3 Diagnostik und Medizintechnik

6.3.1 Klinik und Scores

6.3.1.1 Wichtige Reflexe
Der **Muskeldehnungsreflex** (▶ Abschn. 7.1) ist der einzige monosynaptische Reflex des Menschen. *Bsp. Patellarsehnenreflex: monosynaptisch L2.*

Wegziehreflexe sind dagegen polysynaptisch, sie beziehen Flexoren und Extensoren mit ein. Sog. **Massenreflexe** betreffen alle 4 Extremitäten und sind beim Erwachsenen pathologisch (Querschnittsyndrome).

Puppenaugenphänomen: Bei Kopfbewegung bleiben die Augen in der Mitte (fixieren). Negativer Test: Augen wandern mit, Vorkommen bei Schädigung des N. vestibularis/Labyrinth, Propriorezeptoren des Nackens, Augennerven (II, III, VI).

6.3.1.2 Glasgow-Koma-Skala (GCS)
Dient der Messung des Bewusstseins: Wach – Somnolenz – Koma. Es gilt die beste motorische (6), verbale (5) und Augenreaktion (4) → von 3–15 Punkten (◘ Tab. 6.4).

Beste Aussage bei Hirnverletzungen ist die motorische Antwort im GCS.

6.3.1.3 Einteilung der Subarachnoidalblutung (SAB)
Einteilung erfolgt nach der Klassifikation der World Federation of Neuro-Surgeons WFNS – die **Klassifikation nach Hunt/Hess** wird heute kaum noch verwendet (◘ Tab. 6.5).

6.3.1.4 Scoring von Delir und Sedierung

- **Richmond Agitation Severity Score (RASS)**

Neben dem 9-stufigen Richmond Agitation Severity Score (RASS; ◘ Tab. 6.6) gibt es diver-

◘ **Tab. 6.4** Glasgow-Koma-Skala (GCS)

Punkte	Augen öffnen	Verbale Reaktion	Motorisches Rekation
6	–	–	Befolgt Aufforderungen
5	–	Orientiertheit	Gezielte Abwehr
4	Wach	Verwirrtheit	Wegziehen
3	Auf Ansprache	Wortsalat	Pathologisches Beugen
2	Auf Schmerzreiz	Unverständliche Laute	Strecken
1	Keine	Keine	Keine

◘ **Tab. 6.5** Einteilung der Subarachnoidalblutung nach WFNS und nach Hunt/Hess

Grad	GCS	Motorisches Defizit	Hunt/Hess
I	15	Keines	Asymptomatisch, geringe Kopf-/Nackenschmerzen
II	13–14	Keines	Nackensteife, aber keine neurologischen Ausfälle (außer Hirnnerven)
III	13–14	Ja	Schläfrigkeit, Verwirrtheit, leicht fokale Neurologe
IV	7–12	Ja/nein	Starke Vigilanzminderung, mäßig bis schwere Hemiparese, ggf. vegetative Symptome
V	≤ 6	Ja/nein	Koma, Dezerebrationsstarre

◘ **Tab. 6.6** Richmond Agitation Severity Score (RASS)

+4	Streitlustig	Gewalttätig, Gefahr für das Personal
+3	Sehr agitiert	Entfernen von Kathetern, Ziehen an Schläuchen
+2	Agitiert	Ungezielte Bewegungen, Gegenatmen an der Beatmung
+1	Unruhig	Ängstlich, aber nicht aggressiv
0	Aufmerksam, ruhig	–
−1	Schläfrig	Erwachen > 10 s, erweckbar durch Ansprache
−2	Leicht sediert	Erwachen mit Augenkontakt < 10 s
−3	Mäßig sediert	Erwachen ohne Augenkontakt
−4	Tief sediert	Keine Reaktion auf Ansprache

se weitere Sedierungsscore. Verbreitet ist der 5-stufige Ramsay Sedation Score (RSS), der v. a. die Sedierung beschreibt (weniger die delirnahen RASS-Werte > 0).

- **CAM-ICU (Confusion Assessment Method in ICU)**

Anwendung bei wachen oder kommunikationsfähigen Patienten, wobei sie nicht unbedingt selbst sprechen müssen.
1. **Fluktuierender mentaler Status** in den letzten 24 h?
2. **Aufmerksamkeitsstörung** (*Bsp. ANANAS oder ABRAKADABRA*)?
3. Aktueller RASS 0 oder von 0 verschieden? (Delir bei RASS ≠ 0).
4. Wenn RASS = 0: **Test auf unorganisiertes Denken** (logische Fragen beantworten, Anweisungen nachmachen)?

Auch hier existieren weiter Scores wie der DSM-IV der Psychiatrie, die aber für die Intensivstation nicht praktikabel sind. Die S3-Leitlinie „Delir, Analgesie und Sedierung" listet neben dem CAM-ICU noch die **Nursing Delirium Screening Scale** (NuDESC) mit den 5 Kriterien „Desorientheit, unangemessenes Verhalten, unangemessene Kommunikation, Illusionen/Halluzinationen und psychomotorische Retardierung". Andere Scores sind der **Delirium Detection Score** (DDS), die **Intensive Care Delirium Screening Checklist** (ISDCS), **Delirum-Rating Scale** (DRS-R98) etc., die ebenfalls u. a. Orientierung, Verhalten und Halluzinationen abfragen.

◘ **Tab. 6.7** Behavioral Pain Scale (BPS)

Einschätzung/Befund	Punktzahl
Gesichtsausdruck	
Entspannt	1
Teilweise angespannt	2
Sehr angespannt	3
Grimassieren	4
Obere Extremität	
Keine Bewegung	1
Teilweise Bewegung	2
Angezogenen	3
Anziehen mit Bewegung der Finger	4
Adaptation ans Beatmungsgerät	
Beatmung toliert	1
Seltenes Husten	2
Kämpfen gegen das Beatmungsgerät	3
Kontrollierte Beatmung nicht möglich	4

- **Behavioral Pain Scale (BPS)**
Dient der Beurteilung der Analgesie bei Beatmeten, wenn eine numerische Analogskala, d. h. Schmerzeinordnung zwischen 0 (kein Schmerz) und 10 (unvorstellbar starke Schmerzen), nicht möglich ist (◘ Tab. 6.7).

6.3.2 EEG und Narkosetiefenmessung

6.3.2.1 EEG (Elektroenzephalogramm)

Die Ableitung von Hirnströmen, Spannung 1–500 µV, Frequenzen von 0–60 Hz (▶ Kap. 2; Abb. 2–24; ◘ Tab. 6.8).

Bsp. Frequenzunterschied > 1 Hz zwischen korrespondierenden Punkten zweier Hemisphären weisen auf pathologische Prozesse auf der niederfrequenten Seite hin.

Ggf. sind im EEG epilepsietypische Potenziale nachweisbar: Diese entstehen „physiologisch" auch unter Etomidat, Enfluran, sehr hohen Fentanyl-/**Sufentanil**-Dosierungen, Alkalose (Natriumbikarbonatgabe!). Im EEG werden v. a. kortikale Prozesse gemessen, es ist daher für ein Narkosemonitoring weniger geeignet, da in der Allgemeinanästhesie die Hemmung des subkortikalen Erlebens im Vordergrund steht (◘ Abb. 6.25).

6.3.2.2 Narkosetiefenmessung

Im EEG wird die Summe der elektrischen Aktivitäten der kortikalen Schichten gemessen, subkortikale Schichten (Thalamus, Formatio reticularis) werden nur in der zerebralen Ge-

◘ **Tab. 6.8** Einteilung von EEG-Wellen/-Frequenzen

Name	Frequenz	Vorkommen
α (Alpha)	10 Hz	Okzipitaler Kortex bei geschlossenen Augen; generalisiert: assoziiert mit Hirntod/Hirnstammsymptomen
β (Beta)	20 Hz	Wach/Normal, drogeninduziertes Koma
σ (Sigma)	5 Hz	Schlaf, Hyperventilation, Narkose, Kinder
δ (Delta)	2 Hz	Metabolische Enzephalopathie, Tiefschlaf, tiefe Anästhesie

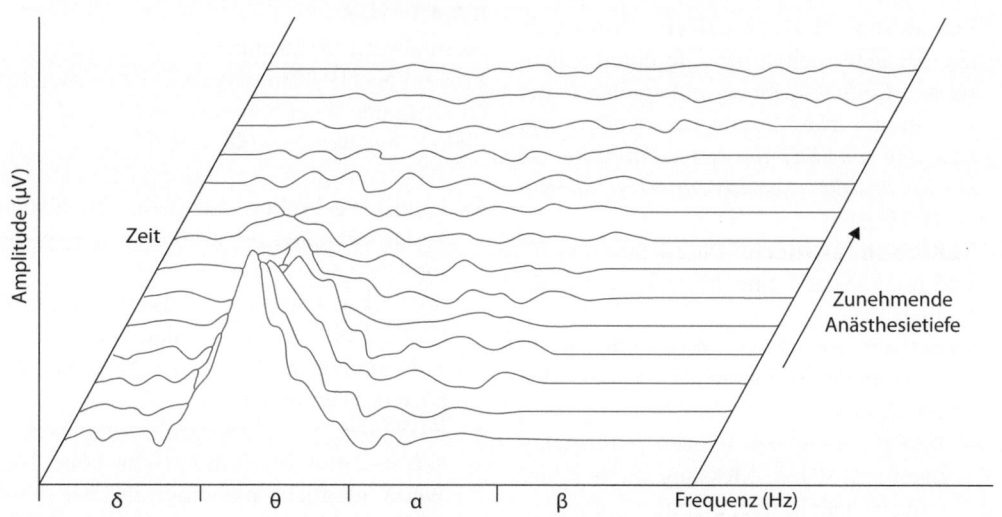

◘ **Abb. 6.25** Verlauf des EEG unter Allgemeinanästhesie

samtaktivität gemessen. In der Allgemeinanästhesie steht die Hemmung des subkortikalen Erlebens im Vordergrund, für die Messung der Narkosetiefe werden die EEG-Signale daher durch verschiedene Rechnungen (teilweise nicht veröffentlichte Algorithmen) aufbereitet:

- **Compressed Spectral Array** (CSA): Einteilung des EEG-Signals in Zeitabstände von 5–10 s (Epochen) und Bildung eines Spektrums durch Fourier-Transformation (▶ Abschn. 3.1).
- **Bispektraler Index** (BIS): Messung von CSA; der Phasenverschiebung (Bioadhärenz) und anderen Werten, Umwandlung in einen Wert von 0–100. *Bsp. BIS-Wert von 40–60 für Allgemeinanästhesie.*
- **E-Entropy-Monitor**: Messung der Entropie („Chaos") des EEG-Signals und Umwandlung in einen Wert.

Andere Verfahren zur Narkosetiefenmessung kombinieren EEG mit Elektromyogramm (EMG, z. B. der Gesichtsmuskulatur) und/oder evozierte Potenziale (z. B. Hörsignale).

6.3.3 Strom an Nerven und Muskeln

6.3.3.1 Evozierte Potenziale

- **Somatosensorisch evozierte Potenziale** (SSEP) untersuchen die afferenten sensorischen Leitungsbahnen und spielen daher v. a. in der Neurologie eine Rolle. *Bsp. Messung von SSEP des N. medianus auf C2 bei Karotis-OP (Sensitivität 60 %, Spezifität 100 %).*
- **Motorisch evozierte Potenziale** (MEP) sind unter Allgemeinanästhesie sehr empfindlich.
- **Akustisch evozierte Potenziale** (AEP) sind Summationspotenziale, sie werden unterteilt in:
  - **BAEP** (brain-stem evoked potenzials): Latenz < 10 ms, Messung an der hinteren Schädelgrube, „Hörtest". Unempfindlich gegen Anästhetika. → *Bsp. Einsatzgebiet: Hörfähigkeit von Kindern, Operationen der hinteren Schädelgrube.*
  - **MLAEP**: Potenziale mit einer Latenz von 10–50(–80) ms: unempfindlich gegen Anästhetika: → *Bsp. Einsatzgebiet: Narkosetiefenmessung.*
  - **Späte AEP** (Late Cortical): Latenz von > 50(–100) ms, reflektieren die bewusste Hörwahrnehmung.
- Multimodal evozierte Potenzial kombinieren verschiedene Messungen.

6.3.3.2 TENS

0–50 mA, 0–100 Hz, 0,1–0,5 ms.

- **Negative Feedback-Hemmung**: Stimulation der Aβ-Fasern mit hoher Frequenz (80–100 Hz), niedriger Impulsbreite (0,1–0,2 ms), niedriger Stromstärke → Aktivierung inhibitorischer Zellen im Rückenmark (Hinterhorn), „Gegenirritation".
- Stimulation von Aδ-Fasern der Haut (10–20 Hz, größere Impulsbreite 0,5 ms), höherer Stromstärke bis zur Schmerzschwelle. Auch dadurch Gegenirritation, C-Fasern ↓, dazu vermutlich Endorphinfreisetzung.
- Toleranzentwicklung!

6.3.4 Zerebrale Druckmessung

6.3.4.1 ICP

Normalwert: 5–15 mmHg, bei Husten bzw. Pressen bis 50–80 mmHg. ICP-Kurve beinhaltet langsame respiratorische und schnelle kardiale Schwankungen (◘ Abb. 6.26).

Weitere Wellen des intrakraniellen Drucks:
- **Lundberg-Wellen**: Längere, zeitabhängige Druckwellen bei erhöhtem ICP, pathologisch!
- **A-Wellen**: Langsamer Anstieg des mittleren ICP bis zu einem anhaltenden Plateau > 40 mmHg, > 30 min, pathologisch, Zeichen der Herniation.
- **B-Wellen**: Sinus-/rampenförmige Wellen, alle 1–2 min bis 3/min, sehr hohe ICP-Werte möglich, pathologisch, bei Vasospasmus.

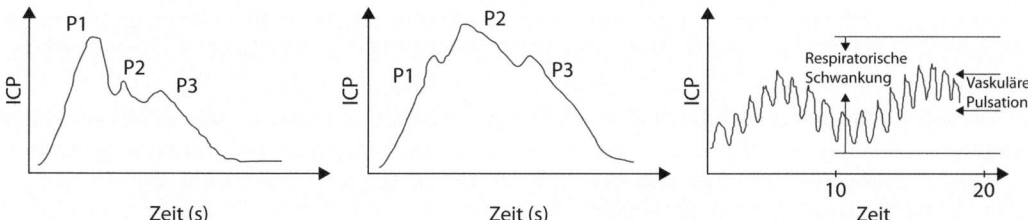

Abb. 6.26 ICP-Kurve: **a** normaler Verlauf, **b** erhöhter ICP, **c** Schwankungen des ICP in Abhängigkeit von der Atmung. *P1* arterielle Pulsation; *P2* Compliance des Gehirns → P2 steigt mit fallender Compliance: bei ICP-Erhöhung wird P2 größer als P1; *P3* Verschluss der Aortenklappe (Dicrotic Notch)

- **C-Wellen**: Wellen höherer Frequenz (bis 8/min), kleine Amplitude. physiologisch.

6.3.4.2 Drucksonden

Sie dienen der Messung des intrakraniellen Drucks. Es werden nach intrakranieller Lage **subarachnoidale**, **intraparenchymale** und **intraventrikuläre** Sonden unterschieden (Abb. 6.27; Tab. 6.9).

Zudem kann nach Messverfahren unterschieden werden:
- **Flüssigkeitsgefüllte Systeme**: Liquor oder Kochsalz. Messung im Druckabnehmer wie bei der Blutdruckmessung (Manometrie).
- **Luftgefüllte Systeme** mit meist separaten Überwachungsmonitor (*Bsp. Spiegelberg-Sonde*), stündliche automatisierte Eichung, aber Dämpfung und verzögerte Messung.
- **Fiberoptische Messung** (*Bsp. Camino-Sonde*): Hohe Auflösung (keine Dämpfung), teuer, Gefahr des Faserbruchs. In situ ist keine Rekalibrierung möglich.
- **Direkte Messung** an der Sondenspitze (**Tip-Transducer**): Mehrzahl der heutigen Sonden (*Codman*, *Neurovent* u. a.).

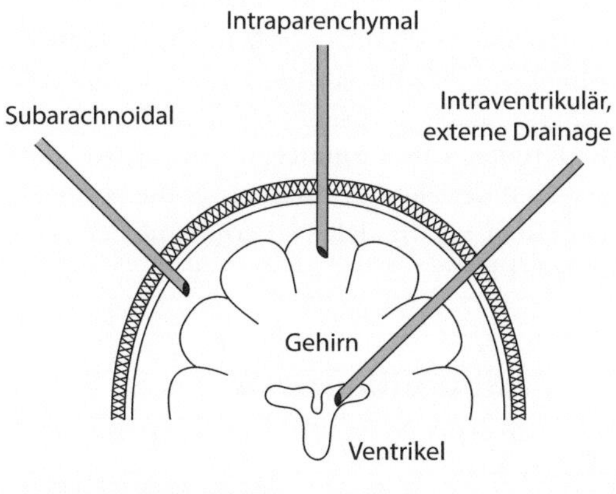

Abb. 6.27 ICP-Sonden

Tab. 6.9 Übersicht über die ICP-Sonden

Lage	Charakteristika	Vor-/Nachteile
Intraventrikulär	Goldstandard als Manometrie. Ablassen von Liquor möglich. Messgenauigkeit ±2 mmHg, Fehler < 10 %	Infektions/Blutungsrisiko, stör-/artefaktanfällig. Rekalibrierung bei Lageänderung
Intraparenchymatös	Messung gleichwertig zur intraventrikulären Messung (v. a. initial). Kleines Bohrloch, Eindringtiefe nur 15 mm	Niedrigere Infektionsrate, fraglich geringeres Gewebetrauma. Rekalibrierung je nach System nicht möglich
Subarachnoidal (Epidural/subdural)	Ggf. schwierige Platzierung, Fehlmessungen bei hohem ICP. Nicht mehr empfohlen!	Kleinstes Blutungs-/Infektionsrisiko, keine Hirngewebspenetration. Rekalibrierung bei Lageänderung notwendig

Nullwert auf Höhe des Foramen Monroi (äußerer Gehörgang, Meatus acusticus externus)!

Kombination möglich, z. B. externe Ventrikeldrainage mit intraparenchymatöser Messung.

Eine nichtinvasive Abschätzung des ICP kann durch **Messung der Nervenscheide des N. opticus im Ultraschall** erfolgen: Bei Erhöhung des intrakraniellen Drucks vergrößert sich der Randsaum um den N. opticus (Subarachnoidalraum), die Nervenscheide wird größer: normal 4 mm, > 6 mm entspricht einem ICP > 20 mmHg mit ca. 90 %-iger Sensitivität und Spezifität.

6.3.4.3 Transkranielle Doppler (TCD)

Ein Ultraschalldopplerverfahren zur Messung der Flussgeschwindigkeiten (mittlere Geschwindigkeit proportional zum Blutfluss). Bei ca. 5–20 % nicht möglich, untersucherabhängig. **Normal** 38–86 m/s in der A. cerebri media (ACM), **pathologisch** > 120 cm/s oder ein Verhältnis der ACM zur A. carotis interna (ACM zu ACI) > 3.

Der zerebrale Gefäßwiderstand wird über den Pulsatilitätsindex (PI) gemessen:

$$PI = \frac{V_{sys} - V_{dias}}{V_{mean}}$$

V Geschwindigkeit

6.3.4.4 Bulbusoxymetrie

Dies ist die Messung der bulbärvenösen Sättigung (SvjO$_2$), der Sättigung der V. jugularis vor dem Eingang der Vene in die Schädelkalotte am Foramen jugulare (Höhe C2). **Normal**: 55–75 %.

Annahme: Bei konstantem Sauerstoffverbrauch (CMRO$_2$) des Gehirns bedeutet ein Abfall der SvjO$_2$ einen Rückgang der zerebralen Perfusion: Desaturierung < 50 % für > 10–15 min korreliert mit schlechterem Outcome (aber auch Sättigung von > 75 %, d. h. bei einer niedrigen Sauerstoffextraktionsrate und niedrige aJDO$_2$).

Fehlmessung: zu tiefe Messung (Drainage der Falx-Venen), Messung möglichst auf der geschädigten Seite.

Seltener verwendet, da Korrelation von CBF und SvjO$_2$ nicht gut, ggf. in Kombination mit jugulärvenöser Laktatmessung.

6.3.4.5 Weitere intrazerebrale Verfahren

- **Intraparenchymatöser Gewebesauerstoffpartialdruck ptiO$_2$**

Messung über Minielektroden (Clark-Elektroden, ▶ Abschn. 9.3), **normal** 25–30 mmHg. Werte < 10 mmHg entsprechen Minderperfusion oder schwere Hypoxie, Der ptiO$_2$ korreliert mit SvjO$_2$.

- **Nahinfrarotspektroskopie (NIRS):**

Bifrontale Messung der nichtinvasiven zerebralen Sauerstoffversorgung mit Wellenlängen von 650–1000 nm (Infrarot) → Messung einer regionale Mischsättigung 2–3 cm unter den Elektroden (58–82 mmHg). Die NIRS kann auch auf der Haut als Marker für die periphere Perfusion verwendet → Peripheral Perfusion Index (PPI).

6.3.5 Liquordiagnosik

◘ Tab. 6.10

- **Oligoklonale Banden**

Dies sind in der isoelektrischen Fokussierung gemessene IgG-Moleküle, die bei Entzündungsprozessen vermehrt sind, z. B. bei *demyelinisierenden Erkrankungen wie der multiplen Sklerose (nicht spezifisch).*

- **Neurospezifische Enolase (NSE)**

Zytoplasmatisches Enzym der Glykolyse, das in zentralen und peripheren Neuronen vorkommt (neuroektodermal). Eine Erhöhung im Serum weist auf eine starke Zellschädigung hin, Spezifität ca. 80 %. NSE ist auch Tumormarker für u. a. kleinzelliges Bronchialkarzinom, Neuroblastom. Weiterhin Vorkommen in

☐ **Tab. 6.10** Zusammensetzung des Liquors

Art	Normalwerte	Wichtige Pathologien, *Bsp.*
Eröffnungsdruck	< 20 cmH$_2$O	↑ *bei Meningitis (v. a. Pilze, Tbc, bakteriell)*
Farbe	Klar, leicht gelblich	*Trüb bei bakterieller Meningitis, gelb bei Tbc, blutig bei SAB*
Osmolarität	280–290 mosml/kg (wie im Plasma)	–
Glukose	1,5–4 mmol/l (40–70 mg/dl); > 50–60 % der Serumglukose	↓ *bei bakterieller Meningitis inkl. Tbc, ggf. bei Pilzen*
Spezifisches Gewicht	1005–1006 g/l bei 37 °C	–
pH	7,32	–
Laktat	1–2 mmol/l (11–20 mg/dl)	–
Natrium (Na)	140–150 mmol/l	–
Chlorid (Cl)	120–130 mmol/l	–
Bikarbonat HCO$_3^-$	25–30 mmol/l	–
Protein	0,15–0,3 g/l	↑ *bei Meningitis: bakteriell ≫ Tbc, Pilze, Viren. ggf. Guillain-Barré-Syndrom, Neuroborreliose*
Zellen	< 5/nl (mm^3)	↑ *bei Meningitis: Neutrophile bei bakterieller Meningitis, sonst Lymphozytose. Pleozytose bei Tbc*
Leukozyten	0–3/nl (mm^3)	↑ *bei Meningitis: bakteriell > Tbc > Pilze > Viren*
β-Traceprotein	Spezifisch für den Liquor	*Nachweis von Liquorleck, z. B. bei Schädel-Hirn-Trauma*
Kreatinin	> Serumkonzentration	–
pCO$_2$, H$^+$-Ionen	> Serumkonzentration	–

Erythrozyten, Thrombozyten → Fehlmessung bei Hämolyse!

6.3.6 Hirntod

Voraussetzungen:
- **Koma**: Tiefe Bewusstlosigkeit, keine Reaktion auf Schmerzreiz.
- **Keine reversiblen Erkrankungen**: Ausschluss anderer Ursachen wie Medikamente (mindestens 4 Halbwertszeiten Sedierungspause), keine Intoxikationen, Muskelrelaxation, Hypothermie, Stoffwechselentgleisungen/Azidose.
- Erlöschen aller **Hirnstammreflexe** (☐ Tab. 6.11): Pupille, Kornea, Vestibulär, Würgen, Husten, Reaktion auf Trigeminusschmerzreiz.
- **Apnoe-Test** nur bei negativen Hirnstammreflexen durchführen (CO$_2$Retention).
- Test aller Hirnnerven außer I (N. olfactorius), XI (N. aAccessorius) und XII (N. trapezius).
- Gf. EEG (isoelektrische Linie) oder zerebrale Perfusionsszintigraphie oder Dopplersonographie mit Nachweis zerebralem Zirkulationsstillstand.

Tab. 6.11 Hirnstammreflexe

Test	Afferenz	Efferenz	Hirntod
Lichtreaktion	II (N. opticus) → Mittelhirn	III (N. oculomotorius)	Fehlende Lichtreaktion (Pupillengröße egal!)
Kornealreflex	V (N. fazialis) → Pons	VII (N. trigeminus)	Keine motorische Reaktion auf Kornealreiz
Okulovestibuläre Reaktion	VIII (N. vestibulocochlearis) → Pons	II (N. opticus), IV (N. trochlearis), VI (N. abduzens)	Keine Augenbewegung nach 50 ml kalter NaCl-Lösung im externen Gehörgang
Würgereflex	IX (N. glossopharyngeus) → Medulla	X (N. vagus)	Kein Würgen bei Stimulation des posterioren Pharynx
Hustenreflex	X (N. vagus) → Medulla	X (N. vagus)	Kein Husten nach bronchialer Stimulation (z. B. Absaugkatheter)
Motorische Antwort	V (N. trigeminus)	VII (N. fazialis)	Keine Reaktion auf supraorbitalen Druck/Schmerz

Exkurs: Outcome nach SHT
- **Vegetativer Status**: „Wach ohne Awareness". Erhaltener Schlaf-Nacht-Rhythmus, kardiovaskulär stabil, unbestimmte Bewegungen, bei schwerer Schädigung des zerebralen Kortex, intaktem Hirnstamm und Thalamus.
- **Minimal Conscious State**: Vegetativer Status mit geringer Awareness, geringe Interaktion mit Umgebung.
- **Koma**: Augen geschlossen, nicht erweckbar, kein Bewusstsein nachweisbar.
- **Hirnstammtod**: Verlust aller kranialen Nervenreflexe, kardiorespiratorische Instabilität.
- **Locked-In-Syndrom**: Mittelhirnschädigung: Awareness für die Umgebung, aber Quadriplegia, ggf. Verlust der Hirnnervenreflexe. Meist vertikale Augenbewegung und Blinken erhalten.

6.4 Pharmakologie

6.4.1 Antiepileptika

Antiepileptika (**Tab. 6.12**) werden nach ihrer Wirkung eingeteilt in:
- Blockade von **Kalziumkanälen**: z. B. Lamotrigin, Ethosuximid, Gabapentin, Pregabalin.
- Blockade von **Natriumkanälen**: Phenytoin, Lamotrigin, Carbamazepin.
- **GABA-Rezeptor**: Fettsäuren (Valproat, Vigabatrin), Tiagabin, Benzodiazepine (v. a. Lorazepam, Clonazepam) (▶ Abschn. 5.1) und Barbiturate.

6.4.2 Antidepressiva

Tab. 6.13

Bsp. ***Intoxikation mit trizyklischen Antidepressiva****: Antagonist Natrium! Alkalose reduziert den Anteil freier TCA-Moleküle bis zu 20 % → Natriumbikarbonat bei QTc-Zeit > 430 ms. Erhöhte Krampfwahrscheinlichkeit bei QRS-Breite > 120 ms.*

Kapitel 6 · Nervensystem

Tab. 6.12 Antiepileptika

Wirkstoff	Pharma	Wichtige (Neben)wirkungen
Levetiracetam	Racemat, Pyrrolidinonderivat. Wirkung auf Kalziumspiegel und v. a. durch Bindung an Neurotransmittervesikel (Vesikelprotein SV2A)	Wenig Arzneimittelneben- und wechselwirkungen
Carbamzepin	Carboxamid. Wechselwirkung mit CYP3A4	Hyponatriämie
Valproat	Fettsäure, Salz der Valproinsäure	Schwere Leberfunktionsstörungen, (reversible) Leuko-/Thrombopenie, neurologische Nebenwirkungen (dosisabhängig)
Ethosuximid	Succinimid. Wechselwirkung mit CYP3A4	Leberfunktionsstörungen, allergische Reaktionen bis Stevens-Johnson-Syndrom, Blutbildveränderungen, neurologische Nebenwirkungen
Phenytoin	Hydantoin-Derivat. Wechselwirkung mit CYP3A4 (u. a. Pentobarbital ↑, Clonazepam, Carbamazepin, Lamotrigin, Valproat ↓)	Gingivahyperplasie, Osteomalazie, Leberfunktionsstörungen, Blutbildveränderungen, Agranulozytose, neurologische Nebenwirkungen. Nekrosen bei Extravasat!
Lamotrigin	Phenyltriazin. Blockade von Natriumkanälen (z. T. auch Kalziumkanäle). Abbau von UDP-Glucuronyl-Transferasen (nicht CYP3A4)	Stevens-Johnson-Syndrom, neurologische Nebenwirkungen
Gabapentin	GABA-Analog (Baclofen-verwandt). Unveränderte renale Ausscheidung, CYP2A6-Wechselwirkung in hohen Dosen	Keine GABAerge Wirkung, neurologische Nebenwirkungen, Sedierung
Pregabalin	GABA-Analog, Weiterentwicklung von Gabapentin. Unveränderte renale Ausscheidung	Keine GABAerge Wirkung, neurologische Nebenwirkungen, Sedierung, **Cave**: Niereninsuffizienz
Vigabatrin	GABA-Analog. Keine Metabolisierung, keine Proteinbindung	Keine GABAerge Wirkung, neurologische Nebenwirkungen
Tiagabin	GABA-Analog, hemmt die GABA-Wiederaufnahme. Wechselwirkung mit CYP3A4	Keine GABAerge Wirkung, neurologische Nebenwirkungen, Kontraindikation bei schwerer Leberinsuffizienz

6.4.3 Antipsychotika (Neuroleptika)

Wichtige Nebenwirkungen aller Antipsychotika (Tab. 6.14):
- **Extrapyramidalmotorische Nebenwirkungen** (Dopamin-D2-Rezeptor) als Früh- und Spätdyskinesien, Bewegungsunruhe (Akathisie), Parkinsonoid (Antidot: Biperiden).
- **Malignes neuroleptisches Syndrom**.
- Hyperprolaktinämie (Dopamin-D2-Rezeptor).
- Senkung der Krampfschwelle.
- QT-Zeit ↑.

Nach Wirkstärke werden unterschieden:
- **Hochpotente Antipsychotika**: Stark sedierender Wirkung, z. B. *Haloperidol, Olanzapin, Risperdon*.
- **Niedrigpotente Antipsychotika**: v. a. antipsychotischer, weniger sedierender Wirkung, z. B. *Pipameron, Melperon*.
- **Mittelpotente Antipsychotika**: u. a. Chlorpromazin (antipsychotische Potenz von 1), Clozapin, Quetiapin, in der se-

◻ **Tab. 6.13** Antidepressiva

Wirkstoff(e)	Pharma	Wichtige (Neben)wirkungen
Trizyklische Antidepressiva (TCA), Derivate des Chlorpromazins	Hemmung der Wiederaufnahme von Serotonin, Noradrenalin (α2), Dopamin, Acetylcholin im synaptischen Spalt → Wirkung ↑. Zentraler Histamin-Spiegel ↑ (H1). Insgesamt „Dirty Drug" durch die vielen Rezeptorwirkungen. Interaktion mit CYP, v. a. CYP2D6 (Wechselwirkung mit Cimetidin, Alkohol, Antihypertensiva)	Anticholinerg: verzögerte Magenentleerung, trockener Mund, Pupillendilatation, Harnverhalt, HF ↑, Ataxie, Schwindel. Kardial: Hemmung langsamer Na-Kanäle → Überleitung ↓, PQ, QRS ↑, Herzrhythmusstörungen α-adrenerg: Vasodilatation, Hypotension Neurologische Nebenwirkungen, Myoklonien, Hyperreflexie, Krämpfe (10 %), Atemdepression
Amitriptylin Nortryptylin		Stärker sedierend
Imipramin, Desipramin		Akut v. a. dämpfend bzw. sedierend, im Weiteren: Antrieb ↑
Doxepin		Schlaffördernd
Mirtazepin	Tetrazyklische Antidepressiva, z. T. auch als atypisches Antidepressivum genannt	Ähnlich TCA, stärkere Beeinflussung des Noradrenalins. CYP3A4-Wechselwirkungen
Citalopram, Escitalopram, Fluoxetin, Paroxetin, Sertalin	Selektive Serotonin-Wiederaufnahmehemmer (SSRI): Selektive Hemmung der Serotoninwiederaufnahme, aktivierende Wirkung, geringere Toxizität	Antidepressiv und stimmungsaufhellend. Arzneimittelwechselwirkungen (CYP-Wechselwirkungen, u. a. CYP3A4 und CYP2D6)! QT-Zeit-Verlängerung, neurologische Nebenwirkungen, Serotonin-Syndrom (Hyperthermie), Blutungen, v. a. unter NSAR
Venlafaxin	Serotonin-Noradrenalin-Wiederaufnahmehemmer (SNRI), kaum Dopamin. Verwandt mit SSRI und Tramadol. Metabolisiert über CYP2D6 (gering CYP3A4)	Hemmung der Serotonin- und Noradrenalinwiederaufnahme, gering antinoziziptiv (Opiatrezeptor). Toxizität zwischen SSRI und TCA
Moclobemid	MAO-A-Hemmer: reversible Hemmung. Abbau via CYP2C19	Dopamin, Serotinin Noradrenalin im synaptischen Spalt ↑. **Cave**: Indirekte Sympathikomimetika (Ephedrin, Ampethamine), Selegin, Pethidin, Tramadol. Kein Tyramin (Käse!), v. a. bei MAO-A-Hemmern
Lithium	Wirkmechanismus unklar, verschiedene Neurotransmitter. Ausscheidung abhängig von der Natriumreabsoprtion der Niere	Nephrogener Diabetes insipidus, Hypernatriämie (v. a. bei Hypovolämie). Sedierung, QRS-Zeit ↑, Herzrhythmusstörungen, hypothyreote Struma. Lebensgefährliche Intoxikationen, ggf. Dialyse!
Johanniskraut	Phytotherapeutikum, Wirkung über Noradrenalin, Serotonin (?)	Wechselwirkung CYP3A4 (Bestandteil Hypericin) und P-Glykoprotein: Vitamin-K-Antagonisten, Ciclosporin, Kontraceptiva, Digoxin

Tab. 6.14 Antipsychotika, Neuroleptika

Wirkstoff	Pharma	Wichtige (Neben)wirkungen
Typische Antipsychotika: Blockade v. a. von Dopaminrezeptoren (D2)		
Haloperidol	Butyrophenon. Abbau via **CYP3A4**, **CYP2D6**. Kumulation bei längerer Anwendung!	D2, dazu Blockade von ACh → Mundtrockenheit, Tachykardie. Starke Sedierung, starke antipsychotische Wirkung. In niedriger Dosierung antiemetisch
Droperidol, Dehydrobenzperidol (DHBP)	Abbau via **CYP3A4** und **CYP3A5**	V. a. D2, dazu D3, Serotonin (HT2), α_1-Blockade. Verwendung als Antiemetikum
Pipamperon	Butyrophenon. Keine Interaktionen mit CYP bekannt	Blockade v. a. von Serotonin, D2, D4 und $\alpha 1$ (nicht Histamin, nicht ACh) → Hypotonie, Sedierung. Seltener QT-Zeit-Verlängerung (?)
Melperon	Butyrophenon. Inhibtor von **CYP2D6**	α_1-Blockade → Hypotonie, Sedierung
Atpische Antipsychotika: Blockade u. a. von dopaminerge Rezeptoren D2, D3, D4, Serotonin, ACh (muskarinerg)		
Olanzapin, Quetiapin, Clozapin	Dibenzepine. CYP-Wechselwirkung (Quetiapin **CYP3A4**, Olanzapin **CYP1A2**, Clozapin diverse)	Metabolische Nebenwirkungen (Diabetes, Adipositas), Sedierung, Hypotonie. Weniger extrapyramidalmotorische Nebenwirkungen. V. a. Clozapin: Blutbildveränderungen, Agranulozytose
Risperdon	Aktiver Metabolit Paliperon via **CYP2D6**	V. a. Blockade von Serotonin, weniger D2. Weniger extrapyramidalmotorische Nebenwirkungen, kaum Sedierung
Sonstige		
Phenothiazin	Dopamin, ACh, Histamin, α_2-Blocker	Chlorpromazin: Erste antipsychotische Substanz, die entwickelt wurde. Weitere: Chlorprothixen, Promethazin (**CYP2D6**-Inhibitoren)

dierenden und antipsychotischen Wirkung zwischen beiden Substanzgruppen.

Bei Intoxikationen und extrapyramidalmotorischen Nebenwirkungen: Versuch mit Antihistaminika (Diphenhydramin).

6.4.4 Hirndrucktherapie

– **Mannitol** 15–20 % → **Osmotische Diurese.**
Nebenwirkung: Volumendepletion, Herzinsuffizienz. Anstieg der gemessenen Osmolarität (aber nicht der berechneten!), im Weiteren Hypernatriämie.

– **Hypertone NaCl-Lösung** 10 %: Reduktion des Hirnödems und damit des ICP durch Anheben des Serumnatriums auf 150 mmol/l. Fraglich weniger Nebenwirkungen als Mannitol in der akuten Hirndrucktherapie?

Weiterführende Literatur

Birnbaum J, Albrecht R (2013) Ultraschallgestützte Regionalanästhesie. Springer, Heidelberg Berlin
Bhardwaj A (2011) Handbook of neurocritical care. Springer
Barnard Health Care https://www.barnardhealth.us/cardiac-output/measurement-of-depth-of-anaesthesia.html. Zugegriffen: 1. Feb. 2023

Cross M, Plunckett E (2008) Physics, pharmacology and physiology for anaesthetist. Cambridge University Press

Husar P (2010) Biosignalverarbeitung. Springer, Heidelberg Berlin

Ellis H, Feldman S, Harrop-Griffith W (2013) Anatomy for anaesthetists. Blackwell Publishing

Erdmann A (2001) Concise anatomy for anaesthesia. Cambridge University Press

Rodriguez-Boto G et al (2015) Basic concepts about brain pathophysiology and intracranial pressure monitoring. Neurologia 30(1):16–22. https://doi.org/10.1016/j.nrl.2012.09.002

Schwab SW, Unterberg, Hacke (2008) Neurointensiv. Springer, Heidelberg Berlin

Tillmann BN (2016) Atlas der Anatomie des Menschen. Springer, Heidelberg Berlin

Zilles K, Tillmann BN (2010) Anatomie. Springer, Heidelberg Berlin

Muskulatur

Roswitha Jehle

Inhaltsverzeichnis

7.1	**Anatomie und Physiologie** – 188	
7.1.1	Muskuläre Endplatte – 188	
7.1.2	Muskulatur – 188	
7.2	**Diagnostik und Medizintechnik** – 190	
7.2.1	Elektromyographie (EMG) – 190	
7.2.2	Relaxometrie – 190	
7.3	**Pharmakologie** – 193	
7.3.1	Muskelrelaxanzien – 193	
7.3.2	Antagonisierung – 195	
7.3.3	Dantrolen – 196	
	Weiterführende Literatur – 196	

© Springer-Verlag GmbH Deutschland, ein Teil von Springer Nature 2023
R. Jehle (Hrsg.), *Physiologie, Pharmakologie, Physik und Messtechnik für die Anästhesie und Intensivmedizin*, https://doi.org/10.1007/978-3-662-61772-4_7

7.1 Anatomie und Physiologie

7.1.1 Muskuläre Endplatte

- **Motorische Einheit**

Diese umfasst das Axon des motorischen Nervs und die zugehörige Muskelfaser. Jeder Muskelfaser ist eine motorische Endplatte zugeordnet (◘ Abb. 7.1).

- **Nikotinerger Acetylcholinrezeptor**

Dies ist ein aus 5 Untereinheiten bestehender, spannungsgeladener Ionenkanal. Prinzip: Öffnung spannungsabhängiger **Natrium**kanäle durch **Acetylcholin** (ACh), dadurch intrazellulär **Kalzium**freisetzung aus dem sarkoplasmatischen Retikulum. Darüber hinaus gibt es nikotinerge Acetylcholinrezeptoren[1] in autonomen Ganglien und im zentralen Nervensystem.

7.1.2 Muskulatur

Die gestreifte Muskulatur bestehen aus Muskelfasern, die über Sehnen mit dem Knochen verbunden. Wegen der z. T. unscharfer Übergänge spricht man zunehmend von der **muskuloskeletofaszialen Einheit** von Muskulatur, Sehnen, Bindegeweben/Faszien und Knochen. Eine Muskelfaser enthält hundert oder mehr Muskelfaserbündel (Myofibrillen) von ca. 1 μm Durchmesser, die wiederum aus aneinandergereihten Sarkomeren besteht.

7.1.2.1 Sarkomer

Das Sarkomer ist die kontraktile Einheit der Muskelzellen (Myozyten) aus **Aktin**- und **Myosinfilamenten**. Die Verbindung erfolgt kalziumabhängig via Tropomyosin (◘ Abb. 7.2).

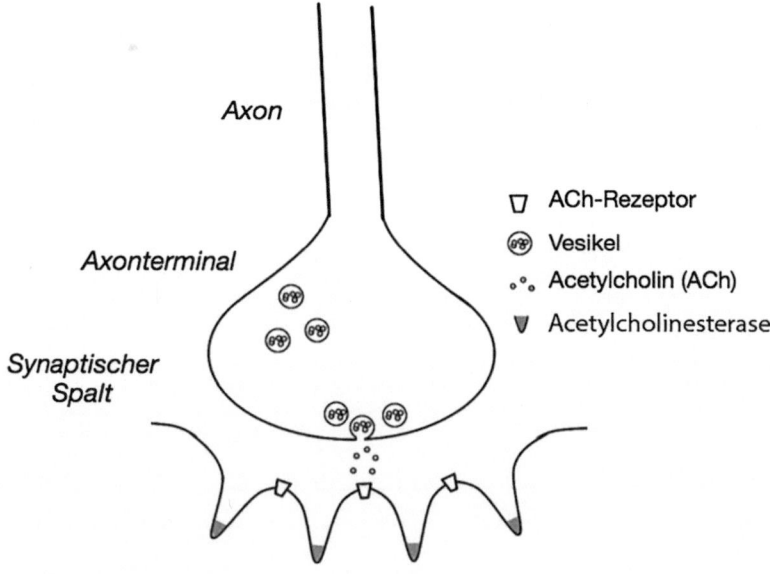

◘ **Abb. 7.1** Motorische Endplatte. Produktion der Neurotransmittervesikel im Zellleib und axonaler Transport zum Axonterminal. Spaltung von Acetylcholin im synaptischen Spalt, Wiederaufnahme von Cholin in die Nervenzelle

---

[1] Die muskarinergen Acetylcholinrezeptoren sind dagegen keine Ionenkanäle, sondern G-Protein-gekoppelte Rezeptoren. Sie kommen in der glatten Muskulatur, aber auch im Gehirn, postganglionär in parasympathischen Ganglien, in Drüsenzellen und in den Schrittmacherzellen des Herzens vor. Nur die muskarinergen ACh-Rezeptoren werden durch Atropin gehemmt.

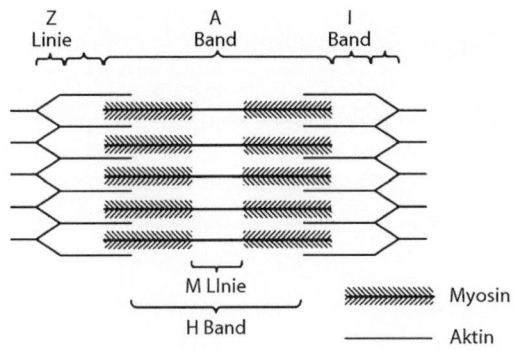

◘ **Abb. 7.2** **Sarkomer**, Erklärung s. Text

- **Z-Linie**: Verbindung benachbarter Aktinfilamente.
- **M-Linie**: Mittellinie der Sarkomere zwischen benachbartem Myosin, keine Querbrücken.
- **A-Band**: Gesamte Länge des Myosinfilaments (**Cave**, nicht A wie Aktin!).
- **I-Band**: Aktinfilamente, die nicht von Myosin überdeckt werden (intermediär).
- **H-Band**: Teil des Mypsinfilaments, das nicht von Aktin überdeckt wird.

7.1.2.2 Muskelbewegung

Muskelbewegung entsteht durch Kopplung von Erregung und Kontraktion, im Einzelnen:
- **Aktionspotenzial**, wird über T-Tubuli an die Muskelfaser übertragen.
- **Depolarisation der T-Tubuli** → **Kalzium**freisetzung aus dem sarkoplasmatischen Retikulum, und weiterer Anstieg des intrazellulären Kalziums (positives Feedback).
- **Kalziumbindung** an Troponin C des Tropomyosins → Freilegung der Myosinbindungsstelle des Aktin → Aktin-Myosin-Bindung und Verkürzung des Sarkomers (Kontraktion).
- **Kalziumkanäle schließen** sich bei hoher intrazellulärer Kalziumkonzentration, Kalzium wird zurück ins sarkoplasmatische Retikulum gepumpt (**ATP-abhängig!**).
- **ATP bindet an den Myosinquerbrücken** → Freisetzung der Aktin-Myosin-Bindung und Entspannung des Muskels: Die Muskelrelaxation ist der energieabhängige Prozess.
- Unter Kalziumabfall Veränderung des Tropomyosins, Blockade der Myosinbindungstelle.

7.1.2.3 Muskelfasern

- **Extrafusale Fasern**

Skelettmuskulatur (Arbeitsmuskulatur), innerviert durch α-Motoneurone.
Typen (◘ Tab. 7.1):
- **Typ I**: Langsamste Fasern, Ausdauer mit aerober Glykolyse und Fettsäureoxidation. Rote Fasern durch Mitochondrien, Myoglobin und starke Vaskularisierung.
- **Typ IIa**: Bei Bedarf anaerob, Kraft und Ausdauer.
- **Typ IIb** (auch IIx): Schnellste Fasern, Kraft, Energie druch ATP-Kreatinin-Phosphat und anaerobe Glykolyse zu **Laktat**. Weiße Fasern (wenig Myoglobin).

- **Intrafusale Fasern**

Muskelfasern, die innerhalb von Muskelspindeln liegen, sie sind nur am Ende kontraktil.
Innerviert durch γ-Motoneurone, von Aα- (Typ IA-) und Aβ- (Typ-2)-Fasern umschlungen. Unterscheidung nach Lage der Zellkerne von:
- **Kernkettenfasern**: Statische Messung, d. h. Messung der absoluten Muskellänge.
- **Kernsackfasern**: Statische und dynamische Messung, d. h. auch Messung im kontrahierten Zustand.

- **Muskelspindeln**

Dies sind Dehnungsrezeptoren, die in den Muskelfasern liegen und eine **konstante Länge des Muskels** auch bei steigender/fallender Belastung gewährleisten. Natürliche Oszillation bei 10 Hz (*Bsp. physiologischer Tremor!*).

- **Golgi-Sehnenapparat**

Der Golgi-Sehnenapparat bezeichnet Spannungsrezeptoren in den Sehnen, die eine **konstante Spannung des Muskels** aufrechterhalten. Sie liegen in Serienschaltung zu den Mus-

Tab. 7.1 Muskelfasertypen

Faser	Typ I	Typ IIa	Typ IIb
Charakteristika	Langsam, aerob	Schnell, aerob	Schnell, glykolytisch
Durchmesser	Schmal	Mittel	Groß
Überleitungsgeschwindigkeit	Langsam	Schnell	Schnell
Twitch (Kontraktion, „Zuckung")	Lang	Kurz	Kurz
Farbe	Rot	Rot	Weiß
Myoglobingehalt	Hoch	Hoch	Gering
ATP-Quelle	Oxidative Phosphorylierung	Oxidative Phosphorylierung	Glykolyse
Glykogen, Glykolyse	Wenig	Mittel	Hoch
Ermüdung	Gering	Mittel	Rasch

kelfasern und werden über die Vorderhornzellen und die inhibitorischen Interneurone im Rückenmark kontrolliert.

7.1.2.4 Muskeldehnungsreflex
Muskeldehnungsreflexe sind monosynaptische Reflexe zur Lagekontrolle.

- **Reflex**

Dehnung des Muskels → durch Muskelspindeln an die motorische Vorderhornhornzelle weitergeleitet → Synapse zur motorischen Efferenz → Kontraktion des gestreckten Muskels. Dazu: Afferenzen von der Muskelspindel zu inhibitorischen Interneuronen des antagonistischen Muskels (sog. „reziproke Innervation").

7.2 Diagnostik und Medizintechnik

7.2.1 Elektromyographie (EMG)

Direkte Ableitung der Muskelspannung, oberflächlich oder als Nadel-EMG; 0,01–100 mV; 0–1000 Hz (1 kHz).

7.2.2 Relaxometrie

Stimulation eines motorischen Nervens, meist **N. ulnaris**, und Messung der motorischen Antwort (**M. adductor pollicis**).
- Negativelektrode (Kathode) über dem Nerv.
- Positivelektrode proximal (!) davon.

> - **Merkhilfe**: Positiv an Proximal

- Messelement zur quantitativen Beurteilung der Muskelantwort, z. B. akzelerographische Messung (Piezoelement) der Beschleunigung am Daumen.

Alternativ: Rein visuelle Beurteilung der Muskelrelaxation am M. orbicularis oculi (keine piezoelektrische Messung, keine quantitative Messung – Indikation nur bei Unzugänglichkeit der Hände!).

Verschiedene Stimulationsmuster, die nur die Wirkung von nichtdepolarisierenden Muskelrelaxanzien messen:

7.2.2.1 Einzelreiz (Single Twitch)

- Einzelreiz

Einzelner, supramaximaler Stimulus > 60 mA, 1 Hz vor der neuromuskulären Blockade (Kontrollwert), Messung der Abnahme dieses Stimulus nach Blockade mit 0,1 Hz.

Nachteil: (schmerzhafter) Kontrollwert vor Muskelrelaxansgabe nötig.

7.2.2.2 Train of Four (TOF)

- Train of Four

Stimulation mit 2 Hz (d. h. **4 Stimuli in 2 s**), Dauer von 0,2 ms (◘ Abb. 7.3). Der Strom muss alle Nervenfasern des Nervenbündels erreichen (meist 50–60 mA notwendig). Pause zwischen 2 Messungen 10 s.

Messung: Anzahl der Antworten (TOF von 1–3), bei 4 Antworten des Verhältnisses erster vs. vierter Reiz (T4/T1-Ratio, TOF-Quotient) in Prozent (◘ Tab. 7.2). *Bsp. 3 Antworten, bevor antagonisiert werden kann (außer für Sugammadex), Extubation bei TOF-Ratio > 90 %.*

Vorteil: Keine Kalibrierung vor Muskelrelaxansgabe nötig. Häufigste Relaxometriemessung.

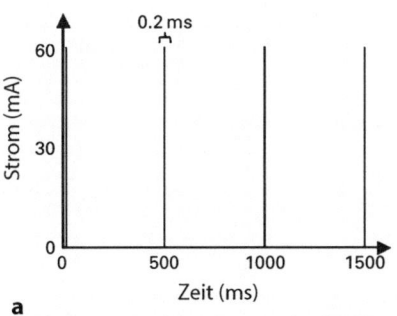
a

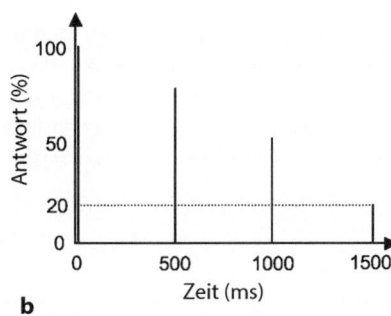
b

◘ **Abb. 7.3** Train of Four (TOF). **a** Stimulationsmuster und **b** Antwort unter nichtdepolarisierenden Muskelrelaxanzien

◘ **Tab. 7.2** Anteil (%) der blockierten Muskelrezeptoren in Abhängigkeit von den sichtbaren Muskelantworten („Twitches") im TOF

TOF-Antwort	Blockierten Rezeptoren (%)	Klinik
0	95–100 %	Zwerchfellbewegung u. U. möglich!
1	> 90 %	–
2	> 80 %	–
3	> 70 %	–
4	< 70 %	–
0,5–0,8	< 70 %	Husten, Kopf > 10 s halten
0,85	< 70 %	Zungenspatel gegen Widerstand halten

D. h. es können noch 65 % Muskelrezeptoren blockiert sein, und trotzdem ist die maximale Muskelkraft da.
→ Initiale Dosis von Muskelrelaxanzien immer deutlich höher als die Dosis zur Nachrelaxierung!

7.2.2.3 Double Burst Stimulation (DBS)

- **Double Burst**

Stimulation von **2 Reizen á 3-mal 50 Hz** („Bursts"), dazwischen 0,75 s Pause. Messung der Rate des zweiten gegen den ersten Reiz. Mindestabstand zwischen 2 Messungen 15 s.

Ähnliche Messung und Anforderung wie beim TOF (Extubation bei >90 %) notwendig, aber die taktile Beurteilung bei 2 Reizen ist einfacher als bei 4 (die gerade noch wahrnehmbare Abnahme entspricht einem TOF < 0,6) → indiziert, wenn keine piezoelektrische Messung verfügbar.

7.2.2.4 Posttetanische Potenzierung

- **Posttetanische Potenzierung**

Supramaximaler Stimulus über 5 s mit 50 Hz (dadurch Verschmelzen von Einzelantworten zu einem tetanischen Reiz), 3 s Pause, dann Messung eines Einzelreizes mit 1 Hz oder eines TOF (◘ Abb. 7.4). → Verstärkte Antwort (hält ca. 1–2 min an), v. a. bei tiefer Relaxation.

7.2.2.5 Post Tetanic Count (PTC)

- **Post Tetanic Count**

10–20 Einzelreize mit 1 Hz, 3 s nach einem tetanischen Reiz (► Abschn. 7.2.2.4). → Messung beim TOF von 0: Verbesserte Antwort, Messung u. U. erst im PTC (◘ Abb. 7.5) möglich.

Einen Überblick über die Realxometriemessungen gibt ◘ Abb. 7.6.

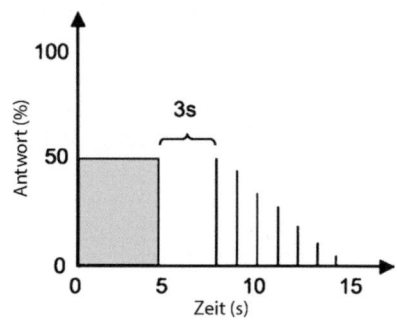

◘ **Abb. 7.5** Posttetanischer Count (PTC)

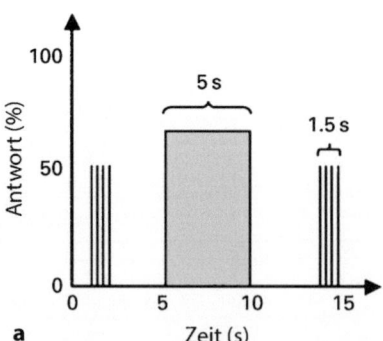

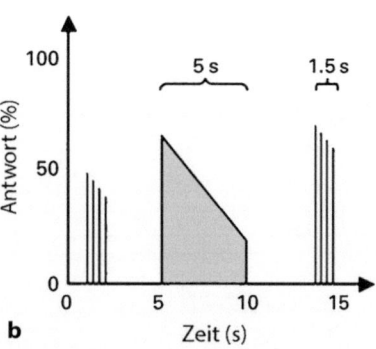

◘ **Abb. 7.4** Antwort auf einen posttetanischen Reiz nach **a** depolarisierenden Muskelrelaxanzien: keine Veränderung der Antwort durch den tetanischen Reiz, bzw. nach **b** nichtdepolarisierenden Muskelrelaxanzien mit Verbesserung der Antwort durch den TOF

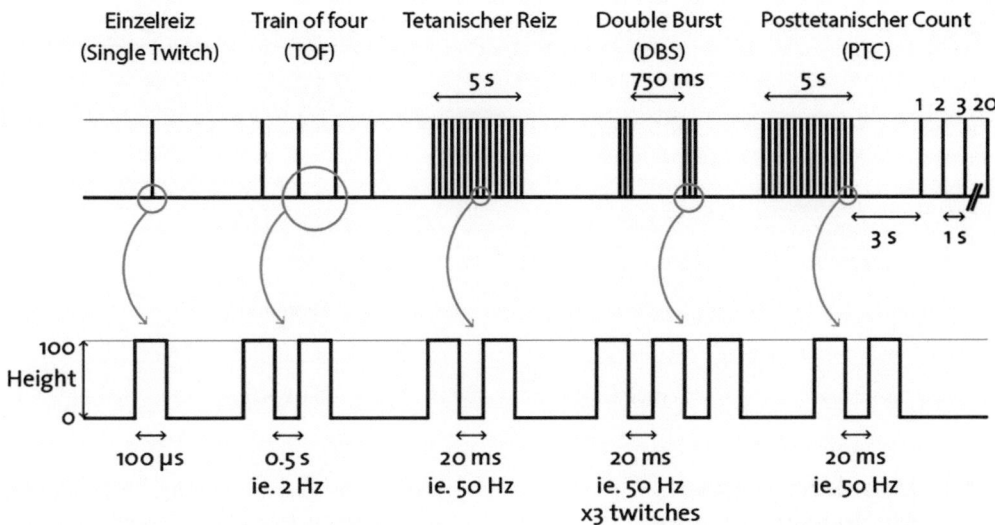

Abb. 7.6 Zusammenfassung der Relaxometriemessungen

7.3 Pharmakologie

7.3.1 Muskelrelaxanzien

Alle Muskelrelaxanzien beinhalten **quartäre Amine** zur Bindung an den Acetylcholin-(ACh)-Rezeptor. Es tritt erst dann eine Lähmung der Muskulatur auf, wenn 70–80 % der Rezeptoren blockiert sind; ab 90–95 % blockierter Rezeptoren ist die motorische Blockade komplett.

- **Nichtdepolarisationsblock**

Alle aktuellen Muskelrelaxanzien außer Succinylcholin → Rezeptorblockade ohne Erregung durch **kompetitive Hemmung** (außer das nicht mehr verwendete Tubocurarin: nichtkompetitive Hemmung).

- **Depolarisationsblock (Phase-I-Block)**

Kontraktion bei der Rezeptorblockade, **nichtkompetetive Hemmung** (keine Antagonisierung!).

- Eigenschaften eines idealen Muskelrelaxans[2]
- Nichtdepolarisierend,
- kurze Halbwertszeit, gute Steuerbarkeit, schnelle Erholung,
- organunabhängige Metabolisierung, keine Akkumulation,
- nicht plazentagängig,
- keine allergische oder anaphylaktoide Reaktion,
- antagonisierbar,
- lagerbar bei Raumtemperatur.

Tipp für die Prüfung: Bei Prüfungsfragen nach dem **idealen Medikament** der Gruppe X: Bekannte Nebenwirkung von Stoffen der Gruppe X aufzählen und verneinen: „Kein/keine …" analog zur Frage nach dem idealen Hypnotikum (► Abschn. 5.1.1)

---

2 Analog zum idealen Narkosegas oder Sedativum die bekannten Nebenwirkungen verneinen.

Tab. 7.3 Vergleich von Phase-I- und Phase-II-Block von Succinylcholin/depolarisierenden Muskelrelaxanzien

	Phase I	Phase II
Ursache	Einmaldosis	Wiederholte Gabe
Block	Teilweise depolarisierend	Teilweise nichtdepolarisierend
Einzelreiz	Abgeschwächt	Abgeschwächt
TOF-Ratio (T4/T1)	> 0,7	< 0,7
1-Hz-Reiz	Erhalten	Abgeschwächt
Posttetanische Verstärkung	Nein	Ja
Anticholinesterase	Verstärkter Block	Block antagonisiert

7.3.1.1 Depolarisierende Muskelrelaxanzien: Succinylcholin

Pharma:
- 2 über eine Methylgruppe verbundene Acetylcholinmoleküle (→ keine Spaltung durch die AChE).
- Abbau durch **Pseudocholinesterase** (Serumcholinesterase, PCh), verlängerte Wirkung bei atypischer Cholinesterase (Messung im **Dibucain-Test**: stärkere Hemmung der normalen PCh durch Dibucain als durch die atypischen Formen).

Wichtige (Neben)wirkungen:
- **Schnellste Anschlagzeit** aller Muskelrelaxanzien, **beste Intubationsbedingungen**, **kürzeste Wirkdauer**.
- Depolarisierend: **Faszikulationen** (Muskelkater!).
- Kein „Fading" im TOF, nur Reduktion der Amplitude (TOF-Quotient bleibt unverändert!).
- Anaphylaktoide Reaktionen.
- Stimulation präganglionärer nikotinerger ACh-Rezeptoren (**parasympathikomimetisch**): Tachykardie, Speichel und Sekret ↑.
- Teils auch Stimulation **muskarinerger ACh-Rezeptoren**: Bradykardie, Arrythmien, Asystolie.
- ICP ↑, intraokulärem und intragastralen Druck ↑. *Narkose klinisch nicht relevant, daher zur Ileuseinleitung, bei Glaukom oder Schädel-Hirn-Trauma geeignet.*
- **Kaliumanstieg** (normal ca. 0,5 mmol/l, letale Anstiege bei Muskelerkrankungen oder vorheriger Muskelinaktivität).

Kontraindikationen:
- Verbrennungen innerhalb der letzten 10 (!) Wochen.
- Bettlägerigkeit, Querschnittslähmung (Akutphase bei Trauma möglich).
- **Maligne Hyperthermie**, Muskelerkrankungen.

Bei höheren Dosierungen (> 3–5 mg/kg), wiederholter Gabe oder Pseudocholinesterasemangel: nichtdepolarisierende Wirkung (sog. **Dualblock** oder Phase-II-Block; Tab. 7.3).

7.3.1.2 Nichtdepolarisierende Muskelrelaxanzien

Wirkung (Tab. 7.4):
- **Kompetitive Hemmung des ACh-Rezeptors**.
- **Hemung des Parasympathikus** durch Blockade postganglionärer, muskarinerger ACh-Rezeptoren (seltener als beim Succinylcholin).

- Steroidderivate: -curonium

Abbau durch Deacetylisierung, z. T. aktive Metabolite und Kumulation. **Keine Histamin-**

Kapitel 7 · Muskulatur

Tab. 7.4 Nichtdepolarisierende Muskelrelaxanzien im Überblick

Muskelrelaxans	Pharma	Wichtige (Neben)wirkungen
Rocuronium	< 5 % metabolisiert, 60–70 % biläre Elimination, 30–40 % renal. Spezifischer Antagonist Sugammadex (▶ Abschn. 7.3.2.2)	Mittlere, in höheren Dosierungen schnelle Anschlagszeit, mittlere bis lange Wirkdauer. Kaum Histaminfreisetzung. Bei repetitiver Gabe und eingeschränkter Nierenfunktion Neigung zu Kumulation
Vecuronium	20 % deacetyliert, 50–70 % biläre Ausscheidung, 30–50 % renal, wenig aktive Metabolite	Mittlere Anschlagszeit, mittlere Wirkdauer. Keine autonomen Nebenwirkungen
Pancuronium	30 % deacetyliert, 80 % renale Elimination, 20 % hepatisch mit aktiven Metaboliten	Mittlere Anschlagszeit, lange Wirkdauer. Höhere initiale Dosis bei Leberinsuffizienz (höheres Verteilungsvolumen als die anderen Muskelrelaxanzien). Stark vagolytisch, häufig Tachykardie
Mivacurium	3 Stereoisomere (2 davon aktiv). Abbau durch Pseudocholinesterase (90 %)	Mittlere Anschlagszeit, kurze Wirkdauer. Stärkste Histaminfreisetzung, Flush v. a. bei schneller Injektion
Atracurium	Racemat, 10 Isomere. Abbau 30 % durch Hofmann-Elimination, 70 % unspezitische Plasmaesterasen. Abbauprodukt Laudanosin: Renal eliminiert, Kumulation bei Niereninsuffizienz (epileptogene Wirkung!)	Mittlere Anschlagszeit, mittlere Wirkdauer. Histaminfreisetzung
Cisatracurium	Isomer des Atracuriums mit 4-fach höherer Potenz. Abbau 70–95 % Hofmann-Elimination	Mittlere Anschlagszeit, mittlere Wirkdauer. Keine (sehr selten?) Histaminfreisetzung, keine kardiovaskulären Nebenwirkungen

freisetzung, aber ggf. Histaminabbau verlängert (Hemmung der COMT-Transferase), anaphylaktoide Wirkung.

- **Benzylisocholinderivate: -curium**

Abbau durch **Hofmann-Elimination** (Atracurium, Cisatracurium) bzw. durch Pseudocholinesterase (Mivacurium). Histaminerge Nebenwirkungen.
Pharma:
— Keine relevante Proteinbindung.
— Verteilungsvolumen entspricht dem Extrazellularvolumen (0,15–0,4 l/kg).

Blockade nichtdepolarisierender Muskelrelaxantien verlängert durch:
— Hypokaliämie, Hypokalziämie, Hypermagensiämie (nicht: Natrium).
— Hypoproteinämie, Dehydration.
— Azidose, Hyperkapnie.

— Volatile Anästhetika, Opiate.
— Succinylcholin, Kalziumkanalblocker (Verapamil), Protamin, α-/β-Antagonisten.
— Metronidazol, Aminoglykoside, Tetracycline.
— Immunsuppression/Chemotherapie mit Ciclosporin.

7.3.2 Antagonisierung

7.3.2.1 Cholinesterasehemmer
Irreversible Hemmung der Acetylcholinesterase (AChE). *Bsp. Neostigmin, Pyridostigmin.*
Pharma: Überwiegend renal eliminiert.
Nebenwirkungen: Stimulation muskarinerger parasympathischer Rezeptoren sowie nikotinerg (autonome Ganglien, glatte Muskulatur) mit Bradykardie, Bronchospasmus, Hyperse-

kretion, Übelkeit/Erbrechen. → Kombination mit einem Parasympathikolytikum (Atropin, Glykopyrolat).

7.3.2.2 Cyclodextrine: Sugammadex

Hydrophobes, ringförmiges Zuckermolekül → Chelatbildung (Verhältnis 1 : 1) mit steroidalen Muskelrelaxanzien Rocuronium > Vecuronium > Pancuronium. sog. „Donut"-Bindung, da in der Mitte des Zuckerrings die steroidalen Relaxanzien gebunden werden.

Chelatbildung im Plasma, durch Konzentrationsgefälle diffundiert das Muskelrelaxans von der motorischen Endplatte weg.

Kaum Nebenwirkungen, aber sehr seltene anaphylaktische Reaktion beschrieben.

7.3.3 Dantrolen

Hemmung des Kalziumausstrom aus dem sarkoplasmatischen Retikulum durch Bindung an den **Ryanodinrezeptor** (= Kalziumionenkanal). *Bsp. Anwendung bei maligner Hyperthermie, malignem neuroleptischem Syndrom, Amphetaminvergiftung, Hitzschlag; vermutlich nicht bei Serotoninsyndrom wirksam.*

Pharma:
- Enthält **Mannitol** in isotoner Lösung, dazu NaOH (pH 10,5).
- Gewebenekrosen bei extravasaler Injektion!
- Orale Gabe möglich.
- Metabolisierung Leber, Ausscheidung über den Urin.

Wirkung:
- Entkopplung von Erregung und Kontraktion.
- Muskelrelaxans, erzeugt selbst aber nur wenig Muskelschwäche.
- GABA-ähnliche Effekte, Senkung der Krampfschwelle?
- Hyperkaliämie, besonders mit Kalziumantagonisten wie Verapamil! **Cave** Digitalis.
- Hepatotoxisch!

Weiterführende Literatur

Tonner P, Hein L (2011) Pharmakotherapie in der Anästhesie und Intensivmedizin. Springer, Heidelberg Berlin

Herz-Kreislauf-System

Moriz Benedikt Probst und Roswitha Jehle

Inhaltsverzeichnis

8.1 Anatomie – 199
8.1.1 Anatomie der Hals-Thorax-Region – 199
8.1.2 Anatomie des Herzens – 199
8.1.3 Anatomie des Gefäßsystems – 202

8.2 Physiologie – 205
8.2.1 Erregungsbildung und -leitung – 205
8.2.2 Drücke im Kreislauf – 207
8.2.3 Kardiale Flüsse und Widerstände – 210
8.2.4 Regulation des Herzzeitvolumens – 211
8.2.5 Blutversorgung des Herzens – 215
8.2.6 Sauerstoffgehalt und -verbrauch – 216
8.2.7 Blutdruck- und Kreislaufregulation – 218

8.3 Diagnostik und Medizintechnik – 222
8.3.1 Klinische Untersuchung – 222
8.3.2 EKG – 223
8.3.3 Schrittmacher und Defibrillatoren – 226
8.3.4 Blutdruckmessung – 228
8.3.5 Herzzeitvolumen – 230
8.3.6 Pulmonalarterieller Katheter (PAK) – 236
8.3.7 Zusammenfassung der hämodynamischen Parameter – 238
8.3.8 Sonographie – 238
8.3.9 Kardiale Unterstützungssysteme – 242
8.3.10 Labor – 243
8.3.11 Scores – 244

© Springer-Verlag GmbH Deutschland, ein Teil von Springer Nature 2023
R. Jehle (Hrsg.), *Physiologie, Pharmakologie, Physik und Messtechnik für die Anästhesie und Intensivmedizin*, https://doi.org/10.1007/978-3-662-61772-4_8

8.4	**Pharmakologie** – 244	
8.4.1	Katecholamine und Vasopressoren – 245	
8.4.2	Ionodilatatoren – 245	
8.4.3	Sympathikolytika – 245	
8.4.4	Weitere Antihypertensiva – 245	
8.4.5	Antiarrhythmika – 248	

Weiterführende Literatur – 249

8.1 Anatomie

8.1.1 Anatomie der Hals-Thorax-Region

8.1.1.1 Thorax

- **Mediastinum**

Schematischer Aufbau ◘ Abb. 8.1
- **Oberes Mediastinum**: Rückseite des Manubrium sterni bis Th1–Th4 → Thymus, Trachea/Bifurkation, Ösophagus, Gefäß-/Nervenbahnen, Lymphknoten.
- **Unteres Mediastinum**:
    - **Vorderes Mediastinum**: Zwischen Sternum und Herzvorderfläche → Vasa thoracica interna, Lymphknoten.
    - **Mittleres Mediastinum**: Herz/Perikard, Gefäßabgänge, Nn. phrenici.
    - **Unteres Mediastinum**: Hinter dem Herzen → Ösophagus, Aorta, Vv. azygos/hemiazygos, Nn. vagi, Truncus sympathikus, Ductus thoracicus.

8.1.1.2 Hals

- **Anteriores Halsdreieck**: Zwischen Unterkiefer, anteriorer Grenze des M. sternokleidomastoideus und der Mittellinie. Enthält M. suprahyoideus und infrahypoideus, Lymphknoten, Schilddrüse und Nebenschilddrüsen.
- **Karotisscheide**: V. jugularis interna, A. carotis (externa und interna), N. vagus (posterior der Gefäße) und Ansa cervicalis.
- **Karotisbifurkation**: Höhe der oberen Grenze des Schildknorpels, enthält die peripheren **Chemorezeptoren** (→ pO_2, pCO_2, pH).
- **Sinus caroticus** (Anfang der A. carotis): **Barorezeptoren** zur Blutdruckregulation.

8.1.2 Anatomie des Herzens

8.1.2.1 Blutversorgung des Herzens
◘ Abb. 8.2 und ◘ Tab. 8.1.

Versorgungstypen
Ausprägung des **R. interventricularis posterior (RIVP, RPD)** sehr variabel:
- **Linksversorgertyp** (10–15 %): RIVP aus der R. circumflexus der A. coronaria sinistra → Hinterwand, Septum und septale Anteile des rechten Ventrikels werden über die linke Koronararterie (LCA) versorgt (inkl. **Sinusknoten** und **AV-Knoten**), die RCA versorgt nur die rechtsventrikuläre Seitenwand.
- **Rechtsversorgertyp** (10 %): kräftiger RIVP aus der rechten Koronararterie, d. h.

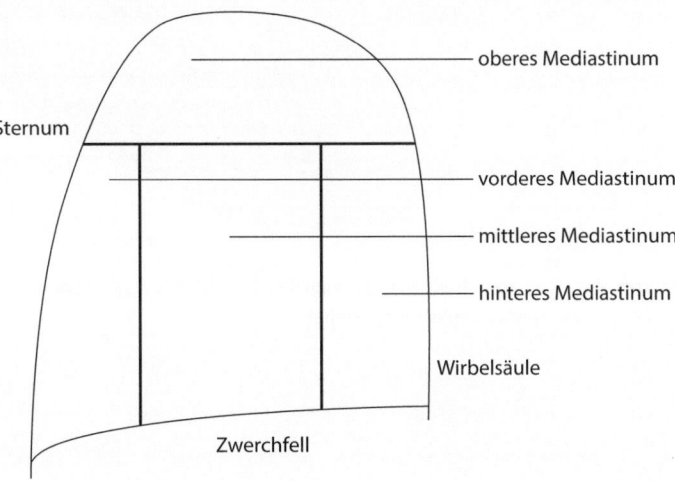

◘ **Abb. 8.1** Einteilung des Mediastinums

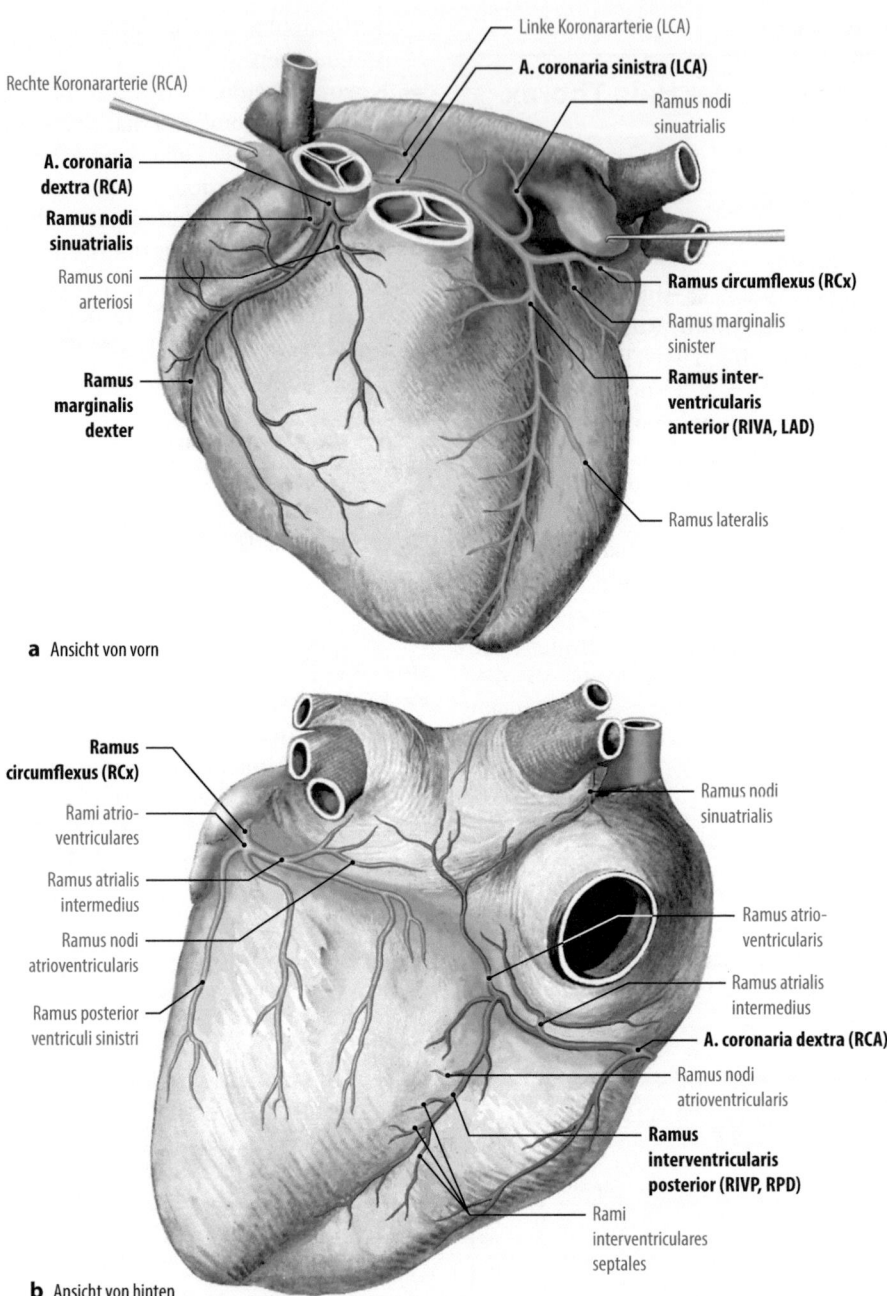

Abb. 8.2 Koronararterien. (Mit freundlicher Genehmigung aus: Tillmann BN (2016) Atlas der Anatomie des Menschen, 3. Aufl. Springer, Heidelberg Berlin)

Kapitel 8 · Herz-Kreislauf-System

Tab. 8.1 Koronararterien und die Projektion ihrer Versorgungsgebiete auf die EKG-Ableitungen

Verlauf	EKG
A. coronaria sinistra (linke Koronararterie, LCA)	
Vom linken Sinus aortae zwischen Conus arteriosus und linkem Herzohr, dann Teilung in Ramus circumflexus (RCX) und Ramus interventricularis (RIVA) → linker Vorhof & Ventrikel	V1–V6, I, aVL
R. circumflexus (RCX)	
Sulcus coronarius nach dorsal zur Herzhinterwand (Facies diaphragmatica) → linker Vorhof, linken Ventrikels. Bei 10–15 % AV-Knoten	V5/6, I, L (lateral); ggf. + II, III, F
R. interventricularis (RIVA, LAD)	
Sulcus interventricularis anterior zur Herzspitze (Richtung RIVP) → anteroapikale Vorderwand des linken Ventrikels, vorderes und mittleres Septum. His-Bündel, in 40 % Sinusknoten	V1–V3 (Septum); V2–V5 (anterior)
A. coronaria dextra (rechte Koronararterie, RCA)	
Vom anterioren Sinus aortae zwischen Conus arteriosus und rechten Herzohr zwischen rechten Vorhof und Ventrikel Teilung **R. interventricularis posterior (RIVP, RPD)** und **R. posterolateralis dexter (RPLD)**, Abgang von Marginalästen → rechter Ventrikel, Hinterwand des linken Ventrikels (am Sulcus interventrikularis posterior), hinteres Septum	II, III, aVF; proximal + V1, V4R; ggf. V7, V8
— **RIVP/RPD**: Marginalast im Sulcus interventricularis posterior (85 %) zur Herzspitze (Apex cordis) → Anastomose nach RCX → inferiore, posteriore Wand des rechten Ventrikels	–
— **RPLD**: Terminalast zum Sulcus coronarius → Anastomose mit der LAD → **Sinus-Knoten** (60 %), **AV-Knoten** (80–90 %)	–

Hinterwand und Septum werden durch die rechte Koronaraterie (RCA) versorgt, nur die linksventrikuläre Vorderwand durch die LCA.
— **Ausgeglichener Versorgungstyp** (70 %): vorderen 2/3 des Septums von der LCA, hinteren 1/3 von der RCA.

Eigenblutversorgung des Herzens
Tab. 8.2

8.1.2.2 Innervation des Herzens

Reizleistungssystem
Anatomie Abb. 8.3; Physiologie des Reizleitungssystems: ▶ Abschn. 8.2.1.

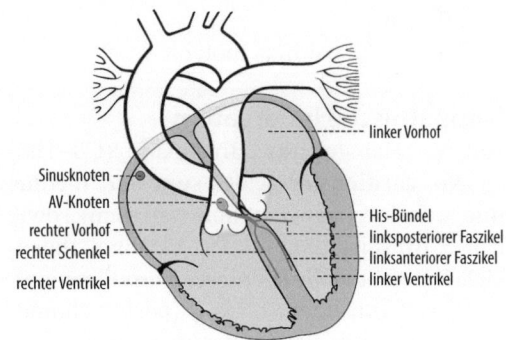

Abb. 8.3 Anatomie des Reizbildungs- und Reizleitungssystem. (Mit freundlicher Genehmigung aus: Gertsch M (2008) Das EKG. Springer, Heidelberg Berlin)

◘ **Tab. 8.2** Blutversorgung wichtiger kardialer Strukturen (häufigste Verteilung)

Sinusknoten	**RCA (RIVP)** 60 % **LAD** 40 % (AV-Block bei anteriorem Myokardinfarkt meist im infranodalen Leitungssystem (d. h. Atropin ist wirkungslos)
AV-Knoten	**RCA** 80–90 % (AV-Block bei RCA/HW-Infarkt – meist temporär)
His-Bündel	RIVP und RIVA
Papillarmuskel	Vorderer: RIVA und RCX; Hinterer: RIVP
Linker Vorhof	Rr. atriales und R. atrialis intermedius (**LCA**)
Linker Ventrikel	– Vorderwand: R. interventrikularis ant. sowie R. lateralis (**LCA**) – Seitenwand: R. marginalis (**LCA**) – Hinterwand: R. posterior ventriculi (**LCA**) + R. posterolateralis dexter (**RCA**)
Rechter Vorhof	Rr. atriales und R. atrialis intermedius (**RCA**)
Rechter Ventrikel	– Vorderwand: R. coni arteriosi sowohl **LCA** als auch **RCA** – Seitenwand: R. marginalis dexter (**RCA**) – Hinterwand: R. interventricularis posterior (**RCA**)
Septum	Rr. interventriculares septales sowohl **LCA** als auch **RCA**

%-Zahl Häufigkeit in der Bevölkerung

Parasympathische Innervation
Nucleus dorsalis nervi vagi (Fasern des **N. vagus**) → muskarinerge ACh-Rezeptoren. Wirkt nur auf Vorhofebene (*Bsp. Atropin wirkt nicht auf Ventrikelebene!*) → HF ↓ (negativ chronotrop).
– Hals: Rr. cardiaci cervicales superiores und inferiores,
– Thorax: Rr. cardiaci thoracici.

Sympathische Innervation
Unteres Hals-/oberes Brustmark (C8–Th6) → **Nn. cardiac cervicales superior, medius und inferior** (aus Ganglion stellatum) sowie den 5 Brustganglien → **Rr. cardiaci thoracici**. Rezeptoren: β_1 (koronare Vasodilatation), α_1: Vasokonstriktion → HF ↑ (positiv chronotrop), Koronardilatation, positiv inotrop.

Die **sensible Innervation** des Herzens (Myokard, Endokard) erfolgt mit den Fasern des **N. vagus**, die Fasern zum Epikard und Perikard verlaufen dagegen mit dem **N. phrenicus** zum Plexus cervicalis (C3–5). *Bsp. Durchtrennung der sensiblen Innervation des Herzens bei Herztransplantation → keine Angina-pektoris-Beschwerden nach Herztransplantation!*

8.1.3 Anatomie des Gefäßsystems

8.1.3.1 Arterien
Wandaufbau (◘ Abb. 8.4):
– Adventitia: Membrana elastica externa,
– Media: kräftige Schicht glatter Muskelzellen, Membrana elastica interna,
– Intima: Endothel.

Widerstandverlust v. a. in den Arteriolen. Dort aber nur ca. 20 % des Blutvolumens!

Bsp. Einteilung von Aortendissektion und traumatischer Aortenruptur
– ▬ *Aortendissektion:*
  – *Proximal: ab Aortenklappe,*
  – *Distal: nach Abgang der linken Kopf-Hals-Gefäße,*
  – *Standford A: Aorta ascendens,*
  – *Standford B: Aorta descendens.*
– ▬ *Traumatische Ruptur, meist Übergang vom Bogen zur deszendierenden Aorta am*

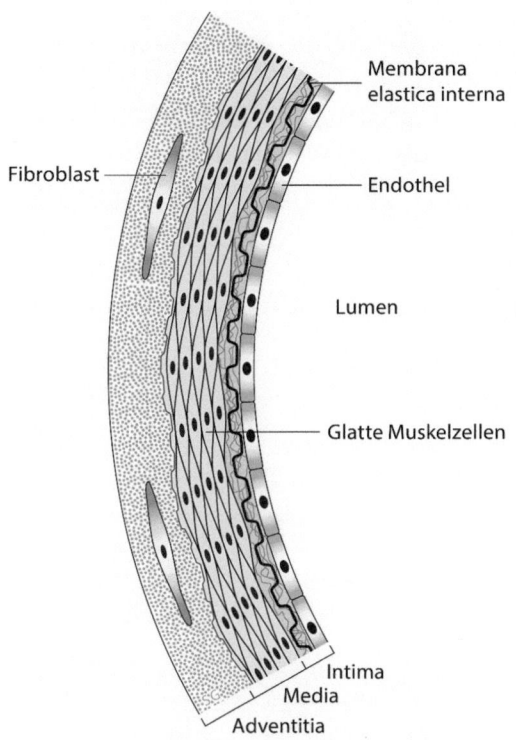

◘ **Abb. 8.4** Aufbau der Arterienwand

Lig. arteriosum unterhalb der A. subclavia:
- Grad I: Intimaabriss,
- Grad II: Intramurales Hämatom,
- Grad III: Pseudoaneurysma,
- Grad IV: Ruptur.

8.1.3.2 Venen

Aufbau analog der Arterien, aber deutlich geringere Media (weniger Muskulatur).

Der Durchmesser der V. cava inferior (normal ca. 2 cm) und seine Reaktion auf Atembewegungen (inspiratorischer Kollaps) der V. cava inferior kann zur Abschätzung des Volumenstatus verwendet werden. Bei einer Verminderung des Durchmessers > 50 % (normal < 30 %) in der Inspiration Hinweis auf Volumenmangel.

Persistierende V. cava superior sinistra: Inzidenz 1 : 200 bis 1 : 300.

8.1.3.3 Zugänge

Zentraler Venenkatheter (ZVK)
Indikation zur ZVK-Anlage sind:
- Gabe zentralvenöser Medikamente (z. B. Katecholamine).
- Gabe hyperosmolaler Lösungen > 800 mosmol/kg.
- Peripher-venöser Zugang nicht möglich („schlechter Venenstatus").
- Großlumiger zentraler Venenkatheter („Shaldon") zur Volumengabe oder Dialyse.

Tunnelung der zentralen Venenkatheter bei Langzeitnutzung (> 30 d) empfohlen.

- **Typische Punktionsorte**
1. V. cava superior:
   - V. jugularis interna,
   - V. subclavia (geringste Infektionsrate),
   - ggf. V. jugularis externa.
   - V. basilica.
   - V. cephalica/mediana cubiti.
2. V. cava inferior:
   - V. femoralis.

- **V. jugularis interna**

Vom Foramen jugulare als Fortsetzung des Sinus sagittalis in der Karotisscheide (lateral der A. carotis) zur Verbindung mit der V. subclavia. Klappe kurz vor der Vereinigung mit der V. subclavia!

- **Punktion**
- Kopftieflage: Vermeidung von Luftembolien, verbesserte Venenfüllung.
- Verlauf der V. jugularis interna bei leicht zur Gegenseite rotiertem und überstrecktem Kopf: gedachte Linie zwischen Mastoid zum medialen Anteil des lateralen Ansatzes des M. sternocleidomastoideus (◘ Abb. 8.5).
- Punktion lateral der A. carotis auf Höhe des Ringknorpels transmuskulär durch den M. sternocleidomastoideus.

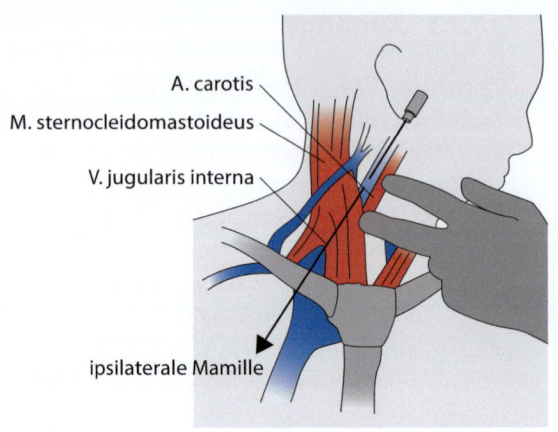 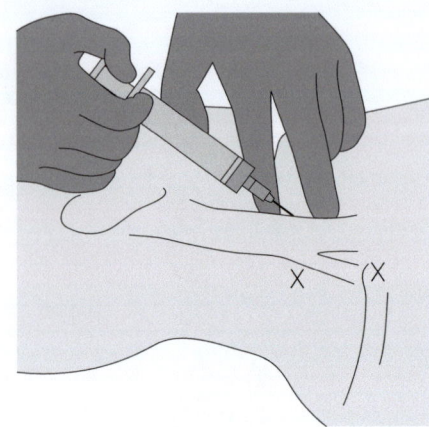

Abb. 8.5 Punktion der V. jugularis interna rechts nach Landmarkentechnik

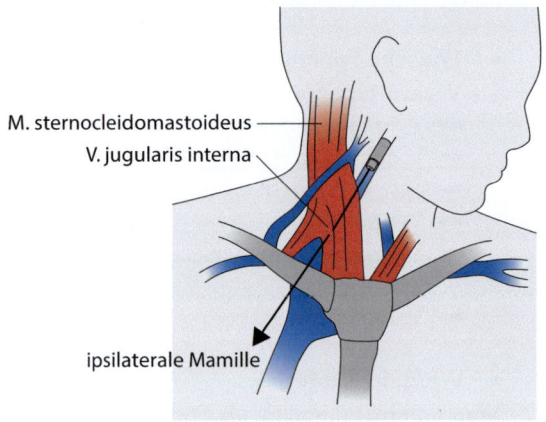 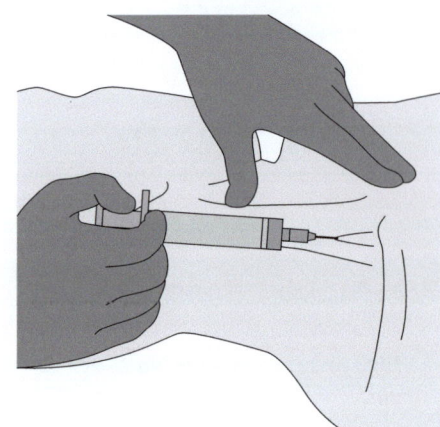

Abb. 8.6 Punktion der V. jugularis interna rechts im muskelfreien Dreieck

Cave: Rotation zur Gegenseite führt zur Überlappung von V. jugularis interna und A. carotis (> 45° signifikant erhöhtes Risiko der Punktion der A. carotis in der Landmark-Technik).

— Alternativ: **Punktion im muskelfreien Dreieck des M. sternocleidomastoideus** in Richtung Mamille/VIP-Punkt (Abb. 8.6), *Vorteil: keine Punktion durch den Muskel, Punktion „weg von der Arterie". Aber: Größerer Gefahr von Lungenverletzungen (V. jugularis interna nur 1–2 cm unter der Haut).*

- **V. subclavia**

Vorteil: Durch bindegewebige Verspannungen auch unter hypvolämischen Verhältnissen (fast) immer offen. Dadurch aber Gefahr der Luftaspiration.

— Punktion in der Medioklavikularlinie (MCL) direkt unterhalb der Klavikula, Richtung Fossa jugularis.

Wichtige peripher-venöse Zugangsregionen

- **Fossa cubiti**

Venenzugang/Blutentnahme, Auskultation bei nichtinvasiver Blutdruckmessung.

Dreieckiges Gebiet zwischen M. brachioradialis (laterale Begrenzung), M. pronator teres (mediale Begrenzung) und einer Linie zwischen den Humerusepikondylen. Am Boden liegen M. supinator, M. brachii und die tiefe Armfaszie. Enthält:
- A. brachialis, Lage neben der V. brachialis, medial der Bizepssehne, unter der Aponeurose, lateral des N. medianus
Teilung in A. radialis und A. ulnaris auf Höhe des Radiusköpfchens.
- Lateral: V. cephalica → V. basilica via V. cubiti medii, oberflächlich der Bizepsaponeurose.
- N. medianus, N. radialis (N. ulnaris hinter dem Ellenbogen).

- **Venen des Beins**
- **V. femoralis**: Leiste enthält den N.-femoralis-Kanal, V. und A. femoralis N. femoralis liegt außerhalb der Femoralisscheide (▶ Kap. 6).

Merkhilfe: „IVAN" innen Vene, dann Arterie, dann lateral der Nerv.

- **V. saphena magna**: Ca. 2 cm anterior und superior vor dem medialen Malleolus → mediale Seite des Knies → Hiatus saphenus (Venenstern), Mündung in die V. femoralis.
- **Vv. saphenae brevis**: Posterior des lateralen Malleolus → Fossa poplitea, dort in die V. poplitea weiter in die V. femoralis in der Adduktorenlücke.
- **Vv. perforantes** als Verbindungen der tiefen Venen mit den Vv. saphenae.

Intraossärer Zugang
Zugangswege: Proximale (mediale) Tibia, distaler Femur, medialer Malleolus, Spina iliaca anterior superior, Humerus, ggf. Sternum (nicht als 1. Wahl empfohlen)!
Komplikationen: < 1 %, *Bsp. Frakturen, Osteomyelitis, Kompartmentsyndrom, Hautnekrose.*

Keine Gabe von Medikamenten über Perfusor (Druckalarm), aber Labordiagnostik und Blutgasanalysen.
- **Cook-, Jamshidi-Nadeln**: Manuelle Nadel mit speziellem Schliff und Handgriff.
- **Bone Injektion Gun** (BIG): Vorgespannte Feder wird gelöst und „schießt" den IO-Zugang in den Knochen. Zulassung proximale Tibia und proximaler Humerus.
- **EZ-IO**: batteriebetriebener **Akkubohrer**, Zulassung proximale und distale Tibia, Humerus.
- **FAST-1** (First Access for Shock and Trauma): Manueller Bohrer, Zulassung Sternum, v. a. im militärischen Bereich bei Extremitätenverletzungen.

8.2 Physiologie

8.2.1 Erregungsbildung und -leitung

8.2.1.1 Definitionen

- **Inotrop**: Kontraktionskraft des Herzens (G-Proteine, intrazelluläres Kalzium), Druckanstieg pro Zeit dp/dt.
- **Chronotrop**: Frequenz des Aktionspotenzials des Sinusknotens (HCN-Kanäle), RR-Intervall.
- **Dromotrop**: Überleitungsgeschwindigkeit (L-Typ Kalziumkanäle, v. a. AV-Knoten).
- **Lusitrop**: Relaxationsfähigkeit der Muskelfasern (energieabhängig; G-Proteine, intrazelluläres Kalzium).
- **Bathmotrop**: Erregbarkeit des Herzens (Reizschwelle des Aktionspotenzials).

8.2.1.2 Kardiale Schrittmacherzellen
Diese bewirken die Erregung des Herzens durch periodische Depolarisation und Repolarisation (◘ Abb. 8.7).
Herzzyklus:
- **Phase 0** „Diastolische Depolarisation" durch **Ca-Einstrom**: Depolarisation durch HCN-Kanäle (hyperpolarization-activated

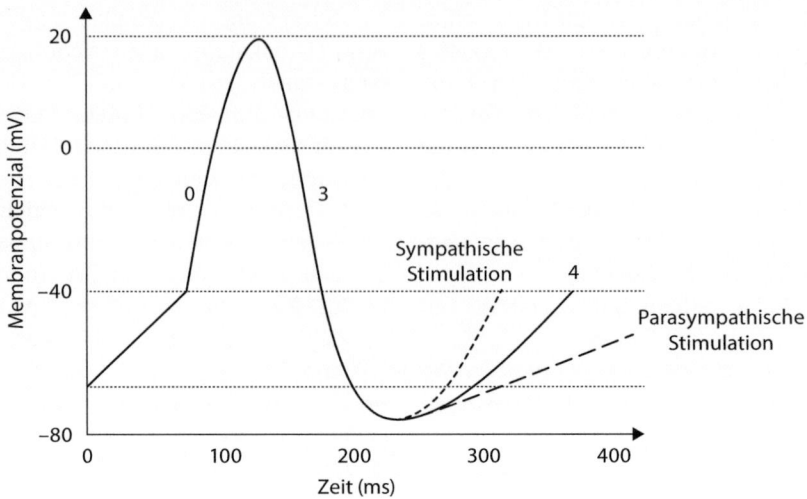

Abb. 8.7 Aktionspotenzial eines Schrittmacherzentrums. *0* Phase 0; *3* Phase 3; *4* Phase 4, siehe Text

cyclic nucleotide-gated cation channel; sog. **Funny Channel**) bis zum Schwellenpotenzial von −40 mV → Öffnung von L-Typ-Ca-Kanäle (Ca-Kanäle vom langsamen Typ), Einstrom von Ca in die Zelle.
- **Phase 3** Repolarisation durch **K-Ausstrom**: Schluss der Ca- und K-Kanäle beim Potenzial von +20 mV, es kommt zum K-Ausstrom aus der Zelle.
- **Phase 4 Hyperpolarisation** Na^+-Leck, T-Type Ca-Kanäle und Na/Ca-Pumpe: Hyperpolarisation, bevor der K-Ausstrom zum Erliegen kommt, dann Rückkehr Richtung des Schwellenpotenzials.

Chronotrope Wirkung des autonomen Nervensystems, Wirkung auf die Steilheit des Aktionspotenzials:
- **Parasympathikus**: flacherer Anstieg → HF ↓.
- **Sympathikus** $β_1$- (G_S-Protein-vermittelten) Aktivierung der Adenylatzyklase, intrazelluläres cAMP ↑ → Öffnungswahrscheinlichkeit von HCN-Kanälen ↑, Depolarisation → Schwellenpotenzial früher und häufiger erreicht, HF ↑.

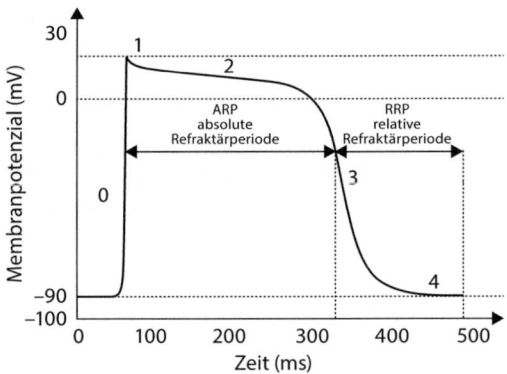

Abb. 8.8 Membranpotenzial der kardialen Muskelzellen. *1* Phase 1; *2* Phase 2; *3* Phase 3; *4* Phase 4, siehe Text

8.2.1.3 Kardiale Muskelzellen

Aktionspotenzial des Myokards: Zusätzliche Plateauphase (Phase 2) im Vergleich zu den Schrittmacherzellen (Abb. 8.8).
- **Phase 0 Na-Einstrom**: Nach Erreichen des Schwellenpotenzials schneller Na-Einstrom in die Zelle, Depolarisation. *Entspricht dem QRS-Komplex im EKG.*
- **Phase 1**: Repolarisation durch **K-Ausstrom**: Schließen der Na-Kanäle, Öffnen der K-Kanäle, K-Ausstrom aus der Zelle.

- **Phase 2**: **Ca-Einstrom** (L-Typ-Ca-Kanäle): Weiter K-Ausstrom, dazu Öffnung von L-Typ-Ca-Kanäle, Ca-Einstrom in die Zelle → Insgesamt Aufheben der begonnenen Repolarisation und temporäres Plateau: K-Kanäle bleiben offen, weiter K-Ausstrom aus der Zelle, Membranpotenzial bleibt über 0 mV.
Während Phase 1 und 2 besteht **absolute Refraktärität**, d. h. es kann zu keiner erneuten Depolarisation der Zellmembran kommen. *Phase 2 entspricht der ST-Strecke im EKG*.
- **Phase 3**: Schluss der L-Typ-Ca-Kanäle, weiter anhaltender **K-Ausstrom**, Repolarisation der Zelle.
Phase 3 ist der Beginn der relativen Refraktärität, sie *entspricht der T-Welle im EKG*.
- **Phase 4**: Aktivität der ATP-abhängigen Na/K-Pumpe (**Na–K-ATPase**): Efflux von 3 Na$^+$-Ionen und Influx von 2 K$^+$-Ionen stellt das negative Ausgangsmembranpotenzial wieder her.

8.2.2 Drücke im Kreislauf

8.2.2.1 Herzzyklus
◘ Abb. 8.9

8.2.2.2 Blutdruck und mittlerer arterieller Druck (MAP)

- **Blutdruck**
- Normal 120/80 mmHg,
- Hypertonie: Stufe 1 (> 140/90 mmHg), Stufe 2 (> 160/100 mmHg), Stufe 3 (> 180/110 mmHg).

- **Mittlerer arterieller Druck**

Der mittlere arterielle Blutdruck (MAP) kann direkt gemessen (Oszillometrie, ◘ Abb. 8.10) oder abgeschätzt werden:

$$MAP = RR_{dia} + \frac{1}{3} \times (RR_{sys} - RR_{dia})$$

Der arterielle Blutdruck ist lageabhängig: Im Stehen addiert sich der hydrostatische

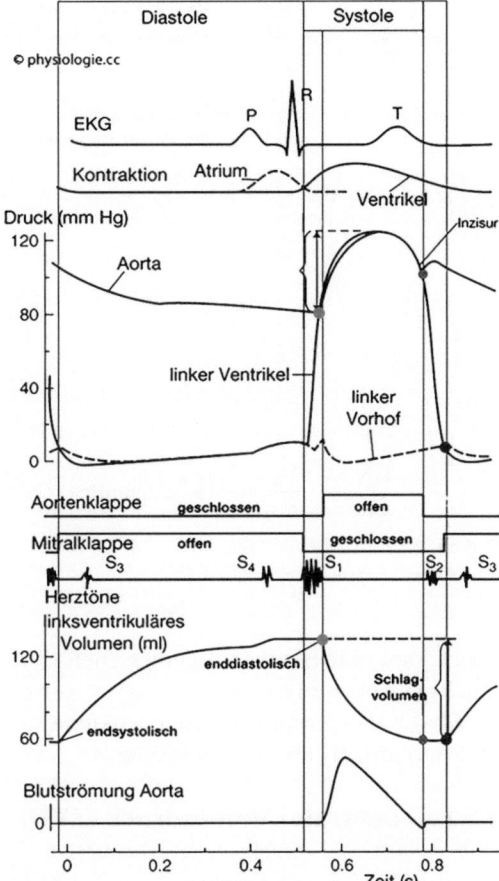

◘ **Abb. 8.9** Druck in der Aorta, Vena cava (ZVD) und linkem Ventrikel (LV) im Vergleich zum EKG und zu den Herztönen. *IVC* Isovolumetrische Kontraktion, *IVR* Isovolumetrische Relaxation. (Mit freundlicher Genehmigung von Prof. Dr. H. Hinghofer-Szalky aus: physiologie.cc)

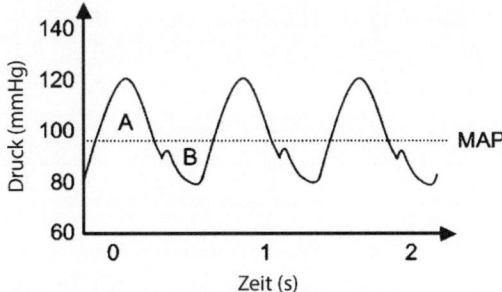

◘ **Abb. 8.10** Mittlerer arterieller Druck (MAP) in der arteriellen Blutdruckkurve: Der MAP teilt die Fläche unter der Druckkurve (Area under the Curve, AUC) in 2 gleiche Teile mit Fläche (A) = Fläche (B)

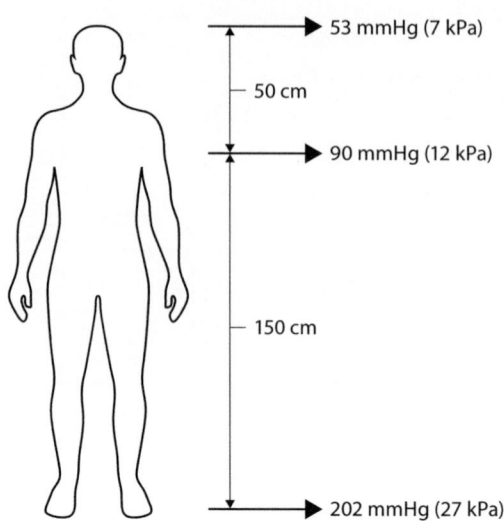

Abb. 8.11 Arterieller Mitteldruck (MAP) beim Erwachsenen im Stehen von Kopf bis Fuß

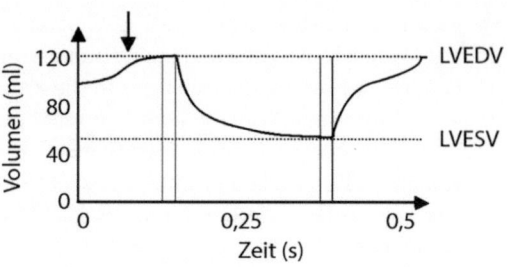

Abb. 8.12 Volumenkurve des linken Ventrikels, *LVEDV* linksventrikuläres enddiastolisches Volumen, *LVESV* linksventrikuläres endsystolisches Volumen. Der Pfeil zeigt die Füllung durch die Vorhofkontraktion (bei Sinusrhythmus!)

Druck zum (auf Herzhöhe) gemessenen Blutdruck (Abb. 8.11).

Abb. 8.12 zeigt die Volumenkurve des linken Ventrikels über den Herzzyklus.

8.2.2.3 Zentraler Venendruck (ZVD)

Normalwert: 5 mmHg (0–10 mmHg = 0–14 cmH$_2$O); Veränderungen des ZVD: Tab. 8.3.

Der ZVD entspricht (bei intakter Trikuspidalklappe und fehlenden signifikanten Arrhythmien) dem Druck im rechten Vorhof (RAP) und dem rechtsventrikulären enddiastolischen Druck (RVEDP).

Messung in Herzhöhe, ca. ³/₅ des Thoraxdurchmesser (Messung von unten in Rü-

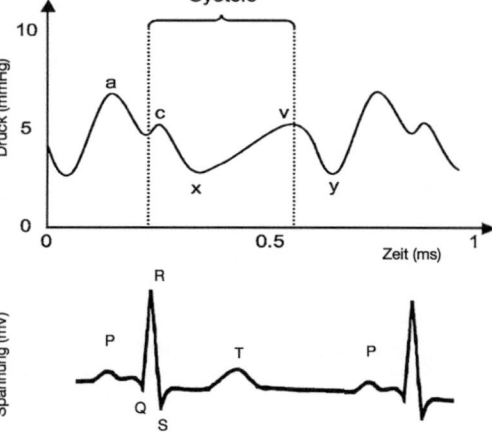

Abb. 8.13 Druckkurve des zentralen Venendrucks (ZVD) im Vergleich zum EKG. *a* atriale Kontraktion (Vorhofkontraktion), *c* Kontraktion rechte Kammer (**c**hamber), *x* Vorhofrela**x**ation, *v* **v**entrikuläre Systole (**V**orhoffüllung), *y* passive ventrikuläre Füllling, fi(**y**)ll(**y**)ing; Tab. 8.4

Tab. 8.3 Einfluss auf den Zentralen Venendruck (ZVD)	
ZVD ↑	Rechtsherzversagen, biventrikuläres Herzversagen mit niedrigem HZV
	Trikuspidalinsuffizienz/-stenose
	Rechtskardiale Compliance ↓: Perikarderguss, Spannungspneumothorax
	Intra-/extrathorakaler Druck: PEEP/Überdruckbeatmung, Aszites
	(Hypervolämie)
ZVD ↓	Hypovolämie, Schock (nicht alle Formen …), HZV ↑

Kapitel 8 · Herz-Kreislauf-System

Tab. 8.4 Zuordnung der ZVD-Kurven zu kardialen Ereignissen im Herzzyklus (mit Merkhilfen)

a	**Vorhofkontraktion** (*a*triale Kontraktion)	
	Fehlt	Vorhofflimmern! → dann c prominenter
	Hoch	Pulmonale Hypertonie, Trikuspidal- oder Pulmonalklappenstenose (Hypertrophie der Vorhofmuskulatur)
		Rechts-ventrikuläre Compliance ↓
		Canon Wave bei AV-Dissektion (AV °III) oder junktionalem Rhythmus: Vorhofkontraktion gegen geschlossene Trikuspidalklappe
c	**Kontraktion rechte Kammer** (*c*hamber)	
	Vorwölbung der Trikuspidalklappe (in rechten Vorhof) während der Ventrikelkontraktion	
	ac-Verschmelzungswelle	Fusionswelle bei verkürzter PQ-Zeit
x	**Vorhofrelaxation und Abwärtsbewegung der Klappenebene während der ventrikulären Systole**	
v	**Vorhoffüllung** (*v*entrikuläre Systole) Bluteinstrom in den rechten Vorhof bei (noch) geschlossener Trikuspidalklappe	
	Hoch	Trikuspidalinsuffizienz, Herzbeuteltamponade, Rechtsherzversagen
		v-Maximum nach dem 2. HT (Schluss Aortenklappe, Pulmonalklappe)
	cv-Verschmelzungswelle	Bei konstritkive Perikarditis (W/M-Form)
y	**Passive ventrikuläre Füllung** („fi(*y*)ll(*y*)ing") Öffnung der Trikuspidalklappe und Ventrikelfüllung, dadurch Abfall des ZVD	
	Flach	Bei Herzbeuteltamponade

ckenlage!), in Höhe der vorderen Axillarlinie/Mamille.

Probleme der ZVD-Messung (Abb. 8.13 und Tab. 8.4):
- Druck ist kein Volumenparameter! ZVD korreliert schlecht mit dem Volumenstatus.
- Messung selbst extrem fehleranfällig: Abweichungen um einige cm von der Messung auf Höhe des rechten Vorhofs wirken sich stark auf den ZVD aus (1 mmHg = 1,3 cmH$_2$O).
- Hygienische Bedenken (Konnektionen und Diskonnektionen), bzw. zusätzliche Leitung notwendig.

Darstellung pathologisch veränderter ZVD-Kurven: Abb. 8.14.

8.2.2.4 Drücke im rechten Kreislauf

Normalwert pulmonalarterieller Druck (PAP): mittlerer PAP 20 mmHg, pulmonale Hypertonie ≥ 25 mmHg bzw. > 30 mmHg unter Belastung (akut: mittlerer PAP bleibt < 40 mmHg).

Der pulmonale Kreislauf gehört mit dem systemischvenösen Kreislauf zum Niederdrucksystem. Der pulmonalarterielle Druckabfall entsteht zu 40 % durch den präkapillären arteriellen Widerstand, zu 60 % durch den postkapillären venösen Widerstand.

Messung des PAP invasiv mittels pulmonalarteriellem Katheter (PAK) oder nichtinvasiv in der Echokardiographie: Flussmessung im Doppler über der Trikuspidalklappe (Voraussetzung Trikuspidalinsuffizienz) → Druckgradient über Trikuspidalklappe → Abschätzung des PAP (Abb. 8.15).

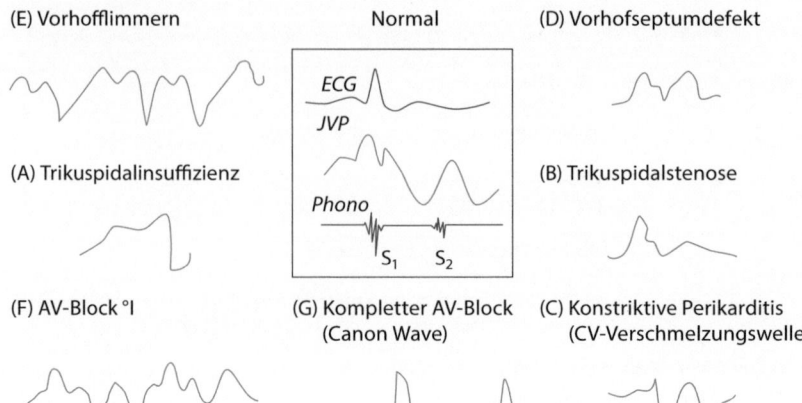

◘ **Abb. 8.14** Wichtige Pathologien der ZVD-Kurve

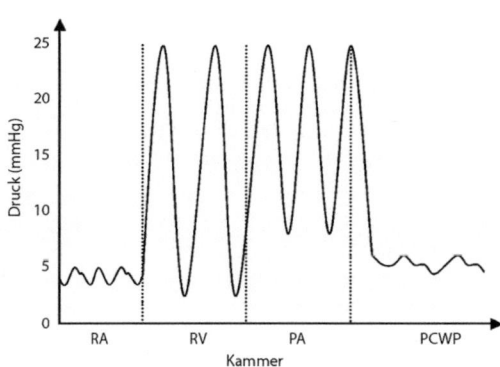

◘ **Abb. 8.15** Verlauf der Druckkuve bei der Anlage des PAK vom rechten Vorhof (*RA*), rechten Ventrikel (*RV*) in die Pulmonalarterie (*PA*) zum Wedge-Druck (*PCWP*)

8.2.3 Kardiale Flüsse und Widerstände

8.2.3.1 Volumina

- **Herzzeitvolumen (HZV)**

Oder auch CO (Cardiac Output).

$$HZV = SV \times HF$$

SV: Schlagvolumen, HF: Herzfrequenz

- **Cardiac Index (CI)**

$$CI = \frac{\text{Herzzeitvolumen}}{\text{Körperoberfläche}}$$

Normal: Körperoberfläche 1,7–2 m²; HZV 4–8 l/min (50–60/min × 60–100 ml) → CI 2,5–4 l/m².

- **Schlagvolumen (SV)**

$$SV = \text{enddiastolisches Volumen (EDV)} - \text{endsystolisches Volumen (ESV)}$$

Normal: SV 60–70(–100) ml.

Das Schlagvolumen kann bezogen auf die Körperoberfläche als Schlagvolumenindex (SVI) angegeben werden, normal 33–55 ml/m².

- **Ejektionsfraktion (EF)**

$$EF = \frac{EDV - ESV}{EDV} \text{ in } \%$$

EDV enddiastolisches Volumen, *ESV* endsystolisches Volumen; Normale EF 60–70 %.

8.2.3.2 Widerstände im Kreislauf

- **Flusswiderstand**

Widerstand, gegen den der Ventrikel kontrahieren muss. Nach dem **Ohm-Gesetz** (▶ Kap. 2) ist der Abfall des Drucks oder der Spannung das Produkt von Fluss und Widerstand ($U = R \times I$).

- **Systemischvaskulärer Widerstand (SVR) bzw. pulmonalvaskulärer Widerstand (PVR)**

$$\text{SVR} = \frac{(\text{MAP} - \text{RAP})}{\text{HZV}} \text{ in Dyne;}$$

$$\text{PVR} = \frac{(\text{MPAP} - \text{LAP})}{\text{HZV}} \text{ in Dyne}$$

RAP: rechtsarterieller Druck, MPAP: pulmonalarterieller Mitteldruck, LAP: linksarterieller Druck

Gemessen in **Dyne** = Kraft, die 1 g Masse eine Beschleunigung von $1\,\text{cm/s}^2$ verschafft (1 Dyne = 1/100.000 Newton). Multiplikation der Formeln für Drücke in mmHg mit 80 (s. ▶ Abschn. 2.6.1). Mit rechtsartrialem Druck (RAP) = ZVD (s. o.) und linkarterieller Druck (LAP) = PCWP gilt:

$$\text{SVR} = \frac{(\text{MAP} - \text{ZVD}) \times 80}{\text{HZV}} \text{ in mmHg;}$$

$$\text{PVR} = \frac{(\text{MPAP} - \text{PCWP}) \times 80}{\text{HZV}} \text{ in mmHg}$$

– Normal SVR 900–1500 dyne $\times$ s $\times$ cm^{-5} und PVR 50–150 dyne $\times$ s $\times$ cm^{-5}.
– Aber: Der Anstieg v. a. des PVR ist in Wirklichkeit nichtlinear, da es durch einen erhöhten pulmonalen Blutfluss zur Dilatation und zum Recruitment von Blutgefäßen kommt.

Einfluss auf pulmonalvaskulären Widerstand (PVR) haben:
– PVR ↑ durch Hypoxie, Azidose, Hyperkapnie, Noradrenalin, Thromboxane, Endothelin, Angiotensin-II, Serotonin, Histamin, sehr hohe/sehr niedrige Lungenvolumina (▶ Kap. 9), Lachgas.
– PVR ↓ durch Prostaglandine/Iloprost, NO, volatile Anästhetika, Alkalose, pCO_2 ↓, Acetylcholin, Isoprenalin, Hämodilution (Viskosität), hohen Spitzendruck (PIP).

- **Systemischvaskulärer Widerstandsindex (SVRI) bzw. pulmonalvaskulärer Widerstandsindex (PVRI)**

Auch die **Widerstände können bezogen auf die Körperoberfläche als Index** angegeben werden als systemischvaskulärer Widerstandsindex (**SVRI**) bzw. pulmonalvaskulärer Widerstandsindex (**PVRI**).

Normal SVRI 1500–2500 dyne $\times$ s $\times$ cm^{-5} $\times$ m^{-2} und PVRI 140–250 dyne $\times$ s $\times$ cm^{-5} $\times$ m^{-2}

8.2.4 Regulation des Herzzeitvolumens

8.2.4.1 Wichtige Begriffe

- **Vorlast**

Enddiastolische Dehnung der kardialen Muskelfasern → bestimmt durch das **enddiastolische Volumen** (EDV), d. h. durch venösen Rückfluss und ZVD. Auch globales enddiastolisches Volumen (GEDV) und intrathorakaler Blutvolumenindex (ITBVI) sind Vorlastparameter (transpulmonale Thermodilution, PiCCO; ◘ Tab. 8.7).

- **Nachlast**

Spannung, die bei/vor der Muskelfaserkontraktion erzeugt werden muss → bestimmt durch die Wandspannung des Ventrikels, d. h. durch enddiastolisches Volumen und Blutdruck. Wird oft durch den vaskulären Widerstand (systemisch: SVR) ausgedrückt.

- **Kontraktilität, Inotropie**

Fähigkeit der Herzmuskelfasern, bei gegebener Vor- und Nachlast Arbeit zu verrichten, d. h. die Kontraktilität entspricht dem Druckanstieg pro Zeit (dp/dt), beeinflusst von Vorlast, Nachlast, sympathischer Aktivität (Katecholamine).

Weitere Faktoren, die auf das Herzzeitvolumen Einfluss haben:
- **Herzfrequenz**: Bei 90/min liegt der ideale Kompromiss für das HZV: Hier hohes HZV (= SV × HF), bei Tachykardie myokardiale Durchblutung ↓.
- **Klappenfunktion**: Druck ↓ durch Widerstände bei Stenosen (turbulente Strömungen!), Regurgitationen bei Insuffizienz.
- **(Sinus)rhythmus**: 15–30 % der Ventrikelfüllung erfolgt durch Vorhofkontraktion (*Anteil steigt bis 50 % im Alter oder bei Linksherzinsuffizienz*).
- **Ventrikuläre Compliance**: Diastolische Relaxation als energieabhängiger Prozess (*Bsp. diastolische Herzinsuffizienz bei linksventrikulärer Hypertrophie*).
- **Interaktion von rechten und linken Ventrikel, ventrikuläre Interdependenz**: Rechtsventrikuläres Volumen ↑ → linksventrikuläre Compliance und Vorlast ↓ → linksventrikuläres Schlagvolumen ↓.

8.2.4.2 Frank-Starling-Mechanismus

- **Gesetz von Frank und Starling**

Die Stärke der kardialen Kontraktilität hängt von der initialen **Muskelfaserlänge** ab, d. h. bei steigender Länge steigt (beim gesunden Herzen) die Kontraktilität und damit die Auswurfleistung des Ventrikels.

Maß für die initiale Muskelfaserlänge ist das **enddiastolische Volumen** (▶ Abschn. 8.2.3), oft wird es durch den **(linksventrikulären) enddiastolischen Druck (LVEDP)** abgeschätzt. Durch Steigerung der Inotropie nimmt auch die Steilheit des Frank-Starling-Mechanismus zu (◘ Abb. 8.16). Der herzinsuffiziente Ventrikel zeigt dagegen eine verminderte Reaktion auf Volumendehnung.

Der **Frank-Starling-Mechanismus** beschreibt die **Beziehung zwischen kardialem Füllungsdruck, linksventrikulärem enddiastolischem Druck (LVEDP) und der Auswurfleistung (Schlagvolumen, SV).**

Der Frank-Starling-Mechanismus ist **kein nervaler Reflex**, sondern ein molekularer Mechanismus der Myokardzellen: Myofilamente werden durch Dehnung sensibilisiert und vermehrt Kalzium aus dem sarkoplasmatischen Retikulum freigesetzt.

Das **Schlagvolumen variiert atemzyklusabhängig**: Bei Einatmung kommt es durch Erhöhung der intrathorakalen Druckdifferenz zu einem vermehrten venösen Rückstrom zum Herz, das Schlagvolumen steigt dem Frank-Starling-Mechanismus folgend. Ab der späten Inspiration und der Exspiration sinkt der venöse Rückstrom, das Schlagvolumen nimmt ab. Diese atemabhängige Schwankung ist besonders ausgeprägt bei Volumenmangel, sodass die atemabhängige Variation des Schlagvolumens (SVV) auch als Parameter des Volumenmangels verwendet werden kann (SVV normalerweise < 10–15 %).

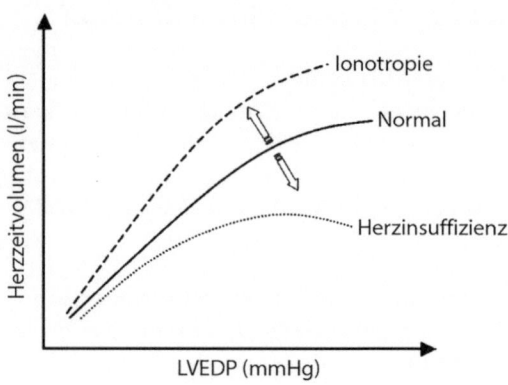

◘ **Abb. 8.16** Frank-Starling Mechanismus (bei normaler Herzfunktion und bei Herzinsuffizienz)

8.2.4.3 Venöser Rückstrom (VR)

Der venöse Rückstrom (VR) wird bestimmt durch den Druckgradienten zwischen rechten Vorhof (RAP) und mittlerem systolischen Füllungsdruck (MSFP), der MSFP ist dabei der gewichtete Durchschnitt aller Drücke in allen Anteilen des Kreislaufs.

$$\text{Venöser Rückstrom (VR)} = \frac{(\text{MSFP} - \text{RAP})}{R_{ven}} \times 80$$

MSFP: Mittlerer systolischer Füllungsdruck, RAP: rechter Vorhofdruck, R_{ven}: venöser Widerstand

Bei einem RAP von 7 mmHg erliegt der venöse Rückstrom, da RAP = MSFP, bei einem RAP (ZVD!) von −4 mmHg kommt es zum Kollaps der extrathorakalen Venen, d. h. das HZV lässt sich nicht mehr steigern, da der venöse Rückstrom bereits maximal ist.

◘ Abb. 8.17 zeigt den Zusammenhang von Herzzeitvolumen (HZV) und rechtsartialen Druck: Unterhalb von −4 mmHg entsteht ein Plateau, d. h. durch weiteren Abfall des RAP lässt sich das Herzzeitvolumen nicht mehr steigern, da der venöse Rückstrom schon maximal ist.

- MSFP ↑: durch Erhöhung des rechtsartialen Drucks (RAP) und den Frank-Starling-Mechanismus HZV ↑.
- Venöser Widerstand ↓ (Vasodilatation, reduzierte Viskosität z. B. bei Anämie): Bei unverändertem MSFP steigen der rechtsartiale Druck (RAP) und das HZV.

8.2.4.4 Druck-Volumen-Kurve

Der Herzzyklus kann als Beziehung von Druck und Volumen dargestellt werden (◘ Abb. 8.18).

Die untere, zum Ende ansteigende gestrichelte Linie in ◘ Abb. 8.18 repräsentiert die enddiastolische Druck-Volumen-Beziehung des Ventrikels. Die obere gestrichelte Linie repräsentiert die endsystolische Druck-Volumen-Beziehung, ihre Steilheit wird durch die Kontraktilität verändert, das Schlagvolumen steigt mit zunehmender Kontraktilität. Die Pfeile zeigen die Richtung der Herzaktion, die Senkrechten zeigen die isovolumetrischen Kontraktion bzw. Relaxation (Druckänderung ohne Volumenänderung).

Bei erhöhter Vorlast „wächst" die Kurve entlang der x-Achse, das Schlagvolumen steigt (Frank-Starling-Mechanismus), bei erhöhter Nachlast verschiebt sich die Kurve entlang der x-Achse (◘ Abb. 8.19).

Beim insuffizienten Ventrikel ist die Druck-Volumen-Kurve nach rechts verschoben, die Kontraktion (gestrichelte Linie oben) reduziert

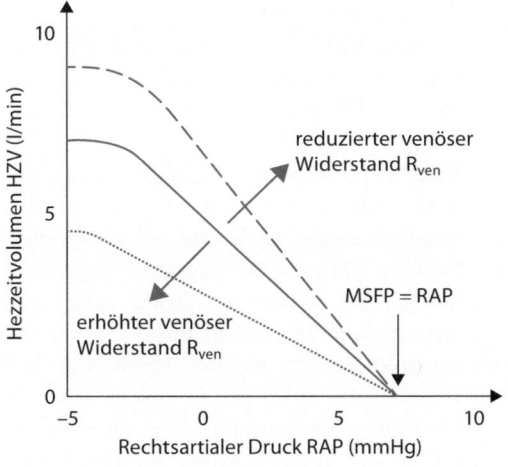

◘ **Abb. 8.17** Zusammenhang von Herzzeitvolumen und Druck im rechten Vorhof. *MSFP* mittlerer systolischer Füllungsdruck, *RAP* rechter Vorhofdruck. (Mod. nach: physiologie.cc, mit freundlicher Genehmigung von Prof. Dr. H. Hinghofer-Szalky)

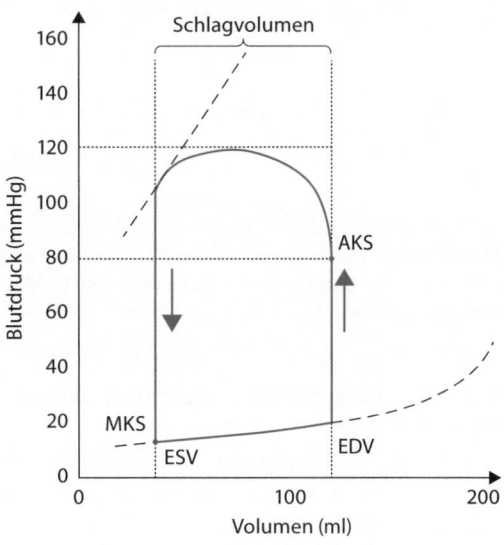

◘ **Abb. 8.18** Druck-Volumen-Kurve des Ventrikels. *MKS* Schluss der Mitralklappe, *AKS* Schluss der Aortenklappe, *ESV* endsystolisches Volumen, *EDV* enddiastolisches Volumen. Weitere Erklärungen s. Text

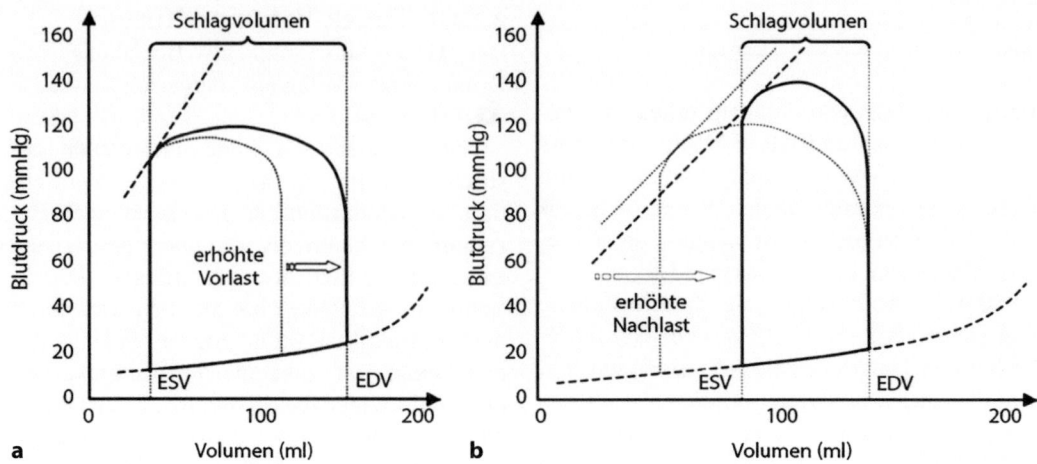

Abb. 8.19 Verschiebung der Druck-Volumen-Kurve durch Veränderung **a** der Vorlast bzw. **b** der Nachlast. *ESV* Endsystolisches Volumen, *EDV* Enddiastolisches Volumen

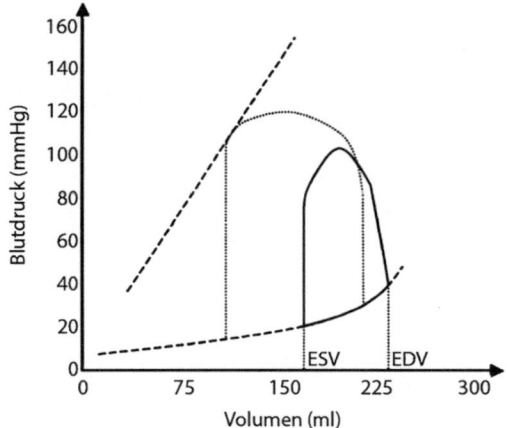

Abb. 8.20 Druck-Volumen-Kurve des insuffizienten Ventrikels. *ESV* Endsystolisches Volumen, *EDV* Enddiastolisches Volumen

und das Schlagvolumen insgesamt vermindert (■ Abb. 8.20).

Weitere Mechanismen[1] und Reflexe mit Einfluss auf Schlagvolumen und damit Herzzeitvolumen:

- **Bowditch-Effekt**: Erhöhte Kontraktilität bei Steigerung der Herzfrequenz durch Verkürzung der Diastolendauer (intrazelluläres Ca ↑). Der Reflex ist bei Herzinsuffizienz abgeschwächt oder fehlt, vermutlich durch abnehmende Kontraktionsfähigkeit der Myokardfasern.
- **Anrep-Effekt**: Erhöhte Kontraktilität bei erhöhter Nachlast. Fraglicher Mechanismus (Na-H-Kanäle und intrazelluläres Na ↑?).
- **Bainbridge-Reflex** (Vorhofdehnungsreflex): Tachykardie bei Anstieg der atrialen Wandspannung (z. B. bei Volumenüberladung), über Sinusknotenerregung. Wird durch Atropin oder bei Denervation nach Herztransplantation gehemmt!
- **Benzold-Jarisch-Reflex**: Hypotonie und Bradykardie z. B. bei Hypoxie, komplexer Reflex, Verbindungen zur Atmung und ZNS, ggf. Verantwortlich für den Kreislaufkollaps bei Spinalanästhesie?

8.2.4.5 Verteilung des Herzzeitvolumens und Anpassung an Belastung

Bei körperlicher Belastung steigt das HZV bis auf das 4- bis 5-fache (20–25 l/min), die Umverteilung erfolgt (erwartungsgemäß) v. a.

---

[1] Der frühere Begriff „Reflex" für Frank-Starling-, Bowditch- und Anrep-Effekt sollte vermieden werden, da diese Effekte auf molekularer Ebene vermittelt werden und nicht nerval.

Kapitel 8 · Herz-Kreislauf-System

in die Muskulatur und zu Lasten der Durchblutung von Splanchnikus, Nieren und Haut (◘ Tab. 8.5). *Bsp. Unter Ausdauertraining steigt das Schlagvolumen, die Herzfrequenz in Ruhe sinkt (Ruhefrequenz 25–30/min bei professionellen Radsportlern!). Auch der systemisch-vaskuläre Widerstand in Ruhe sinkt, der maximale Herzfrequenzanstieg wird höher. Extrakardiale Effekte des Ausdauertrainings sind ein Anstieg des Blutvolumens und des Hämatokrits, wodurch auch die maximale Sauerstoffaufnahme steigt.*

84 % des Blutes befindet sich im systemischen („linken") Kreislauf, 7 % im Herz selbst und 9 % im pulmonalen („rechten") Kreislauf. Aber: Das Herzzeitvolumen (d. h. das gepumpte Blutvolumen pro Zeit) ist rechts annähernd so groß wie links (systemisch nur etwas größer durch Rechts-Links-Shunt).

8.2.5 Blutversorgung des Herzens

Das subendokardiale Myokard wird in der Systole stärker komprimiert als das subepikardiale, dadurch entsteht ein Gradient der myokardialen Blutversorgung von innen nach außen (subepikardiale Durchblutung > subendokardiale).

- **Koronardurchblutung**: In Ruhe 70–80 ml/min/100 g Gewebe. d. h. ca. 250 ml/min oder 5 % des HZV. Bei Belastung Steigerung auf das 4-fache (1 l/min).
- **Myokardialer Sauerstoffverbrauch**: 10 ml/min/100 g Gewebe (25 ml/min), 10 % des Gesamtorganismus.
- **Sauerstoffextraktion** (ajDO2) von 60–70 % im Herzen, Sauerstoffsättigung im koronarvenösen Blut auch in Ruhe nur bei ca. 30 %.

◘ **Tab. 8.5** Verteilung des Herzzeitvolumens auf verschiedene Organsysteme und Normalwerte für Erwachsene. (Mod. nach Guyton/Hall Medical Physiology)

Anteil in	Blutfluss		Anteil bei max. Belastung	Gewicht (% vom Körpergewicht)	ml/min/100 g
	Ruhe (%HZV)	ml/min			
Gute Durchblutung					
Lunge	100 %	5000	100 %	< 1 %	–
Gehirn	15 %	750	3 %	2 %	50
Herz/Koronarien	4–5 %	250	4 %	< 1 %	75(–350)
Niere	20 %	1000	1 %	< 1 %	400
Splanchnikus	30 %	1500	1 %	2 %	40–70
▬ davon Leber	–25 %	–1250	–	–	–100
Schilddrüse	1 %	50	–	< 1 %	1600
Nebenniere	< 0,5 %	25	–	< 1 %	3000
Schwächere Durchblutung					
Haut	5 %	250	2 %	20 %	3
Muskulatur	15 %	750	90 %	43	5
Schlechte Durchblutung					
Fettgewebe	4 %	200	–	15	0,5
Bindegewebe	5 %	250	–	26	0,5

8.2.5.1 Koronarer Perfusionsdruck

Analog zum zerebralen Perfusionsdruck[2] lässt sich der **koronare Perfusionsdruck (KPP)** als Differenz zwischen diastolischem Druck in der Aorta und linksventrikulärem enddiastolischen Druck (LVEDP) berechnen:

$$KPP = ADP - LVEDP$$

Er wird während der Diastole gemessen, in der der Gradient zwischen ADP und LVEDP am größten ist (◘ Abb. 8.21).

8.2.5.2 Koronarer Blutfluss

Ebenfalls analog zum zerebralen Blutfluss gilt für den **koronaren Blutfluss (KBF)** das Verhältnis von CPP und koronarvaskulärem Widerstand (KVR):

$$KBF = \frac{KPP}{KVR}$$

Während der **isovolumetrischen Kontraktion** fällt der koronare Blutfluss im linken Ventrikel durch die direkte Kompression der Koronargefäße auf 0. Er steigt dann durch den ansteigenden Druck in der Aorta und geringere Wandspannung in der Systole an. Die maximale koronare Perfusion erfolgt aber in der Diastole bei Relaxation der Ventrikelmuskulatur (◘ Abb. 8.21).

- **Rechter Ventrikel**

Niederdrucksystem, geringe Wandspannung, d. h. es erfolgt die koronare Durchblutung während der gesamten Systole.

8.2.6 Sauerstoffgehalt und -verbrauch

8.2.6.1 Sauerstoffgehalt im Blut

Normal: arteriell 20 ml O_2/100 ml Blut, venös 15 ml O_2/100 ml Blut.

Der Sauerstoffgehalt im Blut (C_xO_2)[3] wird unterteilt in

— An Hämoglobin (Hb) gebundener Anteil, bestimmt von Hb-Wert und Sauerstoffsättigung (SO_2): $SO_2 \times 1{,}34 \times Hb$.
— Physikalisch gelösten Anteil, der allein vom Sauerstoffpartialdruck (pO_2) abhängt (▶ Abschn. 2.3): $0{,}003 \times pO_2$ in mmHg ($0{,}0225 \times pO_2$ für pO_2 in kPa).

$$C_xO_2 \text{ (mmHg)} = SO_2 \times 1{,}34 \times Hb + 0{,}003 \times pO_2$$

- **Hüfner-Zahl**

1,34 ml/g.

1 Mol Hämoglobin (molare Masse 64.500 g/mol) bindet 89,6 l Sauerstoff (1 Mol = 22,4 l, ▶ Abschn. 2.3), d. h. theoretisch werden 1,39 ml Sauerstoff pro g Hämoglobin gebunden. Physiologisch liegt ein Teil des Hämoglobins als CO- und Met-Hb vor, die keinen Sauerstoff binden (▶ Kap. 9), daher wird mit 1,34 ml Sauerstoff pro g Hämoglobin gerechnet.

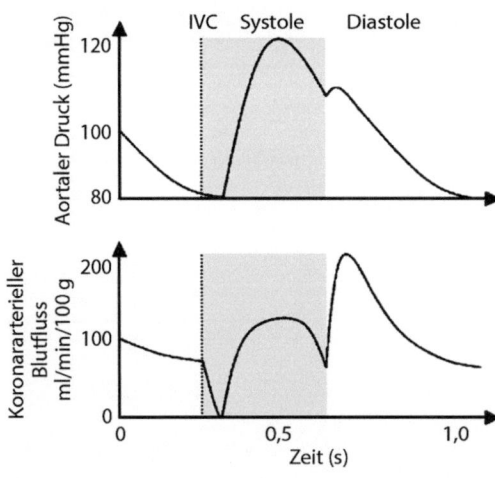

◘ **Abb. 8.21** Zusammenhang zwischen aortalem Blutdruck und koronarem Blutfluss. *IVC* Isovolumetrische Kontraktion

---

2 Leider sind nicht nur die Formeln ähnlich, sondern auch die Abkürzungen für CPP und CBF; wir verwenden daher KPP und KBF zur besseren Unterscheidung.

3 Als CO_2 Verwechslungsgefahr mit Kohlendioxid, daher C_xO_2 für den arteriellen (CaO_2) bzw. venösen (CvO_2) Sauerstoffgehalt geschrieben.

Physikalisch gelöster Anteil: Bei normalen paO_2 von 100 mmHg 0,3 ml pro 100 ml Blut, d. h. 1–2 % des Gesamtsauerstoffs im Blut. Der Anteil kann durch Gabe von 100 % Sauerstoff auf max. 2 ml pro 100 ml Blut erhöht werden (pO_2 ca. 660 mmHg, ▶ Abschn. 9.2).

8.2.6.2 Sauerstoffangebot und Sauerstoffkaskade
Normal DO_2 640–1400 ml/min. Faktor 10, da DO_2 HZV in l/min, CaO_2 pro 100 ml.

- **Sauerstoffangebot (Delivery of Oxygen, DO_2)**

$$DO_2 = HZV \times CaO_2 \times 10$$

Der pO_2 sinkt vom Blut (70–100 mmHg) bis zu den Mitochondrien (11 mmHg) schrittweise ab in der sog. Sauerstoffkaskade (◘ Abb. 8.22; ▶ Abschn. 9.2).
— **Raumluft:** $pO_2 = PATM \times F_iO_2 = 760$ mmHg $\times 0,21 = 160$ mmHg (21 kPa),
— **Trachea** → Anfeuchtung der Atemluft: $pO_2 = (PATM - pH_2O) \times F_iO_2 = (760 - 47)$ mmHg $\times 0,21 = 150$ mmHg (20 kPa),
— **Alveole** → Ventilation: $pO_2 = (PATM - pH_2O) \times F_iO_2 - pCO_2/RQ = (760 - 47)$ mmHg $\times 0,21 - 40/0,8$ mmHg $= 103$ mmHg (13 kPa).

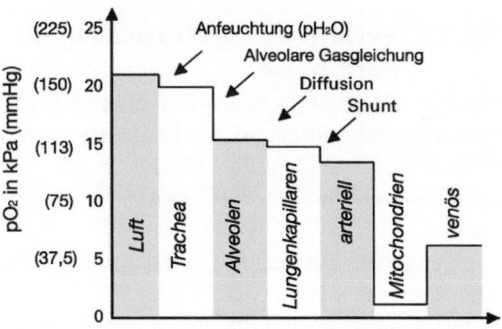

◘ **Abb. 8.22** Sauerstoffkaskade von der Luft (F_iO_2 0,21 = 160 mmHg) bis zu den Mitochondrien und Venen

8.2.6.3 Sauerstoffextraktion
- **Arteriovenöse Sauerstoffdifferenz (avDO$_2$)**

Differenz von arteriellen (CaO_2) und venösem (CvO_2) Sauerstoffgehalt:

$$avDO_2 = CaO_2 - CvO_2$$

Normal 3–5 ml O_2/100 ml Blut.

- **Sauerstoffextraktionsrate (ERO$_2$)**

$$ERO_2 = \frac{avDO_2}{CaO_2}$$

Normal 22–30 %.

8.2.6.4 Sauerstoffsättigung
Bei der **venösen Sauerstoffsättigung** werden unterschieden:
— **Zentral-venöse Sauerstoffsättigung** (SvO_2, z. T. auch $SzvO_2$): Sättigung der V. cava superior; Normal 65–70 % (pO_2 70–100 mmHg).
(Der ZVK in der V. cava inferior liegt zu distal vom rechten Vorhof, sodass die höhere Sauerstoffsättigung der unteren Körperhälfte gemessen wird. Auch falsch niedrige Messung im rechten Vorhof: Drainage des Sinus coronarius mit SO_2 von 30 %!).
— **Gemischt-venöse Sättigung** ($SgvO_2$, auch $S_{\bar{V}}O_2$ geschrieben): Sättigung in der A. pulmonalis, nur im Rechtsherzkatheter oder PAK zu gewinnen, reflektiert die venöse Sättigung (und damit den Sauerstoffverbrauch) des gesamten Organismus (V. cava superior und inferior[4]). Normal ca. 5 % über der SvO_2, 70–75 % (pO_2 35–45 mmHg).

SpO_2 bezeichnet dagegen die in der peripheren Pulsoxymetrie gemessene **periphere Sauerstoffsättigung**, SaO_2 die **arterielle Sauerstoffsättigung**.

---

[4] Höhere Sättigung in der V. cava inferior durch niedrigen Sauerstoffverbrauch von Niere und Leber.

8.2.6.5 Sauerstoffverbrauch (VO$_2$)

Normal 160–280 ml/min, Kleinkinder/Säuglinge bis 7 ml/kg.

$$VO_2 = HZV \times avDO_2$$
$$= HZV \times (CaO_2 - CvO_2)$$

Messung in Ausatemluft (inspiratorische F_iO_2 und exspiratorische $F_{ex}O_2$):

$$VO_2 = AMV \times (F_iO_2 - F_{ex}O_2)$$

Bsp. Anwendung: Messung des Herzzeitvolumens durch Messung des Sauerstoffverbrauchs (Deltatrac-Metabolic-Monitor).

- **Schätzung nach Kleiber**

$$VO_2 = 10 \times [Körpergewicht\ (kg)]^{3/4}$$

Das Herzzeitvolumen des Organismus folgt dem Sauerstoffverbrauch VO$_2$, es steigt linear. Fällt das Sauerstoffangebot DO$_2$ unter einen kritischen Schwellenwert, wird der Sauerstoffverbrauch VO$_2$ (normal 200–250 ml/min) angebotsabhängig (supply dependent), die Sauerstoffextraktion ERO$_2$ steigt (◘ Abb. 8.23). Ab einer Extraktion von ca. 75 % erfolgt die Umstellung auf anaeroben Stoffwechsel an der sog. anaeroben Grenze oder anaeroben Threshold (AT). *Eine anaerobe Threshold von < 11 ml/kg/min gilt z. B. als Prädiktor für erhöhte perioperative kardiovaskuläre Morbidität*[5].

Der Sauerstoffbedarf kann anhand der Differenz von ein- und ausgeatmeter Sauerstoffkonzentration (indirekte Kalorimetrie) gemessen oder im Pulmonaliskatheter durch Differenz des arteriellen und gemischtvenösen Sauerstoffgehaltes (Fick-Gesetz) berechnet werden.

Der **myokardiale Sauerstoffverbrauch** hängt u. a. ab von:
- **Gefäßwiderstand**: extravaskulärer Kompression, Autoregulation, metabolischer Kontrolle, humoralen Faktoren, neurogener Kontrolle,
- **koronarem Blutfluss**: Diastolendauer/Herzfrequenz,

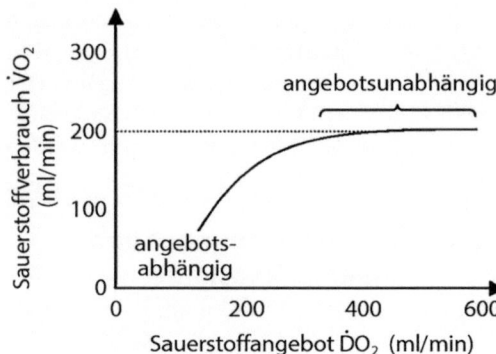

◘ **Abb. 8.23** Zusammenhang zwischen Sauerstoffangebot und -verbrauch: Der Sauerstoffverbrauch von 200 ml/min wird unterhalb eines Angebots von 300 ml/min angebotsabhängig

- **Kontraktilität**,
- systolischer Wandspannung: **Nachlast**.
- diastolischer Wandspannung: **Vorlast**.

Der myokardiale Sauerstoffbedarf kann durch Reduktion durch Nachlast gesenkt werden, aber auch durch Reduktion der Herzfrequenz, da durch die verlängerte Diastole die koronare Durchblutung verbessert wird (Prinzip der β-Blocker-Therapie bei Herzinsuffizienz).

8.2.7 Blutdruck- und Kreislaufregulation

8.2.7.1 Verlauf des Blutdrucks in die Peripherie

Anstieg des systolischen und Abfall des diastolischen Blutdrucks in der Peripherie durch Reflexion der Pulswelle (◘ Abb. 8.24), der mittlere arterielle Blutdruck (MAP) bleibt konstant.

Der größte Druckabfall und damit auch die Regulation des Blutdrucks findet sich an den Arteriolen/präarteriell (◘ Abb. 8.25).

8.2.7.2 Blutdruckregulation

Barorezeptoren sind Mechanorezeptoren, die in der Wand von Blutgefäßen den Blutdruck registrieren. Arterielle Barorezeptoren liegen

---

5 BJA, ▶ https://doi.org/10.1093/bjaceaccp/mkq001.

Kapitel 8 · Herz-Kreislauf-System

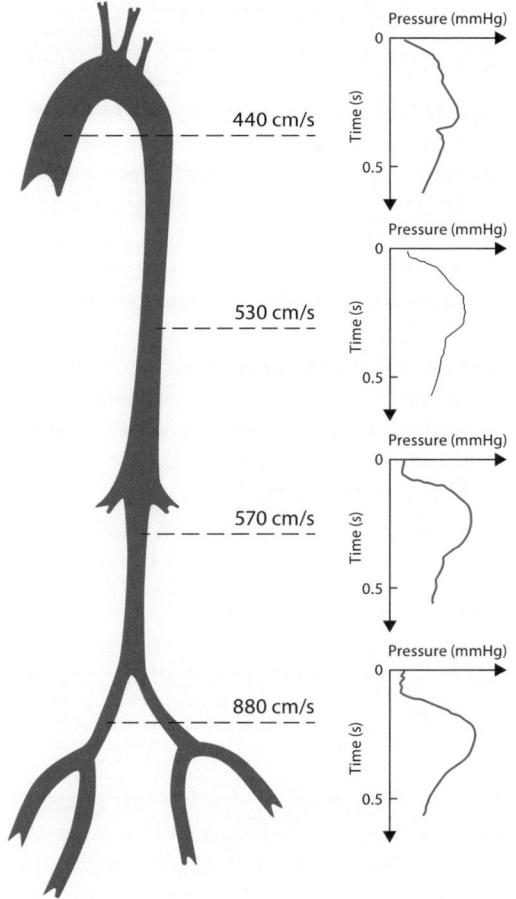

Abb. 8.24 Pulswelle (Form und Geschwindigkeit) im Verlauf des arteriellen Gefäßverlaufs

im Karotissinus an beiden Aa. carotis internae sowie im Aortenbogen. Afferenzen ziehen über den N. vagus (HN X, Aortenbogen) und den N. glossopharyngeus (HN IX, Karotissinus) zum Hirnstamm (Nucleus tractus solitarii). Von dort verlaufen Fasern zur kaudalen ventrolateralen Medulla und zum Sympathikus (Herzfrequenz ↑) sowie zum Nucleus ambiguus (Parasympathikus).

Venöse Barorezeptoren liegen im u. a. rechten Vorhof und der Pulmonalarterie, sie sind v. a. Dehnungsrezeptoren zur Regulation des Blutvolumens (ADH-Ausschüttung).

> **Prüfungsfrage: Was passiert bei der Orthostase (Wechsel von Rückenlage ins Stehen)**
> 1. Durch plötzliche Abnahme des Blutvolumens verminderter venöser Rückstrom und dadurch Abfall von Schlagvolumen und Herzfrequenz.
> 2. Reflektorisch Stimulation der Barorezeptoren, dadurch kompensatorischer Herzfrequenzanstieg (ca. 30 %) und Vasokonstriktion im Splanchnikusbereich. Dadurch wird der Mitteldruck aufrechterhalten, die Blutdruckamplitude sinkt aber (systolischer Blutdruckabfall um 10–15 mmHg, diastolisch leichter Anstieg).

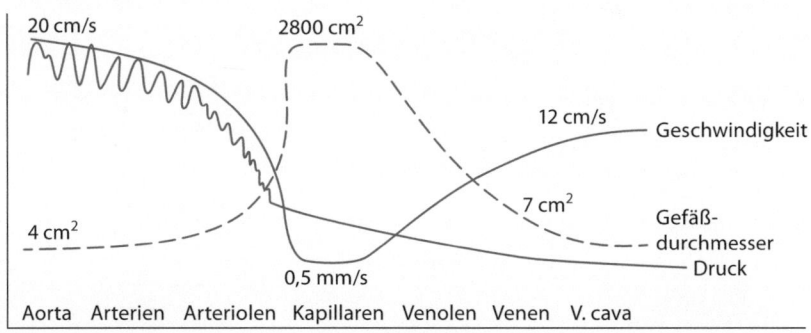

Abb. 8.25 Flussgeschwindigkeit, (summierter) Gefäßdurchmesser und Druck in Abhängigkeit vom Abschnitt des Gefäßsystems

Bei einem Abfall des Blutdrucks kommt es zur Hochregulation des **Renin-Angiotensin-Aldosteron-Systems** (RAAS), zur Natrium- und im Weiteren auch zur Wasserretention (Mechanismus der Wasserretention bei chronischer Herzinsuffizienz, ► Kap. 10).

8.2.7.3 Valsalva-Manöver

Ausatmung gegen die geschlossene Glottis für 10 s, dadurch intrathorakale Druckerhöhung. Reaktion des kardiovaskulären Systems auf Valsalva-Manöver (◘ Abb. 8.26):

- **Phase 1** (Beginn): Kurzfristige venöser Rückstrom ↑, dadurch Schlagvolumen ↑, Blutdruck ↑. HF ↓.
- **Phase 2** (Valsalva): Intrathorakaler Druck ↑, dadurch venöse Rückstrom ↓, Blutdruck ↓. HF reaktiv ↑.
- **Phase 3** (Kurze Erholungsphase nach Ende des Valsalva): Intrathorakaler Druck ↓, dadurch Entleeren des venösen Reservoirs, Blutdruck ↓. HF weiter ↑.
- **Phase 4** (Erholung): Venöser Rückstrom wieder ↑, dadurch Blutdruck ↑ (über Ausgangswerte), kurzzeitig HF ↓ (unter Ausgangswert).

Bei autonomer Neuropathie mit gestörtem Barorezeptorenreflex: starker Blutdruckabfall bei Valsava-Manöver in Phase 2, kein Überschießen in Phase 4.

8.2.7.4 Regulation der Herzfrequenz

Die Ruheherzfrequenz entsteht durch den dominierenden Vagotonus (◘ Abb. 8.27); die intrinsische Rate des Sinusknoten liegt bei 110/min! Die sympathische Innervation des Herzens erfolgt aus den Segmenten Th1–5.

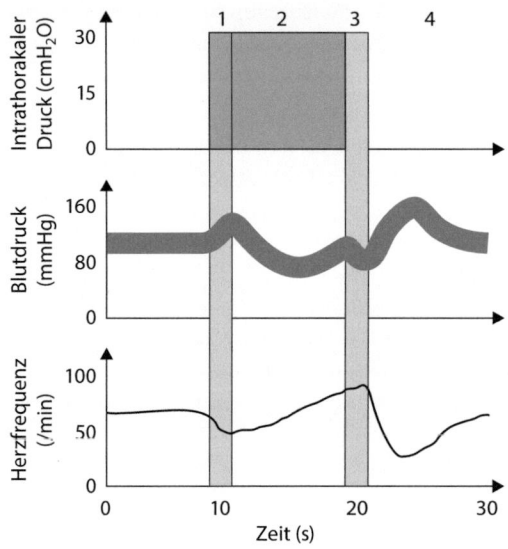

◘ **Abb. 8.26** Valsalva-Manöver. *1* Phase 1, *2* Phase 2, *3* Phase 3, *4* Phase 4; Erklärung Text

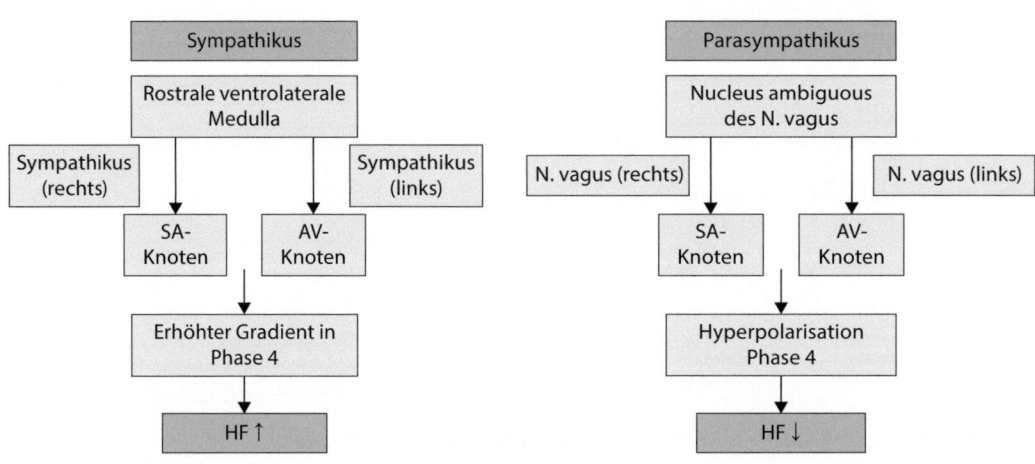

◘ **Abb. 8.27** Sympathische und parasympathische Regulation der Herzfrequenz (HF)

8.2.7.5 Fetaler Kreislauf

Blut vom Fetus fließt mit einer Sauerstoffsättigung von 45 % in den beiden Umbilikalarterien (aus den Aa. femorales) zur Plazenta, wo es auf eine Sättigung von ca. 85 % oxygeniert wird (HbF mit höherer Sauerstoffaffinität, ▶ Kap. 9; ◘ Abb. 8.28).

- 1. Shunt am **Ductus venosus am Unterrand der Leber**: Über die Umbilikalvene fließt oxygeniertes Blut zum Feten. 60 % des fetalen Blutes umgehen die Leber über den Ductus venosus in die V. cava inferior und von dort in den rechten Vorhof (Sättigung hier ca. 65 %).
- 2. Shunt am **Foramen ovale zwischen rechten und linken Vorhof**: Blut fließt in den linken Vorhof (die Valvula Eustachii, eine venöse Klappe am Übergang von V. cava inferior und rechtem Vorhof, unterstützt den Rechts-Links-Shunt). Über den linken Ventrikel gelangt das Blut in den Organkreislauf.
- 3. Shunt am **Ductus arteriosus (Botalli) zwischen Aortenbogen und Truncus pulmonalis**: Ein Teil des Blutes, das über die V. cava inferior im rechten Vorhof kommt, wird durch den rechten Ventrikel weitergepumpt, gelangen aber zu 90 % über den Ductus arteriosus (Botalli) in die deszendierende Aorta (hoher pulmonaler Gefäßwiderstand der nicht entfalteten Lunge!). Die untere Körperhälfte erhält durch den Zufluss der Pulmonalvenen weniger sauerstoffreiches Blut als die obere (s. a. auch die asymmetrische Anatomie des Säuglings mit relativ unterentwickelten Beinen). In den Karotiden des Feten liegt der pO_2 bei ca. 35 mmHg, in den Umbilikalvenen bei 25 mmHg.

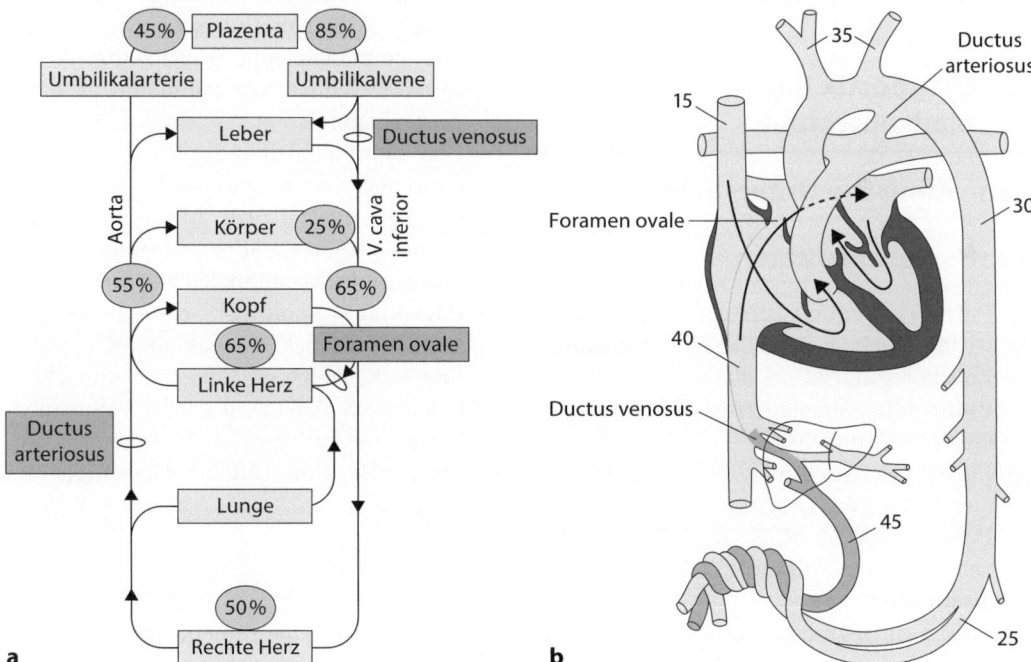

◘ **Abb. 8.28** Fetaler Kreislauf: **a** Jeweilige Sauerstoffsättigungen (*Kreise*). **b** Anatomische Skizze mit den jeweiligen pO_2-Werten in mmHg. (Mit freundlicher Genehmigung nach: Maier RF, Obladen M (2017) Neugeborenenintensiv. Springer, Heidelberg Berlin)

- **Nabelschnur**
Diese besteht aus **1 Umbilikalvene** (oxygeniertes Blut von der Plazenta zur Leberpforte/Ductus venosus) und **2 Umbilikalarterien** (venöses Blut zur Plazenta) aus den beiden Aa. femoralis.

- **Veränderungen nach der Geburt**
- **Abfall des pulmonalen Gefäßwiderstandes** durch Beginn der Eigenatmung mit Entfaltung der Lunge. Funktionaler Verschluss des Foramen ovale durch Druckanstieg im linken Vorhof (innerhalb von Minuten).
- **Erhöhter systemisch-vaskulärer Widerstand** durch Klemmen der Nabelschnur → Steigerung des aortalen Drucks, Blut fließt retrograd durch den noch offenen Ductus arteriosus (nun Links-Rechts-Shunt vom Aortenbogen in die A. pulmonalis bei nun niedrigem PVR). Schluss des Ductus arteriosus einige Tage nach der Geburt.

8.3 Diagnostik und Medizintechnik

8.3.1 Klinische Untersuchung

8.3.1.1 Pulsqualitäten

- **Pulsus frequens/rarus**: Tachykardie > 100/min bzw. Bradykardie < 50/min.
- **Pulsus regularis/**irregularis.
- **Pulsus altus** (magnus)**/parvus**: hoher bzw. kleiner Pulsausschlag.
- **Pulsus celer/tardus**: rascher bzw. langsamer Anstieg der Druckkurve.
- **Pulsus celer et altus**: schneller Anstieg und Abfall der Pulswelle, z. B. bei Aorteninsuffizienz.
- **Pulsus durus/mollis**: harter oder weicher Puls.
- **Pulsus alterans**: jeder 2. Herzschlag abgeschwächt (Bigeminus).
- **Pulsus paradoxus**: Abfall des systolischen Blutdrucks bei der Einatmung > 10 mmHg (z. B. bei Perikardtamponade).
- **Pulsdefizit**: Differenz zwischen peripherem und zentralem Puls (z. B. Herzfrequenz im EKG), bei z. B. Extrasystolen oder Vorhofflimmern, aber auch Volumenmangel.

8.3.1.2 Herztöne

- **1. Herzton S1**
Schluss der Taschenklappen (Aorten-, Pulmonalklappe) und Myokardkontraktion.
- **Betont** bei Tachykardie, verkürztem PR-Intervall.
- **Normale Spaltung** des 1. Herztons: zuerst Mitralklappe, dann Trikuspidalklappe.
- **Verstärkte Spaltung**: RSB, rechtsventrikuläre Hypertrophie.

- **2. Herzton S2**
Schluss der Segelklappen (Mitral-, Trikuspidalklappe).
- **Atemabhängige Spaltung** (physiologisch): in Exspiration schließen Aorten- und Pulmonalklappe gleichzeitig, in Inspiration schließt die Pulmonal- nach der Aortenklappe.
- **Fixe (= weit, bleibende) Spaltung** (Spaltung auch in Exspiration): In der Regel pathologisch (u. a. Mitralinsuffizienz, Vorhof-, Ventrikel-Septum-Defekt, Rechtsschenkelblock, pulmonale Hypertonie).
- **Paradoxe Spaltung** (Pulmonalklappe schließt vor der Aortenklappe): u. a. bei Linksschenkelblock (inkl. Schrittmacher), linksventrikulärer Druck- oder Volumenbelastung mit verlängerter Austreibungszeit.
- **Lauter Herzton A2/P2**: bei jeweiliger Hypertonie.

- **3./4. Herzton**
- **3. Herzton**: niedrige Frequenz, frühdiastolische Kammerfüllung, physiologisch < 40 Jahre.
- **4. Herzton**: niedrige Frequenz, spätsystolische Vorhofkontraktion, d. h. Vorkommen nur bei Sinusrhythmus.
- **Galopprhythmus**: Dreierrhythmus durch diastolische Extraktion, wenn Differenzie-

rung in 3./4. Herzton bei Tachykardie nicht möglich ist, als Summationsgalopp bei Zusammentreffen von 3. und 4. Herzton bei Tachykardie oder AV-Block.

8.3.2 EKG

Aufzeichnung elektrische Potenzialunterschiede der Herzströme. Das EKG besteht aus **Verstärker** und **Umwandler**. **Spektrum 0,5– 100 Hz**. Durch Impedanz v. a. der Haut fällt die Signalstärke von ursprünglich bis zu 100 auf ca. 1 mV ab. Höhere Impedanz und damit schlechtere Ableitung gibt es bei hohem Hautwiderstand (s. a. ▶ Abschn. 2.5.2).

Das EKG enthält einen Filter von 50 Hz gegen die Netzspannung (▶ Abschn. 2.5), ggf. auch 30 Hz gegen Muskelzittern.

8.3.2.1 EKG-Darstellung

- **EKG-Papier**

Vorschub von meist 50 mm/s (12-Kanal-EKG in Deutschland; ◘ Abb. 8.29) oder 25 mm/s (Rhythmusstreifen) → 1 kleines Kästchen entspricht 20 bzw. 40 ms. 1 cm entspricht in beiden Darstellungen 1 mV.

> **Prüfungstipp**: Cave z. T. 25 mm/s Vorschub bei EKG in den internationalen Prüfungen (ESAIC/DESA, EDIC)

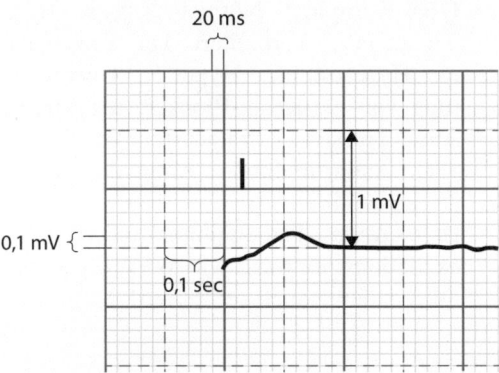

◘ **Abb. 8.29** Maße im EKG-Papier bei einem Vorschub von 50 mm/s

8.3.2.2 Ableitungen

- Bipolare Ableitung: 2 Elektroden mit entgegengesetzter Polarität.
- Unipolare Ableitung: 1 Elektrode mit einem indifferenten (neutralen) Referenzpunkt.

- **Extremitätenableitungen**

Projektion des EKG in die Frontalebene.
- **Einthoven I, II, III**: bipolare Ableitungen,
- **Goldmann aVR, aVL, aVF** (◘ Abb. 8.30): unipolare Messung der jeweiligen Elektroden gegen die jeweils 2 anderen Ableitungen (oder gegen einen Referenzpunkt am rechten Bein – 4-Kanal-EKG).

- **Einthoven-Dreieck**

3 Elektroden am rechten Arm, linker Arm und linkes Bein (◘ Abb. 8.30). Die Summe aller Ableitungen ist dabei 0 (Einthoven-Gesetz): $I - II + III = 0$.

- **Brustwandableitungen nach Wilson**

V1–6 (ggf. bis V9): unipolar (Nullpol LV-VF-VR) – Projektion in die Horizontalebene.

- **Ableitung nach Nebh**

Bipolare Ableitung.
- **Nst** Sternalansatz der zweiten Rippe rechts,
- **Nax** im fünften Interkostalraum auf der hinteren Axillarlinie,
- **Nap** im fünften Interkostalraum auf der der linken Medioklavikularlinie.

- **Ösophageale Ableitungen**

Nahpotenziale der linken Herzwand und des linken Vorhofs, v. a. zur Detektion posteriorer Ischämien (nur noch selten verwendet). Bezeichnung der Ableitung nach Länge der Elektrodensonde ab Zahnreihe in cm (z. B. V36).

- **Kaplan's Poor Man's V5-Ableitung (Central Manubrium Chest 5, CM5)**

Umwandlung der Ableitung I in eine modifizierte V5-Ableitung **zur besseren Überwachung linksventrikulärer Ischämien** (◘ Abb. 8.31).

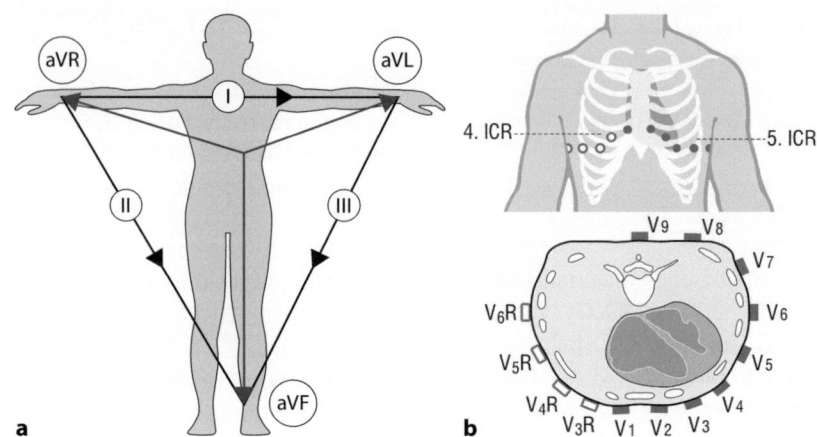

Abb. 8.30 EKG-Ableitungen **a** im Einthoven-Dreieck und **b** 12-Kanal-Ableitungen. (Mit freundlicher Genehmigung aus: Gertsch M (2008) Das EKG. Springer, Heidelberg Berlin)

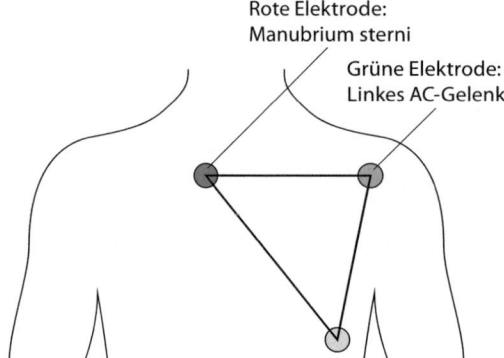

Abb. 8.31 Kaplan's Poor Man-Ableitung (CM5): Modifizierte V5-Ableitung in der Einthoven-I-Ableitung. (Mit freundlicher Genehmigung aus: Heck M, Fresenius M, Busch C (2017) Repetitorium Anästhesiologie. Springer, Heidelberg Berlin)

Vorgehen: Austausch der grünen gegen die gelbe Elektrode, Platzierung rot → Manubrium sterni, grün → linkes Akromioklavikulargelenk und gelb → V. (Ableitung II Sensitivität für kardiale Ischämien 20 %, V5 76 %, Kombination aus II und V5 (80–)96 %, Lücke Hinterwand bleibt!).

8.3.2.3 EKG-Abschnitte

- Abb. 8.32
- **P-Welle**: Normal 0,05–0,1 s, < 0,25 mV.
  P mitrale (biphasisch) bei Mitralinsuffizienz,
  P pulmonale: vergrößert P-Welle bei pulmonaler Hypertonie.

> **Merkhilfe**: bei P mitrale an die biphasische (zweigipfelige) Bischofsmütze (Mitra) denken.

- **PQ/PR-Strecke**: Normal < 0,2 s. ↓ bei WPW-Syndrom, ↑ bei AV-Block°I.
- **QRS-Komplex**: Normal ≤ 0,1 s, Höhe 0,6–2,5 mV. Verbreitert bei ventrikulärer Hypertrophie, Hyper-K, Überdosierung von Na-Kanal-Blocker (trizyklische Antidepressiva, Lokalanästhetika, Klasse-1a/1c-Antiarrhythmika, Antimalariamittel, Antiepileptika).
  Delta-Welle: Pathognomonisch für Präexzitationssyndrome wie WPW-Syndrom, QRS dadurch auch verbreitert!

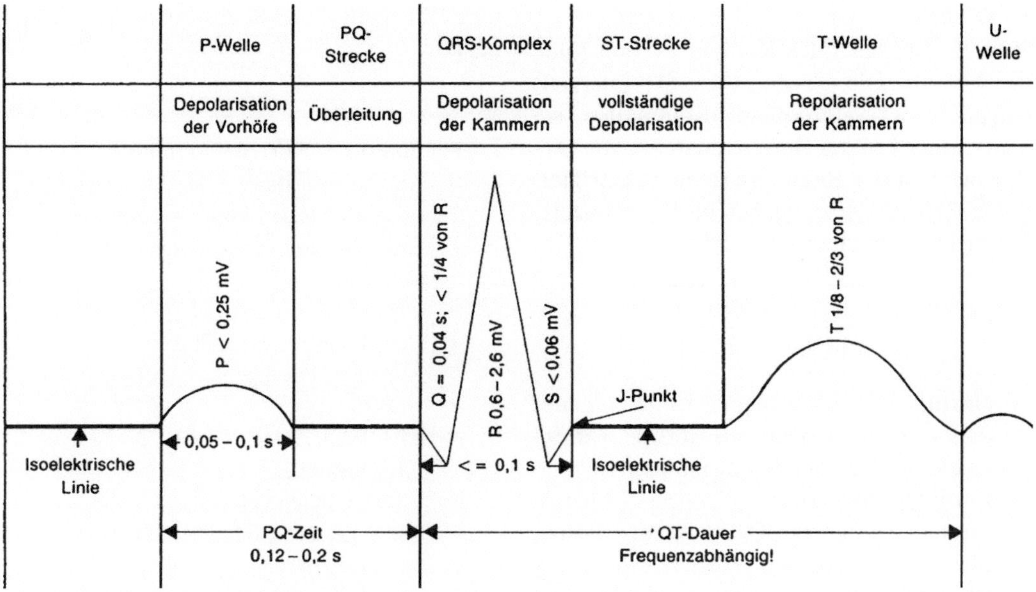

Kapitel 8 · Herz-Kreislauf-System

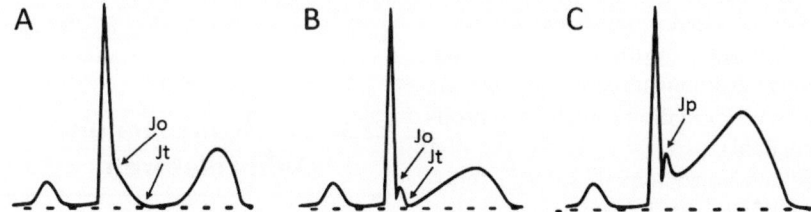

Abb. 8.32 Streckenabschnitte im EKG mit zugehöriger Normalwerten für Spannung und Zeiten

Abb. 8.33 Beispiele für J-Wellen mit **a** bogenförmigen Verlauf „slurring", **b** Einkerbung im absteigenden R-Verlauf und **c** J-Welle mit ST-Strecken-Hebung. *Jo* Beginn der J-Welle, *Jt* Ende der J-Welle, *Jp* Spitze der J-Welle. (Mit freundlicher Genehmigung aus: Ziakos AP, Greiß H, Deubner N (2019) Ionenkanalerkrankungen. Kardiologe 13: 371–390)

- **ST-Strecke**: Beginnt am Ende des QRS-Komplexes am sog. J-Punkt, dauert ca. 60–80 ms. ST-Senkung > 0,05 mV (Brustwand) bzw. > 0,1 mV (Extremitäten). Veränderungen u. a. bei ischämischer Herzkrankheit, Digoxin, Perikarditis, Überleitungsstörungen, Hypo-K.
- **T-Welle**: Normal ($1/8$) $1/6$ bis $2/3$ von QRS.
- **U-Welle**: Fakultativ, anschließend an die T-Welle (u. a. bei Bradykardie, schwere Hypothermie).
- **J-Welle**: Pathologische Welle am Ende des QRS-Komplexes (QRS nicht eindeutig zu beenden. „slurring of QRS" oder Einkerbung; Abb. 8.33), u. a. bei Hyper-Ca, Hypothermie.

- **Sokolow-Lyon-Index**
Indikator für ventrikuläre Hypertrophie.
- **Linksventrikulär**: Größte R-Zacke in V5 oder V6 plus größte S-Zacke in V1 oder V2. Normal $\leq 3,5$ mV.
- **Rechtsventrikulär**: Größte R-Zacke in V1 plus größte S-Zacke in V5 oder V6. Normal $\leq 1,05$ mV.

- **QT-Zeit**
Vom Beginn des QRS-Komplexes zum Ende der T-Welle. Die QT-Zeit (syn. QT-Intervall) entspricht der ventrikulären Kontraktion, sie hängt daher von der Herzfrequenz ab. Die QT-Zeit wird in der Regel als frequenzkorrigierte QT-Zeit (QT_c) angegeben nach der **Bazett-Formel** (in Sekunden).

$$QT_c = \sqrt{\frac{QT\text{-}Zeit}{vorheriges\ R\text{-}R\text{-}Intervall}}$$

- **Normal**: Frauen 0,44 s (±15 %), Männer 0,39 s (±15 %) oder 380–460 ms. Ca. 9–11 kleine Kästchen bei 25 mm/s.
- **Long-QT-Syndrom**: QT_c-Zeit > 440 ms. Mortalität steigt bei QT > 500 ms (Risiko für Torsade-de-Pointes-Tachykardien, insbesondere bei adrenerger Stimulation).

8.3.2.4 Lagetypen
Die elektrische Herzachse wird aus den 6 Extremitätenableitungen bestimmt und im sog. **Cabrera-Kreis** 2-dimensional als Winkel gegen Ableitung I (0°) in die Frontalebene projiziert (Abb. 8.34).

In den beiden Normaltypen (Steiltyp, Indifferenztyp) sind die QRS-Komplexe der Ableitungen I–III positiv, bei Linkstyp wird Ableitung III negativ, beim Rechtstyp ist Ableitung I negativ.

> **Prüfungstipp: EKG-Befundung:**
> - Ableitungsqualität, Geschwindigkeit? (v. a. auf 25 oder 50 mm/s achten).
> - Herzfrequenz? (normofrequent, brady-/tachykard).
> - Lagetyp.
> - Herzaktionen regelmäßig? P-Wellen? P in regelmäßiger Beziehung zu QRS?
> - Alle Wellen nach Höhe, Breite und Form beurteilen:
> - P-Welle, PQ-Strecke.
> - QRS: Erregungsbildung. Sokolow-Lyon-Index
> - ST-Strecke, T-Welle, ggf. U-Welle: Erregungsrückbildung.
> - QT_c-Zeit!

8.3.3 Schrittmacher und Defibrillatoren

8.3.3.1 Schrittmacher

- **Percussion Pacing**
Schrittmacherstimulation durch Faustschläge (Faust lateral des unteren linken Sternumendes). Ggf. bei beobachtetem Herz-Kreislauf-Stillstand (Periarrest), bei P-Wellen-Asystolie. Wirkung v. a. anekdotisch, ggf. Versuch bis transkutaner Pacer verfügbar.

- **Transkutaner Schrittmacher**
Elektroden rechts pektoral-apikal oder anterior-posterior („Sandwich the heart"), Stimulation mit 50–100 mA.

- **Permanenter Schrittmacher**
 Tab. 8.6
Magnetauflage auf den Schrittmacher deaktiviert das Sensing, der Schrittmacher erregt mit einer modellspezifischen Frequenz

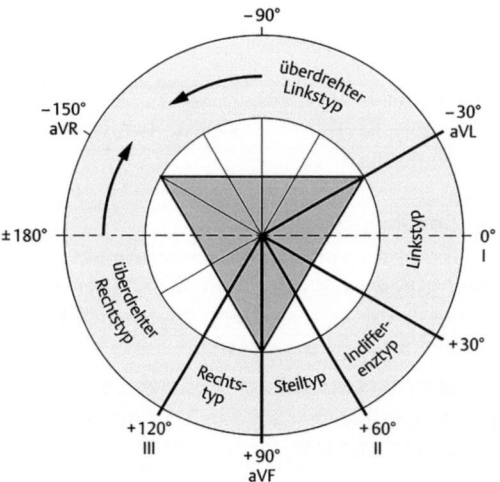

 Abb. 8.34 Cabrera-Kreis und Lagetypen im EKG

● **Tab. 8.6** Schrittmacher-Bezeichnungen, die Nummern 1–5 geben die Buchstabenreihenfolge wieder (Internationaler **NASPE/BPEG-Code** seit 2002)

1	Stimulationsort (Pacing)	A (Vorhof), V (Kammer), D (beide), 0 (kein), S (Single A/V)
2	Registrierungsort (Sensing)	A, V, D, 0, S
3	Betriebsart	0, I (Inhibition), T (Trigger), D (Dual = beide)
4	Programmierbarkeit	0, R (frequenzadaptiert). Nicht mehr offiziell verwendet werden: M (> 2 Funktonen programmierbar), P (2 Funktionen), C (Kommunikation: Telemetrie)
5	Multifokale Stimulation	0, A (> 1 Stelle im Vorhof stimuliert), V (> 1 Stelle im Ventrikel), D (Multi-sense in Vorhof und Ventrikel). Bis 2002 NBG-Code: 5. Buchstabe für die antitachykarde Funktion 0, S (Schock), P (Pacing), D (Dual)

von 60–100/min und ignoriert die Eigenaktionen (VVO-Modus). Die Magnetfrequenz wurde z. T. benutzt, um den Batteriezustand des Schrittmachers zu testen.

- **Temporäre Schrittmacher**

Meist VVI-Modus, d. h. Stimulation und Detektion im rechten Ventrikel, Inhibition durch patienteneigene Herzaktion. Einschwemmen des Schrittmachers über eine Schleuse. *Einschwemmen: Minimales Sensing (mV), hohe Stimulation (10–12 V), Frequenz oberhalb der Patientenfrequenz zur Detektion von PM-Antworten. Zur Bestimmung der Reizschwelle Stimulationsstrom reduzieren. Nach Platzierung Wert verdoppeln (4–6 V). Wahrnehmungsschwelle (nur bei ausreichender Eigenfrequenz möglich!): Sensing erhöhen, bis Eigenaktionen nicht mehr erkannt werden, den Wert nach Platzierung dann halbieren (normal 2,5–5 mV).*

8.3.3.2 Defibrillatoren

Defibrillatoren sind Kondensatoren (● Abb. 8.35), die im Stromkreis über einen Induktor mit den Patienten verbunden sind. Sie bestehen aus einem Akku (**Stromquelle**), dem **Kondensator** (Kapazität 50–500 μF), einer **Steuereinheit** und einem **Induktor** (Gleichspannungswandler). Die Hochspannung am Kondensator beträgt bis 4 kV, sie liegt 3–40 ms an. Die resultierende Stromstärke liegt 50 A (abhängig vom Hautwiderstand), die abgegebene Energie bei der monophasischen Defibrillation zwischen 200 und 360 J.

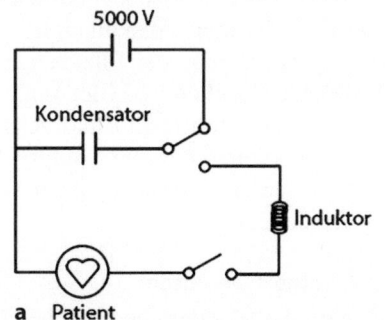
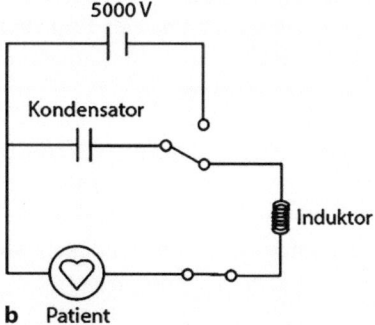

● **Abb. 8.35** Elektrischen Stromkreis. **a** Ladung, **b** Entladung

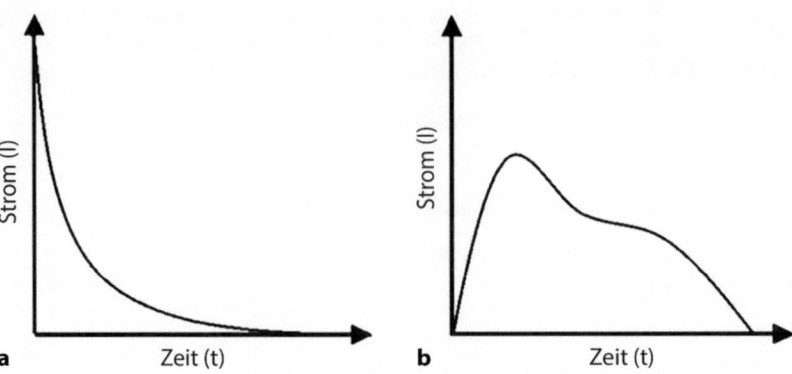

Abb. 8.36 Stromabgabe im Defibrillator: **a** Nichtmodifizierte, **b** Modifizierte

Der Induktor im Stromkreis modifiziert dabei die Stromkurve und verlängert die Abgabe des Stroms ans Myokard (Abb. 8.36).

- **Defibrillations-Threshold**

Strom, der benötigt wird, um am Myokard eine Defibrillation auszulösen (Joule). Die Defibrillation Threshold steigt durch PEEP (erhöhtes thorakales Volumen), Adipositas, unter Amiodaron und mit zunehmender QRS-Breite.

- **Kardioversion**

EKG-getriggerte, mit der R-Zacke synchronisierte Schockabgabe, Energie geringer (50–100 J).

Moderne, biphasische Defibrillatoren wechseln die Polarität des Stromstoßes und damit die Stromrichtung, dadurch können kleinere Energiemengen (ggf. geringere Schädigung des Herzmuskels) verwendet werden, die Anordnung der Paddles ist weniger entscheidend. Teils auch Messung der Impedanz (Widerstand der Patienten) und Anpassung von Stromstärke und Spannung.

- **Implantierbare Defibrillatoren (ICD, AICD)**

Magnetauflage führt zur Inaktivierung der ICD-Funktion. In der Anästhesie bereithalten, da Gefahr der intraoperativen Schockabgabe durch Kauter, Katheter o. ä. besteht.

8.3.4 Blutdruckmessung

8.3.4.1 Nichtinvasive (indirekte) Blutdruckmessung

- **Manschettenbreite**

40 % des Oberarmumfangs oder 20 % > Oberarmdurchmesser, sollte ca. 70 % des Oberarms umschließen (Abb. 8.37).
— Zu kleine Manschette: Falsch hohe Werte.
— Zu große Manschette: Bei zu breiten Manschetten ggf. falsch-niedrige Werte (?).

Praktischer Grundsatz: Besser zu breit als zu schmal (Kinder: Stethoskop soll gerade noch in die Ellenbeuge passen), bei Oberarmen > 40 cm Umfang → Messung am Unterarm oder Unterschenkel erwägen.

- **Blutdruckmessung nach Riva-Rocci (RR)**

Reduktion des Manschettendrucks um 2–3 mmHg/s, dabei Auskultation von Strömungsgeräuschen in der Ellenbeuge, den **Korotkoff-Geräuschen** und Messung des systolischen und diastolischen Blutdrucks.

Der mittlere arterielle Blutdruck (MAP) kann bei der RR-Messung nach Riva-Rocci nur berechnet werden.

- **Korotkoff-Geräusch**

Die Korotkoff-Geräusche entstehen durch turbulente Strömungen unter der Manschette im teilkomprimierten Gefäß. Einteilung in 5 Pha-

Kapitel 8 · Herz-Kreislauf-System

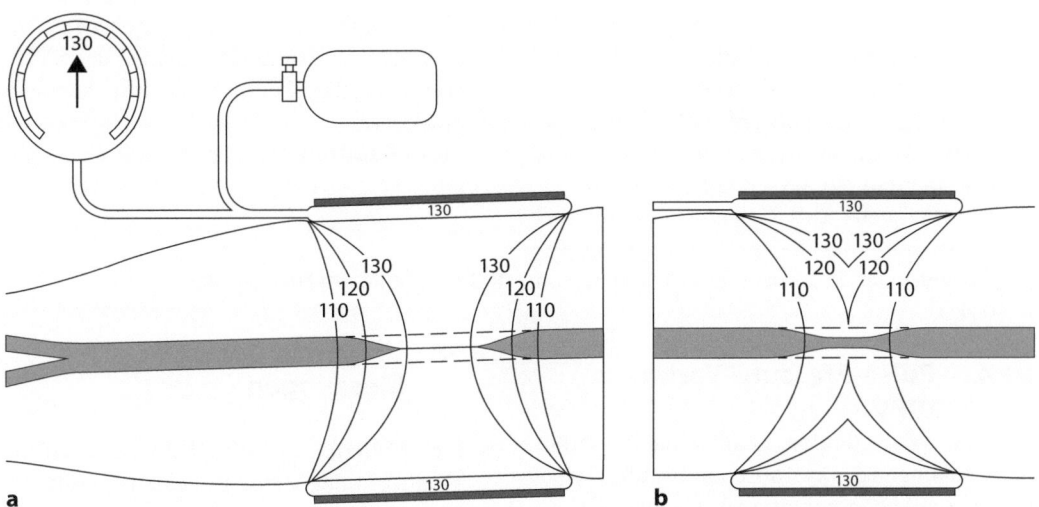

Abb. 8.37 Blutdruckmessung mit **a** korrekt sitzender Manschette und **b** falsch hohe Werte bei zu kleiner Manschette

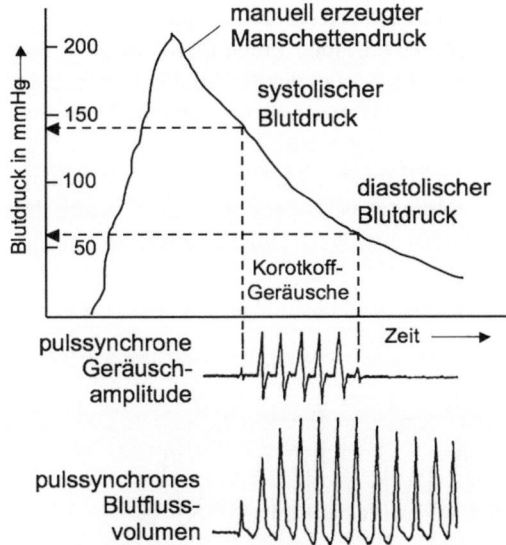

Abb. 8.38 Blutdruck, Manschettendruck und Korotkoff-Geräusche. (Mit freundlicher Genehmigung aus: Czichos H (2008) Mechatronik. Vieweg+Teubner Wiesbaden)

se (Phase 2 – mit hörbaren Strömungsgeräuschen, leise, lauter werdend und schließlich wieder abklingend; ◘ Abb. 8.38).

Alternativ zur Auskultation kann der systolisch Blutdruckwert auch palpiert werden (oder: Wiederauftauchen der Pulsoxymetriekurve). Der systolische Wert liegt dabei ca. 10–20 mmHg niedriger als bei der Auskultation/direkten Messung.

- **Oszillometrie**

Pulssynchrone Oszillationen, die beim mittleren arteriellen Druck (MAP) das Maximum erreichen, werden automatisiert gemessen.

Vorteil der Oszillometrie ist die Messung des MAP, nicht nur Abschätzung wie bei den anderen nichtinvasiven Verfahren. Nachteil ist die Fehleranfälligkeit bei niedrigen Blutdrücken und bei Erschütterungen/Transporten sowie bei unregelmäßigem Puls/Herzrhythmusstörungen.

8.3.4.2 Invasive (direkte) Blutdruckmessung

Messung erfolgt über einen Druckaufnehmer (piezoelektrisches Element) und eine intraaterielle Kanüle.

Die Dämpfung (▶ Kap. 3) fällt mit Länge und Weichheit (Compliance) des Systems sowie durch Luftblasen, Abknickung oder Gerinnsel. Der systolische Blutdruck wird falsch zu niedrig, der diastolisch falsch zu hoch gemessen, der MAP ist oft noch korrekt erfasst. Bei einer zu langen Kanüle oder schmalen Innendurchmesser kommt es dagegen zur Unterdämpfung oder Resonanz mit Überschätzung des systolischen („Schleuderzacken") und Unterschätzung des diastolischen Blutdrucks.

Ideal: Kurze, weite Kanüle mit kurzem, steifen Überleitsystem (schneller Antwort).

Die Frequenz des Systems sollte dabei > 100 Hz sein (das 8- bis 10-fache der Eigenfrequenz der Pulskurve mit Anteilen von > 10 Hz).

8.3.4.3 Pulse-Pressure-Variation (PPV)

Normal < 10 % (andere Quellen auch 3–5 %), Schwankungen des systolischen Blutdrucks erfolgen in Abhängigkeit von In- und Exspiration, dies wird auch als Delta Down bezeichnet. *Bsp. Bei Hypovolämie erhöhtes PPV (kann aber durch Katecholamintherapie maskiert sein!)*, ◘ Abb. 8.39.

8.3.4.4 Pulskurve

Weitere Informationen, die sich aus der arteriellen Pulskurve ergeben:
- **Schlagvolumen** (SV) kann aus dem systolischen Anteil abgeleitet werden (Fläche unter der Kurve bis zum Schluss der Aortenklappe an der Inzisur = Ende der Systole).
- **Kontraktilität**: Drucks pro Zeit (dp/dt), aber auch bei isoliertem Anstieg des SVR.
- **Hypovolämie**: Niedrige Inzisur, schmale Pulskurve.
- **Vasodilatation**: Steiler diastolischer Abfall.

8.3.5 Herzzeitvolumen

8.3.5.1 Übersicht der HZV-Messungen

- **Fick-Prinzip**: CO_2-Rückatmung (NICO-Monitor) oder Messung des Sauerstoffverbrauchs (VO_2).
- **Kalibrierte Pulskonturanalyse**: Injektion von kaltem NaCl (PiCCO) oder Lithium (LiDCO).
- **Nichtkalibrierte Pulskonturanalyse** (Vigileo, FloTrac, PulsioFlex): Schlagvolumen berechnet aus Pulsdruck, d. h. aus der Differenz von systolischem und diastolischem Blutdruck.
- **Nichtinvasive Messung** (Nexfin): Schlagvolumen berechnet aus dem arteriellen Druck pro Zeit (Druckmanschette am Finger).

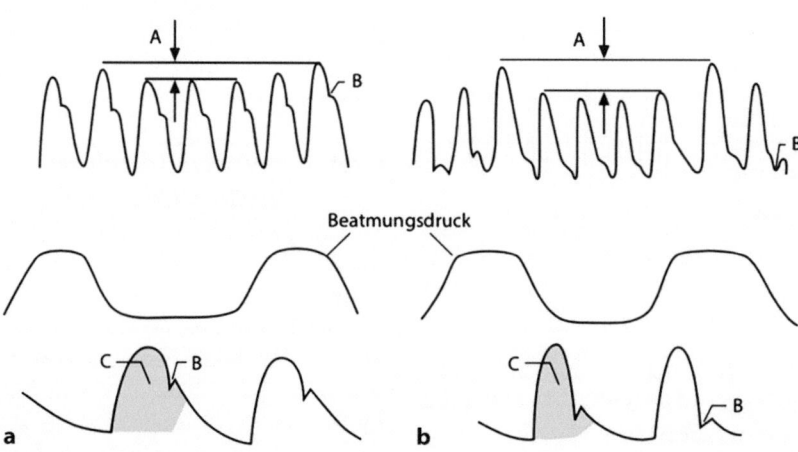

◘ **Abb. 8.39** Pulse-Pressure Variation (PPV): **a** Normalbefund, **b** Hypovolämie. (Mit freundlicher Genehmigung aus: Fresenius M, Heck M, Zink W (2014) Repetitorium Intensivmedizin. Springer, Heidelberg Berlin)

Kapitel 8 · Herz-Kreislauf-System

- **Dopplersonographie**: Sonographische Flussmessung über der Aorten- oder Pulmonalisklappe (mit Hilfe der gemessenen oder geschätzten Klappenöffnungsfläche erhält man Schlagvolumen und HZV). Im TTE, TOE oder als (einfache) ösophageale Dopplersonde.
- **Bioimpedanz**: Senden von Strom über thorakale Elektroden Strom (20–100 kHz, 1–5 mA), Messung der Veränderung von Amplitude und Spannung.
- **Bioreactance**: Veränderungen im elektronischen Frequenzspektrum.

8.3.5.2 Fick-Prinzip
Aufnahme (oder Abgabe) einer Substanz in einem Organ pro Zeit ist gleich dem Produkt von (Blut)fluss zum Organ, d. h. dem Herzzeitvolumen und der Konzentrationsdifferenz der Substanz vor/nach dem Organ (◘ Abb. 8.40). Daraus folgt für den Blutfluss:

$$\text{Blutfluss} = \frac{\text{Geschwindigkeit der Zufuhr bzw. Abfluss}}{\text{arteriovenöse Konzentrationsdifferenz}}$$

Für die Konzentrationsdifferenz können Sauerstoff oder Kohlendioxid, aber auch andere Indikatoren wie Farbstoffe oder Isotopen, verwendet werden. Mit VO_2 für die Sauerstoffaufnahme, HZV für das Herzeitvolumen und C_a bzw. C_{gv} für die arterielle bzw. gemischtvenöse Sauerstoffkonzentration gilt:

$$VO_2 = HZV \times (C_aO_2 - C_{gv}O_2)$$
$$\rightarrow HZV = \frac{VO_2}{C_aO_2 - C_{gv}O_2} = \frac{VO_2}{AvDO_2}$$

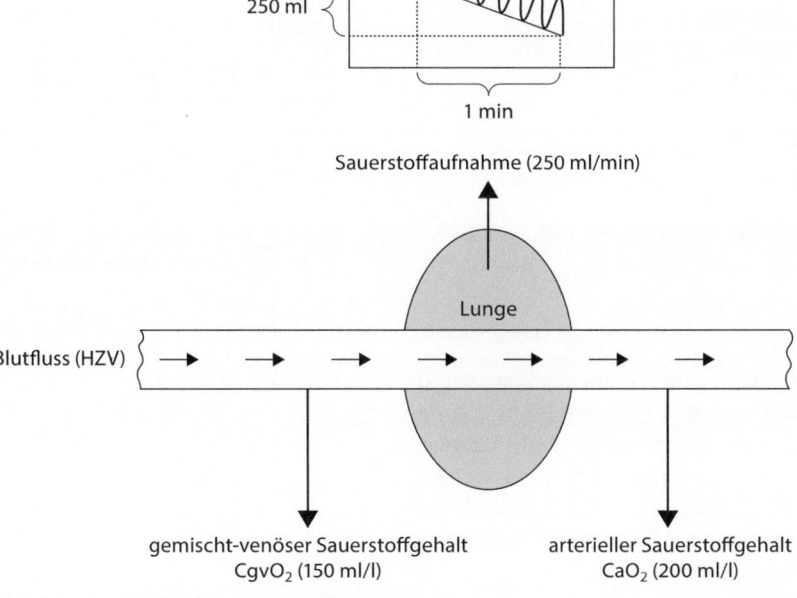

◘ **Abb. 8.40** Fick-Prinzip am Beispiel des Sauerstoffverbrauchs (VO_2)

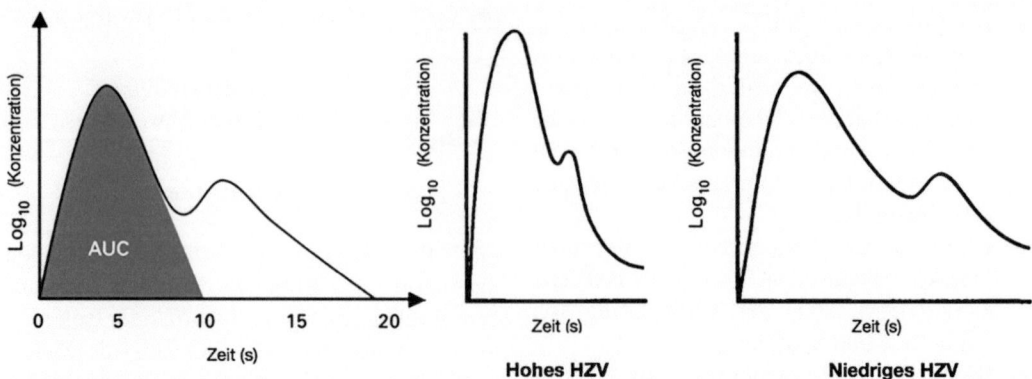

☐ **Abb. 8.41** Messung des Herzzeitvolumens in der Farbstoffverdünnung: Fläche unter der Kurve AUC, als Maß für die injizierte Masse M. Beachte die logarithmische Darstellung der y-Achse!

8.3.5.3 Indikatorverdünnung

- **Farbstoffdilution**

Injektion von Farbstoff als Markersubstanz in die V. cava superior, anschließend Messung der Konzentrationsveränderung in einem speziellen arteriellen Katheter (A. brachialis, A. femoralis) und Bestimmung des Herzzeitvolumens mit Hilfe der **Stewart-Hamilton-Gleichung** (☐ Abb. 8.41).

Für Volumen V, Konzentration C und Masse M gilt:

$$V = \frac{M}{C}$$

Für die Messung über die Zeit gilt:

$$\frac{V}{\Delta t} = \text{Fluss} = \frac{M}{C \times \Delta t}$$

Für die Farbstoffdilution kann das Herzzeitvolumen (Fluss) aus den bekannten Größen der Masse (injizierte Menge), Zeit und intravasal gemessener Konzentration gemessen werden, Die Kurve der Indikatorkonzentration fällt dabei exponentiell ab (▶ Kap. 1) und zeigt einen 2. Gipfel durch Rezirkulation.

- **Stewart-Hamilton-Gleichung**

HZV ist umgekehrt proportional zur Fläche unter der Indikator-Zeit-Kurve.

- **Thermodilution**

Alternativ zur Farbstofflösung kann als Indikator 8 °C kalte NaCl-Lösung verwendet werden, es wird die Veränderung der Temperatur (statt der Farbstoffkonzentration) gemessen (☐ Abb. 8.42). Das Prinzip der Messung der Dilution bleibt, mit dem Unterschied, dass die Kurve der Thermodilution keinen zweiten Gipfel für die Rezirkulation zeigt.

Es gilt:

$$\text{Fluss} = \frac{V_{\text{inj}} \times (T_b - T_t) \times k}{T_{\text{blut}}(t) dt}$$

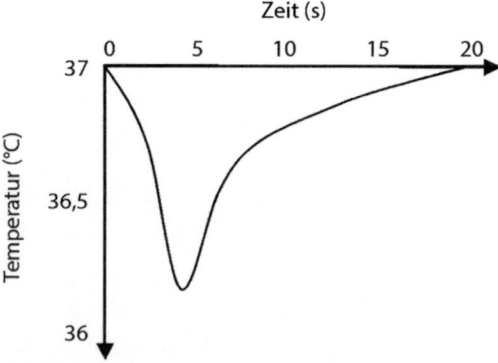

☐ **Abb. 8.42** Temperaturabfall bei der HZV-Messung durch Thermodiluton. (Meist auf dem Kopf stehend, dargestellt mit Temperaturabfall nach oben!)

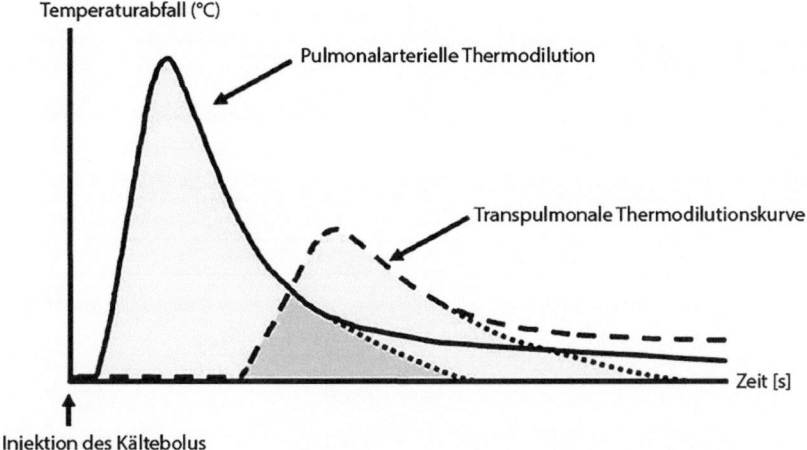

Abb. 8.43 Pulmonalarterielle vs. transkardiopulmonale Thermodilution

$V_{inj} \times (T_b - T_t) \times k$ als Masse (Volumen und „Konzentration") der kalten NaCl-Lösung, $T_{blut}(t)dt$ als Integral der Temperaturänderung im Blut über die Zeit. k: Konstante.

Mögliche **Messfehler**:
- Zu kleines Injektatvolumen → **HZV überschätzt**, da zu schmaler Peak in der Temperatur-Zeit-Kurve.
- Zu warmes Injektat: Temperaturunterschied zu gering, Messung nicht möglich.
- Trikuspidalinsuffizienz (z. B. bei P-HTN!): **HZV zu niedrig** gemessen, da die Temperaturkurve flacher wird und dadurch die Zeit verlängert ist.
- Intrakardiale Shunts: **HZV zu hoch** gemessen (sowohl bei Links-Rechts als auch bei Rechts-Links-Shunt).

Die Thermodilution kann für die **pulmonalarterielle Thermodilution** (im PAK, Messung vom ZVD und Pulmonalarterie) oder als **transpulmonale Thermodilution** (z. B. PiCCO, Messung vom ZVD zur arteriellen Druckkurve in der A. femoralis oder A. brachialis) (◘ Abb. 8.43) verwendet werden.

8.3.5.4 Pulskonturanalyse

Die Fläche des systolischen Anteils der Aortendruckkurve ist proportional zum Schlagvolumen des Herzens, dadurch können kontinuierlich das Schlagvolumen, das Pulskontur-Herzminutenvolumen (PC-HMV) und der systemische Gefäßwiderstand gemessen werden. (◘ Abb. 8.44)

- **Kalibrierte Pulskonturanalyse**

Im z. B. **PiCCO** (◘ Abb. 8.45): Messung des Herzzeitvolumens mittels transpulmonaler Thermodilution, dabei Kalibration der arteriellen Pulskurve. Grundlage ist ein validierter, aber im Detail nicht veröffentlichter Algorithmus für die Analyse der arteriellen Druckkurve (Blutdruck, Compliance und systemischer Widerstand; ◘ Abb. 8.45).

- **Messung von Volumenparameter**

Es gilt für die Mittlere Transitzeit (MTt; ◘ Abb. 8.46)

$$MTt = \frac{Verteilungsvolumen}{Fluss}$$

$$= \frac{Intrathorakales\ Thermovolumen\ ITTV}{HZV}$$

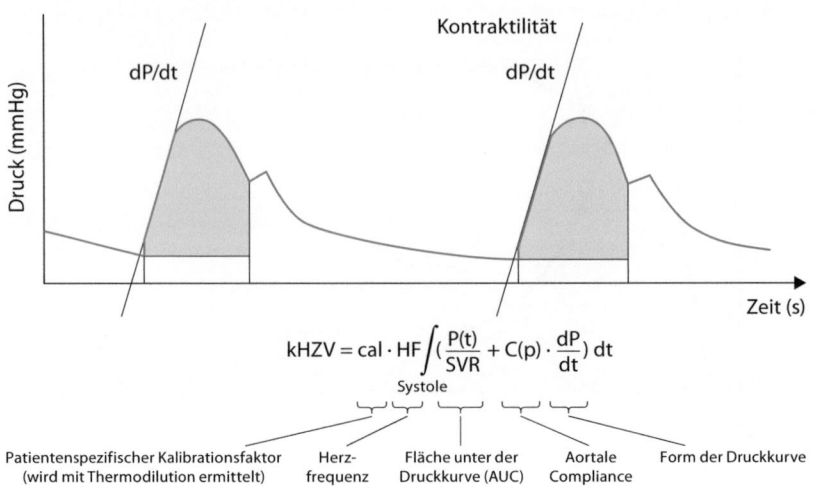

Abb. 8.44 Pulskonturanalyse

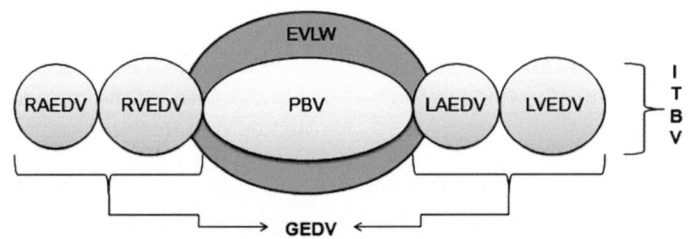

Abb. 8.45 Messprinzip des PiCCO: *RAECD* rechtsatriales bzw. *RVEDV* rechtsventrikuläres enddiastolisches Volumen, *LAEDV* linksatriales bzw. *LVEDV* linksventrikuläres enddiastolisches Volumen, *EVLW* extravaskuläres Lungenwasser, *GEDV* globales enddiastolisches Volumen, *PBV* pulmonales Blutvolumen

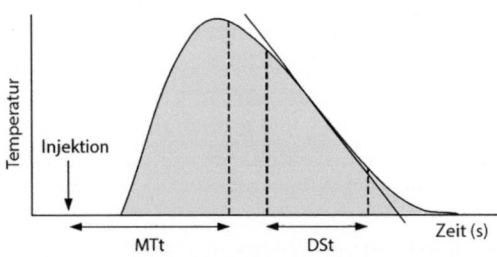

Abb. 8.46 Mittlere Transitzeit (MTt) und Downsloapazeit (DSt) in der Pulskonturanalyse

Aus MTt, DSt und HZV lassen sich die Volumenparameter des PiCCO messen: Das **intrathorakale Thermovolumen** (ITTV) ist dabei die Summe aller Volumina im Thorax, die am Temperaturaustausch mit dem Kältebolus teilnehmen (Abb. 8.45), im Wesentlichen:
- **Pulmonales Blutvolumen** (PBV),
- **extravaskuläres Lungenwasser** (EVLW),
- **globales enddiastolisches Volumen** (GEDV): Summe der Volumina aller 4 Herzkammern am Ende der Diastole.

Die Downsloapzeit (DSt) ist definiert als die Zeit zwischen den beiden Messpunkten von 75 und 25 % der Indikatorverdünnung, es gilt:

$$DSt = \frac{\text{Pulmonales Thermovolumen PTV}}{\text{HZV}}$$

Die Werte im PiCCO werden in aller Regel als Index (Buchstabe I am Ende) bezogen auf die Körperoberfläche (BSA) angegeben.

- **Permeabilitätsparameter**
EVLW als Differenz von ITTV − ITBV berechnet, dafür wird ITBV = 1,25 × GEDV angenommen. D. h. das PBV wird mit 0,25 × GEDV abgeschätzt. Das ELVW beinhaltet die gesamte extravasale, d. h. intraalveoläre und interstitielle Flüssigkeit. *EVLW wurde als besserer Parameter zur Volumensteuerung als die Druckparameter PCWP oder ZVD, u. a. fürs ARDS, in Studien nachgewiesen.*
Pulmonalvaskuläre Permeabilitätsindex (PVPI): Verhältnis von EVLW und pulmonalem Blutvolumen (PBV). *Unterscheidung zwischen hydrostatischem und einem durch eine erhöhte Permeabilität (capillary leak) verursachten Lungenödem.*

- **Schlagvolumenvariation (SVV)**
Analog zur Messung der Pulse-Pressure-Variation (PPV) zur Beurteilung des Volumenstatus (▶ Abschn. 8.3.4.2).

- **Kontraktilität**
Globale Ejektionsfraktion (GEF) = $\frac{4 \times SV}{GEDV}$.
Kardialer Funktionsindex (CFI) = $\frac{HZV \times 1000}{GEDV}$ → Kontraktilität in Abhängigkeit von der Vorlast.
Cardiac Power Index (CPI) = CI × MAP × 0,0022 → Herzleistung in Watt.
Kontraktilität dPmx = $\frac{dp}{dt}$ → Abhängig von der Compliance der Aorta, nur Trend.

- **Fehlmessungen im PiCCO**
— Häufigste Ursache **fehlende Kalibration**: Kalibration der Pulskurve nach allen Maßnahmen wie Änderung der Volumen- oder Katecholamingabe.
— Fehlerhafte **Pulskurvenableitung**: Verstopfte/geknickter arterieller Katheter, Dämpfung, sehr peripher liegende Kanüle, Vasokonstriktion bei schwerem Schock.
— Niedriges Herzzeitvolumen.
— Höhegradige Klappeninsuffizenen (Regurgitationsvolumen!), v. a. Trikuspidal-, Pulmonal-, Mitraklappe.
— Andere systematische Fehler wie zu warmes Injektat, falsche Volumen, zu langsame Injektion.

- **Andere Messverfahren zur Thermodilution und Pulskonturanalyse**
— Lithium als Indikator (**LiDCO**), das auch peripher injiziert werden kann (kein ZVK nötig!). Messprinzip Farbstoffdilution, Kontraindikation: Lithiummedikation! Muskelrelaxanzien können die Messung stören.
— **Unkalibrierte Pulskonturanalyse**: Kalibration mithilfe von physikalischen (Kurvencharakteristika) und demographischen (Geschlecht, Größe, Gewicht) Daten → Messung weniger akkurat, aber auch weniger Einfluss durch Maßnahmen/klinische Änderungen.

8.3.5.5 Ösophagusdoppler
Messung der Flussgeschwindigkeit des Blutes im distalen Ösophagus mittels Dopplersonde (◘ Abb. 8.47 und ▶ Kap. 3) → **wenig invasive, kontinuierliche HZV-Messung** (v. a. bei sedierten/narkotisierten Patienten).
Messung der Frequenzverschiebung Δf des Dopplersignals in einer Spektralanalyse, Darstellung als **Geschwindigkeits-Zeit-Integral**. Die Fläche unter der Kurve ist die Strecke, die die Blutsäule in der deszendierenden Aorta zurückgelegt hat. Mit Hilfe des Aortendurchmessers kann das Schlagvolumen und dadurch das Herzzeitvolumen gemessen werden, es fließen 70 % des HVZ durch die Dopplersonde. Der **Aortendurchmesser** wird gemessen oder anhand von Referenztabellen abgeschätzt (Annahme, dass der Aortendurchmesser während der Systole konstant ist und die Sonde annähernd parallel zur Aorta im Ösophagus liegt – bei Abweichungen sinkt der Winkel Theta des Dopplersignals zum Blutfluss, das HZV wird unterschätzt). Die Messung ist unabhängig vom Hämtokrit, geht aber davon aus, dass sich alle Erythrozyten, die zum Dopplersignal beitragen, mit maximaler Geschwindigkeit bewegen.
Gemessen werden:
— **Peak Velocity**: Maximaler aortaler Fluss, altersabhängig → Maß der Kontraktilität (unabhängig von der Nachlast).

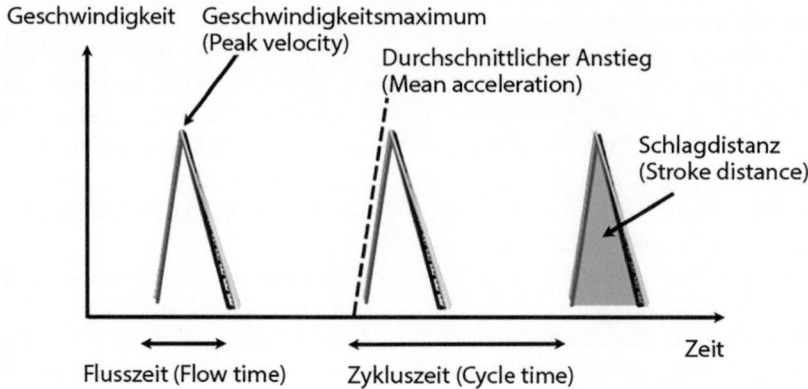

◘ **Abb. 8.47** Messungen im Ösophagusdoppler, Erklärung s. Text. (Mit freundlicher Genehmigung nach: Singer M (2009) Oesophageal Doppler. Current Opinion in Critical Care 15: 244–248)

- **Flow Time**: Dauer des sytolischen aortalen Blutflusses, abhängig von der Herzfrequenz.
- **Flow Time to Peak** (FTp): Zeit zwischen vom Beginn der Systole bis zum maximalen Fluss (PV).
- **Cycle Time** (Zykluszeit): Zeit zwischen 2 Systolen.
- **Schlagdistanz**, **Schlaglänge** (**Stroke Distance**, SD): Distanz, die die Blutsäule während der Systole zurücklegt (SD = $\int v(t)dt$) → Berechnung des Schlagvolumens.

Berechnet werden daraus:
- Schlagvolumen (s. o.), Schlagvolumenvariation (SVV).
- Flow Time corrected (FTc): 330–360 ms = 1/3 des kardialen Zyklus bei 60/min, Parameter zur Volumenreagibilität. *Bsp. erhöht bei reduzierter Nachlast (Vasoplegie/Sepsis) oder reduzierter Vorlast.*

8.3.6 Pulmonalarterieller Katheter (PAK)[6]

Einführen des pulmonalarteriellen Katheters (PAK; ◘ Abb. 8.48) über eine **Schleuse** (zentralvenösen Zugang V. subclavia oder V. jugularis interna), Einschwemmen in einen Pulmonalarterienast mithilfe eines aufgeblasenen Ballons an der Katheterspitze. Ballon: 1,5 ml Luft, beim Aufblasen hoher Druck (500 bis > 1000 mmHg!), danach 220 und 500 mmHg. Hieraus ergibt sich die Gefahr des Lungeninfarkts bei liegendem, aufgeblasenem Ballon!

Einschwemmen unter kontinuierlichem Druckmonitoring (◘ Abb. 8.15):
1. Druck im rechten Vorhof (RA) wie ZVD.
2. Deutlicher Sprung in der Druckkurve im rechten Ventrikel (RV) mit systolisch-diastolischer Differenzierung und Werten von 0–30 mmHg.
3. Druck in der Pulmonalarterie (PA) nach Durchtritt durch die Trikuspidalklappe mit diastolischem Sprung auf ca. 8 mmHg und dikrote Einkerbung wie bei der arteriellen Druckkurve.
4. Wedge-Position und Messung des pulmonalarteriellen Verschlussdrucks (PCWP).

---

6   Erste Rechtsherzkatherisierung von Forssmann 1929, Entwicklung des Pulmonaliskatheters durch H.J. Swan und W. Ganz 1970.

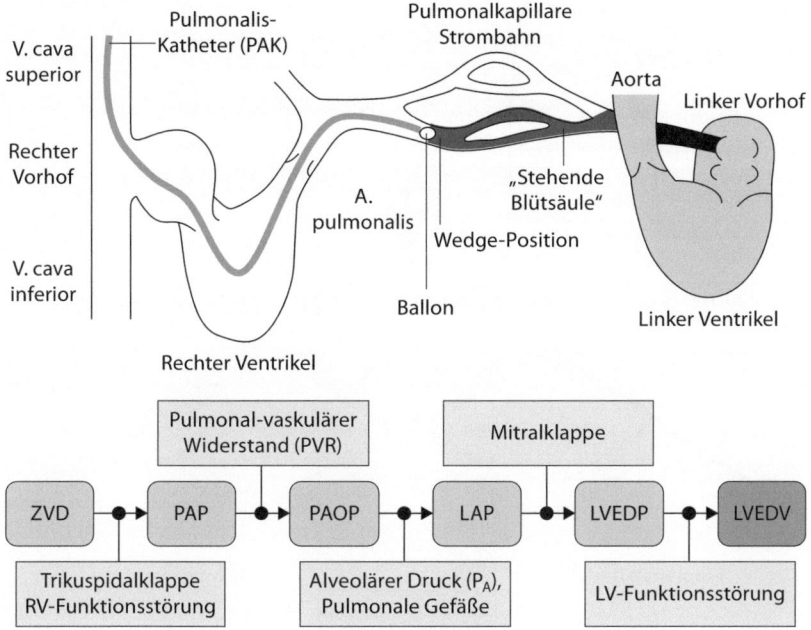

◘ **Abb. 8.48** Pulmonalarterieller Katheter (Swan-Ganz-Katheter)

Der PAK ist wegen seiner **häufigen Komplikationen** (Infektionen bis Endokarditis, Arrhythmien, Thrombembolien, pulmonale Blutungen, Lungeninfarkte) und vorhandener Alternativen (v. a. PiCCO, Doppler-/Echokardiographie) heute selten im Einsatz. Der PCWP als „Volumenparameter" ist so wenig hilfreich wie die Verwendung des ZVD. Bei isolierten Rechtsherzproblemen ist der PAK aber im Gegensatz zum PiCCO o. ä. sehr hilfreich (PAP-Messung!) und wird immer noch verwendet. Wichtige **Kontraindikationen** sind **Trikuspidal-** oder **Pulmonalstenosen** bzw. **-ersatz, Rechtsherzendokarditis** oder **Tumoren im rechten Vorhof** sowie in den ersten Wochen **nach Schrittmacheranlage**.

Messung im PAK:
- **Herzzeitvolumen**: Thermodilutionsverfahren nach Stewart-Hamilton (s. u.) gemessen (automatisch in festgelegten Abständen).
- **Drücke**: Rechter Ventrikel, Pulmonalarterie, PCWP.
- Arterieller und gemischtvenöser **Sauerstoffsättigung**.

Berechnungen im PAK:
- **Widerstände**, Ohm-Gesetz,
- Arterieller und venöser **Sauerstoffgehalt**, daraus Sauerstoffangebot, -verbrauch, -extraktion und Shunt,
- **kalorisches Äquivalent** mithilfe des respiratorischen Quotienten.

- **Pulmonalartererieller Verschlussdruck (Wedge-Druck, PCWP)**

Nach Einschwemmen des PAK sistiert bei geblocktem Ballon der Blutfluss bis kurz vor dem Vorhof (dem sog. **J-Punkt**). Der PCWP entspricht dann dem linksventrikulären enddiastolischen Druck (LVED): **PCWP $\geq$ LAP $\geq$ LVEDP**. Der PCWP wird definitionsgemäß am Ende der Exspiration gemessen, um den Einfluss der Überdruckbeatmung und des PEEP zu standardisieren.

Voraussetzung ist, dass der PAK in Zone III nach West liegt (◘ Abb. 8.49): ansonsten liegt der alveoläre Druck p_{Alv} über dem pulmonalvenösen Druck p_{ven} und die Messung ist verfälscht.

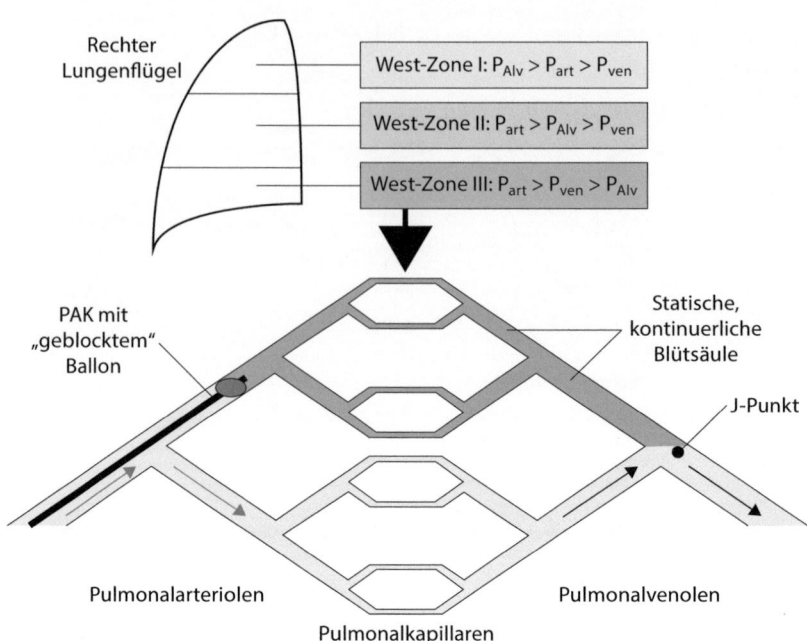

Abb. 8.49 Lage des Pulmonaliskatheters in den West-Zonen, Kap. Lunge zu den West-Zonen. (Mit freundlicher Genehmigung aus: Zink W, Graf BM. 2001. Der Pulmonalarterienkatheter. Anaesthesist. 50(8):623–645)

Der PCWP dient der Unterscheidung einer globalen Herzinsuffizienz (mit erhöhtem ZVD, PCWP und diastolischem PAP) von einer Rechtsherzinsuffizienz (mit normalem PCWP und diastolischen PAP).

Falsch hohe PCWP-Messung:
- Mitralklappenstenose bzw. Mitralklappeninsuffizienz: Blut fließt nicht mehr ungehindert in den linken Ventrikel, der PCWP kann höher werden als der tatsächliche LVEDP.
- Erhöhter intrathorakaler Druck (Beatmung, PEEP).
- COPD, Lungenembolie.
- Katheter außerhalb der West-III-Zone (alveolärer Druck > pulmonalvenöser Druck).

Falsch niedrige PCWP-Messung:
- Aorteninsuffizienz und -stenose, eingeschränkte Ventrikelcompliance, Vasodilatatoren.

Ausgeprägte Tachykardien können die Messungen ebenfalls erschweren.

8.3.7 Zusammenfassung der hämodynamischen Parameter

Tab. 8.7

8.3.8 Sonographie

Zu den Grundlagen der Sonographie ▶ Abschn. 3.4. Mittels der Frequenzverschiebung (Dopplereffekt) kann die Geschwindigkeit des Blutflusses gemessen und über die Formel Δp (mmHg) $= 4 \times$ (m/s)^2 die Druckdifferenz Δp über der Klappe berechnet werden (heute meist als Programm im Gerät hinterlegt).

- **Orientierende Echokardiographie (FEER, FATE)**

Abb. 8.50 und Abb. 8.51.

Kapitel 8 · Herz-Kreislauf-System

◘ **Tab. 8.7** Hämodynamische Parameter, Berechnung und Normalwerte

Parameter		Berechnung	Normalwerte
HF	Herzfrequenz	/min	50–100/min
BSA	Körperoberfläche (Body Surface Area, BSA)	m^2	1,7–2 m^2
HZV	Herzzeitvolumen, Cardiac Output	HF × SV	4–8 l/min
CI	Cardiac Index	$\dfrac{HZV}{BSA}$	2,5–4,5 l × min^{-1} × m^{-2}
SV	Schlagvolumen	ESV – EDV	60–100 ml
SVI	SV-Index	$\dfrac{SV}{BSA}$	30–65 ml/m^2
Drücke			
MAP	Mittlerer arterieller Blutdruck	1/3 (RR_{sys} – RR_{dia})	75–100 mmHg
ZVD	Zenteraler Venendruck	–	0–10 mmHg
mPAP	Mittlerer pulmonalarterieller Druck	–	9–16 (< 25) mmHg
PAP	Pulmonalarterieller Druck (systolisch/diastolisch)	–	Sys. 25 (±7); dias. 4–12 mHg
RVP	Druck im rechten Ventrikel (systolisch/diastolisch)	–	Sys. 25 (±7); dias. 0–8 mmHg
PCWP	Pulmonalarterieller Verschlussdruck, Wedge-Druck, PAOP	–	2–12 mmHg
Widerstände			
SVR	Systemvaskulärer Widerstand	$\dfrac{(MAP - ZVD) \times 80}{HZV}$	900–1400 dyn × s × cm^{-5}
SVRI	SVR-Index	$\dfrac{SVR}{BSA}$	1600–2500 dyn × s × cm^{-5} × m^{-2}
PVR	Pulmonalvaskulärer Widerstand	$\dfrac{(MPAP - PCWP) \times 80}{HZV}$	90–150 dyn × s × cm^{-5}
PVRI	PVR-Index	$\dfrac{PVR}{BSA}$	170–270 dyn × s × cm^{-5} × m^{-2}
PiCCO			
GEDV	Globales enddiastolisches Volumen	–	–
GEDVI	GEDV-Index	$\dfrac{GEDV}{BSA}$	600–800 ml/m^2
ITBV	Intrathorakales Blutvolumen	1,25 × GEDV	–
ITBVI	Intrathorakaler Blutvolumenindex	$\dfrac{ITBV}{BSA}$	800–1000 ml/m^2
PBV	Pulmonales Blutvolumen	–	–
PBVI	PBV-Index	$\dfrac{PBV}{BSA}$	150–200 ml/m^2
EVLW	Extravaskuläres Lungenwasser	–	–

◘ **Tab. 8.7** (Fortsetzung)

Parameter		Berechnung	Normalwerte
EVLWI	EVLW-Index	$\dfrac{ELVW}{BSA}$	3–8 ml/kg
PVPI	Pulmonaler Permeabilitätsindex	$\dfrac{ELVW}{PBV}$	1–3 ml/kg
PPV	Pulse-Pressure-Variation	$\dfrac{PP_{sys} - PP_{dia}}{PP_{mean}}$	$\leq 10\%$
SVV	Schlagvolumenvariation	$\dfrac{SV_{max} - SV_{min}}{SV_{mean}}$	$\leq 10\%$
Kontraktilität			
(LV)EF	(Linksventrikuläre) Ejektionsfraktion	$\dfrac{SV}{EDV}$	55–70%
GEF	Globale Ejektionsfraktion	$\dfrac{4 \times SV}{GEDV}$	25–35%
CFI	Kardialer Funktionsindex	$\dfrac{HZV \times 1000}{GEDVI}$	$4{,}5\text{–}6{,}51 \times min^{-1} \times m^{-2}$
dPmx	Linksventrikuläre Kontraktilität	$\dfrac{dp}{dt}$	900–1200 mmHg/s
CPI	Cardiac Power Index	$MAD \times CI \times 0{,}0022$	$0{,}5\text{–}0{,}7\,W/m^2$
RVEF	Rechtsventrikuläre Ejektionsfraktion	$\dfrac{RVESV - RVEDP}{RVEDV}$	40–50%
LVSW	Linksventrikulärer Schlagarbeit	$SV \times (MAP - PCWP) \times 0{,}0136$	–
LVSWI	LVSW-Index	$SI \times (MAP - PCWP) \times 0{,}0136$	$45\text{–}80\,g \times m/m^2$
RVSW	Rechtsventrikuläre Schlagarbeit	$SV \times (mPAP - ZVD) \times 0{,}0136$	–
RVSWI	RVSWI-Index	$SI \times (mPAP - ZVD) \times 0{,}0136$	$7\text{–}12\,g \times m/m^2$
PAK			
RVEDV	Rechtsventrikuläres enddiastolisches Volumen	–	100–160 ml
RVESV	Rechtsventrikuläres endsystolisches Volumen	–	50–100 ml
Sauerstoffangebot und -verbrauch			
S_aO_2	Arterielle Sauerstoffsättigung	–	98–100%
$S_{zv}O_2$	Zentralvenöse Sauerstoffsättigung	–	65–70%
$S_{gv}O_2$	Gemischtvenöse Sauerstoffsättigung	–	70–75%
C_aO_2	Arterieller Sauerstoffgehalt	$\approx Hb \times 1{,}34 \times S_aO_2$	160–200 ml/l
C_cO_2	Pulmonalkapillärer Sauerstoffgehalt (Abnahme bei geblocktem Ballon)	$\approx Hb \times 1{,}34 \times S_cO_2$	k. A.
$C_{gv}O_2$	Gemischtvenöser Sauerstoffgehalt	$\approx Hb \times 1{,}34 \times S_{gv}O_2$	120–150 ml/l
$avDO_2$	–	$C_aO_2 - C_{gv}O_2$	30–50 ml/l
DO_2	Sauerstoffangebot, Delivery of Oxygen	$HZV \times C_aO_2 \times 10$	900–1400 ml/min

Kapitel 8 · Herz-Kreislauf-System

Tab. 8.7 (Fortsetzung)

Parameter		Berechnung	Normalwerte
DO_2I	DO_2-Index	$\dfrac{DO_2}{BSA}$	400–800 ml × min^{-1} × m^{-2}
VO_2	Sauerstoffverbrauch	HZV × avDO$_2$ × 10	225–360 ml/min
VO_2I	VO_2-Index	$\dfrac{VO_2}{BSA}$	125–200 ml × min^{-1} × m^{-2}
ERO_2	Sauerstoffextrationsrate	$\dfrac{avDO_2}{C_aO_2}$	22–30 %
Q_s/Q_t	Pulmonalvenöse Beimischung, Shunt	$\dfrac{C_{Alv}O_2 - C_aO_2}{C_{Alv}O_2 - C_{gv}O_2}$	< 3–5 %
p_{cap}	Pulmonalkapillärer hydrostatischer Druck	PCWP + 0,4 × (mPAP − PCWP)	5–12 mmHg

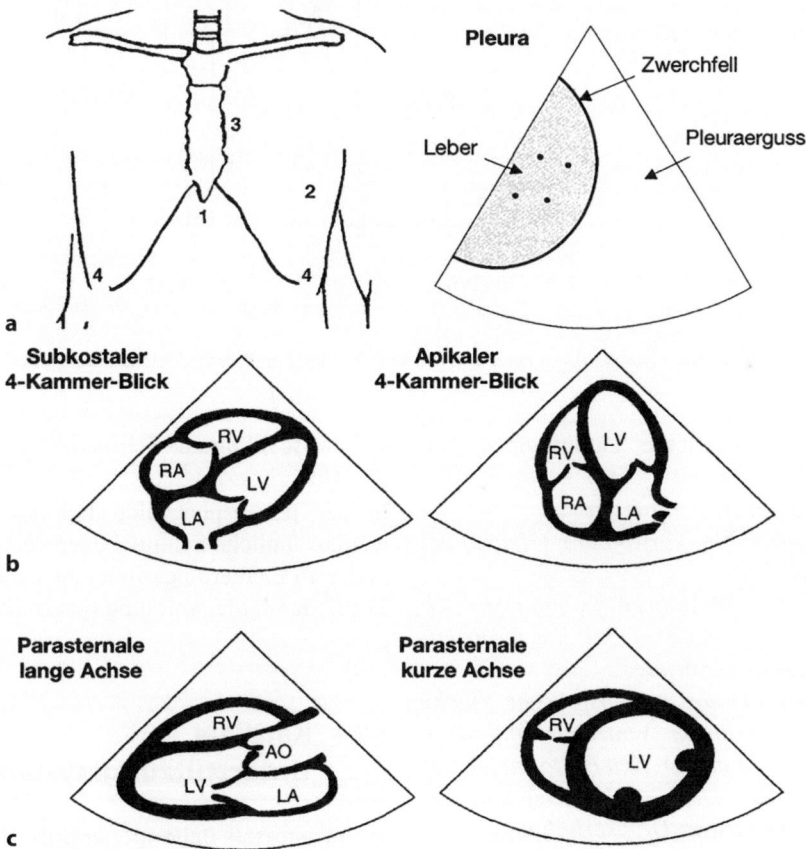

Abb. 8.50 Orientierende Echokardiographie. **a** Transducerpositionen laut FATE-Protokoll *1* subkostal, *2* apikal, *3* parasternal; *4* pleural, **b** Schematische Darstellung der 4 wichtigsten Schnittebenen, *RA* rechter Vorhof, *RV* rechter Ventrikel, *LA* linker Vorhof, *LV* linker Ventrikel, *AO* aortaler Ausflusstrakt; **c** Schematische Darstellung des rechtsseitigen Pleuraschnitts. (Mit freundl. Genehmigung aus: Jensen MB, Sloth E, Larsen KM, Schmidt MB (2004) Transthoracic echocardiography for cardipulmonary monitoring in intensive care. Eur J Anaesthesiol 21: 700–707)

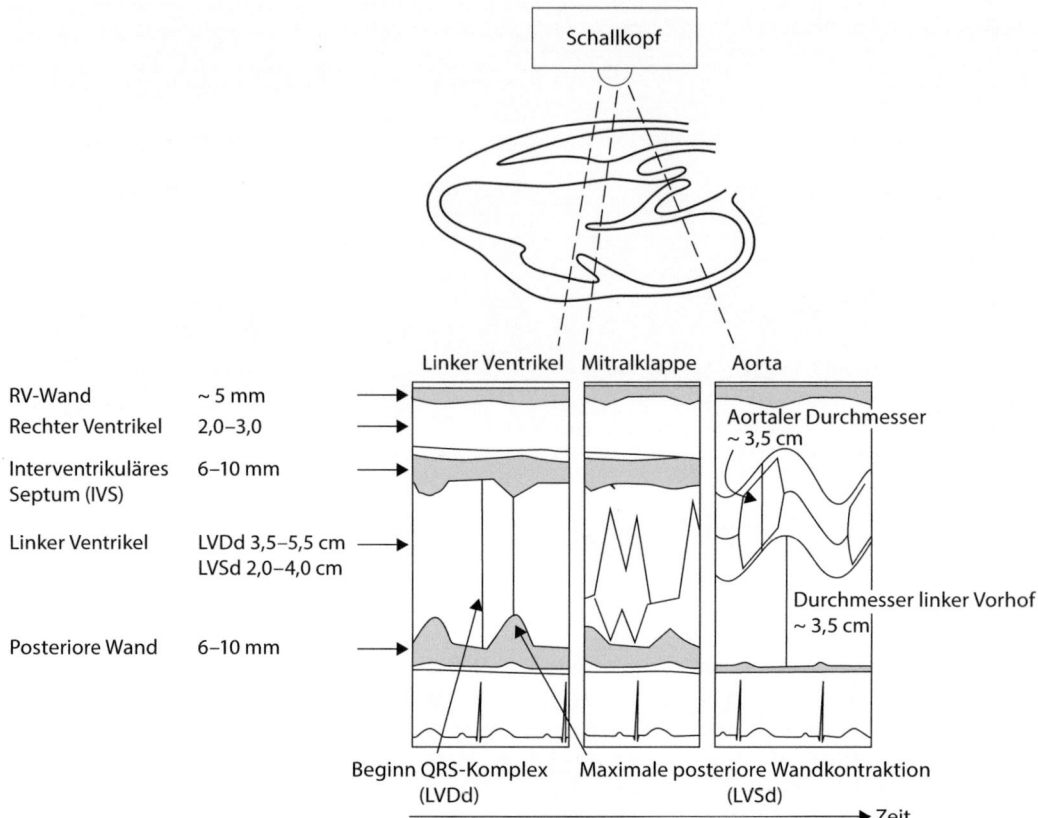

◘ **Abb. 8.51** M-Mode in der parasternalen kurzen Achse und wichtige Landmarken/Orientierungspunkte

Wichtige darstellbare Pathologien sind, Bsp.
- *Perikarderguss, Pleuraerguss.*
- *Linksventrikuläre Vorwölbung (Heave) bei Hypertrophie.*
- *Reduzierte Wanddicke (enddiastolisch < 9 mm oder < 50 %) bei linksventrikulärer Funktionsstörung.*
- *Rechtsventrikuläre enddiastolische Fläche > 60 % des linken Ventrikels, paradoxe Septumbewegung, D-Sign (D-förmiger linker Ventrikel mit geradem Septum) bei rechtsventrikulärer Druckerhöhung.*
- *Regionale Wandbewegungsstörungen (vor EKG-Veränderungen nachweisbar!).*
- *Berührung der Papillarmuskeln („Kissing Papillaries"), linksventrikuläre Pseudohypertrophie bei Volumenmangel.*

- **Transösphageale Echokardiographie (TEE)**

In der transösphagealen Echokardiographie werden ähnliche Schnittebenen verwendet wie in der TTE, allerdings steht das Bild „auf dem Kopf" durch die Anlotung durch den Ösophagus.

8.3.9 Kardiale Unterstützungssysteme

- **Intraaortale Ballongegenpulsation (IABP)**

Doppellumiger Ballonkatheter (Helium-Ballon, 25–50 ml) in der thorakalen Aorta **unterhalb der linken A. subclavia, oberhalb der Nierenarterien**, eingeführt über die **A. femoralis** oder auch **A. subclavia**.

Unterstützung durch Insufflation des Ballons in der Diastole für *jeden dritten, jeden zweiten oder jeden Herzschlag (1 : 1 bis 1 : 3)*, gesteuert über EKG oder Blutdruckmessung.
- **Inflation zu Beginn der Diastole** (Dicrotic Notch/Inzisur der Aorta): → verbesserte koronare Perfusion.
- **Deflation zu Beginn der Systole** zur isovolumetrischen Kontraktion (Beginn Systole): → dadurch sinken Nachlast, LVEDP und Wandspannung.
  Voraussetzung: CI (Cardiac Index) $\geq 1,3\,l/min/m^2$ und relativ stabiler Herzrhythmus.
- Effekte: Diastolischer Blutdruck ↑, verbesserte koronare Perfusion.
- Vorlast ↓ durch Ventrikeldruck ↓.
- Nachlast ↓ (sys. Aortendruck ↓, „Sogwirkung").
- Herzarbeit ↓, myokardialer Sauerstoffverbrauch (↓), Verbesserung der linksventrikulären Pumpfunktion, HZV ↑ (20–30 %).

◘ Abb. 8.52 zeigt die Blutdruckkurve einer IABP im Herzzyklus.

- **Herzlungenmaschine**

Sie dient der extrakorporalen Zirkulation beim nichtschlagenden Herzen.
- 2 venöse Kanülen in V. cava inferior und superior bzw. im Vorhof.
- **Membranoxygenator**: Oxygenierung und CO_2-Elimination in der Herzlungenmaschine.
- **Multiflow-Rollerpumpen** (pulsatiler oder nichtpulsatiler Blutfluss) → Fluss und Sog!
- Arterielle Kanüle in A. ascendens (seltener A. femoralis), Blut wird aktiv zurückgepumpt.

- **Linksventrikuläre Unterstützungssysteme (LVAD)**

Unterstützung der Herz-Lungen-Funktion für Stunden bis Tage, z. T. permanent, bei Herzversagen, als Brücke (Bridging) zur Herztransplantation (ambulant!), auch als tragbare Systeme für Notfalltransporte.
- **Anschluss**: Perkutane Systeme mit Kanülierung via V. femoralis oder offen-chirurgische Implantation.
- **Aufbau/Bestandteile**:
  – Venöse Drainage über V. cava inferior bzw. linker Vorhof.
  – Zentrifugalpumpe, die in der Regel einen kontinuierlichen Fluss bis $6\,l/min$ erzeugt.
  – Membranoxygenator: Oxygenierung des Blutes und CO_2-Elimiation („Lungenfunktion" der Pumpe).
  – Rückführung des Blutes über einen Katheter in der A. femoralis.
- **Kontraindikation**: Aorteninsuffizienz, da unter LVAD verschlechtert (Differenz MAP-LVED steigt)!

8.3.10 Labor

8.3.10.1 Kardiale Ischämiemarker
Enzymverlauf: ◘ Abb. 8.53

- **Laktat**

Normal $< 2,2\,mmol/l$. Parameter der Minderdurchblutung, v. a. bei Hypovolämie (Sepsis-Bundle). 80 % des Laktats wird in der Leber unter aeroben Bedingungen wieder zu Glukose, 20 % gehen in den Zitratzyklus, Ausscheidung über die Niere möglich, aber filtriertes Laktat wird aktiv reabsorbiert.

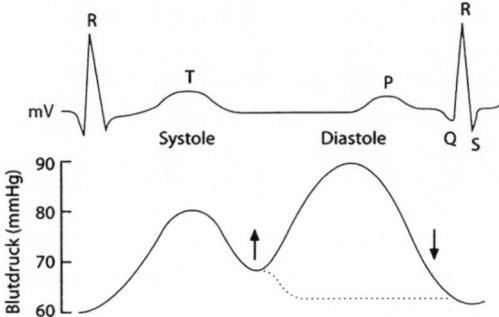

◘ **Abb. 8.52** Blutdruckkurve unter IABP mit der typischen Kamelhöckerform. (Mit freundlicher Genehmigung aus: Heck M, Fresenius M, Busch C (2017) Repetitorium Anästhesiologie. Springer, Heidelberg Berlin)

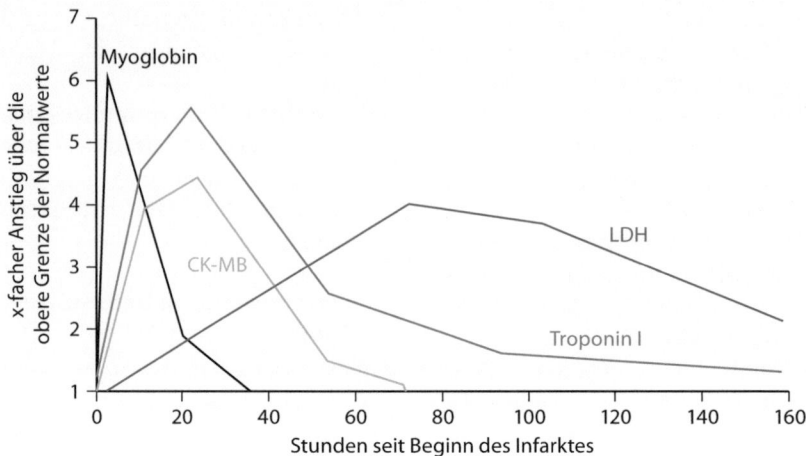

Abb. 8.53 Enzymverlauf bei kardialen Ischämien (NSTEMI, STEMI): Maximum Myoglobin nach 3–6 h, Troponin nach 6–12 h, CK nach 12 h, GOT nach 24 h (nicht dargestellt), LDH nach 48 h. (Mit freundlicher Genehmigung nach Gesenberg S, Voigt I (2017) Kardiale Erkrankungen – Pathologien verstehen. In: Pflegewissen Kardiologie. Fachwissen Pflege. Springer, Heidelberg)

8.3.11 Scores

8.3.11.1 Präoperative kardiale Risikoevaluation

Nicht für Notfalleingriffe! Immer Dringlichkeit des Eingriffs besprechen.

1. **Schwere des Eingriffs**: Hohes (Aorta/große Gefäße), mittleres („intras" intrathorakal, -abdominal, -kranial, periphere Gefäße, „große OPs der kleinen Fächer"), niedriges Risiko.
2. **Vorerkrankungen**:
   - hohes Risiko: aktuelle kardiale Erkrankungen wie Myokardinfarkt < 30 d, dekompensierte Herzinsuffizienz, Arrhythmien, Klappenerkrankungen,
   - mittleres Risiko: Herzinsuffizienz, KHK, zerebrovaskulär Erkrankungen, pAVK, Diabetes, Niereninsuffizienz,
   - geringes Risiko: z. B. arterielle Hypertonie.
3. **Belastbarkeit**: z. B. in metabolische Äquivalente (MET).

- **Metabolisches Äquivalent (MET)**

1 MET entspricht der VO_2 in Ruhe eines Menschen von 70 kg und 40 Jahren, d. h. 3,15 ml/kg/min bei Frauen und 3,5 ml/kg/min bei Männern.

4 MET entsprechen dabei Treppensteigen/Hausarbeit, Anstrengende Sportarten erfordern > 10 MET.

Im **Revised Cardiac Risk Index** (RVRI) nach Goldmann und Lee werden diese Risikofaktoren zusammengefasst und gewertet.

8.3.11.2 CHA_2DS_2-$VASc_2$

Score zur Abschätzung des Schlaganfallrisikos bei Vorhofflimmern, (spätestens) ab 2 Punkte orale Antikoagulation empfohlen.
- **C**hronische Herzinsuffizienz: 1 Punkt.
- **H**ypertonie: 1 Punkt.
- **A**lter > 75 Jahre: **2** Punkte.
- **D**iabetes mellitus: 1 Punkt.
- **S**troke/TIA: **2** Punkte.
- **V**askuläre Erkrankung (pAVK, Mitralinsuffizienz, Aortensklerose): 1 Punkt.
- **A**lter 65–74 Jahre: 1 Punkt.
- **W**eibliches **G**eschlecht (**S**ex Category): 1 Punkt.

8.4 Pharmakologie

Abb. 8.54

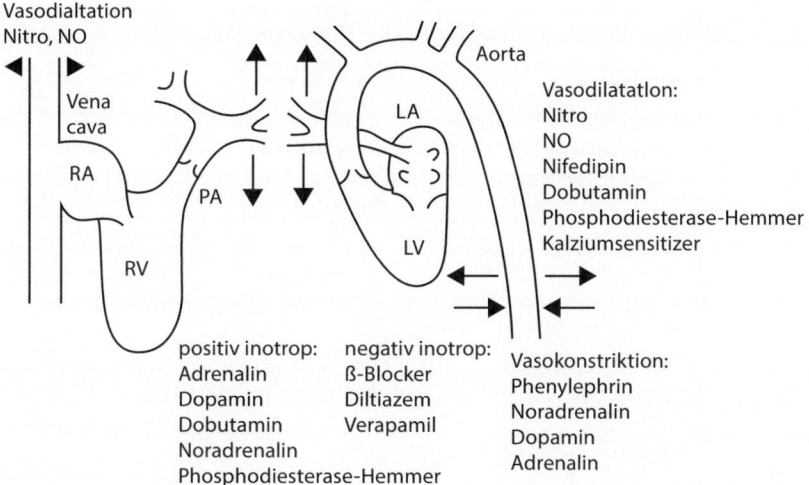

Abb. 8.54 Wirkung kardialer Pharmaka. *RA* rechter Vorhof, *RV* rechter Ventrikel, *PA* Pulmonalarterie, *LA* linker Vorhof, *LV* linker Ventrikel

8.4.1 Katecholamine und Vasopressoren

Biosynthese der Katecholamine aus L-Tyrosin: β-Phenylamine, Phenylalanin → L-Tyrosin → via Tyrosinhydroxylase → L-DOPA (L-Dihydrophenylalanin) → via DOPA-Decarboxylase → Dopamin → via Dopamin-β-Hydroxylase → Noradrenalin → via Phenylethonalamin-N-Methyl-Transferase → Adrenalin.

Katecholaminrezeptoren: ◘ Tab. 8.8.

Wichtige sympathomimetische Substanzen: ◘ Tab. 8.9.

8.4.2 Ionodilatatoren

◘ Tab. 8.10

8.4.3 Sympathikolytika

◘ Tab. 8.11

8.4.4 Weitere Antihypertensiva

- **Kalziumantagonisten**

Antagonisten am L-Typ-Kalziumkanal → Relaxation von glatter Muskulatur (◘ Tab. 8.12).

- **Nitrate**

Direkte Vasodilatation durch lokale NO-Produktion → Vasodilatation v. a. venös („venöses Pooling"), Vorlast ↓, Nachlast ±.

— **Nitroglycerin**: längere Zeitspanne bis zum Wirkeintritt, längere Wirkung, benötigt schwefelhaltige Substanzen, um NO freizusetzen. **Cave**: ICP-Erhöhung (zerebraler Blutfluss) ↑
— **Isosorbiddinitrat (ISDN), Isosorbidmononitrat (ISMN)**.
— **Nitroprussid-Na**: Direkte Relaxation Venen und Arteriolen → ausgeprägte Blutdrucksenkung. Schnellster Wirkeintritt, kürzeste Wirkung → beste Steuerbarkeit. Gabe max. 72 h, da CN-Ionen enthalten, die durch Methämoglobin gebunden werden müssen (Antidot: Natriumthiosulfat, Hydroxocobalamin).

◘ **Tab. 8.8** Katecholamin-, Dopamin-(D)- und Vaospressin-(V)-Rezeptoren

Rezeptor	Pharmakologie	Vorkommen
α1	G-Protein-gekoppelter Rezeptor → intrazelluläres Ca ↑ v. a. **Noradrenalin**	Glatte Muskulatur: Herz, Gefäße (v. a. Leber, GIT, Niere, Haut) → Vasokonstriktion. Keine α1-Rezeptoren im ZNS (keine zerebrale Noradrenalinwirkung!)
α2	Gi-Protein → Inaktivierung der Adenylatzyklase → cAMP ↓. Hemmung der Noradrenalinfreisetzung (negative Feedback-Schleife)	Präsynaptisch an sympathischen und parasympathischen Neuronen. Fettzellen im Bauch, Schweißdrüsen, Darm/Blasenkontraktion, endokriner Pankreas
β1	G_S-Proteine → Aktivierung von Adenylatzyklase, cAMP ↑ → intrazelluläres Ca ↑ **Adrenalin > Noradrenalin**	Herz: Ino- und Chronotropie, Niere: Reninsekretion, Fettgewebe: Lipolyse. Antidot Glukagon bei β-Blocker-Intoxikation
β2	Wie β1	Glatte Muskulatur von Herz: Ino-, Chrono-, Bathmo-, Dromotropie. Gefäßen: Vasodilatation, Bronchien: Bronchodilatation, Uterus/Darm: Relaxation. Inselzellen: Insulinausschüttung. Leber: Glykolyse/Glukoneogenese
β3, β4	Wie β1	Fettgewebe
D1 (D1, D5)	G-Protein-gekoppelter Rezeptor → cAMP ↑	Vasodilatation renaler, mesenterialer und koronararterieller Gefäße
D2 (D2, D3, D4)	Inhibitorischer G-Protein-Rezeptor → cAMP ↓	ZNS: limbische System, Basalganglien, Cortex → Antriebssteigerung, Motivation
V1	G-Protein-gekoppelt → cAMP, intrazelluläres **Ca** ↑	Thrombozyten: Thrombozytenaggregation, Uterus: Kontraktion, Glykogenolyse, Gefäße: Vasokonstriktion, RR ↑
V2	G-Protein-gekoppelt, cAMP ↑ → Einbau von Aquaporinen in der Niere, vWF-Freisetzung	Niere (Verbindungstubuli, Sammelrohr): Wasserrückresorption. Weibel-Palade-Körperchen (Endothelzellen): Freisetzung von von-Willebrand-Faktor (vWF)
V3 (V1B)	G-Protein-gekoppelt → intrazelluläres **Ca** ↑	Hypophysenvorderlappen (Adenohypophyse): Freisetzung von Prolaktin und ACTH

Kapitel 8 · Herz-Kreislauf-System

◘ Tab. 8.9 Wichtige sympathomimetische Substanzen

Wirkstoff	Pharma	Wichtige (Neben)wirkungen
Adrenalin	Abbau via Catechol-O-Methyltransferase (COMT) in Leber, Niere, Blut	$\beta 1 \to \beta 2 \to \alpha 2 \to v\, \alpha 1$ Inotropie, HF ↑, RR ↑
Noradrenalin	Abbau/Inaktivierung durch Methylierung, Oxidation, Wiederaufnahme	$\alpha 1, \alpha 2$, dann $\beta 1$, kaum $\beta 2$ ($\beta 2 : \beta 1 = 30 : 1$). v. a. RR ↑ Gefäße, ZNS (Aufmerksamkeit, Orientierung, Motorik)
Dobutamin	Synthetischer Wirkstoff Racemat aus $\alpha 1$-Stimulation und -Hemmung	$\beta 1$, kaum $\beta 2$, nicht α (Aufhebung der Wirkung im Racemat), v. a. Inotropie
Dopamin	Abbau/Inaktivierung durch COMT, Monoaminooxidase (MAO) der Mitochondrien, Wiederaufnahme	$D1, D2 > \beta 1 > \alpha 1$; nicht $\alpha 2$ v. a. Inotropie, RR/SVR ↓
Orciprenalin	Renale Elimination	$\beta 1, \beta 2$. Inotropie, HF ↑, RR ↓
Isoprenalin	Synthetisches Noradrenalinderivat, selten verwendet	$\beta 1, \beta 2$, nicht α v. a. Inotropie
Phenylephrin	Synthetischer Wirkstoff, Abbau durch MAO	$\alpha 1$-Agonist v. a. lokale Anwendung (Augen-/Nasentropfen)
Etilefrin	Nur per os	Unspezifisch alle Katecholaminrezeporen: RR ↑, Inotropie, HF ↑
Cafedrin: Theoadrenalin	Als Akrinor in fixer Mischung von 20 : 1	Inotropie, RR ↑ ($\beta 1, \beta 2$). Theoadrenalin: SVR, RR Cafedrin: SVR, RR ±
Ephedrin	Indirektes Sympathikomimentikum. Abbau durch Desaminierung (Vitamin-C-abhängig), 70 % unverändert renal eliminiert	Alle Katecholamnrezeptoren: HF, RR ↑
Vasopressin	Natürliches Nonapeptid, „antidiuretisches Hormon": Freisetzung bei hoher Plasmaosmolarität, RR ↓, Hypoxie, Azidose, Hyperkapnie	Hypothalamus → Neurohypophyse → Niere: Wasserrückresorption. Vasokonstriktion, RR ↑, HZV ↓ (?) Dazu Stimulation Oxytocin, Purinrezeptoren, Freisetzung von vWF → Thrombozytenaggregation
Terlipressin	Synthetisches Vasopressin-Analogon, längere Halbwertszeit	–

Tab. 8.10 Inodilatatoren

Wirkstoff	Pharma	Wichtige (Neben)wirkungen
Milrinon	Plasmaproteinbindung 80 %	**Selektive PDE3-Hemmer** → cAMP ↑ → intrazelluläres **Ca** ↑ Inotropie (auch unter β-Blocker-Therapie), periphere Vasodilatation
Enoximon	Plasmaproteinbindung 80 %, Dosisanpassung bei Niereninsuffizienz	
Amrinon	Geringe Plasmaproteinbindung. Zusätzlich NO-Freisetzung	
Levosimendan	**Ca-Sensitizer**: Troponin-C wird empfindlicher für die Bindung von Ca Plasmaproteinbindung 98 %; Abbau Leber → biläre Ausscheidung, aber, aktiver Metabolit mit Reabsorption im Darm und HWZ bis 80 h!	Inotropie ↑, dabei Sauerstoffverbrauch VO_2 ±. RR ↓ (!) durch K-Kanalöffnung

Tab. 8.11 Sympathikolytika

Selektive, reversible β1-Blocker	**Metoprolol** (Abbau Leber), **Esmolol** (Abbau durch Esterhydrolyse) u. a.
α/β-Blocker	**Labetolol** (β-Wirkung ca. 7-fach α-Wirkung); **Carvedilol**
α-Blocker	**Phenoxybenzamin** (nichtselektiv)
α1-Blocker	**Urapidil** (zusätzliche 5-HT1A-Hemmung), Doxazosin, Prazosin, Phentolamin.
α2-Blocker (zentrale Antisympathilytika)	**Clonidin**, **Dexmedetomidin** (▶ Abschn. 5.1), **Moxonidin**, **Methyldopa**

Tab. 8.12 Kalziumantagonisten

I	Phenylaklylamine (Non-Dihydropyridin)	**Verapamil**	AV ↓, Inotropie ↓	–
II	Dihydropyridine	**Nifedipin**	SVR ↓, Reflextachykardie	–
III	Benzothiazepine (Non-Dihydropyridin)	**Diltiazem**	AV ↓, Inotropie ↓	Abbau Leber

- Direkte Vasodilatatoren
  - **Hydralazin**: Direkte gefäßrelaxierende Wirkung (Mechanismus?), keine α-Blockade, Reflextachykardie.
  - **Minoxidil**: Öffnung von K-Kanälen, NO-Freisetzung.

8.4.5 Antiarrhythmika

Tab. 8.13

Tab. 8.13 Einteilung der Antiarrhythmika

Klasse	Blockade	Bsp.	Wirkung auf				Wirkung
			AP	QRS	QT	AV	
I	Na-Kanäle	–	–	–	–	–	Schneller Na-Einstrom gehemmt IC > IA > IB
▬ IA	Chinidin, Procainamid, Ajmalin, Prajmalin, Disopyramid, Propafenon	↑	↑	↑	↓/↑		Längere Refraktärzeit, dazu K-Ausstrom gehemmt. Ajmalin: Kardioversion bei Reentry- und ventrikulärer Tachykardie
▬ IB	Lidocain, Mexiletin, Phenytoin	↓	±	↓/±	±		Refraktärzeit verkürzt! → Frequenzfilter, Wirkung v. a. bei hoher HF. Nur ventrikuläre HRST
▬ IC	Flecainid, Propafenon	±	↑	± (↑)	↓		Wie IC, nur ohne Einfluss auf Refraktärzeit K-Kanäle
II	β-Blocker	–	±	±	±	↓	Verlängerte AV-Überleitungszeit → supraventrikuläre HRST
III	K-Blocker	Amiodaron, Sotalol	↑	↑	↑	–	Verlängerte AV-Überleitungszeit → ventrikuläre und supraventrikuläre HRST
IV	Ca-Blocker	Verapamil	↓	±	±	↑	Verlängert Refraktärzeit → supraventrikuläre HRST
–	Digitalis	Digoxin, Digitoxin	↓(↑)	↑	↓	↓	Hemmen Na-K-ATPase → Na intrazellulär ↑ → Na/Ca-Antiport ↓, Ca intrazellulär ↑, dazu parasympathikomimetisch
–	Mg	Magnesium	?	?	?	↓	Polymorphe ventrikuläre Tachykardien
–	–	Adenosin	±	±	±	↓↓	Supraventrikuläre Tachykardien

AP Zeit des Aktionspotenzials, *QRS* Breite des QRS-Komplex, *AV* AV-Überleitungszeit, *HRST* Herzrhythmusstörungen

Weiterführende Literatur

Marx G, Muhl E, Zacharowski K et al (2015) Die Intensivmedizin. Springer, Heidelberg Berlin

Trappe HJ, Schuster HP (2017) EKG-Kurs für Isabel. Thieme, Stuttgart

Liebermann JA, Williams KA, Rosenberg AL (2004) Optimal head rotation for internal jugular vein cannulation when relying on external landmarks. Anest Analg 99:982–988

Homepage von Rudolf Deiml zur Hämodynamik, Rudolf Deiml zu den Kreislaufwirksamen Medikamenten, Rudolf Deiml zum Sauerstofftransport, abgerufen am 1. Apr. 2019.

Cross M, Plunckett E (2008) Physics, pharmacology and physiology for anaesthetist. Cambridge University Press

Davis P, Kenny G (1995) Basic physics and measurement in anaesthesia. Butterworth-Heinemann, Elsevier

Heck M, Fresenius M, Busch C (2017) Repetitorium Anästhesiologie. Springer, Heidelberg Berlin

Fresenius M, Heck M, Zink W (2014) Repetitorium Intensivmedizin. Springer, Heidelberg Berlin

Kam P, Power I (2015) Principles of Physiology for the Anaesthetist, 3. Aufl. CRC Press

Chambers D, Huang C, Matthews G (2015) Basic Physiology for Anaesthetists. Camebridge Medicine

Tonner P, Hein L (2011) Pharmakotherapie in der Anästhesie und Intensivmedizin. Springer

Fuhrman BP, Zummermann JJ Pediatric Critical Care (Mosby 2005). https://criticalcaremcqs.com/2011/07/26/central-venous-catheterization

Fuster V, Walsh RA, Harrington RA (2011) Hurst's the heart, 13. Aufl. McGraw-Hill

Maier RF, Obladen M (2017) Neugeborenenintensiv. Springer, Heidelberg Berlin

Eckert S (2006) 100 Jahre Blutdruckmessung nach Riva-Rocci und Korotkoff: Rückblick und Ausblick. J Hyperton 10:7–13

Zink W, Graf BM (2001) Der Pulmonalarterienkatheter. Anaesthesist 50(8):623–645

Jensen MB, Sloth E, Larsen KM, Schmidt MB (2004) Transthoracic echocardiography for cardipulmonary monitoring in intensive care. Eur J Anaesthesiol 21:700–707

Kloß M (2014) Der prognostische Stellenwert des Serummyoglobins bei kritisch kranken Patienten. Dissertation an der Friedrich-Schiller-Universität Jena. https://d-nb.info/1067099131/34

Singer M (2009) Oesophageal Doppler. Curr Opin Crit Care 15:244–248

Tillmann BN (2016) Atlas der Anatomie des Menschen. Springer, Heidelberg Berlin

Gertsch M (2008) Das EKG. Springer, Heidelberg Berlin

Deiml R, Kürzel F (2017) Ausgewählte Themen zur Operativen Intensivmedizin, 7. überarbeitete Aufl. Dr. Rudolf Deiml

Lunge

Roswitha Jehle

Inhaltsverzeichnis

9.1 Anatomie – 253
9.1.1 Obere Luftwege – 253
9.1.2 Lunge und Bronchialsystem – 253

9.2 Physiologie – 254
9.2.1 Pulmonaler Gasaustausch – 254
9.2.2 Kohlendioxid (CO_2) – 264
9.2.3 Ventilation – 266
9.2.4 Atemmechanik – 271
9.2.5 Perfusion und Shunt – 273
9.2.6 Regulation der Atmung und Atemarbeit – 276
9.2.7 Höhenphysiologie – 278
9.2.8 Hyperbare Sauerstofftherapie (HBO) und Tauchen – 279

9.3 Diagnostik und Medizintechnik – 280
9.3.1 Sauerstoffmessung – 280
9.3.2 Kohlendioxidmessung – 282
9.3.3 Spirometrie – 283
9.3.4 Auswasch- und Diffusionsmessungen – 285
9.3.5 Bildgebung – 288
9.3.6 Labor – 289
9.3.7 Scores – 289
9.3.8 Extrakorporale Membranoxygenierung (ECMO) und Kreislaufunterstützung (ECLS) – 290

© Springer-Verlag GmbH Deutschland, ein Teil von Springer Nature 2023
R. Jehle (Hrsg.), *Physiologie, Pharmakologie, Physik und Messtechnik für die Anästhesie und Intensivmedizin*, https://doi.org/10.1007/978-3-662-61772-4_9

9.4	**Pharmakologie** – 290
9.4.1	Bronchodilatatoren – 290
9.4.2	Therapie der pulmonalen Hypertonie – 291
9.4.3	Metabolisierung in der Lunge – 291

Weiterführende Literatur – 292

Kapitel 9 · Lunge

9.1 Anatomie

9.1.1 Obere Luftwege

Die oberen Luftwege bestehen aus den 3 Teilen: Mund-Nasen-Rachen-Raum mit Nasopharynx, Oropharynx, Hypopharynx.

- **Pharynx (Rachen)**

Verläuft von der Schädelbasis bis zum Kehlkopf, Länge 12–15 cm.

- **Obere Luftwege**

Aufgabe der Nase: Anfeuchtung der Atemluft durch Sättigung der Atemluft mit Wasserdampf.

9.1.1.1 Kehlkopf (Larynx)

Besteht aus 3 paarigen und 3 (4) unpaarigen Knorpeln:
- **Epiglottis** (Cartilago epiglottica): Fibroelastischer Knorpel, keine Verknöcherung. Verschließt die Luftröhre beim Schlucken, am Schildknorpel und am Zungenbein befestigt.
- **Thyroid** (Cartilago thyroidea, Schildknorpel): Lage Höhe C4.
- **Krikoid** (Cartilago cricoidea, Ringknorpel): Höhe C6. Einziger geschlossener Knorpel (Ring) der Atemwege.
- **Paarige Knorpel: Aryknorpel** (Cartilagines arytaenoideae, Cartilagines cuneiforme, Cartilagines corniculate; z. T. noch Cartilagines triticea).

Blutversorgung: A. thyroidea inferior und superior.
Wichtige Nerven sind:

- **N. recurrens**

Schlinge rechts um die A. subclavia, links Aorta („zurückkehrend zum Kehlkopf").
- **Sensibel**: Stimmbänder, obere Trachea
- **Motorisch**: Kehlkopfmuskulatur:
  M. **cricoarytenoideus posterior** (**Postikus**): abduziert Stimmbänder (einziger Stimmbandöffner!)
  M. **crioarytenoideus lateralis**: adduziert Stimmbänder.

Akute Lähmung: Stimmverlust, inspiratorischer Stridor. Adduktion der Stimmbänder erhalten, Stimmbänder in Kadaverposition.

Chronische Lähmung: selten Stridor und Atemnot, Atrophie der Larynxmuskulatur hält Stimmbänder offen.

- **N. glossopharyngeus**

Sensible Versorgung hintere Zunge, Tonsillen, Pharynx.

- **N. larngeus**

Efferenz des Laryngospasmusreflexes!
- **N. laryngeus superior internus**: sensibel zur Epiglottis, Larynxmukosa, Taschenbänder (Plicae vestibulares, „falsche Stimmbänder").
- **N. laryngeus superior externus**: motorisch M. cricothyroideus = **Antikus** (Stimmbandspanner).

> **Gerne gefragt**: Unterschied im Kehlkopf Kind/Erwachsener?
>
> Kinder haben einen höherstehenden Kehlkopf (C3/4 statt C5/6), lange, U-förmige Epiglottis, engste Stelle unter Krikoid[1] (Erwachsene: engste Stelle auf Höhe der Stimmbänder), weiter Winkel im Kiefergelenk (140 statt 120°), großer Kopf, große Zunge, insgesamt kleine Maßstäbe (hoher Tubuswiderstand!), höhere Neigung zum Laryngospasmus.

9.1.2 Lunge und Bronchialsystem

Untere Luftwege: Trachea bis Alveolen.

9.1.2.1 Tracheobronchialsystem

- **Verlauf**

Pharynx → Nase/Mund → Trachea (Generation 0) → Haupt-, Lappen- und Segmentbronchien (Generation 1–4) → kleine Bronchien

---

[1] Allerdings derzeit in Diskussion, Farag Basic Science in Anaesthesia.

(Generation 5–11) → Bronchiolen (Generation 12–16) → Bronchioli terminalis (Generation 17–19) → Ductus alveolaris, Alveolen (Generation 20–23, ca. 300 mio. terminale Alveolen, Fläche 150 m^2) → 23 Generationen von Verzweigungen bis in die Alveoli.

Länge der Trachea 11–15 cm, von C6 bis Th4/5, Blutversorgung aus der A. thyroidia inferior.

In der Trachea und großen Bronchien Knorpelspangen mit turbulentem Fluss, dadurch bessere Befeuchtung der Atemluft (sowie Auskultation des Atemgeräusches!). In den weiteren Verzweigungen Vergrößerung des Gesamtdurchmessers → laminarer Fluss, Knorpelstangen verschwinden.

Alveolen („Lungenbläschen"): dünne Membranschicht mit Typ-I-Pneumozyten, 4 μm dicke **alveolokapilläre Membran** zu den Lungenkapillaren, am Rand der Alveolen Typ-II-Pneumozyten (→ Surfactantproduktion).

Innervation der Lunge: Sensibel v. a. der Pleura parietalis (äußere Blatt), Afferenzen über N. phrenicus, Interkostalnerven.

Übersicht über Lage der Lunge im Thorax, die Aufteilung der Lungenlappen sowie des Tracheobronschialsystems: ◘ Abb. 9.1, ◘ Abb. 9.2 und ◘ Abb. 9.3 sowie ◘ Tab. 9.1.

9.1.2.2 Zwerchfell
3 Ursprünge:
- **Sternum**: hinter dem **Xiphoid**.
- **Rippen**: Costae (6–)7–12 (knöcherner und knorpeliger Anteil).
- **Posterior**: lumbale Wirbelsäule.

Das Zwerchfell ist von Rippen geschützt außer im rechten xiphosternalen Winkel und unter dem 12. Wirbelkörper (Th12). Lücken im Zwerchfell für Organdurchtritt: ◘ Abb. 9.4.

Kongenitale Zwerchfellhernien liegen zu 90 % links posterolateral (Bochdalek).

Natürlicher Zwerchfellhochstand 2,5 cm rechts > links (Leber), in-/exspiratorische Höhenveränderung 10–12 cm.

70–75 % der Atemarbeit, 5 % des HZV für Atemmuskulatur (25 % bei Belastung).

Innervation des Zwerchfells: motorisch N. phrenicus (C3–5), verläuft auf der linken Seite um den Aortenbogen (Lähmung bei Aortenaneurysma möglich!), sensorisch Interkostalnerven.

- **Atemhilfsmuskulatur**
- **Inspiration**: M. intercostales externus (▶ Kap. 6, ◘ Abb. 6.14), Mm. scaleni (anterior, medius, posterior), M. sternocleidomastoideus, M. pectoralis.
- **Exspiration**: Bauchmuskulatur (M. obliquus externus, internus, M. rectus abdominis); M. intercostales interni/intimi, M. transversus thoracis.

9.2 Physiologie

- **Äußere Atmung**
- **Ventilation**: Muskelpumpe, Atemwegsverlegungen.
- **Alveolokapillärer Gasaustausch**: Perfusion und Membrandicke.
- **Lungenperfusion**.

- **Innere Atmung**

Verwertung des Sauerstoffs in der Zelle zur Energiegewinnung (ATP) und des Kohlendioxids in den Mitochondrien.

9.2.1 Pulmonaler Gasaustausch

9.2.1.1 Alveolärer Sauerstoffpartialdruck p_AO_2

Der alveoläre Sauerstoffpartialdruck p_AO_2[2] wird beeinflusst von:
- **Barometerdruck** p_{ATM}, auf Meereshöhe 760 mmHg.
- **Sauerstoffverbrauch** VO_2.
- **Inspiratorische Sauerstofffraktion** F_iO_2.
- **Herzzeitvolumen**: Bei Abfall der Lungendurchblutung reduzierte Sauerstoffaufnahme und damit Anstieg des p_AO_2.
- **Konzentrationseffekte** (z. B. Lachgas, ▶ Abschn. 5.2).

---

[2] Üblich sind die Abkürzungen kleines a für arteriell, großes A für alveolär.

Kapitel 9 · Lunge

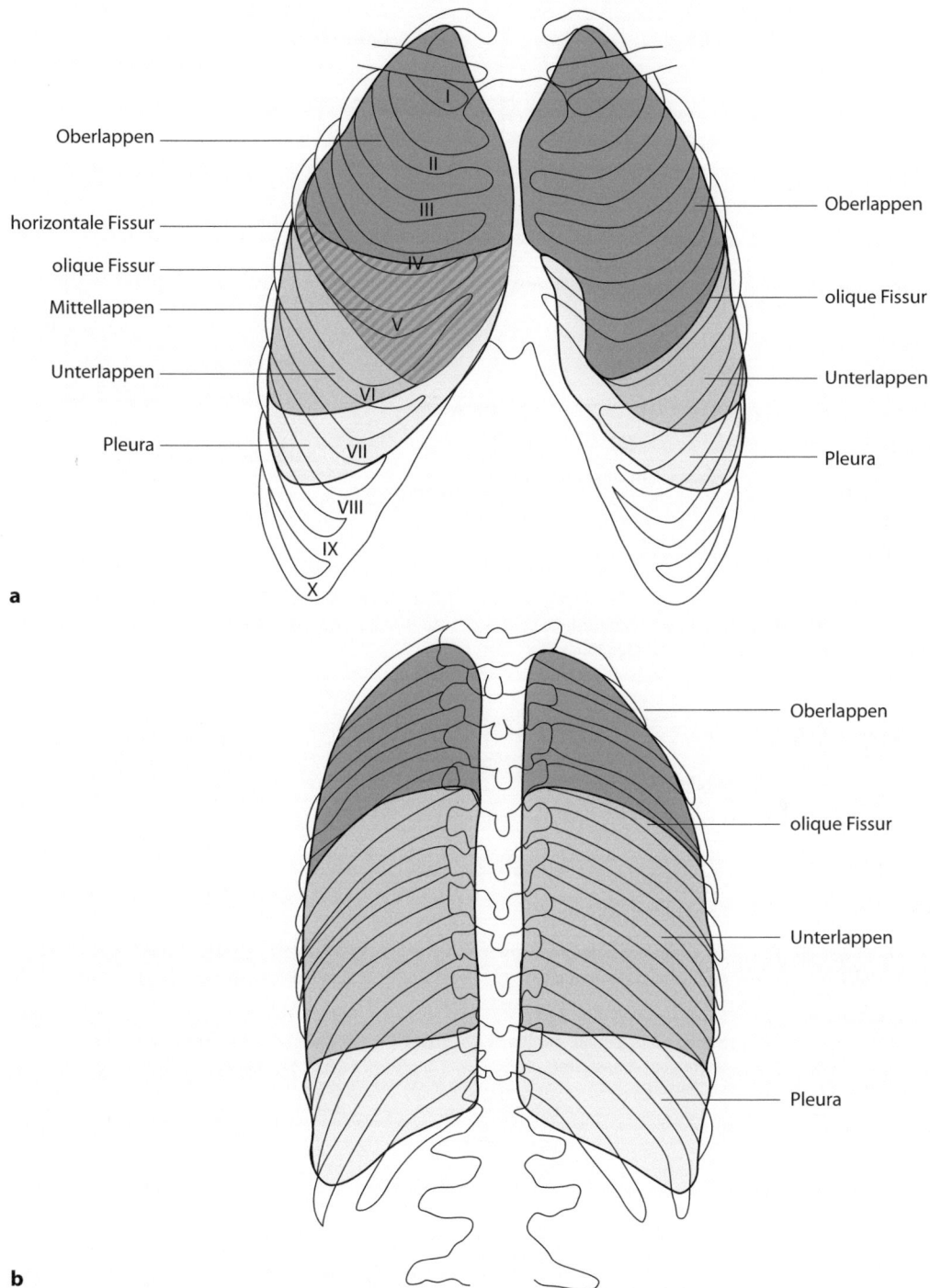

Abb. 9.1 Lunge und Pleura im Thorax von anterior und von posterior. **Beachte**: der Mittellappen projiziert sich nur nach vorne (Auskultation nur ventral!). (Mit freundlicher Genehmigung nach: Tillmann BN (2016) Atlas der Anatomie des Menschen. Springer, Heidelberg Berlin)

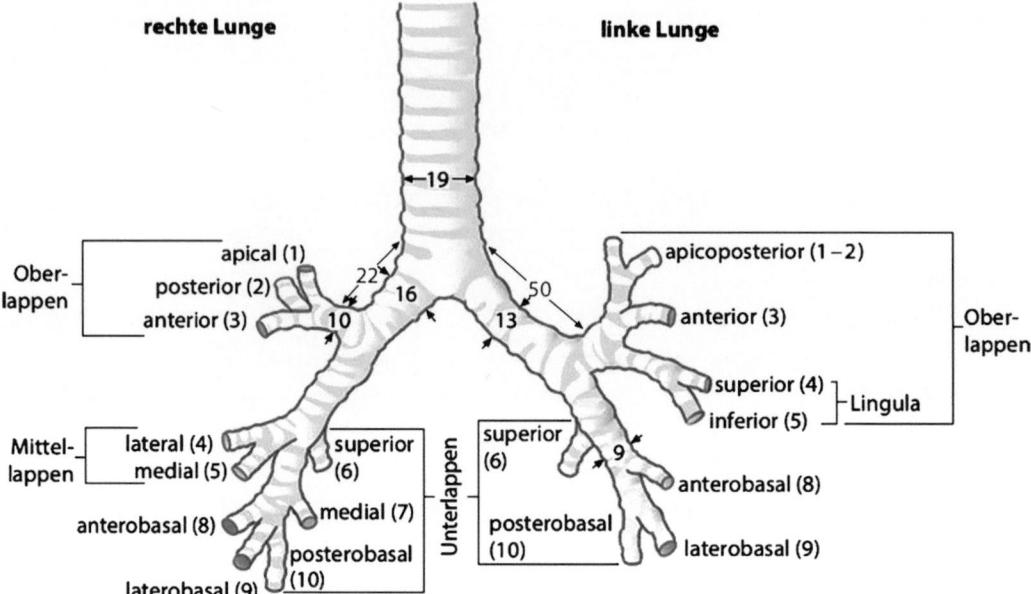

Abb. 9.2 Trachea, Haupt-, Lappen- und Segmentbronchien, dazu Angaben der Segmentnummern und Durchmesser in mm. (Mit freundlicher Genehmigung aus: Heck M, Fresenius M, Busch C (2017) Repetitorium Anästhesiologie. Springer, Heidelberg Berlin)

Tab. 9.1 Hauptlappen und Segmente der rechten bzw. der linken Lunge

	Rechts	Links
Hauptbronchus	Länge 1–2,5 cm, Abgangswinkel 22–25°	Länge 4–5 cm, Abgangswinkel > 35(–45°)
Oberlappen	S1–3 – erster Abgang, „Mercedes-Stern" (Abb. 9.3). Segmente: apikal, posterior, anterior	S1–3 S1+2 zum apikalen Segment fusioniert, S3: anterior
Mittellappen/Lingula (links)	S4–5, Bronchus intermedius Segmente: lateral, medial	Lingula S4–5 vom Oberlappen Segmente: superior, inferior
Unterlappen	S6 superior (1. Abgang) S7–10 basal medial, basal anterior, basal lateral, basal posterior	S6, S8–10 Segmente: superior, basale anterior, basal lateral, basal posterior S7 fehlt meist

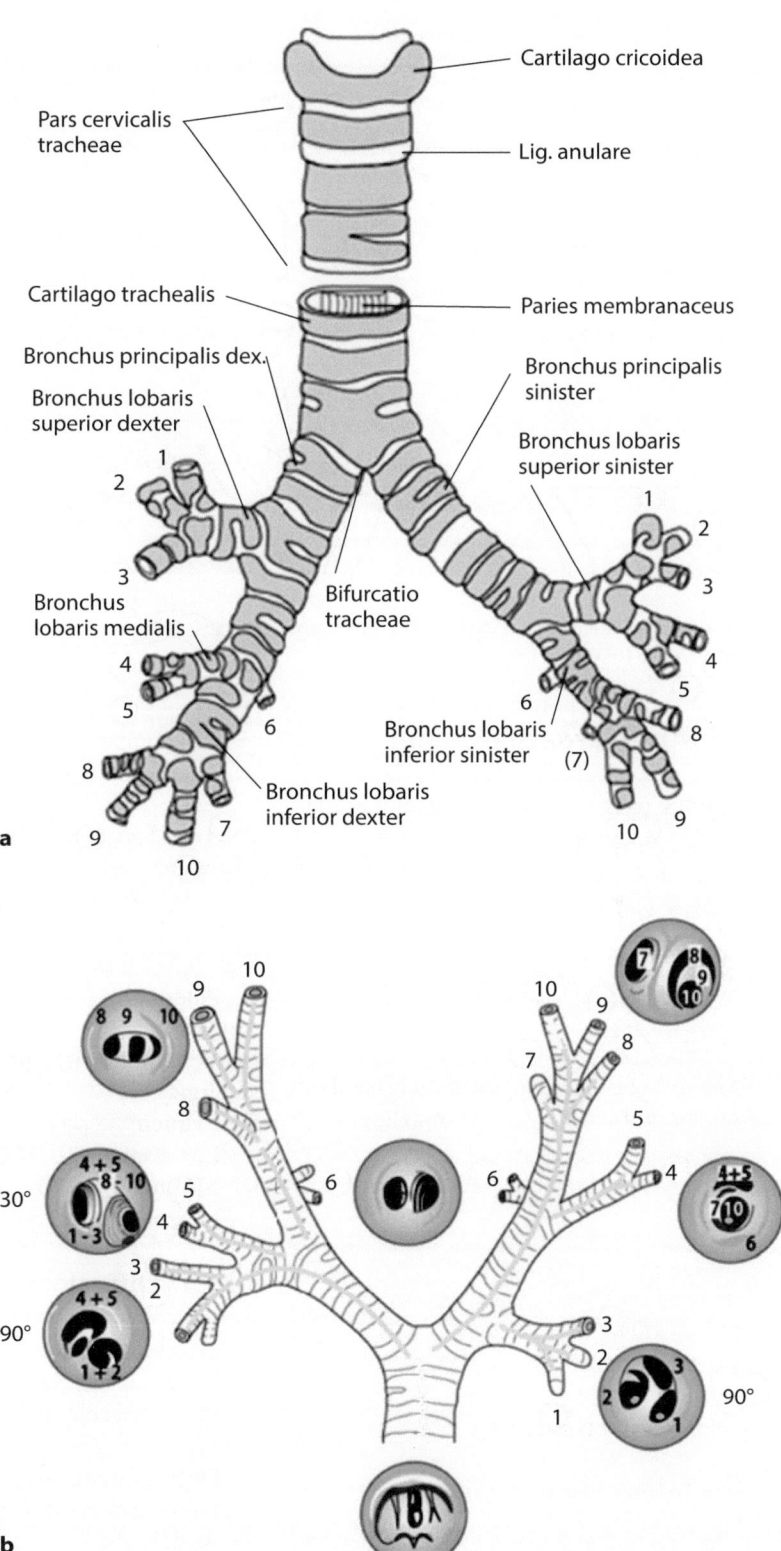

Abb. 9.3 Bronchialbaum mit Bronchialsegmenten. (Mit freundlicher Genehmigung aus: Fresenius M, Heck M, Zink W (2014) Repetitorium Intensivmedizin. Springer, Heidelberg Berlin)

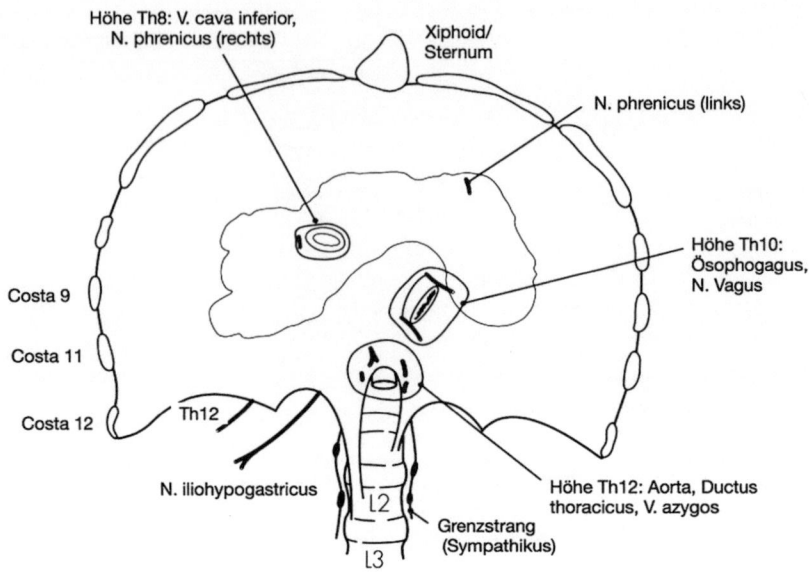

Abb. 9.4 Zwerchfelllücken. (Mit freundlicher Genehmigung aus: Erdmann A (2001) Concise Anatomy for Anaesthesia. Cambridge University Press)

9.2.1.2 Alveolargasgleichung

Für $F_iO_2 < 0{,}4$ kann der alveoläre Sauerstoffpartialdruck p_AO_2 aus der alveolären Gasgleichung berechnet werden:

$$p_AO_2 = (p_B - p_{H_2O}) \times F_iO_2 - \frac{p_aCO_2}{RQ}$$

p_{H_2O} Wasserdampfdruck (in der Regel 47 mmHg), RQ $\left(\frac{VCO_2}{VO_2}\right)$ respiratorischer Quotient

Auf Meereshöhe ($p_{ATM} = 760$ mmHg) und mit Wasserdampfdruck $p_{H_2O} = 47$ mmHg gilt:

$$p_AO_2 = 713 \times F_iO_2 - \left(\frac{p_aCO_2}{0{,}8}\right)$$

> **Merke**: Faustformel: Erhöhung der F_iO_2 um 10 % erhöht den p_AO_2 um ca. 62 mmHg.

- **Fraktionierter Gasanteil**

$$F_{Gas} = (p_B - p_{H_2O}) \times F_i(Gas)$$

D. h. der fraktionierte Gasanteil für Sauerstoff geht in die Alveolargasgleichung ein.

Zusammensetzung verschiedener Atemgasanteile auf Meereshöhe: ◘ Tab. 9.2.

9.2.1.3 Sauerstoffpartialdruck pO_2

Normaler arterieller Sauerstoffpartialdruck $p_aO_2 = 100$ mmHg $- 1/3 \times$ Lebensalter (Formel nach Murray), d. h. normal 70–100 mmHg bzw. 9,3–13,3 kPa.

Alternative Abschätzung nach **Reichel und Ulmer**, die neben dem Lebensalter noch Größe und Gewicht im **Broca-Index** berücksichtigt:

- **Frauen**: $p_aO_2 = 108{,}86 - 0{,}26 \times$ Lebensalter $- 0{,}073 \times$ Broca-Index.
- **Männer**: $p_aO_2 = 109{,}4 - 0{,}26 \times$ Lebensalter $- 0{,}098 \times$ Broca-Index.

9.2.1.4 Diffusion

Der alveolokapilläre Gasaustausch hängt dem **Fick-Gesetz** entsprechend ab von:

- Differenz der Sauerstoffpartialdrücke zwischen Alveole und Lungenkapillare: $p_A - p_C$.
- Diffusionsstrecke D (Bsp. bei alveolärem Lungenödem erhöht).
- Austauschfläche F.
- Diffusionskonstante k.

Kapitel 9 · Lunge

Tab. 9.2 Zusammensetzung verschiedener Atemgasanteile auf Meereshöhe (p_{ATM} 760 mmHg)

Gas	Einatemluft		Alveolarluft		Ausatemluft	
	Anteil	Partialdruck	Anteil	Partialdruck	Anteil	Partialdruck
Sauerstoff O_2	21 %	159 mmHg 21 kPa	13,3 %	104 mmHg 13,9 kPa	15,7 %	120 mmHg 16 kPa
Stickstoff N_2	78 %	593 mmHg 79 kPa	75 %	569 mmHg 76 kPa	75 %	566 mmHg 76 kPa
Kohlendioxid CO_2	0,04 %	0,3 mmHg 0,04 kPa	5,5 %	40 mmHg 5,3 kPa	3,6 %	27 mmHg 3,6 kPa
Wasserdampf H_2O	0,5 %	3,7 mmHg 0,5 kPa	6,2 %	47 mmHg 3 kPa	6,2 %	47 mmHg 6,3 kPa
Edelgase	1 %	7,6 mmHg 1 kPa	1 %	7,6 mmHg 1 kPa	1 %	7,6 mmHg 1 kPa

alveolokapillärer Gasaustausch

$$V_{Gas} = \frac{(p_A - p_C) \times k \times F}{D}$$

Messung der Diffusionskapazität möglich (▶ Abschn. 9.3.4) oder Abschätzung über die A_aDO_2, s. ▶ Abschn. 9.2.1.6.

9.2.1.5 Oxygenierungsindex nach Horowitz

Normal ≥ 450 mmHg.

Unter Beatmung (NIV, ITN) wird der pulmonale Gasaustausch nach dem **Oxygenierungsindex nach Horowitz** bestimmt.

Horowitz-Quotient: $\dfrac{p_aO_2 \text{ (in mmHg)}}{F_iO_2}$

Korrektur für Höhen > 1000 m über Meereshöhe:

$$\frac{p_aO_2 \text{ (in mmHg)}}{F_iO_2} \times \frac{p_{ATM} \text{ (in mmHg)}}{760 \text{ mmHg}}$$
$$\approx \frac{p_aO_2 \text{ (in mmHg)}}{F_iO_2} \times \frac{p_{ATM} \text{ (in hPa)}}{1013 \text{ hPa}}$$

Horowitz-Quotient bei ARDS:
- < 100 mmHg (13 kPa) schweres ARDS
- < 200 mmHg (27 kPa) moderates ARDS
- < 300 mmHg (40 kPa) mildes ARDS

Beatmung mit 100 % Sauerstoff auf Meereshöhe: Horowitz-Index **maximal bei 663 mmHg**, gemäß der alveolären Gasgleichung (▶ Abschn. 9.2.1.2):

$$p_aO_2 = (760 - 47) \times 1 - \left(\frac{40}{0,8}\right) = 663$$

D. h. pO_2-Werte > 663 mmHg können nur unter Überdruckbedingungen erreicht werden.

9.2.1.6 Alveoloarterielle Sauerstoffpartialdruckdifferenz ($AaDO_2$)

Normal 5–20 mmHg in Raumluft, bis 60–100 mmHg unter F_iO_2 von 1,0.

Die alveoloarterielle Sauerstoffpartialdruckdifferenz (A_aDO_2, z. T. auch A_aDpO_2 abgekürzt) ist die Differenz zwischen alveolärem und arterieller Sauerstoffpartialdruck:

$$A_aDO_2 = pAO_2 - p_aO_2$$

Die A_aDO_2 ist abhängig
- vom **Lebensalter**: alle 10 Jahre Zunahme um ca. 2 mmHg
  Korrekturformel für den Normalwert
  $A_aDO_2 < (25 + F_iO_2 \times$ Alter in Jahren).
- von der F_iO_2 (umstritten, messtechnische Fehler?)
  Korrekturformel: $\mathbf{A_aDO_2 < F_iO_2}$.

Unter Raumluft kann die A_aDO_2 abgeschätzt werden als: $A_aDO_2 = 145\,\text{mmHg} - (p_aO_2 - p_{ac}O_2)$.

$A_aDO_2 \uparrow$ bei alveolokapillären Diffusionsstörungen, z. B. *Rechts-Links-Shunt (intrapulmonal, intrakardial), Ventilations-Perfusions-Störungen (Lagerung!), Resorptionsatelektasen (Allgemeinanästhesie!)*.

Bei **Hypoventilation** mit niedrigem p_aO_2 und hohem $p_{ac}O_2$ ist dagegen die $\mathbf{A_aDO_2}$ **meist normal**!

$$\text{Quotient nach Benzer: } \frac{A_aDO_2}{p_aO_2}$$

Der Quotient nach Benzer ist unabhängig von der F_iO_2! Normal 0,1–0,3; > 0,3 pathologisch (0: idealer pulmonaler Gasaustausch ohne Diffusionsstörung, ≈ 1: kein pulmonaler Gasaustausch).

9.2.1.7 Sauerstoffmangel

Mangel einer der 3 Komponenten des O_2-Gehalts (▶ Abschn. 8.2.6): **Sauerstoffpartialdruck p_aO_2, Hämoglobin Hb, Sauerstoffsättigung S_aO_2**.
— **Hypoxie**: Niedriger Sauerstoffpartialdruck p_aO_2.
— **Hypoxygenierung**: Niedrige Sauerstoffsättigung S_aO_2.
— **Hypoxämie**: Niedriger Sauerstoffgehalt im Blut, z. B. durch Hämoglobinmangel (z. T. wird auch niedrige Sättigung als Hypoxämie bezeichnet).

Ursachen eines Sauerstoffmangels:
— **Anämisch**: Hb ↓ $p_aO_2 \pm$, $S_aO_2 \pm$ → in der Regel die am besten tolerierte Form der Hypoxie.
— **Hypoxisch**: $p_aO_2 \downarrow$, $S_aO_2 \downarrow$, Hb $\pm$ (*Bsp. Klassiker: Hypoxie in der Höhe bei niedrigem Umgebungsdruck $p_{ATM} \rightarrow p_aO_2 \downarrow$*).
— **Zirkulatorisch**: Kreislaufversagen, intrakardiale Shunts; normaler Sauerstoffgehalt.
— **Toxisch** = Hemmung des Sauerstofftransports: $p_aO_2 \pm$, (fraktionierte) $S_aO_2 \downarrow$, Hb $\pm$, CO-Hb oder Met-Hb $\uparrow$ → in der Regel sehr schlecht tolerierter Sauerstoffmangel!

Pseudohypoxämie (**Leucocyte Larceny**): niedriger p_aO_2 bei hoher Leukozytenzahl (Verbrauch des Sauerstoffs in der Probe während des Transports). *Bsp. Pneumonie: $F_iO_2 \pm$, Hypoxämie und ggf. Hypoxie durch Gasaustauschfläche↓, Shunt, $a_ADO_2 \uparrow$. Dyspnoe in Ruhe hängt weniger vom Grad der Hypoxämie ab sondern von der Grunderkrankung.*

Partialinsuffizienz
— **Typ 1 respiratorisches Versagen**: Isolierte arterielle Hypoxämie, pO_2 < 60–75 mmHg (< 8–10 kPa).
— **Typ 2 respiratorisches Versagen**: Hyperkapnische respiratorische Insuffizienz, pCO_2 > 45–50 mmHg (> 6–6,7 kPa).

Respiratorische Globalinsuffizienz: $pO_2 \downarrow$, $pCO_2 \uparrow$.

■ **Zyanose**

Tritt auf bei Desoxygeniertem Hämoglobin > 5 g/dl (3,1 mmol/l).
— **Periphere Zyanose**: Vermehrte O_2-Ausschöpfung im Gewebe (z. B. an den Akren als Akrozyanose), Zunge dann meist nicht zyanotisch.
— **Zentrale Zyanose**: Reduzierte Oxygenierung in der Lunge oder arteriovenöse Shunts. Eine zentrale Zyanose lässt sich auch durch lokale Hyperämie (z. B. Reiben der Finger) nicht beheben.

Bsp. Platypnoea-Orthodeoxia-Syndrom: Zunehmende Dyspnoe/Hypoxämie in aufrechter Position (meist intrakardiale, aber auch pulmonalvaskuläre Shunts).

■ **Fraktionelle Sättigung SO_2**

Anteil des oxygenierten Hämoglobins (HbO_2) am gesamten Hämoglobin.

$$SO_2 = \frac{HbO_2}{HbO_2 + Hb}$$

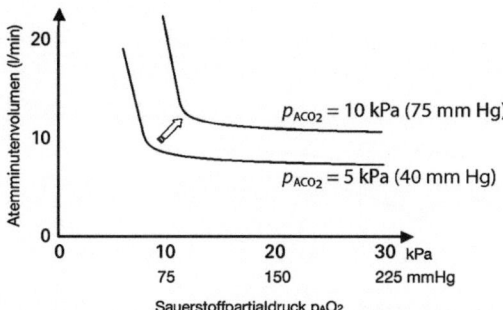

Abb. 9.5 Atemminutenvolumen in Abhängigkeit vom p_AO_2 bei Normo- und bei Hyperkapnie

9.2.1.8 Regulation der Atmung und Hypoxie

◘ Abb. 9.5

Unter Hypoxämie (pO_2 < 60–75 mmHg) steigt das Atemminutenvolumen rasch an, bei Hyperkapnie ist die Kurve insgesamt nach rechts und nach oben verschoben.

9.2.1.9 Sauerstoffbindungskurve

◘ Abb. 9.6

Im linearen Bereich der Sauerstoffbindungskurve gilt nährungsweise:

$$p_aO_2 = \frac{SO_2}{1{,}85}$$

- p_{50}

Sauerstoffpartialdruck p_aO_2 bei einer Sättigung von 50 %. Normal 27 mmHg (3,5 kPa)

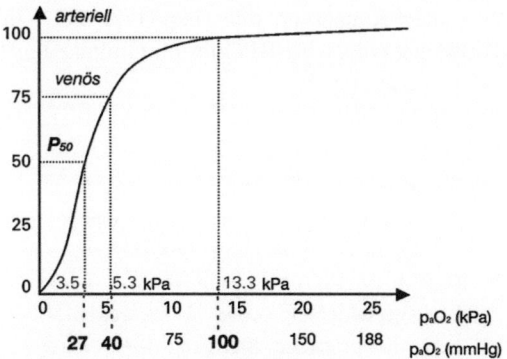

Abb. 9.6 Sauerstoffbindungskurve

für adultes Hämoblobin (Hb). Analog dazu Definition des p_{75}.

Der p_{50} beschreibt eine Rechts- bzw. Linksverschiebung der O_2-Kurve (◘ Abb. 9.7).

- **Rechtsverschiebung**

p_{50} ↑, erleichterte Sauerstoffabgabe.

Merkhilfe: Rechts ist richtig für die Sauerstoffversorgung im Gewebe.

Rechtsverschiebung der Sauerstoffbindungskurve u. a. durch:
- Fieber/Temperaturerhöhung.
- Hyperkapnie (CO_2 ↑).
- Azidose (**Bohr-Effekt**, s. u.).
- Biphosphoglycerat (BPG) = 2,3-Di-Phospho-Glycerat (DPG ↑).
- Volatile Anästhetika.
- Anämie.
- Schilddrüsenhormone.
- Sichelzellanämie (Hb-S).
- Höhenadaptation.
- Pyruvatkinasemangel, **Hyperkaliämie** (via Azidose?), Hypernatriämie.

- **Linksverschiebung**

p_{50} ↓, erschwerte Sauerstoffabgabe ins Gewebe, aber verbesserte Sauerstoffaufnahme in der Lunge. Sie entsteht u. a. durch:
- Alkalose (pH ↑).
- Hypokapnie (pCO_2 ↓).
- Hypothermie.
- Niedriger BPG-Spiegel (z. B. nach Lagerung von EK).
- **Fetales Hämoglobin** (Hb-F), die meisten Hämoglobinopathien.
- **Carboxyhämoglobin** (CO-Hb), **Methämoglobin** (Met-Hb).
- Schwangerschaft.
- Hexokinasemangel, Hypokaliämie (via Alkalose?).

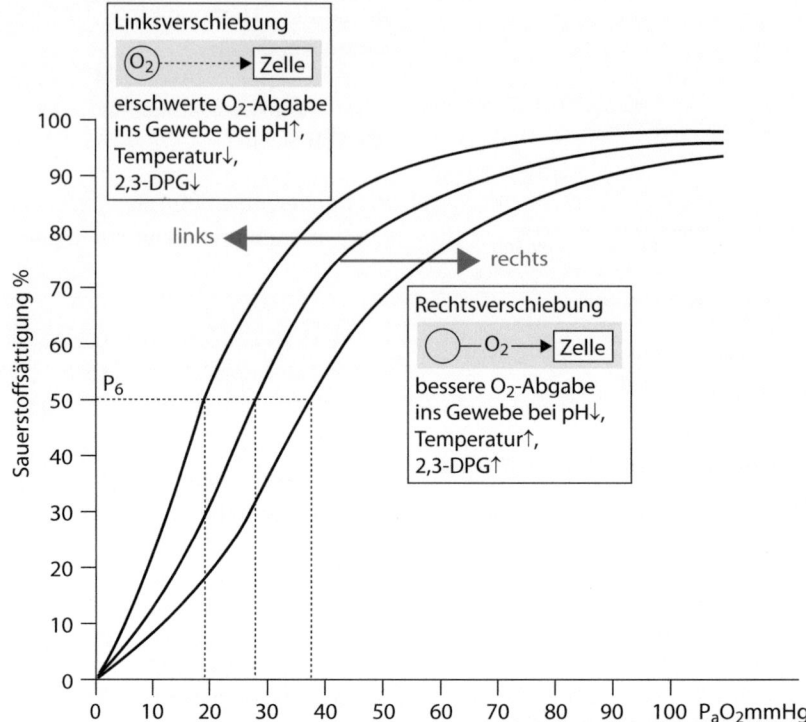

Abb. 9.7 Rechts- bzw. Linksverschiebung der Sauerstoffbindungskurve. (Mit freundlicher Genehmigung aus: Kretz FJ, Schäffer J (2001) Atmung und Herzkreislauf in Narkose. In: Anästhesie Intensivmedizin Notfallmedizin Schmerztherapie. Springer, Berlin Heidelberg. ▶ https://doi.org/10.1007/978-3-662-05730-8_3)

- **Bohr-Effekt**

Reduzierte Affinität von Sauerstoff zu Hämoglobin bei reduziertem pH und umgekehrt.

- **Bisphosphoglycerat (BPG), 2,3-DPG**

BPG (◘ Abb. 9.8) bindet am aminoterminalen Ende des desoxygeniertes Hämoglobins → Affinitätsabnahme für die Bindung von Sauerstoff: Unter BPG erleichterte Sauerstoffabgabe ins Gewebe.

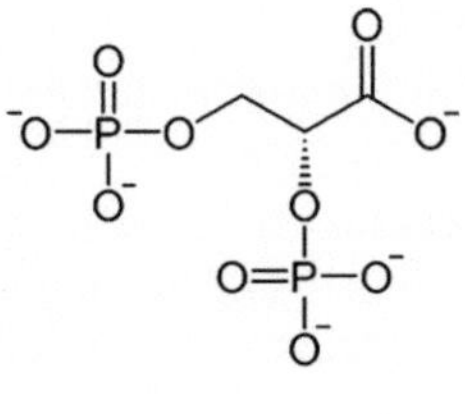

Bildung aus einem **Nebenweg der Glykolyse** (1,3-Biphosphoglycerat, sog. Rapoport-Luebering-Zyklus): Ca. 20 % der Glykolyse in Erythrozyten wird zu BPG.

BPG ist erhöht bei Hypoxie, Anämie, Leberzirrhose, Urämie, unter Schilddrüsen- und Wachstumshormonen; **erniedrigt** bei Lagerung der Konserven oder bei Hypo-PO_4. In Blutkonserven wird BPG durch Glukose und/oder Inosin ersetzt.

Abb. 9.8 Bisphosphoglycerat (syn. 2,3-Diphospho-Glycerat)

> **Gern gefragt**: Was passiert bei einer reduzierten F_iO_2 von 10 % (auf Meereshöhe)?
> Alveolargasgleichung $(760-47) \times 0{,}1 - (40/0{,}8) \rightarrow p_aO_2 = 21$ mmHg, d. h. ohne Linksverschiebung oder Hyperventilation liegt die arterielle Sättigung S_aO_2 unter 50 % ($p_aO_2 < p_{50}$).

Durch Hyperventilation, z. B. Verdoppelung des Atemminutenvolumens → p_aCO_2 20 mmHg → (760 − 47) × 0,1 − ($20/0,8$) → p_aO_2 = 46 mmHg, S_aO_2 ca. 80 % laut Sauerstoffbindungskurve.

9.2.1.10 Hämoglobinarten
◘ Tab. 9.3

98 % Hb-A_1: eisenhaltiges Protein mit je 2 α- und 2 β-Ketten, in der Mitte 4 zweiwertige Eisenionen (Fe^{2+}) im Porphyrinring, 66,7 kD.

Dyshämoglobine

- **Carboxyhämoglobin (CO-Hb)**

Kohlenmonoxid (CO) diffundiert schlechter als Sauerstoff durch die alveolare Membran, bindet aber 250- bis 300-mal stärker an Hämoglobin als O_2. D. h. bei 50 % CO-Hb sinkt die O_2-Transportkapazität um 50 %, da fast kein O_2 an am CO-Hb gebunden werden kann.

Normal bis 0,8–1,5 %, Raucher 10–15 %, bei 50 % Koma, > 60 % tödlich.
- Linksverschiebung der O_2-Kurve.
- Kompetitive Hemmung der mitochondrialen Enzyme.

Die Halbwertszeit von CO liegt unter Raumluft bei 4–5 h, unter 100 % O_2 bei 40–80 min, unter hyperbarer Sauerstofftherapie mit 3 bar bei 23 min.

- **Methämoglobin (Met-Hb)**

Met-Hb entsteht durch Oxidation des normalerweise zweiwertigen zu dreiwertigen Eisens: Fe^{2+} → Fe^{3+}, v. a. durch Nitrate, Nitrite, Sulfonamide.

Normal bis 0,5 % (ab 15 % = 2,1 g/l Zyanose, > 30–40 % Hypoxämie, > 60–80 % tödlich).
- Verschiebung der O_2-Kurve nach links.
- Fehlmessung der konventionellen Pulsoxymetrie: S_pO_2 um 85 % falsch gemessen (auch bei sehr hohen Met-Hb-Konzentrationen!).
- Reduktion durch die Methämoglobinreduktase.

*Bei Zyanidvergiftung: Gabe von Met-Hb-Bildner (DMAP), da Zyanid höherer Affinität zu Met-Hb hat (**Cave**: kontraindiziert bei CO-Hb!).*

- **Sulfhämoglobin (Sulf-Hb)**

Sulf-Hb entsteht, wenn durch Schwefelverbindungen der Porphyrinring des Hämoglobins irreversibel gespalten wird. Entstehung durch schwefelhaltige Arzneimittel (Sulfonamide, Sumatriptan), keine spezifische Therapie.

◘ **Tab. 9.3** Hämoglobinarten

	p_{50}	Charakteristika
HbF	19 mmHg (2,5 kPa)	→ deutliche Linksverschiebung Besteht aus 2α-, 2γ-Ketten
HbS	31 mmHg	→ Rechtsverschiebung 10 % der Afrikaner sind Träger (West/Zentralafrika), Mittelmeer; 40 % des Hb ist HbS
Freies Hb	–	Normal < 50 mg/l, wird vom Haptoglobin abgefangen (ab 1000 mg/ml Haptoglobinkapazität erschöpft)
Hb-A_2	–	Normale Variante von Hb mit α-, 2δ-Ketten, ca. 0–3,5 % (↑ bei verminderter γ-Globin-Synthese, z. B. Thalassämie 3,5–7 %)
Myoglobin	< 3 mmHg (0,4 kPa)	Exponentielle Bindungskurve (kein Sigmoid, da nur eine O_2-Bindungsstelle)

- **Glykosiertes Hämoglobin (HbA$_{1c}$)**
Auch Glukose bindet an Hämoglobin und wird zu HbA$_{1c}$ umgewandelt. Der Anteil von HbA$_{1c}$ spiegelt den Blutzuckerwert der letzten Wochen.

9.2.1.11 Verwertung des Sauerstoffs in den Mitochondrien

Nach Spaltung der Glukose im Zellplasma erfolgt die aerobe Glykolyse im Zitratzyklus in den Mitochondrien, es entstehen unter Verbrauch von NADH über verschiedene Schritte (Coenzym Q, Komplex I-B, Cytochrom c) Kohlendioxid und Wasser („biologische Knallgasreaktion").

Bsp. Zyanidintoxikation (z. B. durch Nitroprussid-Natrium): Zyanid (CN) ist ein freies Radikal, das an das Eisenatom der Cytochromoxidase der Mitochondrien bindet und dort die oxidative Phosphorylierung hemmt → Hemmung der Bildung von H_2O aus Sauerstoff und damit der Zellatmung, „inneres Ersticken" → Laktaterhöhung!

9.2.1.12 Sauerstoffvorrat

Unter physiologischen Bedingungen sind ca. 1500 ml Sauerstoff im Körper:
- **Funktionelle Residualkapazität (FRC):** intrapulmonaler Speicher, 21 % von 3000 ml = 400 ml.
- Hämoglobingebundener Sauerstoff: Ca. 800 ml (5 l Blutvolumen mit ca. 750 g Hämoglobin, Sättigung venös 75 %, arteriell 100 %).
- An Myoglobin gebundener Sauerstoff: 300 ml.
- Physikalisch gebundener Sauerstoff: 20 ml.

Unter Atmung von 100 % Sauerstoff, z. B bei der Präoxygenierung, kann der O_2-Vorrat um die FRC auf 4000 ml erhöht werden. Wird der Stickstoff auch danach weiter ausgewaschen (wie bei apnoeischer Oxygenierung mit 100 % Sauerstoff), kann eine Hypoxie sehr lange (60 Minuten!) verhindert werden (es kommt dabei allerdings zur deutlichen Hyperkapnie).

- **Apnoe**
pO_2 fällt um ca. 50 mmHg/min, bei Schwangeren bis zu 150 mmHg/min. pCO_2 steigt initial um ca. 15 mmHg, im Weiteren um ca. 4 mmHg/min.

Bei Kleinkindern durch den höheren Sauerstoffverbrauch und die geringe FRC deutlich schlechtere Toleranz der Hypoxie!

Bsp. Sauerstofftoxizität z. T. ab F_iO_2 von 50 % für 48 h oder 4 h > 95 % oder 3 h hyperbare Oxygenierung (HBO, Druckkammer) beschrieben:
- *Akute Tracheobronchitis, diffuser alveolärer Schaden (ARDS-ähnlich).*
- *Abfall des intrakraniellen Drucks (ICP↓) nach SHT, SVR↑.*
- *Neurologische Symptome, Krampfanfall, ophthalmologische Symptome (Myopie, Katarakt): nur bei hyperbaren Sauerstoffkonzentrationen.*

9.2.2 Kohlendioxid (CO_2)

Kohlendioxid entsteht im mitochondrialen Stoffwechsel (8 CO_2-Moleküle pro 10 Moleküle O_2).

Kohlendioxidproduktion $VCO_2 = AMV_{ex} \times F_{ex}CO_2$ (exspiratorischer Kohlendioxidanteil). Normale Produktion 200 ml/min.

Kohlendioxid diffundiert vom Gewebe → kapillarvenösen Teil der Kapillaren → Lunge/Alveole. Der pCO_2 fällt von 46 mmHg im Gewebe auf 40 mmHg in der Alveole.

9.2.2.1 CO_2-Transport und Homöostase

Kohlendioxid ist 20-mal löslicher im Blut als Sauerstoff, es wird v. a. als Bikarbonat (HCO_3^-) im Blut transportiert (◘ Tab. 9.4), das mit Hilfe der Carboanhydrase gebildet wird:

$$CO_2 + H_2O \rightleftarrows H_2CO_3 \rightleftarrows H^+ + HCO_3^-$$

Kapitel 9 · Lunge

Tab. 9.4 Kohlendioxidtransport im Blut

	Arteriell	Venös
Physikalisch gelöst	5 %	10–12 %
Bikarbonat (HCO$_3$)	90 %	60 %
Carbamino-Hb	5 %	30 %

- **Hamburger-Shift**

Austausch von gegen **Bikarbonat** (HCO$_3^-$) gegen **Chlorid** (Cl$^-$) in den Erythrozyten (arteriell 45–50 % in Erythrozyten, 27–35 % im Plasma).

- **Carbamino-Hb**

Kohlendioxid wird an die Aminogruppe (NH$_2$) am N-terminalen Ende des Hb gebunden. Der Anteil an Carbamino-Hb steigt im venösen Blut.

- **(Christiansen-Douglas-)Haldane-Effekt**

Desoxygeniertes Hämoglobin (Hb) nimmt Kohlendioxid besser auf als oxygeniertes HbO$_2$ → besserer CO$_2$-(Ab)transport im venösen Blut.

Die Kohlendioxidbindungskurve zeigt einen fast linearen Verlauf ohne Sättigung (◘ Abb. 9.9).

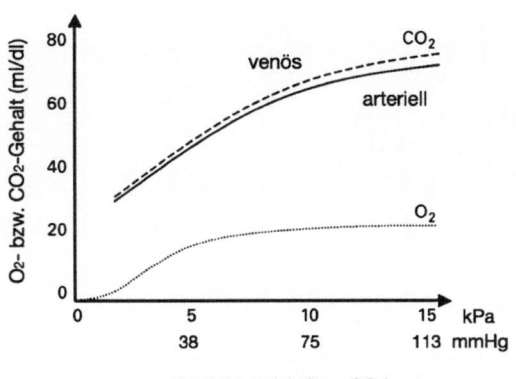

◘ **Abb. 9.9** Kohlendioxidbindungskurve (im Vergleich zur Sauerstoffbindungskurve: *gepunktete Linie unten*)

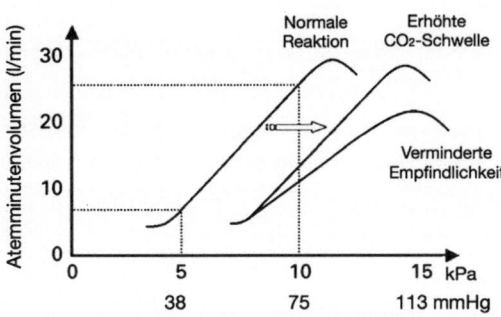

◘ **Abb. 9.10** Zusammenhang von arteriellem pCO$_2$ und Atemminutenvolumen bei akuter sowie bei chronischer Hyperkapnie. (Mit freundlicher Genehmigung nach: Cross M, Plunckett E (2008) Physics, Pharmacology and Physiology for Anaesthetist. Cambridge University Press)

9.2.2.2 Exspiratorisches Kohlendioxid

◘ Tab. 9.5.

Die Regulation der CO$_2$-Konzentration erfolgt in der **Niere über die HCO$_3^-$-Ausscheidung**, ggf. über erhöhte **NH$_4$-Produktion** und wird durch Chemorezeptoren der Medulla oblongata gesteuert.

Der **Zusammenhang von Atemminutenvolumen** (AMV) und **akuter Veränderung des pCO$_2$** ist dabei **bis 40 mmHg linear**: Bei einem pCO$_2$ von 20 wird das AMV halbiert. Für pCO$_2$ > 40 mmHg steigt das Atemminutenvolumem massiv an: pCO$_2$ = 50 mmHg → 3,5-faches AMV; pCO$_2$ 60 mmHg → 5- bis 10-faches AMV (◘ Abb. 9.10).

Tab. 9.5 Parameter des exspiratorischen Kohlendioxids

$(p)_{et}CO_2$	0,5 kPa (4–5 mmHg)	Endtidales (d. h. am Ende des Atemzugs gemessenes) Kohlendioxid, niedriger als p_aCO_2 durch V/Q-Mismatch
a_ADCO_2	2–5 mmHg	Arteriellalveoläre Kohlendioxiddifferenz: für $F_iO_2 < 0{,}4$: $$p_aCO_2 = F_iO_2 + \frac{1 - F_iO_2}{RQ} \times p_aCO_2$$

9.2.3 Ventilation

9.2.3.1 Lungenvolumina
Normwerte: Abb. 9.11 und Tab. 9.6.

- **Closing Volume (CV, Verschlussvolumen)**
Lungenvolumen, ab dem ein Kollaps kleiner Atemwege beginnt.
  Das Closing Volume steigt:
  - Vom Stehen zum Liegen.
  - Mit zunehmendem Lebensalter: 10 % der VC bei Jugendlichen bis > 40 % bei Älteren.
  - Bei Adipositas, da exspiratorisches Reservevolumen ERV ↓ (Zwerchfellhochstand).

Die Messung des CV erfolgt durch Einatmung eines Bolus eines inerten Gases (Edelgase Helium, Argon, Xenon) oder durch Single-Breath von 100 % Sauerstoff (▶ Abschn. 9.3.4) und anschließender Messung der Stickstoffauswaschung (▶ Abschn. 9.3.4).

- **Closing Capacity (CC, Verschlusskapazität)**
Summe aus Closing Volume (CV) und Residualvolumen (RV).
  Da sowohl CV als auch RV mit dem Alter zunehmen, nimmt auch die Closing Capacity zu (Abb. 9.12): Sie liegt unterhalb der FRC im Liegen für < 45-Jährige und steigt bis

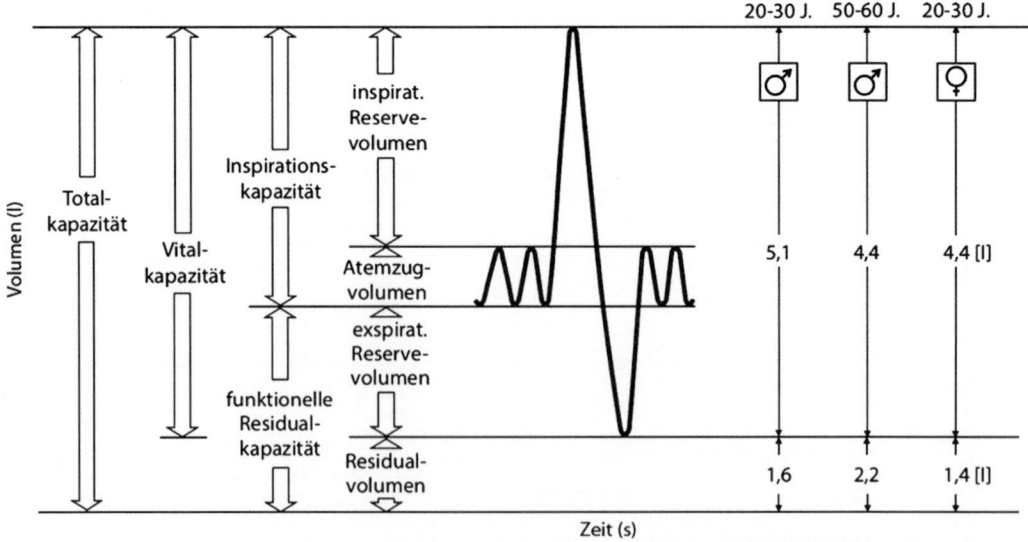

Abb. 9.11 Lungenvolumina und Normalwerte (75-kg-Erwachsener), Erklärung im Text (Tab. 9.6). (Mit freundlicher Genehmigung aus: Heck M, Fresenius M, Busch C (2017) Repetitorium Anästhesiologie. Springer, Heidelberg Berlin)

Tab. 9.6 Wichtige respiratorische Abkürzungen

Abkürzung	Definition	Ungefähre Normalwerte
AZV	**Atemzugvolumen** (Tidal Volume, TV, Vt): Gasvolumen, das während des normalen Atemzyklus ein- und ausgeatmet wird	7 ml/kg (ca. 500 ml), 10 % der TLC
RV	**Residualvolumen**: Volumen, das nach maximaler Exspiration noch in der Lunge verbleibt	1500 ml, 20–25 % der TLC
IRV	**Inspiratorische Reservevolumen**: Volumen, das am Ende einer normalen Einatmung noch eingeatmet werden kann	3500 ml, 40–50 % der TLC
ERV	**Exspiratorisches Reservevolumen**: Volumen, das am Ende einer normalen Exspiration noch ausgeatmet werden kann	1000 ml, 15–20 % der TLC
Kapazität	Summe von mehr als einem Lungenvolumen	–
VC	**Vitalkapazität**: IRV + AZV + ERV	4500 ml, 80 % der TLC (altersabhängig!)
TLC	**Totale Lungenkapazität**: IRV + AZV + ERV + RV	6000 ml, 60–80 ml/kg
IC	**Inspirationskapazität**: IRV + AZV	3500 ml
FRC	**Funktionelle Residualkapazität**: Totales ausgeatmetes Volumen, d. h. das Volumen, das am Ende einer normalen Exspiration noch in der Lunge verbleibt, RV + ERV. Sinkt u. a. bei Schwangerschaft und Adipositas (Zwerchfellhochstand) sowie vom Stehen zum Liegen (Alveolarkollaps), ebenso bei allen Wassereinlagerungen in der Lunge (Pneumonie, Lungenödem), Bsp. Steigt bei COPD und Lungenemphysem	2500–3000 ml, 50 % der TLC

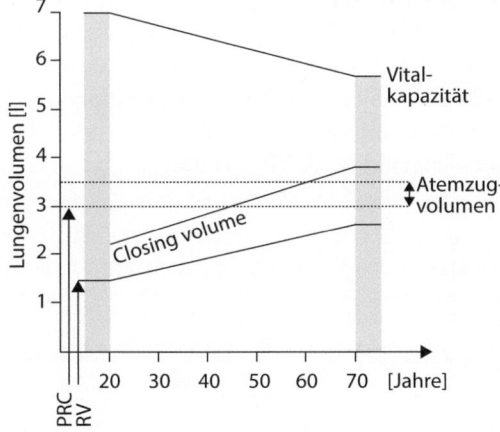

Abb. 9.12 Funktionelle Vitalkapazität (FRC), Closing Volumen und Residualvolumen (RV) in Abhängigkeit vom Lebensalter. (Mit freundlicher Genehmigung aus: Heck M, Fresenius M, Busch C (2017) Repetitorium Anästhesiologie. Springer, Heidelberg Berlin)

ins 70. Lebensjahr auch im Stehen auf über die FRC an. D. h. beim 70-Jährigen kommt es auch im Stehen zum Air Trapping mit zunehmendem Shunt und ggf. Resorptionsatelektasen.

9.2.3.2 Spirometrie: Flussmessung

Darstellung der Lungenvolumina und dynamischer Lungenparameter im Vitalograph: Messung im Spirometer/Vitalograph (Spirometer) oder Pneumotachygraph (**Tab. 9.7**, **Abb. 9.13**).

Messung: Nach vollständiger Exspiration und maximaler Inspiration Beginn des Messmanövers. Dient der Differenzierung obstruktiver und restriktiver Störungen.

◘ **Tab. 9.7** Spirometrieprameter

Abkürzung	Definition	Normalwerte
FVC	**Forcierte Vitalkapazität**	Alters-, geschlechts- und gewichtsabhängig, Neugeborene: 50 % der TLV oder 30 ml/kg, Erwachsene: 40 % der TLC (> 75 % der Norm) 2500–3400 ml
FEV_1	**Forciertes exspiratorisches Volumen** nach 1 s	> 2500 ml, > 75 % der altersabhängigen Norm
FEV_1/FVC	**Anteil der FEV_1 an der forcierten Vitalkapazität**	> 80 %
FVC/VC	Verhältnis **forcierte Vitalkapazität zur Lungenkapazität**	1,0
PEF	**Peak Expiratory Flow** (z. T. auch Peak Flow, PF, genannt), exspiratorischer Spitzenfluss → Bedside-Test zum Monitoring der Obstruktion/Asthma (mildes Asthma PEF > 50 % der Norm/mittelschwer > 30 %)	8–10 l/s; alters-, größen-, geschlechtsabhängig

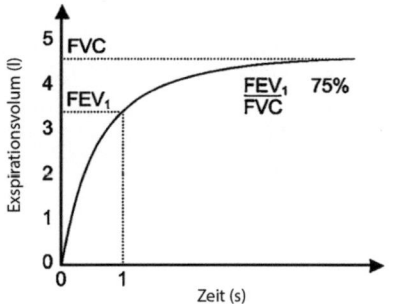

◘ **Abb. 9.13** Normale Spirometrie

- **Atemgrenzwert**

Maximale, forcierte Hyperventilation für 10 s mit einer Atemfrequenz von 60–70/min.

Normal 100–170 l. Der Atemgrenzwert ist stark abhängig von der Mitarbeit der Probanden/Patienten!

- **Obstruktion**

RV ↑, TLC ↑, FEV_1 ↓, FEV_1/FVC ↓ < 0,7, FRC/TLC ↑ (normal 40 %); FVC/VC ↓ < 1 (◘ Abb. 9.14). Der **Bronchospasmolysetest** gilt als signifikant, wenn Änderungen > 10 % messbar sind (z. B. FRC-Abfall!).

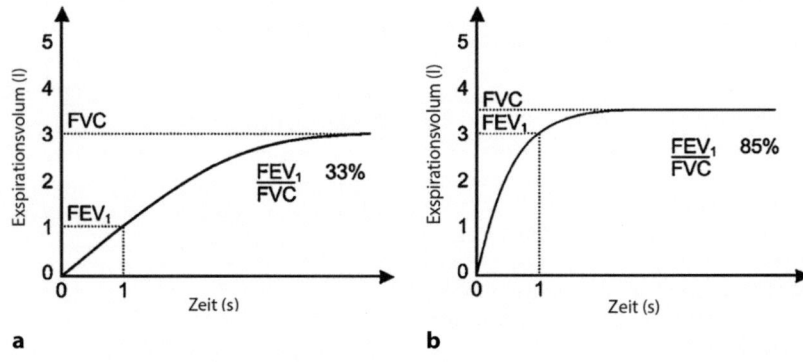

◘ **Abb. 9.14** Spirometrie bei Obstruktion und bei Restriktion, Erklärung s. Text

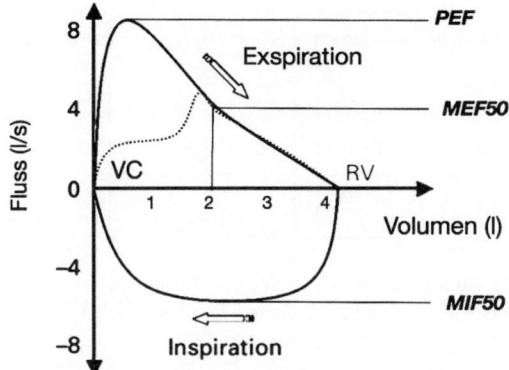

Abb. 9.15 Druck-Volumen-Kurve (*durchgezogene Linie*), die *gepunktete Kurve* zeigt die Fluss-Volumen-Kurve bei verminderter Mitarbeit durch den Patienten

- **Restriktion**

Normale Spirometriekurve, aber VC ↓, FVC ↓, FEV_1 ↓, FRC ↓, FEV_1/FVC normal/erhöht (Abb. 9.14).

9.2.3.3 Fluss-Volumen-Kurven

Kombination der Spirometrie und der Lungenvolumenmessung (Abb. 9.15): Kurvenverlauf bzw. Messung von maximalen exspiratorischen Flüssen (MEF) bei 75, 50, 25 %. (*Bsp. MEF_{50} bzw. $MEF_{50}/PEF > 2$ ist sensibler als die FEV_1 zur Detektion von Atemwegsobstruktion, sog. Small Airway Disease*). Dazu Messung maximaler inspiratorischer Flüsse (MIF) (*Bsp. Differenzierung zwischen Lungenemphyseem und Obstruktion wie COPD/Asthma bronchiale*).

Der exspiratorische Fluss wird bei maximaler Anstrengung durch die Kompression der Atemwege (steigender intrathorakaler Druck!) limitiert, er ist daher unabhängig von der Anstrengung der Patienten.

- **Pathologische Fluss-Volumen-Kurven**

Intrathorakale Obstruktionen der Atemwege zeigen v. a. eine flacher werdende exspiratorische Kurve (Abb. 9.16), extrathorakale Obstruktionen (zusätzlich) eine flache inspiratorische Kurve.

9.2.3.4 Totraum V_D

Normal 2–3 ml/kg [ca. 150 ml], 20–35 % des Atemzugvolumens.

Veränderungen des Totraums:
- Totraum ↓:
  - Kopfbeugung,
  - Rückenlage,
  - Intubation (!): Der Totraumanteil des Pharynx wird aus der Ventilation ausgeschlossen.
- Totraum ↑:
  - Überstrecken des Kopfes, aufrechte Haltung,
  - PEEP (!), durch Abnahme der Perfusion,
  - Alter,

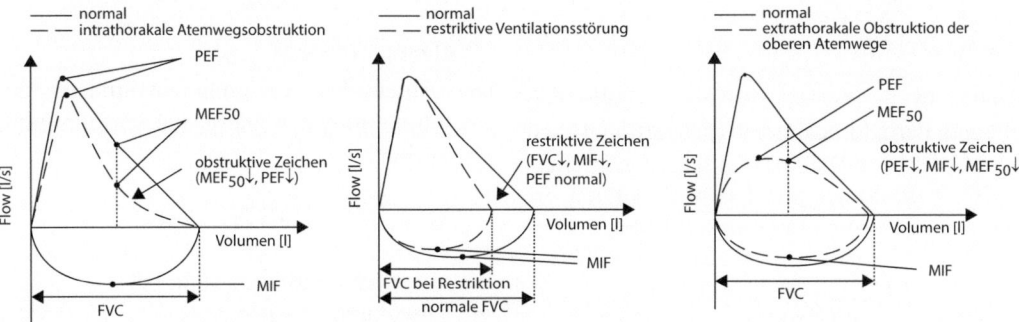

Abb. 9.16 Wichtige pathologische Fluss-Volumen-Kurven. (Mit freundlicher Genehmigung aus: Heck M, Fresenius M, Busch C (2017) Repetitorium Anästhesiologie. Springer, Heidelberg Berlin)

- Lungenembolie (Ventilation nicht perfundierter Lungenareale),
- Emphysem,
- Hypotension,
- Anticholinergika.

- **Totraum V_D**

Ventilierte (d. h. belüftete), aber nicht perfundierte Lungenvolumen (V/Q hoch bzw. gegen unendlich).

Totraumventilation:

$V_D \times$ Atemfrequenz AF

- **Anatomischer Totraum**

Nase bis Generation 16 der Bronchiolen. Messung via Stickstoffauswaschung (Single-Breath-Oxygen nach Fowler; ▶ Abschn. 9.3.4).

- **Alveolärer Totraum**

Ventilierte, aber nicht perfundierte Alveolen.

- **Funktioneller (physiologischer) Totraum T_{funkt}**

Anatomischer Totraum plus alveolärer Totraum.

Normal 30 %. Bestimmung der Totraumventilation (physiologischer Totraum) V_D/V_T nach der **Bohr-Gleichung**, es gilt:

$$F_e \times V_T = F_I \times V_D + F_A \times (V_T - V_D)$$

mit $F_I = 0$ (für CO_2) und durch Umformung erhält man:

$$\frac{V_D}{V_T} = \frac{F_A - F_e}{F_A}$$

Setzt man die inspiratorischen Gasfraktionen mit dem Partialdruck gleich (proportional nach dem Gesetz von Dalton) und setzt den arteriellen CO_2-Partialdruck gleich dem alveolären, erhält man die **Bohr-Gleichung** (◘ Abb. 9.17):

$$\frac{V_D}{V_T} = \frac{p_aCO_2 - p_eCO_2}{p_aCO_2}$$

mit arteriellem CO_2-Partialdruck p_aCO_2, gemischt-exspiratorischer CO_2-Partialdruck p_eCO_2.

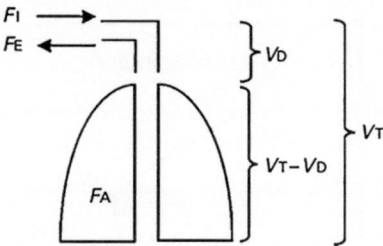

◘ **Abb. 9.17** Visualisierung der Bohr-Gleichung. Totraum V_D und Atemzugvolumen V_T, inhalative CO_2-Fraktion F_I, gemischt-exspiratorische CO_2-Konzentration F_E, alveoläre CO_2-Konzentration F_A. (Mit freundlicher Genehmigung nach: Cross M, Plunckett E (2008) Physics, Pharmacology and Physiology for Anaesthetist. Cambridge University Press)

Der **gemischt-exspiratorische CO_2-Partialdruck p_eCO_2** ist dabei die Summe von Totraum-CO_2 und alveolärem (arteriellem) Kohlendioxid.

Der p_eCO_2 ist meist nicht bekannt, er wird aus **der gemischt-exspiratorischen CO_2-Konzentration F_eCO_2** berechnet als:

$$p_eCO_2 = (p_{ATM} - p_{H_2O}) \times F_eCO_2$$

mit Barometerdruck p_{ATM}, Wasserdampfdruck p_{H_2O}. Durch Umformung der Bohr-Gleichung erhält man den Totraum:

$$V_D = V_T \times \left(1 - \frac{p_eCO_2}{p_aCO_2}\right)$$

Es folgt:

- **Alveoläre Ventilation**

Der Anteil des Atemminutenvolumens, der am intrapulmonalen Gasaustausch teilnimmt:
$V_{alv} = V_T - V_D$.

$$AMV_{alv} = AF \times (V_T - V_D)$$

Die alveoläre Ventilation sinkt bei:
- Zugvolumen $V_T \downarrow$,
- Totraum $V_D \uparrow$,
- bei Atemfrequenz AF $\downarrow$.

9.2.4 Atemmechanik

9.2.4.1 Pleuradruck
Normal $-5\,\mathrm{cmH_2O}$.

Der **intrapleurale Druck**:
- Zunehmend im Stehen von oben ($-10\,\mathrm{cmH_2O}$) nach unten ($-2\,\mathrm{cmH_2O}$) zu, **Mittelwert** $-5\,\mathrm{cmH_2O}$.
- Abhängig vom **Atemzyklus**: endexspiratorisch $-5\,\mathrm{cmH_2O}$, endinspiratorisch $-8\,\mathrm{cmH_2O}$, d. h. Unterdruck im Vergleich zur Atmosphäre ($\rightarrow$ Lungenkollaps bei Verletzung der Pleura).
- $> 0\,\mathrm{cmH_2O}$ (Überdruck) nur unter kontrollierter oder assistierter Beatmung!

9.2.4.2 Compliance
Normal $100\,\mathrm{ml/cmH_2O}$.

- **Compliance**

Maß für die Dehnbarkeit von Lunge und/oder Thorax als Verhältnis von Volumen- (ΔV) zu Druckdifferenz (Δp), s. a. ▶ Abschn. 2.6 und ◘ Abb. 9.18.

Bestimmung z. B. mithilfe der **Fluss-Volumen-Kurve**.

Es gelten für die Compliance von Lunge, Thorax(wand) und gesamter Compliance:

$$C_{\mathrm{Lunge}} = \frac{\Delta V}{\Delta(p_{\mathrm{pulmo}} - p_{\mathrm{pleura}})}$$

$$C_{\mathrm{Thorax}} = \frac{\Delta V}{\Delta p_{\mathrm{pleura}}}$$

$$C_{\mathrm{gesamt}} = \frac{\Delta V}{\Delta p_{\mathrm{pulmo}}}$$

Die Compliance ist abhängig von der Vordehnung der Lunge, sie ist in Atemruhelage am höchsten (höchste Volumenänderung pro Druckeinheit möglich). Bei der Messung der Compliance beim Beatmeten werden unterschieden:

- **Statische Compliance**: Messung in der No-Flow-Phase, d. h. die Beatmung wird gestoppt („Hold", Merkhilfe: „auf dem Plateau stehen"; ◘ Abb. 9.19)

$$\frac{\mathrm{AZV}}{\mathrm{Plateaudruck}\ p_{\mathrm{pl}} - \mathrm{PEEP}_{\mathrm{tot}}} = \frac{\mathrm{AZV}}{p_{\mathrm{pl}} - (\mathrm{PEEP}_{\mathrm{e}} - \mathrm{PEEP}_{\mathrm{i}})}$$

- **Dynamische Compliance**: Im Atemzyklus gemessen, kein Hold.

$$\frac{\mathrm{AZV}}{\text{Peak Inspiratory Pressure}\ p_{\mathrm{peak}} - \mathrm{PEEP}}$$

Es gilt: $p_{\mathrm{peak}} > p_{\mathrm{pl}}$; d. h. die statische Compliance ist größer als die dynamische Compliance!

Der **Driving Pressure Δp** ist definiert als das Atemzugvolumen bei einer bestimmten Compliance ($\frac{\mathrm{AZV}}{C}$). Bei Beatmeten ist er die Differenz zwischen endexspiratorischen (PEEP) und inspiratorischen Druck. Die Wendepunkte der Druck-Volumen-Kurve unter Beatmung werden auch als unterer bzw. oberer **Inflektionspunkt** bezeichnet (◘ Abb. 9.20):

Die **Elastance** E der Lunge ist der Kehrwert (reziproke) Wert der Compliance:

$$E = \frac{1}{C} = \frac{\Delta p}{\Delta V}$$

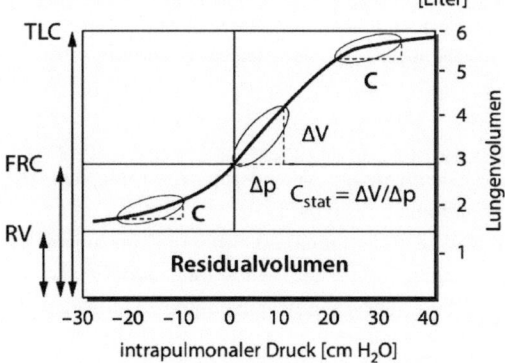

◘ **Abb. 9.18** Statische Druck-Volumen-Diagramm sowie Darstellung der Compliance unter Beatmung. (Mit freundlicher Genehmigung aus: Heck M, Fresenius M, Busch C (2017) Repetitorium Anästhesiologie. Springer, Heidelberg Berlin)

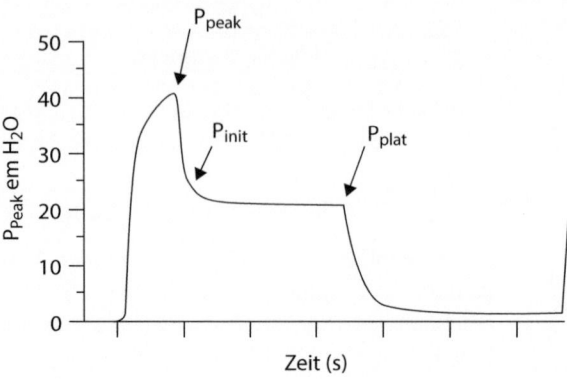
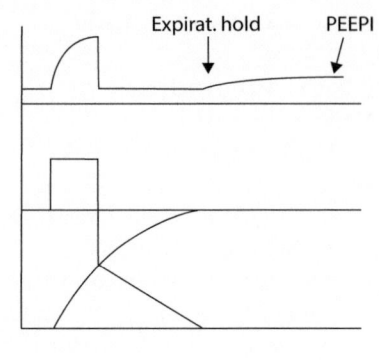

Abb. 9.19 Messung der statischen Compliance mit exspiratorischem Hold

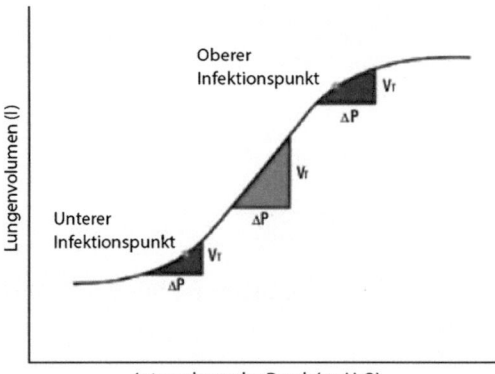

Abb. 9.20 Unterer und oberer Inflektionspunkt

9.2.4.3 Resistance (Atemwegswiderstand)

Normal 3,5 cmH$_2$O × s/l (leichte Erhöhung < 6, mittelschwere < 9, schwere > 9 cmH$_2$O × s/l).

Wie unter ▶ Abschn. 2.6 gezeigt, hängt bei laminaren Strömungen der Widerstand von der Viskosität, der Länge und der 4. Potenz des Radius ab.

In der Lunge liegen 80 % des Atemwegswiderstands in den oberen Luftwegen (bei Nasenatmung im Nasen-Epipharynx-Bereich, dann Bronchien der Generation 1–6, Abgänge > 2 mm Durchmesser). Darüber hinaus hängt der Atemwegswiderstand vom Lungenvolumen ab (Abb. 9.21).

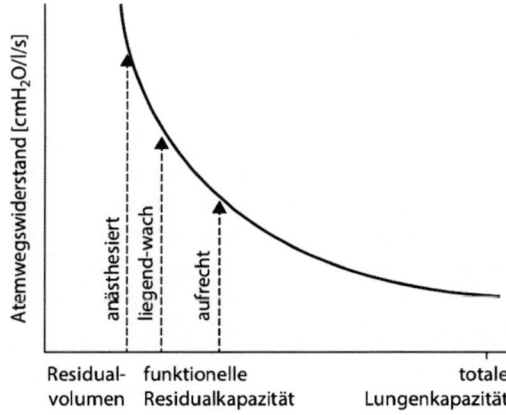

Abb. 9.21 Abhängigkeit des Atemwegswiderstands vom Lungenvolumen. (Mit freundlicher Genehmigung aus: Heck M, Fresenius M, Busch C (2017) Repetitorium Anästhesiologie. Springer, Heidelberg Berlin)

Gern gefragt: Veränderung der Lungenvolumina in Narkose?

FRC ↓ um ca. 20–30 % (450 ml, unabhängig von einer Muskelrelaxation!) und aller anderen Lungenvolumina, teilweise postoperativ Tage fortbestehend; Rechts-Links-Shunts ↑ durch Atelektasen (v. a. bei fehlendem PEEP), Compliance ↓, Totraum ↑, AaDO$_2$ ↑

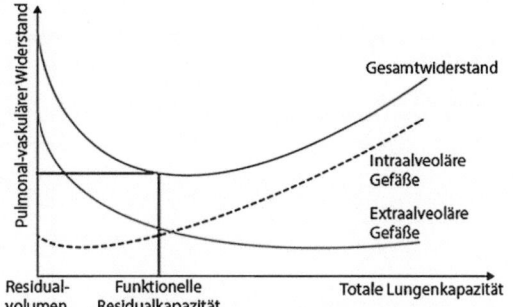

Abb. 9.22 Zusammenhang zwischen Lungenvolumen und pulmonalarteriellem Widerstand (PVR). (Mit freundlicher Genehmigung nach: Preckel B, Eberl S, Fräßdorf J et al. (2012) Management von Patienten mit pulmonaler Hypertonie. Anaesthesist 61, 574–587. ▶ https://doi.org/10.1007/s)

9.2.5 Perfusion und Shunt

9.2.5.1 Pulmonale Perfusion

Pulmonale Perfusionsdruck = mittlerer PAP (mPAP) – linksatrialer Druck (LAP)

Normal 10 mmHg.

Teils wird der linksatriale Druck LAP mit dem linksventrikulären enddiastolischem Druck LVEDP gleichgesetzt.

Der PAP steigt von der Lungenspitze (6 mmHg) zu den basalen Anteilen (24 mmHg) an.

Durch den niedrigen **pulmonalvaskulärer Widerstand** PVR (10 % des SVR) reicht das Druckgefälle von nur 10 mmHg aus, um das Herzzeitvolumen HZV durch die Lunge zu treiben (niedrige Compliance von 500 ml/mmHg). Unter **Belastung** werden weitere pulmonale Kapillaren eröffnet, wodurch auch bei gesteigertem HZV der PVR kaum erhöht wird.

Lungenvolumina und pulmonalvaskulärer Widerstand (PVR) hängen U-förmig zusammen, im Bereich um die FRC liegt der niedrigste PVR (◘ Abb. 9.22).

9.2.5.2 Shunt Q_S/Q_T

Normal 3–5 % des Herzzeitvolumens.

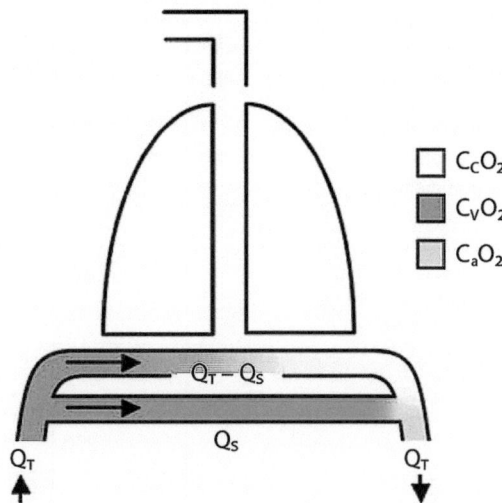

Abb. 9.23 Prinzip der Shuntgleichung. Es gilt: $Q_T \times C_aO_2 = Q_S \times C_VO_2 + [(Q_S - Q_T) \times C_CO_2]$. (Mit freundlicher Genehmigung nach: Cross M, Plunckett E (2008) Physics, Pharmacology and Physiology for Anaesthetist. Cambridge University Press)

- **Shunt**

Venöse Beimischung, d. h. **durchblutete, aber nicht ventilierte Lungenareale** ($V/Q \to 0$), Shunt Q_S/Q_T ist der Anteil des Shuntvolumen (Q_S) am gesamten Blutfluss (Q_T) (◘ Abb. 9.23).

- **Messung im pulmonalarteriellen Katheter (PAK)**

1. **Formel nach Berggren** ($p_aO_2 < 150$ mmHg)
   mit **endkapillärem** (Abnahme bei geblocktem Ballon!) C_CO_2, **arteriellen** C_aO_2 bzw. **gemischtvenösem** C_VO_2 Sauerstoffgehalt (Berechnung des Sauerstoffgehalts: ▶ Abschn. 8.2). Annahme: der pCO_2 entspricht dem p_AO_2:

$$\frac{Q_S}{Q_T} = \frac{C_CO_2 - C_aO_2}{C_CO_2 - C_{gv}O_2}$$

2. Für $p_aO_2 > 150$ mmHg gilt:
   mit $a_{gv}DO_2 = C_aO_2 - C_{gv}O_2$.

$$\frac{Q_S}{Q_T} = \frac{A_aDO_2 \times 0{,}0031}{A_aDO_2 \times 0{,}0031 + a_{gv}DO_2}$$

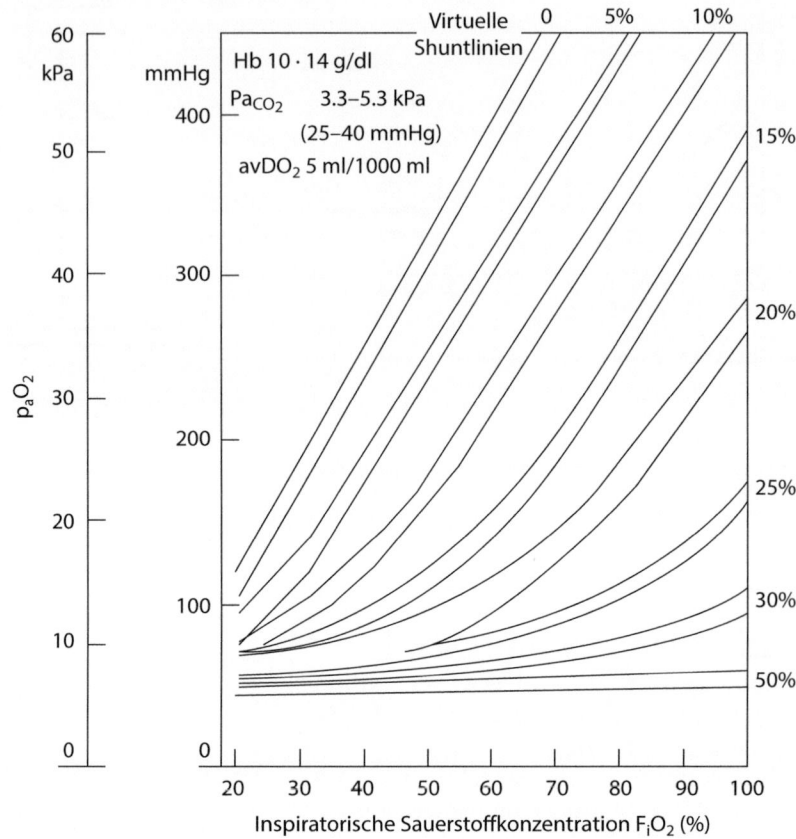

Abb. 9.24 Iso-Shunt-Diagramm. Arterieller Sauerstoffpartialdruck p_aO_2, arteriovenöse Sauerstoffdifferenz $avDO_2$. (Mit freundlicher Genehmigung aus: Heck M, Fresenius M, Busch C (2017) Repetitorium Anästhesiologie. Springer, Heidelberg Berlin)

- **Schätzformeln**
1. Formeln, die den Shuntanteil anhand des arteriellen Sauerstoffpartialdrucks p_aO_2 nach **100 % Sauerstoffatmung für 15 min** abschätzen:

$$\frac{Q_S}{Q_T} \approx \frac{673 - p_aO_2}{2079 - p_aO_2}$$

teils vereinfacht zu

$$\frac{Q_S}{Q_T} \approx \frac{673 - p_aO_2}{17{,}5}$$

2. **Schätzung nach Hessel**
Für $p_aO_2 > 150$ mmHg (und $F_iO_2 = 1{,}0$)

$$\frac{Q_S}{Q_T} \approx \frac{A_aDO_2}{20}$$

Unter Steady-State-Bedingungen (sediert, stabile Hämodynamik) gilt:

$$\frac{Q_S}{Q_T} \approx \frac{1 - S_aO_2}{1 - S_vO_2}$$

3. Ablesen des Shunts im Normogramm: ◘ Abb. 9.24.

- **Ursache der physiologischen Shunts**
Durch Bronchial- und Pulmonalvenen, Vv. Thebesii.
Erhöhter Shunt bei:
- extrapulmonalem (kardiale) und intrapulmonalem **Rechts-Links-Shunt**,
- **Ventilations-Perfusions-Störungen** (*Bsp. Pneumonie, Lungenödem* etc.): durchblutetem, aber nicht am Gasaustausch teilnehmenden Lungenareal (s. u.).

Die **hypoxisch-pulmonale Vasokonstriktion** (HPV, Euler-Liljestrand-Mechanismus, alveolovaskulärer Reflex) beschreibt eine **pulmonale Vasokonstriktion als Reaktion auf eine verminderte Sauerstoffkonzentration** (v. a. alveolärer Sauerstoffpartialdruck p_AO_2, aber auch zentralvenöse Sättigung S_vO_2), z. B. durch reduzierte Ventilation. Dadurch steigt das Ventilations-Perfusions-Verhältnis, Shunt ↓, A_aDO_2 ↓, p_aO_2 ↑.

Die HPV wird über **Kalziumkanäle** vermittelt (kein neuronaler Reflex!) und setzt schnell ein (nach Sekunden, Maximum nach 15 min). Durch die HPV wird das V/Q-Verhältnis verbessert und der Shunt geringer (p_aO_2 steigt, A_aDO_2 sinkt), aber der **pulmonalvaskulärer Widerstand (PVR) kann ansteigen** bis zur pulmonalen Hypertonie. Die HPV ist reduziert durch pulmonale Vasodilatation (Hypokapnie, Prostazyclin, Kalziumantagonisten, Nitro) und durch volatile Anästhetika.

9.2.5.3 Perfusions-Ventilations-(V/Q)-Quotient

Die **Perfusion der Lunge** Q ist nicht gleichmäßig verteilt, sondern ist in den **basalen Anteilen am höchsten** (2 l/min) und fällt nach oben auf fast Null ab. Die Ventilation V (z. T. auch V_A abgekürzt) ist höher in den basalen Anteilen, die Differenz ist allerdings nicht so groß (zwischen 0,8 und 1,2 l/min).

Der **Ventilations-Perfusions-Quotient** V/Q läuft daher in einer charakteristischen Kurve (◘ Abb. 9.25): Durch hohe Ventilation und geringe Perfusion in den apikalen Anteilen liegt der V/Q bei ca. 1,6 bis > 3, er fällt auf 0,4 basal. Durchschnittlicher $V/Q = 0,8$.

— Niedriger V/Q-Quotient → Shunt: Perfusion ohne Ventilation, d. h. auch bei Obstruktion.

— Hoher V/Q-Quotient → Totraum: Ventilation mit geringer Perfusion.

Merkhilfe: Bei *T*otraum geht V_A/Q gegen *T*ausend, Bei *S*hunt geht V_A/Q gegen Z(*S*)ero.

Ein **nicht ventilierter, aber perfundierter Lungenbereich erhöht den Shuntanteil, aber auch den funktionellen Totraum** (Lungenvolumen, das nicht am Gasaustausch teilnimmt!).

9.2.5.4 Zonenmodell nach West

◘ Tab. 9.8 (s. a. ▶ Kap. 8, ◘ Abb. 8.49).

Unter Überdruckbeatmung/PEEP kommt es zur Zunahme des alveolären Drucks p_A und dadurch zur Vergrößerung der Zonen I und II.

◘ Tab. 9.8 West-Zonen

I	$p_A > p_a > p_v$	Kein Blutfluss, **Totraum**
II	$p_a > p_A > p_v$	Blutfluss während Systole, nicht während Diastole
III	$p_a > p_v > p_A$	Kontinuierlicher Blutfluss (Wedge-Zone, ▶ Abschn. 8.3)

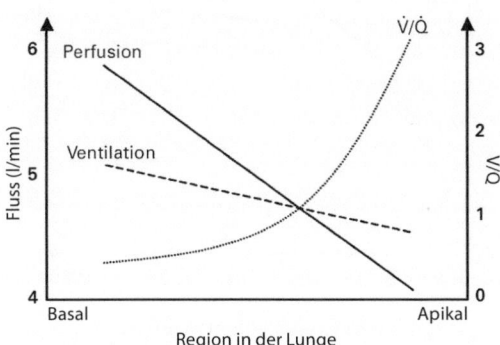

◘ **Abb. 9.25** Lungen-Perfusion Q (*durchgezogene Linie*), alveoläre Ventilation V_A (*gestrichelte Linie*) und V/Q-Verhältnis (*gepunktete Linie*) im Stehen in Abhängigkeit von den Lungenregionen

9.2.6 Regulation der Atmung und Atemarbeit

9.2.6.1 Chemorezeptoren
Regelgrößen Kohlendioxidpartialdruck (pCO_2) und Sauerstoffpartialdruck (pO_2) zur Steuerung der Atmung, Messung durch Chemorezeptoren.

1. **Medulla oblongata**:
   - **Steigerung der Ventilation bei pH-Abfall im Liquor** (metabolische oder respiratorische Azidose),
   - Reaktion auf **Hypoxie**,
   - Reaktion auf **Blutdruckabfall**, wenn Hypoxie als Folge.
2. **Glomus caroticus** oberhalb der Karotisbifurkation, Afferenzen via N. glossopharyngeus.
3. **Glomus aorticus** am Aortenbogen, Afferenzen via N. vagus.
4. Zusätzlich **intrakardiale Rezeptoren** (Vermittlung von AP-Beschwerden?).

Reaktion der Ventilation auf Stimulation der Chemorezeptoren: zentral > peripher sowie pCO_2 > pO_2 > pH.

9.2.6.2 Veränderungen von pCO_2 und pO_2

Der **alveoläre Kohlendioxidpartialdruck** (p_ACO_2) hängt über einen weiten Bereich reziprok vom Atemminutenvolumen ab: Atemminutenvolumen verdoppelt → p_ACO_2 halbiert; Atemminutenvolumen halbiert → p_ACO_2 verdoppelt (◘ Abb. 9.26).

Der **alveoläre Sauerstoffpartialdruck** (p_AO_2) kann dagegen durch Steigerung des Atemminutenvolumens kaum gesteigert werden, sondern bleibt bei dem Wert, der seiner F_iO_2 entspricht (▶ Abschn. 9.2.1). Fällt das Atemminutenvolumen dagegen unter physiologische Werte, fällt der p_AO_2 rasch ab (◘ Abb. 9.26).

> **Gern gefragt**: Was passiert bei Hyperventilation?
> Atemminutenvolumensteigerung von 7–8 l/min (normales) auf 14 l/min:
> - pCO_2 ↓ (Hypokapnie): Atemminutenvolumen ungefähr verdoppelt, d. h. pCO_2 ungefähr halbiert
> - Vasokonstriktion zerebraler und systemischer Gefäße (CBF ↓ um 30 %)

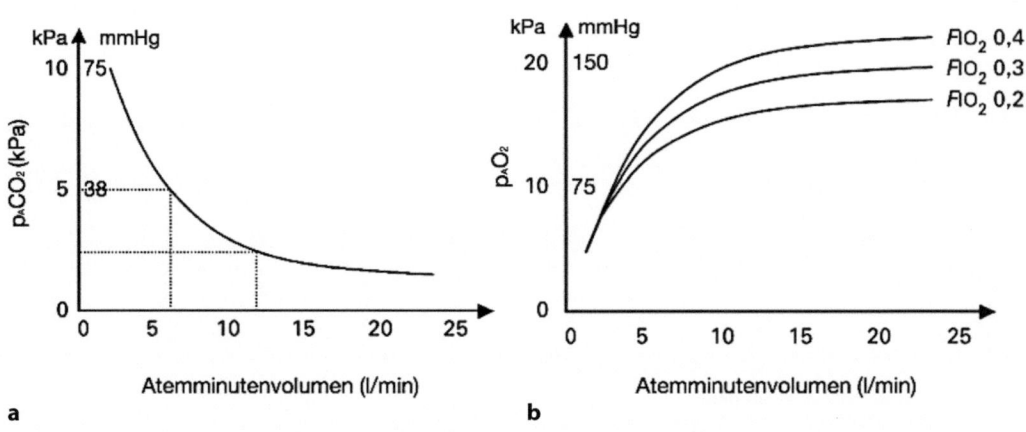

◘ **Abb. 9.26** Abhängigkeit des Atemminutenvolumens vom alveolären Kohlendioxidpartialdruck (p_ACO_2) bzw. vom Sauerstoffpartialdruck (p_AO_2)

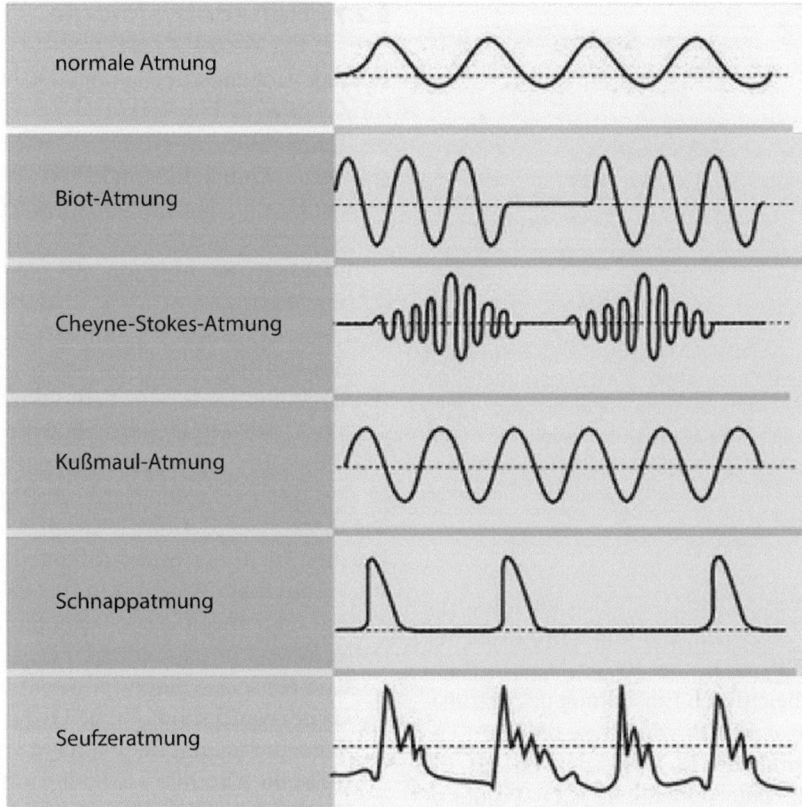

◘ **Abb. 9.27** Beispiele für pathologische Atmung

- Vasodilatation pulmonaler Gefäße, pulmonaler Rückstrom ↓ → HZV ↓ → Hypotonie
- Linksverschiebung der Sauerstoffbindungskurve (Alkalose)
- p_AO_2 steigt leicht an (reduziertes CO_2 wird u. a. Atemluft und damit zu 21 % auch durch Sauerstoff ersetzt, Alveolargleichung ▶ Abschn. 9.2.1)

Beispiele für pathologische Atemmuster: ◘ Abb. 9.27.

9.2.6.3 Atemarbeit

Atemarbeit beinhaltet die Arbeit gegen:
- **Elastische Widerstände** von Lunge und Thorax (75 %),
- **Visköse Widerstände** (Strömungswiderstände, 25 %),
- **Gewebewiderstände**.

Sie wird mithilfe der Messung des **transpulmonalen Drucks** $p_{transpulm}$ gemessen: $p_{transpulm} = p_{Aw} - p_{Oes}$. Der **ösophageale Druck** p_{Oes} wird dabei durch eine Drucksonde im distalen Ösophagusdrittel gemessen.

Für die Atemarbeit mit Volumenänderung V, die der transpulmonale Druck erzeugt, folgt:

$$W = \int_0^T (p_{AW} - p_{Oes}) \times V \times dt$$

Normal 0,24 J/Atemzug bzw. 2,5–4 J/min.

Surfactant vermindert die Oberflächenspannung um den Faktor 10, v. a. in den

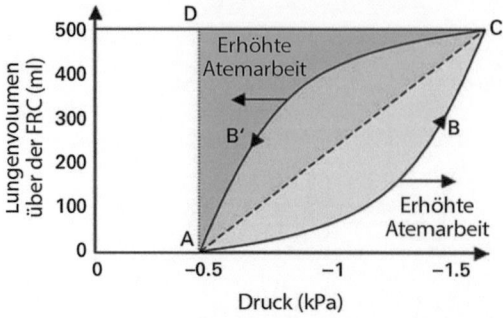

Abb. 9.28 Atemarbeit: Die *gestrichelte Linie* von A bis C zeigt die Volumenänderung ohne Atemwegswiderstand. Der Weg „ABC" zeigt die inspiratorische, „AB'C" die exspiratorische Atemarbeit. (Mit freundlicher Genehmigung nach: Cross M, Plunckett E (2008) Physics, Pharmacology and Physiology for Anaesthetist. Cambridge University Press)

kleinen Alveolen, und reduziert dadurch die Atemarbeit erheblich. Ein hoher **intrinsischer PEEP PEEP$_i$** (z. B. bei Obstruktion) erhöht die Atemarbeit, durch Einstellung des extrinsischen PEEP < PEEP$_i$ wird diese reduziert.

Die Atemarbeit ist abhängig von der Ernährung, da unterschiedliche CO_2-Produktion für Kohlenhydrate (0,8291 CO_2/g oder 2071 CO_2/1000 kcal) oder Fett (1,4271 CO_2 oder 1431 CO_2/1000 kcal). S. a. Respiratorischer Quotient RQ (▶ Kap. 17).

Der Wirkungsgrad der Ventilation liegt bei ca. 10 % (**Abb. 9.28**, ▶ Abschn. 2.2).

9.2.7 Höhenphysiologie

Für jede Höhenänderung um 1000 m gilt näherungsweise (**Tab. 9.9**):
- Temperatur ↓ 6–10 °C,
- Luftfeuchtigkeit ↓ um 25 %,
- Luftdruck ↓ um 100 mmHg bis 5000 m (eigentlich: exponenzielle Abnahme, dazu am höchsten am Äquator, am niedrigsten an den Polen),
- Leistungsfähigkeit ↓ um 10 % (ab 1500 Höhenmeter).
- alveolärer Sauerstoffpartialdruck p_AO_2 ↓ um 22 mbar (3 kPa) bis 5000 m.

In der Höhe fällt der Barometerdruck p_{ATM}, der Anteil der einzelnen Gase ist allerdings konstant, d. h. der Sauerstoffanteil sinkt. Dazu: verminderte Kontaktzeit der Erythrozyten in der Lungenkapillare → alveolärer und arterieller Sauerstoffpartialdruck pO_2 ↓.

Kompensation durch:
1. **Hyperventilation** → pCO_2 ↓, alveolärer Sauerstoffpartialdruck p_AO_2 ↑ → **respiratorische Alkalose** → Sauerstoffbindungskurve nach links (bessere Sauerstoffaufnahme, aber schlechtere Gewebeoxygenierung, s. o.!). Durch die geringere Dichte der Atemluft **geringere Atemwegswiderstände**.
2. **Erhöhung des Herzzeitvolumens** zur verbesserten Sauerstoffversorgung (DO_2).

Tab. 9.9 Luftdruck, p_AO_2 (inkl. Kompensation!) und durchschnittliche Temperatur in Abhängigkeit von der Höhe

Höhenzone	Höhe	Luftdruck			Temperatur	p_AO_2
		hPa	mmHg	%		
Indifferenzzone	Bis 1000 m	1013	760	100 %	15 °C	100 mmHg
Mittlere Höhe	Bis 3000 m	762	570	75 %	0/−4 °C	60 mmHg
Große Höhe	Bis 5000 m	506	380	50 %	−15 °C	42 mmHg
Sehr große Höhe	Bis 7500 m	406	304	40 %	−33 °C	35–38 mmHg
Extreme Höhe	Bis 9000 m	305	228	30 %	−47 °C	32 mmHg

3. Im Weiteren: **BPG** ↑ → bessere Sauerstoffabgabe ans Gewebe, Kompensation der Alkalose.
4. **Niere: Vermehrte Diurese** → Erhöhung des Hämatokrits (Hk). HCO_3^--Ausscheidung ↑ (metabolische Kompensation der respiratorischen Alkalose).
5. Ausschüttung von **Erythropoetin** → Hämoglobin langfristig ↑.

Hypoxie führt u. U. zur **hypoxisch-pulmonale Vasokonstriktion** (HPV) mit Gefahr der pulmonalen Hypertonie. Dieser Druckanstieg wird als ein (der?) Faktor in der Entstehung des Höhenlungenödems (High Altitude Pulmonary Edema, HAPE) vermutet.

9.2.7.1 Anästhesie und Höhenphysiologie

- Vapor

Sättigungsdampfdruck in Höhe ± (temperaturabhängig, aber nicht druckabhängig, s. a. ▶ Abschn. 2.3).

Die Eichung des Vapors erfolgt anhand der prozentualen Abgabe des Narkosegases bei Atmosphärendruck auf Meereshöhe (760 mmHg).

In der Höhe: Atmosphärendruck p_{ATM} ↓, d. h. einzelnen Partialdrücke ↓. Aber: Der vom Vapor abgegebene Anteil in der Höhe steigt, d. h. der abgegebene Partialdruck, die **wirksame Menge des Anästhetikums, bleibt unverändert**. Ausnahme: Spezielle Vaporen für **Desfluran** benötigen eine höhere Einstellung in der Höhe für gleiche Mengenabgabe (▶ Abschn. 5.2).

Die **minimale alveoläre Konzentration** (MAC) ist der Partialdruck des Gases, der den definierten Effekt auslöst (▶ Abschn. 5.2). Da der Partialdruck in der der Höhe geringer ist, **steigt der MAC in der Höhe**. Am Vapor (außer bei Desfluran) ist die MAC-Einstellung allerdings unverändert, da wie beschrieben in der Höhe mehr Anästhetikum abgegeben wird.

- Rotameter

Bei **niedrigem, laminarem Fluss** ist das Rotameter abhängig von der Viskosität (▶ Abschn. 2.6) und damit **unabhängig von der Höhe**. Bei höheren Flüssen kommt es zu Turbulenzen, der Fluss ist abhängig von der Dichte und wird in der Höhe unterschätzt.

- Monitoring

Messverfahren in der Anästhesie (paramagnetische oder Brennstoffzellensauerstoffmessung, Clark-Sauerstoffelektrode, Infrarotmessverfahren) **messen Partialdrücke, die in der Höhe geringer sind**. Diese Werte werden zumeist als %-Wert ausgegeben, der aber auf Meereshöhe geeicht ist. → **Im Monitoring niedrigere %-Zahlen** der Anästhesiegase, als deren Konzentration in Wirklichkeit ist.

9.2.8 Hyperbare Sauerstofftherapie (HBO) und Tauchen

Für den Tauchvorgang und analog für die Therapie in der Überdruckkammer (hyperbare Sauerstofftherapie) werden die Phasen **Abtauchen – Isokompression – Auftauchen** unterschieden.

Alle 10 m Wassertiefe verdoppelt sich der atmosphärische Druck (◘ Tab. 9.10). Die größte relative Volumenänderung erfolgt in den ersten Metern zwischen 0–5(–10) m.

◘ **Tab. 9.10** Druck in Abhängigkeit von der Tiefe

Tiefe	Atmosphärendruck		21 % Sauerstoff
	In bar	In mmHg	
0 m	1 bar	760 mmHg	160 mmHg
–10 m	2 bar	1520 mmHg	319 mmHg
–20 m	3 bar	2280 mmHg	479 mmHg
–30 m	4 bar	3040 mmHg	640 mmHg
–40 m	5 bar	3800 mmHg	800 mmHg
–50 m	6 bar	4560 mmHg	960 mmHg

In der Tiefe kommt es u. a. zu:
- Erhöhtem p_AO_2 (Gesetz von Dalton), erhöhter Sauerstoffpartialdruck im Gewebe durch deutliche Steigerung des physikalisch gelösten Sauerstoffanteils im Blut (*Therapeutisch verwendet u. a. bei Infektionen mit Anaerobiern, Kohlenmonoxidvergiftungen, Wundheilungsstörungen, Osteomyelitis*).
- Turbulente Strömungen durch erhöhte Atemgasdichte → Atemarbeit ↑.
- Löslichkeit von Stickstoff im Gewebe ↑ (Gesetz von Henry), bei abfallendem Druck (*Auftauchen*) ggf. Blasenbildung im Gewebe, die bei weiterem Auftauchen größer werden (Gesetz von Boyle; *Bsp. Taucherkrankheit*).
- Ggf. Sauerstofftoxizität bis Krampfanfall (s. Sauerstoffvorrat).

9.3 Diagnostik und Medizintechnik

9.3.1 Sauerstoffmessung

- **Elektrochemisch**: Galvanische Zelle (Bleianode und Goldkathode in der Brennstoffzelle; ▶ Abschn. 3.2).
- **Clark-Elektrode** (Platin und Silberchlorid AgCl), u. a. in der Blutgasanalyse.
- **Paramagnetisch**: Auslenkung eines Bauteils im Magnetfeld (▶ Abschn. 3.2).

9.3.1.1 Clark-Elektrode zur pO_2-Messung

Die Silber/Silberchlorid-(Ag/AgCl)-Anode misst den O_2-Gehalt an einer Platinkathode in Elektrolytlösung (Kaliumhydroxid oder Kaliumchlorid) (◘ Abb. 9.29).

Wirkprinzip/Reaktionen:
- Sauerstoff reagiert mit Platin an der Kathode: $O_2 + H_2O + 4\,e^- \rightarrow 4\,OH^-$.
- An der Anode entsteht aus Silber dann Silberchlorid: $4\,Ag + 4\,Cl^- \rightarrow 4\,e^- + 4\,AgCl$.

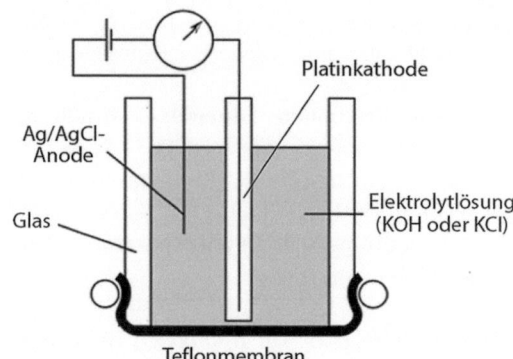

◘ **Abb. 9.29** Clark-Elektrode zur Sauerstoffmessung

Die Elektroden in der Reaktion müssen durch Stromzufuhr zur Verfügung gestellt werden, d. h. im Gegensatz zur Brennstoffzelle (▶ Abschn. 3.2) benötigt die Clark-Elektrode Strom (0,6 V) zur Sauerstoffmessung.

Fehlmessungen:
- Halothan (wird bei 0,6 V reduziert).
- Luftblasen: p_aO_2 in Richtung 160 mmHg = F_iO_2 0,21 (auf Meereshöhe) angehoben.
- Kein Einfluss durch fehlende Heparinisierung der Probe.

9.3.1.2 Pulsoxymetrie (S_pO_2-Messung)

Pulssynchrone Messung des oxygenierten Hb bei 940 nm (**Infrarot**) und 660 nm (**Rot**) (◘ Abb. 9.30) → Das Verhältnis der Absorption von 660 und 940 nm (A660/A940) fällt mit fallender Sättigung proportional.
- **Plethysmographie**: Pulsmessung durch Messung der Volumenschwankungen.
- **Oxymetrie**: Messung des Sauerstoffgehalts anhand der Absorption von rotem/infraroten Licht mit 30 Hz.

Prinzip:
- Messung der pulsatilen Absorption vs. dem Leerwert = Umgebungslicht + venöses Blut + Gewebe (◘ Abb. 9.31).
- **Oxygeniertes Hämoglobin** (HbO$_2$) wird im **Rotbereich (660 nm) weniger absorbiert** als desoxygeniertes Hämoglobin (Hb).

Kapitel 9 · Lunge

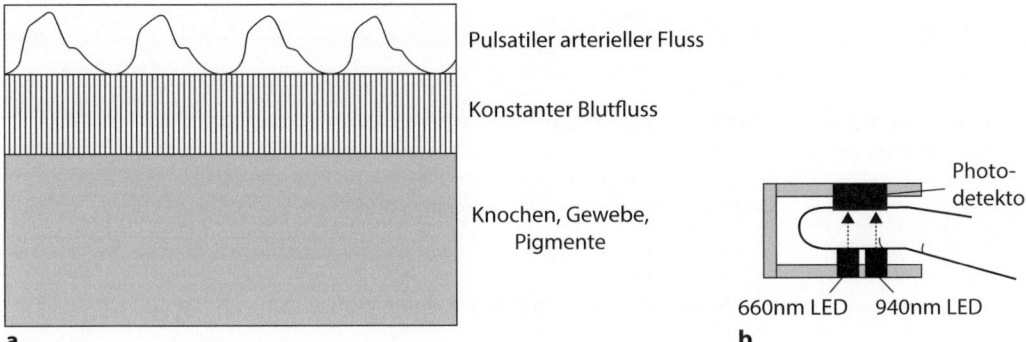

Abb. 9.30 Absorption in der Pulsoxymetrie

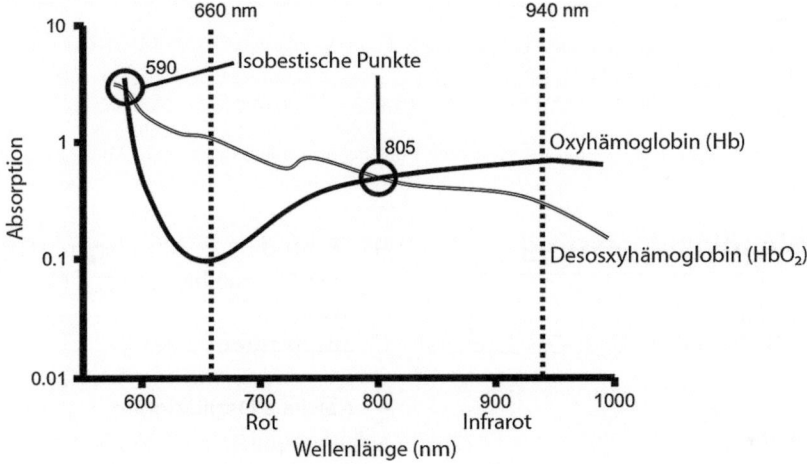

Abb. 9.31 Absorption von Oxy- und Desoxy-Hämoglobin im roten und infraroten Bereich

- **Desoxygeniertes Hämoglobin** (Hb) wird im **Infrarotbereich (940 nm) weniger absorbiert** als desoxygeniertes Hämoglobin (HbO$_2$).

- **Isobestischer Punkte**
Gleiche Absorption von Hb und HbO$_2$ bei 590 und bei 805 nm. Teils wird der isobestische Punkt bei 805 nm als Referenzpunkt verwendet.

- **Fehler und Einflussfaktoren der Pulsoxymetrie**
Fehlerbreite 2 % bei S$_p$O$_2$ > 70 %. Darunter nicht mehr kalibriert, deutlich höherer Fehler. Fehlmessung bei fehlender Pulskurve (peripherer Vasokonstriktion, Bewegungsartefakte Tab. 9.11).

- **Saturation Gap**
Unterschied zwischen wahrer Sättigung und gemessener Sättigung in der konventionellen Pulsoxymetrie.

- **Mehrlängenoxymeter**
Messung verschiedene Hb-Varianten bei mehreren (6–7) Wellenlängen.

$$SO_2 = \frac{HbO_2}{Hb + HbO_2 + \text{Dyshämoglobine} \ (COHb, MetHb, SulfHb)}$$

Normal 96–97 %.

Tab. 9.11 Einflussfaktoren auf die Pulsoxymetrie	
Fehlmessung	Ursachen
Falsch hoch: Wahre S_pO_2 niedriger	**Met-Hämoglobin (MetHb)** > 10 %: 1 : 1-Absorption bei 660 und 940 nm → S_pO_2 fixiert bei 85 % Fluoreszenz/Xenonlicht Carboxy-Hämoglobin (COHb): Absorption bei 660 nm
Falsch niedrig: Wahre S_pO_2 ist höher	**Nagellack** (blau, grün, schwarz), Fingerabdrucktinte, Onchomykose Infrarot-Wärmelampe Lipidlösung, erhöhte Chylomikronenkonzentration Methylenblau (Absorptionsmaximum 668 nm) → täuscht desoxygeniertes Hb vor, S_pO_2 bei 85 % fixiert. Indozyanin-Grün, Indigo-Carmin Schwere Trikuspidalinsuffizienz (venöse Pulsationen → desoxygeniertes Hb)
Kein Einfluss	HbF Dunkle Hautfarbe Roter, purpurner Nagellack COHb bis 14,5 % (in Normoxie und in Hyperoxie)? Bilirubin (Absorption bei 350–550 nm, Maximum bei 460 nm) – aber erhöhtes Carboxy-Hämoglobin (COHb) durch Kohlenmonoxidbildung beim Hb-Abbau

9.3.2 Kohlendioxidmessung

- **Kapnometer**

Misst den CO_2-Partialdruck im Gas (numerischer Wert).

- **Kapnografie**

Messung des CO_2-Partialdrucks und Darstellung als Kurve (Graph).

(Zwingende) Indikation: *Bsp. Hirndruck, pulmonale Hypertonie, Tubuslagekontrolle nach Intubation, Transporte.*

9.3.2.1 Kapnometrie
Normaler $p_{et}CO_2$ 35–45 mmHg (4,6–6 kPa), etCO$_2$ 4,5–6 Vol%.
– Infrarotspektrometrie: Messung bei 4,28 µm (▶ Abschn. 2.7 und 3.2).
– Massenspektrometrie.

9.3.2.2 Kapnografie
Darstellung von 4 Phasen (◻ Abb. 9.32):
I. Start der **Exspiration** (**Totraumgas**).
II. Mischung von Totraumgas und alveolarem Gas.
III. „**Endtidal**" = Alveolargas, (fast) horizontales Plateau bis zum $p_{et}CO_2$ als höchstem Wert.
IV. **Inspiration**.

- **Kardiale Oszillationen**

Kapnographiekurve „wackelt" während der Ausatmung pulssynchron, Auftreten insbesondere bei niedriger Atemfrequenz.

◻ Abb. 9.33 zeigt diese und weitere typische Veränderungen der Kapnografie.

> **Gern gefragt**
> **Plötzlicher Abfall des etCO$_2$**: Bei Abfall des Herzzeitvolumens/Hypotension/Kreislaufstillstand, Lungenembolie, Wachheit, Bronchospasmus, Hypoventilation, Messfehler (Schlauch abgeknickt, diskonnektiert), Leckage.
> **Anstieg des etCO$_2$**: Sepsis, Katecholamine, Stress, Hyperthermie (maligne Hyperthermie, malignes neuroleptisches Syndrom, Serotoninsyndrom), zentrales anticholinerges Syndrom, Hyperthyreose, Re-

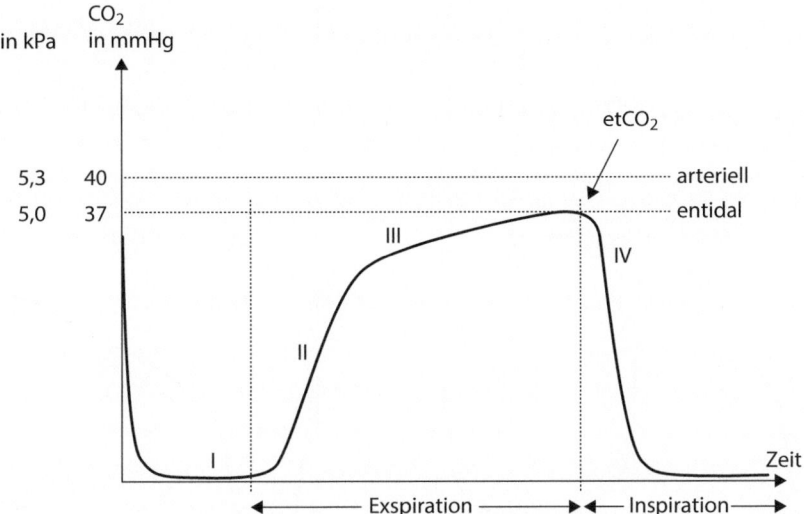

Abb. 9.32 Phasen der Kapnographiekurve in mmHg bzw. in kPa

perfusion, defekter CO_2-Absorber, Wachheit, Laparoskopie.

9.3.2.3 Severinghaus-Elekrode zur pCO_2-Messung

Normal arteriell 40–45 mmHg, venös 45–50 mmHg (4–5 mmol/l höher).

- **Severinghaus-Elektrode**

Modifizierte pH-Elektrode (▶ Abschn. 11.2), der eine CO_2-permeable Silikonmembran vorgeschaltet ist (◘ Abb. 9.34). Messung in Bikarbonat-(HCO_3^-)-Lösung: Änderung des pH-Werts durch das diffundierte Kohlendioxid → langsamerer Messung, da CO_2 erst zu HCO_3^- dissoziieren muss.

9.3.2.4 Perkutane $p_{tc}CO_2$-Messung

Messung von Kohlendioxid transdermal (perkutan) in einer modifizierten **Severinghaus-Elektrode**, die auf die Haut geklebt wird → Verwendung v. a. bei Neonaten.

Cave: Bei Überwärmung $p_{tc}CO_2 > p_aCO_2$.

9.3.3 Spirometrie

▶ Abschn. 9.2.3 zur Flussmessung mittels Spirometrie.

9.3.3.1 Spirometer

Messung des (forcierten) exspiratorischen Volumens über die Zeit → FEV_1 und FEV_1/FVC.

- **Benedict-Roth-Spirometer (Wet-Spirometer)**

Bewegliche, luftgefüllte Glocke in einem flüssigkeitsgefüllten Behälter mit abgedichteten Kolben, die durch die Atemexkursionen bewegt wird (◘ Abb. 9.35).
Vorteile:
— **Sehr genaue Volumenmessungen möglich**. Vorher Kalibrierung mit bekannten Volumen. Aufwendige Messung, daher seltener verwendet.
— **Messung des Sauerstoffverbrauchs VO_2**: Die VO_2 entspricht dem abnehmenden Volumen in der Glocke (Messung über längere Zeit, Kohlendioxidabsorption). Aus der VO_2 kann mithilfe des respiratorischen Quotienten der Kalorienverbrauch bestimmt werden (**indirekte Kalorimetrie**).

PetCO2 (kPa)
(Maligne) Hyperthermie
Akuter Abfall des Herzzeitvolumens
Re-Breathing von Kohlendioxid
Time (s)
Bronchospasmus
Zwischenatmung/Pressen
Kardinale Oszillationen

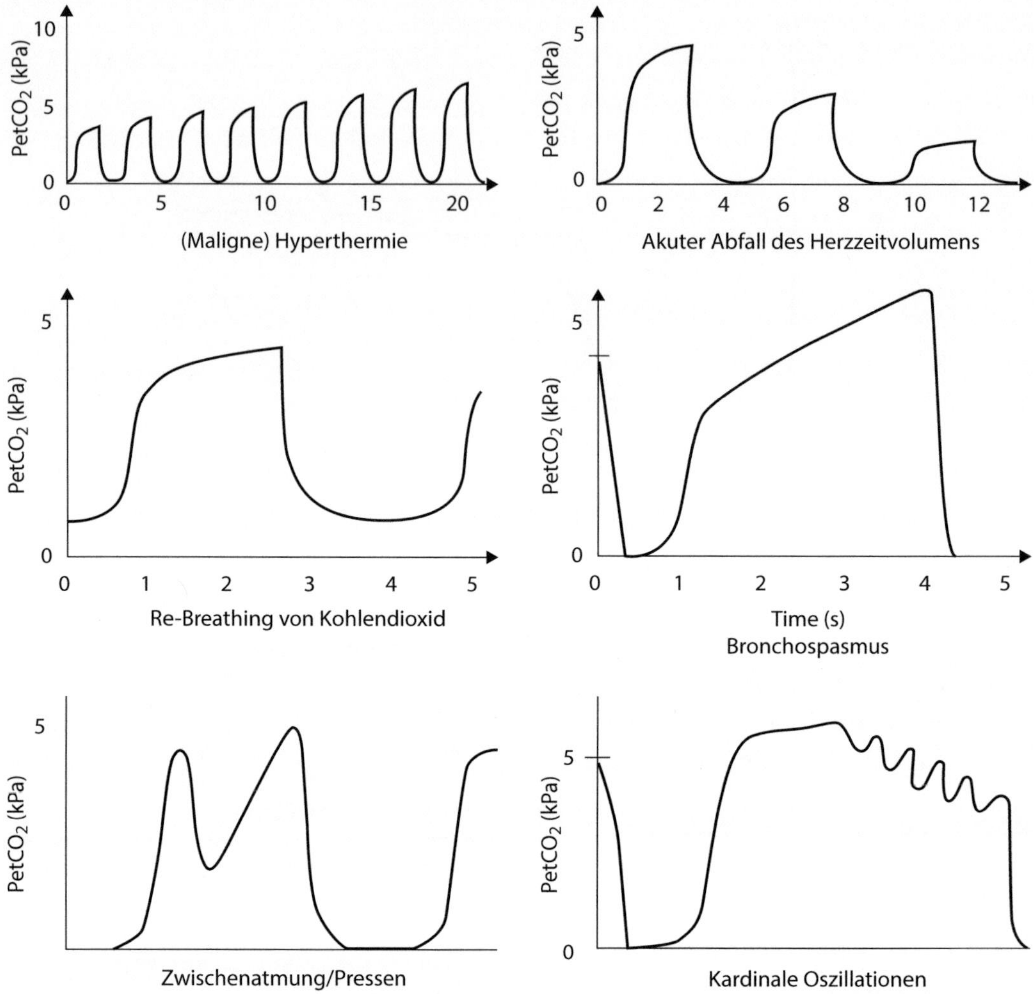

Abb. 9.33 Beispiele für pathologische Kohlendioxidkurven

pH-durchlässiges Glas
Na-HCO3-Lösung
pH-Elektrode
CO2 + H2O←→H2CO3←→HCO3⁻ + H+
Blutprobe
CO2-permeable Membran

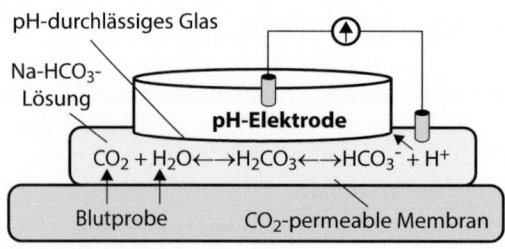

Abb. 9.34 CO_2-Elektrode nach Severinghaus

9.3.3.2 Pneumotachograph

(Elektrische) Messung von Flussgeschwindigkeiten, daraus Bestimmung der Volumina (Abb. 9.36).

▪ Pneumotachograph

Spirometrie zur Messung von Atemvolumina, dabei Messung schneller Änderungen der Volumina, ohne dass durch die Messung der Atemwegswiderstand erhöht wird.

Die Ausatemluft fließt durch eine große Öffnung mit einer netzartigen Membran oder durch parallel angeordnete Lamellen (Fleisch-

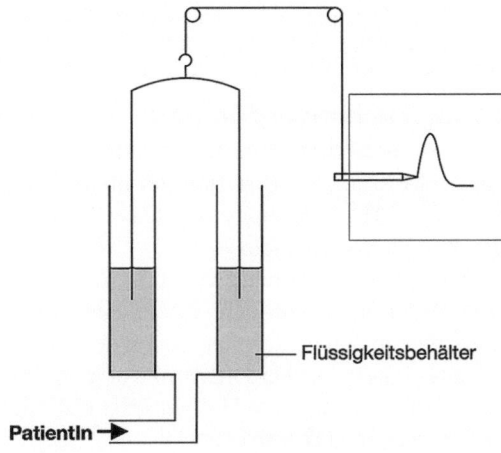

Abb. 9.35 Benedict-Roth-Spirometer

Pneumotachograph; **○** Abb. 9.36b). Durch den großen Durchmesser wird ein laminarer Fluss gewährleistet. An der Membran bzw. an den Lamellen entsteht ein Strömungswiderstand mit Druckabfall, der gemessen wird. Heizelemente sorgen ggf. für konstante Temperatur und verhindern Kondenswasser. Eine andere Messmethode verwendet den Laufzeitunterschied von Ultraschall (je eine Messung mit und eine gegen den Luftstrom).

Durch **Integration über die Zeit** werden aus dem gemessenen Fluss die Lungenvolumina bestimmt.

9.3.3.3 Bodyplethysmographie (Ganzkörperplethysmographie)

Die Bodyplethysmographie („**große Lungenfunktion**") beinhaltet die Messung aller Lungenvolumina inkl. Residualvolumen (RV), daraus Bestimmung der funktionellen Residualkapazität FRC und totalen Lungenkapazität TLC. Neben den Volumina werden auch die Atemwegswiderstände gemessen.

Vorgehen: Pneumotachygraphische Messung über ein Mundstück, während Proband/Patient in einer abgeschlossenen Kabine sitzt → Messung der Druckänderungen pro Volumenänderung → Druck-Volumen-Schleife, **Compliance**, **Atemwegswiderstand** ($R = \Delta p$/Fluss) nach dem Ohm-Gesetz.

Zur Messung des thorakalen Gasvolumens wird das Mundstück am Ende der Exspiration geschlossen → *Ausatmung gegen Widerstand*, kurzzeitige Kompression und Dekompression der Luft in der Lunge → Druckänderung in der Kammer, Berechnung des thorakalen Gasvolumens nach dem Gesetz nach Boyle-Mariotte ($p \times V$ konstant, bekanntes Volumen der Kammer). Aus Spirometrie und thorakalem Gasvolumen lässt sich die Residualvolumen und die FRC berechnen.

Sehr sensitive Messung, wenig von der Mitarbeit abhängig. Geeignet für Schwerkranke, die keine forcierte Exspiration schaffen.

9.3.4 Auswasch- und Diffusionsmessungen

9.3.4.1 Stickstoffauswaschmessung (Single-Oxygen-Breath nach Fowler)

Für die Messung von **Closing Volume (CV)** und **anatomischem Totraum**.

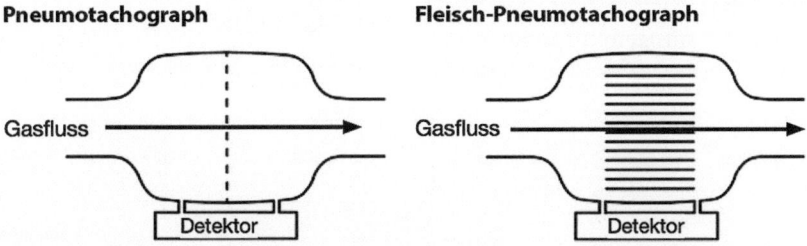

Abb. 9.36 Flussgeschwindigkeitsmessung. **a** Pneumotachograph und **b** Fleisch-Pneumotachograph

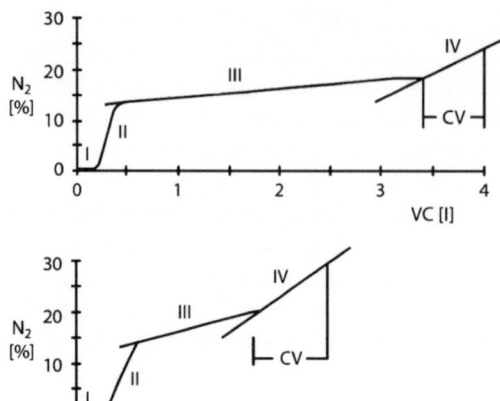

Abb. 9.37 Stickstoffauswaschung nach Single-Breath von 100 % O₂, Erklärung s. Text. Oben: Gesund, jung, Unten: COPD mit höherer Totraumventilation (Phase I), höherem Verschlussvolumen (Phase IV) und höherem Anteil des Closing Volume an der Vitalkapazität (30 % statt 15 %). (Mit freundlicher Genehmigung aus: Heck M, Fresenius M, Busch C (2017) Repetitorium Anästhesiologie. Springer, Heidelberg Berlin)

Vorgehen: Maximale Ausatmung, dann Inspiration von 100 % Sauerstoff oder eines Edelgases, dann langsame Ausatmung (Abb. 9.37).

4 Phasen in der Ausatemluft:
- Phase I: **Anatomischer Totraum**.
- Phase II: Mischluftanteil.
- Phase III: **Alveolarvolumen**, Mischung aus sauerstoff-/edelgasreichen basalen Anteilen und weniger sauerstoff/edelgasreichen apikalen Anteilen.
- Phase IV: **Closing Volume (CV)**, da die basalen Alveolen kollabieren, der höhere Sauerstoff-/Edelgasanteil ist nicht mehr in der Ausatemluft nachweisbar, der Stickstoffanteil in der Ausatemluft steigt.

Phase IV endet, wenn die nächste Inspiration beginnt.

9.3.4.2 Heliumverdünnung (Multiple Breath Washout)

Für die Messung des **Residualvolumens (RV)** und der **FRC**, Erkennen von Gas Trapping (Pneumothorax, Lungenzysten).

Vorgehen: Einatmung von z. B. 25 % Helium: Helium verteilt sich über die nächsten Atemzüge in den ventilierten Teilen der Lunge (Steady-State). Aus der Differenz von eingeatmeten zu ausgeatmetem Helium lässt sich die FRC berechnen (Abb. 9.38).

Vergleicht man das intrathorakale Gasvolumen im Bodyplethysmographen mit der TLC aus der Heliumauswaschmethode (TLC$_{He}$), entspricht die **Differenz** dem Volumen der (nicht am Gasaustausch teilnehmenden) **Empyhseembläschen**.

9.3.4.3 Kohlenmonoxidtest der pulmonalen Diffusionskapazität

Normal 150–250 ml/min/mmHg.

Bei korrekter Durchführung (!) ist dies ein sensitiver Test zur Früherkennung von Lungenemphysem und Lungengerüsterkrankungen.

Messung der pulmonalen Diffusionskapazität mit Kohlenmonoxid (Abb. 9.39), da die Bestimmung der CO-Diffusion einfacher ist als die Sauerstoffdiffusion. Messung meist als *Single-Breath-Methode* mit Einatmung von 0,2–0,3 % Kohlenmonoxid (CO) und 8–10 % Helium, ca. 10 s anschließende Atempause (alternativ: *Steady-State-Messung* von z. B. 0,1 % CO für 3–5 min bis zum Erreichen eines Gleichgewichts).

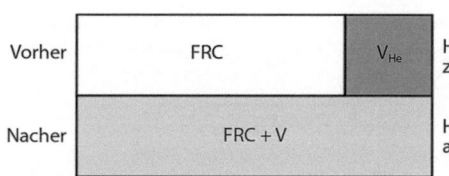

Abb. 9.38 Prinzip der Heliumverdünnung

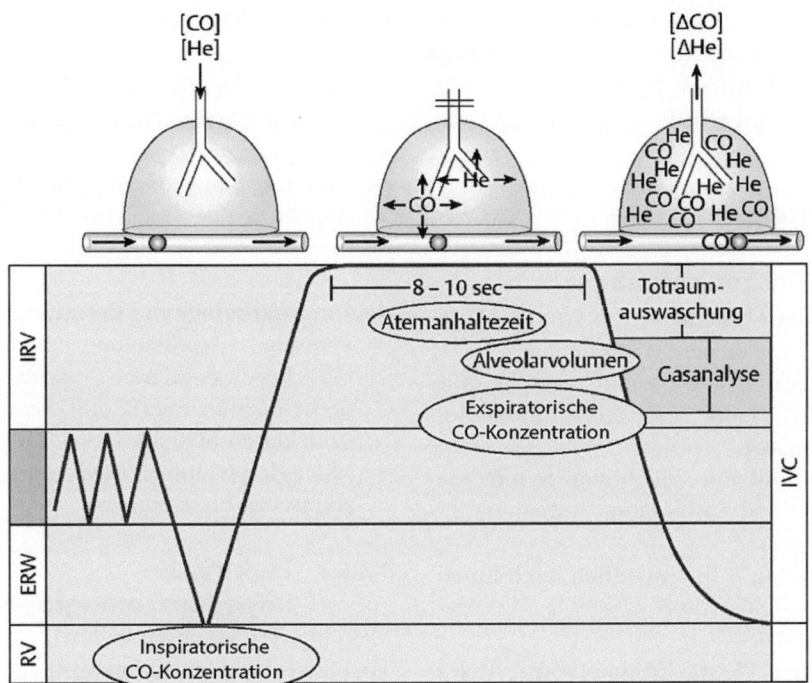

Abb. 9.39 Kohlenmonoxiddiffusionstest. (Mit freundlicher Genehmigung nach: Kroegel C, Costabel U (2014) Klinische Pneumologie. Thieme, Stuttgart)

Durch die hohe Affinität von CO wird es rasch an Hb gebunden. Anschließend Messung der Kohlenmonoxidaufnahme als CO-Partialdruckdifferenz zwischen Einatmen- und Ausatemluft sowie CO-Hb-Gehalt im Blut.
Einflussfaktoren:
— Geschlecht, Alter, Größe, Ethnie.
— Lageänderungen, Anstrengung, Tonus der Bronchialmuskulatur.
— **Hämoglobingehalt** (Erhöhung um ca. 3,5 % pro g/dl Hb unter Normalwert und umgekehrt), F_iO_2.
— **Carboxyhämoglobin** (CO-Hb) vor dem Test (Raucher!) bestimmen!

Aus der in- und exspiratorischen Differenz der Heliumkonzentration lässt sich die alveoläre CO-Konzentration berechnen.

- **Kohlenmonoxidtransferfaktor**
— Kohlenmonoxidtransferfaktor T_{LCO}: (oder Diffusionskapazität D_{LCO}): Gasmenge, die zwischen Alveolen und Erythrozyten ausgetauscht wird, in mmol/min/mmHg oder mmol/min/kPa.
— Krogh-Index (Transfer- oder Diffusionskoeffizient T_{LCO}, D_{LCO}): Kohlenmonoxidtransferfaktor bezogen auf die alveoläre Ventilation, T_{LCO}/V (Einheit in mmol/min/mmHg/l oder mmol/min/kPa/l).

Test funktioniert unabhängig von der Lungengröße, ermöglicht interindividuelle Vergleiche.
— D_{LCO} reduziert: bei Emphysem, Lungenfibrose, Atelektasen, ARDS/unter Beatmung (VALI), Anämie.
— Die D_{LCO} steigt mit zunehmender Kontaktzeit der Erythrozyten an der alveoloarteriellen Membran, z. B. erhöhtem pulmonalen Blutfluss (hyperdynamer Kreislauf), oder auch bei **pulmonaler Hämorrhagie** (extravaskuläre Erythrozyten, die CO aufnehmen!) oder **Polyglobulie**.

Die pulmonalarterielle Diffusion wird daher z. T. auch in 2 Komponenten der **Diffusion durch die Membran** D_{Memb}, und der **Bindung von CO an Hb**, V_{CO}, zerlegt.

9.3.5 Bildgebung

9.3.5.1 Röntgenaufnahme des Thorax

Herangehensweise bei der Befundung:
- **Identifikation** mit Beschriftung des Röntgenbilds, Name und Alter, Projektion/Strahlengang.
- **Bildqualität** mit Belichtung, Symmetrie? Rotation und Inspiration. Aufnahme stehend/liegend?
- **Beurteilung z. B. von außen nach innen**:
  - Haut/Weichteile,
  - Knochen,
  - Lunge u. Pleura: Pneumothorax, Atelektase, Erguss, Infiltrate,
  - Zwerchfell: Hochstand? Grenzen inkl. Randwinkel gut erkennbar?
  - Herz u. Mediastinum: randbildende Strukturen, Sterum (Zerklagen), große Gefäße, Mittellage (DD Spannungspneu),
  - oberes Abdomen, sofern sichtbar.
- **Fremdkörper/Artefakte**: Tubus, zentrale Katheter, Thoraxdrainagen, EKG-Elektroden, Magensonden.

Wichtige **pathologische Befunde**
- *Silhouettenzeichen*: Fehlen des normalerweise gut definierten Spalts zwischen Lunge und Weichgewebe durch fehlende Luft, z. B. bei Konsolidierung.
- *Pleura Capping*: Verschwinden des medialen Anteils des linken oberen Lappen (Aortendissektion).
- *Bat's Wing:* perihiläres Ödem.
- *Positives Bronchogramm: Konsolidierung bei Pneumonie.*
- *Wedge-Shaped-Schatten: Lungeninfarkte bei Lungenarterienembolie (LAE).*

9.3.5.2 CT-Thorax

- Cave: Strahlenbelastung ca. 100-fach eines Röntgen-Thorax. Dazu Transportrisiko bei Beatmeten.
- Unterscheidung der Belüftungsstörungen, Atelektasen vs. Ödem auch im CT schwierig.

Wichtige **pathologische Befunde**:
- Typische 3-Schichtung beim ARDS mit hyperventilierter, normal-belüfteter (ggf. ödemhaltiger) und basaler Dys-/Atelektasen-Schicht.
- Milchglasphänomen bei Lungenödem und atypischen Pneumonien.

9.3.5.3 Elektrische Impedanztomographie (EIT)

Messung des **Wechselstromwiderstands** des Thorax als relative Änderungen zu einem Referenzzeitpunkt.

Bettseitige Echtzeitmessung von regionalen **Ventilations-Perfusion-Störungen** („Mismatch"), nichtinvasiv, z. T. ins Beatmungsgerät integriert.

Messprinzip:
- Höherfrequenter Wechselstrom mit niedriger Amplitude fließt durch den Throrax, Impedanz der Lunge ca. 5-fach höher als der restlichen Thoraxweichteile.
- **Inspiration**: Höherer Luftanteil, dadurch **Isolation und Widerstand (Impedanz)** ↑.
- **Exspiration**: Luftanteil und damit Impedanz ↓.
- Regionale Messung. z. B. in 4 Regionen, bildliche Darstellung z. B. als Farbskala.
- Berechnung der **Zeitkonstante** τ (global, regional → kurz und steil beim ARDS (steife Lunge)).

Anwendung: Anpassung des Ventilators z. B. PEEP-Titration, Lungenrekrutierung, Detektion von Überblähungen (ventilatorassoziierter Lungenschaden, VALI), ggf. Pneumothorax.

9.3.6 Labor

9.3.6.1 Pleuraerguss

- **Transsudat**: Proteinarme Flüssigkeit (*Bsp. Hypoalbuminämie, Leberzirrhose, nephrotisches Syndrom, Herzinsuffizienz*), Proteinkonzentration < 30 g/l, Quotient Protein im Erguss zu Serum < 0,5.
- **Exsudat**: Protein im Exsudat, Quotient Serum-Protein > 0,5.

- **Light's Kriterien**
LDH/Serum-LDH > 0,6; LDH im Exsudat > 2/3 der oberen Serum-LDH-Grenze. *Bei Tumoren, Pneumonie, Tbc, Lungenembolie, Autoimmunerkrankungen, Pankreatitis positiv.*
Weitere **pathologische Werte** im Pleuraerguss:
- pH < 7,2: *Bsp. Infektion, Pneumonie, Empyem,*
- Amylase ↑: *Bsp. Pankreatitis, oder aus Speichel bei Perforation, Boerhave-Syndrom.*
- Glukose ↑: *Bsp. Autoimmunerkrankungen (Rheuma), Infektionen, DD Tumor.*
- Triglyzeride, Cholesterol ↑: *Bsp. Chylothorax.*
- Hämoglobin/Hämatokrit ↑: *Bsp. Hämatothorax.*

9.3.6.2 D-Dimere

Kleinste Abbauprodukte des Fibrins, die bei der Fibrinolyse (Thrombolyse) aus der Spaltung durch Plasmin entstehen.
- Bestimmung im Immunoassay (Antikörper) und photometrische Messung der Agglutination, Referenzbereich/Normalwert testabhängig (ca. 0,5 µgl/l).
- ↑ bei DIC, Thrombosen, Lungenarterienembolie, Sepsis, postoperativ; Spezifität < 50 % für Thrombosen, aber Sensitivität > 95 %.

Negative D-Dimere schließen bei niedriger klinischer Wahrscheinlichkeit eine Lungenarterienembolie aus!

9.3.7 Scores

- **Rapid Shallow Breathing Index (RSBI) nach Yang**

$$RSBI = \frac{\text{Atemfrequenz AF (min)}}{\text{Atemzugvolumen (l)}}$$

- RSBI < 80: Weaning möglich (?);
- \> 105: hohe Wahrscheinlichkeit für Weaningversagen.

- **CURB-65**
Je 1 Punkt für:
- **C** – Confusion (Verwirrtheit).
- **U** – Urea (Harnstoff) > 7 mmol/l.
- **R** – Respiratory Rate (Atemfrequenz) ≥ 30/min.
- **B** – Blood pressure (Blutdruck): RR_{sys} < 90 mmHg oder RR_{dia} ≤ 60 mmHg.
- **65** – Age (Alter) > 65 Jahre.

Merkhilfe für die ARDS-Definition nach Berlin-Kriterien (Acute Respiratory Distress Syndrome)
- **A** – Akuter Beginn (≤ 1 Woche).
- **R** – Respiratorisches Versagen:
  - Mild: Horowitz-Index < 300 mmHg/40 kPa;
  - Moderat: < 200 mmHg/27 kPa;
  - Schwer: < 100 mmHg/13 kPa.
- **D** – Doppelseitige Infiltrate in der Bildgebung (Röntgen-Thorax, CT-Thorax).
- **S** – AuSSchluSS eines kardialen Lungenödems (Echo, früher PCWP < 15 mmHg).

- **ARDS-Einteilung nach Murray**
Seltener verwendet, aber gelegentlich gefragt ist Einteilung des ARDS nach Murray (◘ Tab. 9.12).

Tab. 9.12 ARDS-Einteilung nach Murray

Punkte	0	1	2	3	4
Betroffene Quadranten im Röntgen-Thorax	0	1	2	3	4
Compliance (ml/mbar)	> 80	60–80	40–59	20–39	< 20
PEEP (cmH$_2$O)	≤ 5	6–8	9–11	11–14	> 14
Horowitz-Index (mmHg/kPa)	> 300/ > 40	225–300/ 30–40	175–225/ 23,3–30	100–175/ 13,3–23	< 100/ < 13

9.3.8 Extrakorporale Membranoxygenierung (ECMO) und Kreislaufunterstützung (ECLS)

Beiden dienen der CO_2-Elimination und Oxygenierung. Die ECLS beinhaltet zusätzlich eine Blutpumpe zur kardialen Unterstützung.
Einteilung:
- **Veno-venös** (VV-ECMO, extrakorporale CO_2-Elimination, ECCO$_2$-R): **Nur CO_2-Elimination**, via Vv. femorales, Oxygenierung als apnoeische Oxygenierung (1–3 l/min O$_2$ in die nichtventilierte Lunge).
- **Arterio-venös** (Extrakorporale Lungenunterstützung, ECLA): pumpenloses System, v. a. CO_2-Elimination, kaum Oxygenierung.
- **Veno-arteriell** (VA-ECMO): V cava/rechter Vorhof → Aorta/A. femoralis → bei kardialem und respiratorischem Versagen.

Hohe Rate an Komplikationen (Blutungen, Infektionen, technische Probleme, Gefäßverletzungen, Extremitätenischämien bis Amputation, Schlaganfälle), nur kurzfristige Unterstützung, keine Senkung der Mortalität (bestes Outcome bei jungen Patienten mit viraler Pneumonie, wie z. B. Grippe, COVID).

9.4 Pharmakologie

9.4.1 Bronchodilatatoren

β_2-Mimetika, Anticholinergika.

9.4.1.1 β_2-Mimetika

- **Short Acting β_2-Agonisten (SABA)**, Wirkung 2–6 h: z. B. Fenoterol, Isoprenalin, Orciprenalin, Salbutamol, Terbutalin.
- **Long-Acting β_2-Agonisten (LABA)**, Wirkung 6–12 h: z. B. Clenbuterol, Formoterol, Salmeterol.
- **Ultra-Long Acting β_2-Agonisten (ULABA)**: Wirkung 12–24 h.

Z. T. werden noch die β-Mimentika mit raschen Wirkeintritt als **Rapid-Acting β_2-Agonisten (RABA)** unterschieden: Fenoterol. Reproterol, Terbutalin, Salbutamol, Formoterol.
Nebenwirkung: Glykolyse ↑, ggf. Laktat ↑, anabol (Missbrauch im Doping). Dazu ggf. β_1-Stimulation (kardiale Nebenwirkungen, Tremor/Unruhe).

9.4.1.2 Leukotrienantagonisten
Montelukast, (Zafirlukast: seit 2019 außer Handel).
Bindung an den Leukotrienrezeptor LTD4, Hemmung der Mastzelldegeneration → *Bsp. Asthma, allergische Rhinitis.*

9.4.1.3 Methylxanthin

- **Xanthin**
Natürliche Substanz des Purinstoffwechsel, Abbau zu **Harnsäure** (durch Xanthinoxidase).
Natürliche Purinalkaloide: Koffein, Theobromin, Theophyllin (u. a. Teeblätter, Kaffee).

- **Theophyllin**
CYP1A2 → interindividuell schwankende Plasmaspiegel, Interaktionen Geringe therapeutische Breite, Kinetik 0. Ordnung oberhalb von therapeutischen Spiegeln.
Wirkung: Hemmung der Phosphodiesterase (cAMP-Erhöhung), Adenosinrezeptoren,
— **Bronchdilatation** (Phosphdiesterase, Adenosin), erhöhte Zilienaktivität im Flimmerepitel.
— **Entzündungshemmung**: Hemmung der Mastzelldegeneration (Adenosin).
— **Koronare und periphere Vasodilatation** (Adenosin), aber auch Blutdrucksteigerung (direkte Noradrenalinfreisetzung?).
— Inotropie, Chronotropie, Herzrhythmusstörungen.
— **Diurese**: Hemmung der tubulären Na-Rückresorption, Steigerung der Nierendurchblutung.
— **ZNS-Stimulation** (Atemzentrum).

9.4.1.4 (Selektive) Phosphodiesterasehemmer
Hemmung der Phosphodiesterase-4 → Hemmung der Freisetzung von Entzündungsmediatoren, keine (!) Bronchodilatation. (Bsp. Roflumilast, Apremilast, Cilomast).

9.4.2 Therapie der pulmonalen Hypertonie

9.4.2.1 Stickstoffmonoxid (NO)
Analog **Endothelium Derived Relaxing Faktor** (EDRF), freies Radikal N = O, instabil.
— Gebildet durch die Stickstoffmonoxidsynthase (NOS) aus L-Arginin: 3 Isoformen: nNOS (ständig nachweisbar), eNOS (Endothel der Lunge, Aktivität abhängig von mechanischen Kräften im Gefäßendothel), iNOS (Zyptotoxische Radikale zur Immunabwehr, kaum reguliert, Vasodilatation in der Sepsis?).
— Vasodilatation.
— **Anwendung inhalativ**: Vasodilatation selektiv in belüfteten Arealen → PAP ↓, Shunt ↓. Abgabe in ppm (parts per million).

9.4.2.2 Iloprost
Analogon von Prostaglandin I2 (Prostazyklin) → Vasodilatation, Hemmung der Thrombozytenaggregation, Bronchodilatation.
Wirkung inhalativ ähnlich wie NO: PAP ↓, Shunt ↓.

9.4.2.3 PDE5-Hemmer
Tadalafil, Sildenafil
Hemmung der Phosphodiesterase-5: Abbau von cGMP ↓ → NO ↑ → (V. a. pulmonale) Vasodilatation (**Cave**: Nitro-Präparate!).

9.4.2.4 Endothelinrezeptorantagonisten
Bosentan, Orphan-Drug.
Antagonist der Vasokonstriktion, dadurch PAP ↓. Gefäß-Remodeling wird diskutiert.
— Nebenwirkung: Flüssigkeitsretention, Transaminasen ↑, hepatotoxisch.
— Abbau via CYP2C9, CYP3A4.

9.4.3 Metabolisierung in der Lunge

Abbau in der Lunge von:
— Bradykinin, Prostaglandine,
— Serotonin, Noradrenalin, Acetylcholin,
— Propanolol,
— Propofol,
— Fentanyl,
— Imipramin,
— Lidocain, Prilocain, Bupivacain.

Weiterführende Literatur

Farag E (2018) Basic science in anaesthesia. Springer
Cross M, Plunckett E (2008) Physics, pharmacology and physiology for the anesthetist. Camebridge University Press
Lin T, Smith T, Pinnock C (2008) Fundamentals in anaesthesia. Camebridge Univ Press
Nunn's Applied Respiratory Physiology (Elesevier 2016).
Kroegel C, Costabel U (2014) Klinische Pneumologie. Thieme
Bösch D, Criée CP (2009) Bodyplethysmographie in Lungenfunktionsprüfung. Springer
Chambers D, Huang C, Matthews G (2015) Basic physiology for anaesthetists. Camebridge Medicine
Erdmann A (2001) Concise anatomy for anaesthesia. Cambridge University Press
Ellis H, Feldman S, Harrop-Griffith W (2013) Anatomy for Anaesthetists. Blackwell Publishing
Thomas C, Lumb AB (2012) Physiology of haemoglobin. Continuing Educ Anaesth Crit Care Pain 12:251–256
Dolenska S (2006) Basic science for anaesthetists. Camebridge Univ Press
Tonner P, Hein L (2011) Pharmakotherapie in der Anästhesie und Intensivmedizin. Springer
Fresenius M, Heck M, Zink W (2014) Repetitorium Intensivmedizin. Springer
Heck M, Fresenius M, Busch C (2017) Repetitorium Anästhesiologie. Springer

Niere und Wasserhaushalt

Roswitha Jehle

Inhaltsverzeichnis

10.1 Niere – 294
10.1.1 Anatomie – 294
10.1.2 Nierenfunktion – 295

10.2 Kapillaren – 301

10.3 Wasser- und Elektrolythaushalt – 302
10.3.1 Wasserhaushalt – 302
10.3.2 Natrium (Na) – 302
10.3.3 Kalium (K) – 304
10.3.4 Kalzium (Ca) – 305
10.3.5 Sonstige – 305

10.4 Diagnostik und Medizintechnik – 307
10.4.1 Niere – 307
10.4.2 Nierenersatzverfahren – 310
10.4.3 Volumenstatus – 314
10.4.4 Infusion – 314

10.5 Pharmakologie – 316
10.5.1 Diuretika – 316
10.5.2 Medikamente unter Dialyse – 317
10.5.3 Nephrotoxizität – 318
10.5.4 Infusionslösungen – 318

Weiterführende Literatur – 320

© Springer-Verlag GmbH Deutschland, ein Teil von Springer Nature 2023
R. Jehle (Hrsg.), *Physiologie, Pharmakologie, Physik und Messtechnik für die Anästhesie und Intensivmedizin*, https://doi.org/10.1007/978-3-662-61772-4_10

10.1 Niere

10.1.1 Anatomie

Retroperitoneal Lage unter dem Zwerchfell (atemabhängig!) und den Nebennieren und in der Fascia renalis in Höhe Th12–L3 (rechts tiefer als links). Länge 10–12 cm, Breite 5–6 cm, Dicke 3–5 cm.

Bestehen aus **Nierenlappen** (6–9 pro Niere), die in äußere **Rinde** und die innen liegenden **Markpyramiden** unterteilt werden (Abb. 10.1). Die Spitze der Markpyramiden ragen in die **Nierenkelche**, wo der Urin über die Nierenbecken in die Ureteren drainiert. Die **Ureteren** sind ca. 30 cm lang, der Druck liegt bei 30 mmHg.

Innervation durch vasomotorische, nozizeptive Fasern von TH4–Th10 via Plexus coeliacus sowie Nn. splanchnici.

10.1.1.1 Nephron

Das Nephron ist die funktionelle Untereinheit der Niere. Es besteht aus Nierenkörperchen (**Malpighi-Körperchen**) und **Nierentubuli** mit:
- Proximalem Tubulus mit proximalem Tubuluskonvolut,
- Henle-Schleife,
- distalem Tubulus mit distalem Tubuluskonvolut,
- Sammelrohr.

10.1.1.2 Nierenkörperchen (Malpighi-Körperchen)

Ca. 0,7–1,4 Mio. Glomeruli pro Niere.

- **Nierenkörperchen**

Funktionelle Einheit der Niere (Abb. 10.2), besteht aus Glomerulus und Bowman-Kapsel, Blutzufuhr im Vas afferens, Abfluss im Vas efferens.

Basalmembran: Siebmembran für Partikel < 70 kD, 36 nm.

Aufgaben:
- **Glomeruläre Filtration**: Filtration des Primärharns.
- **Tubuli**: Urinkonzentration/Rückresorption, **tubuläre Sekretion**.

- **Juxtaglomerulärer Apparat**

Zellverband zwischen Gefäßpol des Nierenkörperchens und dem distalen Tubuluskonvolut (Pars convoluta).

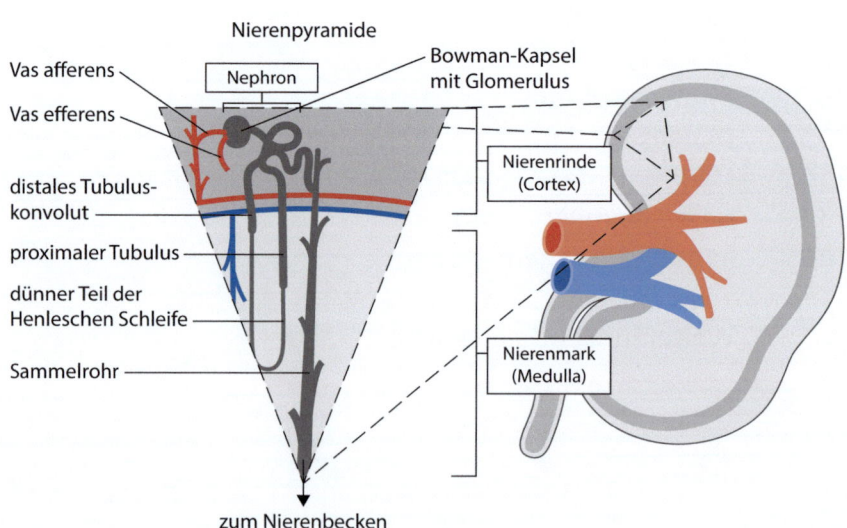

Abb. 10.1 Nierenpyramide in der Niere mit Nephron

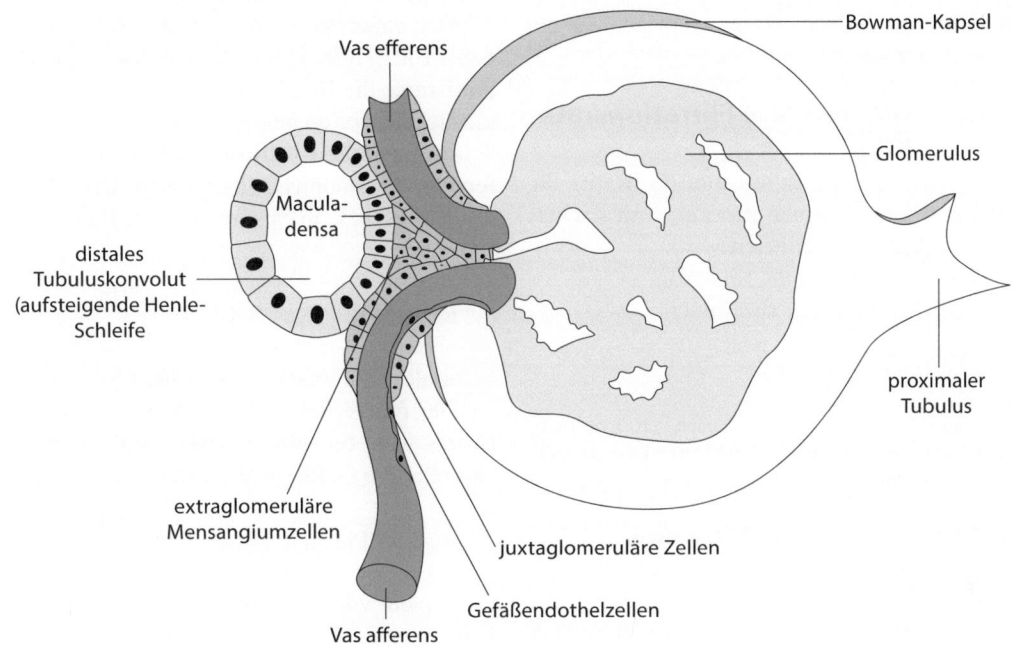

Abb. 10.2 Nierenkörperchen

Er besteht aus:
- **Macula densa**: Chemosensitives Feld in der Wand des distalen Tubuluskonvolut.
- **Juxtaglomerulären Zellen** (Polkissen): Reninbildende Zellen am Vas afferens.
- **Extraglomeruläre Mesangiumzellen**: Ebenfalls reninbildende Zellen zwischen Vas efferens, Vas afferens und Macula densa.

Der juxtaglomeruläre Apparat ist keine anatomische, sondern eine funktionelle Einheit zur **Regulation der Elektrolytausscheidung und des Blutdrucks** („Barorezeptoren der Niere"): Fällt die Natriumkonzentration im Urin, wird aus den juxtaglomerulären Zellen am Vas afferens Renin ausgeschüttet (RAAS-System, ▶ Abschn. 10.1.2.5). → Vasodilatation des Vas afferens und damit erhöhten Filtration. Zirkulierende Katecholamine wirken über $β_1$-Rezeptoren auf die juxtaglomerulären Zellen.

10.1.2 Nierenfunktion

10.1.2.1 Aufgaben der Niere

- **Filtration von harnpflichtigen Substanzen** (Urämietoxine) durch konvektiven Stofftransport.
- **Tubuläre Rückresorption** → Reduktion des Verlusts von Wasser und kleinmolekularen Substanzen (Elektrolyte, Aminosäuren, Fettsäuren, Glukose).
- **Regulation des Säure-Base-Haushalts**: Ausscheidung von sauren Valenzen wie H^+ und Ammoniak (NH_4).
- **Ausschüttung von Erythropoetin** als Reaktion auf Hypoxie, Detektion in Chemorezeptoren im Glomus caroticum.
- **Vitamin-D-Stoffwechsel**: Aktivierung von Vitamin D_3 durch die 1α-Hydroxylase von 25-Hydroxy-Cholecalciferol zu 1,25-Dihydroxy-Cholecalciferol (Calcitriol, 1α,25(OH)2-Vitamin D_3).
- **Prostaglandin-, Kininsynthese**.

– **Glukoneogenese** (zweitwichtiges Organ nach der Leber).

10.1.2.2 Glomeruläre Filtrationsrate (GFR)

Die glomeruläre Filtrationsrate (GFR) ist die Rate, d. h. das Volumen pro Zeit, mit der das Blut von den Nieren filtriert wird.

Normal 100 ml/min (150 l/d).

Die GFR setzt sich zusammen:

$$GFR = K_f \times (P_G - P_B - \pi_G)$$

PG: glomerulärer hydrostatischer Druck, PB: hydrostatischem Druck in der Bowman-Kapsel, πG: glomerulärem onkotischem Druck

Die **GFR entspricht der Clearance**.

- **Clearance CX**

Volumen, welches pro Zeiteinheit von Stoff X befreit wird.

$$C_X = \frac{U_X \times V}{P_X}$$

mit der Urinkonzentration (U_X), dem Urinfluss (V) und der Plasmakonzentration des Stoffes X (P_X).

Harnpflichtige Substanzen sind (kleinmolekulare) Stoffe, die von der Niere ausgeschieden werden müssen, dazu gehören v. a. *Harnstoff, Harnsäure und Kreatinin (u. a. Guanidinderivate), aber auch Phenole/-derviate (z. B. ASS), Amine und Polyamine. Auch Ionen wie Chlorid, Ammoniak (NH_4)* oder Kalium werden über die Niere ausgeschieden, in der Regel aber nicht zu den harnpflichtigen Substanzen gezählt. Die Kreatininclearance kann gemessen werden (Serumkreatinin, Urinkreatinin, Urinmenge über eine bestimmte Zeit), oder mit Hilfe von Schätzformeln näherungsweise bestimmt werden (▶ Abschn. 10.4.1.1).

10.1.2.3 Blutversorgung und -sauerstoffverbrauch

Blutversorgung aus den A. renalis (ca. Höhe L2 aus der Aorta), Drainage über V. renalis in V. cava inferior.

Der Sauerstoffverbrauch der Niere ist mit **6 ml/100 g/min einer der höchsten im Organismus**, die Hälfte davon wird für die Natriumrückresorption benötigt.

Der **renale Blutfluss (RBF)** hängt vom renalen Plasmafluss (RPF) und der Dichte des Blutes, d. h. insbesondere vom Hämatokrit (HK), ab:

$$\text{Renaler Blutfluss (RBF)} = \frac{RPF}{1 - HK}$$

Normaler RBF 900 l/d (bis 1700 l/d).

Der renale Plasmafluss (RPF) ist das Verhältnis von renalem Perfusionsdruck (RPP) und renalem Gefäßwiderstand (RVR):

$$\text{Renaler Plasmafluss (RPF)} = \frac{RPF}{RVR}$$

Gemessen wird der renale Plasmafluss mit Hilfe von Substanzen, die vollständig ausgeschieden werden, z. B. Paraaminohippursäure (PAH).

10.1.2.4 Autoregulation der Niere

Die renale Durchblutung und die GFR werden in der Niere (ähnlich wie im Gehirn) über einen weiten Bereich konstant gehalten (normal von 80–180 mmHg systolisch), d. h. der RPF ist im Bereich der Autoregulation unabhängig vom systemischen Blutdruck, darüber bzw. darunter sind RPF und GFR abhängig vom systemischen Blutdruck (◘ Abb. 10.3).

– **GFR ↑**:
  – **Vasodilatation am Vas afferens**: Prostaglandine, Kinin, Dopamin, atriales natriuetisches Peptid (ANP), Stickstoffmonooxid (NO).
  – **Vasokonstriktion am Vas efferens**: Angiotensin II, sympathische Stimulation, atriales natriuetisches Peptid (ANP).
– **GFR ↓**:
  – **Vasokonstriktion am Vas afferens**: Angiotensin II, sympathische Stimulation, Endothelin, Adenosin, Vasopressin, Prostaglandinhemmung (NSAID!).
  – **Vasodilatation am Vas efferens**: Angiotensin-II-Blockade, Prostaglandine.

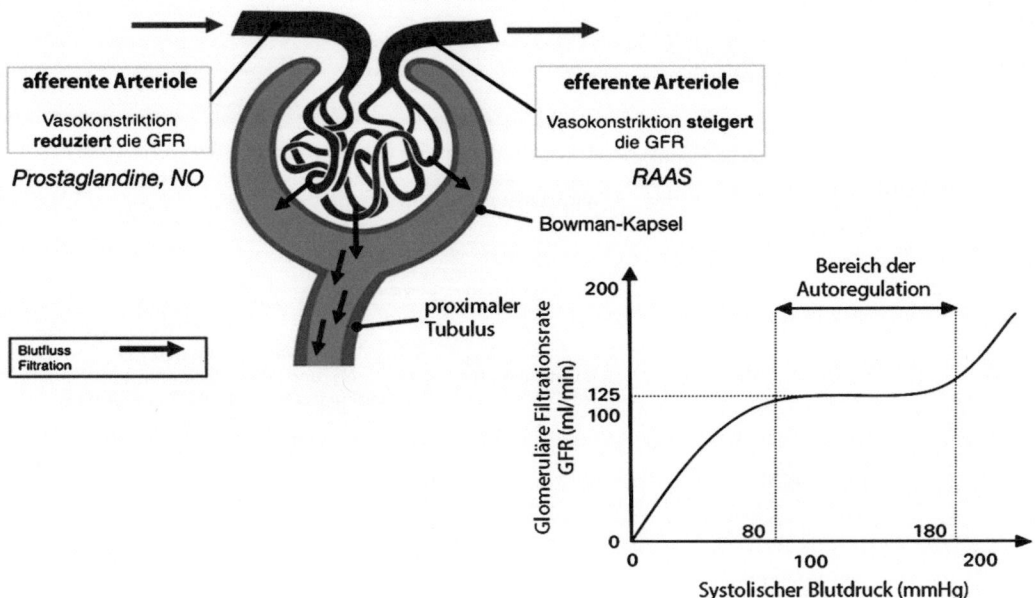

Abb. 10.3 Autoregulation der Niere

10.1.2.5 Renin-Angiotensin-Aldosteron-System (RAAS)

Tubuloglomeruläres Feedback: Kontakt des Vas afferens mit dem distalen Tubuluskonvolut via Macula densa, Sekretion von Renin im Renin-Angiotensin-Aldosteron-System (RAAS):
- Na-Konzentration im distalen Tubulus → Perfusion ↓ im Glomerulum (Kontraktion) → Salzverlust ↓.
- GFR ↑ bei Perfusionsdruck ↑ → Cl-Konzentration in der Macula densa ↑ → Vasokonstriktion des Vas afferens, Normalisierung der GFR.
- Insgesamt Verhinderung von hohen NaCl- oder Wasserverlusten.

Das RAAS reguliert den Flüssigkeits- und Elektrolythaushalt und somit den Blutdruck. Es wird aktiviert durch Hypotension, Hyponatriämie (Hypo-Na), vermindertes Blutvolumen oder sympathische Stimulation (◘ Abb. 10.4).

Renin (Protease) wird dabei aus den juxtaglomerulären Zellen des juxtaglomerulären Apparats freigesetzt, es aktiviert das RAAS-System durch **Spaltung von Angiotensinogen** zu **Angiotensin-I**. Bsp. Hemmung der Spaltung von Angiotensinogen durch Renin-Inhibitor Aliskiren.

Angiotensin-I (ein Dekapeptid) wird durch das Angiotensin-Converting-Enzym (ACE, v. a. in den Endothelzellen der Lunge) zu Angiotensin-II (Oktapeptid); Wirkungen:
- AT_1-rezeptorvermittelte **Vasokonstriktion**.
- Ausschüttung von **Aldosteron** in der Nebennierenrinde.
- Ausschüttung von **antidiuretischem Hormon** (ADH) in der Neurohypophyse (Hypophysenhinterlappen).
- Sympathikus ↑.
- Durst ↑.
- **Komplexe/variable Effekte auf die GFR**: Vasokonstriktion, dadurch renaler Blutfluss (RBF) ↓. Aber Vasokonstriktion Vas efferens > Vas afferens → Erhalt des Filtrationsdrucks und der GFR.

Es werden weitere Wirkungen von Angiotensin wie (immunologische Effekte, Prostaglandinfreisetzung, vaskuläres Remodeling, Gefäßhypertrophie u. v. a.) diskutiert und er-

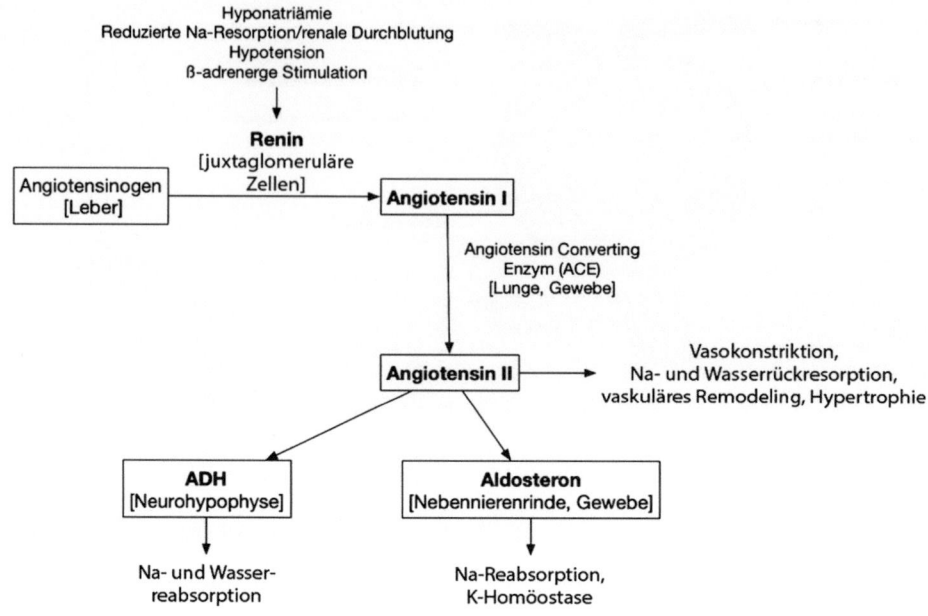

☐ **Abb. 10.4** Renin-Angiotensin-Aldosteron-System (RAAS)

forscht. *Bsp. Hemmung der Angiotensinbildung durch ACE-Hemmer, Hemmung der AT_1-Rezeptorwirkung durch Sartane.*

- **Aldosteron ("Dursthormon")**

Steroidhormon → **Na- und Wasserrückresorption ↑** am distalen Tubuluskonvolut (dadurch Kaliumverlust), intrazelluläres Volumen ↑, Blutdruck ↑.

Hemmung durch Aldosteronantagonisten Spironolacton, Canrenat, Eplerenon. *Bsp. Conn-Syndrom: Hyperaldosteronismus; Morbus Addison: Hypoaldosteronismus.*

- **Antidiuretisches Hormon[1]**

Auch Vasopressin (ADH), „Stresshormon" genanntes Nonapeptid aus Hypophysenhinterlappen (Neurohypophyse); Wirkungen:

— Sammelrohr und distales Tubuluskonvolut permeabler für Wasser → **Wasserrückresorption** in der Medulla.
— Medulla wird durchlässig für Harnstoff.
— Maximaler Effekt in Anwesenheit von Cortisol.

Gegenspieler des RAAS ist u. a. das **atriale natriuretische Peptid** (ANP), auch atrialer natriuetischer Faktor (ANF): ANP ist ein Peptidhormon (28 Aminosäuren), das bei Dehnung der Vorhöfe, d. h. bei Hypervolämie, ausgeschüttet wird → Vasodilatation, GFR ↑, RR ↓, **Natriumrückresorption ↓**, **Natrium-/Wasserausscheidung ↑**, Renin ↓, ADH ↓, Durst ↓.

10.1.2.6 Urinkonzentration

Die Konzentration des Primärharns von 150 l/d auf ca. 1–2 l Urin/d erfolgt in der **Henle-Schleife** und im Sammelrohr der Niere (☐ Abb. 10.5): Im **Gegenstromprinzip** wird der isotone Primärharn (300 mmol/l) durch das hypertone Interstitium (bis 1400 mmol/l) geleitet und dadurch Wasser ins Interstitium

---

[1] „ADH fördert die renale Rückresorption von freiem Wasser und ermöglicht bei Krankheit oder Trauma das Überleben ohne medizinische Maßnahmen, wenn das Trinken vorübergehend nicht mehr möglich ist." (Jöhr M: Komplikationen in der Kinderanästhesie. A&I 2017)

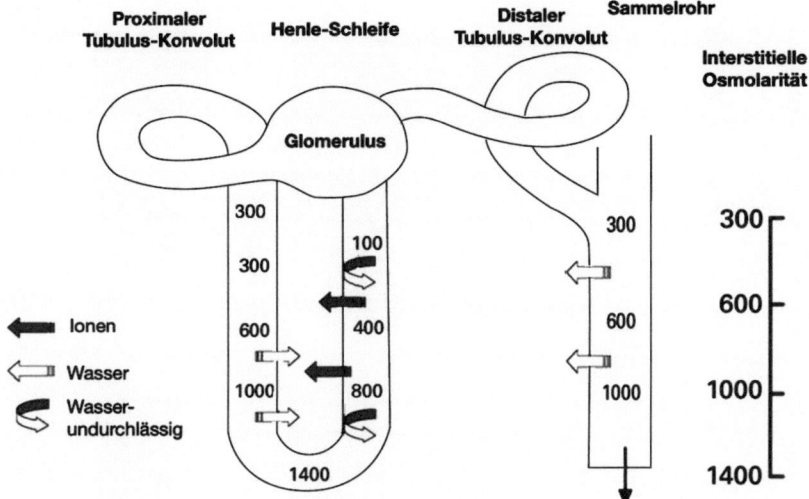

Abb. 10.5 Henle-Schleife und Sammelrohr sowie Osmolarität

reabsorbiert. Die Kontrolle der Wasserrückresorption erfolgt durch **ADH**.

Voraussetzung für die Urinkonzentrierung ist die **unterschiedliche Permeabilität** der Henle-Schleife und des Sammelrohrs für Wasser und Ionen:

- **Wasser** wird im absteigenden Teil der Henle-Schleife und im **Sammelrohr** resorbiert.
- **Ionen** werden im **aufsteigenden Teil** der Henle-Schleife rückresorbiert, im dicken Teil ohne Wasserrückresorption (v. a. Na/2 Cl/K-Co-Transporter) → hypotoner Urin < 300 mmol/l möglich!

Abtransport des rückresorbierten Wassers zum Erhalt des Konzentrationsgradienten (Insgesamt hohe Empfindlichkeit der Niere auf Minderdurchblutung: „Schockniere").

10.1.2.7 Renale Ausscheidung von Glukose, Natrium und Kalium

Glukose wird im Glomerulus filtriert und bis zum Schwellenwert von ca. 200 mg/dl (11 mmol/l) vollständig rückresorbiert (◘ Abb. 10.6). > 200 mg/dl (11 mmol/l) im Plasma ist die tubuläre Reabsorption gesättigt (Kinetik 0. Ordnung), Glukose ist zunehmend im Urin nachweisbar.

Die **Filtration von Kaliumionen** erfolgt v. a. im **distalen Tubuluskonvolut und im Sammelrohr** entlang des Konzentrationsgradienten, sie hängt daher vom Urinfluss ab (◘ Abb. 10.7a): bei niedrigem Fluss ist die Filtration höher als bei hohem Urinfluss. D. h., der K-Verlust ist mit Urinfluss × Konzentra-

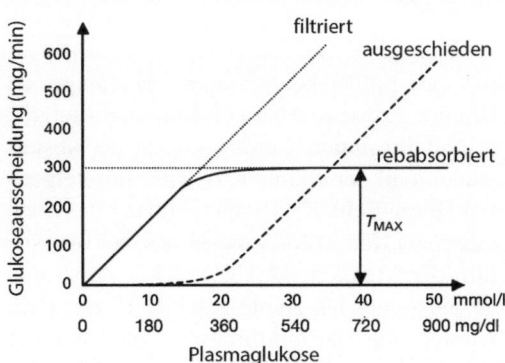

Abb. 10.6 Glukoseausscheidung in Abhängigkeit von der Plasmakonzentration. T_{MAX} maximale tubuäre Reabsorption. (Mit freundlicher Genehmigung nach: Cross M, Plunckett E (2008) Physics, Pharmacology and Physiology for Anaesthetist. Cambridge University Press)

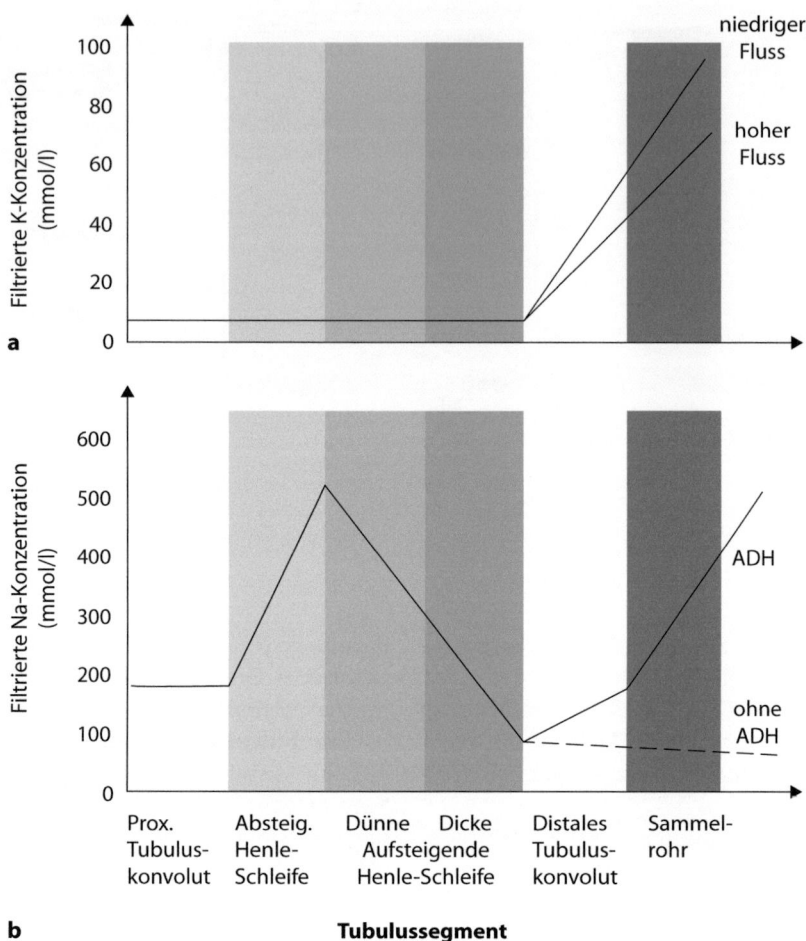

Abb. 10.7 Filtration im Nephron. **a** Kalium, **b** Natrium

tion ggf. größer bei geringer Urinmenge, da dann die Konzentration von Kalium ansteigt.

Natriumionen werden v. a. in der absteigenden und dem dünnen Teil der **aufsteigenden Henle-Schleife filtriert**, entlang des oben gezeigten Konzentrationsgefälles im Interstitium der Medulla (◘ Abb. 10.7b). Am Ende der aufsteigenden Henle-Schleife ist der Urin hypoton, die Natriumfiltration fällt auf unter 100 mmol/l ab. Unter Einfluss von ADH wird der Urin konzentriert, die Natriumkonzentration im Urin steigt wieder.

Gern gefragt: Akute physiologische Veränderungen bei Verlust von einem Liter Blut

1. **Anstieg des Schlagvolumens und der Herzfrequenz**, dadurch wird die Sauerstoffversorgung (DO_2, ▶ Kap. 8) aufrechterhalten.
2. **Periphere Vasokonstriktion** („Zentralisation").
3. **Erhöhung des Plasmavolumens**: Resorption/Verschiebung aus Interstitium mit ca. 1,5 l/h, Aktivierung RAAS und Ausschüttung von ADH aus der Neu-

rohypophyse → Natrium- und damit Wasserretention.
4. Langfristig: Aktivierung von **Retikulozyten** aus dem Knochenmark, Freisetzung auf **Erythopoetin** (EPO) als Reaktion auf hypoxischen Reiz → Neubildung von Erythrozyten.

10.2 Kapillaren

Kräfte, die Flüssigkeit aus der Kapillare ins Interstitium drängen (→ **auswärts gerichteter Fluss**):
- **Hydrostatischer Druck der Kapillare** (p_C): Druck durch die Blutsäule in der Kapillare, abhängig von der Kapillarregion (arteriell, zentral, venös). Normal 13–33 mmHg.
- **Interstitieller osmotischer Druck** (Π_I): Osmotischer Druck der interstitiellen Flüssigkeit. Normal 2 mmHg.

Kräfte, die Flüssigkeit in der Kapillare binden (→ **einwärts gerichteter Fluss**):
- **Interstitieller hydrostatischer Druck** (p_I): Druck, der aus dem Interstitium auf die Kapillare wirkt. Normal 2 mmHg.
- **Kapilläronkotischer Druck** (Π_C): Onkotischer Druck durch Plasmaproteine

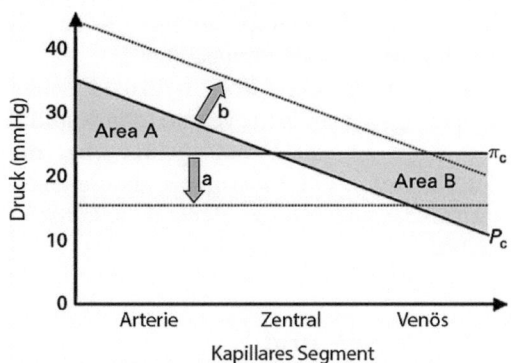

Abb. 10.9 Druckverhätnisse der Nettofiltration an der Kapillare: Im arteriellen Teil der Kapillare (Area A) erfolgt die Nettofiltration nach außen ins Interstitium, im venösen Teil nach innen in die Kapillare (Area B)

(▶ Kap. 2, Abb. 2.6), Normal 23–26 mmHg.

Die Flüssigkeitsverschiebung an der Kapillarenmembran wird als Differenz aller Flüsse über die Kapillare beschrieben:

- **Nettofiltration**

Diese entspricht den auswärts gerichteten Kräften minus den einwärts gerichteten Kräften (Abb. 10.8 und 10.9).

Nettofiltration
$$= K[(p_C + \Pi_I) - (p_i + \Pi_C)]$$

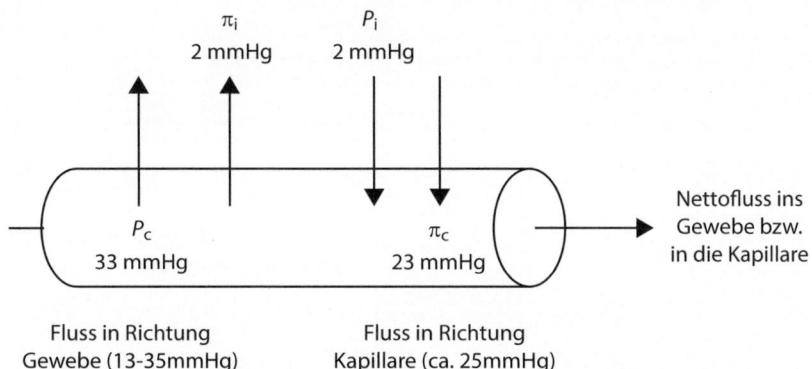

Abb. 10.8 Nettofiltration an der Kapillare

Der kapillare Filtrationskoeffzient K ist das Maß für die kapillare Permeabilität.

Die **Änderung des hydrostatischen Drucks** (p_C) über den Verlauf der Kapillare (von 13–33 mmHg) **entscheidet über die Nettofiltration der Flüssigkeit**, da die anderen Drücke während des Herzzyklus konstant bleiben.

10.3 Wasser- und Elektrolythaushalt

10.3.1 Wasserhaushalt

10.3.1.1 Verteilung von Wasser und Elektrolyten im Organismus

Übersicht in ◘ Tab. 10.1.

Das extrazelluläre Volumen kann durch **radioaktives Inulin** gemessen werden.

Das höhere Gesamtkörperwasser des Neugeborenen hat ein höheres Verteilungsvolumen beim Neugeborenen zur Folge, dadurch sind z. T. höhere Dosierungen/kg notwendig. Dazu ist die Volumenzufuhr z. B. perioperativ wichtiger als beim Erwachsenen.

10.3.1.2 Zusammensetzung der Körperflüssigkeiten

Die Bestandzeile von Plasma, Intra- und Extrazellularraum sind in ◘ Tab. 10.2 aufgeführt.

10.3.2 Natrium (Na)

Normal 135–145(150) mmol/l, Tagesbedarf: 1–2 mmol/kg (2 g/d).

Alkalimetall, Gesamtkörpergehalt ca. 100 g (2/3 NaCl, 1/3 $NaHCO_3$). Hauption der extrazellulären Flüssigkeit, die Na-Konzentration bestimmt das Volumen der interstitiellen Flüssigkeit.

Veränderungen des Na-Haushalts haben keine Auswirkung auf das EKG!

10.3.2.1 Na-Ausscheidung

Normal 70–100 mmol/l.

$$\text{Prozentuale Natriumexkretion} = \frac{\text{Serum}_{Krea} \times \text{Urin}_{Na}}{\text{Serum}_{Na} \times \text{Urin}_{Krea}}$$

- **Hyponatriämie (Hypo-Na)**

Milde Hypo-Na 130–135 mmol/l, moderat 125–135 mmol/l, schwer < 125 mmol/l.

Wichtige Ursachen:
— **Diuretika**.
— **Syndrom der inadäquaten[2] ADH-Sekretion (SIADH**, auch Schwartz-Bartter-Syndrom), „Cerebral Salt Wasting" (CSW).
— Nephrotisches Syndrom, glomeruläre Erkrankungen.
— Leber-, Herz-, Nierenversagen.
— **Glukokortikoidmangel**, M. Addison.
— Wasserüberladung (z. B. TUR).

◘ **Tab. 10.1** Verteilung des Wasseranteils im Körper

Kompartiment	Anteil	Erwachener (75 kg)	Anmerkungen
Gesamtkörperwasser	50–60 %	45 l	80 % beim Neugeborenen, < 60 % bei Frauen/höher bei Männern, fallend im Alter
Intrazellulärraum (IZR)	40 %	30 l	40 % bei Kindern und bei Erwachsenen
Extrazellulärraum (EZR)	20 %	15 l	EZR = Interstitium + Plasma. Unverändert bezogen auf die Körperoberfläche über alle Altersklassen!
— Interstitium	15 %	12 l	
— Plasma	5 %	3,5 l	

---

[2] Meint: inadäquat hohen.

Tab. 10.2 Bestandzeile von Plasma, Intra- und Extrazellularraum (in mmol/l)

	MW (D)	Plasma	Extrazellulär	Intrazellulär	EZR : IZR
Anteil	–	5 %	15 %	40 %	IZR = 2,7 × EZR
Na	23	145	140	10–15	14
K	39	4	5	140–155	IZR = 35 × EZR
Ca	40	3	2–3	0,00007	104 (fast nur extrazellulär)
Mg	24	1	1–2	40–50	IZR = 20 × EZR
Cl	35,5	110	112	3–10	10–30
HCO$_3$	61	26	28	7–15	2–3
pH	–	7,4	7,4	7,2 (Zytoplasma)	–
H$^+$	1	40 nmol/l	40 nmol/l	63 nmol/l	–
PO$_4$	31	2–3	2	75/100	IZR = 40 × EZR
Protein	> 1000	10	6–8	45	IZR = 4 × EZR

MW Molekulargewicht, *EZR* Extrazellulärraum, *IZR* Intrazellulärraum

▪▪ Natriumdefizit

Natriumdefizit
= (Zielnatrium − Serumnatrium)
× Idealgewicht (kg)
× 0,5 (Frauen) bzw. 0,6 (Männer).

Ausgleich bei akuter Hypo-Na: 1/3 sofort, 1/3 über 1 h, 1/3 über den Rest des Tages (< 10 mmol/24 h). **Cave:** Zentrale pontine Myelinose bei zu schnellem Natriumausgleich!

▪▪ Unterteilung der Hypo-Na nach Osmolarität

Natrium ist das **häufigste extrazelluläre Ion** und bestimmt damit wesentlich die Osmolarität. Die meisten **Hypo-Na** sind daher **hypoosmolar**. Die Regulation Osmolarität ist wichtiger als die des Volumenhaushalts, d. h. bei Natriumverlust wird die Osmolarität lange erhalten und erst spät als hypotone Hypohydratation messbar.

Hyposmolare (hypotone) Hypo-Na wird daher unterschieden in:

— **Euvoläme, hyposmolare Hypo-Na**: Milde Hormonstörungen/Diuretika (*Bsp. Nebennierenrindeninsuffizienz, SIADH, Thiaziddiuretika*), Polydypsie.
— **Hypervoläme, hyposmolare Hypo-Na**: Natriumretention und dadurch Wasserretention durch ADH-Überschuss (*Bsp. Nieren-/Herzinsuffizienz, nephrotisches Syndrom*) oder durch zu hohe Wasseraufnahme (*Bsp. Polydypsie, TUR-Syndrom*).
— **Hypovoläme, hyposmolare Hypo-Na**: Natrium-Verlust, renal (*Bsp. Diuretika, Erbrechen/Diarrhöe, schwere Nebennierenrindeninsuffizienz*) oder extrarenal.

Hyperosmolare (Hypertone) Hypo-Na entstehen, wenn andere Ionen vorhanden sind, die die Osmolarität erhöhen und kompensatorisch das Serumnatrium fällt (*Bsp. Hyperglykämien, Mannitoltherapie*).

Für Hypernatriämien gilt:
— Korrigiertes Natrium = Gemessenes Natrium $+2,4 \times$ (Serumglukose [mmol/l] $- 5,5$) bzw.
— Analog normoosmolare Hypo-Na (z. T. auch als Pseudohyponatriämien bezeich-

net), bei Hyperlipoproteinämie und Hyperproteinämie.

▪▪ Unterteilung der Hypo-Na nach ADH-Spiegel
Eine andere Einteilung der Hypo-Na erfolgt nach dem ADH-Spiegel:
- **ADH ↑**: Hypovolämie, Hypotonie/Schock, SIADH, hormonelle Störungen (Hypothyreose, Nebenniereninsuffizienz).
- **ADH ↓** (= hypovoläme Hypo-Na): Polydypsie, Nierenversagen (mit Wasserretention), niedrige Natriumaufnahme.

▪▪ Diagnostik bei Hypo-Na
- Serumosmolarität (gemessen und errechnet, osmolare Lücke)?
- Urinvolumen, Natrium im Urin?

• Hypernatriämie (Hyper-Na)
Wichtige Ursachen:
- Diabetes insipidus.
- Primärer Hyperaldosteronismus.
- Cushing-Syndrom.
- Exzessive Na-Aufnahme.

10.3.3 Kalium (K)

Normal 3,5–5,5 mmol/l, Tagesbedarf 1–2 mmol/kg (4 g KCl/d, Verhältnis von 2 : 1 zu Na empfohlen).

Alkalimetall, Gesamtkörpergehalt ca. 120 g. **Wichtiges intrazelluläres Ion** (intrazelluläre Konzentration 150 mmol/l), Konzentrationsdifferenz wird durch die **Na-K-ATPase** aufrechterhalten, relevant für:
- Membranpotenzial und Reizleitung.
- (Protektive) Funktion am Gefäßendothel, Blutdruckregulation.
- Einfluss auf den Säure-Basen-Haushalt.

• Hypokaliämie (Hypo-K)
Hypo-K führt zu weniger erregbarer Zelle (Muskelschwäche), Spannung ↑. **Alkalose** durch Austausch von Kalium mit Wasserstoff in die Zelle.

Wichtige **Ursachen** der Hypokaliämie:

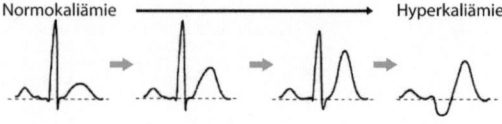

■ **Abb. 10.10** EKG-Veränderungen unter Hyperkaliämie

- Gastrointenstinal: **Erbrechen, Diarrhö**, Laxanzien.
- **Diuretika** (Thiazide, Schleifendiuretika).
- **Steroide**, Cushing-Syndrom, Conn-Syndrom.
- Renal tubuläre Azidose (I und II).
- Medikamente: Clindamycin, Azol-Antimykotika, Amphotericin B, Aminoglykoside, Penicilline.
- Starkes Schwitzen: Schweiß enthält ca. zweimal so viel K wie das Serum.
- Umverteilung: **Alkalose, Insulin** (Verschiebung von K im Austausch gegen H+ bzw. Glukose in die Zelle), **Katecholamine, Hypo-Mg**.

Substitution: max. 40 mmol/h.

• Hyperkaliämie (Hyper-K)
K > 5,5 mmol/l, symptomatisch i.d.R. ab 6,5 mmol/l.

Verschiebung des Kaliums in die Zelle: Zellen erregbarer, aber Amplitude ↓ (Muskelkrämpfe, Twitching, Bradyarrythmien; ■ Abb. 10.10). Bei massivem K-Anstieg Depolarisationsblock (Kardioplegie). Azidose, da Kalium im Austausch gegen Wasserstoff in die Zellen verschoben wird.

Wichtige Ursachen der Hyperkaliämie:
- **Nierenversagen**.
- Hemmung des RAAS: **ACE-Hemmer**, K-sparende Diuretika (Spironolactone, Amilorid), **NSAID, β-Blocker**.
- **Zellzerfall** (Rhabdomyolyse, Verbrennungen), Fehlabnahme bei Blutentnahme.
- K-Zufuhr (inkl. Bluttransfusionen!).
- K-Verschiebung in der Zelle (Succinylcholin).

Therapeutische Optionen bei Hyper-K (neben Diuretika und Dialyse) sind

Kapitel 10 · Niere und Wasserhaushalt

- β_2-*Mimentika* und *Glukose/Insulin* (Verschiebung von Kalium in die Zellen),
- *NaHO₃* (Azidoseausgleich),
- *Austauscharze* (Reduktion der oralen K-Aufnahme),
- **Kalziumglukonat zur Stabilisierung des Myokards** sowie
- **Hyperventilation** (Verdopplung des Atemminutenvolumens senkt das Serum-K um 1 mmol/l).

Für die Nierenersatzverfahren ist die Kombination von Filtration und Dialyse am effektivsten (dabei Dialyse effektiver als Filtration!).

10.3.4 Kalzium (Ca)

Normal Gesamt-Ca 2,2–2,6 mmol/l (9–10,5 mg/dl), Ionisiertes Ca 1,1–1,4 mmol/l (4,5–5,6 mg/dl), Tagesbedarf 18 mmol/kg (1 g/d empfohlen).
- 40 % proteingebunden (v. a. an Albumin).
- 47 % freies (ionisiertes) Ca.
- 13 % in Komplexen gebunden (Zitrat, Phosphat, Sulfat).

Erdalkalimetall. Gesamtkörpergehalt ca. 1 kg Kalzium, 99 % im Knochen/Zähnen, fast nur extrazellulär (900 mg in extrazellulären Flüssigkeiten). Notwendig für:
- **Erregungsbildung**, Signalkaskaden.
- **Muskelkontraktion**.
- **Enzymaktivierung**.
- **Blutgerinnung** (Faktor IV) s. ▶ Kap. 12, Aktivierung des Komplementsystems.

Kontrolle des Ca-Spiegels durch **Parathormon** (PTH, erhöhte Kalziumreabsorption in der Niere, Kalzium ↑), **Vitamin D** (Ca-Resorption ↑) und **Calcitonin** (Ca-Spiegel ↓).
Kalzium bindet an Albumin, das freie Kalzium ist daher bei Albuminmangel erhöht. Korrektur für Albumin bzw. Gesamteiweiß:

$$\text{Korrigiertes Ca [mmol/l]} = \text{gemessenes Ca [mmol/l]} - 0{,}025 \times \text{Albumin [g/l]} + 1.$$

oder:

$$\text{Korrigiertes Ca [mmol/l]} = \frac{\text{gemessenes Ca [mmol/l]}}{\dfrac{0{,}6 + \text{Gesamteiweiß [g/l]}}{194}}$$

H^+-Ionen verdrängen Kalzium aus den Bindungsstellen am Albumin, d. h. bei **Azidose** → freies Ca ↑. Umgekehrt kommt es bei Hyperventilation über die **respiratorische Alkalose** zu Ca-Bindung am Albumin → Ionisiertes Ca → Tetanie.

- **Hypokalzämie (Hypo-Ca)**

Diese führt zu erhöhter Erregbarkeit (Tetanieneigung) und entsteht u. a. durch akute Pankreatitis, Parathormon-/Vitamin-D-Mangel.

Hinweis: 1 g CaCl₂ (= 5 mmol) setzt mehr Kalzium frei als 1 g Ca-Glukonat (2,25 mmol).

- **Hyperkalzämie (Hyper-Ca)**

Wichtige Ursachen:
- **Hyperparathyreoidismus**.
- Maligne Erkrankungen (Parathyroid-Hormon-related Peptid).
- Thiaziddiuretika.

Biphosphonate (Pamidronate) senken die Aktivität der Osteoklasten und dadurch die Ca-Freisetzung aus dem Knochen.

10.3.5 Sonstige

10.3.5.1 Magnesium (Mg)

Normal 0,6–1,1 mmol/l, Tagesbedarf 12 mmol/kg (300 mg/d).

Erdalkalimetall, Gesamtkörpergehalt ca. 20 g.

Im Serum zu 40 % an Proteine gebunden, Aufnahme im terminalen Ileum, Ausscheidung in der Niere (Reabsorption im proximalen Tubulus und dicken Teil der Henle-Schleife).

- **Extrazellulär synergistisch** mit Kalzium, **intrazellulär Ca-antagonistisch**: „Gegenspieler" zum Kalzium.

- Beeinflussung des Ruhemembranpotenzials.
- **Antagonist am NMDA-Rezeptor.**
- **(Ko)enzym** zahlreicher Reaktionen: ATP- und nukleinsäurebindende Enzyme, Thiamin- (Vitamin-B1-)Aktivierung.
- **Second Messenger** im Immunsystem.

Hinweis: 1 g $MgSO_4 \times 7 H_2O$ enthält mehr Magnesium (4 mmol) als 1 g $MgHPO_4 \times 3 H_2O$ mit 2,4 mmol.

- **Hypomagnesiämie (Hypo-Mg)**

Wichtige **Ursachen**:
- Gastrointestinal: Malabsorption, Diarrhö, Mangelernährung.
- Nierenerkrankung, Diuretika, osmotische Diurese.
- Transfusionen (Chelatbildung mit Magnesium).
- Medikamente (Cisplatin, Pentamidin, Aminoglykoside, Amphotericin B).
- **Hyperparathyreoidismus.**

Hohe Inzidenz bei ITS-Patienten (50–60 %, bei 2 % in der Bevölkerung).

- **Hypermagnesiämie (Hyper-Mg)**

Eine Hyper-Mg ist fast ausschließlich iatrogen: > 10 mmol/l Muskeleigenreflexe erloschen; ab 12–15 mmol/l Atemlähmung, > 25 mmol/l Herzstillstand.

10.3.5.2 Phosphat (PO_4)

Normal 0,8–1,5 mmol/l = 2,5–4,6 mg/dl. Tagesbedarf 18 mmol/kg
- Aktivierung von Biomolekülen (**Second Messenger** GMP, AMP).
- Start von **Stoffwechselprozessen** (Glukose-6-Phosphat).
- Bestandteil von Membranen als **Phospholipide**.
- Bestandteil von **Adenosintriphosphat** (ATP) als universelle „Energiewährung des Körpers".
- **Wichtigster intrazellulärer Puffer** (häufigstes intrazelluläres Anion), Urinpuffer.

Gesamtkörpergehalt ca. 700 g, Speicherung in den Knochen (85 %), ansonsten v. a. intrazellulär.

Kontrolle des Phosphatspiegels durch **Parathormon** (PTH): PTH steigert die PO_4-Ausscheidung in der Niere.

PO_4-Verbindungen sind schlecht löslich (Nierensteine!), **PO_4 darf nicht Ca-haltigen Lösungen gegeben werden, d. h. auch nicht in Ringerlaktat o. ä.!**

- **Hypophosphatämie (Hypo-PO_4)**
- Bei reduzierter Zufuhr (Mangelernährung/Refeeding-Syndrom/Alkoholismus),
- Hyperparathyreodismus/Vitamin-D-Mangel,
- mangelnde Resorption (Bindung von PO_4 durch $AlOH_2$-Antazida),
- erhöhter Verbrauch (diabetischer Ketoazidose, Sepsis).

- **Hyperphosphatämie (Hyper-PO_4)**
- Bei Nierenversagen (reduzierte Elimination),
- Zellzerfall (Rhabdomyolyse, malign Erkrankung mit Tumorlyse),
- ggf. Vitamin-D-Intoxikation/Hypoparathyreoidismus.

10.3.5.3 Chlorid (Cl)

Normal 95–105 mmol/l, Tagesbedarf 1 mmol/kg.

Vorkommen v. a. in der Magenschleimhaut/Magensekret und im Schweiß.

Keine EKG-Veränderungen durch Cl-Veränderungen (◘ Tab. 10.3)!

Cl^- wird im Austausch gegen HCO_3^- in der Niere ausgeschieden und umgekehrt, d. h. es entstehen Säure-Basen-Veränderungen unter Veränderungen des Chlorids:

- **Hyper-Cl-Azidose**

Bei primären Azidosen (Nierenerkrankungen, diabetische Ketoazidose), iatrogen durch ungepufferte Infusionen (v. a. NaCl, Ringer- und Halbelektrolytlösung, G5 %, Mannitol), sog. **Dilutionsazidose.**

◘ **Tab. 10.3** EKG-Veränderungen bei Elektrolytstörungen

Ursache	EKG-Veränderungen
Hyper-K > 5,5 mmol/l	QT-Zeit- und PR-Verlängerungen (**Merkhilfe: „viel K viel Zeit"**), initial QT verkürzt, hohes T (1. Zeichen), VES, P-Welle verschwindet, hohes, spitzes T. Im Weiteren verschmelzen QRS und T, Amplitude von P verschwindet. Deformierte/erweiterte QRS-Komplexe. — ab 6–8 mmol/l VT/VF. — ab 8–10 mmol/l steht das Herz in der ventrikulären Diastole
Hypo-K < 2,7 mmol/l	QT-Zeit-Verkürzung, ST-Senkungen, U-Welle, flaches T-Welle/T-Wellen-Inversion (**Merkhilfe „No Pot(assium) No tea"**). P-Amplitude vergrößert, P verbreitert
Hyper-Ca	QT-Zeit-Verkürzung
Hypo-Ca	QT-Zeit-Verlängerung
Hyper-Mg	SA-/AV-Block
Hypo-Mg	QT-Zeit-Verlängerung, Gefahr der Torsade-de-Pointes-Tachykardien
Hypo-Na/Hyper-Na	Keine
Hypo-Cl/Hyper-Cl	Keine

- **Hypo-Cl-Alkalose**

Schleifendiuretika, Magensäureverlust (Reflux), Diarrhö/Darmsekretverluste, sowie primären Alkalosen.

▪▪ **Hyperchlorämie**

Bei Hypernatriämie, exzessiver Salzzufuhr, NaCl-Infusionen.

▪▪ **Hypochlorämie**

Insbesondere bei Erbrechen.

10.4 Diagnostik und Medizintechnik

10.4.1 Niere

10.4.1.1 Serumkreatinin

Normal bei Frauen 44–96 µmol/l (0,5–1,1 mg/dl), bei Männer 54–126 µmol/l (0,6–1,25 mg/dl), methodenabhängig!

Kreatinin ist das Laktam des Kreatins (Kreatinphosphat als Träger des anaeroben Energiestoffwechsels im Muskel), Molekülgröße 113 Da.

Ausscheidung von 1–1,5(–2) g/d ausschließlich über den Harn.
— Glomerulär filtriert (bei hohen Plasmakonzentrationen auch aktiv tubulär sezerniert), in unterschiedlichen Maß resorbiert.
— Ausscheidung abhängig von Zufuhr, Stoffwechsel, Flüssigkeitshaushalt, Muskelmasse, körperlicher Aktivität und vom Alter (Ausscheidung fällt im Alter auf 0,5–1 g/d).

Bestimmung mit der **Jaffé-Methode**: Kreatinin bildet zusammen mit Pikrinsäure eine orangerote Verbindung. (Zeitlich verzögerte) **Fehlmessung durch** Vitamin C, Glukose, Fruktose, Cephalosporine, Ciclosporin, Cimetidin, Cotrimoxazol, Flucytocin, Ketone, NSAID. Alternativ enzymatische Messung: teuer, fraglich ungenauer.

Anstieg des Serumkreatinins erst ab Ausfall der Hälfte aller Nephrone (d. h. erst bei GFR-Abfall < 50 %).

10.4.1.2 Serumharnstoff ($H_2N–CO–NH_2$)

Normal 1,7–8,5 mmol/l (10–50 mg/d), methodenabhängig.
- Endprodukt des Harnstoffzyklus (Leber: Aminosäureabbau, NH_4-Ausscheidung).
- Glomerulär filtriert und teilweise rückresorbiert.
- Tägliche Ausscheidung 15–35 g Harnstoff.
- Molekülgröße 60 D.

- **Harnstoffstickstoff**

Dies ist der an Harnstoff gebundenen Stickstoff (Blood Urea Nitrogen, BUN):
- Für Harnstoff in mmol/l gilt **BUN = Harnstoff**.
- Für Harnstoff in mg/l gilt: BUN = Harnstoff (mg/l) × 0,467.

Normal 6–25 mg/dl[3].

Anstieg von Serumharnstoff erst bei Abfall der GFR < 75 %, Serumspiegel abhängig vom Proteinstoffwechsel.

Verhältnis **Harnstoff : Kreatinin** normalerweise 50 : 1 bis 100 : 1.

Isolierter Anstieg von Harnstoff bei (Harnstoff : Kreatinin > 100):
- **Dehydration** (Urinfluss ↓, Harnstoffreabsorbtion ↑).
- **Proteinreiche Nahrung**, Proteinverwertungsstörungen.
- **GI-Blutung** (enterale Proteinresorbtion aus der Blutung).
- **Steroide**.

Niedrige **Harnstoff-Kreatinin-Ratio** bei
- **Rhabdomyolyse** (AST ≫ ALT).
- Ggf. **diabetischer Ketoazidose** (Interferenz mit dem Kreatinintest nach Jaffé).

10.4.1.3 Cystatin-C

Normal 0,5–0,95 mg/l.

Cysteinproteaseinhibitor Cystatin C: Basisches Protein aus 120 Aminosäure (13 kDa), Bestandteil aller Körperzellen, ist weniger von der Muskelmasse abhängig als Kreatinin. Elimination ausschließlich durch **glomeruläre Filtration**, vollständige Rückresorption und Metabolisierung in den renalen Tubuluszellen, keine tubuläre Sekretion.

Bessere Sensitivität für Einschränkungen der GFR (höhere Sensitivität), Wert unabhängig von der Muskelmasse. Fehlmessungen bei **Hypothyreose**, rheumatoider Arthritis, schwarzafrikanischer Ethnizität.

- **Akute Tubulusnekrose**

Abfall des Serumharnstoffs (Rückresorption behindert) bei Anstieg des Serumkreatinins, Anstieg des Cystatin C im Urin.

10.4.1.4 Clearance und renaler Blutfluss

Eine Faustformel des Verhältnisses von renalem Blutfluss und GFR lautet:

- **Faustformel**

GFR 125 ml/min = 20 % des renalen Blutflusses von 600 ml/min.

- **Kreatininclearance**

Normalwerte alters- und geschlechtsabhängig 35–140 ml/min.

Kreatinin ist nicht an Proteine gebunden, wird vollständig glomerulär filtriert und nicht tubulär resorbiert/sezerniert.

Entsprechend der Clearanceformel gilt:

$$\text{Kreatininclearance} = \frac{\text{Urinkreatinin} \times \left(\frac{\text{Urinvolumen}}{\text{Zeit}}\right)}{\text{Serumkreatinin}}$$

Meist Messung über 24 h und bezogen auf die Körperoberfläche.

- **Inulinclearance**

Inulin ist ein Polysaccharid aus Fruktose. Es verteilt sich vollständig im Interstitium, aber nicht intrazellulär, Molekülgröße 3500–5000 Da.

---

[3] Hintergrund: Jedes Harnstoffmolekül der molaren Masse 60 g enthält 2 N-Atome, molare Masse 28 g → 28/60 = 0,467.

Extern zugeführtes Inulin wird vollständig glomerulär filtriert, aber nicht sezerniert oder resorbiert/metabolisiert.

- **Iohexolclearance**

Analoge Messung mit dem jodhaltigen Röntgenkontrastmittel Iohexol.

- **Renaler Blutfluss: Paraaminohippursäure**

Normal 600 ml/min.

Nach Infusion von Paraaminohippursäure (PAH): glomeruläre Filtration (20–30 %) und tubuläre Sekretion (70 %), d. h. die PAH-Clearance (C_{PAH}) entspricht zu 90–100 % dem renalen Plasmafluss (RPF):

$$RPF = PAH - \text{Clearance } C_{PAH}$$
$$= \frac{U_{PAH} \times HZV}{P_{PAH}}$$

mit Konzentration im Urin (U_{PAH}) bzw. im Plasma (P_{PAH}) sowie dem Herzzeitvolumen (HZV).

Zur Berechnung des renalen Blutflusses RBF wird der Hämatokrit (Hk) einberechnet:

$$RBF = \frac{RPF}{1 - Hk}$$

Verwendung fast ausschließlich wissenschaftlich (bzw. in Prüfungsfragen).

10.4.1.5 Estimated GFR (eGFR)

Über verschiedene Formeln kann die GFR aus dem Serumkreatinin abgeschätzt werden → keine Urinsammlung über die Zeit, keine Messung der Urinkreatininkonzentration nötig.

- **Cockroft-Gault**

Berechnung aus Alter, Geschlecht, Gewicht, Kreatinin. Die Cockroft-Gault-Formel überschätzt die GFR v. a. ab Werten < 30 ml/min.

$$\text{Clearance} = \frac{(140 - \text{Alter}) \times \text{Gewicht}}{172 \times \text{Serumkreatin in } \left(\frac{mg}{dl}\right)} \times F$$

Mit $F = 1$ für männliche, $F = 0{,}85$ für weibliche Probanden. Meist bezogen auf Körperoberfläche.

- **MDRD (Modification of Diet in Renal Disease)**

Mit den Variablen Alter, Geschlecht, Serumkreatinin, Ethnizität. Genauere Formel bei niedriger GFR, nicht in der Schwangerschaft; bei Bodybuildern, Adipositas sowie Muskelverlust (Intensivpatienten!).

- **CKD-EPI (Chronic Kidney Disease Epidemiology Collaboration)**

Wie MDRD mit Geschlecht, Alter, Serumkreatinin, Ethnizität. Genauere Formel bei Patienten mit eGFR > 60 ml/min.

- **Schwartz-Formel**

Für Kinder (Alter, Größe, Serumkreatinin).

- **Counahan-Barratt-Formel**

Für Kinder (Länge, Serumkreatinin).

Die eGFR korreliert mit GFR im chronische Nierenversagen, aber nicht im akuten Nierenversagen/auf der Intensivstation (Serumkreatinin sinkt ggf. durch abnehmende Muskelmasse, nicht nur eine bessere Nierenfunktion!).

10.4.1.6 Bestimmung im Urin

- **Albuminurie**

Meist bezogen auf Kreatinin im Urin als **Albumin-Kreatinin-Quotient**, da die reine Konzentration von Albumin in mg/l wenig aussagekräftig ist.
- Normal < 30 mg/g Kreatinin.
- **Mikroalbuminurie** 30–300 mg/g Kreatinin.
- **Makroalbuminurie** 300–3000 mg/g Kreatinin.
- Große **Proteinurie** > 3000 mg/g Kreatinin.

Tab. 10.4 Laborwerte im Urin im Nierenversagen

Nierenversagen	Normal	Prärenal	Renal	Postrenal
Osmolarität (mosm/kg)	500–900	> 500	< 350	< 450
Urinkreatinin/Serumkreatinin	10	> 20	< 20	< 20
Urinnatrium (mmol/l)	40–80	< 20	> 30	> 40
%-Natriumausscheidung	1–3 %	< 1 %	> 3 %	> 3 %

- Natriumausscheidung

$$\text{Fraktionelle (\%) Natriumausscheidung} = \frac{\text{Serumnatrium} \times \text{Krea(Urin)}}{\text{Serumnatrium} \times \text{Krea(Plasma)}}$$

Im renalen (intrinsischen) Nierenversagen ist die Niere nicht mehr in der Lage Urin zu konzentrieren, so dass verdünnter, plasmaähnlicher Urin ausgeschieden wird: Osmolarität < 350 mmol/l (< 1,5-fache vom Plasma), Natriumverlust (> 40 mmol/l), Harnstoff im Urin niedrig (< 160 mmol/l, Urin/Plasma < 3), niedriges Kreatinin im Urin (< 40 Urin/Plasma) (Tab. 10.4).

10.4.2 Nierenersatzverfahren

Es werden unterschieden:
- Nach dem Nierensatzverfahren: **Dialyse** versus **Filtration**, Kombination von beiden als **Hämodiafiltration** (Abb. 10.11).
- Nach der **Antikoagulation**: Zitratdialyse, Heparindialyse u. a.
- Nach der **Zeitdauer**:
  - Kontinuierliche Verfahren (CRRT, Continous Renal Replacement Therapy): **CVVH(F)** (Continuous Venovenous Hemofiltration), **CVVHD** (Continuous Venovenous Hemodialysis), Kombination als **CVVHDF**,

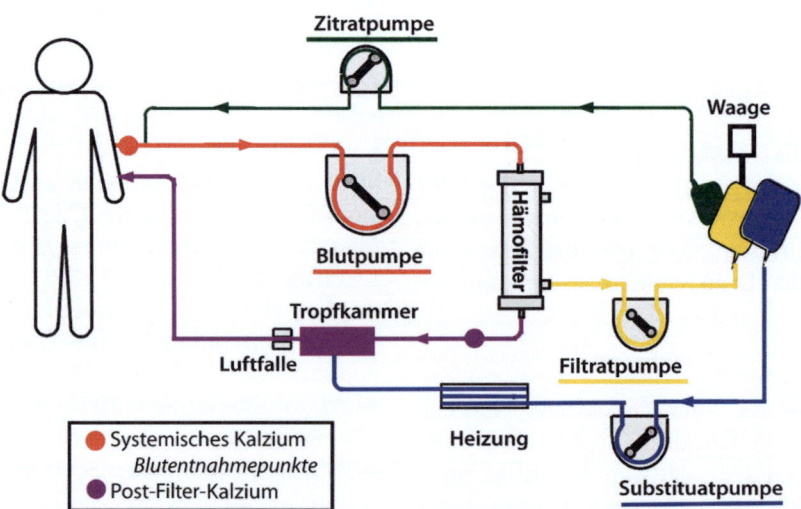

Abb. 10.11 Hämodiafiltration. (Mit freundlicher Genehmigung der Medicom VerlagsgmbH nach: Timmer K (2009) Zitat-CVVH auf der Intensivstation. INTENSIV-NEWS 13: 32–34.) ▶ https://medicom.cc/de/publikationen/intensiv-news/200901/entries/05-Zitrat-CVVH_auf_der_Intensivstation_-_Der_erfolgreiche_Weg_zu_einem_gesicherten_Antikoagulationsverfahren.php

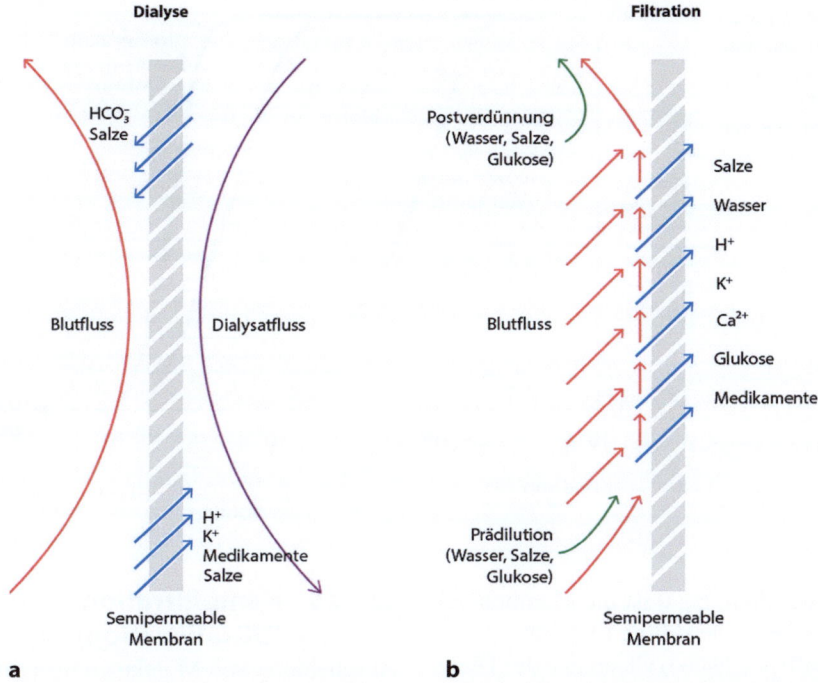

☐ **Abb. 10.12** Wirkung an der semipermeablen Memban von **a** Dialyse vs. **b** Filtration

- Intermittierende Verfahren: Klassische Dialyse über 3–4 h oder verlängert als (Slow-)Low-Efficient Daily Dialysis **(S)LEDD**.

10.4.2.1 Hämodialyse

Stofftransport durch **Diffusion**, d. h. Ausgleich eines Konzentrationsgefälles über eine **semipermeable Membran** (meist aus synthetischen Materialien, früher Zellulosederivate mit Risiko einer Komplementaktivierung; ☐ Abb. 10.12, 10.13).

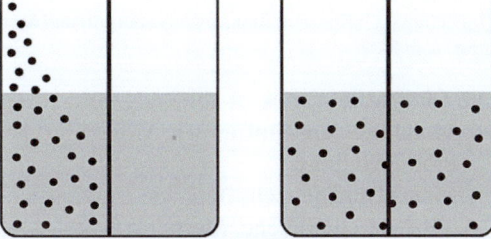

☐ **Abb. 10.13** Prinzip der Hämodialyse

Geringe Filtrationsleistung der Dialyse als die Niere, insbesondere für höhermolekulare Stoffe (Medikamente!): Clearance unter konventioneller Dialyse 10–15 ml/min, in der Niere 90–120 ml/min.

- **Low-Flux-Membran**: Entfernung von Molekülgrößen von < 5 kD, z. B. Kalium, Kreatinin, Harnstoff, Lithium, Metformin, Ethylenglykol.
- **High-Flux-Membran**: Geringerer Wasserwiderstand, dadurch Passage höhermolekularer Stoffe, Entfernung von Molekülen < 35–50 kD (z. B. Myoglobin, β_2-Mikroglobulin).

☐ Abb. 10.14 zeigt die Clearance verschiedener Molekülgrößen für Low- und High-Flux-Membranen und für die glomeruläre Basalmemebran der Niere.

Flux beschreibt dabei die Permeabilität der Dialysemembran, ein Siebkoeffizient **(Sieving-Koeffizient)** von 1 bedeutet, dass 100 % des jeweiligen Moleküls durch die

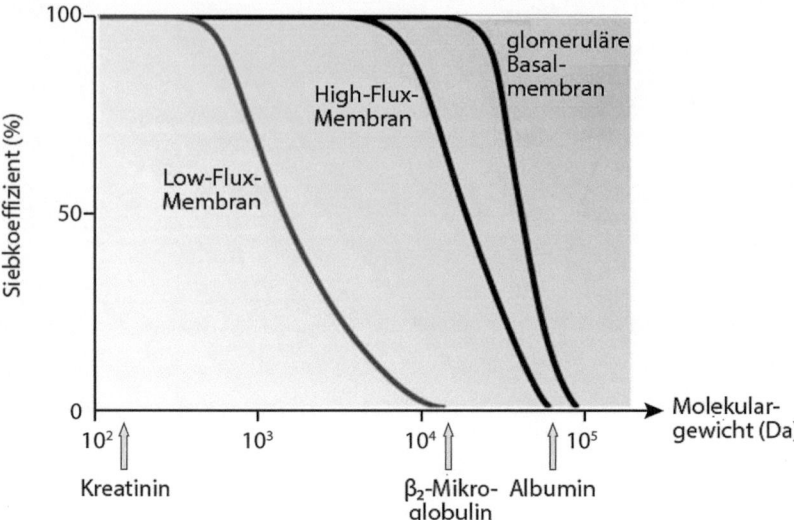

Abb. 10.14 Clearance in Abhängigkeit vom Molekulargewicht für Low-Flux-, High-Flux-Dialysemembranen und die Basalmembran

Membran wandern, bei 0 ist die Membran undurchlässig für das jeweilige Molekül.

Die (stoffspezifische) Clearance des Dialysefilters wird berechnet als:

$$\text{Clearance} = \frac{Q_\text{prä} \times C_\text{prä} - Q_\text{post} \times Q_\text{post}}{C_\text{prä}}$$

Q: Blutfluss, C: Konzentration, jeweils vor (prä) und nach (post) dem Filter

Die **Dialyseclearance** ist abhängig von:
- **Moleküleigenschaften** wie Molekülgröße, Proteinbindung.
- **Membraneigenschaften** wie Sieving-Koeffizient, Oberfläche, Membrandicke.
- **Blutflussrate** (inkl. venöser Zugang): Die Clearance niedrigmolekularer Substanzen steigt linear zum Blutfluss bis 100 ml/min, höhermolekulare Substanzen bis 300 ml/min, darüber flacht die Kurve ab.
- **Flussrate** für Dialysat und ggf. Hämofiltrat.

Höchste Clearance für niedermolekulare Stoffe wie Harnstoff, Kalium in der intermittierenden Dialyse (Harnstoffclearance 200 ml/min, CRRT 30 ml/min).

10.4.2.2 Hämofiltration (Ultrafiltration)

Abscheidung von Molekülen über einen Filter aufgrund eines **hydrostatischen Druckgefälles** via **Konvektion**: Wasser wird abgepresst und nimmt Moleküle mit (sog. solvent drag; Abb. 10.15, 10.16). Dadurch Entfernung von Molekülgrößen bis 40–60 kD.

Abgepresste Flüssigkeit muss durch Substituat ersetzt werden, 2 Möglichkeiten:
- **Präfilter**: Verdünnung des Blutflusses vor dem Filter → weniger Gerinnselbildung am Filter, Filterlebensdauer verlängert, aber Dialyseleistung um die Laufrate des Substituats verringert.
- **Postfilter**: Clearance entspricht dem Siebkoeffizienten × Ultrafiltrationsrate.

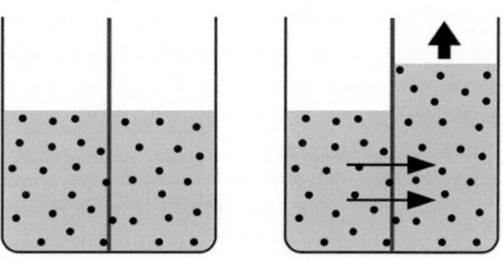

Abb. 10.15 Prinzip der Hämofiltration

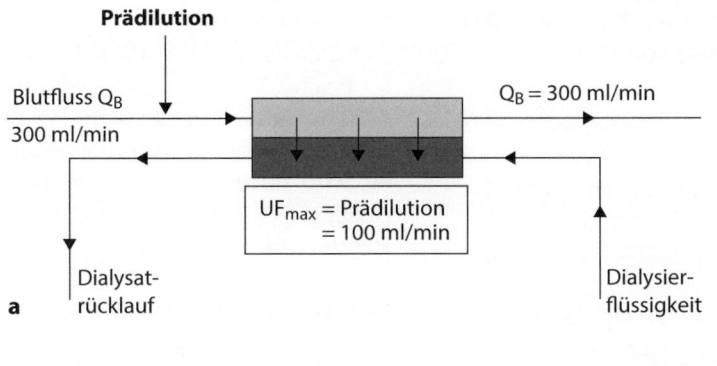

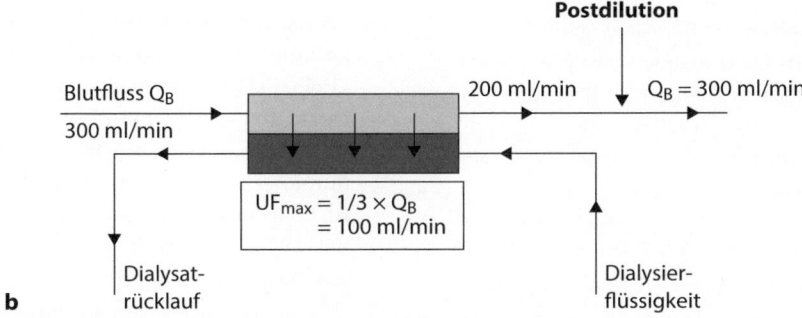

Abb. 10.16 Hämofiltration. **a** Prädilution vs. **b** Postdilution

Die **Clearance** bei der **Hämofiltration** ist proportional zum Filtratfluss (und ggf. der im Filtrat vorhanden Konzentration der Substanz), bei der **Hämodiafiltration** entspricht die Clearance auch der Kombination aus Diffusion (Dialyse) und Konvektion (Filtration). Bei der **Peritonealdialyse** erfolgt die Bewegung von Flüssigkeit (und mit dieser auch kleiner Moleküle) von Orten höherer Konzentration zu Orten niedrigerer Konzentration durch Osmose, meist in einer Zuckerlösung.

Adsorption, d. h. die Bindung von Stoffen an die Membran durch elektrostatische Kräfte, spielt bei der Hämoperfusion eine Rolle, z. T. aber auch an der Dialysemembran. **Zytokinentfernung** mit speziellen High-Cut-off-Filtern in Erforschung (z. B. Entfernung von TNF_α 54 kDa, Interleukin-6 26 kDa).

10.4.2.3 Zitratdialyse

- **Chelatbildung mit Kalzium** (= Faktor IV der Blutgerinnung), dadurch Hemmung der Gerinnung (VIIa, Xa → Thrombin ↓).
- **Puffer**: Na-Zitrat + $3\,H_2CO_3$ → Zitronensäure ($C_5H_8O_7$) + $3\,NaHCO_3$.
  D. h. fixes Verhältnis Blutfluss/Zitratfluss (1 : 20), um die Pufferzufuhr konstant zu halten, reduziertes Bikarbonat (20 mmol/l) in der Dialysatlösung.

Zitrat wird dialysiert bzw. filtriert (Siebkoeffizient 1), gelangt aber z. T. in den Kreislauf → Verstoffwechslung in den Mitochondrien im Zitratzyklus (▶ Kap. 17; 3 kcal/g Zitrat), Substitution von Kalzium in der Dialyse. *Bsp. Reduzierte Metabolisierung von Zitrat bei Leberversagen und schwerer Gewebehypoxie → Zitratakkumulation, Hypo-Ca, Gesamtkalzium (d. h. inkl. an Albumin und an Zitrat gebundenes Ca) stiegt, Ratio von Gesamt-Ca/ionisiertem Ca steigt auf > 2,5.*

10.4.2.4 Hämodiafiltration auf der Intensivstation

Kenndaten:
- **Blutfluss**: bis 300 ml/min, meist 80–120 ml/min.
- **Dialysat**: Plasmaähnliche Elektrolytlösung mit Glukose sowie Puffer (Azetat, HCO_3, Laktat), Kalium 0–4 mmol/l. Dialysatfluss 25–35 ml/kg/h (2000 ml/h, 20 : 1 zum Blutfluss).
- **Substituat**: Pufferlösung mit z. B. Laktat, HCO_3 (instabiler, weniger haltbar) für die Hämofiltration. Substituatfluss 25–35 ml/kg/h (2000 ml/h).
- **Ultrafiltrat**: Abdialysiertes bzw. abfiltriertes Volumen („Urin, Negativbilanz"), 0–500 ml/h (Intermittierende Dialyse: 1000 ml/h).
- **Zitratfluss** 4 mmol/l Blut → bestimmt die Antikoagulation, Zielparameter ionisierte Kalzium nach dem Filter.
- **Ca-Fluss** 1,7 mmol/l Dialysat → Zielparameter systemisches Kalzium.

10.4.2.5 Weitere Dialyseverfahren

Bei der Plasmapherese wird das Patientenplasma gegen Frischplasma (FFP), Albumin oder Kristalloide in einem Dialyseverfahren ausgetauscht, dadurch Reduktion aller Plasmaproteine (Antikörper!) und Gerinnungsfaktoren.

10.4.3 Volumenstatus

Die Bestimmung des Volumenstatus v. a. von Intensivpatienten bleibt ein immerwährendes Diskussions- und Forschungsfeld, für das zahlreiche (vermutlich > 100) klinische und messtechnische Tests existieren. In komplexen Situationen oder Patienten (z. B. mit Herzinsuffizienz) führt nur die Kombination verschiedener Messungen dazu, den Volumenstatus abzuschätzen.

- **Leg Raise Trial**

Anheben der Beine > 45° für > 30 s.
Positiv, wenn das Herzzeitvolumens > 10 % im ösophagealen Doppler oder > 12,5 % in der Echokardiographie ansteigt – oft wird (nicht ganz korrekterweise) nur der Anstieg des Blutdrucks und ein Abfall der Herzfrequenz verwendet.

10.4.3.1 Volumenmangel

Weitere Test auf Volumenmangel (Auswahl!):
- **Urinausscheidung** < 0,5 ml/kg/h: auch im kardiogenen Schock verwendbar, störanfällig, aber einfach verfügbar (DK als „PiCCO des kleinen Mannes").
- **Pulse Pressure Variation** (PPV) > 13 %. Venöser Rückstrom ↓ bei Inspiration, dadurch sinkt ca. 2–3 Herzschläge später (d. h. in der Exspiration) das Schlagvolumen. Messung nur bei kontrolliert beatmeten Patienten validiert.
- Analog zum PPV **Schlagvolumenvariation** (SVV) im PiCCO.
- **Laktat**: sensibler Marker für Organminderperfusion (Sepsis-3-Bundle). Fällt Laktat unter Therapie, steigt die Überlebensrate (auch beim kardiogenen Schock).
- **PCWP, ZVD**: Abfall des ZVD > 1 mmHg bei tiefer Inspiration. Druckparameter, v. a. bei Hypervolämie keine gute Korrelation mit dem Volumenstatus.
- Eingesunkene **Fontanelle** bei Säuglingen.
- Stehende Hautfalten.
- Durst!

10.4.3.2 Blutverlust
◘ Tab. 10.5

10.4.4 Infusion

10.4.4.1 Infusionszugänge

Da der Durchmesser/Radius des Zugangs mit der 4-fachen Potenz in das **Gesetz nach Hagen-Poiseuille** eingeht (▶ Abschn. 2.6), führt eine geringe Veränderung des Durchmessers zu einer deutlichen Änderung der Flussrate

Tab. 10.5 Blutverlust

	Geschätzter Blutverlust		HF/min	RR	PP	AF/min	HZV
I	< 15 %	< 750 ml	< 100	±	±	±	↓/±
II	15–30 %	750–1500 ml	100–120	±	↓	20–30	↓
III	30–40 %	1500–2000 ml	120–140	↓	↓	30–40	↓↓
IV	> 40 %	> 2000 ml	> 140	↓	↓	> 40	0/Reanimation

Tab. 10.6 Infusionszugänge und Flussraten

Größe (Gauge)	24 G	22 G	20 G	18 G	17 G	16 G	14 G	ZVK	Shaldon	Schleuse (5–8,5 Fr)
Farbe	Gelb	Blau	Rosa	Grün	Weiß	Grau	Orange	16 G	18 G	10–14 Fr (2 × 12 G)	–
Durchmesser, außen [mm]	0,7	0,9	1,1	1,3	1,5	1,7	2,2	2,5–3,9	3,3–5	2,2–6
Durchmesser, innen [mm]	0,4	0,6	0,8	1,0	1,1	1,3	1,7	–	–	–	1,5–5,2
Durchfluss [ml/min]	22	36	61	103	128	196	343	69	30	Bis 400/Lumen	> 11
Durchfluss [l/h]	1,3	2,2	3,7	6,2	7,7	11,8	20	4,1	1,8	Bis 5	> 60
Länge [cm]	1,9	2,5	3,3	3,3	4,5	5,0	5,0	16–25	16–25	7–10

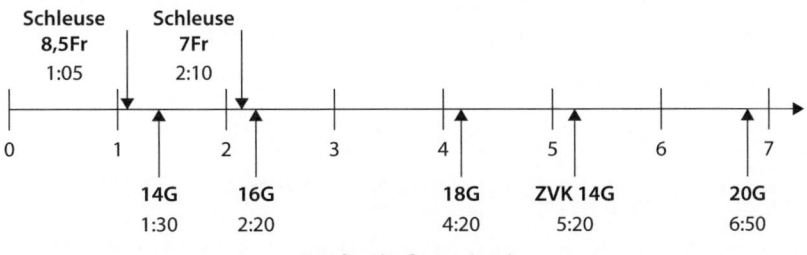

Abb. 10.17 Zeit für 1 l kristalloider Infusion über verschiedene Zugänge (Schema nach einer Untersuchung von Emcrit.org)

(Tab. 10.6). Aber auch die Länge des Zugangs spielt eine Rolle: Der 16 G-Schenkel des ZVK „wird" zu einem peripheren 20 G-Zugang, der 18 G-Schenkel sogar zu einer 23 G-Zugang!

Die angegebenen Flussraten gelten für wässrige Flüssigkeiten (Abb. 10.17), für Bluttransfusionen (4- bis 25-fach erhöhte Viskosität!) gelten nach dem **Gesetz von Hagen-Poiseuille** geringere Flussraten. Auch die Zuleitungen an die Gefäße (Verlängerungen) oder Widerstände wie 3-Wege-Hähne und Biokonnektoren verringern die Infusionsgeschwindigkeit, Druckinfusionen können die Flussgeschwindigkeit dagegen erhöhen ($\Delta p \uparrow$).

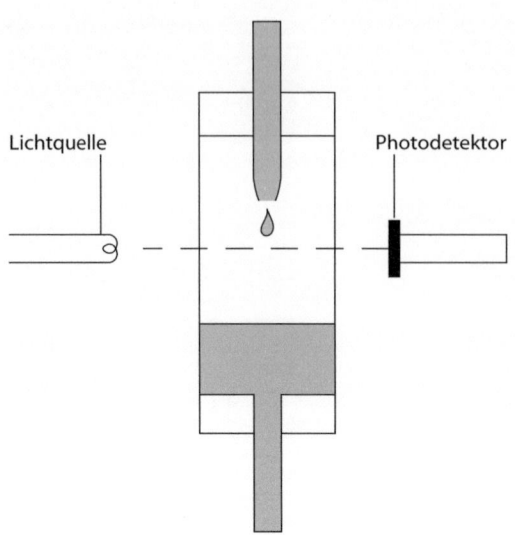

Abb. 10.18 Flusssteuerung im Infusomat

10.4.4.2 Infusomat

Infusomaten arbeiten flussgesteuert (Abb. 10.18).

10.5 Pharmakologie

10.5.1 Diuretika

Wirkort der Diuretika: Abb. 10.19

10.5.1.1 Schleifendiuretika

- **Wirkmechanismus**

Hemmung des Na-2Cl-K-Kotransporters im aufsteigenden Teil der Henle-Schleife.

Dadurch **Hypo-K**, **Hypo-Na**, **Hyper-Glc**, **Hypo-Ca** und **Wasserausscheidung** sowie Liquor- und Augenwasserproduktion ↓.

- **Furosemid**: wird in das Tubuluslumen sezerniert (durch Probenicid hemmbar), lineares Dosis-Wirkungs-Prinzip (High-ceiling-Effekt, große Dosisbreite).
- **Torasemid**: längere HWZ als Furosemid, weniger/kein Rebound, bei chronischer Herzinsuffizienz Furosemid überlegen. Umrechnung 1/3 bis 1/6 der Furosemid-i. v.-Dosis.
- **Piretanid**.

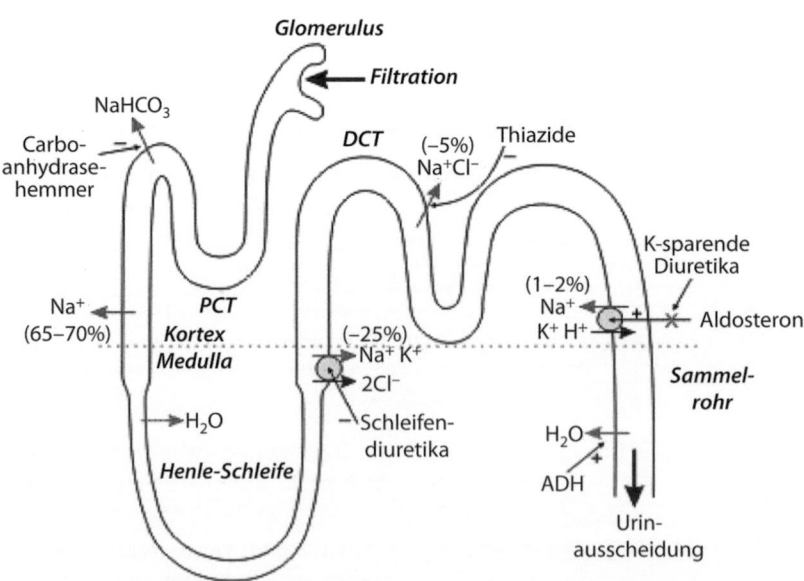

Abb. 10.19 Wirkort der Diuretika. *PCT* proximales Tubuluskonvolut, *DCT* distales Tubuluskonvolut

Cave: Sulfonamidallergie, Lithiumintoxikation (Hemmung der Na-Rückresorption, dadurch Li-Ausscheidung ↓), prärenale Azotämie → Harnstoff ↑.

Da der Sauerstoffverbrauch der Niere v. a. durch die Na-Rückresorption bestimmt wird, dachte man früher, dass Schleifendiuretika durch die Hemmung der Na-Rückresorption nephroprotektiv wirken. Derzeit spricht man von einer nephrotoxischen Wirkung der Schleifendiuretika. Keine Indikation bei prärenalen Nierenversagen und Volumenmangel, keine Nierenspülung, kein Einsatz zur Erhöhung der Diurese. Cave: Dehydratation!

10.5.1.2 Thiazide

- Wirkmechanismus

Hemmung des Na-Cl-Carriers (Rückresoprtion) im distalen Tubuluskonvolut.

Max. 8 % des filtrierten Natriums wird ausgeschieden → **Hypo-K**, **Hypo-Na**, Oligurie, **Hyper-Glc**, **Hyper-Ca**, **Hyper-Cl**, Hyperurikämie, periphere Vasodilatation (Mechanismus?).
- **Hydrochlorthiazid** (HCT).
- **Xipamid**.
- Metolazon.

10.5.1.3 Aldosteronantagonisten (Spironolacton)

- Wirkmechanismus

Hemmung von Aldosteron („Dursthormon"): Blockade der Na-Pumpe im proximalen Sammelrohr, hemmt die aldosteronvermittelte Na-Rückresorption und den K-Verlust.

Führt zu **Hyper-K**, **Hypo-Na**, Wasserdepletion. Max. 3 % Reduktion der Natriuese.
- **Spironolacton**.
- **Amilorid**.
- **Triamteren**.

10.5.1.4 Osmotische Diuretika

- Wirkmechanismus

Hemmung der Na-Rückresorption durch Erhöhung der Osmolarität im Gefäßsystem, d. h. Wirkung im Glomerulum.
- **Mannitol**.

10.5.1.5 Carboanhydrasehemmer

- Wirkmechanismus

Hemmung der Carboanhydrase im proximalen Tubulus, dadurch Hemmung des Na-H^+-Austausch.

Führt zur H^+-Ausscheidung, Alkalisierung.
- **Acetazolamid**.

10.5.2 Medikamente unter Dialyse

Kleine, wasserlösliche Moleküle mit niedriger Proteinbindung (niedriges Verteilungsvolumen), d. h. auch Medikamente, werden abdialysiert.

Beispiele sind vielfältig, einige, für die Prüfung relevante, wären:
- **Antikonvulsiva**: Carbamazepin, Phenytoin, Valproat, Phenobarbital.
- **Antibiotika**: Penicilline, Cephalosporine, Carbapeneme, Aminoglykoside, Metronidazol.
- **Sedativa**: Trichloroethanol, Chloralhydrat.
- **Metformin**.
- **Salicylate**.
- Aminophyllin (**Theophyllin**).
- **Lithium**.
- Alkohol, Ethylenglykol, Propylenglykol.
- β-Blocker, Methanol.
- Methotrexat, Paraquat, einige Pilztoxine.

Verschiedene Websites helfen bei der Dosisanpassung unter Niereninsuffizienz, z. B. ▶ http://www.dosing.de der Uni Heidelberg.

10.5.3 Nephrotoxizität

Insbesondere Medikamente mit hoher renaler Clearance, d. h. ohne Möglichkeit einer extrarenalen Ausscheidung, können bei Niereninsuffizienz akkumulieren bzw. müssen in der Dosis an die Nierenfunktion bzw. an die Dialyse (kontinuierlich, intermittierend) angepasst werden.

Nephrotoxizität kann unterteilt werden in:
- Auswirkung auf die **intraglomeruläre Hämodynamik**, z. B. NSAID, Ciclosporin, Takrolimus, ACE-Hemmer/Angiotensin-Rezeptor-Blocker.
- **Tubulär-zelluläre Nekrose**, z. B. Aminoglykoside, Amphotericin B, Antiretrovirostatika, Kontrastmittel.
- Inflammation/akute interstitielle **Nephritis**, z. B. Gold, Hydralazin, Lithium, Allopurinol, β-Laktam-Antibiotika, Rifampicin.
- **Idiosyncratische Reaktion** (d. h. nicht dosisabhängig): Sulfonamide, Vancomycin, Aciclvir, Diuretika (insbesondere Schleifendiuretika), NSAID, Phenytoin, Protonenpumpeninhibitoren, Ranitidin.
- **Kristallnephropathie**: Ampicillin, Ciprofloxacin, Antivirostatika (Aciclovir, Foscarnet, Ganciclovir), Methotrexat.
- **Rhabdomyolyse**: Statine, Drogen (Ketamin, Heroin, Cocain, Methamphetamin).
- Thrombotische **Mikroangiopathie**: Clopidogrel, Ticlopidin, Cyclosporin, Chinidin.

10.5.4 Infusionslösungen

10.5.4.1 Kristalloide Infusionslösungen

Einen Überblick über die Kristalloide gibt ◘ Tab. 10.7.

Die maximale Osmolarität bei periphervenöser Applikation sollte nicht über 900 mosmol/l liegen (Gefahr der Thrombophlebitis), d. h. G 10 % ist noch möglich.

10.5.4.2 Kolloide Infusionslösungen

Einen Überblick über die Kolloide gibt ◘ Tab. 10.8.

- **Kolloid**

Teilchen, das in einem Medium (hier Flüssigkeit) fein verteilt ist, Größe bis einige Mikrometer.

- - **Dextran**

Polysaccharid aus Glukosemolekülen, 1,6-vernetzt, Rübenzucker, heute rekombinant hergestellt. Volumeneffekt 100–130 %.
- **Dextran 40**: fördert Mikrozirkulation, hemmt TZ und ErythrozytenAggregation, Blutsenkungsgeschwindigkeit ↓; intravasale HWZ 3–6 h.
- **Dextran 60/70**: intravasale HWZ 6–24 h; erhöht Thrombozytenaggregation.

Pharma: bis 50 kDa renale Ausscheidung; dann Speicherung und Abbau im retikuloendothelialen System (RES), **Cave**: Niereninsuffizienz („Verstopfung" der Nierentubuli).

- - **Hydroxyethylstärke (HAES)**

Veresterte Stärkemoleküle (Amylopektin), 1,4-vernetzt, aus Kartoffel-/Maisstärke.

Hydroxylierung verzögert den Abbau durch Amylase und erhöht Wasserlöslichkeit. Substitutionsgrad von 70–40 % (70 %: höhere Halbwertzeit und Löslichkeit durch höhere Substitution mit Hydroxylgruppen). Das Verhältnis der C2/C6-Substitution bestimmt die Metabolisierungsrate (C6 wird schneller gespalten als C2).

Pharma: Spaltung durch Amylasen, renale Elimination (nach 24 h 40 % im Plasma bleibend), 30 % Aufnahme im retikuloendothelialen System (RES).

Hyper-HAES: Hyeronkotischer Effekt v. a. durch hohe NaCl-Konzentration (7,2 %). HAES als isoonkotoische (6 %) oder als hyperonkotische Lösung (10 %).

◻ **Tab. 10.7** Zusammensetzung verschiedener Kristalloide (in mmol/l, Osmolarität in mosm/l)

	Na	K	Ca	Cl	Puffer	Sonstiges	Osmolarität	pH
0,9 % NaCl	154	–	–	154	–	–	308	5–6,0
Glukose 5 %	–	–	–	–	–	50 mg/ml Glukose	278	3,5–5,5
Glukose 10 %	–	–	–	–	–	100 mg/ml Glukose	555	3,5–5,5
Ringer-Lösung	147	4	2,3	156	Laktat 27	–	309	5,0–7,0
Ringer-Laktat (Hartmann's)	125–134	4–5,4	0,9–2	106–117	Laktat 25–31	–	262–293	5,0–7,0
Ringer-Acetat	130	5,4	0,9	112	Acetat 27	Mg 1 mmol/l	276	5,0–7,0
NaBi (8,4 % NaHCO$_3$)	1000	–	–	–	HCO$_3$ 1000	–	2000	8,0

◻ **Tab. 10.8** Charakteristika der Kolloide, Relatives Molekulargewicht MW in kDa, restliche Konzentrationen in mmol/l

	MW (kD)	Na	Cl	Sonstige	Osmolarität	pH
Dextran 40	40	–	–	–	287	3,5–7,0
Dextran 60/70	60–70	–	–	–	287	3,5–7,0
HAES 450/0,7	450	154	154	–	301	7,3
HAES 200/0,5	200	154	154	–	308	3,5–6,0
HAES 130/0,4	130	154	154	–	308	3,5–6,0
HyperHAES	130	1232	1232	(7,2 % NaCl)	2448	3,5–6,0
Gelatine	35	154	125	je 0,4 K/Mg/Ca	279	7,4
Albumin 5 %	69	100–160	100–160	K: bis 2	270–300	6,4–7,4
Albumin 20 %	69	50–120	< 40	K: bis 10	135–138	6,4–7,4

Wichtige (Neben)wirkungen:
- Volumeneffekt 120 %.
- 10 % Juckreiz (mehrere Monate lang möglich!).
- Erhöhte Rate von Niereninsuffizienz (Rote-Hand-Brief, Kontraindikation Sepsis, eine Marktrücknahme wird immer wieder diskutiert und erwartet).
- Reduziert Aktivität von Faktor VIII und vWF (für 4–7 h).
- Anaphylaxie 0,085 % (ähnlich Gelatine).

▪▪ Gelatine

Succinylierte Gelatine, Herstellung aus tierischem Bindegeweb (Schweine, Rinder).

Pharma: Spaltung durch Peptidasen, renale Elimination HWZ 2–4 h; keine maximale Dosis angegeben.

Wichtige (Neben)wirkungen:
- Volumeneffekt 100 %.
- Ca-Gehalt 0,4 mmol/l – **Cave**: Hyper-Ca, z. B. bei Digitalis.

Tab. 10.9 Theoretische Effekt der Applikation von 1 l Flüssigkeit

	Glukose 5 %	NaCl 0,9 %	NaCl 3 %	HAES (200/05)
Natrium (mmol/l)	0	154	–	–
Wassergehalt (ml)	1000	1000	1000	1000
Veränderung des EZV (ml)	333	1000	1500	1000
Veränderung des IZV (ml)	667	0	−500	0
Veränderung der Osmolarität (%)	−2,5	0	+?	0
Veränderung des Plasmavolumens (ml)	83	250	750	1000

EZV Extrazellularvolumen, *IZV* Intravasalvolumen

– Keine Wirkung auf die Gerinnung, Coating von Erythrozyten mit Schutz vor mechanischer Belastung (?)

Albumin

1. 5 %-ige isotone und 20 %-ige hyperonkotische Lösung.

Wichtige (Neben)wirkungen:
– Ca-Bindung, d. h bei Hypoalbuminämie sinkt Gesamt-Ca.
– Keine Gerinnungsfaktoren enthalten.
– 125–160 mmol/l N- und bis 100 mmol/l Cl.
– Albumin 9,6/50 ml für 20 %-ige Lösung.

10.5.4.3 Kristalloide und Kolloide im Vergleich

Tab. 10.9

Insgesamt steht der Nachweis aus, ob/welche Kristalloide oder Kolloidale Infusionslösung von Vorteil für welchen „Fluid-Resuscitation"-Patienten ist.

Weiterführende Literatur

Chambers D, Huang C, Matthews G (2015) Basic physiology for anaesthetists. Cambridge Medicine
Cross M, Plunckett E (2008) Physics, pharmacology and physiology for the anesthetist. Camebridge University Press
Fresenius M, Heck M, Zink W (2014) Repetitorium Intensivmedizin. Springer
Geberth S, Nowack (2014) Praxis der Dialyse. Springer
Heck M, Fresenius M, Busch C (2017) Repetitorium Anästhesiologie. Springer
https://emcrit.org/
Milovanovic Z, Abisola A (2017) Making sense of fluids and electrolytes. CRC Press
Timmer K Zitrat-CVVH auf der Intensivstation – Der erfolgreiche Weg zu einem gesicherten Antikoagulationsverfahren (Intensiv-News 13, 1/2009). https://medicom.cc/de/publikationen/intensiv-news/200901/entries/05-Zitrat-CVVH_auf_der_Intensivstation_-_Der_erfolgreiche_Weg_zu_einem_gesicherten_Antikoagulationsverfahren.php. Zugegriffen: 1. Feb. 2023
Tonner P, Hein L (2011) Pharmakotherapie in der Anästhesie und Intensivmedizin. Springer

Säure-Base-Haushalt

Roswitha Jehle

Inhaltsverzeichnis

11.1 Anatomie und Physiologie – 322
11.1.1 Einfluss- und Messgrößen – 322
11.1.2 Azidose – 324
11.1.3 Alkalose – 325
11.1.4 Stewart-Modell – 326

11.2 Diagnostik und Medizintechnik – 327
11.2.1 Blutgasanalyse – 327
11.2.2 Temperaturregulation und Säure-Base-Status – 328

11.3 Pharmakologie – 328
11.3.1 Pufferlösungen – 328

Weiterführende Literatur – 329

© Springer-Verlag GmbH Deutschland, ein Teil von Springer Nature 2023
R. Jehle (Hrsg.), *Physiologie, Pharmakologie, Physik und Messtechnik für die Anästhesie und Intensivmedizin*, https://doi.org/10.1007/978-3-662-61772-4_11

11.1 Anatomie und Physiologie

11.1.1 Einfluss- und Messgrößen

11.1.1.1 pH-Wert

Normaler pH-Wert: arteriell 7,36–7,44, venös 7,31–7,41 (bzw. 0,03–0,05 unter dem arteriellen pH).

Mit der **Henderson-Hasselbalch-Gleichung** pH = pK_a + log(Base/Säure) (▶ Abschn. 2.1), gilt für Kohlensäure (Kohlendioxid/Bikarbonat):

$$pH = 6{,}1 + \log\left[\frac{HCO_3^-}{0{,}03 \times p_aCO_2}\right]$$

p_aCO_2 in mmHg.

Erinnerung: Bei einem pH von 7,1 ist die Konzentration der H$^+$-Ionen bereits verdoppelt! Zwischen pH 7,2 und 7,6 gilt:

$$H^+ \approx 780 + 100 \times pH$$

Das **Davenport-Diagramm** (◘ Abb. 11.1) zeigt den Zusammenhang zwischen pH, p_aCO_2 und HCO_3:

- **Punkt A** zeigt den Normalwert bei pH 7,4, p_aCO_2 5,3 kPa (40 mmHg) und HCO_3^- 24 mmol/l, die **Linie B-A-D** zeigt die normale Pufferung (Henderson-Hasselbalch-Gleichung) an.

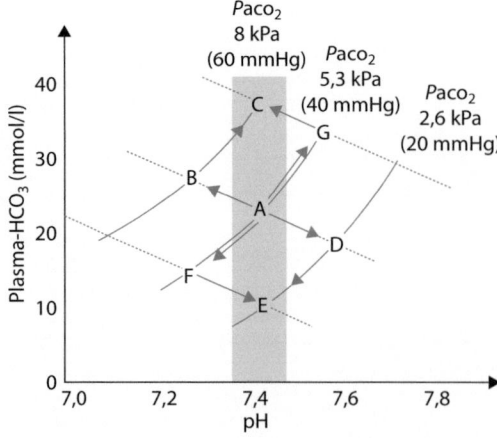

◘ **Abb. 11.1** Davenport-Diagramm (Erklärung s. Text)

- **ABC**: Steigt der p_aCO_2 durch eine metabolische Azidose auf 8 kPa/60 mmHg (Punkt B), fällt der pH, HCO_3^- steigt auf 28 mmol/l. Bei Kompensation auf einen pH von 7,4 steigt HCO_3^- weiter (38 mmol/l).
- **AFE**: Fällt HCO_3^- durch eine metabolische Azidose ab (Punkt F), erfolgt die Kompensation auf pH 7,4 durch Hyperventilation (p_aCO_2 2,6 kPa/20 mmHg Punkt E).
- **ADE**: zeigt eine respiratorische Alkalose (Punkt D), die metabolisch durch Abfall des HCO_3^- kompensiert wird (Punkt E).
- **AGC**: zeigt eine metabolische Alkalose (Punkt G), die respiratorisch durch Anstieg des p_aCO_2 kompensiert wird (Punkt C).

11.1.1.2 Puffersysteme

Intrazelluläre Puffersysteme:
- Proteine/Peptide,
- Phosphat (PO_4),
- Ammoniak (NH_4).

Extrazelluläre Puffersysteme:
- **Hämoglobin (Hb)**: Aufnahme von CO_2 in die Erythrozyten führt zur Bildung von HCO_3^- und H^+ und Bindung des H^+ an Hb → Freisetzung von HCO_3^- als extrazellulärer Puffer,
- **Albumin** (u. a. Plasmaproteine),
- **Bikarbonat** (HCO_3^-),
- **Kreatinin**,
- **Phosphat** (PO_4).

Die Regulation des Säure-Base Haushalts erfolgt pulmonal über die Respiration bzw. renal über die Niere. Regulationsmechanismen:
- Respiratorisch: Abatmung/Retention von **CO_2**.
- Renal: Rückresorption (bzw. Ausscheidung) **von HCO_3^-**, dadurch Elimination (bzw. Erhöhung) von H^+.
- Renal: Bildung von Natriumhydrogenphosphat (**NaH_2PO_4**) im Tubuluslumen, dadurch H^+-Elimination.
- Renal: Bildung von Ammoniak (**NH_4**), dadurch Elimination von H^+.

11.1.1.3 Base Excess (BE, Basenabweichung) und Standard-Bikarbonat (HCO$_3^-$)

- **Base Excess (BE)**

Theoretische Menge einer Base, die benötigt wird, um einen Liter Blut bei einem pCO$_2$ von 40 mmHg und 37 °C auf einen pH von 7,4 zu titrieren. *Normal −2 bis +2 mmol/l (arteriell und venös).*

Der Base Excess zeigt die „Abweichung" vom normalen pH von 7,4 an, ein negativer BE beschreibt somit einen Säureüberschuss. Durch Normierung auf den normalen pCO$_2$ zeigt der BE die metabolische Komponente einer Säure-Basen-Störung an (**metabolische Azidose** für BE < −2 mmol/l bzw. **metabolische Alkalose** für BE > 2 mmol/l).

Die Basenabweichung wird für einen fiktiven Hb von 5 g/dl (3 mmol/l) berechnet, da sie den gesamten Extrazellularraum abbildet, das Interstitium (2/3 des extrazellulären Volumens) aber kein Hb enthält.

Anteil am Base Excess haben:
- **Natrium** (Na): BE$_{Na}$ = 0,3 × (Na − 140) → Wasserüberschuss oder -mangel abschätzen.
- **Chlorid** (Cl): BE$_{Cl}$ = 102 − Cl$_{Na\text{-korr}}$ = 102 − (Cl × 140/Na).
- **Albumin**: BE$_{Alb}$ = (0,148 × pH − 0,818) × (Alb$_{normal}$ − Alb$_{aktuell}$) mit 42 g/l für normales Albumin und Korrektur auf den aktuelle pH (Ladungsträger und damit Pufferfunktion des Albumins pH-abhängig).
- **Laktat**: Jedes mmol Laktat trägt 1 : 1 zum BE bei, BE$_{Laktat}$ = 1 − Laktat.
- **Ungemessene Anionen**: Alle nicht durch die oben genannten Faktoren erklärbaren Veränderungen des BE werden durch ungemessene Anionen erklärt: BE$_{Anionen}$ = BE − (BE$_{Na}$ + BE$_{Cl}$ + BE$_{Alb}$ + BE$_{Laktat}$).

- **Standardbikarbonat [korrigiertes Bikarbonat, HCO$_3^-$(c)]**

Bikarbonatwert, normiert auf einen pCO$_2$ von 40 mmHg, Temperatur von 37 °C und vollständig gesättigtem Hämoglobin. *Normal −22 bis +26 mmol/l (arteriell und venös).*

Das Standardbikarbonat hat damit praktisch analogen Aussagewert zum Base Excess, misst aber nicht die Nichtbikarbonatbasen und birgt die Verwechslungsgefahr mit dem aktuellen HCO$_3^-$, das aus dem aktuellen pH und dem aktuellen pCO$_2$ nach der Henderson-Hasselbalch-Formel berechnet wird und dadurch immer eine Kombination der aktuellen metabolischen Störung und des aktuellen pCO$_2$ darstellt.

11.1.1.4 Anionenlücke („anion gap", AG)

- **Anionenlücke**

Differenz positiv und negativ geladener Ionen im Blut. Berechnung:

$$AG = (Na^+ + K^+) - (Cl^- + HCO_3^-)$$

Normal 12 (8–16) mmol/l (arteriell und venös).

Teils werden noch die positiven Ionen **Magnesium** und **Kalzium** mit einberechnet, da aber in vielen Stationslaboren nur das **freie Kalzium** erfasst wird, wird es in der Formel oft weggelassen.

Die **Anionenlücke entsteht durch in der Blutgasanalyse nicht gemessene anionische Proteine oder organische Säuren**, sie dient der Differenzierung v. a. von metabolischen Azidosen (◯ Abb. 11.2).

Veränderungen der Anionlücke:
- AG ↑:
  - **Flüchtige organische Säuren** (*Bsp. Ketone, Laktat, Urämie, Salicylate, Methanl, Glykol u. a.*).
- AG ±:
  - **Cl/HCO$_3$-Verschiebung**: Abnahme von HCO$_3$ wird durch Cl kompensiert,
  - **HCO$_3$-Verlust** (*Bsp. gastrointestinal, aber auch renal*),
  - **Cl-Anstieg** (*Bsp. durch NaCl-Infusion!*).
- AG ↓ (z. T. negative AG!):
  - **Ungemessene Kationen** (*Bsp. Paraproteine bei Myelom, Hyperkalziämie, Hypermagnesiämie, Lithium, Bromidintoxikation*),

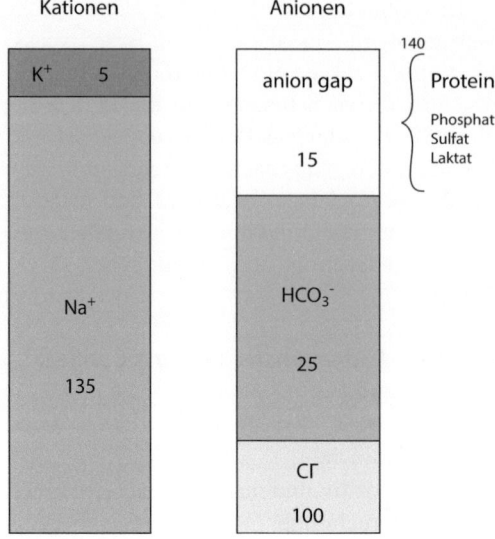

Abb. 11.2 Anionenlücke (anion gap, AG) (Werte in mmol/l)

- Abfall der ungemessenen Kationen, v. a. bei Hypoalbuminämie (wirkt alkalotisch): Korrektur der Anionenlücke auf Albumin und Phosphat: AG − 0,2 × Albumin(g/l) − 1,5 × PO_4 (mmol/l).

Ein Anstieg der Anionenlücke unter Hypokalziämie, Hypomagnesämie wird beschrieben, diese sind aber mit Konzentration von 1–2 mmol/l im Serum wenig entscheidend in der Formel.

11.1.1.5 Laktat
Laktatnormwert: 1–2,2 mmol/l (5–20 mg/dl).
- Salz der **Milchsäure** (schwache Säure mit pK_a 3,8), das aus der anaeroben Glykolyse entsteht, Produktion ca. 1 mmol/h.
- Wird **zu 80 % wieder in Glukose** umgewandelt (**Glukoneogenese in der Leber**), 20 % werden nach Oxidation zu Pyruvat im **Zitratzyklus** (▶ Kap. 17) in den Mitochondrien metabolisiert.
- Ausscheidung/Metabolisierung in der **Niere** möglich (filtriertes Laktat wird aktiv reabsorbiert).

- Zwischen 50–80 % des maximalen Sauerstoffverbrauchs (VO_{2max}) steigt der Laktatspiegel an.
- **Sensibler Marker** für *Hypoxie, Minderperfusion und Schock*, Anstieg aber auch bei Neoplasien, Hyperglykämie, Vitamindefizit, Ethanolintoxikation, Biguanide, angeborenen Glykogenspeicherkrankheiten, Fruktose-1,6-PO_4-Mangel, Pyruvat-DH-Mangel.

11.1.2 Azidose

Azidose: pH < 7,36.
- Freisetzung von Kalzium aus den Albuminbindungsstellen → Erhöhung des freien Kalziums.
- **Rechtsverschiebung der Sauerstoffbindungskurve**, dadurch bessere Oxygenierung der Gewebe.
- **Katecholaminfreisetzung**, Tachykardie, aber myokardiale Depression durch Hemmung des Kalziumeinstroms.
- **Hyperkaliämie** (Austausch Kalium gegen H^+-Ionen).
- **Vasokonstriktion** systemisch, renal, systemische, Splanchnikus,
  Vasodilatation im koronaren, muskulären und uterinen Stromgebiet.
- Reduzierte gastrointestinale Motilität.

11.1.2.1 Respiratorische Azidose
Anstieg des pCO_2 > 45 mmHg (6 kPa), normaler Base Excess, normales Standardbikarbonat.

- **Akute respiratorische Azidose**
- HCO_3^- 1 mmol/l ↑ für jeden pCO_2-Anstieg um 10 mmHg (1,33 kPa).
- pH 0,08 ↓ für jeden pCO_2-Anstieg um 10 mmHg (1,33 kPa).
- Zu erwartendes HCO_3^- = 24 + 0,1 × (pCO_2 − 40 mmHg bzw. 5,33 kPa).

- **Chronische respiratorische Azidose**
- HCO_3^- 3–4 mmol/l ↑ für jeden pCO_2-Anstieg um 10 mmHg (1,33 kPa).

- pH 0,03 ↓ für jeden pCO_2-Anstieg um 10 mmHg (1,33 kPa).
- Zu erwartendes HCO_3^- = 24 + 0,35 × (pCO_2 − 40 mmHg bzw. 5,33 kPa).

11.1.2.2 Metabolische Azidose

Anstieg freier Säuren durch erhöhte Produktion von Säuren oder sauren Toxinen oder durch Verlust von Bikarbonat, Base Excess < −2 mmol/l.
- pCO_2 1–1,5 mmHg ↓ für jeden HCO_3^--Abfall um 1 mmol/l, d. h. der Abfall des pCO_2 entspricht dem Abfall des Base Excess.
- pH 0,010 ↓ für jeden HCO_3^--Abfall um 1 mmol/l.
- pCO_2 [in mmHg] = 1,5 × HCO_3^- + 8.

- **Metabolische Azidose mit normaler Anionenlücke**

Metabolische Azidose mit **normaler Anionenlücke** entsteht **durch Bikarbonatverlust**:
- Verluste alkalischer Substanzen (*Bsp. gastrointestinale Verluste wie: Diarrhö, Pankreasfistel, Dünndarmfisteln, Ileumconduit bzw. Ureterenterostomie: Bakterien degradieren Harnstoff → Aufnahme von sauren Metaboliten*).
- **Renale Verluste** (*Bsp. renal-tubuläre Azidose II, IV, V*).
- **Chloridgabe** (Austausch von Cl- und $NaCO_3$-Ionen in der Niere).
- Verdünnung (**Dilutionsazidose** durch hohe Mengen kristalloider Infusionen).
- Medikamente (*Bsp. Carboanhydrasehemmer, Aldosteronantagonisten, M. Addison*).

- **Metabolische Azidose mit erhöhter Anionenlücke**

Metabolische Azidose mit **erhöhter Anionenlücke** durch Erhöhung flüchtiger organischer Säuren, d. h. nicht gemessen Anionen. *Bsp. Laktat, Ketone, Methanol, Glykol, Urämie, Salicylate, Pyroglutamat bei Glutathiondepletion z. B. bei Paracetamolintoxikation, u. v. a.* Des Weiteren Hypokalziämie bei *Pankreatitis, Tumor-Lyse-Syndrom, Rhabdomyolyse, Intoxikation mit Glykol (Hypokalziämie durch Oxalat Bildung und Ausscheidung von Kalziumoxalat)* oder *Hydrofluorsäure (Ausfall von Kalziumfluorid im Gewebe), Verbrennungen*.

- Laktatazidose
- **Typ-A-Hyperlaktatämie**: Erhöhte Produktion von Laktat bei anaerober Stoffwechsellage, z. B. bei Hypoxie bzw. Hypoperfusion, Laktatzufuhr (Ringer-Laktat-Lösung!).
- **Typ-B-Hyperlaktatämie**: Reduzierter Metabolismus von Laktat, normale Gewebeperfusion.
  - Typ B1 (nach Cohen-Woods): Grunderkrankungen wie Phäochromozytom.
  - Typ B2: sekundär nach Medikamenten (*Bsp. β_2-Mimetika wie Salbutamol, Adrenalin, Biguanide/Metformin*) oder Toxine (*Bsp. Alkohol, Endotoxine, Lymphome*), Thiaminmangel (Pyruvatdhydrogenase ↓).
  - Typ B3: angeborene Stoffwechselerkrankungen (Glykogenspeicherkrankheiten, Fruktose-1,6-PO4-Mangel, Pyruvat-Dehydrogenase-Mangel).

- Laktatlücke

Glykol interferiert mit Laktatoxidasemessung (falsch hoch), aber nicht mit Laktatdehydronasemessung.

11.1.3 Alkalose

Alkalose: pH > 7,44.

11.1.3.1 Respiratorische Alkalose

- Gesteigerte zerebrale Erregbarkeit, Krampfneigung.
- Blutdruck und HZV ↓.
- Erhöhter intrazellulärer PO_4-Verbrauch.

- Akute respiratorische Alkalose
- HCO_3^- 2 mmol/l ↓ für jeden pCO_2-Abfall um 10 mmHg (1,33 kPa).
- pH 0,08 ↓ für jeden pCO_2-Abfall um 10 mmHg (1,33 kPa).
- Zu erwartendes HCO_3^- = 24 − 0,2 × (40 mmHg bzw. 5,33 kPa − pCO_2).

Besonderheit: *Bsp. Salicylatvergiftung respiratorische Alkalose und metabolische (Laktat)azidose, dazu Hypoglykämie.*

- **Chronische respiratorische Alkalose**
- HCO_3^- 4 mmol/l ↓ für jeden pCO_2-Abfall um 10 mmHg (1,33 kPa).
- pH 0,02 ↑ für jeden pCO_2-Abfall um 10 mmHg (1,33 kPa).
- Zu erwartendes $HCO_3^- = 24 - 0,4 \times$ (40 mmHg bzw. 5,33 kPa $- pCO_2$).

11.1.3.2 Metabolische Alkalose

- pCO_2 0,25–1,0 mmHg ↑ für jeden HCO_3^--Anstieg um 1 mmol/l, d. h. $\Delta pCO_2 \approx 0,6 \times \Delta BE$.
- pH 0,015 ↑ für jeden HCO_3^--Abfall um 1 mmol/l.
- pCO_2 [in mmHg] $= 40 + 0,6 \times HCO_3^-$.

(Wichtige) Ursachen:
- Diuretika mit Chloridverlust und hypochlorämische Alkalose.
- Magensaftverlust bzw. Erbrechen.
- Kortikoide.
- **Hypokaliämie**, Hypochloridämie.

11.1.4 Stewart-Modell

Die Basenabweichung und die (nicht auf Albumin korrigierte) Anionenlücke berücksichtigt als Puffer nur HCO_3^-, nicht Albumin und Phosphat. Das Stewart-Modell versucht mit einem gänzlich anderen Ansatz der Säure-Basen-Analyse, dies zu berücksichtigen (◘ Abb. 11.3).
3 Grundprinzipien:
- **Elektroneutralität**: Summe der Kationen = Summe der Anionen.
- **Dissoziationsgleichgewicht** schwacher (d. h. unvollständig dissoziierter) Substanzen[1]:

$$K_a = \frac{A \times H}{HA}$$

---
[1] Beachte die Analogie zur Henderson-Hasselbalch-Gleichung!

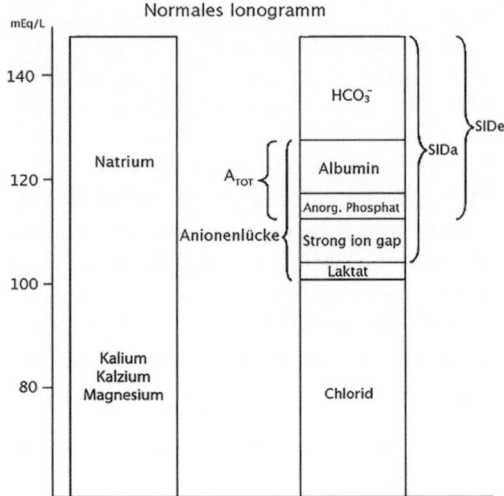

◘ Abb. 11.3 Ionogramm nach Stewart. *SID* strong ion difference: Differenz zwischen den starken (vollständig dissoziierten) Anionen und Kationen; SID_e effektive strong ion difference; SID_a apparent (scheinbare) strong ion difference; Strong ion gap errechnete Differenz zwischen SID_a und SID_e, ist ein Maß für die Menge an ungemessenen Anionen im Serum. A_{TOT} Summe der schwachen (nicht voll dissoziierten), negativen Ladungen (Albumin und anorganisches Phosphat). (Mit freundl. Genehmigung aus: Funk GC (2007) Das Säure-Basen-Modell nach Stewart. Wien Klin Wochenschr 119: 390–403)

- **Massenerhaltung**: Gesamtmenge aller dissoziierter und nichtdissoziierter Substanzen bleibt gleich.

Nach dem Stewart-Modell wird der pH-Wert nur bestimmt durch die 3 unabhängigen Variablen **pCO_2, Gesamtmenge aller schwachen Säureanionen** A_{tot} und der **Differenz der starken Ionen** (SID) bestimmt. Aus diesen 3 Variablen ergeben sich die abhängigen Variablen HCO_3^- und H^+.
- **pCO_2**: Beurteilung wie im „klassischen" Säure-Basen-Modell.
- **Gesamtmenge aller schwachen Säureanionen A_{tot}**: Die Nicht-HCO_3^--Puffer werden durch alle nicht vollständig dissoziierten Substanzen beschrieben, meist als: [**Albumin** $\times (0,123 \times pH - 0,631)] + [PO^4 \times (0,309 \times pH - 0,469)]$.
Mit den Normalwerten für Albumin (44 g/l) und Phosphat (1,2 mmol/l) er-

gibt sich für A_{tot} ein Normalwert von 14 mmol/l.
- **Differenz der starken Ionen** (SID), unterteilt in die SID der apparenten Ionen, SID_a, und der effektiven SID_e:
  - $SID_a = (Na + K + 2 \times Ca + 2 \times Mg) - (Cl + Laktat)$, normal 45 meq/l[2].
  - $SID_e = HCO_3^- - A_{tot}$, normal 39 mmol/l (oder meq/l).

- **Strong Ion Gap (SIG)**

Lücke der starken Ionen, $SIG = SID_a - SID_e$, normal 6±2 meq/l (abhängig von der Bestimmungsmethode).

Die SIG ergibt sich (wie die Anionenlücke) aus ungemessenen Anionen wie **Ketonen**, Sulfaten etc., die in geringer Menge bis 6 mmol/l auch beim Gesunden vorkommen.

Unterschiede des Stewart-Modells zur konventionellen Betrachtung des Säure-Basen-Haushalts:
- **Metabolische Störungen** nicht nur durch Anstieg von organischen Säuren (Anionenlücke), sondern auch durch **Elektrolytstörungen** (renal-tubuläre Azidose, exogene Zufuhr von Anionen).
- SIG wird von Verfechtern des Stewart-Modells als der Anionenlücke überlegen angesehen, da sie **Kalzium**, **Magnesium** und **Laktat** berücksichtigt.
- **NaCl-induzierte Dilutionsazidose** wird direkt durch die Erhöhung der Cl-Konzentration erklärt, nicht durch Austausch von Cl/HCO_3^-, analog wirkt $NaHCO_3$ über Erhöhung der Na-Konzentration alkalisierend (und nicht über das zugeführte HCO_3^-).
- **Hypoalbuminämie** verursacht selbst eine metabolische Alkalose, nicht indirekt über HCO_3^--Anstieg.
- Kein Unterschied in der Betrachtung der respiratorischen Störungen (verursacht durch Veränderungen des pCO_2).

---

[2] In dem im klinischen Alltag eher ungebräuchlichen Stewart-Modell trägt zur Verwirrung bei, dass die SID_a durch Kationen gebildet wird, die SID_e aber aus den Anionen HCO_3^- und A_{tot}.

- Kritik besteht u. a., dass Messfehler in den Einzelsubstanzen sich u. U. addieren und zu falschen Schlüssen führen können, und dass es keine Point-of-Care-Diagnostik (Magnesium, Albumin, Phosphat) gibt.
- Vorteil ggf. bei Störungen mit gestörtem Chloridtransport (renal-tubulärer Azidose, Bartter-Syndrom), komplexen Säure-Basen-Störungen?

Zusammenfassend soll das Stewart-Modell nicht als Alternative, sondern als Ergänzung zum klassischen Modell betrachtet werden!

11.2 Diagnostik und Medizintechnik

11.2.1 Blutgasanalyse

> **Gerne gefragt**: Interpretation einer Blutgasanalyse (BGA)
> 1. pH-Wert?
> 2. pCO_2 – respiratorische Störung?
> 3. Base Excess (oder Standardbikarbonat) – metabolische Störung?
> 4. Anionenlücke?
> 5. pO_2, ggf. MetHb, COHb?
> 6. Hb?
> 7. Elektrolyte, Glukose?
> 8. Ggf. Albumin.

In der Blutgasanalyse werden gemessen:
- **pH**,
- **pCO_2**,
- **pO_2**,
- **Elektrolyte**,
- **Hämoglobin** (Hb),
- **Laktat** und **Glukose**,
- ggf. **Met-Hb, Co-Hb**.

Alle anderen Werte, wie BE, HCO_3^-, werden daraus abgeleitet.

Hb, HbO_2 z. T. gemessen, dann Bestimmung der $SO_2 = \frac{HbO_2}{Hb + HbO_2}$.

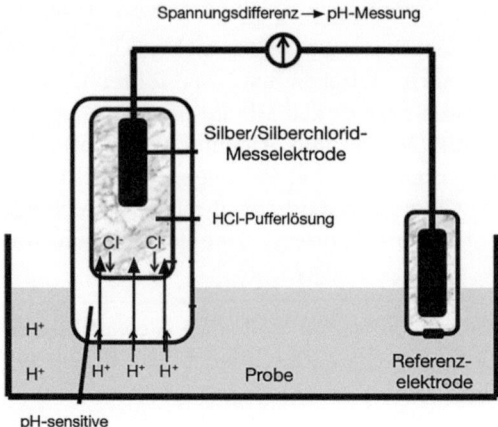

◘ **Abb. 11.4** pH-Elektrode

11.2.1.1 pH-Messung

- **pH-Elektrode**

Silber/Silberchlorid-(Ag/AgCl)-Glaselektrode mit H^+-durchlässigem Glas, Messung gegen eine Referenzelektrode in Kaliumchlorid-(KCl)-Lösung (◘ Abb. 11.4).

Zur Messung des pO_2 (Clark-Elektrode, ▶ Abschn. 9.3.1), zur Messung des pCO_2 (Severinghaus-Elektrode, ▶ Abschn. 9.3.2).

11.2.2 Temperaturregulation und Säure-Base-Status

Pro Grad Temperaturanstieg > 37 °C steigt pH um 0,015.

2 Methoden, mit diesem Phänomen umzugehen:
- **α-stat-Methode**: Keine Temperaturkompensation, dadurch Abbildung der **Verhältnisse wie bei der zerebralen Autoregulation**. Da Gase in Kälte besser löslich sind und beim Erwärmen weniger löslich werden, wird der pO_2 und der pCO_2 beim hypothermen Patienten bei dieser Methode überschätzt.
- **pH-stat-Methode**: Kompensation der Temperatur. Da Gase in Kälte besser löslich sind, ist der pCO_2 (und der pO_2) niedriger. Die pH-stat-Methode bildet die Verhältnisse bei **Verlust der zerebralen Autoregulation** oder bei winterschlafenden Tieren ab.

11.3 Pharmakologie

11.3.1 Pufferlösungen

Menge der Puffersubstanz (mmol/l) = −0,3 × (BE × Körpergewicht in kg).

Hintergrund: Der Base Excess bildet die Puffer im Extrazellularraum ab, die ca. 25–30 % des Körpergewichts ausmachen.

Insgesamt ist die Pufferung bei metabolischer Entgleisung sehr umstritten: „Laborwertkosmetik", Verschlechterung der Sauerstoffversorgung der Gewebe, Verstärkung der intrazellulären Azidose, keine Evidenz. Meist als Ultima ratio eingesetzt, es sollten nur 1/3 bis 1/2 der errechneten Menge ersetzt werden.

11.3.1.1 Natriumbikarbonat ($NaHCO_3$) 8,4 %

Cave
- **Linksverschiebung der Sauerstoffbindungskurve**, **Bohr-Effekt**: Weniger Sauerstoff im Gewebe → nur bei ausgeprägter metabolischer Azidose ohne Gewebehypoxie (Urämie, renal-tubuläre Azidose, HCO_3^--Verlust) sowie ggf. zur Harnkalisierung (Intoxikation mit Säuren wie Acetylsalicylsäure, Barbituraten, bei Hämolyse oder Rhabdomyolyse).
- Hoher Natriumgehalt (8,4 %, 1000 mmol/l) → Nephrotoxisch. **Cave**: Hypokaliämie.
- Negativ inotrop!
- **Osmolarität**: 2000 mOsm/l → keine unverdünnte periphervenöse Gabe!
- Orale Gabe bei chronischer Niereninsuffizienz möglich (2–3 g = 24–36 mmol).
- HCO_3^- wird durch die Carboanhydrase zu CO_2 → erhöhte Atemarbeit (**Cave**: ARDS!) bzw. respiratorische Azidose, wenn CO_2 nicht abgeatmet werden kann.

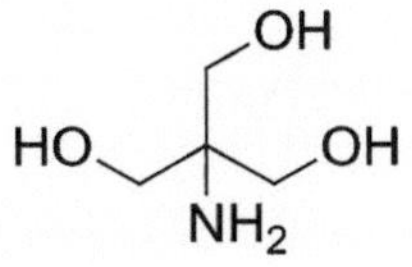

Abb. 11.5 Tris-Puffer

11.3.1.2 Tris-Puffer 36,34 %

Tris(hydroxymethyl)-aminomethan (**THAM**), ein primäres Amin mit 3 alkoholischen OH-Gruppen als Puffer (Abb. 11.5).

- **Osmolarität**: 3000 mOsm/l → keine unverdünnte periphervenöse Gabe!
- Durch die 3 OH-Puffergruppen von Tris ist dieser Puffer 3-fach wirksam, d. h. die Menge an Puffersubstanz berechnet sich mit:
  Menge an Tris-Puffer (mmol/l) = $-0{,}1 \times$ (BE × Körpergewicht in kg).
- **Pharma**: Keine Metabolisierung, renale Ausscheidung (osmotische Diurese!), Gefahr der Kummulation insbesondere bei Niereninsuffizienz.

Weiterführende Literatur

Tonner P, Hein L (2011) Pharmakotherapie in der Anästhesie und Intensivmedizin. Springer

Fresenius M, Heck M, Zink W (2014) Repetitorium Intensivmedizin. Springer

Heck M, Fresenius M, Busch C (2017) Repetitorium Anästhesiologie. Springer

Kehl F, Wilke HJ (2011) Anästhesie: Fragen und Antworten. Springer

Boemke W et al (2008) Die Blutgasanalyse – ein altes Thema neu betrachtet (AI Online). https://www.ai-online.info/abstracts/pdf/dacAbstracts/2008/06_boemke.pdf

https://www.physioklin.de/ (Nicht immer leicht verständliche, aber anregende Diskussionen zum Säure-Basen-Haushalt, Infusionslösungen etc). Zugegriffen: 1. Feb. 2023

Gerinnung

Sonja Engler, Roswitha Jehle und Christian von Heymann

Inhaltsverzeichnis

12.1 **Anatomie und Physiologie** – 332
12.1.1 Hämostase – 332
12.1.2 Gegenregulation der Hämostase – 335
12.1.3 Fibrinolyse – 336

12.2 **Diagnostik** – 337
12.2.1 Gerinnungsanamnese und Scores – 337
12.2.2 Laborparameter – 338
12.2.3 Thrombozyten und Gerinnselbildung – 341

12.3 **Hemmung der Gerinnung** – 345
12.3.1 Hemmung der Thrombozytenaggregation – 345
12.3.2 Hemmung der plasmatischen Gerinnung – 347
12.3.3 Lyse – 351

12.4 **Substitution der Gerinnung** – 352
12.4.1 Hemmung der Hyperfibrinolyse – 352
12.4.2 Substitution der Thrombozytenfunktion – 352
12.4.3 Substitution von Faktoren und Blutprodukten – 353

Weiterführende Literatur – 354

© Springer-Verlag GmbH Deutschland, ein Teil von Springer Nature 2023
R. Jehle (Hrsg.), *Physiologie, Pharmakologie, Physik und Messtechnik für die Anästhesie und Intensivmedizin*, https://doi.org/10.1007/978-3-662-61772-4_12

12.1 Anatomie und Physiologie

12.1.1 Hämostase

- **Hämostase**

Blutstillung bei gleichzeitigem Erhalt der Flusseigenschaften des Blutes (Erhalt der rheologische Eigenschaften).
  Einteilung/Bestandteile:
- **Vaskuläre Reaktion**: Vasokonstriktion durch Sympathikusaktivierung und Thromboxan A2 (aus Thrombozyten).
- Gerinnung (**Koagulation**): primäre und sekundäre Hämostase.
- **Fibrinolyse** und Hemmung der Fibrinolyse.
- Hemmung der Gerinnung (**Antikoagulation**).

Die ◘ Tab. 12.1 zeigt eine Übersicht der Gerinnungsfaktoren. Aktivierte Faktoren werden mit einem „a" nach dem Buchstaben gekennzeichnet. Unterschieden werden **Serinproteasen**, die aktiviert, aber nicht verbraucht werden, von **Substratfaktoren**, die als Substrat verbraucht werden.

12.1.1.1 Primäre Hämostase
Diese umfasst: **Thrombozytenadhäsion, -aktivierung und -aggregation**.
1. **Endothelschädigung** → Freisetzung von Mediatoren:
   - Gewebethromboplastin (**Tissue Faktor**, TF) → Aktivierung der sekundären Hämostase.
   - **von Willebrand-Faktor** (vWF) → Bindung an freigelegte Subendothelproteine (v. a. Kollagen).
2. **Thrombozytenadhäsion** → Verbindung mit:
   - **Kollagen** über Glykoprotein (GP) VI.
   - **von Willebrand-Faktor** (vWF) über Glykoprotein Ib/V/IX.
3. **Thrombozytenaktivierung** → Glykoprotein (GP)-IIb/IIIa-Komplex (= „Fibrinrezeptor"), Freisetzung von:
   - Plättchenfaktor 3, 4 und Plasminogenaktivatorinhibitor (PAI).
   - von Willebrand-Faktor (vWF), Faktor V und Faktor XIII, Fibrinogen (Faktor I).
   - Serotonin, ADP, Kalzium und Thromboxan A_2.
4. **Thrombozytenaggregation**:
   - Fibrinogenbrücken über GP-IIb/IIIa-Komplex → primäre, reversible Thrombozytenaggregation.
   - Amplifikation der Thrombozytenaggregation und -aktivierung → sekundäre, irreversible Aggregation, Thrombozytenpfropf (**weißer Thrombus**).

Bsp. von Willebrand-Jürgens-(vWJ)-Syndrom: Häufigste angeborene Gerinnungsstörung, 80 % Typ I mit vermindertem Faktor VIIc (Weitere Formen: 15 % Typ II, bis max. 5 % Typ III mit fehlendem vWF, erworbenes vWJ-Syndrom).

Bsp. Glanzmann-Thrombasthenie: Angeborene autosomal-rezessiv vererbte Störung des GPIIb/IIIa-Rezeptors → schwere Blutungsneigung bei normalen Thrombozytenzahl und Quick/aPTT, Diagnose über Thrombozytenfunktionstest (nach Anamnese!).

12.1.1.2 Sekundäre Hämostase
Diese umfasst die **plasmatische Gerinnung**, eine komplexe Kaskade, die durch kein Gerinnungsmodell vollständig abgebildet wird.
  Früher: Einteilung in **extrinsische und intrinsische Gerinnung** (hilfreich für die Einteilung der Laborwerte und Faktoren). **Zellbasiertes Modell** → Gerinnung findet auf der Oberfläche von Zellen statt, v. a. auf aktivierten → Gerinnung als Interaktion der Thrombozyten mit dem Gefäßendothel mit 3(–4) Phasen (◘ Abb. 12.1):
1. **Aktivierung (Initiation)**:
   Kontakt mit Gewebefaktor (**Tissue Faktor**, TF) → Bindung/Aktivierung von Faktor VII (extrinsischer Aktivierungsweg) → **TF/VIIIa** → **IX, XI, V** (◘ Abb. 12.2).
2. **Amplifikation (Verstärkung)**:
   Aktivierung von **Va/Xa-Komplex** → **IIa** (Prothrombin → Thrombin).

Tab. 12.1 Übersicht über die Faktoren der Gerinnung

Faktor	Was	Wofür	Art
Faktor I	Fibrinogen, Fibrin (Ia)	Gerinnselbildung	Substrat
Faktor II	Prothrombin, Thrombin (IIa)	Endstrecke, Thrombinburst	Serinprotease
Faktor III	Gewebethromboplastin (Tissue Faktor, TF)	Start der Gerinnung, Rezeptor für VIIa	–
Faktor IV	Kalziumionen (Ca^{2+})	Kofaktor von Gerinnungsfaktoren II, VII, IX, X, XIII	–
Faktor V	Proakzelerin (Plasma-Akzelerator-Globin)	Im Prothrombinasekomplex Teil des Thrombinbursts, integriert in die Thrombozytenmembran (lagerungsinstabil!)	Substrat
Faktor VI	Akzelerin (Va)	Aktivierter Faktor V	–
Faktor VII	Prokonvertin, Convertin (VIIa)	Bindung an Gewebethromboplastin (TF)	–
Faktor VIII	Antihämophiles Globulin A, antihämophiler Faktor	Extrinsische Aktivierung, Amplifikation, integriert in die Thrombozytenmembran (lagerungsinstabil!)	Reaktionsbeschleuniger und Substrat
Faktor IX	Christmas-Faktor, antihämophiles Globulin B	Extrinsische Aktivierung, Amplifikation	Serinprotease
Faktor X	Stuart-Power-Faktor	Teil des Thrombinbursts	Serinprotease
Faktor XI	Rosenthal-Faktor	Intrinsische Aktivierung	Serinprotease
Faktor XII	Hageman-Faktor	Intrinsische Aktivierung	Serinprotease
Faktor XIII	Fibrinstabilisierender Faktor (FSF), Laki-Lorand-Faktor	Fibrinvernetzung, Stabilisierung des Thrombus	–
vWF	von Willebrand-Faktor	Thrombozytenaktivierung, Amplifikation, Adhäsion und Aggregation von Thrombozyten am Subendothel, Trägerprotein für Faktor VIII	–
PF-3	Plättchenfaktor 3, partielles Thromboplastin	Membranproteine der Thrombozyten, Thrombozytenaktivierung	–
PF-4	Plättchenfaktor 4, Antiheparin	Membranprotein der Thrombozyten, inaktiviert endogenes Heparin	–
–	Plasminogen/Okasnub	Aktivierung der Fibrinolyse	–
AT, AT-III	Antithrombin, früher Antithrombin III	Heparinbindung (Heparinkofaktor)	–
t-PA	Tissue type plasminogen activator, gewebespezifischer Plasminogenaktiviator	Aktivator der Fibrinolyse	Serinprotease
PAI	Plasminogenaktivatorinhibitor (mind. 2 Subtypen)	Inhibitoren von t-PA, Hemmstoff der Fibrinolyse	Serinprotease-Inhibitor
GP-IIa/IIIb	„Fibrinrezeptor"	Bindungsstelle für Fibrin auf den Thrombozyten	–

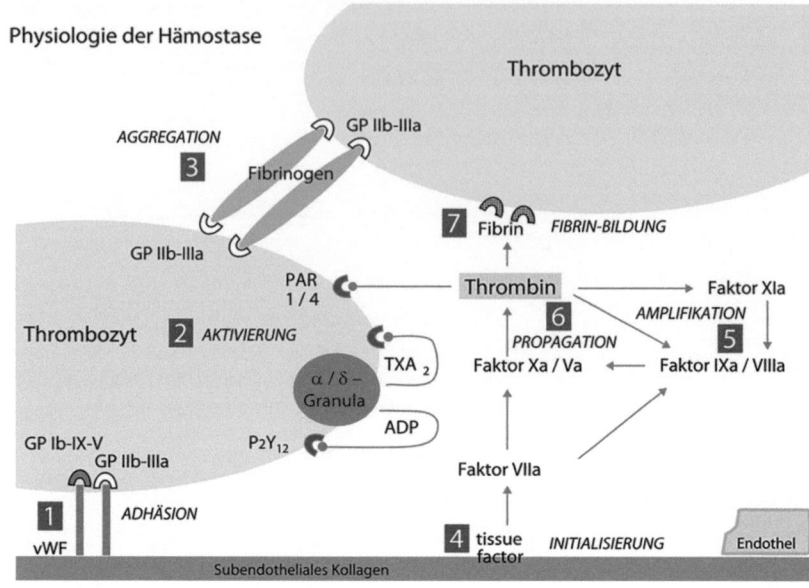

◘ **Abb. 12.1** Zellbasiertes Blutgerinnungsmodell. (Mit freundlicher Genehmigung aus: Wilhelm W (2013) Praxis der Intensivmedizin. Springer, Heidelberg Berlin)

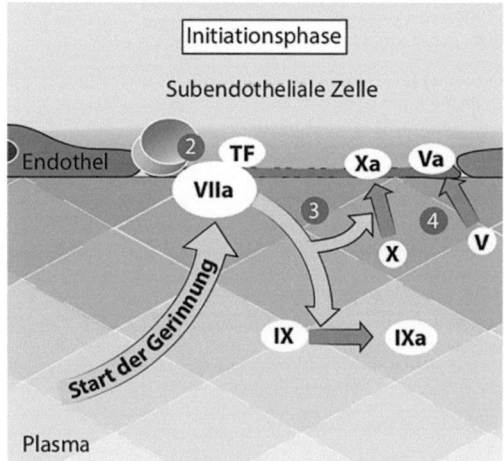

◘ **Abb. 12.2** Aktivierung (Initiationsphase) der Gerinnung. (Mit freundlicher Genehmigung aus: Heck M, Fresenius M, Busch C (2017) Repetitorium Anästhesiologie. Springer, Heidelberg Berlin)

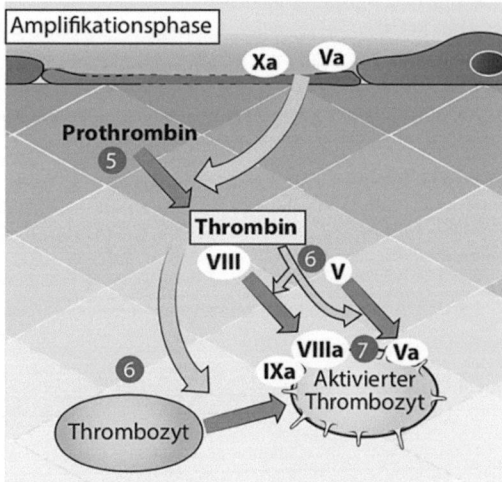

◘ **Abb. 12.3** Amplifikation (Verstärkungsphase) der Gerinnung. (Mit freundlicher Genehmigung aus: Heck M, Fresenius M, Busch C (2017) Repetitorium Anästhesiologie. Springer, Heidelberg Berlin)

→ Weitere Aktivierung (**Rückkopplung**) von Faktor V, VIII und Thrombozyten (◘ Abb. 12.3).
→ Bindung von Faktor Va, VIIIa, und IXa an den aktivierten Thrombozyten.

3. **Propagation (Ausbreitung)**:
   Faktor VIIIa/IXa-Komplex bindet Faktor X an Thrombozyten → **Faktor Va/Xa-Komplex katalysiert** den **Thrombin-Burst**.

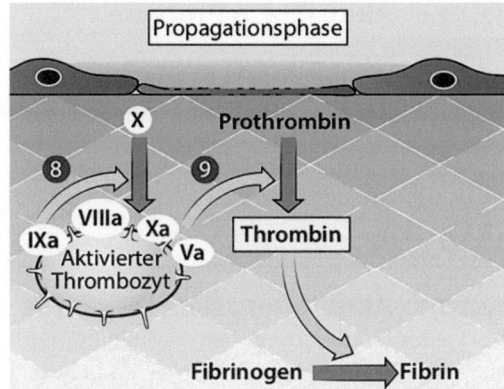

Abb. 12.4 Propagationsphase der Gerinnung. (Mit freundlicher Genehmigung aus: Heck M, Fresenius M, Busch C (2017) Repetitorium Anästhesiologie. Springer, Heidelberg Berlin)

Aktivierung von **Faktor XIII** → Fibrinpolymeren zu quervernetzten, unlöslichem Fibrin umgewandelt (Abb. 12.4).
4. **Stabilisierung**:
Bindung der **Fibrinogenmoleküle** über GP-IIb/IIIa-Rezeptor an Thrombozyten. Zusammenziehen des Thrombus (Aktin-Myosin-System des Thrombozyten) → Wundränder adaptiert.
Anheftung von **Erythrozyten** im Fibrinnetz → **roter Thrombus**.

Faktor VII ist für die Gerinnungsaktivierung unerlässlich, ein Mangel kamn zu erhöhter Blutungsneigung führen[1].
Unterschiedliche Gerinnungsaktivierung im arteriellen und venösen System:
- **Arteriell**: v. a. durch Plaqueruptur → **Thrombozytenaggregation** bei Plaques und arteriellen Thrombosen. Hoher Fibringehalt.
- **Venös**: v. a. **plasmatische Gerinnung** an geschädigtem Endothel (Venenklappen!) → Heparin, Vitamin-K-Antagonisten, Thrombin-(Faktor II)-Inhibitoren, Faktor-X-Inhibitoren.

Virchow-Trias der Veränderungen von
- Gefäßwand (Endothel),
- Blutfluss und/oder
- Zusammensetzung des Blutes (Hyperkoagulabilität).

Bsp. Disseminierte intravasale Gerinnung (DIC): Bindung von Leukozyten ans Endothel, Aktivierung von TF und plasmatischer Gerinnung → Mikrothromben, Hyperfibrinolyse, im Weiteren Verbrauchskoagulopathie.

12.1.2 Gegenregulation der Hämostase

12.1.2.1 Gefäßendothel
Die Aktivierung der primären Hämostase wird in intakten Endothelzellen verhindert durch Synthetisierung von:
- EDRF („**endothelium-derived relaxing factor**") = NO → Vasodilatation.
- **Prostazyklin** (PGI_2) → Hemmung der Thrombozytenaggregation, Vasodilatation.
- **Thrombomodulin** (auf der Oberfläche der Endothelzelle) aktiviert gemeinsam mit Thrombin das Protein C.
- **Gewebeplasminogenaktiviator**, Tissue-type plasminogen activator (t-PA) → Fibrinolyse.

Die sekundäre Hämostase wird durch verschiedene Faktoren gehemmt:

12.1.2.2 Antithrombin (AT)
(früher Antithrombin III, AT-III), Serinprotease-Inhibitor, Synthese in der Leber.
Normal: 70–120 %, 1 E/kg erhöht den Plasmaspiegel um 1–1,5 %.

- **Wirkung**

Hemmung von Thrombin (IIa) im Thrombin-Antithrombin-Komplex, dazu Hemmung der Faktoren IX, X, XI und XII.
Wichtigstes Thromboseschutzprotein; > 1000-fach verstärkte Wirkung durch Heparin → eingeschränkte Wirksamkeit von Heparin bei AT-Mangel!

---

[1] Interessanterweise ist der Faktor-VII-Mangel nicht immer mit einer Blutungsneigung verbunden.

12.1.2.3 Protein-C/S-System
Vitamin-K-abhängige Plasmaproteine, Vitamin-K-abhängige Synthese in Leber, Protein S ist Kofaktor von Protein C.
Normal: 70–140 %.
Aktiviert durch Thrombin-Thrombomodulin-Komplex.

- **Wirkung**

Spaltung (Inaktivierung) von Faktor Va und VIIIa → Hemmung der Entstehung von weiterem Thrombin (II).
Wirkt profibrinolytisch, antiinflammatorisch.

- **Angeborener Mangel**

Autosomal-dominant vererbt (homozygot: Versterben im Neugeborenenalter, heterozygot Form erhöhte Thromboseneigung in unterschiedlicher Ausprägung).

- **Erworbener Mangel**

Vitamin-K-Mangel, Lebererkrankung, Sepsis, Phospholipid-Antikörper.
Protein-C-Plasmakonzentration diagnostiziert den Protein-C-Mangel, korreliert aber nicht mit dem Ausmaß der Dysfunktion!

12.1.2.4 Protein Z
Vitamin-K-abhängige Plasmaproteine.
Protein Z bindet Thrombin an die Phospholipidoberflächen des Endothels → Lokalisationsfaktor für Thrombin. Die klinische Bedeutung des Protein-Z-Mangels ist nicht final geklärt; kann sowohl mit erhöhter Blutungsneigung als auch mit Thromboseneigung verbunden sein, da Thrombin nicht an das verletzte Endothel binden kann.

12.1.2.5 Thrombomodulin
Transmembraner Rezeptor auf Endothelzellen.
- Konformitätsveränderung von Thrombin nach Bindung an Thrombomodulin → verstärkte Aktivierung von Protein C.
- Bindung von Thrombin, Thrombinplasmakonzentration ↓.
- Genaue klinische Bedeutung noch unklar.

12.1.2.6 Akut-Phase-Proteine
Synthese in Leber.
α_1-Antitrypsin und α_2-Makroglobulin hemmen ebenfalls die Hämostase (klinisch untergeordnete Rolle).

12.1.3 Fibrinolyse

12.1.3.1 Aktivierung der Fibrinolyse
Bei jeder Aktivierung der Gerinnung wird auch die Fibrinolyse aktiviert → Aktivierung von Plasminogen zu Plasmin durch:
- XIIa + (Prä)kallikrein.
- Intakte Endothelzellen: t-PA, ▶ Abschn. 12.1.2.
- Niere: Urokinase (u-PA).

Plasmin spaltet Fibrin in lösliche Spaltprodukte (**Fibrinspaltprodukte**, FSP) und inaktiviert V, VIII, IX und XI.

12.1.3.2 Hemmung der Fibrinolyse
Durch Serumproteaseinhibitoren (synthetisiert in der Leber):
- α_2-Antiplasmin, selektive Plasminhemmung.
- α_1-Antitrypsin.
- α_2-Makroglobulin.

Des Weiteren **Plasminogenaktivatorinhibitor** 1 (PAI-1) (aus Endothel und Thrombozyten) → Hemmung von t-PA und U-PA.

12.2 Diagnostik

12.2.1 Gerinnungsanamnese und Scores

12.2.1.1 Blutungsrisiko

Gern gefragt: Abschätzung des perioperativen Blutungsrisikos (strukturierte Anamnese hat bessere Korrelation als Laboruntersuchungen, deren prädiktiver Wert nur bei ca. 3 % liegt!)[2]:

- **Blutgerinnungsstörung** diagnostiziert.
- **Nasenbluten** ohne andere Ursachen.
  - Nur saisonal → HNO.
  - Arterielle Hypertonie → Internist.
- Neigung zu **blauen Flecken**/punktförmigen Blutungen (nicht: unfallträchtige Tätigkeiten!).
- Blutungen in Gelenke, Weichteile, Muskel.
- Nachblutung bei **Schnitt-/Schürfwunden**: > 5 min oder bei Nassrasur.
- Nachblutung bei **Zahneingriffen**: > 5 min oder Nachbehandlung nötig.
- Z. n. abnormer Blutungen perioperativ.
- Wundheilungsstörungen (nässend/klaffend, vereiternd, Keloid).
- **Blutungsneigung in der Verwandtschaft**.
- **Blutverdünnende Medikamente**.
- Verlängerte (> 7 d) oder verstärkte Regelblutung.

Immer erfragen, ob Symptome unter Medikamenteneinnahme auftreten!

- **HAS-BLED**

Dieser wurde für die Vitamin-K-Antagonisten zur Abschätzung eines erhöhten Blutungsrisikos entwickelt. Für direkte orale Antikoagulanzien (DOAK, früher „neue orale Antikoagulanzien, NOAK") nicht validiert; man geht von einem gewissen prädiktiven Wert von ca. 3–5 %/Jahr bei ≥ 3 Punkten auch bei DOAK aus (INR dann nicht verwertbar).

- **H**ypertonie: 1 Punkt.
- **A**bnorme Nieren-/Leberfunktion: je 1 Punkt.
- **S**chlaganfall in der Anamnese: 1 Punkt.
- Größere **B**lutung in der Anamnese: 1 Punkt.
- **L**abile INR-Einstellung: 1 Punkt.
- Alter (**E**lderly) > 65 Jahre: 1 Punkt.
- **D**rugs: Medikamente, Alkohol: je 1 Punkt.

- **DAPT**

Entscheidungshilfe für das Risiko einer dualen Plättchenhemmung[3], dadurch kardiale Mortalität ↓, aber auch Blutungsrisiko ↑.

- **PRECISE-DAPT**

Blutungsrisiko bei dualer Plättchenhemmung nach Stentimplantation, Einflussgrößen sind Hb, Leukozyten, Alter, Kreatininclearance und vorherige Blutungen.

12.2.1.2 Thromboserisiko

Anamnese analog zum perioperativen Thromboserisiko, z. B. Anamnesebogen der Charité:

- Tumorerkrankung: 3 Punkte.
- Thrombophilieneigung: 3 Punkte.
- Frühere Thrombose: 3 Punkte.
- OP-Dauer > 60 min: 2 Punkte.
- Thrombosefördernde Medikamente (Pille, Hormonersatztherapie): 1 Punkt.
- Alter > 70 Jahre: 1 Punkt.
- Übergewicht: 1 Punkt.
- Bettlägrigkeit > 3 Tage in den letzten 12 Wochen: 1 Punkt.

→ niedriges Risiko bei 0–1 Punkt, mittleres bei 2–3 Punkten, hohes bei ≥ 4 Punkten.

- **Wells-Score**

Wells-Score der tiefen Beinvenenthrombose (TVT): ◘ Tab. 12.2.

Wells-Score der Lungenembolie (Wells-II): ◘ Tab. 12.3.

---

2 Nach ÖGARI, Abschn. 12.5.

3 Derzeit max. 6 Monate nach den ESC-Guidelines von 2017, aber immer wieder Anpassungen der Empfehlungen.

Tab. 12.2 Wells-Score der tiefen Beinvenenthrombose (TVT)

Zeichen	Punkte
Maligne Grunderkrankung (letzte 6 Monate)	1
Unterschenkelumfang > 3 cm in der Differenz	1
Kollateralvenen auf der betroffenen Seite	1
Eindrückbares Ödem	1
Schwellung des gesamten Beins	1
Lokalisierte Schmerzen am Bein	1
Paralyse, Parese oder Immobilisation der unteren Extremität	1
Bettruhe > 3 Tage oder größere OP in den letzten 3 Monaten	1
Frühere TVT in der Anamnese	1
Andere Diagnosen wahrscheinlich	−2

→ geringe (1 Punkt), mittlere (1–2 Punkte), hohe (> 2 Punkte) Wahrscheinlichkeit einer TVT

Tab. 12.3 Wells-Score der Lungenembolie (Wells II)

Zeichen	Punkte
Klinische Zeichen einer Beinvenenthrombose	1
Andere Diagnose unwahrscheinlich	1
Herzfrequenz > 100/min	1
Immobilisation > 3 Tage, OP in den letzten 4 Wochen	1
Frühere Lungenembolie, TVT	1
Hämoptysen	1
Neoplasien	1

Lungenembolie wahrscheinlich, wenn ≥ 2 Punkte

- DIC- und SIC-Score

DIC: Score zur Bestimmung einer Disseminierten intravasalen Gerinnung, Diagnose DIC ≥ 5 Punkte; Tab. 12.4.

Tab. 12.4 DIC-Score

Punkte	0	1	2
Thrombozyten	> 100/nl	50–100/nl	< 50/nl
D-Dimere, Fibrin-Spaltprodukte	±	↑	↑↑
Prothrombinzeit	< 3 s	3–6 s	> 6 s
Fibrinogen	–	> 1 g/l	< 1 g/l

Tab. 12.5 SIC-Score

Parameter	Score	Range
Thrombozyten ($\times 10^9$/l)	1	100–150
	2	< 100
PT-INR	1	1,2–1,4
	2	≥ 1,4
SOFA-Score-Anstieg	1	1
	2	≥ 2

SIC-Score: Frühscore der septischen Koagulopathie, Diagnose SIC ab ≥ 4 Punkte; Tab. 12.5.

12.2.2 Laborparameter

- „Gerinnungsroutine"

Thrombozytenzahl, Quick/INR, aPTT, ggf. Fibrinogen und Faktor XIII → Erfassung der extrinsischen und intrinsischen Aktivierung sowie der Endstrecke der Gerinnung.

12.2.2.1 Quick und INR

- Quick = Thromboplastinzeit (TPZ) = Prothrombinzeit (PT)

Citratblut, Normwert 80–130 %.

- - Messweise

Reagenz aus Gewebefaktor (**Tissue Factor, TF**), Phospholipiden und **Kalzium** → misst **extrinsische Aktivierung** und gemeinsame Endstrecke, Zeit bis zur Gerinnselbildung.

→ **Fibrinogen (I)**, **Prothrombin (II)**, **Faktoren V, VIII** und **X**, hoch sensitiv für Faktor **VII**.

↓ u. a. bei **Vitamin-K-Mangel/-Antagonisten**, Synthesestörung der **Leber**, **DIC**, aber auch Heparinüberdosierung. 40–80 % → leichte Erniedrigung einer/mehrerer Faktoren, jedoch keine Blutungsneigung, postoperativ bzw. peripartal auch physiologisch.

Unterschiedliche Testkits, daher nicht laborübergreifend vergleichbar (**Cave**: exaktes Mischungsverhältnis Probe : Reagenz (9 : 1) notwendig, unzentrifugierte Proben sind bei Raumtemperatur ca. 4 h stabil).

Störgrößen:
- Kontamination des Röhrchens durch **Heparin**, **Hirudin**, andere **Thrombin-** oder **Faktor-X-Inhibitoren**.
- **Polyglobulie** (Hämatokrit > 60 %).
- Hämolyse.

- **INR (International Normalized Ratio)**

Normwert: 0,85–1,27 (umgekehrt proportional zum Quick-Wert).

Normierung der Thromboplastinzeit (Quick) durch Verhältnisbildung mit einem von der WHO standardisiertem Reagenz → laborübergreifender Vergleich.

$$\text{INR} = \left(\frac{\text{PT}_{test}}{\text{PT}_{normal}}\right)$$

→ Therapeutische Antikoagulation mit Cumarinen: *bei Bsp. Vorhofflimmern, Lungenembolie, tiefe Beinvenenthrombose INR-Ziel 2–3, mechanische Herzklappe 3–4,5*.

12.2.2.2 Aktivierte partielle Thromboplastinzeit (aPTT)

Zitratblut, Normwert 25–40 s (laborabhängig!).
1. Reagenz aus Phospholipiden und **Kontaktaktivator** zur Blutprobe (Faktoren IX, XI, XII) → intrinsische Gerinnung und gemeinsame Endstrecke (Präkallikrein), Faktor VIII. Insbesondere bei Hämophilie (Faktoren VIII, IX) sehr lange aPTT-Werte (> 100 s).
2. **CaCl$_2$** → Aktivierung der Fibrinbildung (Faktoren II, X, V, VIII) → Zeit bis zur Gerinnselbildung.

→ **Fibrinogen (I)**, **Prothrombin (II)**, Faktoren **V, VIII, IX, X, XI, XII, Präkallikrein**.

- ↑ mit erhöhter Blutungsneigung:
  - Unfraktioniertes **Heparin**, **Thrombininhibitoren**, **Hirudin**.
  - Screeningparameter für Hämophilie: Faktor VIII → **Hämophilie A** und Faktor IX → **Hämophilie B** → aPTT z. T., über 100 s, da gesamte Kontaktphase bis zur Endstrecke verlängert wird.
  - DIC; Hemmkörperhämophilie.
  - vW-Jürgens-Syndrom (**Cave**: nicht alle Typen).
  - Mangel an Faktor XII, Präkallikrein; keine regelmäßig erhöhte Blutungsneigung trotz z. T. dreistelliger aPTT (> 100 s).
- ↑ mit erhöhter Thromboseneigung:
  - Lupusantikoagulanzien (Antiphospholipidantikörper).
- ↓ (Werte unter 20 s sind meist Artefakte):
  - **Akute-Phase-Reaktion** (Fibrinogen, Faktor VIII, vWF erhöht).
  - **Hyperkoagulabilität**/Thrombophilie.

Störgrößen:
- Kontamination mit Heparin oder Hirudin.
- Polyglobulie (Hkt > 60 %).
- Stauung bei Blutentnahme > 1 min, da Freisetzung von Faktor VIII aus Endothel.
- Unter-/Überfüllung.
- Hämolyse.

- **aPTT-FS (factor sensitive)**

aPTT-Messung mit gegenüber Lupusantikoagulans „insensitivem" Reagens.

→ Unklar verlängerte aPTT → bei normaler aPTT-FS Hinweis auf **Lupusantikoagulans**.

12.2.2.3 Thrombinzeit (Thrombin Clotting Time, PTZ, TZ, TCT oder TT)

Normwert 12–25 s (sehr laborabhängig).

- **Messung**

Zugabe von Thrombin → Zeit bis zur Fibrinpolymerisation → Fibrinpolymerisation, d. h. Fibrinogen (I) und Prothrombin (II).
- ↑ bei:
  - **Fibrinogenmangel**.
  - Unfraktioniertem **Heparin** (UFH), **direkten Thrombininhibitoren** (sehr stark testabhängig).
  - Fibrin(ogen)spaltprodukte bei *Hyperfibrinolyse, Fibrinolyse, Dysfibrinogenämien, Verbrauchskoagulopathie (DIC)*.
- → Therapieüberwachung bei Fibrinolytika.
- → Ggf. bei unklar verlängerter aPTT: bei TZ evtl. mit Ausschluss der Wirkung von UFH oder direkten Thrombininhibitoren.

- **Diluted Thrombin Time (dTT, Hemoclot)**

Bestimmung der Konzentration von direkten Thrombinhemmern (Faktor-II-Hemmer wie *Bsp. Dabigatran, Argatroban, Bivalirudin, Hiruidin*) anhand von Kalibrationsplasmen (Verdünngsreihe mit Normalplasma).

12.2.2.4 Clotting Time

Normwert 8–25 min.

- **Messweise**

Messung der Blutgerinnung in vitro bei 37 °C.
Pathologisch nur bei schwerer Gerinnungsstörung, daher selten gemessen.

12.2.2.5 Blutungszeit

Normwert 1–9 min (methodenabhängig).

- **Messweise**

Messung der Thrombozytenaktivierung/primäre Hämostase in vivo.
Bestimmung nach Ivy: Oberarmdruckmanschette auf 40 mmHg, Hautschnitt am Unterarm → ausfließendes Blut wird alle 30 s abgetupft (nicht die Wunde berühren!), bis Blutung sistiert (Tupfer trocken ist). Alternativ wird das Sistieren einer bukkalen Schleimhautblutung oder einer Ohrläppchenblutung (**nach Duke**) gemessen.
- ↑ bei vWJ, Thrombozytenfunktionsstörung/-hemmern.

12.2.2.6 Reptilasezeit (RZ)

Zitratblut, Normwert 18–22 s (laborabhängig).

- **Messung**

Zugabe von **Reptilase** (= thrombinähnliches Schlangengiftenzym) → Aktivierung von Fibrinogen (ohne Faktor XIII).
→ **Thrombinunabhängige Fibrinbildung**, Differenzierung einer verlängerten TZ.
- ↑ bei Fibrinmangel, Dysfibrinogämien, Hyperfibrinolyse, Therapie mit Fibrinolytika.
- ± bei Therapie mit Heparin, Thrombininhibitoren.

12.2.2.7 Anti-Xa-Aktivität

Zitratblut.

- **Messweise**

Zugabe von **Faktor Xa** und **Substrat** → Spaltung des Substrates durch Xa und Farbstofffreisetzung, photometrische Messung.
Cave: Für jedes Antikoagulans (Wirkstoff) ist ein kalibrierter spezifischer Test notwendig!
→ **Monitoring einer Therapie** mit niedermolekularem Heparin (NMH), Danaparoid, Fondoparinux, Apixaban oder Rivaroxaban.

Normwerte abhängig vom Antikoagulans (Wirkstoff) und Indikation (therapeutisch vs. prophylaktisch), z. B. niedermolekulare Heparine (NMH):
- Prophylaxe: Spitzenspiegel (nach 3–4 h) 0,1–0,4 U/ml;
- Therapie 0,4–1 U/ml (bei Verabreichung 2-mal/Tag).

Störgrößen wie bei aPTT (▶ Abschn. 12.2.2.2), Verarbeitung muss innerhalb von 2–4 h erfolgen (nicht kühlen!).

12.2.2.8 ACT (Aktivierte Gerinnungszeit)

Nativblut, Normwert 80–120 s (Herstellerabhängig), bei > 400 s keine Gerinnung (→ extrakorporaler Kreislauf). Bettseitige (Point-of-Care-)Methode.

- **Messweise**

Gerinnungsaktivierung mittels **Kaolin**, Zeitmessung bis zur Gerinnselbildung.
   Keine Korrelation mit TZ oder pTT!
- **Heparintherapie/-Antagonisierung** in der **Herz-/Gefäßchirurgie**, da Messung bis 10 U/ml (aPTT nur geeignet bis 1 U/ml).
- Überwachung von **Argatroban** (besser geeignet: Diluted Thrombin Time im Hemoclot-Test, ▶ Abschn. 12.2.2.3).

Störgrößen:
- Falsch ↑ bei niedrigen Thrombozyten, Hämodilution, Hypofibrinogenämie, Faktorenmangel, Hypotonie, Protaminüberdosierung.

Unerwartet geringer Anstieg spricht für Heparinresistenz.

12.2.2.9 ECT (Ecarin-Clotting-Time)
Nativblut, Normwert < 35 s.

- **Messweise**

Zugabe von Ecarin (Metalloprotease aus Schlangengift), Zeit bis zur Gerinnselbildung.
   → Monitoring von Hirudin, Argatroban, Dabigatran (keine Erfassung einer Heparinwirkung, unabhängig von Fibrinogen oder Prothrombin).

12.2.2.10 Gerinnungsaktivierung
Messung der systemischen Gerinnungsaktivierung, **Verbrauchskoagulopathie** (disseminierte intravaskuläre Koagulation, DIC) vs. **Verdünnungskoagulopathie**:
- **Fibrinmonomere** < 15 mg/l: ↑ bei DIC.
- **Thrombin-Antithrombin-Komplex** (TAT), 1–4 µg/l: ↑ bei DIC mit Hyperfibrinolyse, Thromboembolie.

Hyperfibrinolyse, Abgrenzung DIC gegen Verdünnungskoagulopathie:
- **Fibrinspaltprodukte** (FSP), < 300 µg/l: ↑ (DIC mit) Hyperfibrinolyse, Thromboembolie, Therapie mit Fibrinolytika, hämolytisch-urämisches Syndrom (HUS).
- **D-Dimere**, 4–78 µg/l: ↑ (DIC mit) Hyperfibrinolyse, Thromboembolie, Lyse, hämolytisch-urämisches Syndrom (HUS).

12.2.3 Thrombozyten und Gerinnselbildung

12.2.3.1 Thrombozytenzahl
EDTA-Blut, Normwert 150–400/nl, Impedanzmessung in der Durchflusszytometrie.
   Bildung der Thrombozyten aus **Megakaryozyten** im Knochenmark.

- **Messweise**

Impedanzmessung in der Durchflusszytometrie (▶ Abschn. 3.2.7).
   Störgrößen:
- Gerinnselbildung in der Blutprobe.
- Thrombozytenaggregate (**EDTA-Pseudothrombozytopenie**) → Messung/Kontrolle in Zitratblut („Gerinnungsröhrchen").

12.2.3.2 Thrombozytenfunktionstests

- **Rumpel-Leede-Test**

Stauung einer Blutdruckmanschette am Oberarm, **Druck ca. 90 mmHg** (zwischen systolischem und diastolischem Blutdruck) **für 10 min**. Positiv bei **≥ 10 Petechien**.
   → Geringe Sensitivität, kaum noch verwendet.

- **PFA-100 (Platelet Function Analyser)**

Zitratblut, Normwerte (testabhängig) Col/Epi < 180 s, Col/ADP < 120 s.

- **Messung**

Thrombusbildung durch Kontakt der Thrombozyten mit beschichteten Membranen als Col/

Epi (Kollagen und Adrenalin) und/oder Col/ADP (Kollagen und ADP).

Voraussetzungen: Thrombozyten > 100.000/nl, Hämatokrit > 0,3. Gemessen wir die Verschlusszeit der Probe nach Aktivierung.

- **vWJ-Sydrom Typ 1** u. a. **Thrombozytenfunktionsstörungen**: Col/Epi ↑ und Col/ADP ↑. Zum Monitoring der Desmopressintherapie.
- **Acetylsalicylsäurewirkung**: Col/ADP-VZ ± Col/Epi ↑.
- Darüber hinaus Messung der **Clopidogrelwirkung** über eine spezielle Membran (PFA P2Y).

- **PFA-200: Thrombozytenaggregometrie**

Messung als Lichttransmissionsaggregometrie (**Born-Test**) oder als Impedanz-Aggregometrie (**Multiplate**) im Vollblut oder Zitratblut.

■■ Messung

Messung der Thrombozytenfunktion durch Zugabe von verschiedenen Agonisten (ADP, Kollagen, Ristocetin, Arachidonsäure u. a.) → Photometrische Messung der Trübung der Probe.

- Wirkung von **Cyclooxygenasehemmern** (ASS), **ADP-Rezeptorblockern** (*Bsp. Clopidogrel*) oder **GPIIb/IIIa-Rezeptorblockern** (*Bsp. Tirofiban*).
- **vWJ-Syndrom** (Thrombozytenagglutination mit dem Antibiotikum Ristocetin) u. a. angeborenen **Thrombozytenfunktionsstörungen** (*Bsp. Glanzmann-Thrombasthenie*).

- Thrombelastometrie

Rotationsthromboelastometrie (ROTEM), **Thrombelastografie** (TEG), Point-of-Care-Methode an Vollblut (◘ Abb. 12.5).

■■ Messung

Dynamische Beurteilung der Fibrinogenpolymerisation (Gerinnselbildung) und Nachweis der Fibrinolyse.

Fibrinbildung an einem rotierenden Pin in einer Küvette (alternativ rotierende Küvette um starren Pin) → durch Fibrinbildung Änderung der Rotation. Messung 2 mm/min, dadurch Diagramm der Gerinnselbildung über die Zeit.

Gemessen werden (◘ Abb. 12.6):

- **Coagulation Time** (CT, ROTEM) [s], Reaktionszeit, **r-Wert** (TEG): 1–7–15 min.
  Zeit, in der das enthaltene Blut nicht gerinnt, d. h. keine Bewegung des Kolbens (Amplitude < 2 mm). Ähnlich der Clotting Time (s. o.), aber sensitivere Messmethode, andere Normwerte.
  Einflussfaktoren: Gerinnungsfaktoren, Antikoagulanzien.
- **Clot Formation Time** (CFT, ROTEM) [s] = Fibrinbildungszeit, **k-Wert** (TEG): 2,5–5 min.
  Zeitspanne, vom Beginn der Bewegung des Kolbens zur Amplitude von 20 mm.
  Einflussfaktoren: Fibrinogen und Thrombozyten.
- **Maximum Clot Firmness** (MCF, ROTEM) [mm], MA oder ma (TEG): 45–75 mm.
  Maximalelastizität des Thrombus = Maximalamplitude × 100/(100 − Maximalamplitude) → Gerinnselfestigkeit.
  Einflussfaktoren: Fibrinogen und Thrombozyten, MCF ↑ bei Hyperkoagulabilität.
- **Maximum Lysis** (ML, ROTEM) [%]: Abnahme des Gerinnsels nach 60 min (in % von der Maximalamplitude), Messung der Fibrinolyse. Normal < 15 %. Teils wird analog der auch Lyse-Index nach 30 min verwendet.
- **Winkel Alpha**: 66–86°. Maß für die Geschwindigkeit der Gerinnselfestigkeit.

Normwerte orientierend (hersteller-/testabhängig, unterschiedlich für TEG und ROTEM; ◘ Abb. 12.7).

Kapitel 12 · Gerinnung

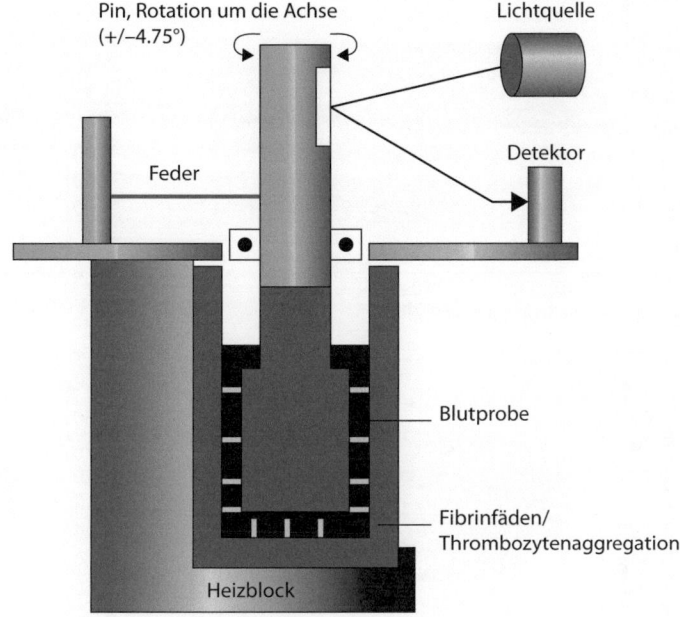

Abb. 12.5 Prinzip der Thrombelastometrie

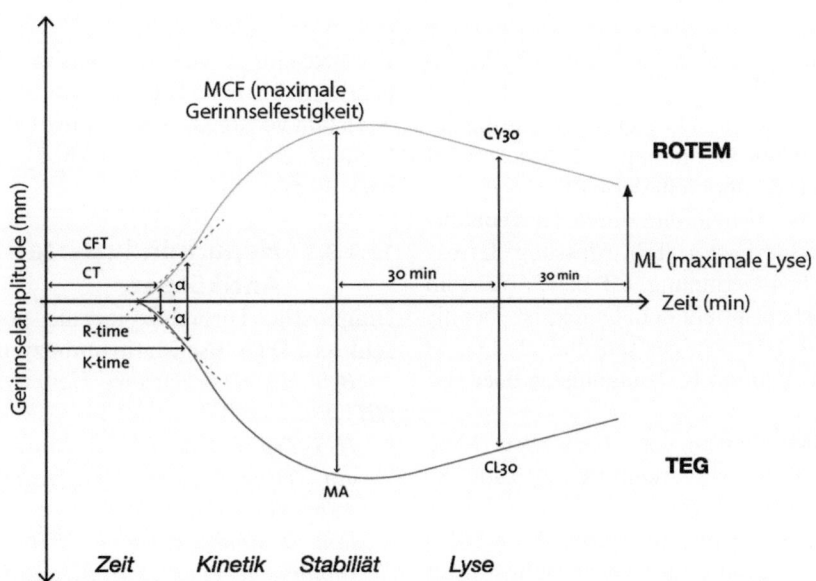

Abb. 12.6 Thrombelastometrie, Erklärung s. Text

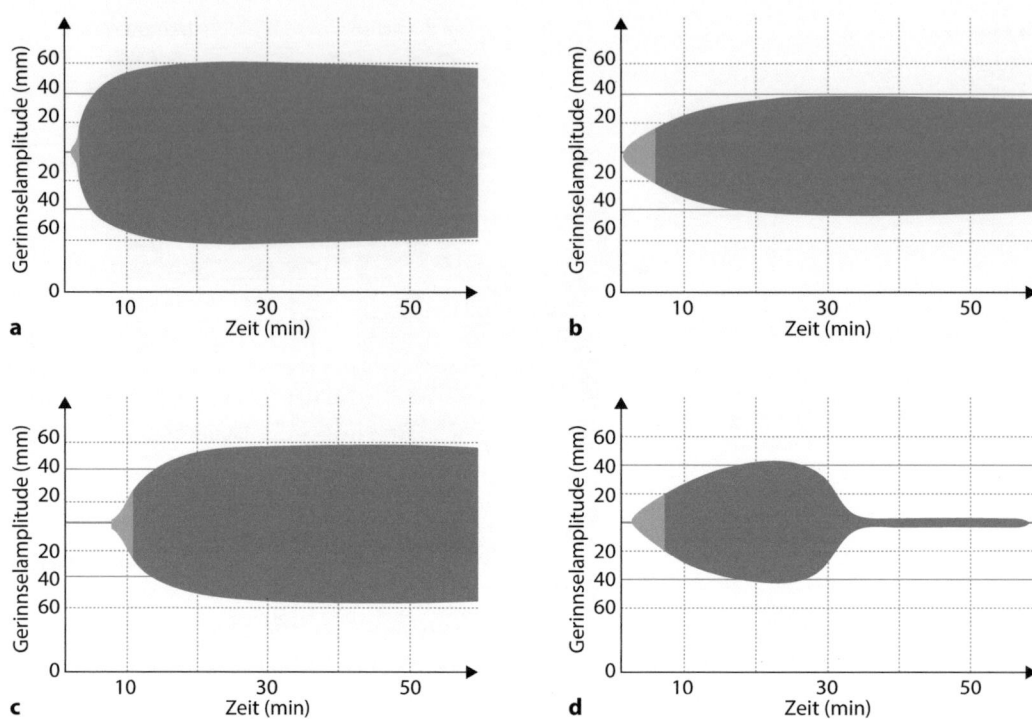

◻ **Abb. 12.7** Beispiele für ROTEM. **a** normale Gerinnung. **b** verzögerte Gerinnung, z. B. bei Faktorenmangel. **c** reduzierte Gerinnselstärke, z. B. bei Fibrinogenmangel, Thrombozytopenie. **d** Hyperfibrinolyse

Es stehen verschiedene Tests zur Verfügung:
- **INTEM**: Kontaktaktivierung, Messung der Intrinsischen Gerinnung. CT bzw. r-Wert im INTEM entspricht der pTT.
- **EXTEM**: Aktivierung durch **Gewebefaktor** (Tissue Factor, TF), Messung der extrinsischen Gerinnung. CT bzw. r-Wert im EXTEM entspricht dem Quick, ist aber als globaler Test weniger sensibel als Quick/INR für Vitamin-K-Antagonisten doer Hämophilie.
- **HEPEM**: Zugabe von Heparinase, Messung der Heparinwirkung relativ zum INTEM.
- **FIBTEM**: Zugabe von Cytochalasin-D-Inhibitor, Messung der Gerinnselfestigkeit relativ zum EXTEM.
- **APTEM**: Zugabe von Aprotinin, Messung bei Hyperfibrinolyse.

Bei bettseitiger Messung sind in der Thrombelastometrie erste Ergebnisse (CT, CFT) nach 5–15 min verfügbar. Vollständiges Ergebnis allerdings erst nach 60 min (ML), Lyseindex nach 30 min.

12.2.3.3 Heparininduzierte Antikörper

Diagnostik: Thrombozytopenie, vorher **Ausschluss EDTA-Pseudothrombozytopenie**!

Bsp. Heparininduzierte Thrombozytopenie (HIT):
- **HIT-Typ I** *(ca. 10 %): Heparinbindung auf Thrombozyten → Hemmung der Adenylatcyclase, Thrombozytenaggregation. Thrombozytopenie bleibt > 100/nl, spontan reversibel. Auftreten kurz nach Therapiebeginn, keine Blutungs-/Thrombosesneigung, klinisch keine Relevanz.*
- **HIT-Typ II**: *Antikörper gegen Heparin-Plättchenfaktor-4-Komplex → Thrombozy-*

◘ **Tab. 12.6** HIT-Score

Punkte	0	1	2
Thrombozytopenie	< 10/nl, Abfall < 30 %	10–19/nl, Abfall 30–50 %	20–100/nl, Abfall > 50 %
Tag des Auftretens	< 4 Tage ohne frühere Heparintherapie	Unklar oder Heparin in den letzten 3 Monaten	1. Tag oder > 5 Tage
Thrombosen	Keine	Hautläsionen ohne Nekrosen, V. a. Thrombose	Gesicherte Thrombosen, Hautnekrosen, Anaphylaxie nach Heparin
Andere Gründe für Thrombozytopenie	Ja	Denkbar	Keine

Ab ≥ 4 Punkten weiterführende Diagnostik

topenie (30–80/nl), Thrombosen durch Bindung des Antikörperkomplexes an Thrombozyten und Endothel, 3–5 Tage nach Therapiebeginn.

Diagnose: HIT-Score: ◘ Tab. 12.6.

- **PF4-Heparin-ELISA**

Geringe Spezifität des Tests (falsch positiv) → nur Screening für weitere Tests.

▪▪ **Messung**

Enzymimmunoassay, Nachweis von Autoantikörper gegen den Plättchenfaktor 4-Heparin-Komplex.

- **Heparin-induced Platelet Activation-(HIPA)-Test**

Der Antikörpernachweis im PFA4-Heparin-ELISA allein beweist keine HIT (wie bei jeder Allergiediagnostik); dies erfolgt im HIPA-Test.

▪▪ **Messung**

Aktivierung gesunde Spenderthrombozyten durch PF4-Heparin-Autoantikörper, photometrische Messung.

Alternativer Funktionstest: **Serotoninfreisetzungsassay**: Ausschüttung von radioaktiv markiertem Serotonin aus Thrombozyten gesunder Spender.

12.3 Hemmung der Gerinnung

12.3.1 Hemmung der Thrombozytenaggregation

◘ Abb. 12.8

Zu den Cycloxygenasen (COX; ▶ Abschn. 5.4); u. a. entsteht durch die COX Thromboxan A_2 → Thrombozytenaggregation.

12.3.1.1 Nichtsteroidale Antirheumatika (NSAR)

→ Cyclooxygenase-1 (COX-1)-Hemmung
→ Thromboxansynthese in Thrombozyten ↓
→ Thrombozytenaggregation ↓.

- **Acetylsalicylsäure**

Analgetikum und Thrombozytenaggregationshemmer.

▪▪ **Wirkung**

Irreversible Hemmung COX-1 und COX-2 (ca. 10 : 1 bis 100 : 1) → Thromboxan-A_2-Hemmung.
— Hoher First-Pass-Effekt, aber **Thrombozytenaggregationshemmung** schon in niedriger Dosis (30–50 mg) und Wirkung schon in der Pfortader.
— Hemmung für die Lebensdauer des Thrombozyten (irreversible Hemmung

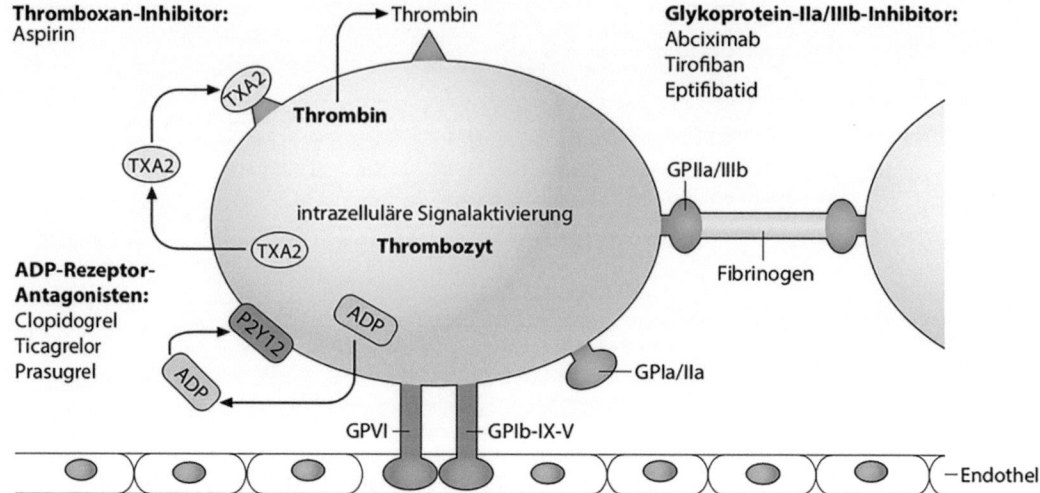

Abb. 12.8 Medikamentöse Hemmung der Thrombozytenfunktion. (Mit freundlicher Genehmigung aus: Heck M, Fresenius M, Busch C (2017) Repetitorium Anästhesiologie. Springer, Heidelberg Berlin)

und COX-1 kann in den zellkernlosen Thrombozyten nicht nachgebildet werden), Gerinnung nach (3–)5 Tagen durch Produktion neuer Thrombozyten normalisiert.

„Aspirinresistenz": mangelhafte Thrombozytenaggregationshemmung unter Acetylsalicylsäure, z. B. durch reversible Hemmung der COX-1 durch andere NSAR, durch genetische Polymorphismen, Tabakkonsum etc.
    Tests: PFA-100, Born-Test, Multiplate.
    Antidote: Desmopressin → Freisetzung von vWF aus dem Endothel. Thrombozytentransfusion.

- **Reversible COX-1-Hemmer (NSAID)**

Analgetika wie Ibuprofen, Diclofenac, Indometacin, Ketoprofen, Naproxen, Piroxicam.

- - **Wirkung**

Reversible, nichtselektive COX-1- und COX-2-Hemmung → Hemmung der Thrombozytenaggregation für die Dauer der NSAID-Wirkung.
    Darüber hinaus Interaktion mit Acetylsalicylsäure → Abstand zur Einnahme beachten!

Analgetische/Antipyretische Wirkung ▶ Abschn. 5.4.

12.3.1.2 ADP-Rezeptorantagonisten

Alle ADP-Rezeptorantagonisten benötigen eine Loading Dose von 2- bis 8-facher normaler Tagesdosis zur Aufsättigung, welche den Wirkeintritt bis zur z. B. 50%igen Aggregationshemmung reduziert.

- **Wirkung**

Hemmung des ADP-Rezeptor (P2Y12) der Thrombozyten → ADP-induzierten Thrombozytenaggregation gehemmt (Überblick: Tab. 12.7).

12.3.1.3 GPIIb/IIIa-Rezeptor-Inhibitoren

Indikation: Beim ACS zusammen mit Heparin und ASS → sehr spezielle Indikationen in der operativen Medizin (z. B. Bridging einer dualen Thrombozytenaggregationshemmung bei Stentimplantation < 4 Wochen), **Cave**: hohes Blutungsrisiko.

Tab. 12.7 ADP-Rezeptorantagonisten

Wirkstoff	Pharma	Bemerkungen
Clopidogrel	Prodrug, aktiver Metabolit durch Oxidation in CYP2C19. Wechselwirkung mit Protonenpumpeninhibitoren	„**Clopidogrelresistenz**": Metabolisierung von Clopidogrel zu aktivem Metaboliten ↓ durch genetische Variabilität des CYP2C19-Rezeptors (Poor Metabolizer) → Test: PFA-P2Y als PFA-100-Test mit spezieller Membran, Born-Test, Multiplate
Prasugrel	Prodrug, aktiver Metabolit durch Oxidation in CYP3A4. Irreversible Hemmung, Plasmaproteinbindung 98 %, 2/3 unverändert renal eliminiert	Hohe Blutungskomplikationen bei Bypass-Operationen, daher nur bei ACS mit PCI
Ticagrelor	Reversible Hemmung, aber lange Wirkung durch seine aktiven Metabolite. Plasmaproteinbindung > 99 %. Hepatische Metabolisierung CYP3A4	Wechselwirkung mit Simvastatin (Plasmaspiegelerhöhung) und Clarithromycin und anderen CYP3A4-Inhibitoren (Plasmaerhöhung von Ticagrelor)

Tab. 12.8 GPIIb/IIIa-Rezeptor-Inhibitoren

Abciximab	Antikörperfragment
Tirofiban	Synthetischer Hemmstoff, Kontraindikation Thrombozyten < 100/nl
Eptifibatid	Zyklisches Heptapeptid, renale Elimination

- **Wirkung**

Hemmung der fibrinogenvermittelten Thrombozytenaggregation (Überblick über GPIIb/IIIa-Rezeptor-Inhibitoren: Tab. 12.8).

12.3.2 Hemmung der plasmatischen Gerinnung

Überblick in: Tab. 12.9 und Abb. 12.9.

12.3.2.1 Heparin

Körpereigene Glykosaminoglykane = saure Mukopolysaccharide (Disaccharidketten mit Schwefelsäureestern), Rinderlunge/Schweindarm.

Vorkommen in **basophilen Granulozyten**, bildet Komplexe mit basischen Proteinen.

Unfraktioniertes vs. niedermolekulares Heparin: Tab. 12.10

- **Antithrombinabhängiger Thrombininhibitor**

Unspezifische Hemmung der Serinproteasen → Antithrombinaktivierung → Hemmung von Faktor X und Faktor II (besonders in höheren Dosierungen).

Je geringer das Molekulargewicht, desto größer die Hemmung von Faktor X, aber auch die Gefahr der **Kumulation bei Niereninsuffizienz** (relativ geringerer Abbau im retikuloendothelialen System, RES, als NMH mit höherem Molekulargewicht).

12.3.2.2 Antithrombin

Blutprodukt! Normwert 200 ± 60 mg/l (75–125 %).

Wichtigster Inhibitor der plasmatischen Gerinnung, ↓ bei DIC/Verbrauch/Verdünnung, Leberschaden, Sepsis, Hämodialyse/-filtration.

Gabe unter Heparintherapie kann zu Blutungen führen (pTT ↑)!

Tab. 12.9 Hemmung der plasmatischen Gerinnung (Übersicht)

Gruppe	Wirkung	Beispiele
Heparine	Antithrombin	Unfraktioniertes (hochmolekular), niedermolekulares Heparin
Kumarine	Vitamin-K-abhängige Gerinnungsfaktoren II, VII, IX, X	Warfarin, Phenprocoumon
Direkte Thrombininhibitoren	Direkte Hemmung von II	Dabigatran, Argatroban, Desirudin, Bivalirudin
Direkte Faktor-X-Inhibitoren	Antithrombin**un**abhängig	Rivaroxaban, Apixaban, Edoxaban
Faktor-X-Inhibitoren	Antithrombinabhängig	Fondaparinux, Danaparoid[a]

[a] Danaparoid ist überwiegend ein FXa-Inhibitor im Vergleich zu FIIa (20:1)

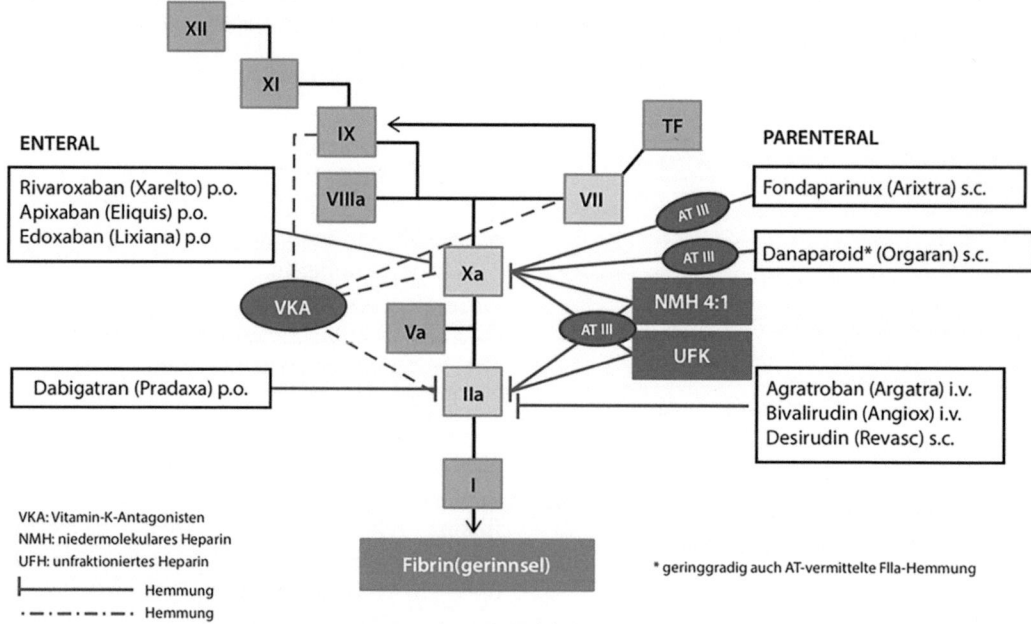

Abb. 12.9 Hemmung der plasmatischen Gerinnung. (Mit freundlicher Genehmigung aus: Heck M, Fresenius M, Busch C (2017) Repetitorium Anästhesiologie. Springer, Heidelberg Berlin)

12.3.2.3 Kumarine („Vitamin-K-Antagonisten")

Kumarin: Aus Süßkleeverarbeitung.

- **Wirkung**

Hemmung der vitaminabhängigen Synthesen von (u. a.) VII, IX, X, II, Protein C und S.

Reihenfolge der Hemmung: **Faktor VII** (Prokonvertin) → **Faktor IX** (antihämophiles Globulin B) → **Faktor X** (Stuart-Power) → **Faktor II** (Prothrombin).

Bridging Wechsel auf NMH in der Regel ab INR < 2,0.

12.3.2.4 Direkte Thrombininhibitoren (Faktor-II-Inhibitoren)

Überblick in: Tab. 12.11

Tab. 12.10 Unfraktioniertes vs. niedermolekulares Heparin

Wirkstoff	Monitoring und Pharmakologie	Wirkung
Heparin (UFH)	Molekulargewicht 12.000–15.000 Dalton aPTT, in höheren Dosierungen auch Quick erniedrigt/INR erhöht Kumulation bei Niereninsuffizienz, weniger als NMH (s. u.) Bioverfügbarkeit (s. c.) 25–30 % durch Bindung an Plasmaproteine und Makrophagen	Low-Dose-Heparinisierung: ohne aPTT-Verlängerung, therapeutische Heparinisierung: aPTT > 2-fache Normwert Inaktiviert Lipasehemmer
Niedermolekulares Heparin (NMH)	Molekulargewicht 3000–7000 Dalton Monitoring: Anti-Xa-Aktivität Bioverfügbarkeit (s. c.) > 90 % (geringe Plasmaeiweissbindung)	Wirkung v. a. durch Hemmung von Faktor X (X : II = 4 : 1)

Tab. 12.11 Direkte Thrombin (Faktor-II)-Inhibitoren

Wirkstoff	Monitoring und Pharmakologie	Wichtige (Neben)wirkungen
Dabigatran	Orale Bioverfügbarkeit nur 65 %. 85 % renale Elimination, 15 % biliär Ecarin-Clotting-Time (ECT) und Diluted Thrombin Time (dTT) aPTT ↑ (keine Korrelation), ↑↑ Blutungsrisiko bei > 80 s, INR ±/↑, TZ ↑	→ Hüft- und Knie-TEP, Prävention bei Vorhofflimmern. Magen-Darm-Beschwerden Antagonist Idarucizumab (Antikörperfragment gegen Dabigatran), kann dialysiert werden
Argatroban	Nur i. v., 65 % hepatische Elimination (CYP3A4), biläre Ausscheidung aPTT, ACT, ECT, dTT	→ Bei HIT-II und Niereninsuffizienz, Kontraindikation schwere Leberfunktionsstörung
Desirudin	Nur s. c., renale Elimination aPTT < 2-facher Norm	→ Prophylaxe tiefe Beinvenenthrombose
Bivalirudin	Nur i. v., 80 % hepatische Metabolisierung	→ ACS
Hirudin	Thrombin-Hirudin-Komplex aPTT (abhängig vom Reagens), lineare Korrelation nur im niedrigen Konzentrationsbereich Monitoring: ACT ungeeignet. Ecarin Clotting Time (ECT)	→ HIT-II Kein Antidot, Versuch Hämodialyse/-filtration Das rekombinant hergestellte Hirudin „Lepirudin" wurde vom Markt genommen

12.3.2.5 Faktor-X-Inhibitoren (antithrombinunabhängig)

DOAK (direkte orale Antikoagulanzien) oder NOAK (nicht-Vitamin-K-abhängige orale Antikoagulanzien): antithrombinunabhängige Faktor-X-Inhibitoren Rivaroxaban, Apixaban, Edoxaban, dazu der Thrombininhibitor Dabigatran (◘ Tab. 12.12).

Antagonisierung aller DOAK schwierig, Optionen:

- Idarucizumab für Dabigatran.
- Andexanet alpha für FXa-Inhibitoren (Zulassung derzeit nur für Apixaban und Rivaroxaban, nicht für Edoxaban).
- Resorptionshemmung durch Aktivkohle, wenn orale Einnahme vor 2 bis max. 6 h.
- Mögliche unspezifische Behandlungsoption für DOAK-induzierte Blutungen: FFP/FEIBA.

Tab. 12.12 AT3-unahbhängige Faktor-X-Inhibitoren (DOAK)

Wirkstoff	Monitoring und Pharmakologie	Indikation, wichtige (Neben)wirkungen
Rivaroxaban	Plasmaproteinbindung 92–95 % (nicht dialysierbar!); $1/3$ renale Elimination, $2/3$ Metabolisierung CYP3A4 Monitoring: (aPTT), kalibrierte Anti-Xa-Aktivität	Reversibler, direkter Anti-Xa-Inhibitor → Thromboembolieprophylaxe (orthopädisch), Thrombose, Vorhofflimmern, ACS Wechselwirkung: Azolantimykotika
Apixaban	Plasmaproteinbindung 87 % (nicht dialysierbar!); $1/4$ renale Elimination, $3/4$ Metabolisierung CYP3A4 Monitoring: Standardtests wie aPTT, Quick/INR häufig nicht sensitiv!, kalibrierte Anti-Xa-Aktivität	Direkter Anti-Xa-Inhibitor → Thromboembolieprophylaxe (orthopädisch), Vorhofflimmern
Edoxaban	Plasmaproteinbindung 55 %, 50 % renale Elimination, 50 % hepatische Metabolisierung (CYP3A4 < 10 %)	Reversibler, direkter Anti-Xa-Inhibitor → Thrombose, Vorhofflimmern

- **Switchen/Bridging**
- Präoperatives Bridging von DOAK wird nicht empfohlen, da vermehrte Blutungskomplikationen auftreten.
- Wechsel (Switching), z. B. auf NMH: postoperativ bei hohem Blutungsrisiko, PDK-Anlage u. ä.
  - Auf **NMH**: DOAK absetzen, statt der nächsten oralen DOAK-Gabe normale NMH-Dosis. Umgekehrt beim Wiederansetzen.
  - Auf **Heparin**: Beginn zur letzten DOAK-Gabe, aPTT-Kontrollen nach 4 h. Beenden von Heparin mit der 1. Wiedergabe des DOAK.

12.3.2.6 Antithrombinabhängige Faktor-X-Inhibitoren

Überblick in: Tab. 12.13

12.3.2.7 Antagonisierung

- **Protamin**

Alkalisches Fischprotein (aus Lachssperma).

- **Heparinantagonisierung**

Wirkung: Saures Heparin bildet unlösliche Komplexe mit basischem Protamin.
- 1 : 1-Wirkung gegen Heparin.
- **Verfahren nach Bull**: Heparinwirkung mittels ACT bestimmen → Protamindosis: ACT = ACT − ohne Heparin + 0,66 × Heparin [iE/kg].

Tab. 12.13 AT-abhängige Faktor-X-Inhibitoren

Wirkstoff	Monitoring und Pharmakologie	Indikation, wichtige (Neben)wirkungen
Fondaparinux	Pentasaccharid, nur s. c. Monitoring: kalibrierte Anti-Xa-Aktivität, (aPTT)	Selektiver Faktor-X-Hemmung, Antithrombin-abhängig → Thromboembolieprophylaxe (internistisch, orthopädisch), Thrombose, ACS, HIT-II Kein HIT-Risiko, aber hohe Stentthromboserate nach PCI
Danaparoid	Renale Elimination Monitoring: Anti-Xa-Aktivität Zusätzlich geringe, antithrombinvermittelte Thrombininhibition (1 : 20)	Indirekter Anti-Xa-Inhibitor, antithrombinabhängig Thromboembolieprophylaxe (internistisch, orthopädisch) sowie Thrombose bei Kontraindikation von Heparin, HIT-II

Wichtige (Neben)wirkungen:
- Periphere Vasodilatation, Blutdruckabfall (daher Gabe als Kurzinfusion über 15–20 min).
- (Pseudo)anaphylaktische Reaktionen, Freisetzung von Histamin und Komplement und → pulmonale Vaso- und Bronchokonstriktion bis pulmonale Hypertonie, Herzversagen.
Cave: Allergische Sensibilisierung durch Lachs als Lebensmittel!
- Thromboxanfreisetzung durch Protamin-Heparin-Komplexe.
- Ohne Heparin/bei Überdosierung gerinnungshemmende Wirkung (Interaktion mit Thrombinwirkung und Fibrinogen)!

- **Weitere Antagonisten**
- Idarucizumab für Dabigatran.
- Andexanet alpha für FXa-Inhibitoren (Zulassung derzeit nur für Apixaban und Rivaroxaban, nicht für Edoxaban).
- Ciraparantag, Aripazine in Entwicklung gegen Thrombin- und Faktor-X-Inhibitoren (DOAK, Heparine, Fondaparinux, Argatroban).

12.3.3 Lyse

- **Wirkung**

Aktivierung von Plasminogen zu Plasmin → Spaltung von Fibrin und anderen Gerinnungsfaktoren (V, VIII).
- Plasminogen ↓, Antiplasmin ↓, Fibrinspaltprodukte (FSP) ↑.
- Thrombinzeit (TZ) ↑.

12.3.3.1 Analoga des Gewebeplasminogenaktiviator (t-PA) zur Lyse

Physiologisch: t-PA aus Endothelzellen. Freisetzung von t-PA durch Adrenalin, Desmopressin, Alkohol, Aktivität, Stase und durch Thrombin (◘ Tab. 12.14).

- **Peptidasen**

Direkte Aktivierung von Plasmin durch Spaltung (aus Plasminogen). Aktivität durch Fibrin potenziert → thrombusselektiv.

◘ Tab. 12.14 Lyse

Wirkstoff	Pharmakologie/-dynamik	Wichtige (Neben)wirkungen
Streptokinase	Aus β-hämolysierenden Streptokokken der Gruppe A.	Plasminogenbindung im Aktivatorkomplex APSAC, indirekte Aktivierung zu Plasmin (1 Mol aktiviert 9 Mol Plasminogen zu Plasmin) → nichtselektive Fibrinolyse Nebenwirkungen: 0,1 % anaphylaktische Reaktionen nach Streptokokkeninfekt. Blutungen, 0,2–0,5 % intrakranielle Hämorrhagie
Urokinase (uPA)	Physiologisch: Prourokinase aus den Epithelzellen der Nierentubuli	→ Fibrinabhängige Spaltung zur Urokinase (körpereigener Plasminogenaktivator)
Gewebeplasminogenaktivatoranaloga		
Rekombinanter Gewebeplasminogenaktivator (rt-PA)	Hepatische Eliminierung, schneller Wirkbeginn	0,7 % intrakranielle Hämorrhagie (niedriger bei früherem Beginn, Patienten < 75 Jahren)
Reteplase (r-PA)	Gentechnische Abwandlung der t-PA	Im Vergleich zur rt-PA ca. 5-fach höhere Thrombusselektivität
Tenecteplase (TNK-tPA)	–	PEITHO-Studie: erhöhte Rate an hämorrhagischen Schlaganfällen

12.4 Substitution der Gerinnung

12.4.1 Hemmung der Hyperfibrinolyse

- **Hyperfibrinolyse**

Fibrinogen ↓, D-Dimere (Fibrinspaltprodukte) ↑, sekundärer Abfall des Plasminogens.

Hemmung der Hyperfibrinolyse durch **Tranexamsäure, Aprotinin**.

12.4.1.1 Tranexamsäure
ε-Aminocarbonsäure, synthetische Herstellung.

- **Wirkung**

Reversible Hemmung der Fibrinolyse durch Hemmung von Plasmin, sowie Kallikrein, Trypsin.

Wirkung: Hemmt Umwandlung von Plasminogen in Plasmin, verbesserte Thrombozytenfunktion.

Wichtige (Neben)wirkungen:
- Anaphylaktische Reaktionen,
- Nebenwirkung: Übelkeit/Erbrechen, Krampfanfälle, Störung des Farbsehens, Vorhofflimmern.

Kontraindikation: Disseminierte intravasale Gerinnung (DIC), Hämaturien (Gerinnselretention in den Harnwegen!), prokoagulotorische Gerinnungsstörungen.

Eliminations-HWZ 7 h, ausschließlich renal eliminiert, akkumuliert in prox. Tubuluszellen.

Test: ACT-Zeit kann bei aktivierter Cellite-ACT (nicht Kaolin-ACT) verlängert sein.

12.4.1.2 Aprotinin
Natürliches 58-Aminosäuren-Polypeptid aus der Rinderlunge.

- **Wirkung**

Hemmung der Serinprotease Plasmin und damit der Hyperfibrinolyse.

Zwischenzeitlich vom Markt genommen, seit 2013 wieder für die Anwendung in der Herzchirurgie zugelassen.

12.4.2 Substitution der Thrombozytenfunktion

12.4.2.1 Desmopressin
Synthetisches Nonapeptid.
Pharma:
- Oral keine Bioverfügbarkeit, nur i. v. oder intranasal.
- Renale Elimination.

Wichtige (Neben)wirkungen:
- **vWF-Freisetzung** aus Endothelzellen, via Vasopressin-2-Rezeptor → vWF, VIII ↑ (2- bis 5-fache Faktorenerhöhung).
- Rasche Tachyphylaxie (Erschöpfung der vWF-Speicher in den Endothelzellen), daher Gabe von max. 2 Tagen sinnvoll.
- Antidiuretisch (Analogon von **antidiuretischem Hormon**, ADH) durch renale Wasserrückresorbtion ↑, **Cave**: schwere Hyponatriämien mit neurologischer Symptomatik bei prolongierter Anwendung möglich, Vasokonstriktion.
- Kontraindiziert bei vWJ-Syndrom 2B.

12.4.2.2 Thrombozytenkonzentrat (TK)
Meist Thrombozyten von 4–6 Spender gepoolt, enthält 240–360×10^9 Thrombozyten pro Tage, leukozytendepletiert, ggf. bestrahlt für immunsupprimierte Patienten.

Alternativ: Thrombozytaphereseeinzelspenderkonzentrat.

Anstieg um ca. 20–50/nl durch 1 Apherese-TK (ca. $1/3$ wird in der Milz bei der ersten Passage abgefangen), durch Pool-TK etwas geringerer Anstieg der Thrombozyten.

Lagerung bei Raumtemperatur für 3–5 Tage unter Bewegung (Rüttelmaschine), Gabe über spezielle Thrombozytenfilter (170–200 μm).

Transfusion nach ABO- und Rhesus-System wie bei Erythrozyten (Erythrozytenkontamination des TK), darüber hinaus HLA-Klasse-I-Antigene.

12.4.3 Substitution von Faktoren und Blutprodukten

12.4.3.1 Fibrinogen
Normwert 1,5–4,6 g/l. Erhöhtes Thromboserisiko > 5 g/l.

- **Dosierung**

Fibrinogendosis (g) = Erforderlicher Fibrinogenanstieg (g/l) × Plasmavolumen (l).

↓ bei Leberparenchymschaden, Hyperfibrinolyse, DIC.

12.4.3.2 Prothombinkonzentrat (PPSB)

- **PPSB**

Umfasst Faktoren II, VII, IX, X, Protein C, S, Z sowie Heparin und Antithrombin zur Stabilisierung.

> **Merkhilfe** für die Faktoren II, VII, IX, X: 1972

Standardisierung der IE auf Faktor IX, die anderen können bis 20 % abweichen.

1 IE/kg hebt den Quick um 0,5–1 % (Faktor IX + 0,8 IE).

Wichtige (Neben)wirkungen:
– Aufhebung der Wirkung von Vitamin-K-Antagonisten.

Indikation:
– Mangel der enthaltenen Faktoren inkl. Protein-C- und S-Mangel.
– Kann aktivierte Faktoren enthalten → Gabe bei DIC nur, wenn AT normalisiert (Thrombenbildung!).
– Kontraindikation HIT-II (enthält Heparin).

- **Weitere wichtige Faktorenkonzentrate**
– **FEIBA**: Aktiviertes Prothrombinkomplexpräparat (Zulassung für Hemmkörperhämophilie).
– **Haemate**: Faktor VIII und vWF.

12.4.3.3 Rekombinanter Faktor VIIa

- **Rekombinanter Faktor VIIa**

Supraphysiologische Konzentrationen, aktiviert Faktor-Xa (im Komplex mit F Va) direkt auf der Thrombozytneoberfläche → **Thrombin-Burst**.

Indikation: Hemmkörperhämophilie, angeborener VII-Mangel[4], Thrombasthenie Glanzmann.

Off-Label-Use: Lebensbedrohliche Blutungen, welche auf alle anderen therapeutischen Maßnahmen (Tranxemsäure, Fibrinogen, PPSB, Faktor XIII) refraktär waren, insbesondere peripartal, intrazerebral, pulmonal.

Voraussetzung: Normothermie; pH > 7,2; Thrombos > 50/nl, Fibrinogen > 0,5 g/l.

Nebenwirkung: Thromboembolische Komplikationen, Gefäßverschlüsse, Myokardinfarkte, Apoplex.

Kontraindikation: DIC, Thromboembolien, Myokardinfarkt, Blutung unter Marcumar/Fibrinogenmangel.

Faktor-VII-Mangel: Seltene, autosomalrezessiv vererbte Erkrankung mit sehr variabler Klinik, Blutungsneigung stimmt nicht mit der VII-Aktivität überein. Erworbener VII-Mangel im Rahmen von Verlust- und Verbrauchskoagulopathie, Vitamin-K-Mangel, Autoantikörpern.

12.4.3.4 Faktor XIII
Normwert 10–40 mg/l (70–140 %).
– ↓ DIC, Leberparenchymschaden, gestörte Wund- und Knochenheilung, Leukämie, Verbrennung/Polytrauma, entzündliche Darmerkrankungen.

12.4.3.5 Fresh Frozen Plasma (FFP)
Tiefgefrorenes Plasma (−30 °C bis −70 °C) in **Zitrat-PO$_4$-Dextrose-Adenin (CPDA)**.
Universalplasma: Blutgruppe AB (Rhesusfaktor nicht relevant).

---

4 Hier niedrigere Dosis von 20 μg/kg.

- **Wirkung**

FFP enthält alle prokoagulatorische und profibrinolytische Faktoren in (fast) physiologischer Zusammensetzung. Standardisierung allerdings nur auf F VIII-Aktivität > 70 %.

FFP ist Einzelspenderplasma: Spendertestung und Quarantänelagerung für mind. 4 Monate, aber KEINE weitere Virusinaktivierung! Virusinaktiviertes Spezialplasma verfügbar, z. B. durch Solvent/Detergent (S/D)-Verfahren (geringer Verlust von F V, F VIII), Hitze, Alkohol, Methylenblau, Lichtexposition.

Aktivität der Faktoren 0,6–1,4 U/l, VIII > 0,7 U/ml vorgeschrieben, Proteinkonzentration 60 g/l; abhängig von der Spenderkonzentration, Lagerung, Herstellungsverfahren. 1 ml/kg → Faktorenanstieg um 1–2 %.

Auftauen:
- Plasma friert bei −0,54 °C.
- 25 min bei 37 °C.
- Innerhalb von 30 min nach dem Auftauen verabreichen, die Faktoren sind allerdings verhältnismäßig lange, bis zu 7 Tage nach dem Auftauen, haltbar[5].
- Es sind darüber hinaus lyophilisiertes (gefriergetrocknete) Plasma (LyoPlas) verfügbar, das bei Raumtemperatur gelagert werden kann und vor Verabreichung nur mit Aqua aufgelöst wird (< 10 min), d. h. kein zeitraubendes Auftauen mehr nötig.

Indikation:
- Mangel von V, IX (keine Einzelfaktoren verfügbar), Behandlung im Rahmen eines Massivtransfusionsprotokolls, Leberinsuffizienz mit Blutung, Plasmaaustauschverfahren, evtl. Verdünnungs- und Verbrauchskoagulopathien.

(Wichtige) Nebenwirkungen von FFP:
- Volumenüberladung.
- **Hypokalziämie** durch Zitratanteil.
- Transfusionsinduzierte akute Lungenschädigung (TRALI) durch Übertragung von granulozytenspezifischen Antikörper oder als Transfusion-Associated Cardiac Overload (TACO) mit nicht vollständig geklärter Genese.

Weiterführende Literatur

Wilhelm W (2013) Praxis der Intensivmedizin. Springer
Tonner P, Hein L (2011) Pharmakotherapie in der Anästhesie und Intensivmedizin. Springer
Heck M, Fresenius M, Busch C (2017) Repetitorium Anästhesiologie. Springer
Fresenius M, Heck M, Zink W (2014) Repetitorium Intensivmedizin. Springer
Pfanner G, Koscielny J, Pernerstorfer T et al (2007) Präoperative Blutungsanamnese. Empfehlungen der Arbeitsgruppe perioperative Gerinnung der Österreichschen Gesellschaft für Anästhesiologie, Reanimation und Intensivmedizin. Anästhesist 56:604–611
Pötzsch M (2010) Hämostaseologie. Springer
Bundesärztekammer (2020) Querschnitts-Leitlinien zur Therapie mit Blutkomponenten und Plasmaderivaten (Gesamtnovelle)

---

5 Heymann C, Keller MK, Spies C et al. (2009) Activity of clotting factors in fresh-frozen plasma during storage at 4 degrees C over 6 days. Transfusion 49: 913–920.

Blut und Immunsystem

Roswitha Jehle und Christian von Heymann

Inhaltsverzeichnis

13.1 Blut – 356
13.1.1 Blutgruppenmerkmale – 356
13.1.2 Blutvolumen und -verlust – 356
13.1.3 Blutbild – 358
13.1.4 Blutgruppenbestimmung – 359
13.1.5 Erythrozytenkonzentrate – 360

13.2 Immunsystem – 361
13.2.1 Aufbau des Immunsystems – 361
13.2.2 Diagnostik – 362

Weiterführende Literatur – 365

© Springer-Verlag GmbH Deutschland, ein Teil von Springer Nature 2023
R. Jehle (Hrsg.), *Physiologie, Pharmakologie, Physik und Messtechnik für die Anästhesie und Intensivmedizin*, https://doi.org/10.1007/978-3-662-61772-4_13

13.1 Blut

13.1.1 Blutgruppenmerkmale

- **Blutgruppenmerkmale**

Oberflächenproteine auf roten Blutkörperchen, die als Antigene für Immunreaktionen wirken. 2015 waren durch die International Society of Blood Transfusion 35 Blutgruppensysteme anerkannt, die auf einem oder mehreren eng verbundenen Genen kodiert sind.

13.1.1.1 AB0-System

- **AB0 (0 = Merkmal H)**

Regulärer **IgM-Antikörper**, Vorkommen ohne vorherige Sensibilisierung.

Merkmale A, B, AB und Null (0) mit Untergruppen (A1, A2 u. a.).
- Wichtigstes Blutgruppensystem, entsteht im 1. Lebensjahr.
- Bei Reaktion der Antikörper Komplementbindung mit Zellzerstörung = Hämolyse (allergische Reaktion Typ II).

13.1.1.2 Rhesus-System

- **Rhesus-Faktor (D-Antigen)**

IgG-Antikörper.
- **Dominante Vererbung**, 85 % der Bevölkerung sind Rhesus-positiv, d. h. tragen das D-Antigen.
- **Antikörper entstehen erst nach Sensibilisierung**, d. h., wenn eine Rhesus-negative Person Kontakt mit Rhesus-positivem Blut erhält (Transfusion oder Schwangerschaft: unter der Geburt, bei Interruptio/Kürettage,
bei Traumen der Plazenta, des Kindes oder der Nabelschnur).
- **Rhesus-Antigene können die Plazenta passieren**: Relevant, wenn eine Rhesus-negative Mutter durch eine frühere Rhesus-positive Schwangerschaft sensibilisiert wurde (*Morbus haemolyticus neonatorum*).

13.1.1.3 Weitere Systeme

Alle weiteren Blutgruppen-Systeme (◘ Tab. 13.1) sind ebenfalls **IgG-Antikörper**, sie entstehen erst nach Sensibilisierung.

13.1.1.4 Irreguläre Antikörper

- **Irreguläre Antikörper**

IgM/IgG-Antikörper gegen Untergruppen von AB0 oder die anderen Systeme.
→ Entstehen nach Sensibilisierung, d. h. nach Schwangerschaft oder vorheriger Transfusion (▶ Abschn. 13.1.5).
- **IgG-Antikörper**: bleiben jahrelang erhalten, lebensbedrohliche Transfusionsreaktionen, plazentagängig!
- **IgM-Antikörper** wie z. B. Kälteagglutinine: Sind nur bei Hypothermie klinisch bedeutsam (*Bsp. Kardiochirurgie!*).

13.1.2 Blutvolumen und -verlust

- **Blutvolumen**

Dies beträgt bei Neonaten < 95 ml/kg, Erwachsene 70–75 ml/kg, Frauen bis 65 ml/kg, d. h. 4–6 l für einen Erwachsenen.

Der **maximal tolerierbare Blutverlust** (MTBV) lässt sich berechnen aus (Hk aktuel-

◘ Tab. 13.1 Übersicht über die Blutgruppenmerkmale nach der International Society of Blood Transfusion (ISBT)

ISBT-Nummer	Name	Abkürzung	Anzahl Antigene
001	AB0	AB0	4
002	MNS	MNS	46
003	P	P1	1

◘ Tab. 13.1 (Fortsetzung)

ISBT-Nummer	Name	Abkürzung	Anzahl Antigene
004	Rhesus	RH	46
005	Lutheran	LU	18
006	Kell	KEL	24
007	Lewis	LE	6
008	Duffy	FY	6
009	Kidd	JK	3
010	Diego	DI	21
011	Yt	YT	2
012	Xg	XG	2
013	Scianna	SC	3
014	Dombrock	DO	5
015	Colton	CO	3
016	Landsteiner-Wiener	LW	3
017	Chido/Rodgers	CH/RG	9
018	Hh	H	1
019	Kx	XK	1
020	Gerbich	GE	7
021	Cromer	CROM	10
022	Knops	KN	7
023	Indian	IN	2
024	Ok	OK	1
025	Raph	RAPH	1
026	John Milton Hagen	JMH	1
027	Ii	I	2
028	Globoside	P	3
029	GIL	GIL	1
030	Rh-associated glycoprotein	RHAG	1?
031	Forssman	FORS	–
032	Junior	JR	–
033	Langereis	LAN	–
034	VEL	VEL	–
035	CD59	CD59	–

ler Hämatokrit, Hk_{min} minimaler Hämatokrit):

$$MTBV = \frac{Blutvolumen \times (Hk - Hk_{min})}{0,5 \times (Hk - Hk_{min})}$$

- **Massivtransfusion**

Dies bezeichnet die Transfusion des **1- bis 1,5-faches Blutvolumen** in 24 h oder **das 0,5-fache Blutvolumen in 12 h** oder **> 100 ml/min**.

Wichtige Nebenwirkungen der Massivtransfusion:
- Metabolische Azidose.
- **Hypothermie**.
- **Zitratintoxikation** durch Trägerlösung der Erythrozyten, ▶ Abschn. 13.1.5.
- **HyperK**, v. a. bei Transfusion von länger gelagerten EK → Zellschaden und K ↑.
- **HypoCa**.
- **Verdünnungskoagulopathie**: Ab Verlust von ca. dem 2-fachen Blutvolumen, prokoagulatorische Faktoren < 20 % der Norm.
- BPG-Spiegel ↓ → **Linksverschiebung der O_2-Bindungskurve**/schlechtere Abgabe von O_2 ins Gewebe.

13.1.3 Blutbild

- **Kleines Blutbild**

Automatische Messung in der Durchflusszytometrie.
- **Erythrozyten**: Anzahl/Volumen,
- **Retikulozyten**: Anteil der Erythrozytenvorläuferzellen (Normwert bis 1,5 %),
- **Hämoglobinkonzentration**: mmol/l bzw. g/dl,
- **Hämatokrit**: Anteil der festen Bestandteile am Gesamtvolumen (Normwert 45 %),
- Erythrozytenindeces (**MCV, MCH, MCHC**),
- **Leukozyten**,
- **Thrombozyten**: Anzahl/Volumen (Normwert 150–400/nl).
- Ggf. Mittleres Thrombozytenvolumen (MTV; Normwert 10/fl),
- Ggf. Erythrozytenverteilungsbreite (Red Cell Distribution With, RDW; Normwert 13 %).

13.1.3.1 Hämoglobin (Hb)

Normwerte 15,8 g/dl = 10 mmol/l (12–18 g/dl = 7,4–11 mmol/l) → Umrechnungsfaktor × 1,58 für mmol/l in g/dl.

13.1.3.2 Erythrozyten (rote Blutkörperchen)

Normwert 5 Mio/ml.
- **Makrozyten**: Durchmesser > 10 µm, MCV ↑ (*Bsp. bei Vitamin-B12-/Folsäuremangel, Alkoholismus*).
- **Mikrozyten**: Durchmesser < 7 µm, MCV ↓ (*Bsp. bei Eisenmangel, Thalassämie*).
- **Retikulozyten**: Vorläuferzellen mit Kernresten (*Bsp. erhöht 6–12 h nach Blutverlust/Hämolyse, induziert durch Erythropoetin*).
- **Target-Zellen**: *Bsp. bei Hyposplenismus, Hämoglobinopathien, Lebererkrankung*.
- **Sphärozyten**: kugelförmige Erythrozyten.
- **Schistozyten**: fragmentierte Erythrozyten (*Bsp. bei mechanischer Hämolyse, DIC, hämolytisch-urämischem Syndrom*).
- **Heinz-Innenkörperchen**: degeneriertes, intrazelluläres Hämoglobin, unter Sonderfärbung sichtbar (*Bsp. bei medikamententoxischer Hämolyse, Met-Hb, G6P-DH-Mangel*).
- **Howell-Jolly-Körperchen**: Kernreste in den Erythrozyten, ca. 1 : 100–1000, normalerweise von der Milz entfernt, d. h. nur nach Splenektomie nachweisbar.
- **Defekte Erythrozyten** (Pitted red cells).

- **Erythrozytenindeces**

Zusammenhang: **MCH = MCHC × MCV**.

Heute meist gemessen, nicht mehr berechnet.
- **Mittleres Erythrozytenvolumen** (Mean Corpuscular Volume, MCV)

$$MCV = \frac{Hämatokrit}{Erythrozytenzahl}.$$

Normwert 90 fl.

Tab. 13.2 Unterscheidung wichtiger Anämieformen

Ursache	Erythrozytenmorphologie
Akuter Blutverlust	Normozytär, normochrom
Chronischer Blutverlust	Mikrozytär, hypochrom
Hämolyse	Makrozytär, Retikulozyten ↑
Kritische Erkrankung	Normozytär, normochrom, Eisen ↓, Eisenbindungskapazität ↓, Ferritin ↑

- **Mittleres korpuskuläres Hämoglobin** (Mean Corpuscular Hemoglobin, MCH)

$$\text{MCH} = \frac{\text{Hämoglobinkonzentration}}{\text{Erythrozytenzahl}}.$$

Normwert 20 mmol bzw. 30 pg → hypochrom/hyperchrome Störungen.

- **Mittlerer korpuskulärer Hämoglobingehalt** (Mean Corpuscular Hemoglobin Concentration, MCHC)

$$\text{MCHC} = \frac{\text{Hämoglobinkonzentration}}{\text{Hämatokrit}}.$$

Normwert 21 mmol/l bzw. 33 g/dl → Plausibilitätskontrolle, da MCV und MCH sich meist in die gleiche Richtung verändern, erhöht bei hereditärer Sphärozytose.

- Anämieformen
- Tab. 13.2

13.1.3.3 Leukozyten (Weiße Blutkörperchen)

Normwert 4–10/nl (4–10 × 10^9/l), Leukämoide Reaktion. Leukozytose > 50/nl → d. h. auf 700 Erythrozyten kommt 1 Leukozyt.

- Differenzialblutbild

Maschinelle oder manuelle Differenzierung der Leukozyten, **Normalwerte**:
- Monozyten: 2–8 %.
- Lymphozyten: 20–45 %.
- Neutrophile Granulozyten, segmentkernig: 50–70 %.
- Neutrophile Granulozyten, stabkernig: 3–5 %.
- Eosinophile Granulozyten: 2–4 %.
- Basophile Granulozyten: 0–1 %.

Im „Hand-Diff" erfolgt die Differenzierung der Leukozyten unter dem Mikroskop, hier finden sich ggf. weiter Formen, Vorstufen (Blasten) etc.

- Linksverschiebung

Dies bezeichnet die Verschiebung der Leukozyten in Richtung unreifer Formen, v. a. Stabkernige (*Bsp. bei Infektionen, aber auch unspezifische Stressreaktion*).

- Lymphopenie

So wird eine verminderte Leukozytenzahl < 4/nl genannt. *Bsp. Diese tritt als Stressreaktion, bei Virusinfekt, unter Glukokortikoiden, bei schwerer Infektion/Sepsis, Tuberkulose, HIV, Autoimmunerkrankungen oder bei zytotoxischen Reaktion (Radio-/Chemotherapie) auf.*

13.1.4 Blutgruppenbestimmung

- Kreuzprobe

Kompatibilitätsprüfung von Empfängerblut mit Spenderblut bzw. Spendergewebe.

Die Kreuzprobe gilt als unverträglich, wenn es innerhalb von 5 min bei Raumtemperatur zur Agglutination kommt.

Vor einer Transfusion werden durchgeführt:

1. **Kochsalztest** mit
   - Große Kreuzprobe (**Major-Probe**): Spendererythrozyten mit Empfängerplasma.
   - Kleine Kreuzprobe (**Minor-Probe**): Spenderserum mit Empfängererythrozyten.
2. **Albumintest**: zur Detektion von Antikörpern, die in Kochsalz nicht agglutinieren. Zu den Kochsalzproben Rinderalbumin geben und die Probe dann abzentrifugieren.
3. **Coombstest**: Suche nach inkompletten Antikörpern durch Zugabe von **Coombs-Serum = Antihumanglobulin**:
   - **Direkt**: Suche nach inkompletten Antikörpern durch Coombs-Serum mit Antihumanglobulin.
   - **Indirekt**: Test des Empfängerserums mit gepoolten Testerythrozyten → Entdeckung der meisten irregulären inkompletten Antikörper.

- **Coombs-Test**

Suche nach IgG-Antikörpern gegen Erythrozyten.
→ Autoimmunhämolyse, Rhesus- u.a. Blutgruppeninkompatibilität, zur Suche nach inkompletten Antikörpern.

13.1.5 Erythrozytenkonzentrate

13.1.5.1 Stabilisatoren

- **CPDA**: Zitrat, PO_4, Dextrose, Adenin – Haltbarkeit 35 Tage bei 2–6 °C.
  - Zitrat: Antikoagulation.
  - Phosphat (PO_4): unterstützt die Erythrozytenglykolyse, pH ↑ → Erhalt von BPG und damit der O_2-Bindung.
  - Adenosin: längere Lagerung.
  - Dextrose: Erythrozytenglykolyse, Erhalt von PO_4.
- **ACD**: Aqua, Zitrat, Dextrose – Haltbarkeit 21 Tage bei 2–6 °C.
- **SAG-M**: NaCl, Adenin, Glukose, Aqua, Mannitol – Haltbarkeit 42 Tage bei 2–6 °C.
- **PAGGS-M**: PO_4, Adenin, Glukose, Guanosin, NaCl, Aqua, Mannitol.

13.1.5.2 Transfusion

Früher: Vollblut/Warmblut; heute nicht mehr verwendet.
Die Transfusion von **3–4 ml/kg EK steigert den Hb um 1 g/dl** (1 EK enthält ca. 300 ml mit Hk 50–80 %). **Cave**: 680 μg Ammoniak (NH_4) pro EK!

- **Buffy-Coat-freie EK**: Leukozytendepletion $< 10^6$, d. h. Entfernung des Buffy Coat aus Thrombozyten, Plasma und Leukozyten durch einen speziellen Tiefenfilter, dadurch keine Alloimmunisierung gegen leukothrombozytäre Merkmale mehr.
- **Gewaschene EK**: Entfernung des größten Teils von Plasma, Leukozyten und Thrombozyten, bei Antikörper-Nachweis gegen IgA oder andere Plasmaproteine, sehr seltene Indikation bei Unverträglichkeit von leukozytendepletierten EK.
- **Kryokonservierte EK** in Glycerin: Frei von Plasma sowie intakten Leukozyten, Thrombozyten. Gabe bei komplexen Antikörpern gegen seltene Blutgruppen.
- **Bestrahlte EK**: Bestrahlung mit 30 Gy zur Zerstörung aller Leukozyten; indiziert bei intrauteriner Transfusion, Neugeborenen/Frühgeborenen < 37. SSW, nach Knochenmarktransplantation, Stammzellentnahme, bei Immundefizienzsyndromen oder Spenden innerhalb der Familie (**Cave**: Kaliumaustritt durch Zellzerfall).

Die Kühlkette eines EK darf max. 30 min unterbrochen werden ($< 10\,°C$).

- **Transfusionsbesteck**

Porengröße 170–230 μm als Filter gegen kleine Gerinnsel oder Zellaggregate, maximale Verwendung und Transfusionszeit 6 h (!).
Früher: Leukozytenfilter von 10–40 μm (heute: leukozytendepletierte Blutprodukte).

13.1.5.3 Transfusionsreaktion

Wichtige Nebenwirkungen der Transfusionen von Blutbestandteilen:

- **Hämolytische Transfusionsreaktion** (Typ II allergische Reaktion) 1:6000–1:80.000 (>80 % sind Patienten-/Konservenverwechslung!), mit tödlichem Ausgang ca. 1:1.000.000. ▶ Abschn. 13.2.2.4.
- **Nichthämolytische febrile Transfusionsreaktion** durch präformierte Antikörper <1:1000 (seltener durch leukozytendepletierte EK), bis 1:5 bei Thrombozytenkonzentraten.
- **Posttransfusionspurpura** 1:600.000 (ca. 1 Woche nach Transfusion).
- **Allergische Reaktion** bei IgA-Übertragung und Immunisierung (sehr selten durch plasmaarme Erythrozytenkonzentrate).
- **Infektiöse Komplikationen** < 1:1.000.000 (HIV, Hepatitis B Hepatitis C, Creutzfeld-Jakob-Erkrankung, Lues, Parvovirus B19, Malaria u. a. Parasiten, Listerien).
- **Transfusionsassoziierter Lungenschaden** (TRALI) 1:5000 bei FFP, <1:1.000.000 bei leukozytendepletierten EK.
- **Graft-vs.-Host-Reaktion** durch Übertragung von Leukozyten 1:400.000–1:1.000.000.
- **Volumenüberladung**, häufig bei Massentransfusion und bei Patienten mit Herz- und Niereninsuffizienz.
- **Hypothermie** (2l kaltes Blut senkt die Körpertemperatur um 1 °C).
- **Bakterielle Kontamination**, extrem selten.
- **Eisenablagerungen** (Transfusionshämosiderose): insbesondere bei Transfusion > 20 EK/Jahr, bzw. Ferritin > 1000 ng/ml.

13.2 Immunsystem

13.2.1 Aufbau des Immunsystems

- **Angeborene (unspezifische) Immunabwehr**

Zellwandbarrieren (Haut, Schleimhäute, Magensäure etc.), **Phagozytose** (neutrophile Granulozyten, Monozyten, Makrophagen), **Komplementsystem**: sehr schnelle Antwort, aber keine Änderung der Mechanismen im Laufe des Lebens.

- **Erworbene (spezifische) Immunabwehr**

Bildung von Antikörper gegen Antigene, d. h. gegen spezifische Strukturen. Bestandteile sind **antigenpräsentierende Zellen** (APC) sowie **B- und T-Lymphozyten**.

13.2.1.1 Zellen des Immunsystems

- **Leukozyten (weiße Blutkörperchen)**

Wanderung durch Zellgewebe (Leukodiapedese), amöboidartige Fortbewegung sowie Adhäsion. Bildung im Knochenmark aus pluripotenten Stammzellen.

Unterschiedliche Einteilungen der Leukozyten, z. B. in

- **Lymphozyten** mit
  - **B-Lymphozyten** als Vorläufer der **Plasmazellen**, die Antikörper produzieren, und der B-Gedächtniszellen.
  - **T-Lymphozyten** mit **T-Helferzellen** und **regulatorischen T-Zellen** zur Regulation der Immunantwort, den **T-Gedächtniszellen** sowie den **T-Killerzellen** (zytotoxische T-Zellen) zur Zerstörung befallener Körperzellen.
  - **Monozyten** als Vorläufer der Makrophagen und teilweise der Dendritischen Zellen.
  - **Makrophagen**: „Fresszellen" → Phagozytose von Fremdmaterial.
  - **Dendritischen Zellen**: antigenpräsentierende Zellen, v. a. auf Oberflächengeweben.

- **Granulozyten** mit
  - **Neutrophile Granulozyten** zur Phagozytose, enthalten gewebezerstörende Enzyme wie Peroxidasen, Proteasen, Kollagenase u. a.
  - **Eosinophile Granulozyten** zur Parasitenabwehr, allergische Reaktionen, enthalten basophile Proteine, die durch IgE-Antikörper freigesetzt werden.
  - **Basophile Granulozyten** zur Parasitenabwehr, allergische Reaktionen, Entzündung, enthalten Heparin und Histamin als Mediatoren.
- **Natürliche Killerzellen** als Teil der unspezifischen Immunantwort.

13.2.1.2 Humorale Abwehr

- Humorale Abwehr

Produktion von **spezifischen Antikörpern**, vermittelt durch **B-Lymphozyten** durch Freisetzung von Zytokinen als Mediatoren.
- **Antikörper**: wirken spezifisch auf Strukturen (Proteine, aber auch Zucker u. a.), die sog. **Antigene**. Anheftung an diese Strukturen führt teilweise zur Inaktivierung, aber v. a. zur Aktivierung von Phagozyten und des Komplementsystems.
  Vorkommen als **IgA** (Körperflüssigkeiten), **IgG**, **IgM** (Blut mit M für die „schnellen Melder" und G für das langfristige Immungedächtnis), **IgE** (auf Mastzellen) und **IgD** (Differenzierung von B-Lymphozyten in Plasma- und Gedächtniszellen).
- **Komplementsystem**: wird durch den Antigen-Antikörper-Komplex aktiviert und zerstört Zellen, da es „Löcher" in der Zellmembran verursacht. Darüber hinaus vasodilatativ und proinflammatorisch.
- **Zytokine/Interleukine**: über 35 Mediatoren mit unterschiedlicher Wirkung im Immunsystem (Adhäsion, Aktivierung, Wachstum, Zellteilung von Immunzellen etc.).

Spezifische Antikörper bleiben als **B-Gedächtniszellen** erhalten, Prinzip der z. T. lebenslangen Immunität nach vielen Erkrankungen oder bei den meisten Impfungen.

13.2.1.3 Akute-Phase-Proteine

- Akute-Phase-Proteine

Proteine, die im Rahmen der Immunantwort innerhalb von 6–48 h vermehrt auftreten (z. T. > 1000-fache Konzentrationserhöhung). Induktion durch Interleukin-1 und -6, TNF-α u. v. a.

Aufgabe: Reduktion der Ausbreitung von Entzündung/Erregern, zur Lokalisation und zur Unterstützung des Immunsystems.

Zu den Akut-Phase-Proteinen zählen u. a.
- **C-reaktives Protein** (CRP): Aktivierung des Komplementsystems.
- **Saures α-1-Glykoprotein**: Fibroblastenwachstum, Kollageninteraktion.
- **Fibrinogen**: Thrombusbildung lokal (gegen Erregerausbreitung).
- **Alpha-1-Antitrypsin**: Hemmung der Proteasen → weniger Gewebeschädigung.
- **Haptoglobin**, **Caeruloplasmin** (weniger Sauerstoffradikale), **Ferritin** (Hemmung des Bakterienwachstums durch Entzug von Eisen), **Hepcidin** (reduzierte Eisenaufnahme aus dem Darm).
- **Komplementfaktoren** (u. a. C3, C4).
- **Plasminogen**.
- **Procalcitonin** (PCT).
- **Faktor VIII**, von-Willebrand-Faktor (vWF).

- Anti-Akut-Phase-Proteine

Gegenregulatorisch als „Anti-Akut-Phase-Proteine" oder „negative Akut-Phase-Proteine" wirken u. a. **Albumin**, **Antithrombin**, **Transferrin**.

13.2.2 Diagnostik

13.2.2.1 Fieber

- Fieber

Temperatur > 38 °C zentral bzw. 38,3 °C peripher gemessen.

Als **subfebrile Temperaturen** bezeichnet man dagegen Temperaturen von 37,1–37,9 °C (bzw. peripher von 37,3–38,2 °C). Von **Hyperpyrexie** spricht man je nach Literatur ab 40,5 oder 41,5 °C.

Die Regulation der Körpertemperatur erfolgt im **Hypothalamus** (▶ Abschn. 17.1.3), Hemmung von wärmesensitiven Neuronen durch Pyrogene (Tumornekrosefaktor, Interleukin 1 und 8) → Verschiebung der Thermoregulation zu höheren Temperaturen. Gegenregulation u. a. durch Interleukin 10, Prostaglandine, NO, Kortikoide, ADH, Östrogen/Progesteron, Melatonin.

Fieberarten[1]:

- **Kontinua**: Fieber ≥ 4 Tage, Schwankungen < 1 °C (*Bsp. bei bakteriellen Infektionen, infektiöser Endokarditis, Typhus, Rickettsiose, Tularämie*).
- **Intermittierend**: stark schwankende Temperatur mit normalen Temperaturen v. a. morgens und schnellem Fieberanstieg v. a. abends, Schüttelfrost (*Bsp. bei streuenden bakteriellen Infektionen wie Endokarditis, Osteomyelitis, bei Salmonellen, Miliartuberkulose*).
- **Remittierend**: Schwankungen > 1 °C, aber ohne fieberfreie Phase.
- **Undulierend** (**Pel-Ebstein-Fieber**): Fieber und fieberfreie Intervalle in Wellen von mehreren Wochen (*Bsp. Brucellose, Non-Hodgkin-Lymphom*).
- **Rekurrierend** (rezidivierend): stark schwankende Temperatur mit afebrilen Tagen (*Bsp. klassisch bei der Malaria*).
- **Biphasisch** (**Doppelgipfelig**): nach einigen Fiebertagen normale Temperatur und zweiter Fiebergipfel (*Bsp. klassisch für Viruserkrankungen wie Masern, Gelbfieber, Grippe, Denguefieber*).

13.2.2.2 Aktuelle Definition von Sepsis und septischem Schock

Die aktuelle Definition, **Sepsis-3**, von Sepsis und septischem Schock lautet (Stand 2016):

- **Sepsis**

Lebensbedrohliche Organdysfunktion aufgrund einer inadäquaten Antwort auf eine Infektion. **≥ 2 Kriterien im qSOFA oder Anstieg des SOFA-Scores um ≥ 2 Punkte**.

- **Septischer Schock**

Vasopressorenbedarf (um MAP > 65 mmHg zu halten) trotz Volumengabe zu halten **und Laktat > 2 mmol/l**[2].

Der Begriff „schwere Sepsis" wird nicht mehr verwendet.

- **qSOFA**

Positiv, wenn 2 der folgenden Kriterien erfüllt sind:
- Atemfrequenz ≥ 22/min,
- verändertes Bewusstsein (GCS < 15),
- systolischer Blutdruck ≤ 100 mmHg.

Der qSOFA (◘ Tab. 13.3) ist weniger sensibel, aber deutlich spezifischer als die früher verwendeten SIRS-Kriterien bezüglich der Mortalität.

13.2.2.3 Definition der Sepsis vor 2015

In den früheren Guidelines wurden zur Diagnose der Sepsis die folgenden Begriffe verwendet:

- **Systemische Inflammationsreaktion (SIRS)**
- **Temperaturerhöhung**: > 38,0 °C zentral (38,3 °C peripher) oder **Hypothermie** < 36 °C (Kinder: Fieber > 38,5 °C oder < 36 °C).

---

1 Traditionelle Einteilung aus den „Fieberkurven" am Bett, heute weniger hilfreich, aber gelegentlich gefragt.

2 Eine Laktaterhöhung wird erst seit 2015 für die Definition des septischen Schocks gefordert.

◘ Tab. 13.3 SOFA-Score

Score	0	1	2	3	4
ZNS: GCS	15	13–14	10–12	6–9	<6
Herz-Kreislauf-System: MAP/Katecholamine	MAP ≥ 70 mmHg	MAP < 70 mmHg	Dopamin oder Dobutamin < 5 µg/kg/min	Noradrenalin oder Adrenalin ≤ 0,1 µg/kg/min Dopamin oder Dobutamin > 5 µg/kg/min	Noradrenalin oder Adrenalin > 0,1 µg/kg/min Dopamin oder Dobutamin > 15 µg/kg/min
Lunge: $\frac{p_aO_2}{F_iO_2}$ (mmHg)	≥ 400	< 400	< 300	Beatmung, < 200	Beatmung, < 100
Gerinnung: Thrombozyten (/nl)	≥ 150	< 150	< 100	< 50	< 20
Leber: Bilirubin (µmol/l bzw. mg/dl)	< 20 bzw. < 1,2	20–32 bzw. 1,2–1,9	33–101 bzw. 2,0–5,9	102–204 bzw. 6–11,9	> 204 bzw. > 12
Niere: Kreatinin (µmol/l bzw. mg/dl) bzw. Ausscheidung	< 110 bzw. < 1,2	110–170 bzw. 1,2–1,9	171–299 bzw. 2,0–3,4	300–440 bzw. 3,5–4,9 bzw. < 500 ml/d	> 440 bzw. > 5,0 bzw. < 200 ml/d

- **Tachykardie**: HF > 90/min (Kinder: > 2 SD, Säuglinge > 90. Perzentile).
- **Tachypnoe**: AF > 20/min (2 SD für Kinder) oder paCO₂ < 32 mmHg (4,3 kPa).
- **Leukozytose/-penie**: Leukozyten > 12/nl oder < 4/nl oder > 10 % unreife (stabkernige neutrophile Granulozyten).

- Sepsis

Eine Sepsis wurde definiert als 2 SIRS-Kriterien sowie dem Nachweis bzw. Verdacht auf eine Infektion.

13.2.2.4 Anaphylaxie

- Anaphylaxie

Dies bezeichnet eine **lebensbedrohliche systemische Reaktion** als Antwort auf eine Allergie. Sie ist eine Immunreaktionen von Typ I oder Typ III:
- **Typ I (Soforttyp)**: Ausschüttung von spezifischen IgE-Antikörper nach vorheriger Sensibilisierung → Bindung an **Mastzellen und basophile Granulozyten**, Freisetzung von **Entzündungsmediatoren** wie Prostaglandine, Leukotriene, Histamin → **Vasodilatation** (bis Schock), „capillary leak" (Urtikaria), Rhinitis, Bronchokonstriktion. Häufigste Allergieform.
  Auch das **angioneurotische Ödem (Quincke-Ödem)** wird meist zur Typ-I-Reaktion gezählt.
- **Typ II (Allergie vom zytotoxischen Typ)**: Immunkomplexe zwischen zellständigen Antigenen (Medikamente, transfundiertes Blut) mit körpereigenen Antikörpern (IgM, IgG, Ig) → Aktivierung zytotoxischer Killerzellen und Komplementsystem, Zerstörung körpereigener Zellen (*Bsp. Autoimmunhämolyse, thrombozytopenische Purpura, Agranulozytose, Tranfusionsreaktion, Glomerulonephritis*).
- **Typ III (Immunkomplexreaktion, Arthus-Reaktion, Serumkrankheit)**: Im Blut zirkulierende Antigen-Antikörper-(IgG, IgM, IgE)-Komplexe schließen Blutzellen (Leukozyten, Thrombozyten) ein und lagern sich in verschiedenen Kapillaren ein (*Alveolitits, allergische Vaskulitis*).
- **Typ IV (Allergie vom verzögerten Typ, Spättyp)**: Durch sensibilisierte T-Lymphozyten vermittelt, einzige zellulär vermit-

telte Immunantwort (*Bsp. allergisches Ekzem, Transplantatabstoßung, Tuberkulinreaktion*).

Diagnose der Anaphylaxie:
- **Mastzelltryptase**: Postmortale Bestimmung möglich, Fehlmessungen durch intravenöse Volumengabe, nach Trauma oder Myokardinfarkt möglich.
- **B-Tryptase** (aus Mastzellgranulozyten): nur bei Anaphylaxie vom Typ I (nicht bei Typ-III-Komplementreaktionen), **A-Tryptase** dagegen kontinuierlich aus Mastzellen auch bei Gesunden.
  → hohe Spezifität, aber niedrige Sensibilität, d. h. viele falsch negative Ergebnisse, v. a. Beurteilung des Verlaufs, daher Bestimmung innerhalb 1. h, nach 1–2 h (Peak) und 24 h.
- Plasmahistamin und Methylhistamin im Urin.

Cave: Der Blutdruckabfall und ggf. Abfall des Sauerstoffgehaltes im Blut als Reaktion auf Knochenzement (Palacos-Reaktion) wird als Reaktion auf eine pulmonale Vasodilatation bzw. Mikroembolien vermutet, ggf. auch durch thermische Effekte, die zu einen erhöhten Shunt bis zum Rechtsherzversagen führen können – es ist keine „Zement-Allergie".

- **Anaphylaktoide Reaktion**

Als anaphylaktoide Reaktion wird dagegen eine der Anaphylaxie ähnliche Reaktion (Typ I) bezeichnet, die **nicht durch IgE-Antikörper vermittelt** wird.

Weiterführende Literatur

Wilhelm W (2013) Praxis der Intensivmedizin. Springer
Tonner P, Hein L (2011) Pharmakotherapie in der Anästhesie und Intensivmedizin. Springer
Heinrich PC, Müller M, Graeve L (2014) Löffler/Petrides Biochemie und Pathobiochemie. Springer

Mikrobiologie

Roswitha Jehle

Inhaltsverzeichnis

14.1 Bakterien – 369
14.1.1 Einteilungen – 369
14.1.2 Wichtige grampositive Bakterien – 373
14.1.3 Wichtige gramnegative Bakterien – 375
14.1.4 Weitere wichtige Bakterien – 376
14.1.5 Normalflora – 378

14.2 Pilze – 378
14.2.1 Sproßpilze (Hefen) – 379
14.2.2 Schimmelpilze – 379
14.2.3 Weitere Pilze – 379

14.3 Viren – 380
14.3.1 Einteilungen – 380
14.3.2 Viren als Krankheitserreger beim Menschen – 380

14.4 Protozoen – 382

14.5 Diagnostik – 383
14.5.1 Bakterielle Sequenziertechnik (bakterielle Mikrobiomanalyse) – 383

© Springer-Verlag GmbH Deutschland, ein Teil von Springer Nature 2023
R. Jehle (Hrsg.), *Physiologie, Pharmakologie, Physik und Messtechnik für die Anästhesie und Intensivmedizin*, https://doi.org/10.1007/978-3-662-61772-4_14

14.6 Pharmakologie: Antibiotika – 383
14.6.1 Grundsätzliches – 383
14.6.2 Hemmung der Zellwandsynthese – 384
14.6.3 Zellmembran – 387
14.6.4 Hemmung der Proteinbiosynthese – 388
14.6.5 Nukleinsäurehemmer: DNA-/RNA-Synthese – 390
14.6.6 Antibiotika und Nierenfunktion – 391
14.6.7 Tuberkulostatika – 391

14.7 Pharmakologie: Fungizide, Virostatika und andere – 392
14.7.1 Fungizide – 392
14.7.2 Virostatika – 394
14.7.3 Malariatherapeutika – 395

Weiterführende Literatur – 395

Kapitel 14 · Mikrobiologie

- **Begrifflichkeiten**

Wichtige Begriffe sind:

▪▪ **Prokaryoten**

Kein Zellkern, nur Kernäquivalent (Nukleoid) im Zytoplasma, keine Zellorganellen, aber Proteinbiosynthese an den Ribosomen.

▪▪ **Eukaryoten**

Alle Zellen enthalten einen **echten Zellkern**, bei Tieren, Pflanzen und Pilzen.

▪▪ **Plasmide**

Kleinere **DNA-Fragmente im Zytoplasma**, Bewegung ist an Bakterien gebunden.

▪▪ **Zellhülle**

Membran und Wand. Zellwände von Bakterien enthalten Murein (Peptidoglykan, d. h. ein Polysaccharidpeptid aus Zuckern und Aminosäuren) in unterschiedlicher Dicke von 10–80 nm (▶ Abschn. 14.1.1.1: Gram-Färbung).

▪▪ **Mikrobiota**

Gesamtheit aller Mikroorganismen des Menschen: Bakterien, Archaeen (Urbakterien/Vorläufer der Eukaryonten), Eukaryoten, Viren.

▪▪ **Mikrobiom**

Gesamtheit der genetischen Information der Mikrobiota.

▪▪ **Restiom**

Gesamtheit der Resistenzgene in einem bestimmten Milieu.

14.1 Bakterien

14.1.1 Einteilungen

Nachfolgend werden die Einteilungsmöglichkeiten kurz beschrieben.

14.1.1.1 Einteilung nach Färbeverhalten

Bakterien lassen sich gemäß des Färbeverhaltens einteilen.

- **Gram-Lösung**

Färbung mit **Lugol-Lösung** (Iod und Kaliumiodid) oder **Kristallviolett**, dann **Auswaschung mit Ethanol** und **Gegenfärbung** mit fuchsinhaltiger Lösung (rot).
— **Grampositiv**: Zellwand weniger komplex, aber dicker (20–80 nm), hoher Gehalt an **Murein** (Peptidoglykan) → Farbstoff nach Auswaschung zurückgehalten, es entsteht eine **blaue bis blauschwarze Färbung** der Zellwand (◘ Abb. 14.1).
— **Gramnegativ**: Komplexere Zellwand mit periplasmatischen Raum und äußerer Membran mit **Lipopolysacchariden**, deutlicher geringerer Anteil an Peptidoglykan → Farbstoff wird durch Ethanol ausgewaschen, die **Zellwand erscheint rot** durch die Gegenfärbung mit Fuchsin. Dicke in der Regel < 10 nm.

Säurefeste Stäbchen (Mykobakterien) nehmen die Farbstoffe kaum auf (hoher Anteil von Wachsen und Mykolsäuren) → **Färbung nach Ziel-Neelsen** (rote Färbung mit Fuchsin-Phenollösung und Ethanol, Erhitzen bis unter den Siedepunkt, Entfärbung mit Salzsäure/Ethanol zur Entfernung nichtsäurefester Bakterien).

14.1.1.2 Einteilung nach Morphologie

— Stäbchen (Bazillen, z. B. Escherischia coli).
— Kugelförmige Bakterien (**Kokken**, z. B. Pneumokokken, Staphylokokken).
— Fadenförmig, z. B. Streptomyzeten.
— Spirillenförmig (**Spirochäten**, z. B. Syphiliserreger Treponema pallidum).
— Kommabakterien (**Vibrionen**, z. B. Vibrio cholerae).
— Andere Formen, ◘ Abb. 14.2.

Kokken				Atypisches Gramverhalten		Gram			
Staphylokokken (Katalase)	Streptokokken (Katalase)		Stäbchen (Bazillen)			Diplokokken	Stäbchen (Bazillien)		
Koagulase-positiv / Koagulase-negativ	Hämolyseverhalten						Enterobakterien	kokkoide Stäbchen	weitere Stäbchen
Staphylokokken:	α-Hämolyse		**Clostridien:**	**Mykobakterien:**	**Chlamydien:**	**Neisseria:**	**Escherichia:**	**Haemophilus:**	**Helicobacter:**
• S. aureus	**Streptokokken:**		• C. difficile	• M. tuberculosis	• C. trachomatis	• N. meningitidis	• E. coli	• H. influenzae	• H. pylori
Staphylokokken:	• Str. pneumoniae		• C. botulinum	• M. leprae	• C. pneumoniae	• N. gonorrhoeae	**Klebsiella:**	**Bordetella:**	**Vibrionen:**
• S. epidermidis	Viridans-Str.		• C. tetani	• MOTT	• C. psittaci		• K. pneumoniae	• B. pertussis	• V. cholerae
• S. saprophyticus	β-Hämolyse		• C. perfringens	**Mykoplasmen:**	**Rickettsien**		**Proteus:**	**Brucellen**	**Campylobacter:**
	• Str. pyogenes (A)		**Listerien:**	• M. pneumoniae	**Borrelien**		• P. mirabilis	**Pasteurella**	• C. jejuni
	• Str. agalactiae (B)		• L. monocytogenes		• B. burgdorferi		**Citrobacter**		**Pseudomonas:**
	γ-Hämolyse		**Corynebakterien:**		**Leptospiren**		**Serratien**		• P. aeruginosa
	Enterokokken (D)		• C. diphteria		**Treponemen**		**Salmonellen:**		**Legionellen**
			Bacillus:		• T. pallidum		• S. typhi		• L. pneumophila
			• B. anthracis				**Shigellen:**		**Bartonellen:**
			• B. cereus				• S. dysenteriae		• B. henselae
			Actinomyces				**Yersinien:**		
			Nocardia				• Y. pestis		
							• Y. enterocolitica		

Abb. 14.1 Einteilung wichtiger Bakterien nach Gram-Färbeverhalten

Kapitel 14 · Mikrobiologie

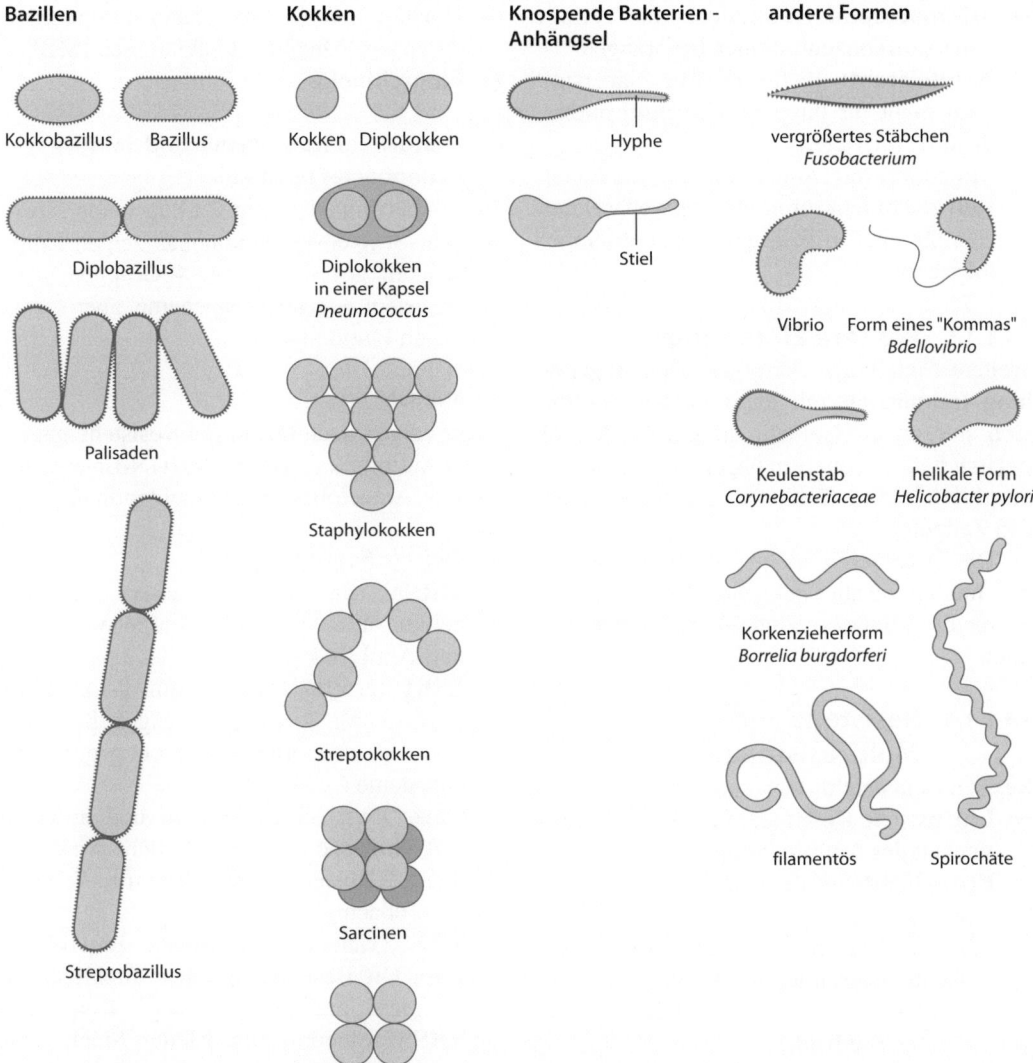

◘ **Abb. 14.2** Einteilung der Bakterien nach der Morphologie

14.1.1.3 Einteilung nach Ernährung
- **Autotrophe** („selbsternährende") **Organismen**: Baustoffe ausschließlich aus anorganischen Stoffen, Energiegewinnung v. a. durch Photosynthese, aber auch aus chemischen Reaktionen (Chemoautotrophie).
- **Heterotrophe Organismen**: Ernährung aus bereits vorhandenen organischen Stoffen, z. B. photoheterotroph (Energiequelle: Licht) und chemoheterotroph (Energiequelle: organische Stoffe).

14.1.1.4 Einteilung nach Sauerstoffverbrauch/-toleranz
- **Aerob**: Bakterien, die Sauerstoff verbrauchen (Aerobier).
- **Anaerob**: Bakterien, die in sauerstoffarmen Milieu leben können (Anaerobier).

- **Mikroaerophil**: Bakterien, die geringe Sauerstoffkonzentrationen bevorzugen.
- **Aerotolerant**: Bakterien, die Sauerstoff zwar nicht für ihren Stoffwechsel nutzen, ihn aber tolerieren.
- **Mikroaerotolerant**: Bakterien, die Sauerstoff zwar nicht für ihren Stoffwechsel nutzen, ihn aber in geringen Konzentrationen tolerieren.

14.1.1.5 Weitere Einteilungen

Weitere Einteilungen erfolgen nach **Begeißelung** (**monotrich** mit einer Geißel, **lophotrich** mit vielen Geißeln an einem Zellpol, **peritrich** als rundherum begeißelte Bakterien, **amphitrich** mit 2 Geißen an gegenüberliegenden Zellpolen).

Die **Taxometrie** beschreibt die vollständige Unterteilung aller bekannten Bakterien – sie ist für die klinische Einteilung weniger hilfreich.

14.1.1.6 Resistenz und Multiresistenz

Resistenz entsteht durch:
- **Intrinsische Resistenz**: inhärente Unwirksamkeit des Antibiotikums.
- **Erworbene Resistenz** durch:
  - Mutation,
  - interzellulären Transfer (horizontaler Gentransfer, Integrone):
    1. Transformation freier DNA z. B. in der Blutbahn.
    2. Bakteriophagentransduktion.
    3. Plasmidaustausch.
    4. Transposone: DNA-Segmente, die zwischen Plasmiden oder Bakterienchromosomen wandern.

Einteilung in Deutschland (nach KRINKO) der **Multiresistenz gramnegativer Erreger (MRGN)** als **3MRGN** und **4MRGN** nach den 4 Antibiotikagruppen (in Klammern die jeweilige Leitsubstanz der Klasse):
- **Acylureidopenicilline** (Piperacillin).
- 3./4. Generation **Cephalosporine** (Cefotaxim/Ceftazidim).
- **Carbapeneme** (Imipenem/Meropenem), durch sog. Metallobetalaktamasen (MBL).
- **Fluorchinolone** (Ciprofloxacin).

- **3MRGN-Enterobakterien und 3MRGN-Actinobacter baumanii**

Diese sind immer gegen Carbapeneme sensibel, nur 3MRGN-Pseudomonas zeigen Empfindlichkeit gegen eine der 4 Gruppen, d. h. ggf. resistent gegen Carbapeneme, aber sensibel gegen Fluorchinolone.

- **4MRGN**

Diese zeigen nach Definition Resistenz gegen alle 4 Antibiotikaklassen. 4MRGN-Enterobacter und -Acinetobacter sind meldepflichtig!

- **Weitere Begrifflichkeiten**
- **MRSA** (methicillinresistenter Staphylokokkus aureus): Resistenzen gegen β-Laktam-Antibiotika.
- **ESBL** (erweitertes Spektrum β-Laktamaseresistenz): Resistenzen gegen β-Laktame, Cephalosporine; aber nicht gegen Carbapeneme („2MRGN").
  Cave: Unterschied in vitro und in vivo, z. B. Tazobac in vivo oft nicht wirksam, meist Klebsiellen, auch Serratia, E. coli, Enterobacter.
- **VRE** (vancomycinresistente Enterokokken): Oft Besiedelung, aber Infektion bei Immunsuppression. Analog beschreibt **VRSA** vancomycinresistente Staph. aureus.
- **MDR-Tb** und **XDR-Tb** beschreibt multiresistente und extremresistente Tuberkuloseerreger.
- **KPC** (Klebsiella pneumonia Carbapenemase): Resistenz gegen Carbapeneme (daher 4MRGN nach Defintion), z. T. kann die Carbapenemase durch Clavulansäure gehemmt werden.

Die internationale Einteilung unterscheidet:
- **MDR** (Multidrug-Resistant): Resistenz gegen > 1 Antibiotikagruppe (MRSA, VRE).
- **XDR** (Extensively Drug Resistant): Sensibel gegen mindestens 1 Antibiotikum

Tab. 14.1 Isolation verschiedener Erreger

Übertragung	Erreger	Isolation
Kontakt	Clostridium difficile Rotaviren **V**RE **3MRGN**	Mehrbettzimmer möglich, Barrierepflege am Bett
Kontakt, Tröpfchen	**MRSA** Meningokokken Noroviren **4MRGN**	Isolation empfehlenswert (bei guter Basishygiene kein Vorteil der Isolation nachgewiesen)
Kontakt, Tröpfchen, Luft	Masern Varizellen Offene Tuberkulose SARS-COV-2	Isolierung im Einzelzimmer

in 2 oder weniger Antibiotikagruppen, entspricht also ungefähr den 3MRGN.
- **PDR** (Pandrug-Resistant): Resistenz gegen (fast) alle erhältlichen bzw. getesteten Antibiotika.

Die nosokomialen, multiresistenten Erreger werden oft zusammengefasst als:

- **ESKAPE-Erreger**

Enterobacter (ESBL/3MRGN) – **S**taphylokokkus aureus (MRSA) – **K**lebsiellen (3MRGN) – **A**cintetobacter (intrinsische Resistenzen) – **P**seudomonas – **E**nterokokken (VRE).

ESCAPE beschreibt statt Klebsiellen das Clostridium difficile als Erreger der Clostridien-Diarrhö.

Risikofaktoren für multiresistente Erreger sind u. a.:
- Langer Krankenhausaufenthalt,
- Breitspektrumantibiose (Cephalosporine ab 3. Generation, Chinolone, Carbapeneme etc.),
- lange Beatmung,
- invasive Katheter/Fremdkörper,
- schlechte Handhygiene,
- hoher Pflegeaufwand bzw. niedriger Pflegeschlüssel Pflege: Pat. auf der Station.

14.1.1.7 Isolation und Meldepflicht
◘ Tab. 14.1

Aktuelle Übersicht über meldepflichtige Erkrankungen auf der Website des Robert-Koch-Instituts: ► https://www.rki.de/DE/Content/Infekt/IfSG/Meldepflichtige_Krankheiten/Meldepflichtige_Krankheiten_node.html.

14.1.2 Wichtige grampositive Bakterien

14.1.2.1 Grampositive Kokken

- **Streptokokken, Streptococcus (Kettenkokken)**

Fakultative Anaerobier, mit/ohne Kapsel.

Einteilung der Streptokokken nach Hämolyseeigenschaft Hämoglobin im Agar (Nährmedium):
- **α-hämolysierend**: Entfärbung des Hämoglobins durch Stoffwechselprodukte der Bakterien, keine echte Hämolyse (Oxidation zu Methämoglobin und zu grünlichem Sulfhämoglobin, daher auch vergrünende Streptokokken).
- **β-hämolysierend**: Echte Hämolyse durch Streptolysin, vollständiger Abbau des Hämoglobins.
- **γ-hämolysierend**: keine Hämolyse.

Lancefield-Gruppen: Weitere Unterteilung der β-Hämolyse durch Nachweis eines Zellwandpolysaccharids mittels Antikörper → Lancefield-Gruppen A–H und K–V. Klinisch relevant sind v. a. die **Gruppen A und B, sowie C, F und G**.
- S. pneumoniae = **Pneumokokken**: Pneumonie, Meningitis, Otitis, Sinusitis: α-hämolysierend.
- **S. viridans**: α-hämolysierend, orale Standortflora. Karies, Endokarditis.
- **S. pyogenes**: Lancefield A. Angina tonsillaris, Scharlach, Erysipel.
- S. agalactiae: Lancefield B. Neugeborenenmeningitis.
- S. dysgalactiae: Lancefield C, G.
- **S. anginosus**: Lancefield C, F, G.
- E. faecalis, faecium: **Enterokokken** (Lancefield D). Kultur auf Galle-Agar. Harnwegsinfekt, intraabdominelle Infektionen, Cholezystitis, Endokarditis.

- **Staphylokokken, Staphylococcus (Haufenkokken)**

Fakultative Anaerobier, mit/ohne Kapsel.
Koagulasepositiv: Produktion von Koagulase (dadurch meist höhere Pathogenität): Aktivierung von Thrombin → Fibrinogen gerinnt, Fibrin fällt aus. In vivo: Schutzschicht gegen das Immunsystem aus körpereigenen Proteinen.
- **S. aureus**: koagulasepositiv, Abszesse, Phlegmone, Impetigo, Endokarditis, „Toxic Shock Syndrome" durch Toxine.

Koagulasenegative Staphylokokken (KNS) zeigen meist eine geringe Virulenz, in der Blutkultur oft Kontamination durch Hautkeime.
- **S. epidermidis**: koagulasenegativ, fremdkörperassoziierte Infektionen.
- **S. saprophyticus**: koagulasenegativ, Harnwegsinfekt.

14.1.2.2 Grampositive Stäbchen

Grampositive Stäbchen umfassen die kleinste Gruppe der Bakterien. Meist mobil, oft **Sporenbildner, resistent gegen Umwelteinflüsse**.

- **Listerien**

Fakultative Anaerobier, intrazellulär, Kultur im Spezialmedium, keine Sporen, aber Kälteresistenz.
- **L. monocytogenes**: GIT-Infekte, Meningitis.

- **Clostridien**

Anaerobier, bekapselt.
- **C. perfringens**: Gasbrand, Gangrän/Zellulitis.
- **C. difficile**: Diarrhö, pseudomembranöse Kolitis, toxisches Megakolon. Pathogen v. a. durch Exotoxine.
- C. botulinum, obligat pathogen: **Botulismus**.
- C. tetani, obligat pathogen: **Tetanus** (Wundstarrkrampf).

- **Bacillus**

Aerobier, bekapselt, Sporenbildner.
- B. anthracis, obligat pathogen: **Milzbrand**, Lunge, GIT-Infekte.
- B. cereus: GIT-Infekte.

- **Corynebakterien**

Unbekapselt, fakultativ anaerob, Tinsdale-Agar.
- C. diphteriae: **Diphterie**, echter Krupp (kardio- und neurotoxisches Toxin!).

- **Propionobakterien**

Akne.

14.1.2.3 Andere grampositive Bakterien

- **Laktobakterien**

Zusammenfassung verschiedener grampositiver Bakterien, die Kohlensäure zu Milchsäure abbauen, unterschiedliche Morphologie!

- **Erysipelothrix**

Erysipeloid.

- **Actinomyzeten**
- Actinomyces israeli: vorwiegend Anaerobier, Karies, Parodontitis.

- **Norcardia**: Aerobier, Infektionen (ZNS-Abszesse, Granulome) bei Immunsuppression.

14.1.3 Wichtige gramnegative Bakterien

14.1.3.1 Gramnegative Stäbchen

Enterobacteriaceae
Gruppe von fakultativen Anaerobiern und Darmbakterien → **nosokomiale Infektionen**.

- **Enterobacter**
Peritrich begeißelt.
 - **E. cloacae**: nosokomiale Infektionen.

- **Escherichia**
Peritrich begeißelt.
 - **E. coli**
   – Unterformen: EPEC (enteropathogen), ETEC (enterotoxisch), EIEC (enteroinvasiv), EAEC (enteroaggressiv), EHEC (enterohämorrhagisch), UPEC (uropathogen).
   – Harnwegsinfekt, intraabdominelle Infektionen, aber auch Probiotikum (Stamm Nissle).

- **Klebsiellen**
Keine aktive Bewegung, Schleimkapsel!
 - **K. pneumoniae**: v. a. Harnwegsinfekt, nosokomiale Pneumonie.
 - **K. aerogenes** (früher Enterobacter aerogenes.)
 - **K. granulomatis**: Granuloma inguinale.

- **Citrobacter**
Begeißelt.
 - **C. freundii**: nosokomiale Infektionen.

- **Serratia**
Peritrich begeißelt.
 - **S. marcescens, S. liquefaciens**: nosokomiale Infektionen.

- **Proteus**
Peritrich begeißelt.
 - **P. vulgaris, P. mirabilis**: nosokomiale Infektionen, v. a. Harnwege.

- **Salmonella**
Fakultativ intrazellulär, peritrich begeißelt, obligat pathogen, Kapsel!
 - **S. enterica Servar typhi**: **Typhus**, reaktive Arthritis. Mensch ist das einzige Wirtstier!
 - **S. enterica Servar paratyphi**: **Paratyphus**. Mensch ist das einzige Wirtstier!
 - **S. enterica Serovar typhimurium**: **Salmonellose**, reaktive Arthritis.

- **Shigella**
Unbekapselt.
 - **S. sonnei, S. flexneri, S. dysenteriae**: **Shigellose (Bakterien-Ruhr)**, reaktive Arthritis.

- **Yersinia**
Fakultativer Anaerobier, intrazellulär, mono-/peritrich begeißelt, Kapsel. Obligat pathogen!
 - **Y. pestis**, Pesterreger.
 - **Y. enterocolica, Y. pseudotuberculosis**: Yersiniosen, reaktive Arthritis.

Weitere gramnegative Stäbchen

- **Moraxella**
Früher zu Neisseria gezählt.
 - **M. catarrhalis**: Otitis, Sinusitis, Pneumonie.

- **Brucella**
Aerobier, unbekapselt, intrazellulär!
 - **B. melitensis**: **Malta-Fieber**.
 - **B. abortus**: Morbus Bang.

- **Haemophilus**
Kultur auf sog. „Schokoladen-Agar" (Hämin und NAD).
 - **H. influenzae**: Otitis media, Meningitis, Epiglottitis, Pneumonie.
 - **H. ducreyi**: **Ulcus molle** („weicher Schanker", sexuell übertragbare Infektion).

- **Bordetella**

Aerobier, Kapsel, intrazellulär! Spezialagar (Regan-Lowe-Agar).
— B. pertussis: **Keuchhusten**.

- **Fracisella**

Obligater Anaerobier, fakultativ intrazellulär, Kapsel.
— F. tularensis.

- **Pseudomonas**

Fakultative Anaerobier, polare (lophotriche) Geißeln. Typischer blau-grüner Eiter, süßlicher, lindenblütenartiger Duft.
— P. aeruginosa: nosokomiale Infektionen, v. a. Harnwege, Pneumonie.

- **Burkholderia**

(früher zu Pseudomonas, jetzt eigenständige Gruppe); Aerobier, Kapsel.
— B. cepacia: **Pneumonie bei Mukoviszidose**.
— B. pseudomallei Südostasien/Nordaustralien (**Melioidosis** mit Sepsis/Pneumonie).

- **Stenotrophomonas (früher zu Pseudomonas)**

Aerobier, begeißelt.
— S. maltophilia: nosokomiale Infektionen (Pneumonien, Harnwegsinfektionen).

- **Bacteroides**

Anaerobier, z. T. mit Kapsel.
— Fusobacter: Abszesse bis Peritonitis, septischer Schock.

- **Helicobacter**

Mikroaerophil, Spezialagar (gegen Fäkalflora), multiple Geißeln.
— **H. pylori: Gastritis**.

- **Legionella**

Obligater Anaerobier, fakultativ intrazellulär, monotriche Geißel, unbekapselt. Spezialagar. Diagnose: **Legionellenantigen im Urin** (**Cave**: nur Serotyp 1, 80 % aller Infektionen, Sensitivität nur 40–70 %).
— **L. pneumophila**: Legionellose (Legionärskrankheit, atypische Pneumonie).

- **Bartonella**

Fakultativ intrazellulär, Mikroaerophilie.
— B. henselae: Katzenkratzkrankheit.
— B. quintana: Fünftagefieber.

- **Campylobacter**

Mikroaerophil, unipolare Geißel, unbekapselt.
— C. jejuni: **Enterokolitis**, reaktive Arthritis, häufig mit Guillain-Barré-Syndrom assoziiert.

- **Vibrio**

Fakultativer Anaerobier, unipolare Geißel, unbekapselt.
— V. cholera: **Cholera** (Toxin!).
— V. vulnificus/alginolyticus: Vorkommen in subtropischen Meeren, Austern → Zellulitis, Vaskulitis, Ulzera.

14.1.3.2 Gramnegative Kokken

- **Neisseria**

Aerobier, bekapselt/unbekapselt, Kultur auf **Thayer-Martin-Agar**.
— N. gonorrhoeae. **Gonorrhö**, fakultativ intrazellulär.
— N. meningitis: Diplokokken, **Meningitis, Waterhouse-Friedrichsen-Syndrom**.

14.1.4 Weitere wichtige Bakterien

14.1.4.1 Spirochäten

Gramnegativ/atypisches Gram-Färbeverhalten.

- **Borrelia**

Anaerobier/Mikroaerophilie, begeißelt, schwer kultivierbar.
— B. burgdorferi: **Lyme-Borreliose** (Arthritis, Neuroborreliose).
— B. recurrentis: Läuserückfallfieber.
— B. duttoni: Zeckenrückfallfieber.

- **Leptospira**

Obligate Anaerobier, Spezialmedium.
— L. interrogans: **Leptospirose** (Morbus Weil).

- **Treponema**

Aerobier.
- T. pallidum: **Syphilis**.
- T. vincenti: Angina Plaut-Vincenti.

14.1.4.2 Intrazelluläre Erreger

Atypisches Verhalten in der Gramfärbung.

- **Chlamydia**

Obligat intrazellulär.
- C. pneumoniae, atypische Pneumonie, Mensch ist einziger Wirt.
- C. trachomatis, Mensch ist einziger Wirt, Serovare A–C → Augeninfektionen, Serovar D–K → Auge und Urogenitaltrakt, Serovar L1–L3 → Urogenitaltrakt.
- C. psittaci: Wirt: Vögel.

- **Mykoplasma**

Fehlende Zellwand, parasitär intra-/extrazellulär.
- M. pneumoniae: Aerobier, **atypische Pneumonie**.
- M. hominis: fakultative Anaerobier.
- M. genitalis: fakultative Anaerobier.
- Ureaplasma urealyticum, fakultative Anaerobier: Urozystits, aber auch Teil der Normalflora.

- **Rickettsien**

Aerobier, Obligat intrazellulär.
- R. rickettsi, R. prowazekii, R. conorii. **Rickettsiosen** → Fleckfieber, Boutoneuse-Fieber (Mittelmeer-Zeckenfieber), Rocky-Mountain-Fieber.

14.1.4.3 Mykobakterien: Säurefeste Stäbchen

Aerobier, unbekapselt, intrazellulär. Befall von nichtaktivierten Makrophagen (**Cord-Faktor** als Virulenzfaktor), Abwehr nur durch aktivierte Makrophagen (nach T-Zell-Aktivierung).

- M. tuberculosis: Tuberkulose. Kultur auf Löwenstein-Jensen-Agar.
- M. leprae: Lepra. Keine Kultur.
- **MOTT-Gruppe** (Mycobacteria other than tuberculosis): Atypische Mykobakterien, häufig Resistenzen.
  - M. ulcerans: Buruli-Ulkus.
  - M. bovis: Rindertuberkulose.
  - M. avium: Geflügeltuberkulose.

Diagnose der Tuberkulose:
- **Mendel-Mantoux-Test**: Intrakutaner Hauttest mit Standardtuberkulin (THT) als Antigen → latente Infektion? Probleme: Falsch positiv bei anderen Mykobakterieninfektion, nach Impfung (Bacille Calmette-Guérin, BCG). Falsch negativ bei Immunsuppression, frühes Erkrankungsstadium.
- **Interferon-Gamma-Test**: M. tuberculosis-Antigen zur Blutprobe → T-Lymphozyten setzen Interferon-Gamma frei, wenn sie mit Tuberkelbakterien Kontakt hatten → bessere Sensitivität und Spezifität, aber teurer.
- **Erregernachweis** im Sputum, Bronchial-/Tracheasekret, auch Magensaft (säurefeste Stäbchen!), Urin, Liquor u. a. Punktate → Mikroskopischer Nachweis von säurefesten Stäbchen (Ziehl-Neelsen-Färbung, s. o.).
- **Kultur**: Sehr lange Anzuchtzeiten von 3–4(–6) Wochen auf Spezialmedium. Indikation: Resistenztestung.
- **Nukleinsäureamplifikationstechniken** (NAT): Schnellerer Nachweis von M. tuberculosis bei V. a. schweren Krankheitsverlauf (Unterscheidung von M. tuberculosis u. a. Mykobakterien).

14.1.5 Normalflora

Ca. 40 Billionen Mikroorganismen am/im menschlichen Organismus (entspricht der Zahl aller körpereigenen Zellen!), ca. 160 Spezies/ 200 bakterielle Stämme.

Die normale Standortflora enthält je nach Ort vor allem:
- **Nase**: Actinobacter, Firmicutis, Proteobacter.
- **Mund**: Streptokokken, Staphylokokken, diphteroide Stäbchen, gramnegative Diplokokken, Nocardia, Laktobakterien, anaerobe Spirochäten, Fusobakterien, Bacteroides, sowie Viren (v. a. Bakteriophagen) und verschiedene Pilze. ca. 10^{7-8}/ml.
- **Jejunum**: Enterokokken, Laktobakterien.
- **Ileum**: Aerobacter aerogenes, Enterokokken, E. coli, ca. 10^4 Bakterien/ml.
- **Kolon**: 99 % Anaerobier (Bacteroides, Laktobakterien, Clostridien) sowie Viren (v. a. Bakteriophagen) und verschiedene Pilze (inkl. Candida und Saccharomyces), ca. 10^6/ml im Zökum, ansteigend bis ca. 10^{11}/ml im Rektum (Kolon als „undrainierter Abszess").
- **Urethra**: Staph. epidermidis, Enterokokken.
- **Lunge**: Firmicutis, Bacteroides, sowie Viren (v. a. Bakteriophagen) und verschiedene Pilze.
- **Haut**: Corynebakterien, aerobe und anaerobe **Staphylokokken**, Streptokokken und Proprionibakterien, höchster Keimgehalt auf der behaarten Kopfhaut (ca. 10^{7-8}/cm^2).
- **Vagina**: Aerobe Laktobakterien (Döderlein-Stäbchen), koagulasenegative Staphylokokken, Enterokokken, vergrünende Streptokokken, Corynebakterien, E. coli sowie Candida und andere Pilze.

14.2 Pilze

Unterschieden werden im Allgemeinen **Hefen** (klinisch relevant: Candida) und **Schimmelpilze** (Aspergillus, Cryptococcus), auch wenn diese Einteilung nur die Lebensweisen der Pilze wiedergibt und nicht eine biologische Verwandtschaft.

Die Zellwand der Pilze hat wie alle Eukaryonten eine Phospholipiddoppelschicht mit Proteinen und Sterinen (Ergosterol statt Cholesterin; ◘ Abb. 14.3).

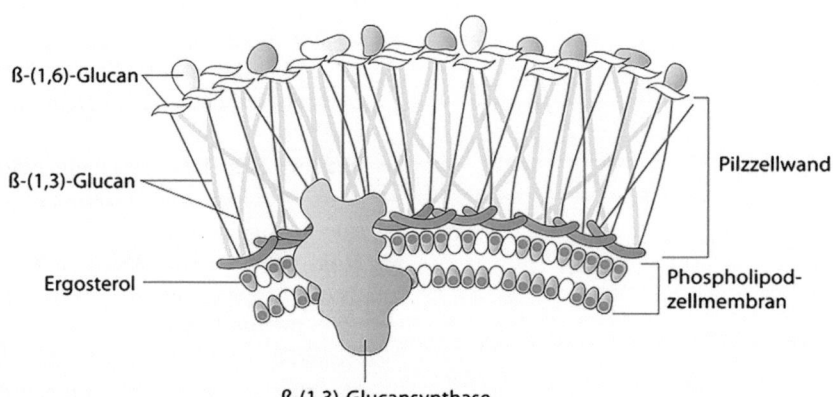

◘ **Abb. 14.3** Schematischer Aufbau der Pilzzellwand. (Mit freundlicher Genehmigung aus: Fresenius M, Heck M, Zink W (2014) Repetitorium Intensivmedizin. Springer, Heidelberg Berlin)

14.2.1 Sproßpilze (Hefen)

14.2.1.1 Candida
- C. albicans: u. a. Schleimhautmykosen, 50 % aller Candidämien.
- C. glabrata: 25 % aller Candidämien (Fluconazol oft nicht wirksam, ↑ Resistenzen gegen Azole).
- C. parapsilosis.
- C. tropicalis: Candidämien/blutbahn-, katheterassoziierte, intraabdominelle, Harnwegsinfektionen.
- C. krusei (Fluconazol nicht wirksam).
- C. lusitaniae.
- C. guillermondii.

Relevanz: Bei ITS-Patienten im Urin/Trachealsekret meist Besiedlung (bei Immunsuppresion/Neutropenie behandeln!). Pathogen: Peritonitis, Candiämie (positive Blutkultur immer behandeln!). **Cave** (Begleit)enophtalmitis – immer ophthalmologische Kontrolle. Ausschluss Endokarditis, Nierensonographie bei Candiurie (?).
Diagnose: Nachweis von Mannan, Antimannan.

14.2.1.2 Cryptococcus
C. neoformans, C. gattii, C. bacillisporus → invasive Pilzinfektionen, Meningitis (Kryptokokkose). **Diagnose**: Positive India-Färbung.

14.2.2 Schimmelpilze

14.2.2.1 Aspergillus
A. fumigatus, A. niger, A. flavus, A. versicolor. Ubiquitäres Vorkommen (Boden, Luft, Staub, Teppich, Belüftungssysteme, ungeschälte Nahrungsmittel).

Eukaryonten, aber semikonservative DNA-Sequenzen, zytoplasmatische Membran, starre Zellwand mit 90 % Polyschariden (Glukane, Mannane, Chitin), Ergosterin statt Cholesterin.
Relevanz: Erkrankungen bei **immunsupprimierten oder neutropenen Patienten**: Aspergillenpneumonie, Aspergillom, allergisch-bronchopulmonale Aspergillose (Mykoallergose), invasive Aspergillose mit Dissemination (intrazerebral). **Augenspiegelung** zum Ausschluss einer mykotischen Uveitis, Cotton-Wool-Exsudate.
Diagnose: Nachweis von Galaktomananantigenen in der BAL (Nachweis in der BAL ist dem Nachweis im Serum überlegen).

14.2.3 Weitere Pilze

14.2.3.1 Pneumocystis
Schlauchpilz, keine Myzelbildung, dünnwandige Zellen.
- P. jirovecii → **opportunistische Infektionen** (AIDS-definierende Erkrankung): interstitielle Pneumonie (bilaterale, perihiläre Infiltrate, in 25 % Normalbefund!).

Nicht mehr verwendet wird der Name P. carinii, (ursprünglich glaubte man, P. carinii verursacht die Pneumonie, erst später wurde P. jirovencii als Erreger erkannt – verbreitet ist aber leider noch die Abkürzung PCP-Pneumonie).

14.2.3.2 Sonstige Pilze
- **Rhizopus spp.**, Schimmelpilze, v. a. Rhizopus arrhizus: Schwarze Läsionen der Orbita und des harten Gaumens.
- **Mucor spp.**, Schimmelpilze: Mucormycosen bei Immunsuppression (ZNS, Lungeninfektionen).
- **Zygomyzeten**, Fadenpilze: Infektionen bei Älteren, Patienten mit Diabetes mellitus, Sinusitiden. Hohe Letalität.
- **Fusarium spp.**, Schlauchpilze, v. a. F. oxysporum, F. verticillioides, F. monliforme: Infektionen bei Immunsuppression (Fusariose).
- **Histoplasma**, H. capsulatum: Umwandlung in Hefepilz in Makrophagen → Granulome: Histoplasmose (retikuloendotheliale Zyotomykose, Darling-Krankheit), Pneumonie.

14.3 Viren

14.3.1 Einteilungen

Unterscheidung nach Nucleinsäuren:
- DNA-Viren.
- RNA-Viren.
- Retroviren (Sonderform der RNA-Viren), Umwandlung der Bakterien-RNA mittels reverser Transkriptase in DNA, dann Virusvermehrung.

14.3.1.1 Baltimore-Klassifikation
- Gruppe 1: Doppelstrang-DNA – dsDNA.
- Gruppe 2: Einzelstrang-DNA – ssDNA.
- Gruppe 3: Doppelstrang-RNA – dsRNA.
- Gruppe 4: Positive Einzelstrang-RNA – ss(+)RNA.
- Gruppe 5: Negative Einzelstrang-RNA – ss(−)RNA.
- Gruppe 6: Positive Einzelstrang-RNA, RNA wird in DNA zurückgeschrieben und ins Wirtszellgenom eingebaut.
- Gruppe 7: Doppelstrang-DNA, Replikation von RNA-Zwischenschritten benutzt.

14.3.2 Viren als Krankheitserreger beim Menschen

14.3.2.1 Herpes-Viren
Doppelstrang-DNA (dsDNA, Baltimore-Gruppe 1), Hülle.
- **Herpes-Simplex** (HCV 1): 85–90 % der Bevölkerung seropositiv, Herpes labialis, Meningoenzephalitis (typische fokale Enzephalitis mit Befall des Temporallappens) → Aciclovir.
- **Herpes-Simplex** (HCV 2): 5–25 % der Bevölkerung seropositiv, Herpes genitalis.
- **Herpes-Zoster** (VZV): Windpocken, Zoster (Meningoenzephalitis, Zerebellitis, Vaskulitis bei Immunsuppression) → Aciclovir.
- **Zytomegalie** (CMV): 50–60 % der Bevölkerung seropositiv. Infektion bei Immunsuppression (Meningoenzephalitis, Myelitis, Polyneuritis, Hepatitis, Myokarditis, Pneumonie, Kolitis, Retinitis) → Ganciclovir.
- **Ebstein-Barr** (EBV) = Humanes-Herpes-Virus 4 (HHV 4): Mononukleose infektiosa (Pfeiffer-Drüsenfieber), Burkitt-Lymphom, Meningoenzephalitis, Zerebellitis, Polyneuritis.
- **Herpesvirus Typ 1** (SHV 1): Aujeszky-Krankheit: Pseudowut, Juckseuche, Tollkrätze u. a. (bei Tieren, auf den Menschen übertragbar).
- **Humanes Herpes-Virus 6** und **7** (HHV 6 und 7): Drei-Tage-Fieber.
- **Humanes Herpes-Virus 8** (HHV 8): Kaposi-Sarkom (HIV-Infizierte).

14.3.2.2 Papillomaviren
Doppelsstrang-DNA (dsDNA, Baltimore-Gruppe 1), keine Hülle.
- **Humanes Papillomvirus**, diverse: Warzen.
- **Kondylomvirus** 6 (HPV 6), Kondylomvirus 11 (HPV 11): Feigwarzen.
- **Humanes Papillomvirus** 16/18/30 ... (HPV 16/18/30 ...): Zervixkarzinom.

14.3.2.3 Weitere dsDNA-Viren der Baltimore Gruppe 1
- **Adenoviren**: keine Hülle. Schnupfen, Erkältungen, Durchfallerkrankungen.
- **Parvovirus B19**: keine Hülle. Erythrovirus, Ringelröteln.
- **Pox-Viren**: Hülle.
  - Orthopox (Pocken),
  - Molluscipox (Dellwarzen, Molluscum contagiosum).

14.3.2.4 Picorna-Viren
ss(+)RNA, Baltimore-Gruppe 4, keine Hülle. Enteroviren mit:
- **Coxsackie-Viren**
  - Coxsackie A-Virus: Erkältung bis Meningitis, Pankreatitis oder Myokarditis, selten auch Lähmungen. Herpangina; Sommergrippe, Meningoenzephalitis, selten polioähnlicher Verlauf.

- **Coxsackie B-Virus**: Erkältung, Bornholmer-Krankheit, Meningoenzephalitis, Pleurodynie, Myo-/Perikarditis.
- **ECHO-Viren**: Gastroenteritis, ▶ Abschn. 14.3.2.12
- **Enteroviren**: Gastroenteritis, Erkältung.
- **Humanes Enterovirus** Serotyp 70 (EV 70): Akute hämorrhagische Konjunktivitis.
- **Humanes Enterovirus** Serotyp 71 (EV 71): Meningoenzephalitis, Hautausschlag, poliomyelitisähnliches Syndrom, Hand-Fuß-Mund-Krankheit.
- **Poliomyelitisviren** 1–3: Poliomyelitis (Kinderlähmung).
- **Rhino-Virus**; diverse Spp.
- **Hepatitis-A-Virus**: ▶ Abschn. 14.3.2.11
- **Corona-Viren**: SARS, SARS-CoV-2: atypische Pneumonie, Myokarditis, neurologische Erkrankungen inkl. Long-Covid-Syndrom

14.3.2.5 Toga-Viren
ss(+)RNA, Hülle, Baltimore Gruppe 4.
- **Alpha-Viren**: Arbovirosen.
- **Rubi-Viren** mit **Rubella-Virus**: Röteln.

14.3.2.6 Influenza-A- und -B-Viren
Zu **Orthomyxo-Viren**: ss(−)RNA, Hülle, Baltimore-Gruppe 5. → Grippe, Vogelgrippe.

Varianten sind u. a. H1N1, H3N2, H5N1 (auf den Menschen übertragbare Vogelgrippe, hoch pathogenes aviäres Influenzavirus, HPAIV).

Influenza A induziert häufiger Pandemien (z. B. spanische Grippe 1918); **H1-3N1–3** geht häufiger mit Übelkeit und Erbrechen zudem schwererer Erkrankung als saisonale Influenza einher. Epidemien durch „antigenic drift" (Neuramidase, Hämagglutinin) → Neuraminidase-Inhibitoren: Oseltamivir, Zanamivir, Amantadin.

14.3.2.7 Paramyxoviren
ss(−)RNA, Hülle, Baltimore-Gruppe 5.
- **Mumps-Virus**: Parotitis, Orchitis, Pankreatitis, Oophoritis, gelegentlich Meningoenzephalitis.
- **Morbill-Masern-Virus**: Masern (makulopapilläre Exanthem), Enzephalitis, Bronchopneumonie.
- **Respiratorisches Syncytial-Virus** (RSV; Typ A, B): Schwere Bronchopneumonien v. a. bei Kindern und Säuglingen, Pseudokrupp.
- **Metapneumovirus** (HMPV): Atemwegsinfektion, Erkältung.

14.3.2.8 Lyssa-Viren
Zu Rhabdo-Viren: ss(−)RNA, Hülle, Baltimore-Gruppe 5 → Tollwut.
- **Rabiesvirus** (RABV), Genotyp 1: Tollwut, (Lyssa)-Enzephalitits.
- **Mokola-Virus** (MOKV) Genotyp 3.
- **Duvenhage-Virus** (DUVV), Genotyp 4.
- **Europäisches-Fledermaus-Lyssa-Virus** (EBLV), Genotyp 5 und 6.
- **Australisches-Fledermaus-Lyssa-Virus** (ABLV), Genotyp 7.

14.3.2.9 Hämorrhagisches Fieber
ss(−)RNA, Hülle, Baltimore-Gruppe 5.
- **Arena-Viren**: Übertragung v. a. durch Nagetiere, u. a. Chapare-, Lassa-, LCM- (lymphozytäre Choriomeningitis), Junin-, Machupo-Fieber.
- **Filo-Viren**: Marburg-Virus, Ebola-Virus.

14.3.2.10 Arbovirosen
Übertagung durch Arthropoden (Gliederfüßer wie Moskitos, Sandfliegen, Zecken), d. h. Zusammenfassung verschiedener Virenarten.
- **Alpha-Viren der Toga-Viren**, ss(+)RNA, Hülle, Baltimore-Gruppe 4: Chikungunya-Fieber, Mayaro-Fieber, Ross-River-Fieber, Sindbis-Fieber, Semliki-Forest-Fieber, Everglades-Fieber u. a.
- **Flavi-Viren**, ss(+)RNA, Baltimore Gruppe 4: Gelbfieber, Dengue-Fieber, Fühsommer-Meningoenzephalitis (FSME), Japan-

B-Enzephalitis, West-Nil-Fieber, St-Louis-Enzephalitis, Zika-Fieber, u. v. a.
- **Bunya-Viren**, ss(−)RNA, Hülle, Baltimore-Gruppe 5: Hanta-Fieber (Nephropathia epidemica), Orthobunya (Enzephalitis), Rift-Valley-Fieber, Sandmückenfieber (Pappataci-Fieber), Nairo-Virus (Krim-Kongo-Hämorrhagisches Fieber) u. v. a.
- **Reo-Viren**: Colorado-Zeckenfieber.
- **Asfa-Viren**.
- **Orthomyxo-Viren**: Thogoto-Virus, Bourbon-Virus.

14.3.2.11 Virale Hepatitis
- **Hepatitis-A-Virus**, Hepato-Virus: ss(+)RNA, Baltimore-Gruppe 4.
- **Hepatitis-B-Virus**, Hepdna-Virus: dsDNA, Hülle, Baltimore-Gruppe 1.
- **Hepatitis-C-Virus**, Flavi-Virus, ss(+)RNA, Baltimore-Gruppe 4.
- **Hepatitis-D-Virus**, Virusoid (defektes Virus), negativer RNA-Ring ohne Hülle, Infektion nur bei gleichzeitiger Hepatitis B-Infektion.
- **Hepatitis-E-Virus**: ss(+)RNA, Baltimore-Gruppe 4, keine Hülle.

14.3.2.12 Wichtige virale Gastroenteritiserreger
- **Rota-Viren**: zu Reo-Viren, dsRNA, Baltimore Gruppe 3.
- **Corona-Viren**: ss(+)RNA, Baltimore-Gruppe 4, Hülle, zusätzlich COVID 19.
- **Noro-Viren**: zu Calci-Viren, ss(+)RNA, Baltimore-Gruppe 4, keine Hülle.
- **Enteroviren**, **ECHO-Viren**: zu Picornaviren, ss(+)RNA, Baltimore-Gruppe 4, keine Hülle.

14.3.2.13 Retroviren
Positive Einzelstrang (ss(+)RNA) mit dsDNA-Zwischenstufe, Hülle (Baltimore Gruppe 6), Sonderformen der RNA-Viren → AIDS, Leukämien; Umwandlung der RNA in DNA über die reverse Transkriptase.

- **Humanes Immundefizitvirus (HIV) Typ I und II**

RNS-haltige Retroviren, lymphozyto- und neurotrop → an CD4-Zellen (T-Helferzellen): Makrophagen, Monozyten, Langerhans-Zellen, Mikroglia, persistierend „Acquired Immune Deficiency Syndrom" (AIDS), erworbener Immundefekt.

> **Gern gefragt** werden die HIV-Stadien und Aids:
> 1. Akute HIV-Krankheit: Generalisierte Lymphadenopathie ≈ Mononukleose.
> 2. Latenzphase.
> 3. Lymphadenopathie-Syndrom.
> 4. AIDS-definierende Erkrankungen:
>   - Parasitäre Infektionen: Pneumocystis-Pneumonie, Kryptokokken-Enteritis, zerebrale Toxoplasmose, Kandida-Ösophagitis, Aspergillose, Histoplasmose, atypische Mykobakterien, CMV, HZV, HSV, progressive multifokale Leukenzephalopathie – JC-Virus.
>   - Malignome: Kaposi durch HH8, Non-Hodgkin-Lymphome, invasives Zervixkarzinom, ZNS-Lymphome.
>   - Wasting-Syndrom.
>   - HIV-Enzephalopathie.

- **Humanes-T-Zell-lymphotropes-Virus (HTLV)**

Leukämie.

14.4 Protozoen

- **Toxoplasmose**

90 % symptomlose Infektion, ggf. Augeninfektion, Hepatitis, Meningoenzephalitis, Pneumonie.
- **T. gondii**: Hauptwirt Katze, Infektion mit versporten Oozysten. z. T. über Jahre persistierende Zysten.

- **Plasmodium**

Malariafieber: hohes, wiederkehrendes bis periodisches Wechselfieber. Übertragung von Plasmodien durch die Anopheles-Mücke. Mensch ist einziger Wirt!
- **P. falciparum**: Malaria tropica. Schwerste Form der Malaria durch Anheften infizierter Erythrozyten am Endothel → Mikrozirkulationsstörungen, häufig neurologische Komplikationen.
- **P. vivax**: Malaria tertiana, meist gutartiger Verlauf.
- **P. malariae**: Malaria quartana, Komplikation: nephrotisches Syndrom.
- **P. ovale**.
- **P. knowlesi**.

Diverse Mutationen schützen teilweise vor Malaria: HbS (Sichelzellanämie, tropisches Afrka), Hämoglobin C (Westafrika), E (Südostasien), D (Indien) sowie α-/β-Thalassämie (Mittelmeerraum, Südasien) und Glukose-6-Phosphat-Dehydrogenase-Mangel.

14.5 Diagnostik

14.5.1 Bakterielle Sequenziertechnik (bakterielle Mikrobiomanalyse)

14.5.1.1 16S-rDNA-Amplikon-Sequenzierung

Als erster Überblick, schnell, kostengünstig. Extraktion der DNA, Vervielfältigung (Amplifikation) einer sequenziellen 16S-rRNA mit Hilfe von Primern. Gruppierung ähnlicher Sequenzen, Identifizierung anhand von Datenbanken.

14.5.1.2 Metagenom-Shotgun-Sequenzierung

Gesamter DNA-Gehalt einer Probe wird fragmentiert und sequenziert, keine vorherige Amplifikation. Analyse ohne „Primer", dadurch auch die Zusammensetzung anderer Mikroorganismen (Viren, Pilze etc). Kostenintensiv, große zu analysierende Datenmengen. Für Suche nach Resistenzgenen beide Methoden verwendbar.

14.6 Pharmakologie: Antibiotika

14.6.1 Grundsätzliches

14.6.1.1 Tarragona-Prinzip

Prinzipien für die Auswahl der Antibiotikatherapie (◘ Abb. 14.4):
- **Listen to your patient**: Beachtung individueller Risikofaktoren.
- **Listen to your hospital**: Lokale Resistenzstatistik.
- **Hit hard and hit early**: Frühe, adäquate (Breitspektrum)therapie.
- **Get to the point**: Adäquate Gewebespiegel/Anreicherung am Infektionsort.
- **Focus Focus Focus**: Deeskalation/Umsetzen der antibiotischen Therapie nach mikrobiologischem Ergebnis.

Definitionen der Antibiotikagabe:
- Einmalgabe: v. a. perioperative Antibiotikaprophylaxe.
- Kurzzeittherapie bis 3 Tage: z. B. bei Harnwegsinfekten.
- Standardtherapie (5–)7–10 Tage: Pneumonien.
- Verlängerte Therapie 2–6 Wochen: Endokarditis, komplizierte Staphylokokkensepsis, Listerienmeningitis, Fremdkörperinfekte.
- Langzeittherapie > 6 Wochen: Tuberkulose, chronische Borreliose.

14.6.1.2 Wichtige Nebenwirkungen der antibiotischen Therapie
- Veränderungen der Standortflora (s. o.; in der Regel in Richtung gramnegativer Erreger), Selektion bestimmter Bakterien und Pilze.
- Selektion multiresistenter Erreger.
- Organtoxizität, v. a. Nieren- (Aminoglykoside, Glykopeptide) und Leberschädigung (Clavulansäure), aber auch neurologische

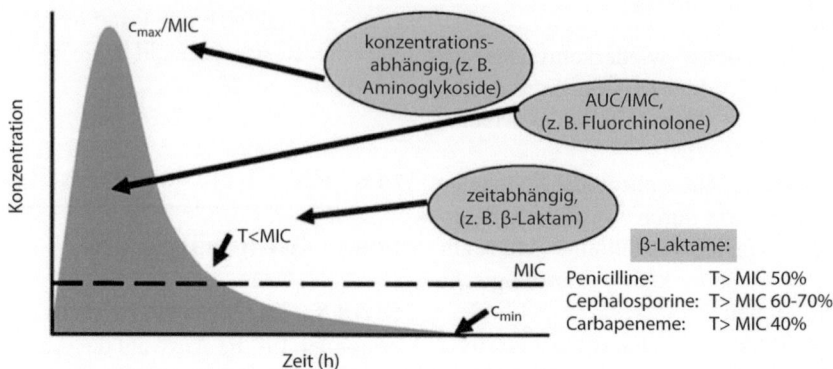

Abb. 14.4 Konzentrations- vs. Zeitabhängigkeit der Antibiotika. *AUC*: Area under the Curce, Fläche unter der Kurve. *MIC*: Minimale inhibitorische Konzentration, minimale Hemmkonzentration

Störungen (Imipenem, Ciprofloxacin) und Beeinflussung der Gerinnung (Benzylpenicillin, Cefomandol).

14.6.1.3 Einteilungen nach
- Chemischer Struktur.
- Wirkung: bakteriostatisch vs. bakteriozid.
- Wirkort/Angriffspunkt (Abb. 14.5).
- Indikation: Basisantibiotika, Breitspektrumantibiose, Tuberkulostatika etc.

Wirkung

- **Bakteriostatisch**

Hemmung von Wachstum oder Vermehrung, Erreger wird nicht abgetötet.

- **Bakterizid**

Abtöten des Erregers (99 % innerhalb von 4–8 h), primär (auch gegen sich nicht vermehrende Bakterien) oder sekundär (Abtöten nur bei sich vemehrenden Bakterien).

- **Erregerabhängige Wirkung**

Je nach Erreger bakteriostatisch oder bakterizid.

Kombination bakteriostatisch/bakterizid: Erweitertes Wirkspektrum, verringerte Resistenzen, Potenzierung der Wirkung, geringe Toxizität. Allerdings: in Empfehlungen (RKI, PEG etc.) gibt es immer wieder Ausnahmen von der Regel, wenn die klinische Wirksamkeit nicht dieser theoretischen Regel folgt.

Wirkort
Abb. 14.5

14.6.2 Hemmung der Zellwandsynthese

Hemmung der Mureinzellwandsynthese durch Penicilline, Cephalosporine, Glykopeptide, Carbapeneme, Bacitracin, Monobactame, Fosfomycin → **alle bakterizid**.

14.6.2.1 β-Laktam-Antibiotika: Penicilline
Pharma (Abb. 14.6):
- **Zeitabhängige Wirkung** (verlängerte Infusion, z. T. kontinuierliche Gabe).
- Bis 90 % **renale Elimination** (tubuläre Sekretion) → Dosisanpassung bei Niereninsuffizienz (DANI), dialysierbar.

Wichtige (Neben)wirkungen:
- Gegen grampositive und gramnegative Kokken, Borrelien, Leptospiren, Clostriden.
- Enterkokken und Enterobacter erst ab Breitspektrumantibiotika.

Kapitel 14 · Mikrobiologie

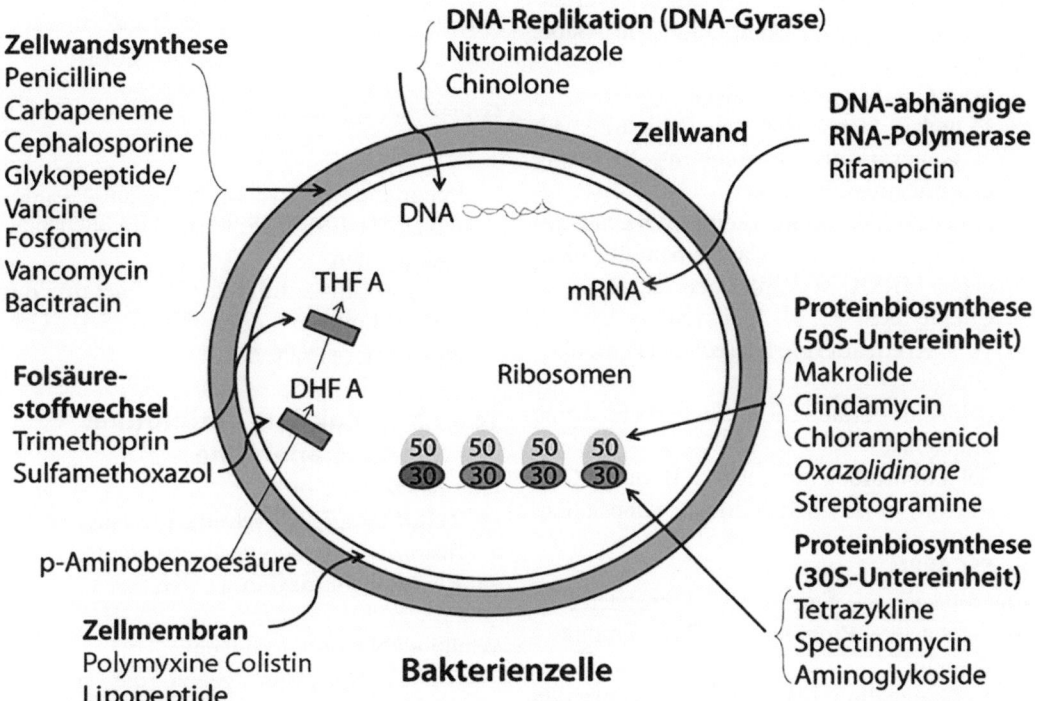

◘ **Abb. 14.5** Angriffspunkte von Antibiotika. *THF* Tetrahydrofolsäure, *DHF* Dihydrofolsäure. (Mit freundlicher Genehmigung aus: Heck M, Fresenius M, Busch C (2017) Repetitorium Anästhesiologie. Springer, Heidelberg Berlin)

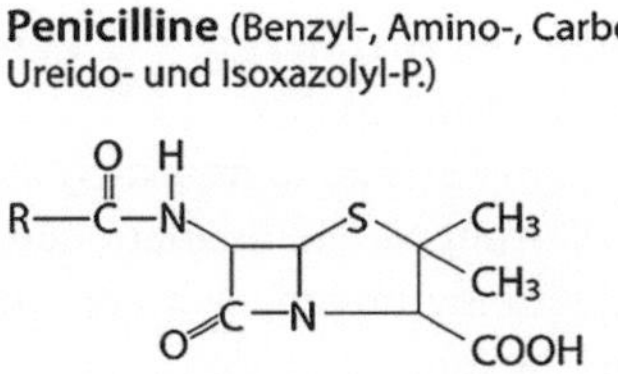

Penicilline (Benzyl-, Amino-, Carboxy-, Ureido- und Isoxazolyl-P.)

◘ **Abb. 14.6** Penicilline

- **Cave nicht gegen**: Bacteroides, Pseudomonas, Legionellen, Myokoplasmen, Chlamydien.
- Benzylpenicilline: Penicillin G.
- Phenoxypenicilline (orale Penicilline): Penicillin V, Propicillin.
- Isoxazolylpenicilline (Staphylokokkenpenicilline): Oxacillin, Flucloxacillin.
- Aminopenicilline: Amoxicillin, Ampicillin.
  + β-Laktamase-Inhibitoren: Amoxicillin/Clavulansäure, Ampicillin/Sulbactam
  → Spektrum zu Moxarella, Haemophilus, Klebsiella, E. coli, Proteus, Bacteroides erweitert.

- **Penicillinasefeste Penicilline**
- Acylaminopenicilline (Ureidopenicilline): Azlocillin, Mezlocillin, Piperacillin.
  + β-Laktamase-Inhibitoren: Piperacillin/Tazobactam.
- Isoxazolylpenicilline.

14.6.2.2 β-Laktam-Antibiotika: Cephalosporine

Pharma: Zeitabhängige Wirkung (verlängerte Infusion, z. T. kontinuierliche Gabe; ◘ Abb. 14.7).

Wichtige (Neben)wirkungen:

- 1. und 2. Generation wie Penicilline, **ab 3. Generation: Verschiebung Richtung gramnegative Erreger**.
- **Enterokokkenlücke**: keine Wirkung gegen Enterokokken! **Cave** ebenfalls nicht gegen MRSA, Mykoplasmen, Legionellen, Chlamydien.
- 10 % **Kreuzallergie** bei (echter) Penicillinallergie.
- Schlechte orale Bioverfügbarkeit, keine orale Gabe!
- Selektionsdruck auf VRE (z. B. durch Ceftriaxon) sowie ESBL-bildende Klebsiellen.

▪ ESCAPPM

Enterobacter – **S**erratia – **C**itrobacter – **A**cinetobacter – **P**rovidencia – **P**seudomonas – **M**organella

- **1. Generation** (Merkhilfe **Cefa** für den **1. Buchstaben a**): Cefazolin, Cefalexin, Cefadroxil, Cefaclor.

> **Merkhilfe**
> - **1. Generation: Cefa** für den **1. Buchstaben a**

- **2. Generation**: Cefuroxim, Cefotiam, Cefoxitin → perioperative Prophylaxe von Wundinfektionen.
- **3. Generation** (3a): **Cave nicht gegen** Pseudomonas, **Cave:** Selektion von E. cloacae, VRE!
  Cefotaxim, Ceftriaxon (biliäre Elimination, keine DANI, aber erhöhtes ESBL-Risiko wird diskutiert).
- **3. Generation** (3b): Ceftazidim → Pseudomonas.
- **4. Generation**: Cefepim.
- **5. Generation**: Ceftarolin → MRSA (Haut-/Weichteilinfektionen, nosokomiale Pneumonie). **Cave nicht gegen** Pseudomonas (!), ESBL, Proteus, Myokoplasmen, Chlamydien.
- + β-Laktamase-Inhibitor **Avibactam**: mit Ceftazidim oder Ceftarolin → ESBL, Carbapenemase (KPC).

Cephalosporine
(1.-5. Generation)

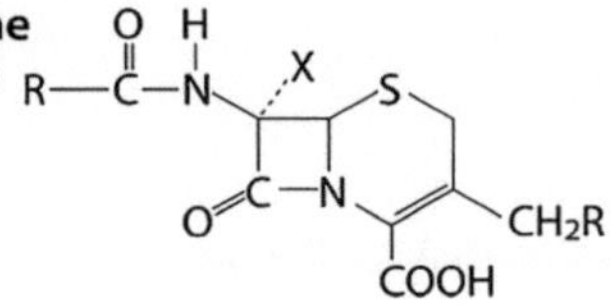

◘ **Abb. 14.7** Cephalosporine

14.6.2.3 β-Laktam-Antibiotika: Carbapeneme

Pharma (◘ Abb. 14.8):

- **Zeitabhängige Wirkung** (verlängerte Infusion, z. T. kontinuierliche Gabe).
- **Renale Elimination**, DANI.

Wichtige (Neben)wirkungen:

- Breites Spektrum gegen die **meisten gramnegativen Stäbchen sowie grampositiven Keime**.
- **Cave nicht gegen** Stenotrophomonas, Burkholderia, E. faecium, Chlamydien, Mykoplasmen.
- Sehr selten **Kreuzallergie bei Penicillinallergie** (aber möglich).
- Exanthem bis Steven-Johnson-Syndrom.
- Vigilanzstörungen, Halluzinationen.
- Blutbildveränderungen, Verlängerung der Prothrombinzeit.
- Leberwerte ↑ (AP, Transaminasen, Bilirubin), Retentionswerte ↑.

Carbapeneme (Imipenem, Meropenem, Ertapenem, Doripenem)

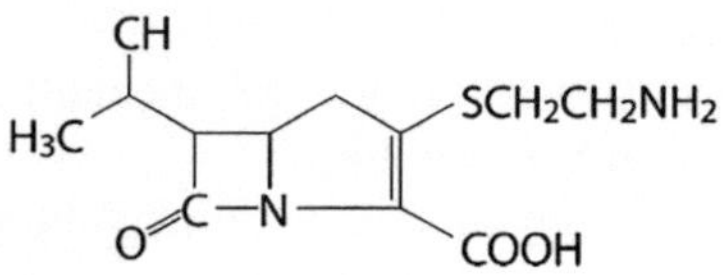

◘ **Abb. 14.8** Carbapeneme

Indikation: V. a. **ESBL** (bis 20% der Bevölkerung). Aber: **Selektionsdruck auf carbapenemresistente Pseudomonaden**.
- **Imipenem/Cilastatin**: v. a. grampositive Kokken, **Cave:** Krampfanfälle.
- **Meropenem**: bessere Wirkung gramnegativ, aber **Lücke gegen E. faecalis**.
- **Ertapenem**: **Pseudomonas-Lücke!** (Vorteil für Carbapenemaseresistenzentwicklung?).
- **Doripenem**: ggf. bei resistenten, Pseudomonas von Vorteil?

14.6.2.4 β-Laktam-Antibiotika: Monobactame
Azteonam, Tigemonam (◘ Abb. 14.9).

14.6.2.5 Glykopeptidantibiotika
Vancomycin, Teicoplanin, Telavancin.
Wichtige (Neben)wirkungen:
- Gegen Staphylo-/Streptokokken, Corynebakterien, Listerien, Clostriden.
- **Cave nicht gegen** gramnegative Bakterien.
- **Oto- und nephrotoxisch** (Talspiegel 5–10 mg/l). DANI!
- **Red-Man-Syndrom** bei schneller Infusion: Vasodilatation bis Schock.

14.6.2.6 Epoxidantibiotika (Phosphonsäure): Fosfomycin
Pharma:
- Gute Penetration in Weichteile, Liquor, Lunge.
- Wirkung nur mit **Glukose-6-Phosphat** (durch Hämolyse am Entzündungsort vorhanden).
- 90% unveränderte **renale Elimination** → DANI.

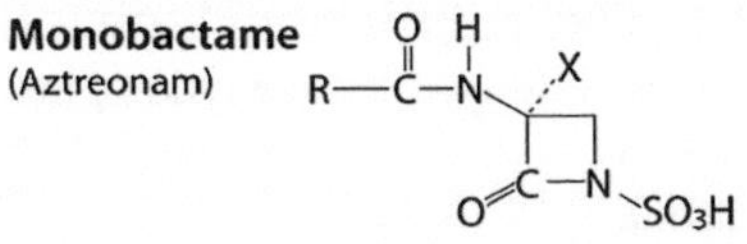

◘ **Abb. 14.9** Monobactame

Wichtige (Neben)wirkungen:
- Grampositive Bakterien inkl. **E. faecalis/faecium**, **VRE**, **MRSA** → 1. Wahl bei unkompliziertem Harnwegsinfekt. Nosokomiale Infektionen, besonders bei Carbapenemresistenz.
- **Cave nicht gegen** Morganella, Bacteroides, Listerien, Serratia. Hälfte der VRE resistent. Keine Monotherapie auf ITS!
- Hypernatriämie (hoher Natriumgehalt!).

14.6.3 Zellmembran
Einlagerung in die Zellmembran, Porenbildung, Störung der Permeabilität → **bakterizid**.

14.6.3.1 Polymyxine: Colistin
Colistin, Polymyxin E.
Pharma:
- Prodrug, durch Hydrolyse aktiviert.
- Keine aktiven Metabolite.

Wichtige (Neben)wirkungen:
- Einlagerung in die Zellmembran durch Interaktion mit bakteriellen Lipiden.
- **MRE** inkl. Acinetobacter, Enterobacteriacae (Klebsiellen), Cryptococcus, Vibrionen, Nocardia → nosokomiale Pneumonie, multiresistente Erreger (4MRGN). Keine Monotherapie (Kombination z. B. mit Rifampicin).
- **Cave nicht gegen** Anaerobier, Pseudomonas.
- **Kontraindikation**: Porphyrie.
- Nephrotoxisch (5–35%!), neurotoxisch.

14.6.3.2 Lipopeptide: Daptomycin
Pharma:
- 80% unveränderte renale Elimination (reduziert durch NSAR, Coxibe).
- 92% Plasmaproteinbindung.

Wichtige (Neben)wirkungen:
- Kalziumabhängiger Einbau in die bakterielle Zellmembran, fraglich Wirkung auf

DNA-, RNA-, Proteinsynthese → **starke bakterizide Wirkung**!
- Gute Gewebepenetration (Biofilme!), aber Inaktivierung durch Surfactant (nicht bei Pneumonie wirksam).
- Gegen **grampositive Erreger inkl. VRE, MRSA** → Endokarditis, schwere Haut- und Weichteilinfektionen, S.-aureus-Bakteriämie.
- **Cave nicht gegen** gramnegative und atypische Erreger.
- Myositits, Rhabdomyolyse (dosisunabhängig) → Kontrolle von CK! **Cave** Statine!
- Leberwerte ↑.

14.6.4 Hemmung der Proteinbiosynthese

- **50S-Untereinheit**

Makrolide, Lincosamide, Chloramphenicol, Oxazolidinone (Linezolid), Fusidinäure → **bakteriostatisch**.

- **30S-Untereinheit**

Tetracycline, Glycylcycline (Tigacyclin) → **bakteriostatisch**.

- **30S-Untereinheit**

Aminoglykoside → **bakterizid**.

- **50S-Untereinheit**

Streptogramine (Dalfopristin/Quinupristin) → **bakterizid**.

- **Nitrofurantoin**

Bakterizid, genauer Mechanismus unklar.

14.6.4.1 Makrolide
Pharma:
- Konzentrationsabhängige Wirkung → hoher Spitzenspiegel.
- Akkumulation bei schwerer Leberfunktionsstörung.

Wichtige (Neben)wirkungen:
- Gegen Legionellen, Chlamydien, Mykoplasmen, Bordetella pertussis → 1. Wahl bei atypischer Pneumonie.
- QT-Zeit ↑ (u. a. mit Amiodaron).
- Interaktion CYP3A4: Spiegel ↑ von Theophyllin, Carbamazepin, Digoxin.

Wirkstoffe:
- **Erythromycin**: prokinetische Wirkung, fördert die Magenentleerung bereits in niedriger Dosis → Off-Label-Use bei gastrointestinalen Motilitätsstörungen.
- **Clarithromycin**: zusätzlich Haemophilus, nur i. v.-Gabe, keine DANI.
- **Roxithromycin**: nur oral.
- **Azithromycin** (Gruppe der Azalide): **erweiterte Wirkung gegen gramnegative Erreger** (E. coli, Salmonella, Shigella, Yersinien, M. avium, M. kansaii). **Cave nicht gegen** Enterokokken, Pseudomonas. Orale Bioverfügbarkeit nur 40 %.

14.6.4.2 Lincosamide
Wichtige (Neben)wirkungen:
- Gegen Anaerobier, grampositive Kokken (zunehmende Resistenzen bei Staphylokokken!), Nokardien, Mykoplasmen, Diphterie.
- **Cave nicht gegen** MRSA, MRSE, Enterokokken, Enterobacteriacae.
- Selektion von Clostridioides → **höchste Rate an Clostridieninfektionen**!

Wirkstoffe:
- Clindamycin: Anreicherung im Knochen und in der Lunge, hochdosiert auch bakterizide Wirkung.
- Lincomycin.

14.6.4.3 Oxazolidinone: Linezolid
Indiziert bei grampositiven Kokken, insbesondere MRSA.
Pharma:
- Anreicherung in der Lunge.
- Gute orale Bioverfügbarkeit.

Wichtige (Neben)wirkungen:
- Gegen MRSA, MRSE, resistente Pneumokokken, VRE, Corynebakterien.
- MAO-hemmende Eigenschaften! **Cave** SSRI, TCA, Triptanen und Katecholamine.
- Blutbildstörungen, Thrombozytopenie.
- Periphere und optische Neuropathie.

14.6.4.4 Tetracycline
Doxycyclin, Minocyclin, Tetracyclin, Oxytetracyclin.
Pharma: 30 % hepatische Metabolisierung, Elimination biliär und renal.
Wichtige (Neben)wirkungen:
- Gegen Strepto-/Pneumokokken, Listerien, Hämophilus, Brucella, Yersinia, Neisseria, Campylobacter, Spirochäter, intrazelluläre Erreger (Mykoplasmen, Chlamydien), Plasmodien (Malaria-Prophylaxe!) wirksam.
- **Cave nicht gegen** Proteus, Enterobacter, Serratia, Pseudomonas. Zunehmende Resistenzen bei Streptokokken und Staphylokokken.
- Photosensibilisierung.
- Vigilanzstörungen, Krampfanfälle, Halluzinationen.
- Granulo- und Thrombopenie.
- Transaminasen, AP- und Bilirubin ↑.
- Speicherung im Knochen und in Zähnen (Wachstumsstörungen)!

14.6.4.5 Glycylcycline: Tigecyclin
Pharma:
- 20 % metabolisiert, Ausscheidung 2/3 Galle (Anreicherung!) und Faeces, 1/3 über Urin (nicht bei Harnwegsinfekt verwenden!).
- Plasmaproteinbindung 70–90 %.

Wichtige (Neben)wirkungen:
- Wirkung wie Tetracycline, aber 5-fach höhere Bindung an bakterielle Ribosomen.
- Gegen MRSA, VRE, ESBL, Carbapenem- und Tetracyclinresistenz, Clostridum difficile, nichttuberkulöse Mykobakterien → intraabdominelle Infektionen, schwere Haut- und Weichteilinfektionen.

- **Cave nicht gegen** Pseudomonas, Proteus, Providentia, Stenotrophomonas, Burkholderia, Morganella.

14.6.4.6 Aminoglykoside
Amikacin, Gentamicin, Tobramycin sowie Streptomycin (Tuberkulostatikum).
Pharma:
- Konzentrationsabhängige Wirkung → hoher Spitzenspiegel, Talspiegel < 0,5 mg/dl.
- Vollständige renale Elimination (DANI!).
- Verneblung als Off-Label-Use bei MRE (unklar: Wirkung? Umgebungskontamination?).

Wichtige (Neben)wirkungen:
- Hemmen Translokation am 30S-Ribosom, Zellmembranintegrität gestört.
- Gegen gramnegative Bakterien, Staphylokokken, Pseudomonas, alle Enterobacteriacae.
- **Cave nicht gegen** Enterkokken, Anaerobier, Streptokokken (Pneumokokken), z. T. Pseudomonas.
- Keine (kaum?) Resistenzen bekannt! → (Einzige) **Indikation sind multiresistente Keime**.
- Meist in Kombination mit β-Laktam-Antibiotika (nicht: Penicilline – Spaltung des β-Laktam-Rings) oder Fluorchinolone.
- Oto- und Nephrotoxisch (abhängig vom Talspiegel, v. a. unter Hypovolämie, Schleifendiuretika, Hypokaliämie, Hypomagnesiämie). DANI!
- **Interaktion mit** Diuretika, Amphotericin B, Cisplatin.
- Muskelrelaxierend durch reduzierte Freisetzung von Acetylcholin.

14.6.4.7 Streptogramine
Dalfopristin, Quinupristin.

14.6.4.8 Chloramphenicol
Reserveantibiotikum für Typhus, Paratyphus, Pest, Fleckfieber, Ruhr, Diphtherie, Malaria.
Wichtige (Neben)wirkungen:
- Schwere aplastische Anämie.
- Grey-Syndrom bei Neugeborenen.

- Neurotoxisch.
- Allergische und anaphylaktoide Reaktionen.
- Wechselwirkung mit oralen Antikoagulanzien, Methotrexat, Sulfonylharnstoff. Verminderte Wirkung unter Barbituraten, Phenytoin, oralen Kontrazeptiva.

14.6.4.9 Nitrofurantoin
Genaue Wirkung unklar, komplexe Wirkung auf bakterielle DNA, Ribosomen, Pyruvatstoffwechsel u. a. → 1. Wahl bei unkompliziertem Harnwegsinfekt, Wirkung nur im Urin.
Cave nicht bei Prostatitis, Proteus, Morganella, Providencia, Pseudomonas.

14.6.5 Nukleinsäurehemmer: DNA-/RNA-Synthese

- **Hemmung der DNA-Replikation (DNA-Gyrase)**

(Fluor)chinolone, Nitroimidazole → **bakterizid**.

- **Hemmung des Intermediärstoffwechsels (Folsäure)**

Sulfonamide, Trimethoprim → **bakteriostatisch**.

- **Hemmung der bakteriellen tRNA-Synthetase**

Mupirocin → **bakteriostatisch/bakterizid**.

- **Hemmung der DNA-abhängigen RNA-Polymerase**

Rifampicin → **bakteriostatisch**, Fidaxomicin → **bakterizid**.

14.6.5.1 (Fluor)chinolone (Gyrasehemmer)
Pharma:
- Konzentrationsabhängige Wirkung → hoher Spitzenspiegel.
- Renale Elimination.

Wichtige (Neben)wirkungen:
- Gegen Haemophilus, Enterobacteriacae, atypische Erreger (Chlamydien, Legionellen, Mykoplasmen), z. T. Pseudomonas (Ciprofloxacin).
- **Cave schwächer wirksam** Streptokokken, Staphylokokken, Enterokokken, Anaerobier.
- Zunehmende Resistenzen (E. coli sowie Pseudomonas auf Ciprofloxacin), Selektionsdruck auf MRSA.
- Vigilanzstörungen, Halluzinationen, Phototoxizität.
- Granulo- und Thrombopenie.
- Transaminasen, AP- und Bilirubin ↑.
- **Interaktion**: Ciclosporin und Theophyllin: Spiegel ↑.
- Knorpelschäden (keine Zulassung bei Kindern), Bindegewebsschwäche bis Achillessehnenruptur.
- Seit 2019 Anwendungsbeschränkung durch BfArM aufgrund schwerer, möglicherweise dauerhafter und schwerwiegender Nebenwirkungen, Verwendung nur bei fehlenden Alternativen!

Wirkstoffe:
- Gruppe 1: Norfloxacin, Enoxacin → gramnegative Erreger, orale Gabe bei Harnwegsinfek möglich.
- Gruppe 2: Ciprofloxacin, Ofloxacin → plus Staphylo-/Streptokokken. Gute Wirkung von Ofloxacin bei Haemophilus.
- Gruppe 3: Levofloxacin → plus atypische Erreger (Mykoplasmen, Chlamydien), Legionellen, Pneumokokken.
- Gruppe 4: Moxifloxacin → plus Anaerobier, Stenotrophomonas.

14.6.5.2 Nitroimidazole
Metronidazol, Tinidazol.

14.6.5.3 Sulfonamide
Sulfadiazin, Sulfadoxin, Sulfamethoxazol, Sulfasalazin.
Wichtige (Neben)wirkungen:
- Interaktion mit der bakteriellen Tetrahydrofolsäuresynthese.

Cotrimoxazol: Sulfonamide plus Dihydrofolatreduktasehemmer Trimethoprim.

14.6.5.4 Diaminopyrimidine
Pyrimethamin, Trimethoprim.

14.6.5.5 Mupirocin
Aus Pseudomonas fluorescens → MRSA-Sanierung, v. a. bei Besiedelung. Nur topische Anwendung, Wirkung gegen grampositive Bakterien.

14.6.5.6 Makrozykline: Fidaxomicin
Wichtige (Neben)wirkungen:
- Hemmung von P-Glykoprotein im Darm → **Interaktion** mit Ciclosporin, Clarithromycin, Verapamil, Amiodaron, Ketoconazol

Indiziert bei schweren Clostridium-difficile-Infektion, nur oral.

14.6.5.7 Selektive orale Dekontamination (SOD) und Selektive Darmdekontamination (SDD)

- Selektive oral(opharyngeal)e Dekontamination (SOD), selektive Darmdekontamination (SDD)

Elimination der 15 häufigsten aeroben gramnegativen Bakterien und Pilze bei Erhalt der Anaerobier.
- S. aureus, MRSA, Streptokokken. Hämophilus, Moraxella.
- Candida.
- E. coli, Klebsiellen, Enterbacter, Citrobacter, Serratia, Pseudomonas, Proteus, Morganella, Acinetobacter.

Cave nicht gegen Anaerobier („selektiv"), Str. viridans, Enterokokken, koagulasenegative Staphylokokken.
- Bestandteile der oralen Suspension (**SOD**)
    - Polymyxin E (Colistin).
    - Aminoglykosid, z. B. Tobramycin.
    - Amphotericin B oder Amphomoronal.

- **SDD**
    - Kombination mit einem intravenösem β-Lactam-Antibiotikum (z. B. Cefotaxim).
    - Bei Pseudomonasrisiko evtl. Cephalosporin mit Pseudomonaswirkung für 4 Tage.

14.6.6 Antibiotika und Nierenfunktion

- Anpassung an die Nierenfunktion

Immer Anpassung an die Nierenfunktion bei Vancomycin, Aminoglykoside (Amikacin, Gentamicin, Tobramycin), Fosfomycin, Ofloxacin, Teicoplanin.
- **Reduzierte Dosis bei eingeschränkter Nierenfunktion** (Clearance < 30 ml/min):
    - Amoxicillin, Ampicillin, Mezlocillin, Penicillin G, Piperacillin.
    - Cefazolin, Cefotaxim, Cefoxitin, Ceftazidim, Cefuroxim.
    - Ciprofloxacin.
    - Ethambutol, Isoniazid.
    - Trimethoprim/Sulfamethoxazol.
- **Unabhängig von der Nierenfunktion sind u. a.:**
    - Ceftriaxon.
    - Linezolid.
    - Tigecyclin.
    - Clindamycin.
    - Erythromycin.
    - Chloramphenicol.
    - Doxycyclin.
    - Rifampicin.
    - Moxifloxacin.

14.6.7 Tuberkulostatika

Neben den nachfolgend aufgeführten „klassischen 5" Tuberkulostatika gibt es diverse weitere, die für die MDR- und XDR-Tuberkulose eingesetzt werden (z. B. Rifabutin, Protionamid).

14.6.7.1 Rifampicin (RMP)
Hemmer der bakteriellen RNA-Polymerase, bakteriostatisch.

Pharma: Fast vollständig oral bioverfügbar. Abbau in der Leber.

Wichtige (Neben)wirkungen:
- Auch gegen grampositive Kokken, Legionellen, Chlamydien, Haemophilus, Listerien, Neisseria, Coxiella → Tuberkulostatikum. Meningokokkenexpositionsprophylaxe.
- Wirkverstärkung von Vancomycin, daher zur Erhöhung der Gewebegängigkeit auch in Kombination mit Vancomycin eingesetzt.
- Keine Monotherapie bei Tuberkulose wg. Resistenzentwicklung!
- Drug-Fieber, Juckreiz, Hautausschlag.
- Blutbildveränderungen, Eosinophilie.
- Leber: Transaminase und Bilirubin ↑.
- Orangefärbung des Urins.

14.6.7.2 Isoniazid (INH)
Bakterizid.

Pharma: Metabolisierung Leber, renale Ausscheidung.

Wichtige (Neben)wirkungen:
- Neurologisch: Krämpfe, Neuropathien, Psychosen → Substitution von Vitamin B_6 (Pyridoxin).
- Häufig Hepatitis, bei 30 % Transaminasen ↑.

Kontraindikationen: akute Hepatitis, Psychosen, Epilepsie.

14.6.7.3 Ethambutol (EMB)
Bakteriostatisch.

Wichtige (Neben)wirkungen:
- Neuritis nervi optici, Visuskontrollen! (**Merkhilfe**: Ethambutol geht's aufs Eye).
- Periphere Neuropathie

14.6.7.4 Pyrazinamid (PZA)
Wichtige (Neben)wirkungen:
- Arthralgie, Harnsäureanstieg.
- Leberschädigung.

14.6.7.5 Streptomycin (SM)
Pharma: Nur parenteral. Unverändert renal eliminiert.

Wichtige (Neben)wirkungen:
- Wirkung auch auf Brucellen, Yersinia, Francisella, Entero-/Streptokokken.
- Allergische Hauterscheinungen (5 %).
- Ototoxisch (8 %).

14.7 Pharmakologie: Fungizide, Virostatika und andere

14.7.1 Fungizide

Zu den Wirkorten an der Pilzzellwand: ◘ Abb. 14.3.

14.7.1.1 Azole

- **Zellmembran**

Hemmung der Ergosterolsynthese (Inhibition der Cytochrom-P_{450}-abhängigen Lanosterol-14a-Demethylase), fungistatisch (fungizid gegen Schimmelpilze).

Wirkung gegen Candida, Cryptococcus, Aspergillen (außer Fluconazol).

Cave nicht gegen C. glabrata (intermediär wirksam), C. krusei nur Voriconazol.

Pharma:
- Hepatische Elimination.
- Interaktion: **Interaktion mit Cytochorm P_{450}!** (CYP3A4, CYP2C9, CYP2C19) → Wirkung ↑ von Cumarinen, Sulfonylharnstoffen, Theophyllin, Phenytoin, Carbamazepin, Ciclosporin, Tacrolimus. **Cave**: Statine.

Wichtige (Neben)wirkungen:
- Exantheme,
- Nervensystem: Schwindel, Krämpfe, Kopfschmerzen,
- Selten: Leberschaden, Transaminasen ↑.

- ▪ **Triazole**
- **Fluconazol**
  - Unveränderte Ausscheidung über die Niere.

- Gute zerebrale Penetration, hohe Bioverfügbarkeit.
- Zunehmend Resistenzen, geringes Wirkspektrum (C. albicans und einige Non-Albicans-Spp.).
- **Cave**: Rifampicin erniedrigt Fluconazolspiegel.
- **Itraconazol**
  - Schlechte zerebrale Penetration.
  - Aktive Metabolite.
  - Herzinsuffizienz bis Herzstillstand!
- **Voriconazol**
  - Gute zerebrale Penetration.
  - Lösungsvermittler Cyclodextrin kumuliert bei Niereninsuffizienz.
  - 30 % Sehstörungen. Transaminasenanstieg.
- **Posaconazol**
  - Schlechte zerebrale Penetration.
  - Weniger CYP3A4-Interaktion (hemmt CYP3A4, wird aber selbst nicht über CYP3A4 metabolisiert).
  - Herzinsuffizienz.

- ■ **Imidazole**
- **Miconazol**.
- **Ketoconazol**: biläre Ausscheidung.

14.7.1.2 Polyene

- **Zellmembran**

Irreversible Komplexe mit Ergosterol → Poren in der Zellwand der Pilze, fungizid gegen fast alle Pilze.

Keine Kombination mit Azolen → Antagonismus!

- ■ **Amphotericin B**

Pharma:
- Nur parenteral, renale Ausscheidung, schlechte zerebrale Penetration.

Wichtige (Neben)wirkungen:
- Gegen Candida, Aspergillen, Histoplasmose, Cryptococcus.
- Synergistisch mt Flucytosin.
- Dosisabhängige Nephrotoxizität, aber keine DANI!
- Drug-Fieber (80 %!).
- Blutbildveränderung (Leuko-/Thrombopenie, Eosinophilie) und Gerinnungsstörungen.
- Häufig gastrointestinale Nebenwirkungen.
- Interaktion: Digitalis, Muskelrelaxanzien, Antiarrhythmika (v. a. unter Hypokaliämie).

Liposomales Amphotericin B: Cholesterindisperson, Lipidkomplex: weniger Nephrotoxizität (?)

14.7.1.3 Echinocandine

- **Zellwandsynthese**

Hemmung der zellmembranständigen Synthese von β-1,3-D-Glukan → fungizid gegen Hefen (Candida), fungistatisch gegen Aspergillen u. a. (◘ Tab. 14.2):

◘ Tab. 14.2 Echinocandine

Wirkstoff	Pharma	Wichtige (Neben)wirkungen
Caspofungin	Leber: N-Acetylierung, geringe zerebrale Penetration	Interaktion: Ciclosporinspiegel ↑, Tacrolimus ±/↓. Caspofunginspiegel ↓ unter Phenytoin, Carbamazepin, Dexamethason
Anidulafungin	Halbsynthetisches Lipopeptid, Abbau durch nichtenzymatische Degradation (nicht: Leber!)	Relativ wenig Nebenwirkungen
Micafungin	Halbsynthetisches Lipopeptid, Abbau in der Leber (Degradation, COMT und CYP_{450})	Reserveantimykotikum

Pharma:
- Schlechte orale Bioverfügbarkeit. Keine Penetration ins Auge!
- Hohe Plasmaproteinbindung > 97 %.
- Metabolisierung CYP-unabhängig → weniger Interaktionen.
- Kaum renale Nebenwirkungen, keine DANI oder Dosisanpassung unter Hämodialyse.
- Dosisreduktion bei Leberinsuffizienz.
- Drug-Fieber.

Wichtige (Neben)wirkungen:
- Wirkung gegen: Candida, Aspergillen
- **Cave nicht gegen** Cryptococcus!
- Synergistisch mit Polyene und Azolen.
- Lokale Phlebitis, Fieber, milde Hämolyse, Leberwerte.

14.7.1.4 Pyrimidine

- Wirkweise

Hemmung der Nukleinsäuresynthese (Antimetabolit der DNA-Protein-Synthese), fungistatisch.

- **Flucytosin**
- Pharma: renale Elimination, gute zerebrale Penetration.
- Geringe Toxizität, aber nur gegen wenige Pilze wirksam, schnelle Resistenz!
- Synergistisch mit Amphotericin B, reduziert Resistenzen.
- Nebenwirkungen: Knochenmark- und Blutbildstörungen, Transaminasen ↑.

14.7.2 Virostatika

14.7.2.1 Highly Active Antiretroviral Therapy (HAART)

Kein Beginn der HAART während einer akuten Erkrankung! Gefahr eines „Immun Reconstitution Inflammatory Syndrome" mit deutlich erhöhter Inflammationsreaktion.

- Highly active antiretroviral therapy (HAART)

2 NRTI (nukleosidische Reverse Transkriptase-Inhibitoren z. B. Zidovudin) und 1 NNRTI

Tab. 14.3 Weitere Virostatika

Virostatikum	Wirkung, Indikationen
Nukleosidanaloga	Verhindern Virusreplikation (virostatisch), Hemmung der DNA/RNA-Polymerase
– Ganciclovir	Cytomegalie (CMV)
– Aciclovir, Brivudin	Herpes simplex (HSV), Varizella (VZV)
– Foscarnet	Herpes simplex, Cytomegalie (CMV)
– Ribavirin, Sofosbuvir	Hemmung der DNA/RNA-Polymerase. Hepatitis C (HCV), Respiratory Syncytial-Virus (RSV)
– Remdesevir	SARS-CoV-2
Neuraminidase-Inhibitoren	–
– Oseltamivir, Zanamivir, Peramivir	Influenza
Protease-Inhibitor	
– Nirmatrelvir/Ritonavir	SARS-CoV-2
Penetrations-Inhibitoren	Influenza A
– Amantatin	M. Parkinson! (Dopaminfreisetzung, NMDA-Antagonist)

Tab. 14.4 Malariatherapeutika

Wirkstoff	Pharma	Wichtige (Neben)wirkungen
Chinin	Arylaminoalkohol, Interaktion mit Digitalis, Muskelrelaxanzien, Antikoagulanzien	**Kontraindikation**: Glukose-6-Phosphat-Dehydrogenasemangel, Myasthenia gravis. **Cave**: Methämoglobinämie, QT-Zeit ↑
Choloroquin	4-Aminochinolin	M. quartana (1. Wahl) sowie rheumatische Erkrankungen (Lupus, Arthitis). M. tropica und M. tertiana resistent! Leberschädigung (**Cave**: MAO-Hemmer), Hornhauttrübung
Artesunat	Metabolisiert über CYP3A4	1. Wahl bei komplizierter M. tropica
Atovaquon[a], Artemether[a]	Artemisinin-Derivate	Kombinationspräparate
Lumefantrin[a]	Arylaminoalkohol, metabolisiert über CYP3A4	(Nur als Kombinationspräparat)
Proguanil[a]	Niereninsuffizienz, ansonsten gut verträglich	Kombinationspräparat
Primaquin	8-Aminochinolin	Anschlusstherapie M. tropica, M. tertiana, Kontraindikation: Glukose-6-Phosphat-Dehydrogenasemangel!
Mefloquin	Arylaminoalkohol	Prophylaxe, bei Chloroquinresistenz, häufig neuropsychotische Nebenwirkungen!
Doxycyclin	Antibiotikum (s. o.)	Zur Prophylaxe

[a] Kombinationstherapie von Atovaquon/Proguanil bzw. Artemether/Lumefantrin: M. tropica, M. tertiana

(nichtnukleosidischer Reverse Transkriptase-Inhibitor z. B. Nevirapin).

Weitere Optionen bei der HAART: Protease-Inhibitoren (PI), z. B. Ritonavir, Integrase-Inhibitoren (z. B. Elvitegravir), ggf. zukünftig Maturations-Inhibitoren. Multiple Nebenwirkungen, u. a. Lipodystrophiesyndrom.

14.7.2.2 Weitere Virostatika
Tab. 14.3

14.7.3 Malariatherapeutika

Tab. 14.4

Weiterführende Literatur

Fresenius M, Heck M, Zink W (2014) Repetitorium Intensivmedizin. Springer

Tonner P, Hein L (2011) Pharmakotherapie in der Anästhesie und Intensivmedizin. Springer

Magiorakos AP, Srinivasan A, Carey RB et al (2011) Multidrug-resistant, extensively drug-resistant and pandrug-resistant bacteria: an international expert proposal for interim standard definitions for acquired resistance. Clin Microbiol Infect 8(3):268–281. https://doi.org/10.1111/j.1469-0691.2011.03570.x

Endokrinologie

Roswitha Jehle

Inhaltsverzeichnis

15.1 **Hypophyse** – 398

15.2 **Schilddrüse** – 398

15.3 **Regulation des Kalziumstoffwechsels** – 399

15.4 **Nebenniere** – 400
15.4.1 Anatomie und Physiologie – 400
15.4.2 Pharmakologie – 402

Weiterführende Literatur – 403

© Springer-Verlag GmbH Deutschland, ein Teil von Springer Nature 2023
R. Jehle (Hrsg.), *Physiologie, Pharmakologie, Physik und Messtechnik für die Anästhesie und Intensivmedizin*, https://doi.org/10.1007/978-3-662-61772-4_15

15.1 Hypophyse

Syn. **Hirnanhangsdrüse** (Glandula pituitaria).
- Lage in der Fossa hypophysialis der Schädelbasis.
- Nachbarschaft zum Sinus cavernosus, Aa. carotis internae, Nn. oculomotorius, trochlearis, abducens, trigeminus, Chiasma opticus.
- Über das Infundibulum mit dem **Hypothalamus** verbunden, Steuerung über Releasing- und Inhibiting-Hormone aus dem Hypothalamus.

Unterteilt in:
- **Hypophysenvorderlappen** (HVL; **Adenohypophyse**), Produktion von:
  - Thyreotropin (TSH),
  - Corticotropin (ACTH),
  - follikelstimulierendes Hormon (FSH),
  - luteinisierendes Hormon (LH),
  - Prolaktin (PRL),
  - Somatotropin (STH) ($\rightarrow$ Bsp. Akromegalie bei Überfunktion),
  - Lipotropin (LPH),
  - Melanotropin (MSH).
- **Hypophysenhinterlappen** (HHL; **Neurohypophyse**), Produktion von:
  - ADH (Vasopressin),
  - Oxytocin ($\rightarrow$ Vasodilatation, aber auch ADH-ähnliche Effekte).

- **Hypophyseninsuffizienz**

Bsp. Niedriges ACTH und damit Kortisol; Mineralokortikoide dagegen meist unverändert, da diese v. a. durch das RAAS (d. h. Angiotensin-II) gesteuert werden (s. u.).

- **Sheehan-Syndrom**

Bsp. Postpartale Hypophyseninsuffizienz (Hypopituitarismus) durch peripartale Ischämie mit ausbleibender Laktation (Prolaktin), Menstruation und sekundärer Körperbehaarung (FSH, LH), dazu Hypothyreose (TSH), Hypoglykämien (STH, ACTH-Mangel), Blässe der Haut (MSH-Mangel).

15.2 Schilddrüse

- Zwei Lappen (Lobus dexter und sinister), die durch den Isthmus verbunden sind, größte endokrine Drüse des Menschen, ca. 50 g schwer.
- Lage vor der Trachea, unterhalb des Kehlkopfs (2.–3. Trachealstange).
- Blutversorgung: A. thyroidea superior (A. carotis externa) und A. thyroidea inferior (Truncus thyrocervicalis der A. subclavia), venöse Drainage über einen Venenplexus in die V. thyroidea inferior zur V. brachiocephalica.
- Innervation aus dem Ganglion cervical superius, parasympathisch aus dem N. vagus.

◘ Abb. 15.1 zeigt Hormone der Schilddrüsenachse.

- **Thyreotropin (TSH):**

Normbereich 0,27–4,2 µU/ml.
- Ausgeschüttet durch Thyrotropin Releasing Hormone (TRH) aus der Adenohypophyse.
- Synthese und Freisetzung von T4 ↑
- Gehemmt u. a. durch T4, T3, Somatostatin, Dopamin.

- **(Freies) Thyroxin (fT4)**

Nicht an Plasmaproteine gebundenes T4. Normbereich 9–24 pmol/l (0,7–1,9 ng/dl), methodenabhängig.
- Produktion in der Schilddrüse durch Stimulation von TSH.

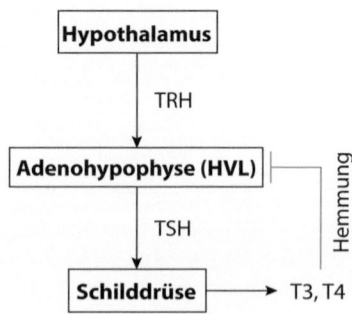

◘ **Abb. 15.1** Regulation der Schilddrüse

- 99,97 % des T4 proteingebunden, v. a. an das Transportprotein **thyroxinbindendes Globulin** (TBG).
- Ca. 3- bis 5-fach geringere Aktivität als T3 (Prohormon).

- **(Freies) Triiodthyronin (fT3)**

Nicht an Plasmaproteine gebundenes T3. Normbereich 3–8 pmol/l (0,2–0,5 ng/dl), methodenabhängig.
- Aktive(re) Form des Schilddrüsenhormons, v. a. kardiovaskuläre Wirkung.
- Ebenfalls zu 99,97 % des T4 proteingebunden, v. a. an das Transportprotein **thyroxinbindendes Globulin** (TBG).
- Entsteht in der Schilddrüse und in der Peripherie durch Deiodierung von T4 zu T3 (selenabhängige Deiodinasen).
- Wirkung u. a. Energiestoffwechsel ↑, Insulinfreisetzung ↑, Somatotropin ↑, Osteoklasten- und Osteoblastenaktivität ↑ (Hyperkalziämie).

- **Reverse-T3 (rT3)**
- Biologisch inaktive Form des T3.
- Entsteht aus T4 v. a. im Hungerstoffwechsel, bei kritisch Kranken durch die Deiodinase Typ 3.

- **Klinische Anmerkungen**

Die De-Jodierung von T4 zu T3 wird durch u. a. Critical Illness, Fasten, Mangelernährung (Selen ↓) sowie durch Medikamente wie Propylthiouracil, Glukokortikoide, Propranolol, Amiodaron gehemmt.

Medikamente mit hoher Plasmaproteinbindung (z. B. Acetylsalicylsäure) können T3/T4 aus der Proteinbindung verdrängen.

Bei der Hypothyreose kommt es zu allgemeiner Verlangsamung sowohl des Stoffwechsels (Kälteintoleranz, Hypothermie, Bradykardie) als auch des ZNS mit Bewusstseinsveränderungen und Depression („Myxödemkoma"). Hyponatriämie durch Wasserretention bei reduziertem renalem Blutfluss, CK-Erhöhung durch Myopathie.

15.3 Regulation des Kalziumstoffwechsels

Die Regulation des Kalziumstoffwechsels erfolgt in der Schilddrüse und Nebenschilddrüse v. a. durch Calcitonin, Parathormon und Vitamin D3 (◘ Abb. 15.2).

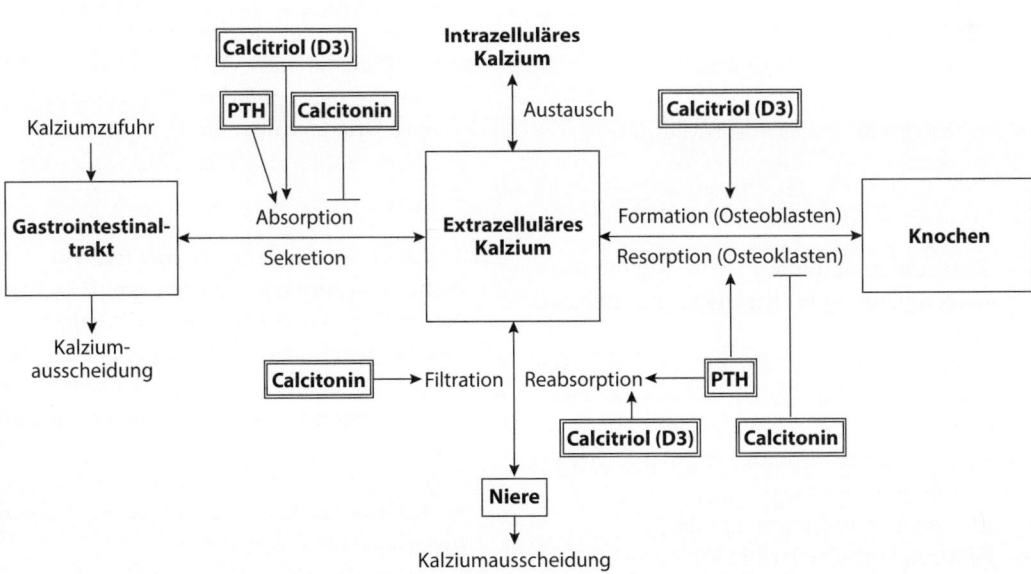

◘ Abb. 15.2 Regulation des Kalziumstoffwechsels

- **Calcitonin**
  - Polypeptid aus 32 Aminosäuren (3,4 kDa).
  - Bildung in den **C-Zellen der Schilddrüse** (im geringen Ausmaß auch Thymus und Nebenschilddrüse) bei Hyperkalziämie.
  - Senkt den Kalziumspiegel durch v. a. **Hemmung der Osteoklasten** → Kalziumfreisetzung aus dem Knochen ↓.
  - Kalziumrückresorption in der Niere (proximaler Tubulus, Henle-Schleife) ↓ → Kalziumausscheidung ↑.
  - Intestinale Kalziumresorption ↓.
  - Zentrale analgetische Wirkung (Freisetzung von Endorphinen).

Die Vorstufe von Calcitonin, Procalcitonin (PCT), wird als Infektionsmarker verwendet: Als Reaktion auf bakterielle Endotoxine wird Calcitonin auch in anderen Geweben wie Leber, Niere, Fettgewebe, Muskulatur gebildet und so PCT v. a. bei bakteriellen Infektionen nachweisbar.

- **Parathormon**
  - Polypeptid aus 84 Aminosäuren, sehr kurze Halbwertszeit von Minuten.
  - Bildung in den **Nebenschilddrüsen** bei Hypokalziämie.
  - **Gegenspieler zum Calcitonin**: Steigerung des Kalziumspiegels.

> - **Merkhilfe**: Parathormon stellt Kalzium parat.

  - Osteoklastenaktivität ↑ → Kalziumfreisetzung aus dem Knochen, Knochenabbau.
  - Aber auch Osteoblastenaktivität ↑ (v. a. bei intermittierender Gabe) → Knochenneubildung.
  - Kalziumrückresorption in der Niere ↑ → Kalziumausscheidung ↓.
  - Intestinale Kalziumresorption ↑.
  - **Bildung von Calcitriol** (Vitamin D3).

- **Calcitriol** (Vitamin D3, 1,25-Dihydroxycholecalciferol):
  - Wirksamste Form von Vitamin D.
  - Synthese aus Cholesterin über Provitamin D3 (Leber), Cholecalciferol (Vitamin D3, Haut) und 25-Hydroxycholecalciferol (Leber) zu 1,25-Di-Hydroxy-Cholecalciferol (Niere).
  - Bindung am **intrazellulären Vitamin-D-Rezeptor** → Zellkern → Transkription und Proteinbiosynthese hormonsensitiver Proteine.
  - Intestinale und renale Kalziumabsorption ↑ → Kalziumspiegel ↑.
  - Osteoblastenaktivität ↑ → Knochenneubildung.

Durch Glukokortikoide wird die Calcitriolsynthese gehemmt (*Bsp. Osteoporose unter Kortikoidtherapie*).

15.4 Nebenniere

15.4.1 Anatomie und Physiologie

- Lage am oberen Nierenpol, ca. 4 cm lang und 10 g leicht.
- Blutversorgung: Aa. suprarenales superiores (aus A. phrenica inferior), A. suprarenales media (aus A. abdominalis) und A. suprarenales inferior (aus A. renalis), venöse Drainage über die V. suprarenalis in die V. cava inferior (linksseitig via V. renalis).

Funktionelle Vereinigung zweier Organe:
- **Nebennierenmark**: Teil des sympathischen Nervensystems (sympatisches Paraganglion), präganglionäre Versorgung aus den N. spanchnici major und minor, Produktion von **Adrenalin** (80 %) und **Noradrenalin** (20 %).

Bsp. Überfunktion des Nebennierenmarks beim **Phäochromozytom** *mit paroxysmalen hypertensiven Episoden.*

Kapitel 15 · Endokrinologie

- **Nebennierenrinde**: Regulation des Wasser-, Mineralstoff- und Zuckerhaushalts.
  - **Zona glomerulosa**: Sekretion von **Mineralkortikoiden** (Aldosteron), bei Hyper-K oder Hypo-Na.
  - **Zona fasciculata**: Größte Zone, Sekretion v. a. von **Glukokortikoide** (Kortisol) durch Stimulation von ACTH.
  - **Zona reticularis**: Sekretion v. a. von **Androgenen und Östrogenen**.

> - **Merkehilfe**: GFR wie Glomeruläre Filtrationsrate (Glomerulosa, Fasciculata, Reticularis)

Synthese aller Hormone der Nebennierenrinde aus Cholesterol als sog. **Steroidhormone** (**Kortikosteroide**; ◘ Abb. 15.3):
- ca. 50 verschiedene Hormone, Gründgerüst: Progesteron.
- **Glukokortikoide**: v. a. Kortisol,
- **Mineralkortikoide**: v. a. Aldosteron,
- **Androgene**: u. a. Dihydrotestosteron, Oestradiol, Progesteron, Testosteron.
- **Vitamin D** (Cholecalciferol und 1,25-Dihydroxycholecalciferol) wird ebenfalls aus Cholesterin produziert und gilt deshalb als steroidähnliches Hormon (► Abschn. 15.3).

15.4.1.1 Glukokortikoide
Kortikosteroide mit Wirkung auf den Glukosestoffwechsel, zirkadianer Rhythmus (Maximum zwischen 6 und 8 Uhr morgens).
- Kortisol (körpereigenes Glukokortikoid): Produktion ca. 25 mg/d.
- Kortikosteron.
- Kortison: Selbst inaktiv, wird in der Leber zum aktiven Kortisol umgewandelt.

Davon abgeleitet sind synthetische Kortikosteroide wie Prednisolon und Dexamethason.

Bsp. **Cushing-Syndrom**: *Hyperkortisolismus, meist iatrogen, auch durch Hypophy-*

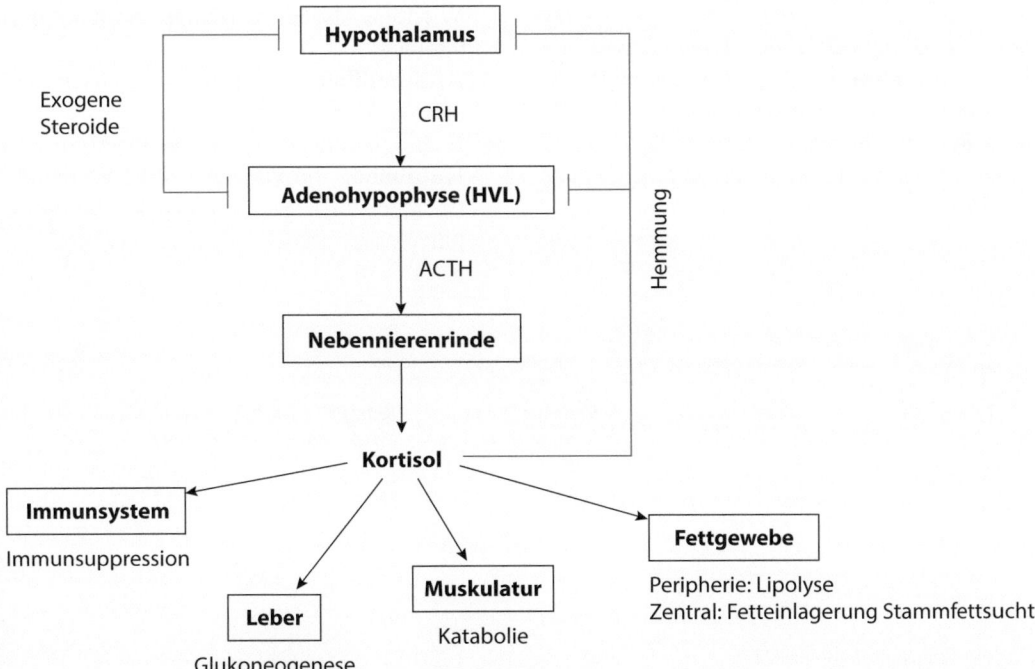

◘ **Abb. 15.3** Regulation des Kortisolhaushalts

senüberfunktion mit vermehrter ACTH-Ausschüttung (sekundärer Hyperkortisolismus) oder glukokortikoidproduzierende Neoplasen (primäres Cushing-Syndrom als adrenales Cushing-Syndrom oder bei anderen Tumoren, z. B. kleinzelligen Bronchialkarzinomen). Mit dem Synacthen-Test (1,24-ACTH) kann eine primäre Nebennierenrindeninsuffizienz diagnostiziert werden (fehlender Anstieg des Kortisolspiegels nach Synacthen-Gabe).

Bsp. Als **Critical Illness-related Corticosteroid Insufficiency** (CIRCI) wird eine relative Nebenniereninsuffizienz bei schwerer Erkrankung bezeichnet: die Kortisolproduktion reicht nicht aus, um eine persisitierende Inflammation in den Griff zu bekommen.

Bsp. **Addison-Syndrom**: Primäre Nebennierenrindeninsuffizienz mit **HypoNa**, **HyperK**, Hypotonie, hoher Harnstoff (Volumenkonzentration), Hypoglykämie, bei 10–20 % **HyperCa** (durch Hämokonzentration von Plasmaproteinen und Verlust des Anti-Vitamin-D-Effekts von Glukokortikoiden). Hyperpigmentierung der Haut durch gesteigerte ACTH- und damit auch MSH-Produktion in der Hypophyse.

Bsp. **Sekundäre Nebennierenrindeninsuffizienz**: Eine sekundäre Nebennierenrindeninsuffizienz (verminderte ACTH-Produktion) betrifft v. a. die Glukokortikoide, da Aldosteron durch das RAAS reguliert wird.

15.4.1.2 Mineralokortikoide

- **Aldosteron**

Wichtigstes Mineralokortikoid. Wirkung am **Mineralokortikoidrezeptor**, der im als Rezeptor-Ligand-Komplex im Zellkern wirkt.

Bsp. **Conn-Syndrom**: Primärer Hyperaldosteronismus (meist als Adenom) → Natrium- und Wasserretention in der Niere → Hypertonie, **Hypernatriämie**, **Hypokaliämie**, metabolische **Alkalose**. Ein sekundärer Hyperaldosteronismus kann durch Steigerung des RAA-Systems entstehen (Herzinsuffizienz, Niereninsuffizienz mit renaler Hypertonie, Leberzirrhose).

15.4.2 Pharmakologie

Glukokortikoide werden aufgrund ihrer potenten antiinflammatorischen Wirkung vielfältig eingesetzt. Äquivalenzdosen der einzelnen Glukokortikoide: ◘ Tab. 15.1.

Inaktivierung in der Leber, 90 % biläre Ausscheidung.

Wichtige (Neben)wirkungen von Glukokortikoiden:
- **Antiimmflammatorisch**, immunsuppressiv, Wundheilungsstörungen.
- Energiebereitstellung durch **Lipolyse** und **Katabolie**, proximaler Muskelschwund (nicht distal!), Stammfettsucht, Hautatrophie.

◘ **Tab. 15.1** Glukokortikoide und Äquivalenzdosen bezogen auf Kortisol

Name	Halbwertszeit	Relative Wirkung (Glukokortikoid)	Relative Wirkung (Mineralokortikoid)	Äquivalenzdosis (mg)
Kortisol	8–12 h	1	1	20–30
Kortison	8–12 h	0,8	0,8	25–35
Prednison	18–36 h	4	0,8	5–7,5
Prednisolon	12–36 h	4	0,8	5–7,5
Methylprednisolon	18–36 h	5	0,5	4–6
Dexamethason	36–54 h	30–40	0	0,5–0,75

- **Hypokaliämie**, metabolische **Alkalose**.
- Wasserretentionetention, **Hypertonie**, Ödeme.
- Glukoneogenese und **Hyperglykämie**, Diabetes mellitus.
- Umwandlung von 25-Hydroxycholecalciferol in 1,25-Dihydroxycholecalciferol ↓ → Hypokalziämie, Osteoporose.
- Hypogonadismus, Zyklusstörungen.
- Psychische Veränderungen, Angstattacken, Depressionen.

*Bsp. für eine Therapie mit **Kortikoiden**:*
- *Asthma/COPD, Atemwegsschwellung/-ödem, Anaphylaxie.*
- *Septischer Schock (relative Nebennierenrindeninsuffizienz).*
- *Pneumokokkenmeningitis (vor der 1. Antibiotikagabe), Meningitis durch Haemophilus influenzae bei Kindern.*
- *ZNS-Tumore mit Ödem.*
- *Pneumocystis jirovecii (früher: carinii) PcP-Pneumonie, COVID19-Pneumonie, ggf. organisierender Pneumonie.*
- *Thyrotoxische Krise, hypothyroides Koma, Addison-Krise.*
- *Ideopathische Thrombozytopenie, Lymphome, Leukämien.*
- *Nach Transplantationen zur Immunsuppression.*
- *Autoimmunerkrankungen: Vaskulitiden, rheumatoide Arthritis, systemischer Lupus erythematosus, multiple Sklerose, Polymyalgia rheumtica.*
- *Diverse Hautexantheme und dermatologische Erkrankungen.*
- *Lungenreife bei drohender Frühgeburt.*

Topische Glukokortikoide wie Betamethason, Budenosid werden in der Anästhesie und Intensivmedizin v. a. inhalativ eigesetzt.

Weiterführende Literatur

Tonner P, Hein L (2011) Pharmakotherapie in der Anästhesie und Intensivmedizin. Springer

Gastrointestinaltrakt und Leber

Roswitha Jehle

Inhaltsverzeichnis

16.1 Gastrointestinaltrakt – 406
16.1.1 Anatomie und Physiologie – 406
16.1.2 Diagnostik und Medizintechnik – 409
16.1.3 Pharmakologie – 412

16.2 Leber – 415
16.2.1 Anatomie und Physiologie – 415
16.2.2 Diagnostik und Medizintechnik – 418
16.2.3 Pharmakologie – 420

Weiterführende Literatur – 422

© Springer-Verlag GmbH Deutschland, ein Teil von Springer Nature 2023
R. Jehle (Hrsg.), *Physiologie, Pharmakologie, Physik und Messtechnik für die Anästhesie und Intensivmedizin*, https://doi.org/10.1007/978-3-662-61772-4_16

16.1 Gastrointestinaltrakt

16.1.1 Anatomie und Physiologie

◘ Abb. 16.1 zeigt einen schematischen Querschnitt durch den Gastrointestinaltrakt.

16.1.1.1 Ösophagusspinkter

- **Oberer Ösophagussphinkter**
- Lage in Höhe des Ringknorpels, am Übergang Hypopharynx zum Ösophagus.
- Besteht aus M. cricopharyngeus, M. constrictor pharyngis inferior und Ösophagusmuskulatur.

- **Unterer Ösophagussphinkter**
- Lage am gastroösophealen Übergang/Kardia, ca. 38–40 cm aboral, Länge ca. 4 cm.
- Besteht aus glatter Muskulatur des Ösphagus und des Magens.
- Normaler Druck 10–30 mmHg.

Tonus des unteren Ösophagusspinkters ↑:
- Succinylcholin.
- Metoclopramid, Acetylcholin (nicht: Sertone, DHBP).
- Gastrale Hormone wie Gastrin, Motilin, Substanz P.

Tonus des unteren Ösophagusspinkters ↓ (→ Sodbrennen):
- Narkosegase, Opiate, Relaxanzien.
- Stickoxid (NO).
- Sellick-Handgriff oder Krikoiddruck (!).
- Atropin, Theophyllin.
- Kaffee, Nikotin, Alkohol.

*Der **Sellick-Handgriff** zur Reduktion des Aspirationsrisikos bei der Ileuseinleitung gilt als obsolet: Zum einen wird er selten korrekt durchgeführt (bindet dafür aber eine Person für den Handgriff und ist Patienten sehr unangenehm!), zum anderen bietet er keinen Schutz vor Aspiration.*

16.1.1.2 Magen, Dünn- und Dickdarm

- **Magen**
- 20–30 cm lang, endet am Pylorus mit Übergang in den Zwölffingerdarm (Duodenum).
- Fassungsvolumen 1,2–1,6 l (und mehr).
- Leicht verdauliche Nahrung verbleibt 1–2 h, schwer verdauliche bzw. fettige 5–8 h im Magen.
- Sekretproduktion ca. 2 l/Tag.
- Magensaft: pH-Wert 2–3, hoher Gehalt an Kalium, Chlorid, Wasserstoffionen; geringer Gehalt an Natrium.

- **Dünndarm**
- Besteht aus:
    - Zwöffingerdarm (Duodenum): retroperitoneal Lage, bis zur Flexura duodenojejunalis auf Höhe von L2, Einmündung des Ductus choledochus (Galle) und des Ductus pancreaticus im Duodenum.
    - Jejunum: Länge ca. 2 m.
    - Ileum: ca. 60 % des Dünndarms, endet an der Ileozökalklappe (Bauhinschen Klappe) mit Übergang zum Kolon, Länge ca. 3 m.
- Oberfläche geschätzt: 30 m^2.
- Resorption von Kohlenhydraten, Proteine, Fette, Wasser, Elektrolyte und Eisen v. a. im Jejunum, Resorption von Vitamin B$_{12}$, Gallensalze, Fett, und Magnesium im Ileum.

- **Dickdarm (Kolon):**
- Besteht aus Zaekum mit Appendix, Kolon inkl. Sigma und Rektum und endet am Analkanal.

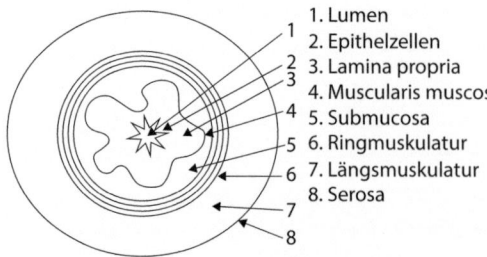

1. Lumen
2. Epithelzellen
3. Lamina propria
4. Muscularis muscosa
5. Submucosa
6. Ringmuskulatur
7. Längsmuskulatur
8. Serosa

◘ **Abb. 16.1** Querschnitt durch den Gastrointestinaltrakt

- Gesamtlänge des Darms (Dünn- und Dickdarm) 5,5–8,5 m.

Dauer der Nahrungspassage
(vom Schlucken bis zur Ausscheidung):
- 4 h für sehr wasserhaltiges Obst.
- 5–12 h für Gemüse, Reis.
- 15–20 h für Fisch, Hülsenfrüchte, Nüsse.
- 24–72, max. 120 h Stunden für Fleisch.

Kurzdarmsyndrom
Dieses besteht nach $^2/_3$-Resektion oder < 200 cm Restdarmlänge. Ab < 120 cm (bei erhaltenem Kolon ggf. erst < 60 cm) besteht meist die Notwendigkeit einer total parenteralen Ernährung. Eine Jejunumresektion hat die geringsten Resorptionsprobleme, eine jejunoileale Resektion mit Kolektomie und Jejunstoma oft schwere Resorptionsprobleme und Volumenmangelsymptome (mit jejunokolischer Anastomose prolongiert).

Blutversorgung
Insgesamt fließen ca. 25–30 % des Herzzeitvolumen in Ruhe durch das Splanchnikusgebiet (◘ Abb. 16.2).

Versorgung durch 3 unpaare Arterien aus der abdominellen Aorta.

1. **Truncus coeliacus**:
   - Entspringt in Höhe Th12 aus der Aorta (Hiatus aorticus).
   - Arterielle Versorgung von Leber, Magen, Pankreas, Duodenum, Milz.
   - 3 Abgänge:
     - **A. gastrica sinistra**: Versorgung von Magen (oberer Teil) und Ösophagus.
     - **A. splenica (lienalis)**: Versorgung von Pankreas, Magen und Netz. Aufteilung in A. pancreatica dorsalis, A. gastricae breves, A. gastrica posterior und A. gastroomentalis sinistra.
       Kollateralen der A. gastroomentalis mit der Milzvene.
     - **A. hepatica communis**: Versorgung des Magens, Duodenum. Aufteilung in A. hepatica propria und A. gastroduodenalis.
       A. gastrica dextra (aus A. hepatica propria): Versorgung rechter und unterer Teil des Magens.

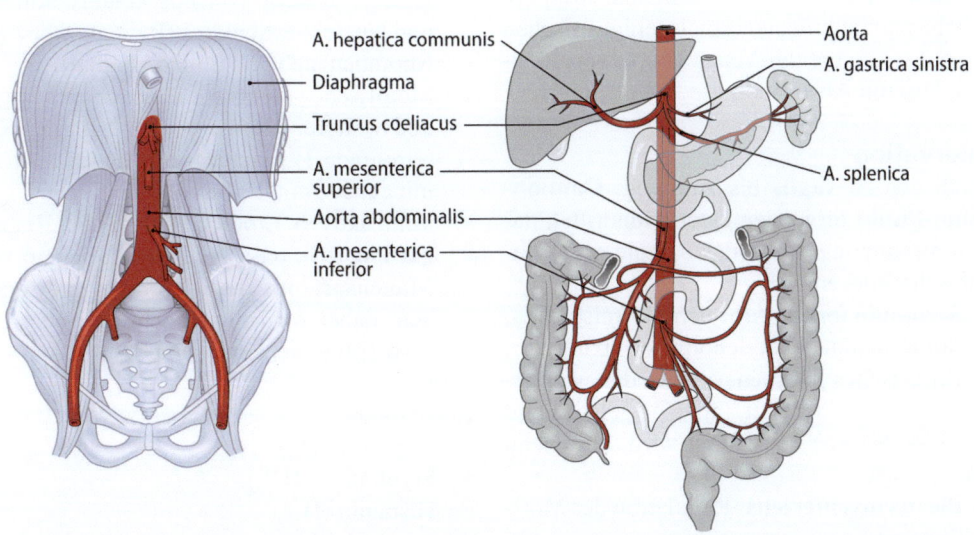

◘ **Abb. 16.2** Blutversorgung des Magen-Darm-Trakts. (Modifiziert nach und mit freundlicher Genehmigung aus: Zilles K, Tillmann BN (2010) Anatomie. Springer, Heidelberg Berlin)

2. **A. mesenterica superior**:
   - Entspringt hinter dem Pankreas, zwischen Truncus coeliacus und den A. reanlis auf Höhe L1.
   - Verbindung zur A. mesenterica inferior (**Riolan-Anastomose**).
   - Versorgung des distalen Duodenums, Jejunum, Ileum, Colon ascendens und proximales Colon transversum.
3. **A. mesenterica inferior**:
   - Entspringt in Höhe L2 aus der Aorta.
   - Versorgung des hinteren Teils des Colon transversums, des Colon descendens sowie des Sigmas.
   - Verbindung zu den rektalen Arterien.

Der **venöse Abstrom** von Jejunum und Ileum erfolgt u. a. über die V. mesenterica inferior und V. lienalis (splenica) in die Pfortader zur Leber.
- **V. mesenterica inferior**: Drainiert das Gebiet der A. mesenterica inferior, mündet in die V. lienalis (splenica).
- **V. mesenterica superior**: Drainiert Duodenum, Pankreas und Magen in die V. lienalis (splenica) und bildet mit dieser die Pfortader (**V. portae**).

Kollateralen bestehen zu rektalen, ösophagealen, paraumbilicalen sowie epigastrischen (Vv. gastricae brevis) Venen (Portalvenenkollateralen) mit Abstrom in die V. cava inferior.

Innervation
Durch den **N. vagus** bis zum sog. **Cannon-Böhm-Punkt** im letzten Querkolondrittel, danach Versorgung durch das sakrale parasympathische Rückenmark.
   Serotonin fördert Acetylcholinfreisetzung; **Dopamin** hemmt Acetylcholinfreisetzung.
   Enterisches Nervensystem, das weitgehend autonom arbeitet, aber vegetativ und durch Mediatoren beeinflusst wird, bestehend aus:
- **Plexus myentericus**: Regulation der Motilität und
- **Plexus submucosus**: Regulation der Elektrolytresorption, Schleimsekretion, Schleimhautdurchblutung und neuroimmunologische Interaktion.

Myenterischer Reflex als Grundlage der Peristaltik: Dehnung des Darms für zu oraler Kontraktion und Relaxation nach rektal.

16.1.1.3 Physiologie
- Sekretproduktion aus Speicheldrüsen, Magenschleimhaut, Leber, Pankreas bis zu 10 l/Tag.
- Spezifisches Immunsystem in der Darmmukosa.
- Mikrobiom (insbesondere im Kolon).

16.1.1.4 Übelkeit und Erbrechen
Steuerung:
- Periphere Trigger: Dehnungsrezeptoren des oberen Gastrointestinaltrakts (v. a. Duodenum), Afferente Bahnen des N. vagus und des Sympathikus.
- Zentrale Trigger an den zentralen Chemorezeptoren (Area postrema am Boden des 4. Ventrikels, ▶ Abschn. 6.1.1)
- Verbindungen zum Vestibuläorgan (Erbrechen bei Schwindel), zum Großhirn (Sehrinde) und zum limbischen System (Psychische Faktoren)
- Hirnnervenkern Nucleus tractus solitarii und Nuclei vestibulares (Rautengrube bzw. Rhombenzephalon im Hirnstamm).
- Motorische Innervation durch N. vagus und weiterer Hirnnerven V, VII, IX, XII, retrograde Peristaltik vom Ileum startend mit ca. 2–3 cm/s nach oral.
- Vom aktiven Erbrechen wird die **Regurgiation, d. h. passives Zurückfliessen von Magensaft in den Mund**, unterschieden; dabei wird die Bauchwand oder das Zwerchfell nicht kontrahiert.

Rezeptoren:
- Dopamin (D2).
- Serotonin ($5HT_3$).
- Histamin (H_1).
- Acetylcholin (muskarinerg).
- Substanz P (NK_1).

Gern gefragt: Postoperative Übelkeit/Erbrechen (postoperative nausea and vomitting, PONV)
Die Ursachen sind multifaktoriell.
- **Patienteneigene (Haupt)risikofaktoren** (Erhöhung des Risikos um je 20 %) – **Apfel-Score**:
    - weibliches Geschlecht,
    - Nichtraucher,
    - positive Anamnese für Reiseübelkeit/PONV,
    - postoperativer Opiatbedarf.
- **Weitere Risikofaktoren**:
    - Inhalationsanästhetika (5- bis 6-fach erhöhtes Risiko),
    - Laparoskopien,
    - gynäkologische Operationen/Oberbaucheingriffe,
    - Operationen am Auge oder in der HNO,
    - lange OP-Dauer,
    - Migränepatienten,
    - Gabe von Neostigmin
    - Unklar ist der Einfluss von Lachgas (leicht erhöhtes Risiko?).
    - Intraoperative Hypotension und/oder Hypovolämie.
- Für **Kinder** gelten als Risikofaktoren:
    - Operationen im Hals-/Kopfbereich,
    - OP-Dauer > 30 min,
    - positive Anamnese der Eltern für Reisekrankheit oder PONV,
    - Alter > 3 Jahre.

16.1.2 Diagnostik und Medizintechnik

16.1.2.1 Magensonde
Kontrolle des Sekrets (Lackmustest bei pH $\leq 5{,}5$), ggf. auch per Ultraschall (nach NICE-Guidelines vorgeschrieben!).

Tab. 16.1 Erhöhter intraabdomineller Druck

Intraabdominelle Hypertonie	
Grad 1	IAP 12–15 mmHg
Grad 2	IAP 16–20 mmHg
Grad 3	IAP 21–24 mmHg
Grad 4	IAP > 25 mmHg
Kompartmentsyndrom	
	IAP > 20 mmHg mit neuer Organdysfunktion/-versagen

16.1.2.2 Intraabdomineller Druck
Normaler intraabdomineller Druck (IAP[1]): < 12 mmHg, zum Monitoring eines abdominellen Kompartmentsyndrom geeignet (Tab. 16.1).

16.1.2.3 Sengstaken-Blakemore-Sonde
- **Indikation**: Anderweitig nichtstillbare obere gastrointestinale Blutung, für max. 24 (48) h → effektive Blutungskontrolle (90 %), aber erneute Blutung bei 50 % der Patienten nach Deflation.
- **Komplikationen**: 15–20 %! (Aspiration, ösophageale Ulzera).
- **Praktisches Vorgehen**:
    - Anlage ca. 45–60 cm Tiefe aboral.
    - Insufflation von 250 ml Luft im gastralen Ballon, klemmen.
    - Möglichst keinen/geringen Zug applizieren, meist wird 300–500 g Zug mit Hilfe von 300–500 ml Flüssigkeit appliziert.
    - Spätestens alle 12–24 h entblocken!
    - Dauerhafte Absaugung des Magens zur Kontrolle der Blutung!
- **Modelle**:
    - **Sengstaken-Blakemore-Sonde** mit 3 Lumen: Ösophagealer Ballon, Magenballon, Magenabsaugung.

---

[1] IAP ist eine der unglücklichen, mehrfach verwendeten medizinischen Abkürzungen, da IAP teilweise auch für den intraarteriellen Druck verwendet wird.

- **Minnesota-Sonde**: zusätzliches 4. Lumen zur ösophagealen Absaugung. Der ösophageale Ballon wird selten benutzt (25–35–40 mmHg), da Gefahr der Ösophagusruptur besteht (alle 1–4 h für 5 Minuten entlasten!).

16.1.2.4 Scores der GI-Blutung

- **Glasgow-Blatchford-Score**

Zur Abschätzung des Risikos einer oberen gastrointestinalen Blutung; 0–23 Punkte (◘ Tab. 16.2): ambulante Behandlung bei Score von 0. Bei einem Score von > 6 Punkten sollte eine sofortige Intervention erfolgen (innerhalb von 24 h bei allen Patienten, bei Kreislaufinstabilität sofort).

- **Rockall-Score**

Der Rockall-Score, 0–11 Punkte, kann dagegen erst mit dem endoskopischen Befund berechnet werden (◘ Tab. 16.3). Er dient der Abschätzung der Mortalität und dem Risiko einer wiederholten Blutung (und damit Indikation für eine Reendoskopie): gute Prognose bei < 3 Punkten, hohes Mortalitätsrisiko bei > 8 Punkten.

◘ **Tab. 16.2** Glasgow-Blatchford Score

Parameter	1 Punkt	2 Punkte	3 Punkte	4 Punkte	6 Punkte
Harnstoff (mmol/l)	–	≥ 6,5–8,0	≥ 8,0–0,0	≥ 10,0–25,0	≥ 25
Hämoglobin (Hb), Frauen	≥ 10–12 g/l bzw. ≥ 6,2–7,5 mmol/l	–	–	–	< 10 g/l bzw. < 6,2 mmol/l
Hämoglobin (Hb), Männer	≥ 12–13 g/l bzw. ≥ 7,5–8,1 mmol/l	–	≥ 10–12 g/l bzw. ≥ 6,2–7,5 mmol/l	–	< 10 g/l bzw. < 6,2 mmol/l
RR_{sys} (mmHg)	100–109	90–99	< 90	–	–
Herzfrequenz	≥ 100/min	–	–	–	–
Synkope	–	Ja	–	–	–
Aktuelle Herzinsuffizienz	–	Ja	–	–	–
Anamnese für Lebererkrankung	–	Ja	–	–	–
Akutell: Teerstuhl	Ja	–	–	–	–

◘ **Tab. 16.3** Rockall-Score

Parameter	0 Punkte	1 Punkt	2 Punkte	3 Punkte
Alter (Jahre)	< 60	60–79	> 80	–
Schock	Keiner	HF > 100/min, RR_{sys} > 100 mmHg	RR_{sys} < 100 mmHg	–
Komorbidität	Keine	–	Herzinsuffizienz, KHK	Nieren-/Leberinsuffizienz, metastasiertes Malignom
Diagnose	Mallory-Weiss-Syndrom	Alle anderen	Maligne Erkrankungen oberer GI-Trakt	–
Endoskopischer Befund	Keine Blutung	–	Sichtbare Blutung oder Blut, adähärente Koagel	–

16.1.2.5 Scores des Pankreas und Organversagen

- **Ranson-Score**

Einschätzung des Schweregrads und der Prognose der akuten Pankreatitis, Beurteilung erst nach 48 h möglich; 0–11 Punkte (◘ Tab. 16.4).

Beachte: Der Ranson-Score verwendet von den Infektparametern nur die Leukozytenzahl, kein CRP/PCT, da keine Korrelation von CRP oder Lipase mit der Mortalität besteht! Ebenso geht auch die Höhe der Lipase nicht in den Score ein (keine Korrelation von Serumlipase mit Schweregrad der Pankreatitis).

- **Modified Marshall-Score**

Für den Modified Marshall-Score werden die 3 Organsystem Lunge/(Gasaustausch), Herz-Kreislauf-System und Niere analysiert. Benötigt werden die Werte „Horowitz-Quotient", „systolischer Blutdruck", „pH-Wert" und „Serumkreatinin". Ein Organversagen wird dabei als ein Wert von ≥ 2 für das jeweils abgefragte Organsystem definiert (0–12 Punkte; ◘ Tab. 16.5).

16.1.2.6 Bildgebung des Abdomen

- **Abdomenröntgenaufnahme**

Befundung, z. B. nach den Stichworten „*gas, mass, stones and bones*":
- **Gas**: Freie Luft, Darmdistension, Luft in der Pfortader.
- **Masse**: Tumoren, freie Flüssigkeit.
- **Steine**: Verkalkungen.
- **Knochen**: Auffälligkeiten am Skelett.

- **Ultraschall/FAST**

Fokussierte abdominelle Sonographie (FAST), standardisiertes schnelles Verfahren v. a. bei Trauma und hämodynamischer Instabilität zum Ausschluss intrathorakaler und intraabdomineller Verletzungen.

◘ **Tab. 16.4** Ranson-Kriterien zur Schweregradeinschätzung der akuten Pankreatitis

Bei Aufnahme	Innerhalb der ersten 48 h
Alter > 55 Jahre	Hämatokritabfall > 10 %
ASAT > 250 U/l	paO_2 < 8 kPa (< 60 mmHg)
Glukose > 11,1 mmol/l (200 mg/dl)	Base Excess (BE) fällt > 4 mmol/l
Leukozyten > 16/nl	> 6 l Flüssigkeitssequestration
LDH > 350 U/l	Harnstoff > 5 mg/l (Anstieg > 1,8-fach)
	Serumkalzium < 2 mmol/l (8 mg/dl)

Mortalität nach Punktzahl: 2 % (0–2), 15 % (3–4), 40 % (5–6), 100 % (7–8)

◘ **Tab. 16.5** Modified Marshall Score

Parameter	0 Punkte	1 Punkt	2 Punkte	3 Punkte	4 Punkte
paO_2/F_iO_2 (mmHg) paO_2/F_iO_2 (kPa)	> 400 > 53	301–400 (40–53)	201–300 (26–40)	101–201 (13–26)	$\leq$ 101 (13)
Serumkreatinin (µmol/l) Serumkreatinin (mg/dl)	< 123 < 1,4	124–159 1,4–1,8	160–318 1,9–3,6	319–433 3,6–4,9	> 434 $\geq$ 4,9
RR_{sys} (mmHg)	> 90	Steigt nach Volumengabe	< 90 auch nach Volumengabe	< 90 pH < 7,3	< 90 pH < 7,2

FAST beinhaltet:
- **Tiefthorakal mittlere Axillarlinie bds**: Pleuraergüsse? Pneumothorax?
- **Subxiphoidal**: Perikarderguss? LV-Pumpfunktion? Akute Rechtsherzbelastung?
- **Rechte Flanke (Morrison-Pouch)**: Freie Flüssigkeit perihepatisch? Harnstau?
- **Linke Flanke (Koller-Pouch)**: Freie Flüssigkeit perisplenisch? Harnstau?
- **Suprapubisch**: Freie Flüssigkeit im Douglas-Raum[2]/Unterbauch? Blasenfüllung?

- CT-Abdomen
- **Indikation**: Sonografie durch Anatomie (z. B. Adipositas), Pathologie (z. B. Meteorismus) oder Iatrogen (Sonografeur nicht verfügbar) erschwert, ggf. bei Instabiliät und akutem Abdomen zur schnellen Diagnosesicherung.
- **Kontrastmittel**:
  - **Intravenös**: Jodhaltig, daher Ausschluss einer latenten oder manifesten Hyperthyreose, Perchloratgabe (ggf. plus Thiamazol). Eine Niereninsuffizienz ist kein Grund, bei entsprechender Notfallindikation auf eine Kontrastmittelgabe zu verzichten! (da Kontrastmittel als Ursache eines Nierenversagens nie nachgewiesen werden konnte)
  - **Oral**: Für elektive Untersuchungen Bariumkontrastmittel, wird ca. 1–2 h vor der Untersuchung verabreicht. Gelartige, schwerlösliche Substanz, dadurch gute Darstellung des Magen-Darm-Trakts inkl. Wandstrukturen. In der Intensivmedizin Amidotrizoesäure (Gastrografin) v. a. beim Ileus, wenn Darmgas nur im Dünndarm und Rektum nachweisbar („Nebenwirkung": bei paralytischem Ileus oft therapeutisch, da abführende Wirkung!).

Cave: Kein bariumhaltiges Kontrastmittel bei Perforationsgefahr (schwerwiegende Fremdkörperreaktion durch Bariumsulfat im Gewebe)!

16.1.3 Pharmakologie

16.1.3.1 Antiemetika

- Sertone

Antagonisten am Serotonin-Rezeptor 5-HT$_3$, *Bsp. Ondanserton, Graniserton, Dolaserton, Palonoserton, Tropiserton.*
Indikationen:
- Übelkeit, Erbrechen, insbesondere postoperativ und im Rahmen der Chemotherapie.
- Serotoninsyndrom.
- Karzinoide.

Wichtige (Neben)wirkungen:
- Wärmegefühl, Flush, Kopfschmerzen.
- Obstipation Hemmung der prokinetischen 5-HT$_3$-Rezeptoren.
- QT-Verlängerung beschrieben!
- Wechselwirkung mit Cytochrom-P$_{450}$ (Ondanserton).

- Dimenhydrinat

Antihistaminikum, Salz aus Diphenhydramin (Antihistaminikum der 1. Generation mit starker Müdigkeit, anticholinergen Wirkungen, Serotoninwiederaufnahmehemmer) und Chlortheophyllin (Stimulans, Reduktion der Müdigkeit der Antihistaminika).
Indikation: Prophylaxe und Therapie von Übelkeit/Erbrechen, v. a. vestibulär (Reiseübelkeit, M. Meniere, Kinetosen).
Wichtige (Neben)wirkungen:
- Müdigkeit, Sedierung.
- Anticholinerge Wirkung: Mundtrockenheit, Tachykardie, Sehstörungen, Miktionsstörungen, Augeninndruck ↑.
- QT-Verlängerung beschrieben!

- Neuroleptika

Pharma: Butyrophenone, **Neuroleptika mit stark antipsychotischer Wirkung**. Hem-

---

[2] Douglas-Raum = Excavatio rectouterina, d. h. bei biologischen Männern nicht vorhanden, dort heißt er Proust-Raum (Excavatio rectovesicalis), wird aber oft auch als Douglas-Raum bezeichnet.

Kapitel 16 · Gastrointestinaltrakt und Leber

mung der Dopaminrezeptoren D_{1-4}, z. B. Droperidol (DHBP), Haloperidol.

In niedrigen Dosierungen gute antiemetische Wirkung, oft verwendet bei Opioidschmerztherapie.

Wichtige (Neben)wirkungen:
- QT-Verlängerung! i. v.-Gabe nur unter Monitorkontrolle.
- Malignes neuroleptisches Syndrom.
- Dyskinesien, Krämpfe, Unruhe eher nicht bei antiemetischen Dosierungen.

Auch dem **niederpotenten Neuroleptikum** Promethazin werden antiemetische Wirkungen nachgesagt, zudem soll es die Opioidwirkung verstärken. Indikation bei Tumor- und palliativen Patienten.

- **Prokinetika**

Metoclopramid (MCP): Benzamin, Struktur ähnlich der von Procain, aber keine lokalanästhetische Wirkung.

Pharma:
- Dopamin-D_2-Antagonist.
- Wirkungen auch am 5-HT$_4$-Rezeptor (Serotinin) und Histaminrezeptor.
- Passiert die Blut-Hirn-Schranke (zentrale Nebenwirkungen).

Indikation: Übelkeit/Erbrechen (?), Motilitätssteigerung im oberen GI-Trakt (postoperative u. a. Gastroparesen).
- Wirkung von MCP bei PONV fraglich/kontrovers.
- Zentrale (antiemetische) Wirkung.
- **Prokinetische Wirkung** durch Motilitätssteigerung der glatten Muskulatur **v. a. am oberen GI-Trakt**, verminderter Tonus des Pylorus, aber zur Motalitätstherapie nicht mehr zugelassen.

Wichtige (Neben)wirkungen:
- Schwindel, Müdigkeit.
- Wechselwirkung: Atropin hebt die Wirkung auf.
- Extrapyramidale Störungen mit Dyskinesien v. a. in höheren Dosierungen.

- Hemmung der Prolaktin- und Aldosteronfreisetzung bei langfristiger Anwendung.
- QT-Verlängerung beschrieben!

Kontraindikationen u. a.
- Epilepsie.
- M. Parkinson.
- MAO-Hemmer, Phäochromozytom.
- Prolaktinabhängige Tumoren, Stillzeit.
- Mechanischer Ileus.

Cisaprid ist ebenfalls ein Benzamid, wirkt aber selektiv als 5-HT$_4$-Agonist als Prokinetikum an der Motilität des oberen Magen-Darm-Trakts. Es wurde wegen Meldungen von Herzrhythmusstörungen durch QT-Verlängerungen vom Markt genommen wird.

Das Antiemetikum **Domperidon** passiert nicht die Blut-Hirn-Schranke, sondern wirkt am GI-Trakt und in der Area postrema. Vorteil sind die fehlenden extrapyramidalmotorischen Nebenwirkungen (keine Kontraindikation für M. Parkinson), zur i. v.-Gabe nicht mehr zugelassen.

- **Kortikoide**

Dexamethason (9-Fluor-16α-Methylprednisolon).
- Antiemetische Wirkung v. a. zur PONV-Prophylaxe, weniger zur Therapie. Mechanismus unklar, andere Kortikoide zeigen keine so gute antiemetische Wirkung.
- Frühzeitige Gabe (vor OP-Beginn), da Wirkeintritt verzögert (1–2 h?).
- Nebenwirkungen bei Einmalgabe überschaubar, kein Nachweis vermehrter Wundinfekte.

Kontraindikation: Unbehandelte Leukämie! (Gefahr des massiven Zellzerfalls mit Tumorlysesyndrom, Hyperkaliämie, Azidose etc.).

- **Weitere**

Das Antidepressivum **Mirtazepin** wirkt ebenfalls antiemeptisch via 5-HT$_3$-Rezeptor.

Scopolanmin (Alkaloid u. a. im Stechapfel) als transdermales Pflaster oder als Spasmolytikum **Butylscopolamin** mit insgesamt fraglicher spasmolytischer Wirkung, sowie auch Phytopharmaka (Pfefferminze, Ingwer, Kamille, Fenchel) spielen in der Anästhesie und Intensivmedizin eine untergeordnete Rolle.

Erbrechen auslösen kann hingegen der Dopaminrezeptoragonist **Apomorphin**. Die Verwendung als Emetikum bei Intoxiationen ist sehr zurückgegangen (letale Verläufe durch Dehydration, Aspiration, Koma etc.). Naloxon und Dopaminantagonisten sind Antidote des Apomorphins.

16.1.3.2 Antazida

- **Protonenpumpeninhibitoren (PPI)**

Pantoprazol, Omeprazol sowie weitere „-prazole".
Pharma:
- **Irreversible Hemmung** der H-K-ATPase der gastralen Parietalzellen → v. a. Anhebung des gastralen pH (weniger des gastralen Volumens).
- Wirkung über die Blutbahn (magensäureresistente Kapseln, i. v.-Gabe möglich und wirksam)!
- Kurze Plasmahalbwertszeit 0,5–1,5 h; Wirkung aber 1–3 Tage bis zur Regeneration der H-K-ATPase.
- Aktivitätsabhängige Wirkung, d. h. Einnahme ca. 30 min vor Nahrungsaufnahme.
- Abbau über das Cytochrom-P_{450}-System (v. a. CYP29C19).

Indikation in Anästhesie/Intensivmedizin: 1. Wahl zur Stressulkusprophylaxe auf der Intensivstation bei hohem Blutungsrisiko wie:
- Koagulopathie.
- Beatmung > 48 h.
- ggf. bei Therapie mit Steroiden, NSAID, früheren GI-Blutungen.
- Aber: **Strenge Indikationsstellung** zur Stressulkusprophylaxe, die Gabe senkt nicht die ITS-Mortalität (aber vermehrt ventilatorassoziierte Pneumonien und Clostridium-difficile-Infektionen)! Beste Stressulkusprophylaxe ist die enterale Ernährung.

Wichtige (Neben)wirkungen:
- Enteritien, insbesondere mit C. difficile, aber auch Salmonellen, Campylobacter.
- Leberwerterhöhung.
- Hypomagnesiämie, Fe- und Vitamin-B_{12}-Mangelerscheinungen.
- Interstitielle Nephritis (erhöhtes Risiko für Niereninsuffizienz?)
- Osteoporose bei hochdosierter PPI-THerapie.
- Falsch-positiver Urinschnelltest auf THC.

- **Histamin-2-Antagonisten**

Ranitidin, Famotidin, (Cimetidin).
Pharma:
- Hemmung der Histaminbildung an gastrischen Parietalzellen → Volumen und Azidität des Magensafts ↓.
- Kürzere HWZ als PPI.

Wichtige (Neben)wirkungen:
- Tachyphylaxie.
- Interaktion mit der Resorption von Azolantimykotika sowie mit cytochromabhängigen Medikamenten (Theophyllin, Midazolam, Diazepam, Phenytoin, etc.) und Ethanol.

- **Weitere Antazida**

Sucralfat etabliert eine physikalische Barriere zwischen Magenschleimhautmukosa und epithelialen Zellen. Bessere Wirkung als Placebo, aber unklare Interaktion mit enteralen Medikamenten, daher in der Intensivmedizin nicht verbreitet. Insgesamt gut verträglich. Nebenwirkungen gastrointestinal, Elektrolytverschiebungen.

16.1.3.3 Darmstimulation

Die Behandlung eines paralytischen Ileus durch darmstimulierende Maßnahmen ist ein „Key Concept" bei bettlägerigen, kritisch kranken Patienten sie differiert von Haus zu Haus, folgende Liste ist also alles andere als vollständig. Es werden unterschieden:
- **Osmotisch wirksame Stoffe** (osmotische Diarrhöe) wie Senna, Macrogel, Magnesium, Phosphateinläufe und Laktulose.

- **Gleitmittel und Weichmacher**: Natriumdocusat, Klysma mit Glycerol- oder Arachis-Öl.
- **Füll- und Quellstoffe** zur Verbesserung der Stuhlkonsistenz, Stuhlvolumen ↑, Peristaltik ↑, kaum Diarrhöe: Flohsamen (Ispaghula Husk) Methylzellulose, Guar, Leinsamen, Agar-Agar.
- Antiabsorptive/sekretfördende **Laxantien**: Diphenolische Laxanzien wie Bisacodyl, Natriumpicosulfat; dazu Rizinusöl, Parafinöl, Panthenol.
- **Koloprokinetika**: Prucalopride.

Einzelne Substanzen:
- **Laktulose**: **osmotische** Diarrhö. Darüber hinaus Stuhl-pH ↓ → weniger NH_4-produzierende Bakterien. Prophylaxe der hepatischen Enzephalopathie.
- **Natriumdocusat**: „Weichmacher" mit der Nebenwirkung Diarrhö.
- **Pyridostigmin, Neostigmin, Distigmin**: Indirekte Parasympathikomimetika, Erhöhung des Parasympathikotonus durch Hemmung der Acetylcholinesterase.
- **Methylnaltrexon**: Opioidrezeptorantagonist, nur orale Gabe. Selektive Wirkung gegen opiatinduzierte Obstipation ohne Abschwächung der analgetischen Wirkung (nur an peripheren μ-Rezeptoren).
- **Amidotrizoesäure**: Wasserlösliches Kontrastmittel mit der Nebenwirkung Diarrhö.
- **Erythromycin**: Motilitätssteigernde Nebenwirkung des Makrolidantibiotikums am Motilinrezeptor wird ausgenutzt, in niedriger Dosis.
- **Sincalid**: cholecystokininähnliches Peptid (Prokinetikum), **Ceruletid**: cholecystokininähnliche Peptide, sog. Cholekinetika, die die Entleerung der Gallenblase fördern. Zur Diagnostik der sog. Stressgallenblase des Intensivpatienten.

16.2 Leber

16.2.1 Anatomie und Physiologie

Das Gewicht der Leber beträgt 1,2–1,8 kg.

Sie wird in 4 anatomische Leberlappen (Lobus dexter, sinistra, quadratus, caudatus) oder in 8 funktionelle Segmente Nr. 1–8 (◘ Abb. 16.3) eingeteilt. Segment 1 entspricht Lobus caudatus, Segment 4 dem Lobus quadratus[3].

16.2.1.1 Blutversorgung
Die Sauerstoffversorgung der Leber erfolgt zu 50 % aus der A. hepatica (Truncus coeliacus, ▶ Abschn. 16.1.1.2), zu 50 % aus der Pfortader ($SpvO_2$-Gehalt der v. portae 85 %).

Der Blutfluss der Leber beträgt ca. 1500 ml/min, davon entfallen 500 ml/min auf die arterielle Versorgung (10 % des Herzzeitvolumens in Ruhe), 800–1300 ml/min auf die Pfortader, d. h. bis zu 75 % des gesamten Blutflusses der Leber fließt über die Pfortader.

Pfortader (V. portae)
Der portale Druck beträgt 7–10 mmHg und ist damit etwas höher als in der V. cava.

Über die Pfortader erfolgt die venöse Drainage des gesamten Dünndarms und Dickdarms über **V. mesenterica inferior** und **V. mesenterica superior** (via V. lienalis) in die Leber, Aufteilung in rechten und linken Pfortaderast in der Leber.

Der **First-Pass-Effekt** von oral aufgenommenen Medikamenten ist Folge der venösen Drainage über die Pfortader und Leber.

- **Autoregulation**

Die Regulation des Pfortaderdrucks erfolgt passiv, v. a. durch den arteriellen Blutfluss im Splanchnikusgebiet. Die **arterielle Durchblutung der Leber** unterliegt dagegen einer Autoregulation, sie kompensiert die wechselnde Durchblutung der Pfortader: Sinkt der Blut-

---

[3] Nach der Brisbane-Terminologie von 2000 werden für die Segmente arabische Ziffern verwendet, nicht mehr die früher üblichen römischen Ziffer.

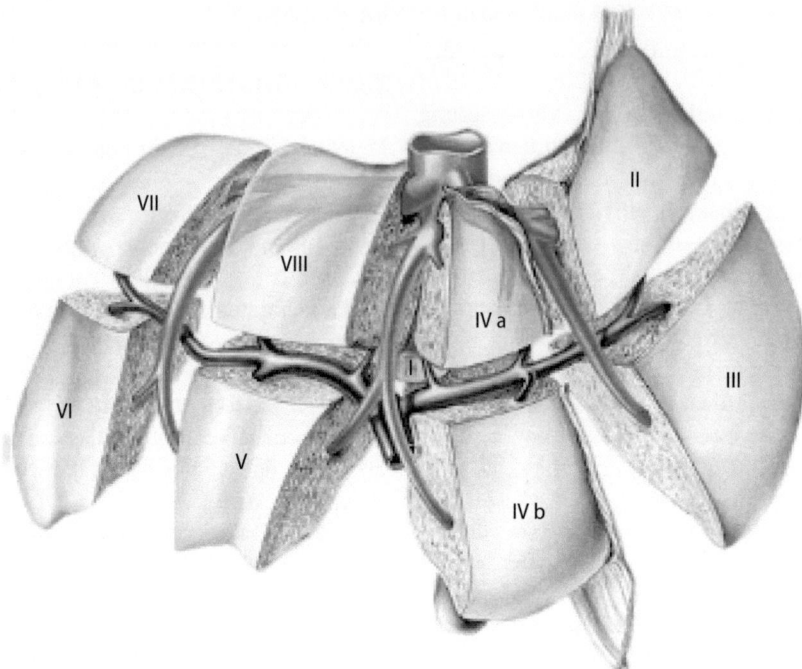

Abb. 16.3 Lebersegmente. Segmentgliederung der Leber nach Couinaud. Lebervenen und V. cava inferior sind blau dargestellt, V. portae hepatis und deren Äste violett. (Mit freundlicher Genehmigung aus: Zilles K, Tillmann BN (2010) Anatomie. Springer, Heidelberg Berlin)

fluss in der Pfortader, steigt (bei ausreichendem systemischem Blutdruck) die arterielle Durchblutung der Leber. Bei Minderperfusion kann jedes der beiden Versorgungssysteme das jeweils andere vollständig ersetzen!

Leberdurchblutung ↓:
- Allgemeinanästhesie: Sympathikotonus, Schock/Herzzeitvolumen ↓,
- ggf. auch unter Spinal- bzw. Periduralanästhesie durch RR ↓,
- intraabdominelle Druckerhöhung, z. B. Laparoskopie und
- volatile Anästhetika, v. a. Halothan (deutlich geringer bei modernen volatilen Anästhetika).

▪▪ Portosystemische (portokavale) Shunts
Bei erhöhtem Pfortaderdruck kommt es zur Ausbildung von Shunts zwischen der V. portae und den beiden Vv. cavae, diese sind u. a.
- **Ösophagusvarizen**: distaler Ösophagus, submukös und periösophageal.
- **Fundusvarizen**: proximaler Magen (Vv. gastrici brevis).
- **Hämorrhoiden**: submuköse Venen des Rektums (V. mesenterica inferior).
- **Caput medusae** (Medusenhaupt): Bauchwandvenen nach Wiedereröffnung der V. umbilicalis.
- **Milz**: Splenomegalie, Hypersplenismus (Anämie, Thrombozytopenie – V. lienalis, V. gastroepiploica).
- **Niere**: splenorenaler Shunt (V. renalis).
- **Retroperitoneale Kollateralen** (V. mesenterica superior).
- **Aszites**: Durch gestörten Lymphabfluss.

16.2.1.2 Leberläppchen, periportales Feld und Leberazinus

- **Leberläppchen** (Leberazinus): anatomische Einheit, besteht aus sechseckförmig angeordneten Hepatozyten mit den dazwischenliegenden Lebersinusoiden und Gal-

Kapitel 16 · Gastrointestinaltrakt und Leber

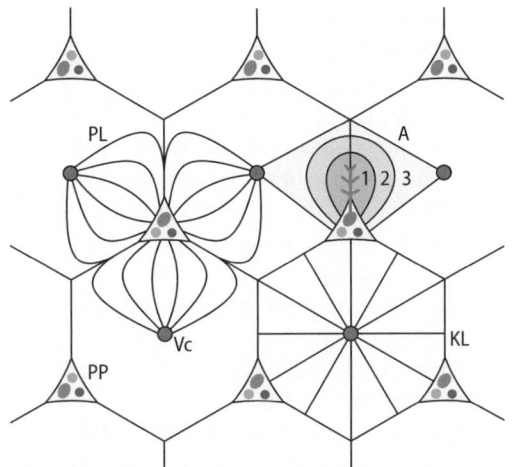

Abb. 16.4 Mikroskopischer Aufbau der Leber mit Unterteilung in Portalvenenfeld (*PP*), Leberazinus (*A*) und Leberläppchen (*KL*). *Vc* V. centralis. (Mit freundlicher Genehmigung nach: Zilles K, Tillmann BN (2010) Anatomie. Springer, Heidelberg Berlin)

lengangskapillaren. In der Mitte liegt die Zentralvene (◘ Abb. 16.4).
- **Periportalfeld**: funktionelle Einheit der Leber, bestehend aus einem funktionellen Feld um die sog. **Glisson-Trias** aus Ästen der A. hepatica, der V. portae und dem Gallengang.

Die Blutversorgung der Hepatozyten nimmt mit zunehmender Entfernung von der Glisson-Trias ab (Zonen 1 > 2 > 3).

Zwischen den Hepatozyten liegen die **Lebersinusoide** (**Dissé-Raum**): Hier konfluieren die arterielle und die portalvenöse Blutversorgung der Leber. Die Drainage erfolgt über die **Zentralvenen** in die Lebervenen und dann V. cava inferior kurz vor dem rechten Vorhof. In den Lebersinusoiden findet der Stoffaustausch zwischen Leber und Blut statt, hier liegen auch die **Kupffer-Sternzellen**, die leberspezifischen Makrophagen, sowie die **Ito-Zellen** (Stellatumzellen), die Fette und fettlösliche Vitamine speichern.

16.2.1.3 Leberfunktion

Produktion von:
- Fast allen **Gerinnungsfaktoren**: Vitamin-K-abhängig dabei Faktoren II, VII, IX, X, Protein C, Protein S sowie nicht-vitamin-K-abhängig Faktoren V, XI, XII, XIII, Fibrinogen, Antithrombin (AT), Plasminogen.

- **Merkhilfe** für die Vitamin-K-abhängigen Faktoren: 1972 Neun-zehn-(hundert)-zwei-sieb(zig)

- **Komplementfaktoren**, **Akute-Phase-Proteine**.
- Albumin, alle Globuline außer γ-Globuline.
- **Harnstoffzyklus**: Abbau der Aminogruppe von Aminosäuren zu Harnstoff, dadurch keine Bildung von toxischem Ammoniak (NH_4).
- **Galle**: Gallensäuren, Phospholipide, Bilirubin (Abbauprodukt des Hämoglobins).
- **Cholesterin**, Triglyceride, Phosphoglyceride.
- **Pseudocholinesterase** (sCHE), Transferrin, Coeruloplasmin, thyroidbindendes Globulin (TBG), α_2-Antitrypsin.
- **Steroidhormonen**.

Stoffwechsel:
- Stoffwechsel **Glukose**, **Fett**, **Proteine**,
- **Glukoneogenese** (aus Glycerin, Laktat/Pyruvat, Aminosäuren),
- Synthese von **Ketonen**.

Speicherung von:
- Glukose als **Glykogen**.
- **Fett** als Lipoproteine.
- **Vitamine**: fettlösliche Vitamine A, D, E, K; dazu Folsäure, Vitamin B_{12}.
- **Spurenelemente**, insbesondere Eisen.
- **Blut**: bei erhöhter zentralvenöser Füllung Speicherung bis zu 1 l Blut, bei Hypovolämie durch sympathische Stimulation Freisetzung von bis zu 350–500 ml Blut.

Abbau von:
- Hämoglobin (u. a. zu **Bilirubin**).
- Medikamenten, Toxine (Alkohol!).

Weitere Aufgaben:
- **Kupffer-Sternzellen** (leberspezifische Makrophagen): Abbau geschädigter/alter Erythrozyten.
- **Blutbildung** beim Fötus bis zur 7. Schwangerschaftmonat (SSW), sog. hepato-lineale Periode.

16.2.2 Diagnostik und Medizintechnik

16.2.2.1 Bildgebung der Leber
▶ Abschn. 16.1.2.6.

16.2.2.2 Labor

- Leber
- **Alanin-Amino-Transferase** (AST oder ASAT, früher Glutamat-Oxalacetat-Transaminase, GOT): Sensibler Marker für Leberschaden, kommt aber in vielen weiteren Geweben vor, d. h. auch bei Nieren- oder Herzinsuffizienz/-infarkt ggf. erhöht.

> - Merkhilfe: AeSTe gibt es überall.

- **Alanin-Amino-Transferase** (ALT oder ALAT, früher Glutamat-Pyruvat-Transaminase, GPT[4]): spezifischer für Leber (auch Niere).
- **De-Ritis-Quotient**: ASAT/ALAT: > 1 bei schwerem Leberzellschaden (relativ höherer Anstieg der ASAT).
  Normalwerte für ASAT und ALAT 10–35 (Männer –50) U/l.
- **Alkalische Phosphatase** (AP): Unspezifischer Anstieg in der Schwangerschaft, bei Knochenerkrankugen sowie Gallengangsschädigungen.
  Normalwerte 35–105 (Männer 40–130) U/l.
- **Gamma-Glutamyltransferase** (γGT): Recht spezifischer Marker für Schädigung der Gallenwege, erhöht bei chronischem Alkoholabusus, Medikamenten und Intoxikationen.
  Normalwerte < 40 (Männer –60) U/l.
- **Glutamatdehydrogenase** (GLDH): Mitochondriales Enzym, Marker für zentrilobulärer Leberschaden.
- **Quotient (ASAT + ALAT)/GLDH**: Differenzialdiagnose von Ikterus und Hepatitis → je höher der Quotient, umso wahrscheinlicher ist eine akute Hepatitis.
  - < 20: Cholestase/mechanischer Ikterus, primär billäre Zirrhose, Lebermetastasen, toxischer oder hypoxischer Leberschaden, akutes Rechtsherzversagen.
  - 20–50: Akuter Schub einer chronischen Hepatitis, mechanischer Ikterus.
  - > 50: Akute Hepatitis (Virushepatitis, Alkoholhepatitis).
- **Ammoniak** (NH_4): „Fehlprodukt" des Harnstoffzyklus. Der Wert selbst korreliert schlecht mit hepatischer Enzephalopathie, ist bei dieser aber oft erhöht und fällt mit klinischer Besserung der Enzephalopathie. Transport der Probe ins Labor gekühlt (sonst falsch hohe Messwerte)!
- **Messung der Syntheseleistung** (absteigend von leichter Leberinsuffizienz bis zum Leberversagene):
  - Plasmacholinesterase (PChE),
  - Albumin,
  - Transferrin,
  - Coeruloplasmin,
  - Thyroidbindendes Globulin (TBG),
  - α_2-Antitrypsin,
  - Gerinnungsfaktoren.

- Bilirubin

Normalwert des Bilirubins < 21 µmol/l (< 1,2 g/dl); ein Ikterus ist ab ca. 35 µmol/l (2 mg/dl) klinisch sichtbar.

---

[4] **Merksatz: GOTt sitzt auf dem AST und GlauPT** – da die Begriffe GOT und GPT nicht mehr verbreitet sind, ist die Merkhilfe hoffentlich überholt.

Bilirubin ist das Abbauprodukt des Hämoglobins: Alte Erythrozyten (ca. 200 Milliarden/d!) werden in den Makrophagen von Milz und Leber zersetzt, das Häm vom Hämoglobin getrennt.

Häm = Hämoxygenase → Eisen, CO, Biliverdin → indirektes Bilirubin → direktes Bilrubin (ca. 300 mg/d).

- **Indirektes** (unkonjungiertes, primäres) **Bilirubin**: Nichtkovalente Bindung an Albumin.
  Normal < 14 µmol/l (0,8 g/dl).
- **Direktes** (konjugiertes) **Bilirubin**: Entsteht durch Glukuronidierung in der Leber, wird dadurch wasserlöslich. Ausscheidung mit der Galle. Kovalente Bindung an Albumin.
  Normal < 5 µmol/l (0,25 mg/dl).
- Im Plasma ist Bilirubin zu 90% an Albumin gebunden, im Darm wird 50% des konjugierten Bilirubins in Urobilinogen umgewandelt und über den enterohepatischer Kreislauf reabsorbiert. 5% wird in der Niere ausgeschieden.

Im Labor werden das Gesamtbilirubin und das direkte Bilirubin gemessen, das indirekte aus der Differenz berechnet. **Cave**: Lichteinfall in der Serumprobe (Bilirubin ist lichtempfindlich).

- **Messung der Leberfunktion: Indocyaningrün (LIMON-System)**

Indocyaningrün bindet nach Injektion an Plasmaproteine (80% Globuline, 20% α-Lipoprotein und Albumin) und verbleibt dadurch 20–30 min im Gefäßsystem. Es wird nach hepatischer Aufnahme nicht metabolisiert, sondern unverändert mit der Galle ausgeschieden (keine Reabsorption/kein enterohepatischer Kreislauf). Die **hepatische Clearance** von Indocyaningrün beträgt normalerweise 500–700 ml/min/m^2; sie ist abhängig vom Blutfluss, der zellulären Aufnahme und Exkretion.

Indikationen für die Messung der Indocyaningrün-(ICG)-Clearance:
- Messung der Leberperfusion und Prognose bei Leberversagen.
- Präoperative Einschätzung der Leberfunktion, z. B. bei Tumorresektionen.

16.2.2.3 Scores

- **Child-Pugh-Klassifikation**

Der Score wird mit den Kriterien „Aszites, Albumin, Bilirubin, hepatische Enzephalopathie und Ikterus" ermittelt (◘ Tab. 16.6).

Merkhilfe: AABHI

◘ **Tab. 16.6** Child-Pugh-Klassifikation

Parameter	1 Punkt	2 Punkt	3 Punkte
Aszites (sonografisch)	Kein	Mild	Viel
Albumin (g/l)	> 35	–	< 28
Bilirubin (µmol/l bzw. mg/dl)	< 35 bzw. < 2	35–50 bzw. 2–3	> 50 bzw. > 3
Hepatische Enzephalopathie	Keine	Grad 1–2	Grad 3–4
INR	< 1,7	1,7–2,3	> 2,3

Child A: 5–6 Punkte, 1-Jahres-Mortalität 0%.
Child B: 7–9 Punkte.
Child C: > 10 Punkte, 1-Jahres-Mortalität 55%

Tab. 16.7 Einteilung der hepatischen Enzephalopathie

	Bewusstsein	Kognition/Behaviour	Neurologisch
0	Normal	Normal	Ggf. eingeschränkt
1	Milde Konfusion	Aufmerksamkeit ↓	Milde Asterixis/Tremor
2	Lethargie	Desorientiertheit, unangemessenes Verhalten	Asterixis, verwaschene Sprache
3	Somnolent, erweckbar	Bizarres Verhalten	Rigidität, Kloni, Hyperreflexie
4	Koma	Koma	Abnormales Posturing, 80 % zerebrales Ödem!

- **MELD-Score**

Alternative zum Child-Pugh-Score zur Einteilung des Schweregrad des Leberversagens, u. a. bei der Priorisierung von Spenderorganen verwendet. Aus Gesamtbilirubin, INR, Serumkreatinin und Serumnatrium wird der MELD-Score nach einer nicht ganz trivialen Formel berechnet:

$$10 \times \left(0{,}957 \times \ln\left(\text{Kreatinin}\,\frac{\text{mg}}{\text{dl}}\right) \right.$$
$$+ 0{,}378 \times \ln\left(\text{Bilirubin}\,\frac{\text{mg}}{\text{dl}}\right)$$
$$\left. + 1{,}12 \times \ln(\text{INR}) + 0{,}643\right)$$

Dazu gibt es Korrekturberechnungen für Werte > 11 und abnormale Natriumwerte – es empfehlen sich elektronische Hilfsmittel, z. B. auf der Website von eurotransplant. 6 bis maximal 40 Punkte, die Wahrscheinlichkeit des Überlebens ohne Transplantation bei 40 Punkten liegt bei 0 %.

- **Einteilung des Leberversagens**
- Trias: **Gelbsucht – Koagulopathie – Enzephalopathie**.
- Zeitlich: Hyperakut < 7 d, akut < 4 W, subakut > 4–12–26 Wochen.
- Einteilung nach der Ursache:
  - Prähepatisch: Unkonjugiertes Bilirubin ↑, ggf. Retikulozyten ↑.
  - Hepatisch: Konjugiertes Bilirubin > 50 % ↑, ASAT ↑↑↑, ALAT ↑, Albumin ↓.
  - Posthepatisch: Dunkler Urin, entfärbter Stuhl, konjungiertes Bilirubin > 50 %, AST ↑, ALP ↑↑↑

- **Hepatische Enzephalopathie**

Die Einteilung der hepatischen Enzephalopathie ist in ◘ Tab. 16.7 dargestellt.

16.2.3 Pharmakologie

Die Metabolisierung in der Leber hängt z. T. von der Leberdurchblutung (▶ Abschn. 16.2.1.1) ab. Es werden 3 Arten der Metabolisierung von Medikamenten unterscheiden:

1. **Flusslimitiert**: Uptake (Extraktionsrate) ↑ und Metabolisierung ↑ → Metabolisierung stark abhängig von der Leberdurchblutung (*Bsp. Propofol, Lidocain, Midazolam*), aber unabhängig von Proteinbindung.
2. Metabolisierung ↓, **Proteinbindung** ↑ (*Bsp. Diazepam, Phenytoin*) → Metabolisierung mehr von der Proteinbindung abhängig als von der Leberdurchblutung.
3. **Metabolismuslimitiert**: Bei Uptake ↓, Metabolisierung ↓ und Proteinbindung ↓, ist die Metabolisierung unabhängig von der Leberdurchblutung, sie wird durch gesättigte Enzyme limitiert (meisten Pharmaka).

16.2.3.1 Senkung des portalen Hypertonus bei Ösophagusvarizenblutung

- **Somatostatin, Octreotid**

Pharma:
- **Somatostatin**: Glanduläres Peptidhormon, natürliches Vorkommen in Hypothalamus und in geringer Menge dem Pankreas.
- **Octreotid**: synthetisches Somatostatinanalogon mit längerer Plasmahalbwertszeit.

Wirkungen: Hemmung der Ausschüttung verschiedenster Hormone („Universalbremse"), u. a. **Gegenspieler des Wachstumshormon Somatotropin, Gastrin, Cholecystokinin**, Motilin, Insulin, Glukagon, TSH, Cortisol u. a.
- Hemmung der Magensäuresekretion.
- Hemmung der exokrinen Pankreassekretion.
- Senkung des Blutdrucks im Splanchnikusgebiet.

Indikation:
- Ösophagusvarizenblutung.
- Senkung der portalen Hypertension.
- Hypophysenadenom und Karzinoidsyndrom.
- Ggf. Clusterkopfschmerz.
- Ggf. Pankreaschirurgie, bei duodenalen Fisteln mit hohen Fördermengen.

- **Terlipressin**

Pharma: Synthetisches **Analogon des Vasopressin**.
Wirkungen:
- Erhöhte Wasserrückresorption in der Niere (V2-Rezeptor).
- Vasokonstriktion, RR-steigernd (V1-Rezeptor), durch arterielle Vasokonstriktion Senkung des Pfortaderdrucks.
- Erhöhter Tonus glatter Muskulatur gastrointestinal.

Indikationen:
- Ösophagusvarizenblutung.
- Hepatorenales Syndrom Typ 1 bis zur Lebertransplantation.

Wichtige (Neben)wirkungen:
- Hyponatriämie, hypoosmolare Hyperhydratation.
- Arrythmien, Tachykardie, Hyper-/Hypotonie.
- Abdomielle Krämpfe, Diarrhö, Übelkeit/Erbrechen. Uterine Krämpfe.
- Verstärkt den Blutdrucksenkenden Effekt von nichtselektiven β-Blockern wie Propanolol.
- **Cave**: Kombination mit QT-verlängernden Medikamenten!
- **Cave**: KHK, pAVK, Herzrhythmusstörungen, Epilepsie.

- **Weitere Substanzen**

Propanolol: Nichtselektiver („alter") β-Blocker mit Wirkung an $β_1$- und $β_2$-Rezeptoren.
- Einsatz bei Leberzirrhose zur Primärprophylaxe einer Ösophagusvarizenblutung.
- Auch Nitrate, Clonidin, Sartane, Spironolacton werden zur Senkung des portalvenösen Drucks eingesetzt.

Antibiotische Prophylaxe: *Die Ösophagusvarizenblutung ist eine der wenigen Indikationen für einer längerdauernde (1 Woche) prophylaktische Antibiotikagabe!*

- **TIPS**

Ein interventionell gelegter, porto-cavaler Shunt (transjugulärer intrahepatischer portosystemischer Shunt, TIPS) kann den Druck im Pfortadergebiet dauerhaft senken, hat aber die Gefahr einer hepatischen Enzephalopathie.

16.2.3.2 Leberversagen

- **N-Acetylcystein (ACC, NAC)**

Pharma: Derivat der schwefelhaltigen Aminosäure Cystein.
Wirkung:
- Sekretolytisch durch enzymatische Spaltung der Disulfidbrücken im Schleim.
- **Cysteindonor** zur Synthese von Glutathion → essenziell bei der Biotrans-

formation verschiedener Medikamente und Toxine.
- Antiinflammatorisch?

Indikationen:
- **Paracetamol-Intoxikation**: Paracetamol wird über Cytochrom P_{450} zu dem stark lebertoxischen N-Acetyl-p-benzochinonimin (NAPQI) abgebaut, das durch Glutathion neutralisiert wird.
- Ggf. auch bei anderen Ursachen des akuten Leberversagens, insbesondere bei **Glutathionmangel** (Alkoholismus, Mangelernährung, Kachexie).

Bis auf anaphylaktoide Reaktionen bei zu schneller Injektion keine schwerwiegenden Nebenwirkungen, gute Verträglichkeit auch in exorbitanten Dosierungen!

- **Hepatische Enzephalopathie**
Prophylaxe und Therapie der hepatischen Enzephalopathie durch **Reduktion der enteralen Ammoniak-(NH_4)-Resorption**.
- **Laktulose**: Durch osmotische Diarrhö sinkt der Stuhl-pH, dadurch weniger NH_4-produzierende Bakterien.
- **Rifaximin**: Derivat des Rifamycins mit Wirkung v. a. Darm (kaum enterale Resorption), Hemmung der bakteriellen DNA-abhängigen RNA-Polymerase, bei grampositiven und gramnegativen Erregern, dadurch ebenfalls Reduktion der NH_4-produzierende Bakterien. Nebenwirkungsarm (v. a. gastrointestinal mit Meteorismus, Obstipation, Durchfall etc.), bislang keine Resistenzen bekannt.
- **L-Ornithin-L-Aspartat** (LOLA): Spaltung in die beiden Aminosäuren L-Ornithin und L-Aspartat, die in den Harnstoffzyklus eingehen.
Indikation: ggf. **Senkung des NH_4-Spiegels** und **Besserung einer hepatischen Enzephalopathie** bei chronischem Leberversagen (geringe Evidenz). i.v- oder orale Gabe, gut verträglich. Nicht bei höhergradiger Niereninsuffiizenz. Kein Vorteil im akuten Leberversagen nachgewiesen.

Weiterführende Literatur

Tonner P, Hein L (2011) Pharmakotherapie in der Anästhesie und Intensivmedizin. Springer
Tonner P, Hein L (2011) Pharmakotherapie in der Anästhesie und Intensivmedizin. Springer
Rümelin A, Mayer K (2013) Ernährung des Intensivpatienten. Springer
Fresenius M, Heck M, Zink W (2014) Repetitorium Intensivmedizin. Springer
S2k-Leitlinie Klinische Ernährung in der Intensivmedizin (AWMF 073-004, 2018).
Allescher H-D, Reeker W (2018) Gastrointestinale Probleme beim Intensivpatienten. In: Die Anästhesiologie. Springer

Stoffwechsel und Wärmehaushalt

Roswitha Jehle

Inhaltsverzeichnis

17.1 Anatomie und Physiologie – 424
17.1.1 Energiebedarf – 424
17.1.2 Stoffwechsel – 426
17.1.3 Wärmehaushalt – 431

17.2 Diagnostik und Medizintechnik – 433
17.2.1 Monitoring der Ernährung – 433
17.2.2 Labor – 434
17.2.3 Temperaturmessung und Wärmeregulation – 435
17.2.4 Verbrennungen – 435

17.3 Pharmakologie der Ernährungstherapie – 436
17.3.1 Ernährungsbedarf – 436
17.3.2 Prinzipien der Ernährungstherapie – 436

Weiterführende Literatur – 437

© Springer-Verlag GmbH Deutschland, ein Teil von Springer Nature 2023
R. Jehle (Hrsg.), *Physiologie, Pharmakologie, Physik und Messtechnik für die Anästhesie und Intensivmedizin*, https://doi.org/10.1007/978-3-662-61772-4_17

17.1 Anatomie und Physiologie

17.1.1 Energiebedarf

17.1.1.1 Ruheenergiebedarf (Grundumsatz)

Der tägliche Energiebedarf besteht aus einem Grundumsatz (**Basal Metabolic Rate, BMR**), der durch Aktivität und andere Faktoren schwankt.

- **Ruheenergiebedarf (Grundumsatz)**

Der Teil des täglichen Energiebedarfs, der für die Aufrechterhaltung der Homöostase notwendig ist. *Normwert ca. 80–100 kJ/kg/d = 20–25 kcal/kg/d (ca. 5000–8000 kJ oder 1300–1800 kcal/d bei einem „Durchschnittspatienten").*

Gemessen als z. B. Energieverbrauch in völliger Ruhe, am frühen Morgen, 12 h nach der letzten Nahrungsaufnahme, bei Raumtemperatur.

Vom Grundumsatz entfallen auf:
- ZNS 18–25 %,
- Leber/Gastrointestinaltrakt 25 %,
- Herz-Kreislauf 6–10 %,
- Niere 10 %,
- Muskulatur 20–25 %.

Teils wird vom Grundumsatz der **Ruheumsatz** unterschieden, der bei einer sitzenden, bekleideten Person bei einer Raumtemperatur von 20 °C gemessen wird – meist werden die Begriffe Grundumsatz und Ruheumsatz aber synonym verwendet.

Im Schlaf liegt der Energieverbrauch ca. 10 % unter dem Grundumsatz, weitere Absenkung ist dagegen unter physiologischen Umständen nicht möglich. Der Grundumsatz sinkt mit dem Alter und ist bei Frauen geringer als bei Männern, er hängt von der Körper- und Muskelmasse ab und unterliegt interindividuelle Schwankungen (genetische Faktoren).

17.1.1.2 Täglicher Energiebedarf

- **Täglicher Energiebedarf**

Neugeborene 140 kcal/kg/d, Kinder 50–70 kcal/kg/d, Erwachsene 30–45 kcal/kg/d.

50–75 % des täglichen Energiebedarfs entfallen auf den Grundumsatz, der Rest auf andere Faktoren wie:
- Ernährung: Ca. 10 % des täglichen Energiebedarfs entfallen auf die Verdauung.
- Fieber/**Hyperthermie**.
- Aktivität: Bettruhe bzw. Bewegung, Angehörigenbesuch (bis 60 %-iger Anstieg!), sportliche Aktivität.
- Energiebedarf ↑ bei SIRS/Sepsis, schweren Erkrankungen, Trauma, Schwangerschaft,
  Verbrennungen: Energiebedarf kann auf das Doppelte steigen (40–50 kcal/kg/d, d. h. > 3000 kcal/d für 75-kg-Patienten)!
- Energiebedarf ↓ bei Sedierung, Immobilisierung, Beatmung (−20 bis −30 %), Mangelernährung (v. a. Proteinmangelernährung).

- **Berechnung des Energiebedarfs nach Harris-Benedict:**
- Frauen: 655,1 + (9,56 × Körpergewicht in kg) + (1,85 × Körpergröße in cm) − (4,67 × Alter in Jahren).
- Männer: 66,47 + (13,74 × Körpergewicht in kg) + (5 × Körpergröße in cm) − (6,75 × Alter in Jahren).

Bei Adipositas ist der Ruheumsatz pro Körpergewicht geringer, sodass für Patienten mit einem BMI > 30 kg/m² die **Broca-Index-Anpassung** vorgenommen wird:
- Frauen: (2,4 × Körpergewicht in kg) + (9,0 × Körpergröße in cm) − (4,7 × Alter in Jahren) − 65
- Männer: (3,4 × Körpergewicht in kg) + (15,3 × Körpergröße in cm) − (6,8 × Alter in Jahren) − 961

Multipliziert mit verschiedenen Faktoren erhält man den

Kapitel 17 · Stoffwechsel und Wärmehaushalt

- **Aktivitätsfaktor AF** bis 1,3: Bettruhe (Faktor 1,2), stationäre Bettruhe (Faktor 1,3).
- **Thermalfaktor TF** bis 1,4: +10–17 % ↑ für jedes °C über 38 °C.
- **Traumafaktor IF** bis 2,0: Sepsis (Faktor 1,3), Peritonitis (Faktor 1,4), Polytrauma (Faktor 1,5), Verbrennungen (Faktor 1,7–2,0).

aktueller Energiebedarf (AEE)
= REE × AF × IF × TF

Die Formel nach Harris-Benedict gilt als eher ungenau für beatmete Patienten, besser ist die **Berechnung nach Faisy**: Basaler Energiebedarf des beatmeten kritisch Kranken mit Korrektur für Atemminutenvolumen und Temperatur.

- **Ruheumsatz nach Faisy (kcal/d)**

    8 × Körpergewicht (in kg)
    + 14 × Körpergröße (in cm)
    + 32 × Atemminutenvolumen (in l/min)
    + 94 × Körpertemperatur (in °C) − 4834

Andere Berechnungen nach **Schofield** oder **Mifflin-St-Jeor**, ebenfalls mit den Einflussfaktoren Alter, Geschlecht, Körpergewicht und Adjustierung für Krankheitsschwere.

17.1.1.3 Postaggressionsstoffwechsel

Phasen des **Postaggressionsstoffwechsels** nach Cuthbertson[1]:
- **Akutphase** (**Ebbphase**): Mobilisierung freier Fettsäuren aus dem Fettgewebe, Laktatproduktion.
Teils nochmals unterteilt in frühe und späte Akutphase.
- **Postaggressionsphase** (**Flowphase**): reduziertes Nährstoffangebot, Proteolyse und Lipolyse, Hypermetabolismus.

[1] Fließende Übergänge zwischen den Phasen bzw. auch anhaltende Flowphase möglich, Einteilung aber prüfungsrelevant.

- **Reparationsphase** (**Gain of lean body mass**): Erholungsphase, anabole Stoffwechsellage, Hyperinsulinismus.

17.1.1.4 Respiratorischer Quotient

Der respiratorische Quotient (RQ) ist das Verhältnis von Kohlendioxidproduktion (VCO_2) und Sauerstoffaufnahme (VO_2).

$$\text{Respiratorischer Quotient (RQ)} = \frac{VCO_2}{VO_2}$$

Der RQ ist abhängig davon, welche Nährstoffe zur Energiegewinnung verwendet werden:
- **Normalwert 0,83**,
- Kohlenhydrat 1 (für jedes mol Sauerstoff entsteht im Glukosestoffwechsel 1 mol Kohlendioxid),
- Fett 0,7,
- Protein 0,82,
- Hungerstoffwechsel 0,7,
- Ketoazidose < 0,7.
- Overfeeding, Lipogenese: > 1–8.

Misst man Kohlendioxidproduktion und Sauerstoffaufnahme z. B. in der Spirometrie oder in modernen Beatmungsgeräten, so kann abgeschätzt werden, welche Nährstoffe hauptsächlich zur Energiegewinnung genutzt werden.

17.1.1.5 Indirekte Kalorimetrie (Sauerstoffverbrauchskalorimetrie)

Voraussetzungen: F_iO_2 < 0,6; keine pflegerischen Maßnahmen/Stress 30 min vor der Messung, keine akute Änderung der Katecholamintherapie etc.

Messung der **Sauerstoffaufnahme VO_2**:
- Durch das **kalorische Äquivalent** von 4,85 kcal/l O_2 (20 kJ/l O_2) wird der aktuelle Kalorienverbrauch gemessen.
- Die Sauerstoffaufnahme kann im **Pulmonaliskatheter** mit Hilfe der gemischt-venösen Sättigung aus der $avDO_2$ gemessen werden:

Sauerstoffverbrauch VO_2
= $avDO_2$ × HZV.

In der Spirometrie bzw. am Beatmungsgerät wird der **Ruheumsatz nach Weir** gemessen:
- Ruheumsatz (REE) nach Weir = $(3{,}94 \times VO_2 + 1{,}11 \times VCO_2) - 2{,}17 \times$ Urinstickstoff mit Urinstickstoff (Urea-Nitrogen) als über den Urin ausgeschiedenen Stickstoff in g/d.
- Teils wird die Formel auch ohne den Urinstickstoff mit vereinfacht:

    Ruheumsatz (REE) nach Weir
    $= (3{,}94 \times VO_2 + 1{,}11 \times VCO_2) \times 1{,}44$

- Der aktuelle Energiebedarf kann mit den o. g. Faktoren AF, TF, IF (▶ Abschn. 17.1.1.3) angepasst werden.

17.1.1.6 Direkte Kalorimetrie
Direkte Messung der Wärmeabgabe, dies ist aufwendig und unpraktikabel (Messung in einer geschlossenen Kammer notwendig).

17.1.2 Stoffwechsel

Stoffwechsel beschreibt alle biochemischen Vorgänge, die dem Erhalt der Organismus dienen, also der Aufbau, Abbau und Ersatz von körpereigenen Baustoffen und die Energiegewinnung.

Dabei werden **katabole Reaktionen**, d. h. der Abbau von Stoffen, von **anabolen Reaktionen**, die dem Aufbau von Körpersubstanz dienen, unterschieden.

Aerobe Reaktionen beschreiben solche, die Sauerstoff benötigen, **anaerobe** verlaufen auch in Abwesenheit von Sauerstoff.

17.1.2.1 Zitratzyklus und Atmungskette
Der Zitratzyklus ist die gemeinsame Endstrecke des Kohlenhydrat-, Fettsäure- und Proteinkatabolismus, er stellt Elektronen für die

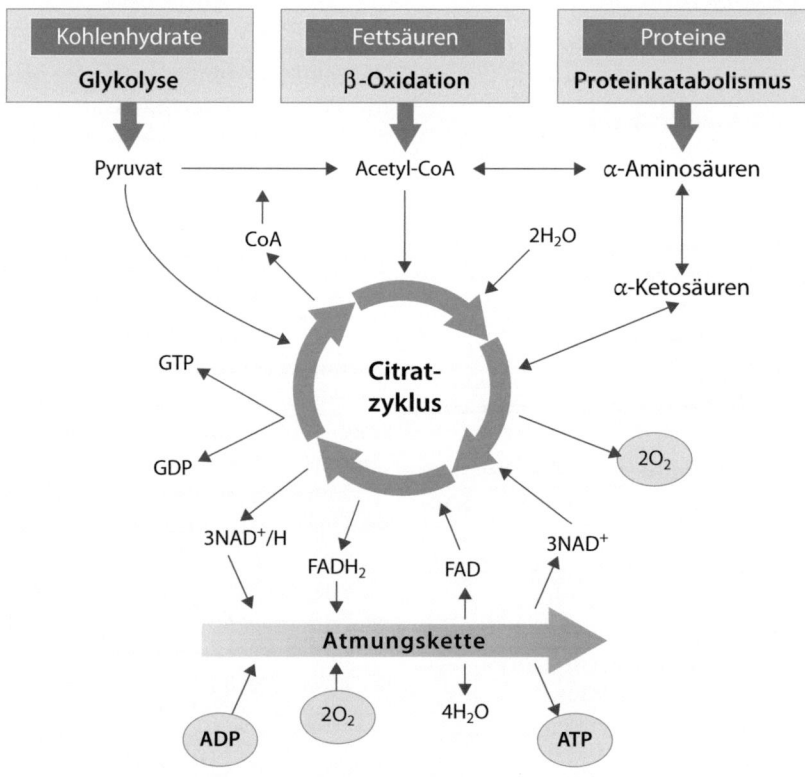

◘ **Abb. 17.1** Zusammenhang von Zitratzyklus und Atmungskette

Kapitel 17 · Stoffwechsel und Wärmehaushalt

Atmungskette in den Mitochondrien bereit und ist damit der zentrale Energielieferant des Körpers (◘ Abb. 17.1 und 17.2).

Aktivierte Essigsäure (Acetyl-CoA), bestehend aus 2 C-Atomen („C2-Körper"), wird in den Zitratzyklus eingeschleust und unter Energiebereitstellung (via Elektronentransfer in der mitochondrialen Atmungskette) zu Kohlendioxid und Wasser abgebaut, das Acetyl-CoA kann dabei aus der anaeroben Glykolyse, aus der Fettsäureverbrennung oder aus dem Proteinkatabolismus stammen. Im Zitratzyklus entstehen in jeder Runde je nach Quelle 10–12 Moleküle ATP. *Bsp. Zitrat selbst enthält 3 kcal/g Zitrat (relevant bei Zitratdialyse).*

17.1.2.2 Glukose

Glukose ist $C_6H_{12}O_6$ und enthält 4 kcal/g Glukose.

Aufnahme in die Zelle:
- **Insulinabhängig**: Glukose zusammen mit Kalium in die Zelle.
- **Nichtinsulinabhängig**: Leber, Darmmukosa, β-Zellen Pankreas, Erythrozyten, Gehirn.

Hormonelle Steuerung des Glukosestoffwechsels erfolgt durch:

- Insulin
  - Aus **β-Zellen** (oder B-Zellen) des Pankreas (Langerhans-Inselzellen).
  - Kurze Plasmahalbwertszeit von 5 min.

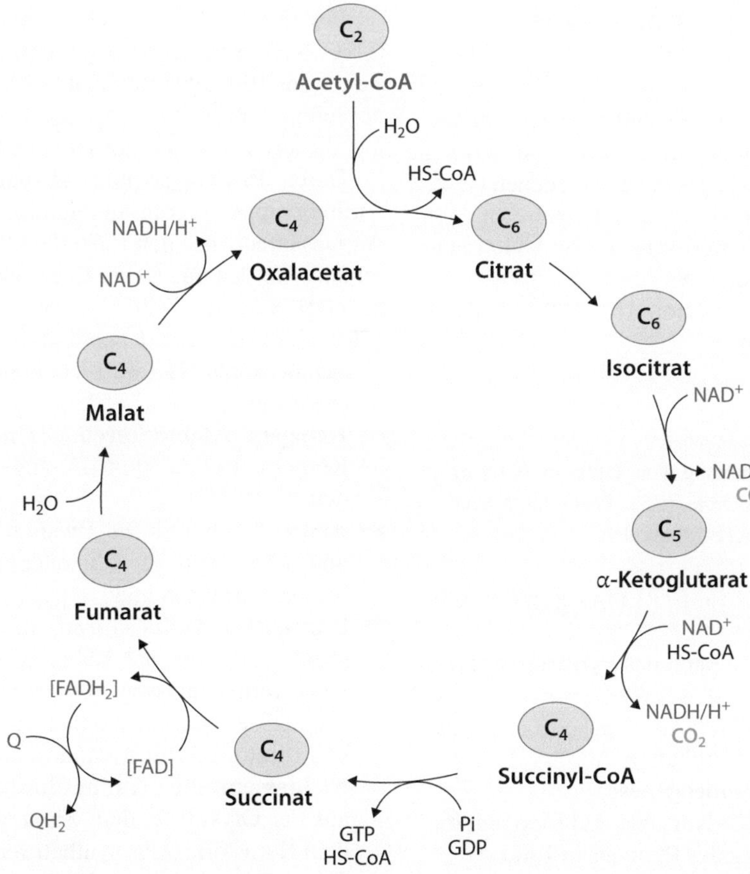

◘ **Abb. 17.2** Krebs-Zyklus (Zitratzyklus)

- Glukoseaufnahme in die Zelle ↑ (unter K⁺- und ATP-Verbrauch), Glykogensynthese.
- Glukoneogenese in der Leber ↓.
- Freisetzung gehemmt durch β-Blocker, Somatostatin, Thiazide, Glukagon.

- **Glukagon**
- Aus **α-Zellen** (A-Zellen) des Pankreas.
- Insulinantagonist: Glukose ↑ durch Glykolyse in der Leber, Glukoneogenese.

- **Somatostatin**
- Aus **δ-Zellen** (D-Zellen) des Pankreas (Langerhans-Inselzellen).
- Hemmt sowohl Insulin als auch Glukagon sowie weitere Stoffwechselhormone wie Somatotropin.

Auch **Glukokortikoide**, **Thyroxin**, **Somatotropin** erhöhen den Glukosespiegel.

- **Glykogen**

Glykogen ist ein stärkeähnliches Speichermolekül für Kohlenhydrate (1,4- und 1,6-verknüpfte Glukose), das in verschiedenen Geweben gespeichert wird. Normalerweise ca. 300–450 g Glykogen im Körper, davon ⅓ in Leber, ⅔ in Muskulatur.

Tägliche Produktion 160–180 g/d; davon im Gehirn 120 g.

- **Glykolyse**

> Anaerobe Spaltung von Glukose (C6) in 2 Pyruvatmoleküle (C3), Gewinnung von insgesamt 2 ATP-Molekülen.

Dabei entstehen ca. 61 kJ (14 kcal)/mol **Glukose**.

Anschließend kann das Pyruvat weiterverwertet werden:
- Im **Zitratzyklus**/Atmungskette mit weiterem (aerober) Abbau (▶ Abschn. 17.1.2.1).
- Für die **Glukoneogenese**.
- **Abbau zu C2-Körpern** und Lipogenese.
- Umwandlung des Pyruvats in **Laktat**.

Beim aeroben Abbau von Glukose entstehen 34 **ATP-Moleküle** oder 1200 kJ (288 kcal)/mol Glukose:

$$C_6H_{12}O_6 + 6\,O_2$$
$$\rightarrow 6\,CO_2 + 6\,H_2O + 34\,ATP$$

Austausch des anfallenden Laktats im **Cori-Zyklus**: Anaerobe Glykolyse in der Muskulatur → Laktatbildung → Transport in die Leber → Dehydrogenisierung zu Pyruvat → Weiterverwertung im Zitratzyklus oder in der Glukoneogenese.

17.1.2.3 Proteine

Protein sind aus 20 Aminosäuren aufgebaut und liefern 4 kcal/g Aminosäure. Sie sind die Energiereserve v. a. in der Muskulatur (6 kg, 24.000 kcal).

Proteine sind durch eine Peptidbindung (O=C–NH) verbundene Aminosäuren, sie bestehen aus 100–300 (maximal > 30.000) Aminosäuren, Peptide sind dagegen kleine Proteine, die aus 2–100 Aminosäuren bestehen.

Durch **Proteolyse** und **Abspaltung der Aminogruppe** (Transaminierung) können Aminosäuren in den Zitratzyklus eingeschleust werden und so zur Energiegewinnung genutzt werden. Dafür werden ca. 100–150 kcal/g Aminosäure benötigt.

Aminosäuren (◯ Tab. 17.1) können unterschieden werden nach:
- **Ketogene Aminosäuren**, die nur zu C2-Körpern und Acetyl-CoA abgebaut werden.
- Aminosäuren, die zu **Pyruvat** abgebaut und daher auch zur Glukoneogenese verwendet werden können.
- **Essenzielle Aminosäuren**, d. h. Aminosäuren, die über die Nahrung aufgenommen werden müssen, da sie nicht selbst synthetisiert werden können (aromatische und verzweigtkettige Aminosäuren).
- **Nichtessenzielle Aminosäuren** werden aus der Glykolyse, dem Zitratzyklus oder dem Harnstoffzyklus synthetisiert.
- **Semiessenzielle Aminosäuren** sind u. U. essenzielle (Wachstum, Regeneration).

Kapitel 17 · Stoffwechsel und Wärmehaushalt

Tab. 17.1 Übersicht über die Aminosäuren

Aminosäure	Glykoltischer Abbau	Ketogener Abbau	Anmerkung
Essenzielle Aminosäuren			
Isoleucin	Succinyl-CoA	Acetyl-CoA	–
Leucin	–	Acetoacetat, Acetyl-CoA	–
Lysin	–	Acetyl-CoA	–
Methionin	Succinyl-CoA	–	–
Phenylalanin	Fumarat	Acetoacetat	Via Tyrosin
Threonin	Succinyl-CoA	Acetaldehyd	–
Tryptophan	Pyruvat	Acetyl-CoA	–
Valin	Succinyl-CoA	–	–
Nichtessenzielle Aminosäuren			
Alanin	Pyruvat	–	–
Arginin	α-Ketoglutarat	–	Via Glutamat, semiessenziell
Aspartat	Oxalacetat/Fumarat	–	–
Asparagin	Oxalacetat/Fumarat	–	Via Aspartat
Cystein	Pyruvat	–	–
Glutamin	α-Ketoglutarat	–	Via Glutamat
Glutamat	α-Ketoglutarat	–	–
Glycin	Pyruvat	–	Via Serin
Histidin	α-Ketoglutarat	–	Via Glutamat, semiessenziell
Prolin	α-Ketoglutarat	–	Via Glutamat
Serin	Pyruvat	–	–
Tyrosin	Fumarat	Acetoacetat	Essenziell für Kinder

- **Aromatische Aminosäuren**

Dies sind Phenylalanin, Tryptophan, Histidin und Tyrosin. *Sie sind bei Leberversagen erhöht; sie gelangen u. U. durch die Blut-Hirn-Schranke und haben dort neurotransmitterähnliche Wirkung: erhöhte Serotoninspiegel, ZNS-Symptome bei Leberversagen.*

- - **Harnstoffzyklus und Stickstoff**

Der Stickstoff der Aminogruppe wird über den Harnstoffzyklus in der Leber verstoffwechselt und über die Niere ausgeschieden. Im Harnstoff wird der Stickstoff des toxischen Ammoniaks als Abbauprodukt der Proteolyse gebunden.

- **Stickstoff (N)**
— Zufuhr: 1 g N = 6,25 g Aminosäuren (16 %).
— 80 % über den Urin, die restlichen 20 % werden u. a. über die Verdauung ausgeschieden.

17.1.2.4 Fette (Lipide)

Hauptenergiespeicher des Menschen: ca. 15 kg = 140.000 kcal (bei Adipositas entsprechend höher bis in den Millionen kcal-Bereich). Höchste Energiedichte, Energiegehalt: 9 kcal/g Fett.

Fette bestehen aus 3 Fettsäuren, die über eine Esterbindung mit einem Glyceringerüst (C3) verbunden sind, daher auch die Bezeichnung **Triglyceride**.

Fettsäuren werden unterschieden in
- kurz- (2–4 C-Atome), mittel- (6–12 C-Atome), langkettig (14–24 C-Atome).
- **Gesättigte Fettsäuren** enthalten keine Kohlenstoffdoppelbindung. Alle gesättigten Fettsäuren können im Körper als Vielfache einer C2-Kette aus Acetyl-CoA selbst hergestellt werden.
- **Ungesättigte Fettsäuren** enthalten eine Doppelbindung (C=C), diese können einfach, doppelt, dreifach oder mehrfach ungesättigt sein. Viele ungesättigte Fettsäuren sind essenziell (Linolsäure, Linolensäure, Arachidonsäure).

Die **Lage der Doppelbindungen** wird vom Ende der Kette gezählt und daher auch als **Omega** (Ω) bezeichnet, eine Ω3-Fettsäure hat demnach eine Doppelbindung hinter dem 3.-letzten Kohlenstoffatom.

Fettsäuren können geschrieben werden als **Anzahl der Kohlenstoffatome : Anzahl der Doppelbindungen**, z. B. 18 : 3 für die Ω3-Linolensäure.

Die essenziellen Ω3-Fettsäuren sind am Aufbau von zellulären Membranen und als Vorstufe von Prostaglandinen wichtig, eine präventive Wirkung oder ein Vorteil bei Arteriosklerose oder in der Sepsistherapie (2–4 : 1 gegenüber den als schädlich angesehenen Ω6-Fettsäuren) ist allerdings weiterhin umstritten.

Der Abbau der Fettsäuren erfolgt durch die der **β-Oxidation** in den Mitochondrien nach Aktivierung der Fettsäure im Zytosol durch Coenzym A. Das entstehende **Acetyl-CoA** wird in den Zitratzyklus eingeschleust.

- **Ketokörper**

Ketone: Verbindungen mit einer nichtendständigen Carbonylgruppe (> C=O).

Als **Ketokörper** bezeichnet man **Aceton** (C2), **Acetoacetat** (C4) und **β-Hydroxybutyrat** (C4), die bei kataboler Stoffwechsellage in der Leber aus Acetyl-CoA entstehen: Ist der Zitratzyklus gesättigt und kann kein Acetyl-CoA aufnehmen, entstehen die Ketokörper.

17.1.2.5 Spurenelemente

Dies sind essenzielle Elemente, die in geringen Mengen (Spuren) im Organismus vorkommen.
- **Eisen** (Fe): Hämproteinen, v. a. Hämoglobin, Gesamtkörpergehalt ca. 60 mg/kg.
- **Selen** (Se): Selenoproteinasen wie die Glutathionperoxidase, reduziert bei kritisch Kranken.
- **Mangan** (Mn): Aktivator von Enzymen des Stoffwechsels, Glukoneogenese.
  Cave: Ablagerung in den Basalganglien bei zu hoher Zufuhr!
- **Zink** (Zn): Zahlreiche Enzyme, u. a. Alkoholdehydrogenase, reduziert bei kritisch Kranken.
- **Molybdän** (Mb): Universeller Molybdänkofaktor.
- **Kobalt** (Co): Vitamin B_{12} (Cobalamin).
- **Kupfer** (Cu): Enzymen von Redoxreaktionen.
- **Silizium** (Si): Mukopolysaccharide in Epithelien und Bindegeweben, Gesamtgehalt im Körper ca. 1,4 g.
- **Jod** (J): Schilddrüsenhormon.
- **Chrom** (Cr): Bedeutung im Glukosestoffwechsel?
- **Fluor** (F): Zahnschmelz/Antikariös.

Unklar ist, ob Arsen (As), Nickel (Ni), Rubidium (Rb), Zinn (Sn) oder Vanadium (V) für den Menschen essenziell sind.

17.1.2.6 Vitamine

Organische Verbindungen, die mit der Nahrung aufgenommen werden müssen, d. h. essenziell sind.

- **Fettlösliche Vitamine**
A, D, E, K

> **Merkhilfe**: EDEKA verkauft Fett(lösliche Vitamine).

Die fettlöslichen Vitamine werden im Körper gespeichert, alle anderen Vitamine sind wasserlöslich und bis auf Vitamin B_{12} nicht im Organismus speicherbar.
- **Vitamin A** (Retinol): Gruppenname für verschiedene Retinoide und Carotinoide → Sehfarbstoff, Glykoproteine von Epithelien, Zellwachstum.
  Mangelerkrankung: Nachtblindheit, Wachstums- und Knochenbildungsstörungen.
- **Vitamin B_1** (Thiamin) → Kohlenhydratstoffwechsel der Umwandlung von Pyruvat zu AcetylCoA u. a. Decarboxylasen.
  Mangelerkrankungen (Risikofaktoren Alkoholabusus, Pankreatitis, Leberinsuffizienz, rezidivierendes Erbrechen, Hunger/Fasten): Laktatazidose, **Wernicke-Enzephalopathie** *(Ophathalmoplegie, Ataxie, Verwirrtheit),* **Korsakoff-Syndrom** *(Gedächtnisstörungen, Verwirrtheit),* **Beriberi** *(Neuritis, Herzinsuffizienz).*
- **Vitamin B_2** (Riboflavin) → Coenzyme bei Redoxvorgängen (Flavinoxidasen, FAD).
- **Vitamin B_3** (Niacin) → Coenzym im Stoffwechsel (NAD im Zitratzyklus!).
  Mangelerkrankung: **Pellagra** *(Haut- und Schleimhautschäden).*
- **Vitamin B_5** (Pantothensäure) → Coenzym A (Stoffwechselvorgänge, v. a. Zitratzyklus), Cholesterinsynthese, Stoffwechsel.
  Mangelerkrankung: Wundheilungsstörung, Immunsystem.
- **Vitamin B_6** (Pyridoxin) → Proteinstoffwechsel, Transaminierung, Decarboxylierung, Hämatopoese, Prostaglandinsynthese.
- **Vitamin B_7**, Vitamin H (Biotin) → Stoffwechsel: biotinabhängige Carboxylasen.

Mangelerkrankung: Dermatitis, Haarausfall, ZNS-Symptome.
- **Vitamin B_9** (Folsäure) → als Tetrahydrofolsäure (THF) im Nukleotidstoffwechsel.
  Mangelerkrankung: Megaloblastäre Anämie, Prophylaxe von Neuralrohrdefekten in der Schwangerschaft.
- **Vitamin B_{12}** (Cobalamin): Cobalthaltiges Coenzym, Erythropoese.
  Mangelerkrankung: perniziöse Anämie.
- **Vitamin C** (Ascorbinsäure) → Radikalfänger (antioxidativ), Kollagen-/Steroidsynthese, Gallensäurestoffwechsel, Aufnahme von Zn und Fe.
  Mangelerkrankung: Skorbut (Bindegewebsschwäche, Zahnfleischentzündungen).
- **Vitamin D** (Cholecalciferol): Kalziumstoffwechsel, s. ▶ Abschn. 15.3.
- **Vitamin E** (Tocopherol): Radikalfänger (antioxidativ) in Membranen, antiinflammatorisch.
- **Vitamin K**: Von Darmbakterien produziert → Gerinnungsfaktoren II, VII, IX, X (**Merkhilfe 1972**) sowie Protein C und S in der Leber.
  Mangelerkrankung: Gerinnungsstörungen, Quick ↓, INR ↑.

17.1.3 Wärmehaushalt

17.1.3.1 Wärmeproduktion
Wärmeproduktion durch den Gesamtenergieumsatz, gemessen in Watt. **Normal**: in Ruhe ca. 80 Watt oder 50 Watt/m^2 Körperoberfläche.

Wärmeproduktion:
- Hyperdynamer Kreislauf: SIRS/Sepsis, Fieber/**Hyperthermie**, Hyperthyreose.
- Muskelarbeit/-zittern (**Shivering**): 2- bis 5-fache Steigerung mit entsprechend erhöhtem Sauerstoffbedarf!

Die Wärmeproduktion kann durch Muskelarbeit erhöht werden, aber nicht unter einen bestimmten Grenzwert (Ruheumsatz) reduziert werden.

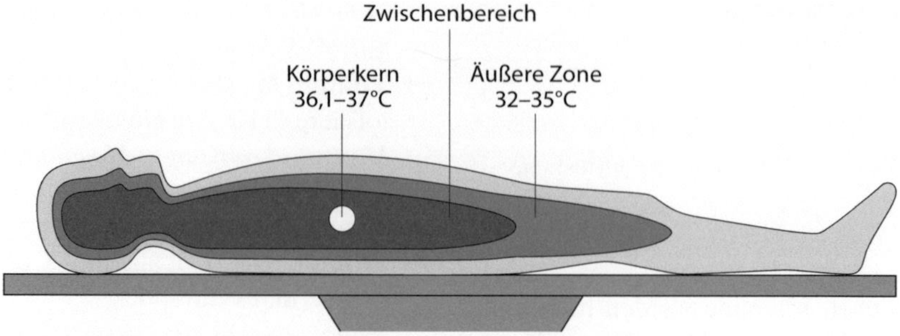

Abb. 17.3 Temperaturverteilung im Körper

17.1.3.2 Temperaturregulation

Die Körperkerntemperatur des Menschen wird **zwischen 36,1 und 37 °C** gehalten (Abb. 17.3), die Regulation erfolgt im **Hypothalamus** (Regio praeoptica, posterior).
- **Afferenzen von Thermorezeptoren** aus der Haut und dem gesamten Körper im Traktus spinothalamicus.
- **Efferenzen zum sympathischen Nervensystem**: Vasodilatation/Vasokonstriktion, Schwitzen bzw. Kältezittern und Stoffwechselaktiverung.

- **Wärmeabgabe**

Wärmeabgabe des Körpers an die Umgebung erfolgt durch
- **Konduktion**: Wärmeverlust durch direkte Weiterleitung (Kontakt)
- **Konvektion**: Wärmeverlust durch Strömung (auch Vasodilatation → Umverteilung in die kältere Peripherie)
- **Radiation**: Abstrahlung von Wärme
- **Evaporation**: Verdunstung von Wasser (z. B. Schwitzen, Atemluft)

Wärmeproduktion dagegen v. a. durch Muskelzittern (**Shivering**), bei Säuglingen auch als **Thermogenese im braunen Fettgewebe**: Die Atmungskette wird von der Produktion von ATP entkoppelt, die gewonnene Energie wird als Wärme freigesetzt.

- **Fieber**

Fieber bei Infektionen, Tumoren, Autoimmunerkrankungen oder Medikamente als sog. Drug Fever: vermittelt über Zytokine wie IL-6, IL-8, TNFα → Hypothalamus: PGE2. ZNS: cAMP↑, Regulationswert erhöht.

- **Intraoperative Wärmeverluste**

Im OP/unter Narkose erfolgen Wärmeverluste u. a. durch:
- **Vasodilatation**: Umverteilung in die kalte Peripherie, durch zentrale Sympathikolyse durch Sedativa bzw. durch periphere Vasodilatation in der Regionalanästhesie
- **Hemmung hypothalamischer Thermoregulationszentrum** durch Anästhetika
- **Chirurgischer Exposition** („nackter Patient")

Aufgeteilt nach:
- Radiation (Strahlung) 40 %
- Konvektion 30 %
- Konduktion
- Evaporation (Verdampfen von Wasser) 20 %
- Atmung: 10 %, davon 8 % Anfeuchtung, 2 % über den Luftstrom

17.1.3.3 Hypothermie

- **Hypothermie**

< 35 °C Körperkerntemperatur.
- Milde Hypothermie: 32–35 °C.
- Mittelgradige Hypothermie: 28–32 °C.
- Schwere Hypothermie: < 28 °C.

- **Folgen der Hypothermie**
- **Metabolismus** −10 % pro °C < 36 °C.

- Kältezittern (**Shivering**), Tachykardie, Sauerstoffverbrauch ↑, Gefahr kardialer Ischämien.
- Vaskonstriktion, SVR ↑.
- **Gerinnungsstörungen**: plasmatisch und thromobozytär → 10 % mehr Blutverlust pro °C Temperaturabfall.
- **Infektionsrate** ↑, Wundheilungstörungen.
- Erhöhte Affinität von Sauerstoff an Hämoglobin, reduzierte O_2-Versorgung des Gewebes.
- Erhöhte Gewebelöslichkeit volatiler Anästhetika, Wirkung ↑.
- Renale und hepatische **Clearance** ↓: Plasmakonzentration von Propofol und Fentanyl ↑, Wirkung von Muskelrelaxanzien ↑.
- **Elektrolytstörungen**: Hypokaliämie, Hypokalziämie, Hypophosphatämie, Hypomagnesiämie.
- **Hyperglykämie**.
- Blutviskosität ↑.
- **Herzrhythmusstörungen**/ZNS: ab 33 °C Arrhythmien, ab 27 °C Kammerflimmern, ab 20–24 °C Asystolie, ab 15 °C Schwellung des Gehirns.

- **EKG-Veränderungen unter Hypothermie**
- Verlängertes PR-Intervall.
- Verbreiterter QRS-Komplex.
- < 32/33 °C: **Osborne-Welle (spezielle J-Welle**; ◘ Abb. 17.4): konvexe Deflektion am J-Punkt (zwischen QRS-Komplex und ST-Strecken), v. a. in Ableitung V2–5

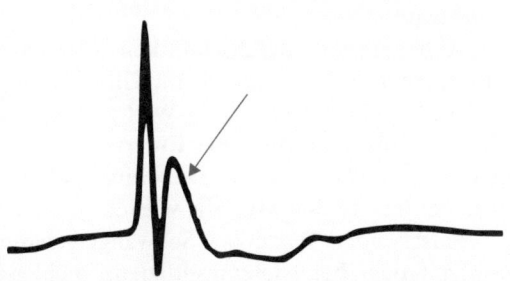

◘ **Abb. 17.4** Beispiel für eine Osbourne-Welle

→ spezifisch, aber nicht sensitiv: Höhe der Osborne-Welle korreliert positiv mit dem Grad der Hypothermie.
- QT-Verlängerung.
- Bradyarrhythmien.

- **Mögliche Indikationen für eine therapeutische Hypothermie**
- Nach Herz-Kreislauf-Stillstand (NNT[2] 6)
- Neonaten nach perinataler Asphyxie
- Ggf. Herzchirurgie als Neuroprotektion
- Nicht beherrschbare ICP-Anstiege bei Schädel-Hirn-Trauma

17.2 Diagnostik und Medizintechnik

17.2.1 Monitoring der Ernährung

17.2.1.1 Body-Mass-Index (BMI)

Body-Mass-Index (BMI):

$$\frac{\text{Körpergewicht (in kg)}}{\text{Körpergröße (in m)}^2}$$

- 25–30 kg/m^2: Übergewicht.
- ≥ 30 kg/m^2: Adipositas, Risikofaktor v. a. für kardiovaskuläre Erkrankungen, erhöhtes perioperatives Risiko etc.
- > 35 kg/m^2: Schwere/morbide Adipositas.

17.2.1.2 Ernährungsscoring

- **Nutrional Risk Score (NRS)**

Für das Vorscreening für stationäre Patienten.
- BMI < 20,5 kg/m^2?
- Ungeplanter Gewichtsverlust in den letzten 3 Monaten?
- Verminderte Nahrungsaufnahme in der letzten Woche?
- Schwere Erkrankung?

Ist eine dieser Fragen zutreffend, erfolgt ein detailierte Einschätzung nach aktuellem Er-

---

2 Number needed to treat.

Tab. 17.2 Risikofaktoren für eine Mangelernährung

	Majorkriterien	Minorkriterien
BMI (kg/m^2)	< 16	< 18,5
Gewichtsverlust (letzten 3–6 Monaten)	15 %	10 %
Tage ohne Ernährung	10 Tage	5 Tage
Andere	Hypomagnesiämie, Hypokaliämie, Hypophosphatämie	Alkoholabusus, Diuretika, Insulin, Chemotherapie

nährungszustand (Gewichtsverlust bzw. reduzierter BMI, von 0–3 Punkten) und Art der Erkrankung (0–3 Punkte). Ab ≥ 3 Punkten liegt ein Ernährungsrisiko vor.

- **Malnutrition Universal Screening Tool (MUST)**

Für das Screening v. a. im ambulanten Bereich.
- BMI: 1 bzw. 2 Punkte für BMI ≤ 20 bzw. $\leq 18{,}5\,\text{kg/m}^2$.
- Ungeplanter Gewichtsverlust in den letzten 3–6 Monaten: 1 bzw. 2 Punkte für 5–10 % bzw. $\geq 10\,\%$.
- Schwere der Erkrankung: 2 Punkte für (voraussichtliche) Nahrungskarenz > 5 Tage.

- **Mangelernährung**

Risikofaktoren für eine Mangelernährung: ◻ Tab. 17.2.

17.2.2 Labor

17.2.2.1 Glukose

- **Wichtige Glukoseblutwerte**
- **Normwert** (nüchtern): 3,3–6,1 mmol/l = 60–110 mg/dl
- **2-Stunden-Glukosewert:** < 7,8 mmol/l (140 mg/dl)
- Pathologische Werte:
  - **Gestörte Glukosetoleranz**: bei Nüchternblutzucker < 7,0 mmol/l (126 mg/dl) bzw. 2-Stunden-Glukosewert 7,8–11,1 mmol/l (140–200 mg/dl)
  - **Diabetes mellitus**: bei Nüchternblutzucker > 7,0 mmol/l (126 mg/dl) bzw. 2-Stunden-Glukosewert > 11,1 mmol/l (200 mg/dl)
  - **Hypoglykämie**: < 3 mmol/l (55 mg/dl)

Der Blutglukosewert sinkt vom arteriellen über das kapillare zur venösen Messung. Fehlmessung bei Hyperbilirubinämie und hohem Hämatokrit.

- **HOMA-Index**

Eine verminderte Insulinwirkung (Insulinresistenz) kann über den **HOMA-Index** bestimmt werden (Insulin in μU/ml):

$$\text{HOMA} = \frac{\text{Insulin} \times \text{Glukose (mmol/l)}}{22{,}5}$$

$$= \frac{\text{Insulin} \times \text{Glukose (mg/dl)}}{405}$$

Werte < 1,5–2 sind normal, ab 2,5 ist eine Insulinresistenz wahrscheinlich.

- **HbA$_{1C}$ (Glykiertes Hämoglobin)**

Normwert < 6 %

Abhängig vom durchschnittlichen Blutzuckerspiegel wird Hämoglobin mit Glukose verknüpft (glykiert). Der HbA$_{1C}$-Wert gibt so die **durchschnittliche Höhe des Blutzuckerspiegels** in der Halbwertszeit des Hämoglobins, d. h. der **letzten 3–4 Monate**, wieder.

Falsch hohe Werte bei Schwangerschaft, Stillzeit oder bei Niereninsuffizienz. Fehlerhafte Bestimmung bei Blutungen, Transfusionen sowie bei Anämien.

17.2.2.2 Ketone

Normwert im Plasma 0,1–0,3 mmol/l (Hungerstoffwechsel bis 5 mmol/l); Urin 3–15 mg/d.

Ketoazidose > 3 mmol/l (zusammen mit Hyperglykämie/Diabetes mellitus und Azidose) bzw. **Ketonurie** (++ oder mehr im Urinstix).

17.2.2.3 Monitoring bei parenteraler Ernährung

Substrate: Glukose, Triglyceride, Elektrolyte (insbesondere K, Na, dazu Mg, Ca, Cl, Phosphat).

Organfunktionen: γGT, alkalische Phosphatase (AP), Leber (Bilirubin), Niere/Proteinstoffwechsel (pH, Kreatinin/Harnstoff, Bilanz), zelluläre Integrität (LDH), Blutbildung (Erythrozyten, Hämoglobin, Leukozyten), Lungenfunktion (pH, pCO_2, pO_2), Gerinnung (insbesondere Vitamin-K-abhängiger Quick/INR, pTT).

17.2.3 Temperaturmessung und Wärmeregulation

Temperaturmessung (▶ Abschn. 3.2).
- Periphere Temperaturmessung: Leiste, Haut.
- Rektale Messung: Bis zu 0,4 °C höher als orale Temperatur oder Kerntemperatur.
- Körperkerntemperatur: Messung im Nasopharynx, Blut (PAK, PiCCO), Blase, Ösophagus, Tympanon, Stirn.

17.2.3.1 Therapeutische Hypothermie

Durch:
- Iced Water Bodily Imersion: −9,7 °C/h – unpraktisch.
- Extrakorporaler Bypass.
- Zentralvenöser Kühlkatheter.
- Kalte (4 °C) Infusionen: Abnahme von −1,6 °C/h (30 ml/kg).

Ineffektiv sind: kalte Decken, kalte Blasen-/Magenspülung.

17.2.4 Verbrennungen

17.2.4.1 Schweregradeinteilung
◘ Tab. 17.3

17.2.4.2 9er-Regel nach Wallace

Unterteilung des Körpers in 11 Regionen zu je 9 %:
- Kopf (9 %),
- 1/2 Stamm (je Vorder- und Rückseite 18 %),
- 2 × Arme (2 × 9 %),
- 2 × 1/2 Beine (2 × 18 %).

Alternativ (z. B. für Kinder): Handfläche mit Fingern entspricht 1 % der Körperoberfläche → hilfreich bei kleinen Verbrennungen bzw. kleiner nichtverbrannter Fläche.

◘ **Tab. 17.3** Einteilung von Verbrennungen

Grad	Beschreibung
1°	Schmerzhaftes Erythem, keine Blasen. Heilung in einer Woche
2°	Teilverbrennung der Haut, schmerzhaft. Über die gesamte Epidermis, Teile der Dermis. Blasenbildung, Schwellung. Heilung in 10–21 Tagen – 2a Vollständige Heilung ohne Narbenbildung – 2b mit Narbenbildung
3°	Verbrennung aller Hautschichten inkl. Nervenenden, Haarfollikel, z. T. Fett, Muskel, Knochen, wenig Schmerzen/schmerzlos → weiße, lederartige Haut, Narbenbildung
4°	Verkohlung bis zu Knochen und Faszien, keine Schmerzen

17.3 Pharmakologie der Ernährungstherapie

- Nahrungsmittelkennzeichnung Big Seven Energie, Fett, davon gesättigte Fettsäuren, Kohlenhydrate, Ballaststoffe, Eiweiß, Salz.

17.3.1 Ernährungsbedarf

◘ Tab. 17.4

17.3.2 Prinzipien der Ernährungstherapie

17.3.2.1 Allgemeines
- **Berechnung aller zugeführten Gesamtkalorien** inkl. Aminosäuren/Proteine, Zitrat (Zitratdialyse), Propofol.
- **Beginn der Ernährungstherapie** mit 75 % des Energie- und des Proteinbedarfs, d. h. 18 kcal/kg/d und 0,9 g Aminosäuren/kg/d, am Ende der Akutphase 100 %, ggf. mehr in der anabolen Phase oder bei Nierenersatzverfahren.
- **Anpassung der Ernährung an Insulinbedarf** (Beherrschung der Hyperglykämie), ggf. an **Phosphatbedarf**.

◘ **Tab. 17.4** Ernährungsbedarf pro Tag und kg Körpergewicht

	/Tag	Entspricht kcal	Anteil der Gesamtkalorien
Kalorienbedarf	20–30(–40) kcal/kg	–	–
Kohlenhydrate (KH): Glukose	3–4 g/kg	12–16 kcal/kg	50–70 %
Aminosäuren (AS)	1–1,2 g/kg	(4–6 kcal/kg)	15–20 %
= Stickstoff (N)	0,1–0,25 g/kg	–	–
Fett	1–1,5 g/kg	9–18 kcal/kg	15–30 %
Wasserbedarf	30–40 ml/kg	–	–
Natrium (Na)	1–2 mmol/kg	–	–
Kalium (K)	1–2 mmol/kg	–	–
Kalzium (Ca)	0,2–1 mmol/kg	–	–
Magnesium (Mg)	0,1 mmol/kg	–	–
Phosphat (PO_4)	0,4–0,5 mmol/kg	–	–
Chlorid (Cl)	1–2 mmol/l	–	–
Linolsäure (C18:2)	10 g (bis 50 g im Postaggressionsstoffwechsel)	–	–
α-Linolensäure (C18:3)	1,2–6 g	–	–
Eisen (Fe)	10–15 mg	–	–
Iod (I)	200 µg	–	–
Selen (Se)	1,5 µg/kg	–	–
Thiamin (Vitamin B_1)	1,1–1,2 mg	–	–

- **Enteral gegenüber parenteraler** Ernährung **bevorzugen**, ggf. Kombination bei unzureichender enteraler Ernährung.
- **Keine ballaststoffreiche Sondenkost** (fibre) in der Akutphase oder bei Risikofaktoren für Darmischämie[3].
- Ernährungslösungen ≤ 900 mosm/l müssen zentralvenös verabreicht werden (v. a. aminosäurehaltige Lösungen).

17.3.2.2 Kohlenhydrate/Glukose
- **Ketoseprophylaxe** und **Reduktion des Proteinverlusts** durch Zufuhr mindestens 1–2 g Glukose/kg/d [75–150 g für 75 kg], maximal 4 g/kg/d.
- **Kohlenhydrat-Fett-Verhältnis** 70 : 30 bis 50 : 50.
- **Kohlenhydrat-Aminosäuren-Verhältnis** < 3 : 1, d. h. keine kohlenhydratbasierte parenterale Ernährung.

17.3.2.3 Lipide
- Lipide mit reduziertem Anteil an Ω_6-Fettsäuren (Substitution oder Basis von Oliven-, Fisch-, Kokosöl), keine Bolusgabe, ausreichende Zufuhr der **essenziellen Fettsäuren** Linolsäure und α-Linolensäure.
- Höherprozentige Fettlösungen (10–20 %) haben ein besseres Emulgtor-Triglycerid-Verhältnis → bessere Clearance, niedrigere Triglyzeridspiegel.

17.3.2.4 Aminosäuren/Proteine
- Keine Gabe von Aminosäuren ohne Glukose!
- **Kalorien-Stickstoff-Verhältnis** 200 : 1, d. h. 10 g Stickstoff für 2000 kcal, d. h. 65 g Protein, perioperativ bis zu 100 : 1, d. h. 2000 kcal für 130 g Protein.
- **Aminosäureverluste bei Nierenersatzverfahren ausgleichen** z. B. an der CVVHD mit 1/3 des Filtrationsvolumen (l) = g Aminosäuren.

17.3.2.5 Spurenelemente/Vitamine
- Immer Substitution von Vitaminen und Spurenelementen bei der parenteralen Ernährung.
- Substitution eines evtl. Vitamin-D-Mangels.

Keine Indikation für die routinemäßige Gabe von Selen, Zink, Glutamin, verzweigtkettigen Aminosäuren, Arginin, Antioxidanzien oder von Immunonutrition.

Weiterführende Literatur

Elke G et al (2018) DGEM-Leitlinie Klinische Ernährung in der Intensivmedizin (S2k-Leitlinie, AWMF-Registernummer 073-004. https://www.dgem.de/sites/default/files/PDFs/Leitlinien/LL_Klinische_Ernaehrung-compressed.pdf. Zugegriffen: 1. Feb. 2023

Fresenius M, Heck M, Zink W (2014) Repetitorium Intensivmedizin. Springer, Heidelberg Berlin

Heinrich PC, Müller M, Graeve L (2014) Löffler/Petrides Biochemie und Pathobiochemie. Springer, Heidelberg Berlin

Rümelin A, Mayer K (2013) Ernährung des Intensivpatienten. Springer, Heidelberg Berlin

Tonner P, Hein L (2011) Pharmakotherapie in der Anästhesie und Intensivmedizin. Springer, Heidelberg Berlin

---

3 Umstritten bzw. wird diskutiert.

Weiterführendes

Inhaltsverzeichnis

Kapitel 18   Die Prüfung – 441
               Roswitha Jehle

Die Prüfung

Roswitha Jehle

Inhaltsverzeichnis

18.1 Strukturierung des Lernstoffs – 442
18.1.1 Hilfreiche Einteilungen – 442

18.2 Taktik für die mündliche Prüfung – 442

18.3 Formeln und Scores – 443
18.3.1 Wichtige Formeln und Diagramme – 443
18.3.2 Kinder – 445

© Springer-Verlag GmbH Deutschland, ein Teil von Springer Nature 2023
R. Jehle (Hrsg.), *Physiologie, Pharmakologie, Physik und Messtechnik für die Anästhesie und Intensivmedizin*, https://doi.org/10.1007/978-3-662-61772-4_18

18.1 Strukturierung des Lernstoffs

Beispielsweise nach dem Aufbauprinzip dieses Buches:
- **Anatomie**:
  - Aufbau,
  - Lagebeziehungen/Orientierungspunkte,
  - Blutversorgung,
  - Innervation.
- **Funktion/Physiologie**:
  - Schwerpunkt Beeinflussung durch Anästhesie.
- **Messung der Funktion, Diagnostik**:
  - Klinik,
  - Labor („Paraklinik"),
  - Monitoring (invasive, nichtinvasive Verfahren),
  - Bildgebung etc.,
  - Funktionstests.
- **Pathologien und Kompensationsmöglichkeiten (Pathophysiologie) bzw. Folgen**.
- **Therapie**:
  - Medikamentös,
  - Apparativ,
  - Operativ und interventionell (invasiv).

18.1.1 Hilfreiche Einteilungen

> **Prüfungstipp**: Beschwerde – Symptom – Syndrom – Diagnose!

Bsp. *(Luftnot) – (Dyspnoe) – (respiratorische Insuffizienz) – (bakterielle Pneumonie)*.

- Einteilung (fast aller) Organerkrankungen
- **Angeborene Erkrankungen**: Fehlbildungen, Defekte.
- **Verletzungen/Traumata**.
- **Infektionen durch**:
  - Bakterien,
  - Viren,
  - Pilze,
  - andere Erreger.
- **Autoimmunerkrankungen**.
- **Medikamentenebenwirkung/Toxikologie**.
- **Organspezifische Erkrankungen** (z. B. Funktionsversagen: Insuffizienz bis zum kompletten Funktionsversagen).

Angewandt auf die Anästhesie und Intensivmedizin bedeutet das folgende Fragen für alle Organsysteme, die beim Strukturieren helfen können:

> **Prüfungstipp**: Strukturierungsfragen
> - Was ist (Anatomie und Physiologie/normale Funktion)?
> - Wie messe ich (Diagnostik, Berechnungen)?
> - Was ändert sich durch Krankheit oder Narkose (wichtige Pathologien)?
> - Wie können wir das beeinflussen (Pharmakologie, Technik)?

18.2 Taktik für die mündliche Prüfung

Bei der (mündlichen) Prüfung geht es im Wesentlichen um ein allgemeines „Verständnis – warum machen wir etwas, wie messen wir, was passiert, wenn wir etwas mit den Patienten machen und warum!"[1]

Zur Vorbereitung der Facharztprüfung empfiehlt sich vor allem, die aktuellen Guidelines zu kennen und nachzulesen, was in den Fachjournalen (Anästhesist, A&I) diskutiert wird.

- Beantwortung der Prüfungsfragen

Zunächst einmal alles vorgelegte Material analysieren, also Patientengeschichte, EKG, Röntgenbilder, Laborparameter o. ä. Insbesondere, wenn nur ein Röntgenbild, ein EKG, eine BGA vorgelegt werden, auf Angaben zur Anamne-

---

[1] Aus einem Prüfungsprotokoll von der Homepage Dr. Nowacki zur DESA-Prüfung.

se achten[2]! Erst dann die Antwort entwickeln, langsam sprechen und alle Zwischenschritte auf dem Weg erklären. Alle Begriffe, die in der Antwort verwendet werden, sollten definiert, alle Medikamente, die vorgeschlagen werden, eingeordnet werden können. Ist dies nicht möglich (z. B. bei Medikamenten außerhalb des eigenen Erfahrungsschatzes), dies offen ansprechen!

- **Cave vor „aktiver Verleugnung"**

Die meisten Prüfer sind wohlgesonnen und wollen helfen, insbesondere bei den strukturierten Examina mit vorgegebenem Erwartungshorizont (OCA). Wenn der Prüfer nachfragt oder stockt, nicht die gegebene Antwort rechtfertigen oder widersprechen, sondern die eigene Denkweise hinterfragen (die Autorin dieser Zeilen spricht aus Erfahrung)!

Definitionen

> In kurzen Worten akkurat das Prinzip der Frage beantworten.

Nennt man **Formeln**, sollte man alle Bestandteile (x, y, z o. ä.) nennen können. Typische Nachfragen sind: „Was ist X"? „Was bedeutet eine Veränderung/Verdopplung/Halbierung von X für die Formel?" **Einheiten nennen!**

Einheiten sind Eselsbrücken: So ist z. B. der Fluss (ml/min) die Menge (Volumen, ml), die pro Zeiteinheit (min) eine Stelle passiert und dort gemessen wird. Es wird daher das Volumen (z. B. Atemluft) und die Stelle (z. B. Luftröhre) benannt.

Bei physikalischen Formeln an **Konditionen** denken: Für konstante Temperatur gilt, dass das Volumen eines Gases proportional zum Druck ist. Der Sauerstoffpartialdruck in der Luft beträgt auf Meereshöhe 21 % von 760 mmg, das sind ca. 160 mmHg.

Bei **Definitionen** ohne Einheiten an dimensionslose Zahlen, Verhältnisse, Effekte, Phänomene etc. denken und diese benennen.

Grafiken zeichnen und präsentieren

- Ausreichende **Größe** wählen, ggf. neues Papier verwenden!
- **Achsen** mit Beschriftung und Einheiten (!) – linear, halblogarithmisch etc.?
- **Nullpunkt/Startpunkt** bedenken (Startet die Kurve an der x-Achse oder nicht?); **Cave**: logarithmische Achsen erreichen die 0 nicht!
- Wichtige **Referenzpunkte**, wie Schnittstellen an beiden Achsen, einzeichnen bzw. benennen (z. B. p_{50} bei der Sauerstoffbindungskurve).
- Mittelteil mit wichtigen Eckdaten, Ende: auslaufen lassen, erklären, wo es endet.

Während der Prüfung beim Zeichnen erklären was man tut.

18.3 Formeln und Scores

18.3.1 Wichtige Formeln und Diagramme

- **Body Mass Index (BMI)**

$$\text{BMI} = \frac{\text{Gewicht (kg)}}{\text{Körpergröße (m)}^2}$$

- **Broca-Index**

$$\text{Broca-Index} = \frac{\text{Gewicht (kg)} \times 100}{\text{Länge (cm)} - 100}$$

- **Des Weiteren**
- Sauerstoffbindungskurve, Bohr-Effekt, Rechts- und Linksverschiebung (▶ Kap. 9, ◧ Abb. 9.7).
- Sauerstoffgehalt im Blut, Sauerstoffangebot, Sauerstoffextraktion, Sauer-

---

[2] „Always read the vignette!" – In der kurzen Überschrift zu einer BGA, Kurve oder Röntgenbild versteckt sich oft die richtige Antwort – und es sind viele Prüflinge daran gescheitert, dass sie diese nicht ausreichend beachtet haben.

- stoffverbrauch und anaerobe Schwelle (▶ Abschn. 8.2.6, ◘ Abb. 8.22).
- Kohlendioxidtransport (▶ Abschn. 9.2.2, ◘ Tab. 9.4).
- Herzzeitvolumen und Widerstände, Frank-Starling-Mechanismus (▶ Kap. 8, ◘ Abb. 8.16) und Druck-Volumen-Kurve des Ventrikels (▶ Kap. 8, ◘ Abb. 8.18, 8.19, 8.20).
- Herzzyklus, ZVD-Kurve, Drücke im rechten Kreislauf (▶ Abschn. 8.2.2, ◘ Abb. 8.13, 8.15).
- Koronarer Perfusionsdruck und koronarer Blutfluss (▶ Abschn. 8.2.5, ◘ Abb. 8.21).
- Fetaler Kreislauf (▶ Kap. 8, ◘ Abb. 8.28).
- Lungenvolumina inkl. Closing Volume und Closing Capacity, Fluss-Volumen-Kurve, Compliance der Lunge (▶ Kap. 9, ◘ Abb. 9.11, 9.14, 9.15, 9.16, 9.18).
- Totraum: Gleichung nach Bohr, alveoläre Ventilation (▶ Abschn. 9.2.3, ◘ Abb. 9.17).
- Horowitz-Index, alveolare Gasgleichung (▶ Abschn. 9.2.1, ◘ Tab. 9.2).
- Pulmonaler Shunt (Shunt Qs/Qt), Perfusions-Ventilations-Quotient (▶ Kap. 9, ◘ Abb. 9.25), Iso-Shunt-Diagramm (▶ Kap. 9, ◘ Abb. 9.24), West-Zonen.
- Sauerstoffmessung (Clark-Elektrode, ▶ Kap. 9, ◘ Abb. 9.29), Hb-Absorption in der Pulsoxymetrie (▶ Kap. 9, ◘ Abb. 9.31).
- Kohlendioxidmessung (Severinghaus-Elektrode, ▶ Kap. 9, ◘ Abb. 9.34), Kapnografie (▶ Kap. 9, ◘ Abb. 9.32).
- Intrakranieller Druck, Monroe-Kelly-Doktrin, intrazerebraler Blutfluss (▶ Abschn. 6.2.3).
- Circulus arteriosus Willisi (▶ Kap. 6, ◘ Abb. 6.3), Querschnitt des Rückenmarks und Spinalnerven (▶ Kap. 6, ◘ Abb. 6.4 und 6.5).
- Plexus des peripheren Nervensystems, Liquorzirkulation (▶ Kap. 6).
- Membran- und Aktionspotenzial (▶ Abschn. 6.2.1).
- Henle-Schleife (▶ Kap. 10, ◘ Abb. 10.5), Clearance und renaler Blutfluss (▶ Abschn. 10.4.1).
- Henderson-Hasselbalch-Gleichung, pH-Elektrode (▶ Kap. 11, ◘ Abb. 11.4), Davenport-Diagramm (▶ Kap. 11, ◘ Abb. 11.1), Anionenlücke (Anion Gap, AG; ▶ Abschn. 11.1.1).
- Osmolare Lücke (▶ Abschn. 3.2.7).
- Filtration an der Kapillare (▶ Kap. 11, ◘ Abb. 10.8 und 10.9).
- Sensitivität und Spezifität, Vierfeldertafel (▶ Kap. 1, ◘ Tab. 1.2).
- Michaelis-Menten-Gleichung, Agonisten und Antagonisten (▶ Kap. 4, ◘ Abb. 4.6).
- Clearance und Halbwertszeit (▶ Kap. 4, ◘ Abb. 4.21).

> **Gerne gefragt**: Leiten Sie Formel XY ab
> - Ruhe bewahren!
> - Zuerst die Formel aufschreiben.
> - Bestandteile benennen (paO_2 steht für den Sauerstoffpartialdruck im arteriellen Blut etc.).
> - Versuchen, Ausgangprinzipien aufzuzeigen.
> - Erst zuletzt versuchen, die Formel abzuleiten. Falls die Ableitung nicht gelingt, das so äußern! Möglichst Formel und ggf. dahinterliegende Prinzipien nennen.

- **Wichtige Einteilungen, Skalen und Scores**
- **NAS**, **VAS** (numerische bzw. visuelle Analogskala): Messung der Schmerzstärke, meist von 0–10.
- **Glasgow-Koma-Skala** (Glasgow Coma Score; GCS): Motorische, verbale und Augenreaktion, 3–15 Punkte.
- **Ramsay-/RASS-Sedierungscores**: Messung der Sedierungstiefe von 0–7 bzw. von -5 bis $+4$.
- **CAM-ICU**, **NuDESC**: Scores zur Detektion eines Delirs.

- **ISS** (Injury Severity Score): 0–75 Punkte, Messung der Verletzungsschwere, Polytrauma definiert als ISS > 16.
  Größen: 6 Regionen (Kopf, Gesicht, Thorax, Abdomen, Extremitäten/Becken, external) und 6 Schweregrade von leichtverletzt (1) bis tödlich (6). Eine Region mit 6 Punkten → ISS = 75, ansonsten 3 höchsten Scores quadriert und summiert (d.h. max. 75 Punkte).
- **SOFA** (Sequential Organ Failure Assessment; ▶ Kap. 13, ◘ Tab. 13.2) und qSOFA.
- **MODS** (Multiple Organ Dysfunction Score): 6 Organsysteme (ähnlich SOFA) mit je 4 Punkten → 0–24 Punkte.
- **APACHE** (Acute Physiology and Chronic Health Evaluation): 0–71 Punkte im gewichteten Score. Inzwischen APACHE-IV mit der höchsten Sensitivität.
  Größen: Alter, chronische Erkrankungen, Vitalwerte (MAD, HF, AF, GCS), Laborwerte (Horowitz-Index, pH, Na, K, Kreatinin, Hk, Leukozyten).
- **SAPS-II** (Simplified Acute Physiology Score): 0–163 Punkte.
  Größen: Alter, chronische Erkrankungen, Aufnahmegrund, 12 physiologische Parameter (GCS, HF, systolischer RR, Temperatur, Horowitz-Index, Urinausscheidung, HCO_3, Bilirubin, Harnstoff, Leukozyten, K, Na).
- **TISS** (Therapeutic Intervention Scoring System): Messung des Pflegeaufwands anhand von diagnostischen Maßnahmen/Kathetern etc.
- **P-POSSUM** (Physiological & Operative Severity Score for enUmeration of Mortality & Morbitiy): Abschätzung des perioperativen Risikos am Ende der OP!
  Größen: 12 physiologische Größen aus dem APACHE und 6 operative (Komplexität der OP, Anzahl der Prozeduren, Dringlichkeit, Blutverlust, Peritoneale Kontamination, Malignität).
  Angepasste Scores für vaskuläre (V-POSSUM) und kolorektale (CR-POSSUM) Chirurgie.
- **Goldman-Lee**: Kardiovaskuläre Risiko für nichtkardiochirurgische Patienten.

18.3.2 Kinder

- **Körpergewicht**

Körpergewicht = (Alter + 4) × 2
Genauer:
- 1–12 Monate: Körpergewicht = (0,5 × Alter in Monaten) + 4
- 1–5 Jahre: Körpergewicht = (2 × Alter in Jahren) + 8
- 6–12 Jahre: Körpergewicht = (3 × Alter in Jahren) + 7

- **Tubusgröße**

Tubus ID = (Alter/4) + 4
Tubuslänge = (Alter/2) + 12

- **Infusionsregime**

4-2-1-Regel für Infusionen: 4 ml/kg/h für die ersten 10 kg + 2 ml/kg/h bis 20 kg + 1 ml/kg/h darüber.

- **Notfalleckdaten für Kinder**
- Defibrillation 4 J/kg.
- Adrenalin 10 µg/kg.
- Atropin 20 µg/kg.
- Lorazepam 0,1 mg/kg.
- Midazolam buccal oder Diazepam rektal 0,5 mg/kg.

- **APGAR-Score**[3]

◘ Tab. 18.1.
Der APGAR-Score nach 1 min entspricht meist intrauterinen Bedingungen.

---

[3] Nach Virgina Apgar (1909–74), New Yorker Anästhesistin und erste Professorin für Anästhesiologie in den USA – ihr Nachname wurde erst später zum Akronym für die Score-Bestandteile.

Tab. 18.1 APGAR-Score

Parameter		0 Punkte	1 Punkte	2 Punkte
A	Aussehen	Blau, weiß	Akrozyanose	Rosig
P	Puls (Herzfrequenz)	Keine	< 100/min	> 100/min
G	Grimassieren (Absaugen)	Kein	Grimassieren	Schreien
A	Aktivität	Kein, schlaff	Träge, leichte Flexion	Kräftig, aktiv
R	Respiration	Keine	Langsam, unregelmäßig	Regelmäßig, tief

Serviceteil

Stichwortverzeichnis – 449

© Springer-Verlag GmbH Deutschland, ein Teil von Springer Nature 2023
R. Jehle (Hrsg.), *Physiologie, Pharmakologie, Physik und Messtechnik für die Anästhesie und Intensivmedizin*, https://doi.org/10.1007/978-3-662-61772-4

Stichwortverzeichnis

A

1,25-Dihydroxycholecalciferol 400, 401
2,3-Di-Phospho-Glycerat *siehe* Biphosphoglycerat
3MRGN 372
4-Monomethyl-Aminoantipyrin 142
4MRGN 372
5-HT3-Rezeptor 120
9er-Regel nach Wallace 435
16S-rDNA-Amplikon-Sequenzierung 383

A

A. Adamkiewiez 159
A. carotis 156, 199
A. gastrica dextra 407
A. gastrica sinistra 407
A. hepatica communis 407
A. mesenterica inferior 408
A. mesenterica superior 408
A. radicularis 159
A. spinalis anterior 159
A. spinalis posterior 159
A. splenica 407
A. vertebralis 156
AB0-System 356
Abciximab 347
Abdomen, Bildgebung 411
Abgeleitete Einheiten 27
Abschirmung 62
Absolute Feuchte 41
Absolute Refraktärität 207
Absolute Refraktärzeit 168
Absoluter Druck 30
Absolutskala 5
Absorption 53, 105
Abtastrate 61
Abtastung 61
Abweichung 63
Accuracy 63
Acetazolamid 317
Acetoacetat 430
Aceton 430
Acetylcholin 114, 188, 291
Acetylcholinrezeptor, nikotinerger 120, 188
Acetyl-CoA 427
Acetylsalicylsäure 141, 342, 345
Actinomyzeten 374, 375
Acute Physiology and Chronic Health Evaluation, APACHE 445
Acylaminopenicillin 385
Addison-Syndrom 402
Additiver Farbraum 85
Adenohypophyse 398
Adenosin 117, 249
– Antagonist 117
Adenoviren 380
Adiabatische Zustandsänderung 33
Adipositas 433
– Fette 430
– Ruheumsatz 424
ADP-Rezeptorantagonisten 346
Adrenalin 247
– Kinder 445
– Nebenniere 400
Aerobe Reaktionen 426
Aerobier 371
Aerotoleranz 372
Affinität 100
Aggregatzustand 31
Agonist 101
Agranulozytose 142
AICD Fehlfunktion 67
AIDS 382
Ajmalin 249
Akromegalie 398
Aktin 188
Aktionspotenzial 167, 168, 189
– Myokard 206
Aktivierte Gerinnungszeit 341
Aktivierte partielle Thromboplastinzeit 339
Aktivitätsfaktor 425
Akustisch evozierte Potenziale 178
Akustische Impedanz 55
Akutes Abdomen 139
Akut-Phase-Protein 336, 362, 417
Alanin-Amino-Transferase 418
Albumin 319, 320, 322, 362, 418
Albumin-Kreatinin-Quotient 309
Albumintest 360
Albuminurie 309
Aldosteron 402
Aldosteronantagonisten 317
Alfentanil 132, 135
Alias-Effekt 87
Aliskiren 297
Alkalische Phosphatase 418
Alkalose 325
– Chlorid 307
– metabolische 323, 326
– respiratorische 278, 325
Alkohol 94
Alkoholthermometer 74
Allergie
– Anaphylaxie 364
– Transfusionsreaktion 361
– Typ-2-Reaktion 356, 361
Allgemeine Gasgleichung 33

Allodynie 174
Allosterischer Modulator 103
α-(Alpha)-Fehler 17
Alpha-Viren 381
Alveloargasgleichung 262
Alveoläre Ventilation 270
Alveolärer Totraum 270
Alveolargas 282
Alveolargasgleichung 258
Alveolen 254
Alveoloarterielle Sauerstoffpartialdruckdifferenz 259
Ambu-Beutel 76
Amidotrizoesäure 415
Amilorid 317
Aminoamid 143, 145
Aminoester 143, 145
Aminoglykosid 389
Aminopenicilline 385
Aminophyllin Dialyse 317
Aminosäuren 428, 436
– Ernährung 437
– Übersicht 429
Amiodaron 249
Amitriptylin 143, 184
Ammoniak 322, 418
A-Mode 86
Amontons-Gesetz 32
Ampere 27, 42, 65
Amphotericin B 393
Amplitude
– Mode Scan *siehe* A-Mode
– Welle 51
Amrinon 248
Amygdala 153
Anabolen Reaktionen 426
Anaconda-System 130
Anaerobe Reaktionen 426
Anaerobe Threshold 218
Anaerober Stoffwechsel 218
Anaerobier 371
Anaeroide Messung 67
Analgesie 129
Analgetikum 346
Analgetische Potenz 133
Analog-Digital-Wandler 61
Anämie
– Formen 359
– megaloblastäre 431
– perniziöse 431
– Sauerstoffmangel 260
Anaphylaktoide Reaktion 113, 365
Anaphylaxie 113, 364
Anästhetikum 120, 155
– volatiles *siehe* Inhalationsanästhetikum
– Wärmeverlust 432
Anatomie
– Lunge 199

Anatomischer Totraum 270
Androgen 401
Anemometer 69
Anflutung 127
Angioneurotische Ödem 364
Anidulafungin 393
Anionenlücke 323, 325, 327
Anode 42
Anrep-Effekt 214
Ansa cervicalis 199
Antagonist 102
– Adenosin 117
– irreversibler 103
– kompetitiver 102
– nichtkompetitiver 103
– Phosphodiesterase 116
– reversibler 103
Antazidum 414
Anti-Akut-Phase-Proteine 362
Antiarrhythmikum 136, 248
– Klasse I 146
Antibiotikum 383
– Dialyse 317
– Nierenfunktion 391
Anticholinerg 136
Anticholinergika 115
Antidementiva 115
Antidepressiva 182
– trizyklische 143
Antidiuretisches Hormon 298
Antiemetika 412
Antiepileptikum 143, 182
Antigenpräsentierende Zellen 361
Antihistaminikum 412
Antihumanglobulin 360
Antihypertensivum 245
Antikoagulanzien 337
Antikoagulation 332
– Nierenersatzverfahren 310
Antikonvulsivum
– Dialyse 317
Antikörper 356, 362, 364
– Blutgruppe 356
– irreguläre 356
Antikus 253
Antimalariamittel 145
Antipsychotika 183
Antirheumatika *siehe* NSAID
Anti-Shivering 136
Antistatische Schuhe 90
Antithrombin 333, 335, 347, 362
α$_2$-Antitrypsin 418
Anti-Xa-Aktivität 340
Aortendissektion 202
Aortenklappe 222
Aortenruptur 202
APGAR-Score 445

Stichwortverzeichnis

Apixaban 350
APL-Ventil 76
Apnoe 264
Apnoeische Oxygenierung 264
Apnoe-Test 181
APRV 81
Aquädukt 154
Äquivalentkonzentration 36
Äquivalenzpotenzial 168
Arachidonsäure 430
Arachnoidea 160
Arbeit 27, 29
Arbeitsplatzbelastung 128
Arbeitsplatzgrenzwert 129
Arbovirosen 381
Archizerebellum 153
ARDS 288
– Berlin-Kriterien 289
– Murray-Einteilung 289
Area postrema 133, 155
Area praetectalis 155
Area Under the Curve 6, 106
Area Under the Receiver Operating Curve, AUROC 16
Arena-Viren 381
Argatroban 349
Artemether 395
Arterien 202
Arteriovenöse Sauerstoffdifferenz 217
Artesunat 395
Arthropoden 381
Aryknorpel 253
Arzneimittel
– Interaktion 104
– Wirkung 100
Arzneimittelstudie 21
ASB 81
Ascorbinsäure 431
Asfa-Viren 382
Aspergillus 379
Assistierte Beatmung 81
Aszites 416
ATC 23
Atemarbeit 29, 277
Atemdepression 133
Atemgaszusammensetzung 259
Atemgrenzwert 268
Atemhilfsmuskulatur 254
Atemkalk 77, 83
Atemleistung 29
Atemmechanik 271
Atemminutenvolumen 261
Atemmuskulatur Wirkungsgrad 30
Atemwegswiderstand 272
Atemzugvolumen 267
Atmosphärischer Druck 30
Atmung
– äußere 254
– innere 254
– pathologische 277
– Regulation 261, 276
Atmungskette 426
Atome 55
Atommasse 55
Atommodell nach Bohr 55
Atovaquon 395
ATP-Moleküle 428
Atracurium 195
Atriales natriuretisches Peptid 298
Atropin 115
– Kinder 445
Atropinderivat 136
Attrition Bias 22
Ausgeglichener Versorgungstyp 201
Australisches-Fledermaus-Lyssa-Virus 381
Auswaschkurven 7
Autoimmunerkrankungen, Kortisoltherapie 403
Autoklavieren 94
Autonomie 95
Avibactam 386
AV-Knoten 202
Avogadro-Hypothese 32
Avogadro-Konstante 31, 36
AWMF-Leitlinie 23
Ayre-T-Stück 77
Ayre-T-Stück-System 77
Azidose 324
– Anionenlücke 325
– Chlorid 306
– Dilutionsazidose 325, 327
– Laktatazidose 325
– metabolische 323, 325
– respiratorische 324, 328
Azithromycin 388
Azteonam 387

B

Bacillus 374
Baclofen 143
Bacteroides 376
Bainbridge-Reflex 214
Bain-Kreissystem 77
Bain-T-Stück 77
Bakterien 369
– Färbeverhalten 369
– grampositive 373
– Meldepflicht 373
– Morphologie 369
– Multiresistenz 372
– Sequenziertechnik 383
Baltimore-Klassifikation 380
Bandpassfilter 62
Bandsperrfilter 62
Baralime 83

Bariumhydroxid 83
Barometer 67
Barometerdruck 254
Barorezeptor 218
Bartonella 376
Basalganglien 153
Base Excess 323
Basiseinheiten 27
Bateman-Funktion 113
Bateson-Venenplexus 160
Bathmotropie 205
Bat's Wing 288
Bauchmuskulatur 254
Bazett-Formel 226
Beatmungsgerät 75
Beatmungsmaske 76
Beatmungsmodus 81
Becquerel 56
Beer-Gesetz 54
Befeuchtung 83
Begeißelung 372
Behavioral Pain Scale 177
Benedict-Roth-Spirometer 283
Beneficence 95
Benzodiazepin 122
Benzold-Jarisch-Reflex 214
Benzylisocholinderivate 195
Benzylpenicillin 385
Beobachtungsstudien 21
Berggren-Formel 273
Beriberi 431
Berlin-Kriterien 289
Bernhardt-Roth-Syndrom 165
Bernoulli-Effekt 48, 75, 84
Beschleunigung 28
Bestimmtheitsmaß 20
β-(Beta)-Fehler 17
Betäubungsmittelgesetz 136, 137
Betmethason 403
Beutel 76
Bewusstlosigkeit, dissoziative 122
B-Gedächtniszellen 362
Bias 22
Bigeminus 222
Bikarbonat 322
Bildgebung 84
– Lunge 288
Bildunschärfe 85
Bildverarbeitung 84, 85
BiLevel 81
Bilirubin 418, 435
Bimetallthermometer 74
Binäre Codierung 61
Binarisierung 85
Binärzahlen 4
Bioimpedanz 231
Biometrie 10

Bioreactance 231
Biosignalverarbeitung 59, 60
Biotin 431
Bioverfügbarkeit 106
BiPAP 81
Biphosphoglycerat 261, 279
Biphosphonat 305
Bipolarer Kauter 66
Bisnortilidin 137
Bispektraler Index 178
Bisphosphoglycerat 262
Bisphosphonate 143
Bitmap 84
Bivalirudin 349
Bland-Altmann-Plot 14
Bleikathode 70
β-Blocker 249
– Dialyse 317
Blut 356
– Blutverlust 356
– Blutvolumen 356
– Verlust 314
Blutbild 358
Blutdruck 207
– Messung 228
– mittlerer arterieller 239
– nichtinvasive Messung 228
– peripherer 218
– Regulation 218
Blutdruckmessung, invasive 229
Blutfluss 231
Blutflussgeschwindigkeit 53
Blutgasanalyse 327
Blut-Gas-Verteilungskoeffizient 35, 125
Blutgruppe
– Bestimmung 359
– Merkmale 356
Blutkonserve, Erythrozytenkonzentrat 360
Blutungszeit 340
Blutvolumen
– intrathorakales 239
– pulmonales 239
B-Lymphozyten 361
B-Mode 86
Bochdalek-Dreieck 254
Body Surface Area 239
Body-Mass-Index (BMI) 433, 443
Bodyplethysmographie 285
Bohr-Atommodell 55
Bohr-Effekt 261, 262, 328
Bohr-Gleichung 270
Bone Injektion Gun 205
Bordetella 376
Born-Test 342, 346
Borrelia 376
Bourbon-Virus 382
Bourdon-Manometer 67

Bourdon-Thermometer   75
Bowditch-Effekt   214
Bowman-Kapsel   294
Box-Whiskers-Plot   12
Boyle-(Mariot-)Flasche   82
Boyle-Gesetz   280
Boyle-Mariotte-Gesetz   32, 285
BPG-Spiegel   358
Bradyarrhythmie, Hypothermie   433
Bradykardie   133
Bradykinin   291
Bremskraft   28
Brennstoffzelle   70
Brennstoffzellensauerstoffmessung   279
Brennwert, physiologischer   30
Bridging   350
Brightness Mode   *siehe* B-Mode
Broca-Index   258, 443
Broca-Index-Anpassung   424
Bromptoncocktail   134
Bronchialsystem   253
Bronchodilatation   127
Bronchodilatator   290
Bronchogramm   288
Bronchospasmolysetest   268
Brown-Molekularbewegung   31
Brown-Séquard-Syndrom   159
Brucella   375
BTPS   32
Budenosid   403
Buffy Coat   360
Bulbusoxymetrie   180
Bull-Verfahren   350
Bunsen-Löslichkeits-(Absorptions-)Koeffizient   35
Bunya-Viren   382
Bupivacain   146, 291
– hyperbares   146
Buprenorphin   138
Burkholderia   376
Burst Suppression   121
Butyrophenon   412

C

Ca-Blocker   249
Cabrera-Kreis   226
Cafedrin   247
Cahn-Ingold-Prelog-(CIP)-Nomenklatur   39
Calcitonin   143, 400
Calcitriol   400
Camino-Sonde   179
Campylobacter   376
Canalis centralis   157
Candela   27
Candida   379
Cannon-Böhm-Punkt   162, 408
Canon Wave   209

capillary leak   235
Capsacain   174
Capsula interna   153
Caput medusae   416
Carbamazepin   143
Carbamino-Hb   265
Carbamzepin   183
Carbapenem   386
Carboanhydrasehemmer   317
Carboxyhämoglobin   261, 263, 282
Cardiac Index   210, 239
Cardiac Output   210, 239
Cardiac Power Index   235, 240
Carvedilol   248
Caspofungin   393
CD59-System   357
Ceiling-Effekt   102, 136–138
Celecoxib   142
Cephalosporin   386
Cerebral Salt Wasting   302
CE-Zertifizierung   93
Charles-Gesetz   32
Charrière   64
Chemorezeptoren, Atemregulation   276
Chido/Rodgers-System   357
Child-Pugh-Klassifikation   419
Chinidin   249
Chinin   395
Chinolon   390
Chi-Quadrat-Anpassungstest   19
Chi-Quadrat-Unabhängigkeitstest   19
Chirales Zentrum   39
Chlamydia   377
Chloramphenicol   389
Chlorhexidin   94
Chlorid   306, 436
Cholecalciferol   401, 431
Cholesterin   417
Cholinesterasehemmer   115, 195
Choloroquin   395
(Christiansen-Douglas-)Haldane-Effekt   265
Christmas-Faktor   333
Chrom   430
Chronic Kidney Disease Epidemiology Collaboration   309
Chronotropie   205
Cilastatin   387
Cimetidin   414
Circulus arteriosus Willisi   156
Cisaprid   413
Cisatracurium   195
Citalopram   184
Citrobacter   375
Clarithromycin   388
Clark-Elektrode   280
Clark-Sauerstoffelektrode   279
Claustrum   153

Clearance   111, 296, 308, 313
Clindamycin   388
Clomipramin   143
Clonidin   123, 143, 248
Clopidogrel   342, 347
Closing Capacity   266
Closing Volume   266
Clostridien   374
Clot Formation Time   342
Clotting Time   340
Clozapin   185
CMV   81
CO_2-Absorber   75
Coagulation Time   342
Coanda-Effekt   49
Cobalamin   430, 431
Cockroft-Gault-Formel   309
Codein   132, 137
Codman-Sonde   179
Coeruloplasmin   418
Colistin   387
Colton-System   357
Compliance   50, 271
– dynamische   271
– statische   271
– ventrikuläre   212
Compound A–E   128, 130
Compressed Spectral Array   178
Computed Tomography Dose Index (CTDI)   89
Computertomografie   88
– Abdomen   412
Confusion Assessment Method in ICU   176
Conn-Syndrom   298, 304, 402
CONSORT   21
Continuous-Wave-Doppler   *siehe* CW-Doppler
Cook-Nadel   205
Coombstest   360
Cori-Zyklus   428
Corona-Viren   382
Corpus callosum   153
Corynebakterien   374
Cosinus   9
Cotrimoxazol   391
Coulomb   27, 44
Coulter-Zähler   72
Counahan-Barratt-Formel   309
COX-2-Hemmer   142
Coxib   139, 142
Coxsackie-Viren   380
CPDA   360
C-reaktives Protein   362
Creutzfeld-Jakob-Erkrankung   361
Cromer-System   357
Crossover-Design   22
Cryptococcus   379
CT-Thorax   288
Cuffdruckmessung   131

CURB-65   289
Curie   56
Cushing-Syndrom   304, 401
Cuthbertson-Phasen   425
CW-Doppler   87
Cycle Time   236
Cycling   81
Cyclodextrin   196
Cyclooxygenase   139
CYP1A2   146
CYP2C9   142
CYP2D6   135–137
CYP3A4   133, 135–138, 146
CYP450   142
Cystatin-C   308
Cytochrom-P450-System   114

D

Dabigatran   349
Dalton   55
Dalton-Gesetz   33, 270, 280
Dämpfung   59, 60
Danaparoid   350
D-Antigen   356
Dantrolen   196
DAPT   337
Daptomycin   387
Darmstimulation   414
Davenport-Diagramm   322
D-Dimere   289, 341
Defibrillation, Kinder   445
Defibrillations-Threshold   228
Defibrillator   227
– bisphasischer   228
– implantierbarer   228
Definitionen, Prüfung   443
Dehydrobenzperidol   185
Dekontamination   94
Delir
– Scoring   175
– Sevofluran   130
– wichtiger Score   444
Delirium Detection Score   176
Delirum-Rating Scale   176
Delivery of Oxygen   240
Delta Down   230
Deltatrac-Metabolic-Monitor   218
Delta-Welle   224
Demand-Ventil   77
Dendritische Zellen   361
Depolarisationsblock   193
De-Ritis-Quotient   418
Dermatom   159
Desfluran   130, 279
– Vapor   83
Desinfektion   94

Desipramin 184
Desirudin 349
Desmopressin 352
Detection Bias 22
Determinationskoeffizient 20
Deterministische Signale 59
Dexamethason 143
– Äquivalenzdosis 402
Dexmedetomidin 123, 248
Dextran 318, 319
Dezimalzahlen 4
Diagramme 443
Dialyse 310, 311
– Clearance 312
– Medikamente 317
Diaminopyrimidin 391
Diamorphin 134
Diastereoisomere 39
Diathermie 65
Diazepam 122
– Linder 445
Dibucain-Test 194
Dichotom 5
Dichte 32
Dickdarm 406
Diclofenac 141
DIC-Score 338
Diego-System 357
Diencephalon 153
Differenzialblock 146
Differenzialblutbild 359
Differenzialrechnung 6
Diffusion 36, 105, 258, 311
Diffusionsgeschwindigkeit 37
Diffusionshypoxie 131
Diffusionskapazität, pulmonale 286
Diffusionskoeffizient 36
Digitale Subtraktionsangiografie 85
Digitalis 249
Digitalisierung 62
Digitoxin 249
Digoxin 249
Diltiazem 248
Diluted Thrombin Time 340
Dilutionsazidose 306, 325, 327
Dimenhydrinat 412
Dioden 44
Dipyridamol 116
Dirty Drug 122
Diskrete Skalen 4
Diskretisierung 85
Disopyramid 249
Dissé-Raum 417
Dissoziationskonstante 100
Dissoziative Bewusstlosigkeit 122
Distribution 107
Diurese 279

Diuretika 316
– osmotische 317
– Wirkort 316
D-Mode 87
DNA-Viren 380
DOAK 349
– Blutungsrisiko 337
Dobutamin 247
Döderlein-Stäbchen 378
Dombrock-System 357
Domperidon 413
Dopamin 247, 408
Dopaminrezeptor 246
Doping 131
Doppler-Effekt 53
Doppler-Shift 53
Dopplersonografie 87, 231
– Ösophagus 235
Doripenem 387
Dosiereinheit 80
Dosis-Längen-Produkt (DLP) 89
Dosisrate 103
Double Burst 192
Douglas-Raum 412
Downsloapzeit 234
Doxazosin 248
Doxepin 143, 184
Doxycyclin 395
Drift 63
Driving Pressure 271
Dromotropie 205
Droperidol 185
Druck 27, 30, 67
– in Flüssigkeiten 30
– kolloidosmotischer 37
– onkotischer 37
– osmotischer 37
Druck-Volumen-Kurve, Ventrikel 213
Drug Fever 432
Dualblock 194
Ductus arteriosus Botalli 140, 142, 221
Ductus venosus 221
Duffy-System 357
Dünndarm 406
Duodenum 406
DuoPAP 81
Duplexsonografie 87
Dura mater 160
Durchlassbereich 62
Duvenhage-Virus 381
Dyne 211
Dynorphin 134
Dyshämoglobin 263, 281

E

Ebbphase 425

Ebstein-Barr-Virus 380
Ecarin-Clotting-Time 341
Echinocandin 393
Echokardiographie 238
– transösophageale 242
ECHO-Viren 381, 382
Edelgase 259
Edinger-Westphal 155
Edoxaban 350
Edrophonium 115
EEG, Hirntoddiagnostik 181
E-Entropy-Monitor 178
Effektive Stromstärke 43
Effektivwert 43
eGFR 309
Eichung 64
Eigenfrequenz 59
Eikosanoid 117
Einheiten 64
Einheitskreis 9
Einleitungshypnotikum 120
– ideales 120
Einteilungen, wichtig für Prüfung 444
Einthoven-Dreieck 223
Einzelreiz 191
Eisen 430, 436
Ejektionsfraktion 210, 240
EKG 223
– Ableitung 223
– Befundung 226
– Hypothermie 433
– Koronarprojektion 201
– Veränderungen bei Elektrolytstörung 307
Elastance 50, 271
Elastischer Widerstand 277
Elektrische Arbeit 29
Elektrische Bausteine 44
Elektrische Energie 43
Elektrische Impedanztomographie (EIT) 46, 288
Elektrische Kapazität 44
Elektrische Ladung 27, 44
Elektrische Leistung 43
Elektrische Potenzial 42
Elektrische Spannung 42
Elektrische Thermometer 74
Elektrischer Strom 42
Elektrischer Widerstand 45
Elektrizität 42
– Störstrahlung 65
Elektroenzephalogramm 177
Elektrogeräteklassifikation 91
Elektrokardiogramm siehe EKG
Elektrokauter 65
Elektrolyt, EKG-Veränderung 307
Elektrolytstörung 327
– Hypothermie 433
Elektromyographie 190

Elemente 10
Elimination 108
EMLA-Creme 146
Enantiomere 38
Enantiopure 38
Enddiastolisches Volumen 211
Endhirn 152
Endogene Signale 59
Endokrinologie 398
Endorphin 132, 133
Endothelinrezeptorantagonisten 291
Endothelium Derived Relaxing Faktor 291
Energie 27, 29
Energiebedarf 424
– aktueller 425
– Berechnung 424
– täglicher 424
Energieerhaltungssatz 29, 41, 48
Enfluran 129
Enkephalin 134
Enoximon 248
Enterobacter 375
Enterobacteriaceae 375
Enterohepatischer Kreislauf 106
Enterokokkenlücke 386
Enteroviren 380, 382
Enthalpie 41
Entonox 131
Entropie 41
Enzephalopathie, hepatische 420, 422
Enzym 98, 99
Enzymkinetik 98
Ephedrin 247
Epiduralraum 159
Epiglottis 253
Epiphyse 153
Epoxidantibiotikum 387
Eptifibatid 347
Erbrechen 408
– postoperatives 409
Erdung 91
Erlanger-Gasser-Einteilung 170
Ernährung
– Bedarf 436
– Kurzdarmsyndrom 407
– Monitoring 433, 435
– parenterale 435, 437
– Pharmakologie 436
– Prinzipien 436
– Scoring 433
Erregungsbildung 205
Erregungsleitung 205
Ertapenem 387
Erwartungstreue 11
Erysipelothrix 374
Erythromycin 388, 415
Erythropoetin 279

Erythrozyten 358
– Blutbild 358
– Erythrozytenindeces 358
– Erythrozytenkonzentrat 360
Erythrozytenresistenztest 37
ESCAPPM 386
Escherichia 375
Escitalopram 184
ESKAPE-Erreger 373
Esmolol 248
Ethambutol 392
Ethikkommission 20
Ethosuximid 183
Ethylenoxidgas 94
Etilefrin 247
Etomidat 121
Etoricoxib 142
Eukaryoten 369
Euler-Liljestrand-Mechanismus 275
Euler-Liljestrand-Reflex 127
Euler-Zahl 6
Europäisches-Fledermaus-Lyssa-Virus 381
Evaporation 432
Evidenz 21
Evidenzbasierte Medizin 20
Evidenzgrade 22
Evozierte Potenziale 178
– multimodale 178
Exkretion 108
Exogene Signale 59
Exponentialfunktion 6
Exponenzielle Transformation 61
Exspiration 282
Exspiratorisches Reservevolumen 267
Exsudat 289
Extrafusale Faser 189
Extrakorporale Kreislaufunterstützung (ECLS) 290
Extrakorporale Membranoxygenierung (ECMO) 290
Extrapyramidalmotorisches System 153, 154
Extravaskuläres Lungenwasser 234, 235, 239
Extrazellulärraum 302
Extremitätenableitung 223
EZ-IO-Akkubohrer 205

F

Faisy-Berechnung 425
Faktor VIII 362
Faktor-X-Inhibitor 348
Fall-Kontroll-Studien 21
Famotidin 414
Farad 27
Faraday-Käfig 65, 89
Farbdoppler 87
Farbiges Rauschen 62
Farbindikator 83
Farbraum 85

Farbstoffdilution 232
FAST 411
FAST-1 205
Fast-Flush-Test 60
Feedback-Hemmung 178
FEIBA 353
Feldstärke 46
Fentanyl 132, 133, 135, 291
Ferguson-Regel 128
Ferromagnetische Stoffe 46
Fetaler Kreislauf 221
Fett 436
Fett-Blut-Verteilungskoeffizient 125
Fette 430
Fettlöslichkeit, Inhalationsanästhetikum 125
Fettsäuren 430
Feuchtigkeit 41
Fiberoptik 64
Fibrinmonomer 341
Fibrinogen 353
Fibrinolyse 332, 335, 336
– Aktivierung 336
– Hemmung 336
Fibrinspaltprodukte 341
Fick-Diffusionsgesetz 36
Fick-Gesetz 218, 258
Fick-Prinzip 230, 231
Fidaxomicin 391
Fieber 362, 432
– Fieberarten 363
Filo-Viren 381
Filter 62
Filtration 310
First-Pass-Effekt 106, 135, 136, 138, 141, 415
Fläche unter der Kurve 6
Flavi-Virus 381, 382
Flecainid 249
Fleisch-Pneumotachograph 285
Flow Time 236
Flow Time corrected 236
Flow Time to Peak 236
Flowphase 425
Fluconazol 392
Flucytosin 394
Fluidität 32
Fluor 430
Fluorchinolone 390
Fluorid 130
Fluoxetin 184
Fluss 47, 68
Flüssigkeitsthermometer 73
Flussmessung 267
Flusssäure 128
Fluss-Volumen-Kurve 271
– Lunge 269
– pathologische 269
Flusswiderstand 211

Flux 311
F-Mode 87
Folsäure 431
Fondaparinux 350
Foramen ovale 221
Forcierte Vitalkapazität 268
Forciertes exspiratorisches Volumen 268
Formaldehyd 94
Formatio reticularis 154, 155
Formel
– ableiten 444
– wichtig für Prüfung 443
Forrest-Plot 22
Forssman-System 357
Fosfomycin 387
Fossa cubiti 204
Fotodetektoren 44
Fourier-Transformation 61, 85
Fowler-Single-Oxygen-Breath 266, 270
Fracisella 376
Fraktionelle Sättigung 260
Fraktionierter Gasanteil 258
Frank-Starling-Mechanismus 212
Frequenz 27
– Spektrum 51
– Welle 51
Frequenzkorrigierte QT-Zeit 226
Fresh Frozen Plasma 353
Frischgaszufuhr 76
Frontallappen 153
Fundusvarizen 416
Fungizid 392
Funktion 5
Funktionale Zusammenhänge 14
Funktionelle Residualkapazität (FRC) 264, 267
Funktioneller Totraum 270
Funny Channel 206
Furosemid 316

G

GABA-Agonist 122
$GABA_A$-Rezeptor 120, 122
Gabapentin 143, 183
Gain of lean body mass 425
Gain-Funktion 62
Galle 417
Galvanische Brennstoffzelle 70
Galvanische Hautreaktion 46
Galvanische Zelle 280
Galvanometer 65
γ-Hydroxybuttersäure 122
Gamma-Stahlen 52
γ-Strahlung 85, 94
Ganglion 161
Ganglion stellatum 161
– Prüfungsfrage 162

Ganze Zahlen 4
Ganzkörperplethysmographie 285
Gas 32, 70
– Gasgesetz 32
– ideales 32
– Kennzahlen 34
– Temperatur 33
Gasaustausch
– alveolokapillärer 254, 258
– pulmonaler 254
Gas-Plasma-Sterilisation 94
Gastroenteritiserreger 382
Gastrografin 415
Gastrointestinalen Blutung siehe GI-Blutung
Gastrointestinaltrakt 406
Gate-Control-Theorie 174
Gauge 64
Gauß-Funktion 13
Gay-Lussac-Gesetz 32, 75
Gefäß
– Endothel 335
– Wandspannung 50
– Widerstand 218
Gefäßsystemanatomie 202
Gefrierpunktserniedrigung 72
Gegenhypothese 17
Gehirn 152
– Blutversorgung 155
Gehirn-Blut-Verteilungskoeffizient 125
Geigerzähler 56
Gelatine 319
Genauigkeit 16, 63
Geometrie 5
Gerade 5
Gerbich-System 357
Gerechtigkeit 95
Gerinnung 332
– Aktivierung 341
– Antagonisierung 350
– Diagnostik 337
– Faktoren 332
– Hemmung 345
– Laborroutine 338
– Lyse 351
– plasmatische 332, 335, 347
– Substitution 352
– Thrombozyten 341
Gerinnungsfaktor 417, 418
– Vitamin K 431
Gerinnungsstörung, Hypothermie 433
Gesamtkörperwasser 302
Geschlossenes Beatmungssystem 75
Geschwindigkeits-Zeit-Integral 235
Gewebedoppler 87
Gewebeplasminogenaktivatoranaloga 351
Gewebeplasminogenaktivator 335
Gewebespzifischer Plasminogenaktivator 333

Gewicht, spezifisches 32
GHB-Rezeptor 122
(Gibbs)-Donnan-Effekt 167
GI-Blutung 410
– Score 410
GIL-System 357
Glandula pituitaria 398
Glanzmann-Thrombasthenie 332, 342
Glasgow-Blatchford-Score 410
Glasgow-Koma-Skala (GCS) 175, 444
Gleichstrom 43
Glisson-Trias 417
Globale Ejektionsfraktion 235
Globales enddiastolisches Volumen 234, 239
Globoside-System 357
Glomeruläre Filtrationsrate 296, 309
Glomus aorticus 276
Glomus caroticus 276
Glukagon 428
Glukokortikoid 143, 401, 428
– Pharmakologie 402
– topisches 403
Glukokortikosteroid 139
Glukoneogenese 296, 324, 417, 428
Glukose 427, 434, 436
– Ausscheidung 299
– Ernährung 437
– Stoffwechselsteuerung 427
Glukose-6-Phosphat-Dehydrogenase-Mangel 142, 145
Glukuronidierung 132
Glutamatdehydrogenase 418
Glutamatrezeptor 120
Glutaraldehyd 94
Glycin 135
Glycinrezeptor 120
Glycylcyclin 389
Glykogen 428
Glykolyse 428
– 2,3-Diphospho-Glycerat 262
Glykopeptidantibiotikum 387
Glykopyrrolat 115
Goldanode 70
Goldmann-Ableitung 223
Goldmann-u.-Lee-Score 244
Golgi-Sehnenapparat 189
GPIIb/IIIa-Rezeptor-Inibitor 346
G-Protein-gekoppelte Rezeptoren 133
GRADE-System 23
Graft-vs.-Host-Reaktion, Transfusion 361
Graham-Diffusionsgesetz 36
Gram-Färbung 369
Grammäquivalent 36
Granulozyten 362
– neutrophile 361
Granulozyten-Kolonie-stimulierenden Faktor 142
Gray 56
Grenzwerttheorem 14

Großhirn 152
Grundumsatz 424
γGT 418
Guedel-Narkosestadien 124
Gyrasehemmer 390
Gyrus dentatus 153

H

Haar-Hygrometer 72
HAART 394
Haemate 353
Haemophilus 375
HAES 318, 319
Hageman-Faktor 333
Hagen-Poiseuille-Gesetz 48, 49, 314
Halbgeschlossenes Beatmungssystem 75
Halbleiter 43
Halboffenes Beatmungssystem 75, 77
Halbwertszeit 7, 111
– kontextsensitive 112
Haldane-Effekt 265
Haloperidol 185
Halothan 129, 280
– Nebenwirkungen 129
Hals 199
Hämatokrit, Blutbild 358
Hamburger-Shift 265
Hämodiafiltration 310, 314
Hämofiltration 312
Hämoglobin 322, 358
– Arten 263
– Blutbild 358
– fetales 261
– glykiertes 434
– HbA1c 264
– oxygeniertes 260
Hämoglobinopathie 145
Hämolyse 356
Hämolytische Transfusionsreaktion 361
Hämorrhagie, pulmonale 287
Hämorrhagisches Fieber 381
Hämorrhoiden 416
Hämostase 332
– Gegenregulation 335
– primäre 332
– sekundäre 332
Händedesinfektion 94
Harnsäure 291
Harnstoff-Kreatinin-Ratio 308
Harnstoffstickstoff 308
Harnstoffzyklus 429
Harnverhalt 133
Harris-Benedict-Formel 424
HAS-BLED 337
Häufigkeiten, Statistik 10
Hauptbronchus 256

Hauptstromverfahren   70
Hazard-Rate   16, 17
HbA1C   434
Hefen   379
Heinz-Innenkörperchen   358
Helicobacter   376
Heliumverdünnung   286
Hemoclot   340
Henderson-Hasselbalch-Gleichung   27, 322
Henle-Schleife   298
Henry-Gesetz   35, 280
Heparin   347, 348
– Antagonisierung   350
– Clark-Elektrode   280
– niedermolekulares   349
– unfraktioniertes   349
Heparin-induced Platelet Activation-(HIPA)-Test   345
Heparininduzierte Thrombozytopenie (HIT)   344
Hepatische Enzephalopathie   420, 422
Hepatitis   382
Hepatitis B   361
Hepatitis C   361
Hepatitis-A-Virus   381
Hepatitisvirus   382
Hepato-Virus   382
Hepdna-Virus   382
Herpes-Simplex-Virus   380
Herpes-Viren   380
Herpes-Zoster-Virus   380
Hertz   27
Herz
– Anatomie   199
– Blutversorgung   199, 201, 215
– Innervation   201
– Rhythmus   212
– Wirkungsgrad   30
Herzarbeit   29
Herzfrequenz   212, 218, 239
– Regulation   220
Herz-Kreislauf-System   199
– Anatomie   199
– Diagnostik   222
– hämodynamische Parameter   238
– Pharmakologie   245
– Physiologie   205
Herzleistung   29
Herzlungenmaschine   243
Herzrhythmusstörung, Hypothermie   433
Herzton   222
Herzzeitvolumen   210, 237, 239, 254
– Erhöhung   278
– Messung   230
– Regulation   211
– Verteilung   214
Herzzyklus   205, 207, 213
Hessel-Schätzung   274
Hexadezimalzahlen   4

Hexafluroisopropanol   130
Hh-System   357
High Altitude Pulmonary Edema, HAPE   279
High-Cut-off-Filter   313
High-Flux-Membran   311
Highly Active Antiretroviral Therapy   *siehe* HAART
Hippocampus   153
Hirnanhangsdrüse   398
Hirndrucktherapie   185
Hirnnerven   155, 162
– Rhombenzephalon   155
Hirnstamm   133, 153
– Reflexe   181, 182
– Tod   182
Hirntod   181
– Diagnostik   181
Hirudin   349
His-Bündel   202
Histamin   115, 365
– Rezeptor   116
Histamin-2-Antagonisten   414
Histaminfreisetzung   121, 134
Histogramm   11
HIV   361
HME-Filter   83
Hochfrequenzbeatmung   82
Hochpassfilter   62
Hofmann-Elimination   195
Hofmann-Eliminierung   108
Höhenphysiologie   278
HOMA-Index   434
Horner-Syndrom   162
Horowitz-Quotient   259
Horrortrip   122
Howell-Jolly-Körperchen   358
Hudson-Maske   75
Hüfner-Zahl   216
Humanes Enterovirus   381
Humanes Immundefizitvirus   382
Humanes Papillomvirus   380
Humorale Abwehr   362
Humphrey-Kreissystem   77
Hunt-Hess-Klassifikation   175
Hustenreflex   182
Hydralazin   248
Hydrochlorthiazid   317
Hydromorphon   132, 136
Hydroxocobalamin   245
β-Hydroxybutyrat   430
Hydroxymidazolam   122
Hygiene   93
Hygrometer   72
Hygroskopisches Material   41
Hyperalgesie   133, 174
Hyperbare Oxygenierung   264
Hyperbare Sauerstofftherapie   279
Hyperbel   5

Stichwortverzeichnis

Hyperfibrinolysehemmung 352
Hyperglykämie
– Ernährung 436
– Hypothermie 433
HyperHAES 319
HyperK 358
Hyperkaliämie 261, 304
– Therapie 304
Hyperkalzämie 305
Hyperkoagulabilität 335
Hypermagnesiämie 306
Hypernatriämie 303, 304
Hyperparathyreoidismus 305
Hyperpathie 174
Hyperphosphatämie 306
Hyperpyrexie 363
Hyperthermie 282, 424, 431
Hyperthyreose 282
Hypertonie
– intraabdominelle 409
– portale 421
– pulmonale 291
Hyperventilation 278
Hypnotikum i.v. 120
Hypoalbuminämie 327
HypoCa 358
Hypochlorite 94
Hypohydratation, hypotone 303
Hypokaliämie 261, 304
Hypokalzämie 305
Hypomagnesiämie 306
Hyponatriämie 302
– antidiuretisches Hormon 304
– Osmolarität 303
Hypophosphatämie 306
Hypophyse 398
– Hinterlappen 398
– Hypophyseninsuffizienz 398
– Vorderlappen 398
Hypothalamus 134, 153, 398
– Fieber 363
Hypothermie 144, 358, 432
– Auswirkungen 432
– SIRS 363
– therapeutische 433, 435
– Transfusion 361
Hypothesen 17
Hypovolämie, Pulskurve 230
Hypoxämie 260, 261
Hypoxie 260
– Regulation 261
– Sauerstoffmangel 260
Hypoxisch-pulmonale Vasokonstriktion 127, 275, 279
Hypoxygenierung 260
Hysterese 106
Hysteresis 63
HZV-Messung 235

I

Ibuprofen 141
ICD 23
Iced Water Bodily Imersion 435
Ideales Gas 32
IgG-Antikörper 356
IgM/IgG-Antikörper 356
IgM-Antikörper 356
Ii-System 357
Ileum 406
Iloprost 291
Imidazol 393
Imipenem 387
Imipramin 184, 291
Immunsuppression 121
Immunsystem 361
– angeborene Abwehr 361
– Aufbau 361
– erworbene Abwehr 361
– Zellen 361
Impedanz 46
– akustische 55
Indexzahlen 12
Indian-System 357
Indikatorverdünnung 232
Indirekte Kalorimetrie 283
Indocyaningrün 419
Indometacin 141
Induktor 46, 227
– magnetischer 47
Infektionsmarker Procalcitonin 400
Infektionsrate, Hypothermie 433
Inflektionspunkt 271
Influenzaviren 381
Information 59
Informationsgehalt 59
Infrarot 280
Infrarotabsorptionsspektroskopie 71
Infrarotes Licht 52
Infrarotmessverfahren 279
Infrarotspektrometrie 282
Infraschall 54
Infusion 314
– Infusionszugänge 314
– kalte 435
– Kolloide 318
– kristalloide 318
– Pharmakologie 318
Infusionsregime, Kinder 445
Infusomat 316
Inhalationsanästhetikum 123, 129
– Arbeitsplatzbelastung 128
– Aufnahme 127
– Fettlöslichkeit 125
– ideales 123
– Nebenwirkungen 127

Inhalative Einleitung 130
Injury Severity Score 445
Inotropie 205, 211
Inrazerebraler Druck 178
– Messung 178
– Sonden 179
Inspiration 282
Inspirationskapazität 267
Inspiratorische Reservevolumen 267
Insulin 427
Integrase-Inhibitor 395
Integration 6
Intensivbeatmung 79
– Modus 81
Intensive Care Delirium Screening Checklist 176
Intensivstation 94
– Ethik 95
– Monitoring 95
Interferenz 47, 53
Interferon-Gamma-Test 377
Interkostalraum 167
Interleukine 362
International Normalized Ratio 339
International Society of Blood Transfusion 356
Interstitium 302
Intervallskala 5
Interventionsstudien 21
Intoxikation, Sauerstoffmangel 260
Intraabdomineller Druck 409
Intraaortale Ballongegenpulsation 242
Intrafusale Faser 189
Intrakranieller Druck (ICP) 171
Intraossärer Zugang 205
Intraparenchymatöser Gewebesauerstoffpartialdruck 180
Intrathorakale Thermovolumen 234
Intrazellulärraum 302
Intrinsische Aktivität 100
Inulinclearance 308
Invasive (direkte) Blutdruckmessung 229
Inzidenz 22
Iod 436
Ionenkanal 99, 105
Ionodilatator 245
IPPV 81
Irregulärer Antikörper 356
Irrtumswahrscheinlichkeit 17
Ischämiemarker 243
Isobare 34
Isobologramm 104
Isochore 34
Isofluran 129
Isolation 373
Isolatoren 43
Isomerie 38
Isoniazid 392
Isoprenalin 247

Isosorbiddinitrat 245
Isosorbidmononitrat 245
Isotherme 33
Isotope 55, 56
Isoxazolylpenicillin 385
Ito-Zellen 417
Itraconazol 393
i.v.-Anästhesie, Prilocain 146
i.v.-Hypnotikum 120

J

Jackson-Rees-T-Stück 77
Jaffé-Methode 307
Jamshidi-Nadel 205
Jejunum 406
Jet-Ventilation 49
Jod 430
Johanniskraut 184
John Milton Hagen-System 357
Joule 27, 29
Juckreiz 133
Junior-System 357
Juxtaglomerulärer Apparat 294
J-Welle 225

K

Kabel 65
Kalibration 64
Kalibrierte Pulskonturanalyse 233
Kalium 300, 304, 436
– Ausscheidung 299
Kaliumhydroxid-(KOH)-Lauge 70
Kalorienbedarf 436
Kalorien-Stickstoff-Verhältnis 437
Kalorimetrie
– direkte 426
– indirekte 283, 425
Kalorisches Äquivalent 425
Kälteagglutinine 356
Kalzium 189, 305, 436
– Stoffwechsel 399
Kalziumantagonist 245
Kalziumkanal 275
Kalziumsentizer 248
Kaolin 341
Kapazität 27, 44
Kapillaren 301
Kapillarer Filtrationskoeffzient 302
Kaplan's Poor Man's V5-Ableitung 223
Kapnografie 282
Kapnometrie 282
Kardiale Oszillationen 282
Kardiale Unterstützungssysteme 242
Kardialer Funktionsindex 235
Kardinalskala 5

Kardioplegie 304
Kardioversion 228
Karotisbifurkation 199
Katabole Reaktionen 426
Katecholamin 245
Katecholaminrezeptor 246
Kathode 42
K-Blocker 249
Kehlkopf 253
Kehrwertfunktion 5
Kell-System 357
Kelvin 27
Kernkettenfaser 189
Kernsackfaser 189
Kernspinresonanz 89
Kernspintomografie siehe Magnetresonanztomografie
Ketamin 122
Ketoazidose 308, 435
Ketoconazol 393
Ketokörper 430
Ketone 435
Ketonurie 435
Ketoprofen 141
Ketoseprophylaxe 437
Kidd-System 357
Kilogramm 27
Kilokalorie 30
Kinder
– PONV 409
– Verbrennung 435
– wichtige Kenndaten 445
Kirchhoff-Maschenregel 45
Klang 54
Klappenfunktion 212
Klasse-I-Antiarrhythmikum 146
Klassifikation 23
Klebsiellen 375
Kleinhirn 153
Klinische Studien 20
Knallgasreaktion 264
Knochenmarksdepression 131
Knops-System 357
Koagulation siehe Gerinnung
Koagulieren 66
Koanalgetikum 143
Koaxial-T-Stück 77
Kobalt 430
Kochsalztest 360
KOD 37
Kohlendioxid 259, 264
– Absorption 83
– espiratorisches 265
– Messung 70, 282
– Produktion 264
– Transport 264
Kohlendioxidpartialdruck, Atemregulation 276
Kohlendioxidproduktion 425

Kohlenhydrat-Aminosäuren-Verhältnis 437
Kohlenhydrate 436
– Ernährung 437
Kohlenhydrat-Fett-Verhältnis 437
Kohlenmonoxid 128
Kohlenmonoxidtest 286
Kohlenmonoxidtransferfaktor 287
Kohortenstudien 21
Kokain 147
Koller-Pouch 412
Kolloide 318, 320
Kolloidosmotischer Druck 37
Kolon 406
Koma 181, 182
Kompartimentmodell 108
Kompartmentsyndrom, abdominelles 409
Komplementfaktor 417
Komplementsystem 362
Komplexe Zahlen 4
Kompression 33, 85
Kondensationswärme 40
Kondensator 44, 227
– im Wechselstrom 46
Konduktion 432
Kondylomvirus 380
Konfidenzintervall 17
Konfigurationsisomere 38
Konstitutionsisomere 38
Kontextsensitive Halbwertszeit 135
Kontingenzanalyse 14
Kontraktilität 211, 218, 235, 240
Kontrast 85
Kontrollierte Beatmung 81
Konvektion 432
Konzentration 36
Konzentrationsabfallzeit 112
Konzentrationseffekt 126, 254
Konzentrationsgradient 37
Kornealreflex 182
Koronararterie 201
Koronardurchblutung 215
Koronarer Blutfluss 216
Koronarer Perfusionsdruck 216
Korotkoff-Geräusch 228
Körpergewicht, Kinder 445
Körperkerntemperatur 432, 435
Körperoberfläche 239
Korsakoff-Syndrom 431
Kortex 133
Kortikoid 413
Kortikosteroide 401
Kortikosteron 401
Kortisol 401
– Äquivalenzdosis 402
– Therapie 403
Kortison 401
– Äquivalenzdosis 402

Kraft 27, 28
Krankenhausgröße 94
Kreatininclearance 308
Krebs-Zyklus 427
Kreisdiagramm 11
Kreisfunktion 9
Kreislauf, postpartaler 222
Kreislaufversagen, Sauerstoffmangel 260
Kreissystem 77
Kreuzprobe 359
Krikoid 253
Kristalloide 318, 320
Kritische Dämpfung 60
Kritische Temperatur 33
Kritischer Druck 33
Krogh-Index 287
Kryoskopie 36, 72
Kuhn-System 77
Kumarin 348
Kumarine 348
Kupfer 430
Kupffer-Sternzellen 417, 418
Kurzdarmsyndrom 407
Kx-System 357

L

Labetolol 248
Lachgas 131
– Lachgasdiffusion 131
Lack-Kreissystem 77
LADME-Einteilung 105
Lagemaß 11
Laki-Lorand-Faktor 333
β-Laktam-Antibiotikum 384
Laktat 314, 324, 428
Laktatazidose 325
Laktatlücke 325
Laktobakterien 374
Laktulose 415, 422
Lambert-Beer-Gesetz 53
Lambert-Gesetz 54
Laminare Strömung 47
Laminarer Fluss 47
Lamotrigin 183
Lancefield-Gruppe 374
Landmarkentechnik 204
Landsteiner-Wiener-System 357
Länge 27
Langereis-System 357
Langerhans-Inselzellen 427
Laplace-Gesetz 50
Larynx 253
Laser 54, 64
– medizinische 65
Lasermedium 64
Latente Wärme 39, 40

Lateral shadowing 88
Lattenzauneffekt 61
Laudanosin 195
Lautstärkepegel 55
Leber 415
– Funktion 417
– Funktionsmessung 419
– Labor 418
– Leberazinus 416
– Versagen 420, 421
Leck-Effekt 61
Leg Raise Trial 314
Legionella 376
Leistung 27, 29
Leiter 43
Leptospira 376
Lernstoffstrukturierung 442
Leucocyte Larceny 260
Leukodiapedese 361
Leukopenie, SIRS 364
Leukotrien 117
Leukotrienantagonist 290
Leukotriene 139
Leukozyten 359, 361
– Differenzialblutbild 359
Leukozytendepletion 360
Leukozytose, SIRS 364
Levetiracetam 183
Levo-Bupivacain 146
Levo-Methadon 136
Levosimendan 248
Lewis-System 357
Liberation 105
Licht 52, 54, 64
Lichtreaktion 182
Lichtstärke 27
LiDCO 235
Lidocain 143, 146, 249, 291
Ligand 99
Limbisches System 153
Limbischesy System 133
LIMON-System 419
Lincomycin 388
Lincosamid 388
Lineare Transformation 61
Lineweaver-Burke-Transformation 99
Linezolid 388
Lingula 256
Linksventrikuläre Unterstützungssysteme 243
Linksversorgertyp 199
Linolensäure 430
Linolsäure 430, 436
Lipide *siehe* Fette
– Ernährung 437
Lipopeptidantibiotikum 387
Lipophilie 107
Liquid Ecstasy 123

Liquor 170, 181
– Diagnostik 180
Listerien 361, 374
Lithium 184
– Dialyse 317
Livopan 131
Locked-In-Syndrom 182
Logarithmische Transformation 61
Logarithmus 8
Lokalanästhetikum 143, 146
Lokalanästhetische Potenz 144
Long-Acting β2-Agonisten 290
Long-QT-Syndrom 226
Lorazepam, Kinder 445
Lormetazepam 122
L-Ornithin-L-Aspartat 422
Löslichkeit 34–37
Lösungseigenschaft 35
Löwenstein-Jensen-Agar 377
Low-Flow-Narkose 130
Low-Flux-Membran 311
Lues 361
Luftblasen 280
Luftwege 253
Lugol-Lösung 369
Lumefantrin 395
Lumiracoxib 143
Lundberg-Welle 178
Lunge 199, 253, 291
– Anatomie 199
– Bildgebung 288
– Perfusion 254
– Pharmakologie 290
– Physiologie 254
Lungenembolie 337
Lungenfunktion, große 285
Lungenkapazität 267
Lungenödem 138, 139, 288
– höheninduziert 279
Lungenvolumina 266, 267, 269
– pulmonalvaskulärer Widerstand 273
Lusitropie 205
Lutheran-System 357
Lymphozyten 361
Lyse 351
Lyssa-Viren 381

M

M. Addison 302
M. adductor pollicis Relaxometrie 190
M. cricoarytenoideus posterior 253
M. crioarytenoideus lateralis 253
M. intercostales externus 254
M. pectoralis 254
M. sternocleidomastoideus 254
Macula densa 295

Magen-Darm-Trakt 140, 406
– Anatomie 406
– Blutversorgung 407
– Innervation 408
– Magen 406
– Magensonde 409
Magill-Kreissystem 77
Magnesium 249, 305, 436
Magnetauflage 226
Magnetische Feldstärke 46
Magnetische Induktoren 47
Magnetischer Fluss 47
Magnetisches Feld 46
– Galvanometer 65
Magnetismus 46
Magnetresonanztomograf 47
Magnetresonanztomografie 89
Major-Probe 360
Makroalbuminurie 309
Makrolid 388
Makrophagen 361
Makrozykline 391
Makrozyten 358
Malaria 361, 383
– Therapeutikum 395
Maligne Hyperthermie 127, 194, 196
– Lachgas 131
Malignes neuroleptisches Syndrom 183, 282
Malnutrition Universal Screening Tool (MUST) 434
Malpighi-Körperchen 294
Mangan 430
Mangelernährungsrisikofaktoren 434
Mangelnder Kontrast 85
Mannitol 185, 317
– Dantrolen 196
Manometer 67
Manschettenbreite 228
Mapleson-Klassifikation 77
Markersubstanz 232
Masse 27
Massenreflexe 175
Massenspektrometrie 282
Mastzellaktivierung 134, 136
Mastzelltryptase 365
Materie 55
Maturations-Inhibitor 395
Maximal tolerierbare Blutverlust 356
Maximaler exspiratorischer Fluss 269
Maximaler inspiratorischer Fluss 269
Maximum Clot Firmness 342
Maximum Lysis 342
Mechanik 28
Median 12
Mediastinum 199
Medizinische Laser 65
Medizinprodukte 92
– CE-Zertifizierung 93

– Risikoklassen 93
Medizintechnik 280
Medulla oblongata 155, 276
Mefloquin 395
Megakaryozyten 341
MEG-X-Test 146
Meldepflicht 373
MELD-Score 420
Melperon 185
Membran 37
Membranoxygenator 243
Membranpotenzial 167, 206
Mendel-Mantoux-Test 377
Meningen 159
MEOPA 131
Mepivacain 146
Merkmale 5
– Statisik 10
Meropenem 387
Mesangiumzelle 295
Messgenauigkeit 62
Messverfahren 62
Metaanalyse 22
Metabolische Azidose 358
Metabolisches Äquivalent 244
Metabolisierung 107
Metagenom-Shotgun-Sequenzierung 383
Metamizol 142
Metapneumovirus 381
Metastabile Isotope 56
Metathalamus 153
Meter 27
Metformin, Dialyse 317
Methadon 132, 136
Met-Hämoglobin 282
Methämoglobin 261, 263
Methämoglobinämie 145
MetHb-Bildung 146
Methoxyfluran 130
Methyldopa 248
Methylenblau 282
Methylnaltrexon 139
Methylprednisolon, Äquivalenzdosis 402
Methylxanthin 116, 291
Metolazon 317
Metoprolol 248
Mexiletin 249
Meyer-Overton-Hypothese 125
Meyer-Overton-Regel 35
Micafungin 393
Michaelis-Menton-Gleichung 98
Miconazol 393
Midazolam 122
– Kinder 445
Mifflin-St-Jeor-Berechnung 425
Mikroaerophile 372
Mikroaerotoleranz 372

Mikroalbuminurie 309
Mikrobiologie 369
Mikrobiom 369
Mikrobiomanalyse 383
Mikrobiota 369
Mikroschock 91
Mikrowellen 52
Mikrozyten 358
Milchglasphänomen 288
Milchsäure 324
Milrinon 248
β_2-Mimetikum 290
Mineralkortikoid 401, 402
Minimal Conscious State 182
Minimale alveoläre Konzentration (MAC) 124, 279
Minnesota-Sonde 410
Minor-Probe 360
Minoxidil 248
Mirtazepin 184
Mismatch 288
Mitochondrien 264
Mitralklappe 222
Mittelhirn 153, 154
Mittellappen 256
Mittelung 62
Mittelwert
– harmonischer 12
– logarithmischer 12
– Standardabweichung 13
Mittlere effektive Dosis 100
Mittlere effektive Konzentration 100
Mittlere Leistung 43
Mittlere letale Dosis 101
Mittlere Transitzeit 233
Mittlerer arterieller Druck 207
Mittlerer pulmonalarterieller Druck 239
Mivacurium 195
Mm. scaleni 254
M-Mode 86
MNS-System 356
Moclobemid 184
Modalwert 11
Modelle 14
Modification of Diet in Renal Disease 309
Modified Marshall-Score 411
Modus 11
Mokola-Virus 381
Mol 27
Molare Masse 55
Molarität 36
Molekulargewicht 55
Molekülgröße 37
Molekülmasse 55
Molgewicht 55
Molluscipox 380
Molmasse 33
Molybdän 430

Monitoring 279
– Intensivstation 95
– Interaktion Kauter 66
– MRT-fähig 89
Monoaminooxidase 115
Monobactam 387
Monochromatisches Licht 64
Monopolarer Kauter 66
Monozyten 361
Monroe-Kelly-Doktrin 171
MOOSE 21
Moraxella 375
Morbill-Masern-Virus 381
Morbus Addison 298
Morbus haemolyticus neonatorum 356
Morphin 132, 134
Morphin-6-Glukuronat 134
Morrison-Pouch 412
Motoneuron 189
Motorisch evozierte Potenziale 178
Motorische Antwort 182
Motorische Einheit 188
MOTT-Gruppe 377
Moxonidin 248
Multimodal evozierte Potenzial 178
Multiplate 346
Multiplate-Test 342
Multiple Breath Washout 286
Multiple Organ Dysfunction Score, MODS 445
Multiresistenz 372
– MRGN 372
Mumps-Virus 381
Mupirocin 391
Murray-Einteilung 289
Murray-Formel 258
Muskeldehnungsreflex 175
Muskelrelaxanzien 143, 191, 193
– depolarisierende 194
– ideale 193
– nichtdepolarisierende 191, 194
Muskelrigidität 134
Muskelspindel 189
Muskulatur 188
– Bewegung 189
– Dehnungsreflex 190
– Fasern 189
Muskuloskeletofasziale Einheit 188
Myelin 169
Myenterische Reflex 408
Mykobakterien 369
Mykoplasma 377
Myokardaktionspotenzial 206
Myokardialer Sauerstoffverbrauch 215
Myoklonie 122
Myosin 188

N

N. abducens 156
N. accessorius 156
N. axillaris 164
N. cutaneus antebrachii medialis 164
N. cutaneus brachii medialis 164
N. cutaneus femoralis lateralis 164
N. cutaneus femoralis posterior 166
N. facialis 156
N. femoralis 164
N. fibularis 166
N. genitofemoralis 164
N. glossopharyngeus 156, 253
N. hypoglossus 156
N. iliohypogastricus 164
N. ilioinguinalis 164
N. ischiadicus 166
N. larngeus 253
N. laryngeus superior externus 253
N. laryngeus superior internus 253
N. medianus 164
N. musculocutaneus 164
N. obturatorius 165
N. oculomotorius 156
N. olfactorius 156
N. opticus 156
N. peronaeus superficialis 167
N. peroneus profundus 166
N. pudendus 166
N. radialis 164
N. recurrens 253
– Lähmung 253
N. saphenus 167
N. suralis 167
N. tibialis 166, 167
N. trigeminus 156
N. trochlearis 156
N. ulnaris 164, 190
N. vagus 156, 162, 199, 202
N. vestibulocochlearis 156
Nabelschnur 222
N-Acetylcystein 421
N-Acetyl-P-Benzochinon-Imin (NAPQI) 142
Nachlast 211, 218
NaCl-Lösung, hypertone 185
Nadelventil 69
Nagellack 282
Nahinfrarotspektroskopie 180
Nahrungsmittelkennzeichnung 436
Nahrungspassage 407
Na-K-ATPase 169, 304
Nalbuphin 138
Naloxegol 415
Naloxon 138
Naproxen 141
Narkose

- Beatmung 79
- Beatmung, Modus 81
- Gasabsaugung 83
- Gasmessung 70
- Gerät 75, 79
- Gerät, Check vor Nutzung 81
- Narkosetiefenmessung 177
- Stadien 124
Narkosegas *siehe* Inhalationsanästhetikum
Nasenbluten 337
NASPE/BPEG-Code 227
Natrium 300, 302, 436
- Ausscheidung 299, 302
- Ausscheidung im Urin 310
Natriumbikarbonat 328
Natriumdocusat 415
Natriumhydroxid 83
Natriumthiosulfat 245
Natürliche Frequenz 59
Natürliche Killerzellen 362
Natürliche Zahlen 4
Nebenniere 400
- NN-Mark 400
- NN-Rinde 401
Nebennierenrindeninsuffizienz 135, 402
- sekundäre 402
Nebenschilddrüse, Kalziumstoffwechsel 399
Nebenstromverfahren 71
Nebenwirkung 113
Nebh-Ableitung 223
Negativer Vorhersagewert (negativer prädiktiver Wert) 15
Neisseria 376
Neocerebellum 153
Neostigmin 115, 195
Nephron 294
Nephrotoxizität, Medikamente 318
Nernst-Gleichung 168
Nernst-Wärmesatz 41
Nervenblockade 143
Nervenfaser, Erlanger-Gasser-Einteilung 170
Nervensystem 152
- peripheres 162
- vegetatives 160
Nettofiltration 301
Netzspannung 43
Neuraminidase-Inhibitor 394
Neurohypophyse 155, 398
Neuroleptika 183
Neuroleptikum 412
Neurologie, Pharmakologie 182
Neuron 169
Neurospezifische Enolase (NSE) 180
Neurovent-Sonde 179
Neutralelektrode 66
Neutronen 55
Neutrophile Granulozyten 361

Newton 27, 28
Niacin 431
Nichtdepolarisationsblock 193
Nichthämolytische Transfusionsreaktion 361
Nichtinvasive (indirekte) Blutdruckmessung 228
Nichtlinearität 63
Nicht-Opioid-Analgetikum 139
- nichtsaures 141
- saures 140
Nichtparametertest 18
Nichtrückatemsystem 75
Nichtrückatmungssystem 76
Nichtsteroidale Antiphlogistika *siehe* NSAID
Nichtsteroidale Antirheumatika *siehe* NSAR
Niederdrucksystem 209
Niere 140, 279, 294, 324
- Anatomie 294
- Autoregulation 296
- Blutfluss 308
- Diagnostik 307
- Funktion 295
Nierenersatzverfahren 310
- Hyperkaliämie 305
Nierenfunktion, Antibiotikum 391
Niereninsuffizienz, Medikamente 317
Nierensatzverfahren 310
Nifedipin 248
Nikotinerger Acetylcholinrezeptor 120, 188
Nitrate 245
Nitratoglycerin 245
Nitrofurantoin 388, 390
Nitroimidazol 390
Nitroprussid-Na 245
NIV 81
Niverselle Gaskonstante 33
NMDA-Rezeptor 120
N-Methyl-D-Aspartat-(NMDA)-Rezeptor 122
Nominalskala 5
Non-maleficence 95
Non-Responder 137
Noradrenalin 247, 291
- Nebenniere 400
Norbuprenorphin 138
Normalflora 378
Normalität 36
Normalverteilung 13
Noro-Viren 382
Norpethidin 136
Nortilidin 137
Nortryptylin 184
Nosokomiale Infektion 94
Nozizeption 174
NSAID 139, 141, 346
NSAR 345
Nucleus accumbens 153
Nucleus basalis Meinert 153
Nucleus caudatus 153

Nucleus Edinger Westphal 134
Nucleus lentiformis 153
Nucleus ruber 154
Nucleus subthalamicus 153
Nukleinsäureamplifikationstechniken 377
Nukleinsäurehemmer 390
Nukleosidanalogum 394
Nullhypothese 17
Nullleiter 91
Numerische Analogskala (NAS) 444
Nursing Delirium Screening Scale 176
Nutrional Risk Score (NRS) 433
Nyquist-Limit 62

O

Obere Luftwege 253
Oberflächenspannung 31
Oberlappen 256
Obstipation 133
Obstruktion 268
Octreotid 421
Odds 16
Odds-Ratio 16
Ödem 38
O-Desmethyltramadol 136
Offenes Beatmungssystem 75
Ohm 27, 45, 46
Ohm-Gesetz 45, 48, 171
Ok-System 357
Okulovestibuläre Reaktion 182
Okzipitallappen 153
Olanzapin 185
Öl-Gas-Verteilungskoeffizient 125
Oligoklonale Banden 180
Omeprazol 414
Onkotischer Druck 37
Opiat 132
Opiatagonist 134, 137
Opiatantagonist 137, 138
Opiatrezeptor 133
– Lachgas 131
Opioid 132
– Kenndaten 132
OPS 23
Optimale Dämpfung 60
Optische Isomere 39
Orciprenalin 247
Ordinalskala 5
Organophosphate 115
Orthomyxo-Viren 382
Orthopox 380
Orthostase 219
Osborne-Welle 433
Osmolalität 36
Osmolarität 36, 72
– Natrium 303

Osmometer 72
Osmose 37
Osmotische Diurese 185
Osmotische Lücke 72
Osmotischer Druck 37
Ösophageale Ableitungen 223
Ösophagealer Druck 277
Ösophagusdopplersonografie 235
Ösophagusspinkter 406
– oberer 406
– unterer 406
Ösophagusvarizen 416
– Blutung 421
Osteoblasten 140
Ostwald-Lösungskoeffizient 35
Oszillometrie 229
o-Toluidin 146
Oxazolidinon 388
β-Oxidation 430
Oxidative Dealkylierung 132
Oxycodon 132, 135
Oxygenierungsindex 259
Oxymetrie 280
Oxymorphon 135

P

P mitrale 224
P pulmonale 224
p_{50} 261
Paarige Knorpel 253
Paleocerebellum 153
Pallidum 153
Pancuronium 195
Pankreas 411
– Ranson-Score 411
– Score 411
Pantoprazol 414
Pantothensäure 431
Papillarmuskel 202
Papillomaviren 380
Paraaminohippursäure 309
Parabel 6
Paracetamol 141
– N-Acetylcytein 422
Paramagnetische O2-Messung 70
Paramagnetische Sauerstoffmessung 279
Parametertest 18
Paraminobenzoesäure 147
Paramyxoviren 381
Parasiten 361
Parasympathikomimetikum, indirektes 415
Parasympathikus 162, 206
– Blutdruck 219
– Herz 202
Parasympathomimetika 115
Parathormon 400

- Kalzium 305
- Phosphat 306
Parecoxib 142
Parietallappen 153
Paroxetin 184
Partialagonist 102
Parts Per Million 28
Parvovirus B19 361, 380
Pascal 27
PCV 81
PCWP 314
PDE5-Hemmer 291
Peak Expiratory Flow 268
Peak Velocity 235
Peak-Flowmeter 69
Pearson-Korrelationskoeffizient 19
PEEP 81
- intrinsischer 278
Pel-Ebstein-Fieber 363
Pellagra 431
Peltier-Effekt 46, 72
Penetrations-Inhibitor 394
Penicillin 384
Penlon-T-Stück 77
Pentazocin 137
Peptide 428
Percussion Pacing 226
Performance Bias 22
Perfusion
- Lunge 275
- pulmonale 273
Perfusions-Ventilations-Quotient 275
Periarrest 226
Periode 51
Periodische Signale 59
Peripheral Perfusion Index 180
Periphere sensorische Neurone 133
Peripheres Nervensystem 162
Periportalfeld 417
Permanenter Schrittmacher 226
Permeabilität 37
Permeabilitätsparameter 235
Personalschlüssel 94
Perzentile 12
Perzeption 84
Pethidin 132, 133, 136
PF4-Heparin-ELISA 345
PFA-100 341, 346
Phäochromozytom 400
Pharmakodynamik 98
- Opiatrezeptor 102
Pharmakokinetik 105
Pharmakologie 98, 412, 420
- Dialyse 317
- Diuretika 316
- Ernährung 436
- Infusion 318

- Lokalanästhetikum 143
- Lunge 290
- Muskelrelaxanzien 193
- Nephrotoxikztät 318
- Neurologie 182
Pharynx 253
Phase 51
Phase-I-Reaktion 107
Phase-II-Reaktion 107
Phasenverschiebung 51
Phenol 94
Phenothiazine 185
Phenoxybenzamin 248
Phenoxypenicillin 385
Phentolamin 248
Phenylephrin 247
Phenytoin 183, 249
Phi-Koeffizient 16
pH-Messung 328
Phosphat 306, 322, 436
Phosphodiesterase 116
- Antagonist 116
Phosphodiesterasehemmer 291
Photonen 54
pH-stat-Methode 328
pH-Wert 27, 322
Physik 27
- Einheiten 27
Physiological & Operative Severity Score for enUmeration of Mortality & Morbitiy (P-POSSUM) 445
Physiologie, Lunge 254
Physiologischer Brennwert 30
Physostigmin 115, 147
Pia mater 160
PiCCO 233, 239, 314
- Fehlmessung 235
Picorna-Viren 380, 382
Piezoelektrische Kristalle 86
Piezoelektrisches Element 229
Pilze 378
Pin-Index Safety System 34
Pinozytose 105
Pipamperon 185
Piretanid 316
Piritramid 132, 135
Piroxicam 141
Pitch 89
Pitted red cells 358
Pixel 84
Plasma 302
Plasmacholinesterase 418
Plasmakonzentration 107
Plasmaproteinbindung 107, 144
Plasmazellen 361
Plasmide 369
Plasmodium 383

Stichwortverzeichnis

Plättchenfaktor 333
Platypnoea-Orthodeoxia-Syndrom 260
Plethysmographie 280
Pleura Capping 288
Pleuradruck 271
Pleuraerguss 289
Plexus cervicalis 162
Plexus coeliacus 162
Pneumocystis 379
Pneumotachograph 284
POCD 131
Point-of-Care
– Thrombelastometrie 342
Poliomyelitisviren 381
Polkissen 295
Polyen 393
Polyglobulie 287, 339
Polymyxin 387
Pons 155
PONV 409
– Kortikoid 413
Poor 136
Poor Metabolizer 135, 143
Porengröße 83
Porphyrie 142
– Halothan 129
– hepatische 135, 137, 138
– Lachgas 131
– Sevofluran 130
Portaler Hypertonus 421
Posaconazol 393
Positiver Vorhersagewert (positiver prädiktiver Wert) 15
Post Tetanic Count 192
Postaggressionsstoffwechsel 425
Postikus 253
Postoperatives kognitives Defizit *siehe* POCD
Posttetanische Potenzierung 192
Posttransfusionspurpura 361
Potenz 100
Povidon-Jod 94
Pox-Viren 380
PQ/PR-Strecke 224
Präfixe 28
Prajmalin 249
Präoxygenierung 264
Prasugrel 347
Prävalenz 22
Präzision 62
Prazosin 248
PRECISE-DAPT 337
Prednisolon, Äquivalenzdosis 402
Prednison, Äquivalenzdosis 402
Pregabalin 143, 183
Prilocain 146, 291
Primaquin 395
Primärharn 298
PRISMA 21

Procain 147
Procainamid 249
Procalcitonin 362, 400
Proguanil 395
Prokaryoten 369
Prokinetikum 413, 415
Promethazin 413
Propafenon 249
Propanolol 291, 421
Propionobakterien 374
Propofol 121, 291
– Propofolinfusionssyndrom (PRIS) 121
Prostacyclin 139
Prostaglandin 117, 139, 291
Prostazyklin 291, 335
Protamin 350
Protease-Inhibitor 394, 395
Protein C 431
Protein S 431
Protein Z 336
Proteinbiosynthese, Antibiotikum 388
Protein-C/S-System 336
Proteine 428
– Ernährung 437
Proteinurie 309
Proteolyse 428
Proteus 375
Prothombinkonzentrat 353
Protonen 55
Protonenpumpeninhibitor 414
Protozoen 382
Prüfung 442
– Definitionen 443
– Einheiten 443
– mündliche 442
– Pharmakodynamik 102
– wichtige Formeln 443
PRVC 81
Pseudohypoxämie 260
Pseudokritische Temperatur 34
Pseudomonas 376
PSV 81
P-System 356
Publikationsbias 22
Publikationsstandard 21
Puffer
– Pufferlösung 328
– Puffersystem 322
Pulmonalarterieller Druck 209, 239
Pulmonalarterieller Katheter 273
Pulmonalarterienkatheter 240
Pulmonale Hypertonie 134, 209, 275
– Therapie 291
Pulmonaler Perfusionsdruck 273
Pulmonalerterielle Thermodilution 233
Pulmonales Blutvolumen 234
Pulmonaliskatheter 425

Pulmonalklappe 222
Pulmonalvaskuläre Permeabilitätsindex 235
Pulmonalvaskulärer Widerstand 211, 239, 273, 275
– Index 239
Pulmonalvaskulärer Widerstandsindex 211
Pulsatilitätsindex 180
Pulsed-Wave-Doppler *siehe* PW-Doppler
Pulse-Pressure-Variation 230, 235, 240, 314
Pulskonturanalyse 230, 233, 235
Pulskurve 230
Pulsoxymetrie 280
Pulsqualitäten 222
Pulvinar 153
Punkt 5
Pupillen 155
Puppenaugenphänomen 175
Putamen 153
PW-Doppler 87
P-Welle 224
p-Wert 17
Pyramidenbahn 154
Pyrazinamid 392
Pyridostigmin 115, 195
Pyridoxin 431
Pyrimidin 394
Pyruvat 428

Q

QRS-Komplex 224
qSOFA 363
QT-Verlängerung, Hypothermie 433
QT-Zeit 226
QT-Zeit-Verlängerung 136
Quadratische Funktion 6
Quantisierung 61, 85
Quartile 12
Quecksilberthermometer 73
Querschnittssyndrom 157
Querschnittstudien 21
Quetiapin 185
Quick 338
Quick-Wert 435
Quincke-Ödem 364
QUORUM 21

R

R/S-Nomenklatur 39
Rabiesvirus 381
Radiation 432
Radioisotope 56
Radiowellen 52, 60
Ramsay Sedation Score 176
Ramsay-Sedierungscores 444
Randomisierte, kontrollierte Studie (RCT) 22
Rangkorrelation 20

Rangkorrelationskoeffizient 20
Ranitidin 414
Ranson-Score 411
Raoult-Gesetz 35
Raph-System 357
Rapid Metabolizer 136
Rapid Shallow Breathing Index 289
Rapid-Acting β2-Agonisten 290
Rapoport-Luebering-Zyklus 262
RASS-Sedierungscore 444
Rastergrafik 84
Rationale Zahlen 4
Rauschen 47, 62, 85
Rautenhirn 153, 155
Razemate 38
Reactance 45
Reaktion 0. Ordnung 98, 99
Reaktion 1. Ordnung 98
Reaktion 2. Ordnung 98
Reaktionsgeschwindigkeit 98
– Reaktionsgeschwindigkeit-Temperatur-(RGT)-Regel 98
Realxometrie 192
Receiver Operating Curve, ROC 16
Rechts-Links-Shunt 274
Rechtsversorgertyp 199
Red-Man-Syndrom 387
Redundanz 59
Reflex 190
Reflexionskoeffizienten 37
Refraktärzeit 169
Regan-Lowe-Agar 376
Regnault-Hygrometer 72
Regression 19
Reichel-und-Ulmer-Abschätzung 258
Reinigung 93
Reizleistungssystem 201
Relative Feuchte 41, 72
Relative Refraktärität 207
Relative Refraktärzeit 169
Relatives Risiko 16
Relativitätstheorie 30
Relaxometrie 190
Relle Zahlen 4
Remifentanil 132, 135
Remorphinisierung 134
Renin 297
Renin-Angiotensin-Aldosteron-System 220, 297, 298
Reo-Viren 382
Reptilase 340
Reptilasezeit 340
Reservevolumen 267
Residualkapazität 267
Residualvolumen 267
Resistance 45, 272
Resistenz 372
Resonanz 59

Resonanzfrequenz 59
Respiratorische Globalinsuffizienz 260
Respiratorische Partialinsuffizienz 260
Respiratorischer Quotient 425
Respiratorisches Syncytial-Virus 381
Restiom 369
Restriktion 269
Reteplase 351
Retikulozyten 358
– Blutbild 358
Retinol 431
Retroviren 380, 382
Reverberationen 88
Reverse Transkriptase-Inhibitor 394
Review 22
Revised Cardiac Risk Index 244
Reye-Syndrom 141
Reynold-Zahl 49
Rezeption 84
α_2-Rezeptor 99, 136
– Anästhetikum 120
μ-Rezeptor 133, 134, 136
Rhabdo-Viren 381
Rh-associated glycoprotein-System 357
Rhesus-System 356, 357
Rhino-Virus 381
Riboflavin 431
Richmond Agitation Severity Score 175
Rickettsien 377
Rifampicin 392
Rifaximin 422
Riolan-Anastomose 408
Rippe 167, 254
Risperdon 185
Riva-Rocci_Blutdruckmessung 228
Rivaroxaban 350
R-Konfiguration 39
RNA-Viren 380
Rockall-Score 410
Rocuronium 195
Rofecoxib 143
Rohrfeder-Manometer 67
Röntgen 85
– Lunge 288
– Strahlung 52, 56, 85
Ropivacain 146
Rosenthal-Faktor 333
Rotameter 68, 279
Rotationsthromboelastometrie 342
Rota-Viren 382
Roxithromycin 388
rt-PA 351
Rubella-Virus 381
Rubi-Viren 381
Rückatemsystem 75
Rückenmark 157
Ruheenergiebedarf 29, 424

Ruhemembranpotenzial 167
Ruheumsatz 424
– Adipositas 424
– nach Faisy 425
– nach Weir 426
Rule of 24 130
Rumpel-Leede-Test 341
Ryanodinrezeptor 196

S

Salicylsäure 141
Salmonella 375
Sarkomer 188
Sättigungsdampfdruck 34, 279
Saturation Gap 281
Sauerstoff 259
– O_2-Messung 70
– Verwertung 264
Sauerstoffalarm 81
Sauerstoffangebot 217, 240
Sauerstoffapplikation 75
Sauerstoffaufnahme 425
– Messung 425
Sauerstoffbindungskurve 261
– Rechtsverschiebung 261
Sauerstoffextraktion 215, 217
Sauerstoffextraktionsrate 217
Sauerstofffraktion, inspiratorische 254
Sauerstoffgehalt 240
– im Blut 216
Sauerstoffkaskade 217
Sauerstoffmaske 75
Sauerstoffmessung 280
Sauerstoffpartialdruck 254, 258
– Atemregulation 276
Sauerstoffpartialdruckdifferenz 259
Sauerstoffsättigung 217
Sauerstofftoxizität 264
Sauerstoffverbrauch 218, 240, 254
Sauerstoffverbrauchskalorimetrie 425
Sauerstoffvorrat 264
Säugling, Wärmeproduktion 432
Säulendiagramm 11
Säure-Base-Haushalt 322
– Stewart-Modell 327
Schädel-Hirn-Trauma, Outcome 182
Schall 54
Schallauslöschung 87
Schalldruck 54
Schalldruckamplitude 54
Schalldruckpegel 54
Schallgeschwindigkeit 54
Schallschatten 87
Schallverstärkung 88
Scheitelspannung 43
Schilddrüse 398

– Kalziumstoffwechsel 399
Schimmelpilze 379
Schistozyten 358
Schlagarbeit 240
Schlagdistanz 236
Schlagvolumen 210, 230, 236, 239
– Index 239
– Variation 235, 236, 240, 314
Schleifendiuretika 316
Schmelzwärme 40
Schmerz 174
– chronischer 174
– Faser 174
Schneiden 66
Schock, Kortisoltherapie 403
Schofield-Berechnung 425
Schokoladen-Agar 375
Schrittmacher 226
– Fehlfunktion 67
Schrittmacherzellen 205
Schwangerschaft 140
Schwartz-Bartter-Syndrom *siehe* SIADH
Schwartz-Formel 309
Schwellenpotenzial 168
Schwerkraft 29
Scianna-System 357
Score
– GI-Blutung 410
– kardialer 244
– Leber 419
– Pankreas 411
– wichtig für Prüfung 444
Second Messenger 99
Second-Gas-Effekt 126
Sedativum 120
– Dialyse 317
Seebeck-Effekt 46, 74
Sekunden 27
Selektionsbias 22
Selektive Darmdekontamination 391
Selektive orale Dekontamination 391
Selektiver PDE3-Hemmer 248
Selen 430, 436
Sellick-Handgriff 406
Semipermeabilität 37
Semipermeable Membran 37
Sengstaken-Blakemore-Sonde 409
Sensitivität 15, 16
Sensor-Rauschreduktion 62
Sepsis 363, 364
Septischer Schock 363
Septum 202
Sequenzierung 383
Serinprotease 332
Serotonin 115, 291, 408
– Rezeptor 116, 120
Serotoninsyndrom 133, 135–138, 282

Serratia 375
Sertalin 184
Serton 412
Serumharnstoff 308
Serumkreatinin 307
Severinghaus-Elekrode 283
Sevofluran 128, 130
Sheehan-Syndrom 398
Shigella 375
Shivering 431–433
Short Acting β2-Agonisten 290
Shunt 241, 273
– Gleichung 273
– intrakardiale 233
– portokavaler 416
– Ursachen 274
SIADH 302
SIC-Score 338
Siebkoeffizient 311, 313
Siedepunkt 34
SI-Einheit 27
– Temperatur 39
Sievert 56
Sieving-Koeffizient 311
Signal to Noise Ratio 62
Signale 59
Signalträger 59
Signaltransformation 61
– Fehler 61
Silhouettenzeichen 288
Silizium 430
Simplified Acute Physiology Score (SAPS-II) 445
SIMV 82
Sincalid 415
Single Twitch 191
Single-Oxygen-Breath nach Fowler 285
Sinus 9
Sinusknoten 202
Sinusrhythmus 212
SIRS 363
Skala 4
– wichtig für Prüfung 444
S-Ketamin 122
S-Konfiguration 39
Skorbut 431
Small Airway Disease 269
Soda Lime 83
SOFA-Score 364
Sokolow-Lyon-Index 225
Somatosensorisch evozierte Potenziale 178
Somatostatin 421, 428
Somatotropin 428
Sonografie 53, 85, 238
– Artefakt 87
– Doppler 87
Sotalol 249
Spannung 27, 50

Spannweite 13
Spearman-Korrelationskoeffizient 20
Speckle-Rauschen 87
Sperrbereich 62
Spezifische Wärmekapazität 39
Spezifisches Gewicht 32
Spezifität 15
Sphärozyten 358
Spiegelberg-Sonde 179
Spiegelgalvanometer 65
Spinalanästhesie, Prüfungsfrage 160
Spinalnerv 159
SPIRIT 21
Spirochäten 376
Spirometrie 267, 269, 283
Spironolacton 317
Sproßpilze 379
Spule 46
Spurenelemente 430
– Ernährung 437
Stabilisatoren 360
Stammganglien 153
Standardabweichung 13
Standardbikarbonat 323
Standardfehler 13
Standardnormalverteilung 13
Staphylococcus 374
STARD 21
STARLITE 21
Statische Elektrizität 42
Statistik 10
Statistische Fehler 63
α-stat-Methode 328
Stenotrophomona 376
Stereoisomere 38
Sterilisation 94
Sternum 254
Steroidderivate 194
Steroidhormon 401, 417
Stetige Skalen 5
Steuereinheit 227
Stewart-Hamilton-Gleichung 232
Stewart-Modell 326
Stichprobe 11
Stickstoff 259, 429
Stickstoffauswaschmessung 285
Stickstoffmonoxid 291
Stochastische Signale 59
Stochastische Zusammenhänge 14
Stoff 31
– Stoffeigenschaft 31
– Stoffmenge 27, 31
Störstrahlung 65
STPD 32
Strahl 5
Strahlung 55
– Arten 55

α-Strahlung 56
Streptococcus 373
Streptogramine 389
Streptokinase 351
Streptomycin 392
Streuung 13
Striatum 133, 153
STROBE/STREGA 21
Strom
– Gefahren 91
– Messung 65
– Sicherheit 90
– Wahrnehmung 90
Stromdichte 43
Stromflussmessung 65
Stromnetz 43
Stromstärke 27, 42
Strukturelle Isomere 38
ST-Strecke 225
Stuart-Power-Faktor 333
Studien 20, 21
– randomisierte, kontrollierte (RCT) 22
Subarachnoidalblutung 175
Subarachnoidalraum 160
Subduralraum 160
Substantia gelatinosa 174
Substantia nigra 153, 154
Substanz P 174
Substratfaktor 332
Subthalamus 153
Subtraktiver Farbraum 85
Succinylcholin 194
Suchtpotenzial 135
Sucralfat 414
Sufentanil 132, 135
Sugammadex 195, 196
Sulfhämoglobin 263
Sulfonamid 145, 390
Summenhäufigkeit 13
Surfactant 51, 277
– Produktion 254
Sympathikolyse 145
Sympathikus 160, 206
– Blutdruck 219
– Ganglien 161
– Herz 202
Sympathomimetika 245
Synacthen-Test 402
Synapse 170
Synergismus 104
Systematische Fehler 63
Systemische Inflammationsreaktion *siehe* SIRS
Systemischvaskulärer Widerstand 211
Systemischvaskulärer Widerstandsindex 211
Systemvaskulärer Widerstand 239
– Index 239

T

Tachykardie, SIRS 364
Tachypnoe, SIRS 364
Target-Zellen 358
Tarragona-Prinzip 383
Tauchen 279
Taupunkt 41, 72
Tautomere 38
Taxometrie 372
Tectum 154
Teicoplanin 387
Telavancin 387
Telencephalon 152
Temperatur 27, 39
– Gas 33
– Messung 73
Temperaturmessung 435
– Bourdon-Manometer 67
Temperaturregulation 432
Temporallappen 153
Temporäre Schrittmacher 227
Tenecteplase 351
TENS 178
Terlipressin 247, 421
Tesla 47
Teststärke (Power) 18
Testverfahren 18
– verteilungsfreie 18
Tetanie, Kalzium 305
Tetracyclin 389
Thalamus 133, 153
Thayer-Martin-Agar 376
Theoadrenalin 247
Theophyllin 291
Therapeutic Intervention Scoring System (TISS) 445
Therapeutische Breite 101
Therapeutischer Index 101
Thermalfaktor 425
Thermistor 44, 74
Thermodilution 232, 235
Thermodynamik 41
Thermoelement 74
Thermometer 73
Thermorezeptor 432
Thermostat 74
Thiamin 431, 436
Thiazide 317
Thiopental 121
Thogoto-Virus 382
Thorax 199
Thrombelastografie 342
Thrombelastometrie 342
Thrombin-Antithrombin-Komplex 341
Thrombininhibitor 348
Thrombinzeit 340
Thrombomodulin 335, 336

Thromboplastinzeit 339
Thrombose
– Risiko 337
– tiefe Beinvenenthrombose 337
Thromboxan 117
Thromboxan A2 139
Thrombozyt 140, 341
– Adhäsion 332
– Aggregation 332
– Aggregationshemmung 345
– Aktivierung 332
– Blutbild 358
– Funktionstest 341
– Konzentrat 352
Thrombus 335
– roter 335
– weißer 332
Thyreotropin 398
Thyroid 253
Thyroidbindendes Globulin 418
Thyroxin 398, 428
Tiagabin 183
Ticagrelor 347
Tiefpassfilter 62
Tigecyclin 389
Tigemonam 387
Tilidin 132, 137
Time Motion *siehe* M-Mode
Time Weighting 89
Tip-Transducer 179
Tirofiban 347
Tissue Faktor 333
T-Lymphozyten 361
Tocopherol 431
Toga-Viren 381
Toleranzbereich 62
Ton 54
Tonhöhe 54
Torasemid 316
Tortendiagramm 11
Totale Lungenkapazität 267
Totraum 269, 275
Totraumgas 282
Toxoplasmose 382
t-PA 351
Tracheobronchialsystem 253
Train of Four 191
Tramadol 132, 133, 136
Tranexamsäure 352
Transaminasenanstieg 141
Transaminierung 428
Transferrate 127
Transferrin 362, 418
Transfusion 359, 360
– assoziierter Lungenschaden (TRALI) 361
– Transfusionsbesteck 360
– Transfusionsreaktion 361

Transfusionshämosiderose 361
Transistoren 44
Transkranieller Doppler 180
Transkutaner Schrittmacher 226
Transport, aktiver 105
Transportprotein 105
Transpulmonale Thermodilution 233
Transpulmonalen Druck 277
Transsudat 289
Traumafaktor 425
Tremor, physiologischer 189
Treponema 377
Triamteren 317
Trifluoressigsäure 128
Triglyceride 430
Triiodthyronin 399
Trikuspidalinsuffizienz 233
Trikuspidalklappe 222
Tripelpunkt 31, 39
Tris(hydroxymethyl)-aminomethan (THAM) 329
Tris-Puffer 329
Trizyklische Antidepressiva 143, 184
– Intoxikation 182
Trockenhygrometer 72
Tropfenzähler 71
Truncus coeliacus 407
T-Stück-System 76
Tuberkulostatikum 391
Tubusgröße, Kinder 445
Tumorlysesyndrom 413
Tumormarker, neurospezifische Enolase 180
Turbulente Strömung 49
T-Welle 225
Twisted-Pair-Kabel 65
Typ-A-Hyperlaktatämie 325
Typ-B-Hyperlaktatämie 325

U

Übelkeit 408
– postoperative 409
Übergewicht 433
Ultrafiltration 312
Ultra-Long Acting β2-Agonisten 290
Ultraschall 53, 54, 85
– Abdomen 411
– Artefakt 87
– Doppler 87
– transkranieller Doppler 180
Ultraviolette Strahlung 52
Umbilikalarterie 221
Umwandler 223
Unerwünschtes Ereignis, Intensivstation 95
Universelle Gasgleichung 33
Universelles Gasgesetz 37
Unkalibrierte Pulskonturanalyse 235
Unterdämpfung 60

Untere Luftwege 253
Unterlappen 256
Urämietoxin 295
Urapidil 248
Ureidopenicillin 385
Urin
– Diagnostik 309
– Konzentration 298
– Volumenmangel 314
Urokinase 351
Uterusrelaxation 127, 129
U-Test 19
U-Welle 225

V

V. cava superior sinistra 203
V. femoralis 205
V. jugularis interna 199, 203
V. lienalis 408
V. mesenterica inferior 408, 415
V. mesenterica superior 415
V. portae 408, 415
– Autoregulation 415
V. saphena magna 205
V. subclavia 204
Vagolyse 133
Valdecoxib 142, 143
Valproat 183
Valsalva-Manöver 220
Valvula Eustachii 221
Vancomycin 387
Van-der-Waals-Kräfte 31
Van't Hoff-Gesetz 37
Van't-Hoff-Regel 98
Vaospressinrezeptor 246
Vapor 82, 279
– Desfluran 83, 130
Varianz 13
Varianzkoeffizient 13
Vaskulärer Widerstand 211
Vasodilatation 127
– Pulskurve 230
Vasopressin 247
Vasopressor 245
VCV 81
Vecuronium 195
Vegetativer Status 182
Vegetatives Nervensystem 160
Vektor 4, 5
Vektorgrafik 84
VEL-System 357
Venen 203
Venlafaxin 184
Venöser Rückstrom 212
Ventilation 254, 266
– alveoläre 270

Ventilations-Perfusions-Störung   274, 288
Ventrikel   153, 155
– Blutversorgung   202
Venturi-Düse   49
Venturi-Maske   75
Verapamil   248, 249
Verbrauchskoagulopathie   341
Verbrennung   66, 435
– Einteilung   435
– Kinder   435
Verdampfen   31
Verdampfer   *siehe* Vapor
Verdampfungswärme   40
Verdünnungskoagulopathie   341, 358
Verdunsten   31
Verdunstungswärme   40
Vereiser   33
Verhältnisskala   5
Verneblung   83
Verstärker   223
Verstärkung   62
Verteilungsfunktion   13
Verteilungskoeffizient   35, 125
Verteilungsvolumen   107
Vibration   60
Vibrio   376
Vierfeldertafel   14, 16
Vigabatrin   183
Virchow-Trias   335
Viren   380
Virostatika   394
Virostatikum   395
Virusoid   382
Visköser Widerstand   277
Viskosität   32
Visuelle Analogskala (VAS)   444
Vitalkapazität   267
– forcierte   268
Vitalograph   267
Vitamin
– D   401
  – Kalzium   305
  – Stoffwechsel   295
– D3   400
Vitamine   430
– Ernährung   437
– Ernährungsmonitoring   435
– fettlösliche   431
Vitamin-K-Antagonist   348
Volatiles Anästhetikum   *siehe* Inhalationsanästhetikum
Volt   27, 42
Volumen
– kardiales   240
– Mangel   314
– Status   314
von-Willebrand-Faktor   333, 362
von-Willebrand-Jürgens-Syndrom   332

Vorhof, Blutversorgung   202
Voriconazol   393
Vorlast   211, 218
Vv. perforantes   205
Vv. saphenae   205

W

Wachstum, natürliche Wachstumsfunktion   7
Wahrscheinlichkeit   10
Walking Epidural   144
Wallace-Regel   435
Wandler   61
Wandspannung
– Gefäß   50
– Kugel   50
Wärme   39
Wärmeenergie   39
Wärmehaushalt   431
Wärmekapazität   40
Wärmeproduktion   432
Wärmeverlust   432
– intraoperativer   432
Wasserbadverdampfer   84
Wasserbedarf   436
Wasserdampf   259
Wasserfalle   84
Wasserhaushalt   302
Wasserstoffperoxid   94
Water-Kreissystem   77
Watt   27
Weber   47
Weber-Fechner-Gesetz   84
Wechselstrom   43
Wechselstromwiderstand   46, 288
Wedensky-Block   145
Wedge-Druck   237, 239
Wedge-Shaped-Schatten   288
Wegziehreflexe   175
Wehenhemmung   134
Weibel-Palade-Körperchen   246
Weir-Ruheumsatz   426
Weißes Rauschen   62
Wellen   51
– Interaktion   53
– Licht   54
– Schall   54
– Signale   59
Wellenlänge   51
Wells-Score   337
Wernicke-Enzephalopathie   431
Wertigkeit   36
West-Zonen   275
Wet-Spirometer   283
WFNS-Klassifikation   175
Wheatstone-Brücke   45
Wichte   32

Widerstand 27, 45
– im Kreislauf 211
Wilcoxon-Mann-Whitney-Test 19
Wilcoxon-Vorzeichen-Rang-Test 19
Wilson-Ableitung 223
Windmesser 69
Wirbelsäule 157
– Blutversorgung 159
Wirkstoff-Rezeptor-Interaktion 99
Wirkungsgrad 30
Wright (Re)Spirometer 69
Wundheilungsstörung 337
Würgereflex 182

X

Xanthin 291
Xg-System 357
Xipamid 317
Xiphoid 254

Y

Yersinia 375
Young-Laplace-Gesetz 50
Y-Stück 79
Yt-System 357

Z

Zahlen 4
– Systeme 4
Zeit 27
Zellhülle 369
Zellwandsynthesehemmung 384

Zenteraler Venendruck 239
Zentrale $\alpha 2$-Agonisten 123
Zentraler Grenzwertsatz 14, 62
Zentraler Venendruck 208
Zentraler Venenkatheter 203
Zentrales anticholinerges Syndrom (ZAS) 115
Zentrales Nervensystem *siehe* ZNS
Zentralvenöser Druck 203
Zentrifugalpumpe 243
Zerebellum 153
Zerebrale Autoregulation 172
Zerebraler Blutfluss 171
Zerebraler Perfusionsdruck 171
Ziel-Neelsen-Färbung 369
Zink 430
Zirkumventrikuläres Organ 155
Zitrat 427
Zitratdialyse 313
Zitratintoxikation 358
Zitratzyklus 324, 426, 430
ZNS 152
Zugang
– periphervenöser 204
– zentralvenöser 203
Zusammenhang 5
Zusammenhänge 14
ZVD 314
ZVK, Kühlkatheter 435
Zwerchfell 254
– Zwerchfelllücken 258
Zwischenhirn 153
Zyanose 260
Zytokin 362
– Hämofiltration 313
Zytomegalievirus 380

MIX
Papier aus verantwortungsvollen Quellen
Paper from responsible sources
FSC® C105338

If you have any concerns about our products,
you can contact us on
ProductSafety@springernature.com

In case Publisher is established outside the EU,
the EU authorized representative is:
**Springer Nature Customer Service Center GmbH
Europaplatz 3, 69115 Heidelberg, Germany**

Printed by Libri Plureos GmbH
in Hamburg, Germany